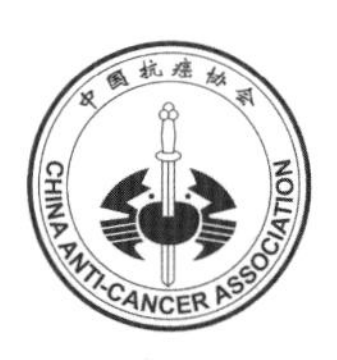

Holistic Integrative Oncology

整合肿瘤学

临床卷

头胸部肿瘤分册

总主编　樊代明

副总主编　郝希山　詹启敏　于金明　王红阳　赫　捷　张岂凡　季加孚　李　强　郭小毛　徐瑞华　朴浩哲　吴永忠　王　瑛

分册主编　李　强　刘　巍　刘　红

科学出版社

北　京

内 容 简 介

本书由中国抗癌协会组织各专业委员会专家编写，是整合医学在临床肿瘤学领域应用的大型原创专著。全书分3个分册，分别介绍了神经系统肿瘤、头颈部肿瘤、眼部肿瘤、胸部肿瘤、乳腺肿瘤、胃肠道肿瘤、肝胆胰肿瘤、腹膜及腹膜后肿瘤、泌尿生殖系统肿瘤、妇科系统肿瘤、血液系统肿瘤、骨及软组织肿瘤、神经内分泌肿瘤、皮肤恶性肿瘤、家族遗传性肿瘤等的发病情况及诊治现状概述，相关诊疗规范、指南和共识，全面检查，整合评估，整合决策，康复随访及复发预防，相关肿瘤临床诊疗整合的思考与发展；各章附有多学科整合诊疗模式解决临床实际问题的典型案例。

本书可供临床肿瘤相关临床科室、辅助诊疗科室的医护人员借鉴，也可供相关医药卫生管理人员、基层社区卫生人员阅读参考。

图书在版编目（CIP）数据

整合肿瘤学·临床卷：全三册 / 樊代明主编 . —北京：科学出版社，2021.6

ISBN 978-7-03-067018-2

Ⅰ . ①整… Ⅱ . ①樊… Ⅲ . ①肿瘤学 Ⅳ . ① R73

中国版本图书馆 CIP 数据核字（2020）第 234281 号

责任编辑：郝文娜 徐卓立 / 责任校对：张 娟

责任印制：赵 博 / 封面设计：吴朝洪

科学出版社 出版

北京东黄城根北街16号

邮政编码:100717

http://www.sciencep.com

三河市春园印刷有限公司 印刷

科学出版社发行 各地新华书店经销

*

2021年6月第 一 版 开本：889×1194 1/16

2022年6月第二次印刷 印张：102 1/4

字数：2 678 000

定价：998.00元（全三册）

（如有印装质量问题，我社负责调换）

《整合肿瘤学》主编名单

总 主 编　樊代明

副总主编　郝希山　詹启敏　于金明　王红阳　赫　捷
　　　　　　张岂凡　季加孚　李　强　郭小毛　徐瑞华
　　　　　　朴浩哲　吴永忠　王　瑛

基础卷

基础分册主编

詹启敏　应国光　曹广文

诊断分册主编

王红阳　邢金良　王　哲

治疗分册主编

于金明　石汉平　姜文奇

临床卷

头胸部肿瘤分册主编

李　强　刘　巍　刘　红

腹部盆腔肿瘤分册主编

季加孚　聂勇战　陈小兵

血液骨科及其他肿瘤分册主编

徐瑞华　石远凯　崔久嵬

《头胸部肿瘤》编委会名单

主　编　李　强　刘　巍　刘　红

副主编　陈忠平　江　涛　高　明　郎锦义

范先群　陆　舜　于振涛　方文涛

任国胜　葛明华　巴　一

编　委　（按姓氏笔画排序）

于振涛（中国医学科学院肿瘤医院深圳医院）

弓　磊（天津医科大学肿瘤医院）

刁　勉（中山大学肿瘤防治中心）

马玉超（中国医学科学院肿瘤医院）

王　樑（空军医科大学唐都医院）

王卫东（电子科技大学医学院附属肿瘤医院）

王文娴（浙江省肿瘤医院）

王业飞（上海交通大学医学院附属第九人民医院）

王志杰（中国医学科学院肿瘤医院）

王振涛（上海交通大学医学院附属第九人民医院）

王常禄（上海交通大学附属胸科医院）

毛友生（中国医学科学院肿瘤医院）

方文涛（上海交通大学附属胸科医院）

巴　一（天津医科大学肿瘤医院）

卢红阳（浙江省肿瘤医院）

兰　美（电子科技大学医学院附属肿瘤医院）

冯　梅（电子科技大学医学院附属肿瘤医院）

邢　雷（重庆医科大学附属第一医院）

朱　蕾（上海交通大学附属胸科医院）

朱正飞（复旦大学附属肿瘤医院）

朱玲玲（四川大学华西医院）

任国胜（重庆医科大学附属第一医院）

任胜祥（上海市肺科医院）

刘　红（天津医科大学肿瘤医院）

刘　巍（北京大学肿瘤医院）

刘俊峰（河北医科大学第四医院）

刘洁薇（四川大学华西医院）

关树彬（上海交通大学附属胸科医院）

江　涛（首都医科大学附属北京天坛医院）

祁　玲（中国医学科学院肿瘤医院）

许诗琼（上海交通大学医学院附属第九人民医院）

牟　迪（天津医科大学肿瘤医院）

苏文媚（广东医科大学附属医院）

李　凡（重庆医科大学附属第一医院）

李　丽（中南大学湘雅医院）

李　娟（四川省肿瘤医院）

李　敏（中南大学湘雅医院）

李　强（天津医科大学肿瘤医院）

李一敏（上海交通大学医学院附属第九人民医院）

杨群英（中山大学肿瘤防治中心）

肖建平（中国医学科学院肿瘤医院）

吴　皓（上海交通大学医学院附属第九人民医院）

谷志涛（上海交通大学附属胸科医院）

汪朝阳（上海交通大学医学院附属第九人民医院）

沈　艳（上海交通大学附属胸科医院）

宋　欣（上海交通大学医学院附属第九人民医院）

宋正波（浙江省肿瘤医院）

张　伟（首都医科大学附属北京天坛医院）

张陈平（上海交通大学医学院附属第九人民医院）

张蕾蕾（上海交通大学医学院附属第九人民医院）

陆　舜（上海市胸科医院）
陈克终（北京大学人民医院）
陈克能（北京大学肿瘤医院）
陈忠平（中山大学肿瘤防治中心）
陈银生（中山大学肿瘤防治中）
范先群（上海交通大学医学院附属第九人民医院）
茅　腾（上海交通大学附属胸科医院）
季　彤（上海交通大学医学院附属第九人民医院）
岳东升（天津医科大学肿瘤医院 ）
周一雄（上海交通大学医学院附属第九人民医院）
郑　斌（福建医科大学协和医院 ）
郑传铭（浙江省人民医院）
郑向前（天津医科大学肿瘤医院）
郎锦义（四川省肿瘤医院）
房居高（首都医科大学附属北京同仁医院）
赵怡卓（上海交通大学附属胸科医院）
柳菁菁（吉林省肿瘤医院）
钟　琦（首都医科大学附属北京同仁医院）
姚亚仙（上海市胸科医院）
贾仁兵（上海交通大学医学院附属第九人民医院）
徐　燕（北京协和医院 ）
徐晓芳（上海交通大学医学院附属第九人民医院）
高　明（天津人民医院南开大学人民医院）
郭传瑸（北京大学口腔医院）
郭善娴（江西省肿瘤医院）
黄　镜（中国医学科学院肿瘤医院）
章雪飞（上海交通大学附属胸科医院）
葛明华（浙江省人民医院）
韩　颖（天津医科大学肿瘤医院）
韩泳涛（四川省肿瘤医院）
傅剑华（中山大学肿瘤防治中心）
虞永峰（上海市胸科医院）
褚　倩（华中科技大学附属同济医院）
廖日强（广东省人民医院）
翟小倩（四川大学华西医院）

总　序

人类的恶性肿瘤因其泛发性、难治性甚至不治性而成为久攻不克的世界难题，相关基础研究和医疗花费的巨大难以估算。近百年来，人类始终没有停止过对肿瘤的研究，概括起来可以归纳为三部分工作：一部分是刨根究底探寻肿瘤的真正病因或发生机制；一部分是想方设法思寻肿瘤的预警或早诊技术；还有一部分是不遗余力找寻肿瘤的根治方法。当然，也不乏有从事这三种工作的佼佼者们试图对所有资料进行全面审视，不断总结反思，欲采众家之蜜探讨更加合理的肿瘤治理综合配方。总而言之，这场从未停歇且愈演愈烈的抗癌大战，是人类有史以来最为长久、最为投入、最为广泛、最为壮烈的一场全民战争。然而，总的战况到底输赢几何？据权威机构统计数据显示，近年来世界恶性肿瘤的发病率和死亡率不但没有明显下降，反而在几种肿瘤中出现明显上升。

回顾肿瘤的研究历程不难发现，大家对肿瘤的研究异曲同工，大部分集中在寻找患癌的证据或称肿瘤标志物上。由于工作性质不同，研究的方向也不一样，比如，临床医师在患者体内找肿块，病理医师在组织中找肿瘤细胞，检验医师在体液中找肿瘤分子，分子生物学工作者在肿瘤细胞中找癌基因。虽然各自的研究路径有所不同，但都是想找到肿瘤起源的证据或标志物，以阐明或证明肿瘤的真谛或本质。

肿瘤是否存在分子水平的标志物这一问题，一直悬而未决，目前存在两种回答。第一种是肿瘤具有这种标志物，但我们至今还没有找到，可能是因为技术缺陷，也可能是策略不对。第二种回答是，肿瘤根本就没有我们想寻找的那种理想的标志物，它是机体在衰老过程中生理调节异常的一种必然表现。

关于第一种回答，即肿瘤有理想标志物。这一点多数研究者深信不疑，前赴后继为此奉献终生。从哲学层面讲，任何事物如果独立存在，必然有自己的本质特征，或是物理的，或是化学的，或是生物的。肿瘤从某个层面上讲有别于正常组织细胞的形态及功能，细究很可能有其分子水平上的特征。与正常细胞相比，肿瘤细胞具有无限增殖、凋亡剧减、分化不全、主动转移、抵御杀伤等特点；然而这些特点并不是肿瘤细胞独有的，它与正常增生细胞的特点具有交叉性，只是程度不同而已。因此，具有这些特征的不同分子，很难成为肿瘤准确诊断和根治的理想靶标。自 20 世纪以来，人类几乎对人体所有肿瘤都进行了全面找寻，也的确找到了诸如 CEA、AFP、CA19-9、CA125、PSA 等一些具有相对特异性的肿瘤标志物，但这类标志物在大多数肿瘤中仍未被找到。况且，上述标志物在临床诊断中的应用效果也不理想——或阳性率低，或特异性差，或兼而有之。研究发现，肿瘤标志物的表达随肿瘤的组织类型及生长时段而变化：在同一病例的肿瘤组织上，或同一组织的不同视野上，甚至来源于同一克隆的癌细胞系在不同培养时段，其肿瘤抗原的表达和含量都有显著差异；有的肿瘤在原发阶段有抗原表达，但经化疗或其他治疗后抗原消失，反之亦然。这些现象说明，肿瘤标志物的表达不是一成不变的，它只是一个阶段或一个细胞种群的瞬时表现，因此，不一定代表肿瘤的本质。既然不同的研究组用不同方法在同一种肿瘤中进行研究，或同一个研究组用同一种方法在不同的肿瘤中进行研究，最终得到的标志物千差万别，那么，不同研究组用不同的方法研究不同的肿瘤，得出的就是海量的数据结果。这种情况根本无法集中分析得出清晰的结论，这就是现在文献上报道了成千上万的肿瘤标志物，而实际真正可用于患者身上的却寥寥无几的根本原因。

事实上，这些浩如烟海的肿瘤标志物，既不能代表人体整个肿瘤的根本特征，也不能代表某个系统肿瘤的根本特征，甚至连一个肿瘤的根本特征都无法代表。它或许只能代表某个人的癌组织中某个细胞群体处于某个生长增殖时段的某些特征。细胞癌变是由分子决定的，但不是由某个单一分子决定的。我们在肿瘤细胞中已经发现的那么多分子，绝大部分属于生理状况下管控增殖、凋亡、分化或运动等正常功能的分子，要在其中把与癌变相关的分子（carcinogenesis associated molecule）找出来何其难也！因为这类分子太多太多，有的与癌变直接相关，而多数为间接相关，有的处于上游调控，有的处于下游应答。就发挥调控作用来讲，需要寻找和研究上游发挥起始或决定作用的分子；就效应作用来讲，最好选下游发挥效应或直接作用的分子来研究。如能找到将二者结合起来具有关键作用的分子，即为癌变相关的关键分子。正如前述，细胞癌变是一个复杂的过程，不是由单一分子操纵完成的，它涉及多个分子甚至是大量分子，可涉及多个信号途径，且每一途径又涉及多个分子。在上述这些分子中，其作用是动态展开的，有的发挥起始作用，有的发挥主要作用，有的作用初为起始后成伴随，有的作用开始为主要而后来成为次要。同样的癌细胞有的可以从某一条信号途径全面启动增殖，有的则可以从另一条途径启动增殖。这样多个分子多条途径共同构成了一个网络，由网络促成一个癌变事件。由多个事件共同促成了肿瘤细胞无限增殖、凋亡减少、分化失调、主动转移和抗击杀伤的特征，这些事件我们称之为癌变相关关键分子事件（carcinogenesis associated key molecular event，CAKME）。其中，任何分子即使是关键分子也是单一的、孤立的，都有局限性；它代表的只能是某个个体、某些细胞、某个时段的变化。只有抓住了整个事件，才能真正阐明癌变机制，才能真正设计有效的治疗方法，才能将其中关键的几个分子（而不是单一分子）组成一个“鸡尾酒式”的标志物群，研制成功覆盖面广、阳性率高、特异性强的预警或临床诊断方法。

关于第二种回答，即认为肿瘤根本就没有理想的标志物，它是人体生命过程的必然阶段。肿瘤只是人体局部以“返老还童”为一种表现的全身性疾病，是整体调控失常的局部表现。局部肿瘤的表现千差万别是由全身调控失常的种类决定的，局部肿瘤的发展速度是由全身调控失常的程度决定的。这一认识的关键性支撑来自以下两点。

· **肿瘤是人体生命过程的必然阶段** 世界万物有生必然有死。人的生命说到底是由增生与凋亡之间的平衡来保证的。胚胎时期是增生大于凋亡，于是形成胎儿；生长时增生大于凋亡，形成个体；成年后二者保持平衡；若增生小于凋亡则发生衰老，更加失衡时就会死亡。针对衰老，人体总是在对抗、搏击，最重要的形式就是细胞的增生功能加强，或全身或局部，局部的增生且不可控就是肿瘤。从这个意义上讲，一个人如果能活到 120 ~ 150 岁且不因其他病症或外伤死亡，那么他身上一定会有肿瘤发生，不在这里就在那里。就某个局部而言，若增生与凋亡平衡，局部就保持平滑光整；假如增生小于凋亡，就出现局部萎缩，甚至溃疡；增生大于凋亡就形成息肉，更有甚者就长成肿瘤。为何老年人的肿瘤越来越多？各种肿瘤都有发生？这是老年个体全身衰老，机体启动新生机制，促发局部增生，共同抗击衰老的结果。这种新生机制很像胚胎时期的表现，就和母体在子宫内长了一个个体一样，肿瘤患者在不同器官也可以长出一个个体，所不同的是母体长的个体在子宫，我们称之为胎儿；而肿瘤患者不同器官长出的个体，我们称之为肿瘤。肿瘤细胞与胚胎细胞都能不断增生，所不同的是10个月后，胚胎细胞可控，产生了一个新生命，离开了母体；而肿瘤细胞的生长不可控，留在体内破坏或夺去了母体的生命。因此，肿瘤组织的很多生物学特性都与胚胎细胞相似，多数肿瘤标志物在肿瘤与胚胎中都可呈现阳性。有学者说肿瘤是成体细胞突变形成的胎儿，从这个意义上讲，肿瘤患者的局部增生是否意味着人体正处在通过局部抗击衰老，争取"返老还童"的过程中呢？因此，了解胚胎发生学的知识及奥妙，无疑对认识肿瘤有极大帮助。

·肿瘤是整体调控失常的全身性疾病 对一个具体的肿瘤患者，不同的人对其本质特征看法是不一样的。有医者认为，"肿瘤患者"是"人长了肿瘤"：外科医师认为是人长了肿瘤块，病理医师认为是人长了肿瘤细胞，分子生物学工作者认为是人长了肿瘤基因，这种思维方式把落脚点放到了肿瘤局部；而另有医者（如中医）认为，"肿瘤患者"是"长了肿瘤的人"，这种思维把落脚点放到了患者全身，因为即便是长着同样肿瘤的人，其结局也是大相径庭的。注重局部的人认为肿瘤是根本，是局部影响了全身；而注重全身的人认为整体是根本，是整体累及了局部。当个体成年后，多数组织细胞不再增生，仅维持正常的形态及功能。但人体也有某些部分，如皮肤、胃肠道、血液、骨髓、精液等组织或细胞依然在增生，每天形成约30亿个新生细胞，以补充这些器官细胞的凋亡。这个过程无疑是受到全身调控的。此外，无论是炎症、伤口还是切口，都是由这种正常调控来完成局部修复的，但这种生理性的再生修复过程有限，到了一定程度就自动结束、自行控制、自然停止；而如果一种增生的过程启动后不能自限而停止，就会在局部形成肿瘤。临床上经常看到有的患者肿瘤已完全切除干净，但因全身促增生机制依然存在，还可在原位促发再长出一个肿瘤，这就是我们误认为的"复发"；如果原位器官被我们完全切掉，局部已无处可长肿瘤，那么全身调控机制还可促发别的部位长出相应肿瘤，这就是我们临床常说的"转移"。尽管并非全部病例均是如此，但至少有一部分病例会出现这种情况。个体的这种全身调节机制目前尚不清楚，可能涉及神经、内分泌、免疫等。这可以解释为什么很多人在身心平衡失调的情况下，如遭遇精神打击、营养不良、免疫受抑、用药失当时，特别容易罹患肿瘤。

如果我们把第一种回答和第二种回答整合起来进行深入思考，可能会明确今后肿瘤研究的发展方向，即肿瘤是一种全身性疾病，是整体调节失常促发局部某种 CAKME 的恶果；这种恶果又反作用于整体，形成恶性循环，最后致人于死地。因此，研究肿瘤既要探索器官局部的 CAKME，又要探索肿瘤患者整体调控的改变，并将二者密切联系起来，只有这样，才能得出满意的结果。这也正是前面提到的一些站在高处的学者们正在反思和推进的重要工作。再成功的研究都要以让肿瘤患者尽快享受到研究的红利为终极目标，因此基础研究如何向临床实践积极渗透，加快推进临床转化速度，这正是《整合肿瘤学·基础卷》的使命所在，任重而道远。鉴于此，《整合肿瘤学·基础卷》三分册分别从肿瘤的基础研究、肿瘤诊断和治疗总述的层面进行了全面呈现。

考虑到前述两种回答的整合，肿瘤的临床诊疗又该何去何从呢？临床工作中我们正面临两大难题或两大矛盾：一个矛盾是肿瘤异质性和不同治疗方法合理选择的问题。众所周知，肿瘤的生物学行为存在显著的异质性，即同一肿瘤在不同个体的表现有不同，同一肿瘤灶中不同的瘤细胞群体又有不同，即使同一肿瘤细胞群体在不同时间还有不同；而目前针对肿瘤已涌现出若干种治疗方法，如手术、化疗、放疗、靶向治疗、免疫治疗、中医治疗等，通常每一种方法只适合针对某些肿瘤的某个个体，或某个个体中的某些肿瘤细胞群体，或处于某个时段的某些肿瘤细胞群体。所以单种疗法的单打独斗要获得满意效果经常力不从心，反之，将所有疗法同时用到某个个体，不仅得不到最好疗效或难以增强效果，甚至会带来更大的不良反应，以致加速死亡。肿瘤异质性好似一个黑箱，肿瘤疗法又好似另一个黑箱，怎么从两个黑箱中找到正确答案，对肿瘤的治疗实现有的放矢、量体裁衣或量身定制呢？怎么将现有疗法个体化合理地应用到相应患者身上，实现最大化、最优化的临床效果呢？这是《整合肿瘤学·临床卷》要集中解决的艰巨问题。另一个矛盾则是杀灭肿瘤细胞与保护人体抗瘤自然力的关系问题。前述几乎所有治疗方法都旨在杀灭肿瘤细胞，这里暂且不提需要克服肿瘤细胞所具有的原发和继发抵抗治疗的能力，更为主要的是几乎所有治疗方法对人体抗瘤的自然力均有不同程度的损伤，比如手术具有机械性损伤，化疗有化学性损伤，放疗有物理性损伤，生物治疗有生物性损伤，医患沟通不好还可能有心理性损伤等。这些损伤不仅影响治疗效果，还可能成为很多患者死亡的原因。如何减少这些损伤，竭力保护人体自然力，实现带瘤生存甚至长期生存呢？这正是《整合肿瘤学·临床卷》的重任所在。掌握最新研究动态，建立临床多领域多学科快速合作通道，对促发人类 CAKME 微环境的早期干预和宏观调控等都应在临床医师们的考虑之列。要将基础研究、方法探索、临床实施提到整合的高度上进行一轮全面融会贯通，尽快为肿瘤个体恢复健康找到最佳路径。

最近，我们提出 MDT to HIM（整合医学）的概念，即：①组建多学科诊治团队；②制订个体化整合诊治方案；③达到最优化整合诊治效果。换言之，要组建多而大的 MDT 团队，逐渐提升多学科领域合作的质量和规范性，实现强而好的整合医学效果。也就是过去我们讲的，要将数据和证据还原成事实，将认识和共识提升为经验，将技术和艺术凝练为医术，然后在事实、经验和医术这个层面反复循环实践，最后形成新的整合医学体系。

整合是时代发展的特征，是解决划时代难题的法宝。整合医学是未来医学发展的必然方向和必由之路。

整合肿瘤学是整合医学的重要组成部分，它既可能成为整合医学理论发展的敲门砖，又可能是整合医学临床实践的助跑器。中国抗癌协会正是以此为己任，力求采用整合医学的思维和方法加快进行肿瘤学的探索，这既是中国抗癌协会组织编写这部《整合肿瘤学》的初衷，也是对当下开展肿瘤研究和防治工作的反思，更是对未来肿瘤学发展的粗浅思考，希望能真正为每一位从事肿瘤学工作的同行带来改变。

综上，写在前面既作为总序，也作为本套书的引言。

中国抗癌协会理事长

2021 年 1 月 1 日

前 言

进入21世纪以来，随着人口老龄化、生活方式和自然环境等的改变，人类疾病谱也在发生深刻变化。恶性肿瘤已经成为心脑血管疾病之外严重威胁人类健康的第二大公共卫生问题。国家癌症中心2019年的数据显示，恶性肿瘤死亡占居民全部死因的23.91%，且近10年来我国恶性肿瘤的发病率均呈持续上升态势，防控形势非常严峻。尽管现代医学不断发展进步，新的药物和技术不断问世，肿瘤的治疗水平得到了较大的改善，但在知识爆炸、分科愈细的今天，要想完成精准施策战胜肿瘤的既定目标，只有“华山一条路”——占领整体整合医学的认识制高点，更加关注“全人”“全科”和“全息”的整合，开创多学科协作诊疗新模式，才能加速破解肿瘤医学前进的难题。

整体整合医学（holistic integrative medicine，HIM）简称为整合医学，是2012年由中国工程院副院长、时任第四军医大学校长的樊代明院士在国内率先提出。HIM指从人的整体出发，将医学各领域最先进的理论知识和临床各专科最有效的实践经验分别加以有机整合，并根据社会、环境、心理的现实进行修正、调整，使之成为更加符合、更加适合人体健康和疾病诊疗的新医学体系。为推动和贯彻这一理念，帮助致力于肿瘤治疗的医学工作者了解和学习整合医学的理论并提升实践水平，中国抗癌协会组织编写了《整合肿瘤学》这部巨著。本书的编写宗旨是进一步规范整合医学在恶性肿瘤预防筛查、规范化诊疗等方面的医疗服务行为，推进这一领域的快速发展，彻底打破条块分割式的治疗，使患者的获益最大化。

《整合肿瘤学·临床卷》共分为三个分册，头胸部肿瘤分册是本书的第一分册，主要涵盖了神经系统肿瘤、头颈部肿瘤、眼部肿瘤、胸部肿瘤及乳腺肿瘤五章。

书中涉及的神经系统肿瘤主要包括神经胶质瘤、颅内转移瘤、髓母细胞瘤及生殖细胞肿瘤等；其有较高的致死率和致残率，需要通过手术、放疗及内科治疗等多种手段来控制疾病发生发展。头颈部肿瘤主要包括鼻咽癌、口腔癌、唾液腺癌、喉癌、鼻腔与鼻旁窦恶性肿瘤及甲状腺癌等；其原发部位和病理类型之多居全身肿瘤之首，解剖关系复杂，治疗方法各异。眼部肿瘤指发生在眼睑、眼球表面、眼内及眼眶的肿瘤；尽管其发病率偏低，但对生存质量和患者心理影响巨大。胸部肿瘤主要包括食管癌、肺癌、纵隔肿瘤（胸腺肿瘤）及胸膜间皮瘤等；其中肺癌是全球发病率及死亡率最高的肿瘤，也是目前进展最快、多学科协作诊疗发展最好的领域。乳腺肿瘤则包括乳腺良、恶性肿瘤，其中乳腺癌是全球女性发病率及死亡率最高的肿瘤之一；经过多年来早诊早治的宣传和多层次、全方位的医疗努力，该肿瘤致死率已大大降低，人们在这方面取得了有目共睹的成绩。所有这些均在本书中针对相关肿瘤的特点进行了整体整合诊疗的综述。

全书各章节以循证医学为依据，参考国内外诊疗规范、指南、共识及高级别证据，从肿瘤临床资料收集、整合性动态评估、全面制订最佳治疗方案、跟踪确保最佳疗效这些主要环节入手，展现出“以整体人为核心”的整合医学全程管理。除细致分析探讨各部位常见的良、恶性肿瘤的规范诊疗并分析整合医学在各类肿瘤中的作用及未来的发展方向外，特别呈现了以多学科协作诊疗方式分析的典型案例，总结出各种肿瘤诊治要点和科学施治的路径，从多方面体现了如何应用整合医学模式指导临床工作及其在解决实际问题中的强大作用。全书既有临床经验的汇总和升华，又渗透着前沿的医学理念和进展，对不同层次的医务工作者提高整体整合医学水平具有深刻的指导意义。

本分册的编委来自全国多家院校，汇集了包括肿瘤内科、外科、放疗科、营养科、心理科、中医科及姑息康复治疗科多专业领域的临床专家，他们均工作在医教研第一线，有的还奋战在国家新冠肺炎抗疫的前沿阵地。他们从繁忙的医疗工作中抽出宝贵时间，为本书的编写倾注了大量心血。借本书出版之机，对所有参与本分册编辑的各位专家表示衷心的感谢，诚挚希望本书能够真正实现编写初衷，为所有的肿瘤医务工作者打开一扇“整合医疗”的理解之窗、发现之窗、智慧之窗。

今天，临床肿瘤学的发展突飞猛进，知识理念日新月异，从化疗时代到靶向时代，进而到现在的免疫治疗和人工智能，新的课题层出不穷，新的技术不断应用，医学科学与人文科学融合发展等。这个不断革新的时代督促我们不断学习、探索，接受新知识、新理念、新方法。要求我们坚守初心，知行合一，立足于整合医学的高山之巅，通过多学科、多方位、多层次的共同努力，帮助肿瘤患者乃至他们的家人能够活得更好、更有质量，也更加有尊严。

书中内容不足之处，敬请各位读者提出宝贵意见。

李　强　刘　巍　刘　红

2021 年 3 月

目　录

第 1 章　神经系统肿瘤

第一节　神经胶质瘤 …… 2
第二节　颅内转移瘤 …… 31
第三节　颅内其他肿瘤 …… 50
第四节　神经系统肿瘤临床诊疗中的整合医学思考 …… 73

第 2 章　头颈部肿瘤

第一节　鼻咽癌 …… 78
第二节　口腔癌 …… 95
第三节　唾液腺癌 …… 114
第四节　喉癌 …… 123
第五节　鼻腔与鼻旁窦恶性肿瘤 …… 139
第六节　甲状腺癌 …… 158
第七节　头颈部肿瘤临床诊疗中的整合医学思考 …… 188

第 3 章　眼 部 肿 瘤

第一节　视网膜母细胞瘤 …… 192
第二节　葡萄膜黑色素瘤 …… 201
第三节　结膜恶性肿瘤 …… 212
第四节　眼睑恶性肿瘤 …… 226
第五节　眼眶肌源性肿瘤 …… 239
第六节　眼眶组织细胞来源肿瘤 …… 245
第七节　眼眶神经源性肿瘤 …… 251
第八节　泪器恶性肿瘤 …… 260
第九节　眼附属器淋巴瘤 …… 269
第十节　眼肿瘤临床诊疗中的整合医学思考 …… 286

第 4 章　胸 部 肿 瘤

第一节　食管癌 …… 292
第二节　肺癌 …… 314

第三节　胸腺肿瘤…………350
第四节　胸膜间皮瘤…………367
第五节　肺癌临床诊疗中的整合医学思考…………383

第5章　乳腺肿瘤

第一节　乳腺癌…………386
第二节　乳腺导管内乳头状瘤…………398
第三节　乳腺良性分叶状肿瘤…………401
第四节　乳腺纤维腺瘤…………404
第五节　乳腺癌临床诊疗中的整合医学思考…………408

第1章
神经系统肿瘤

第一节　神经胶质瘤

第二节　颅内转移瘤

第三节　颅内其他肿瘤

第四节　神经系统肿瘤临床诊疗中的整合医学思考

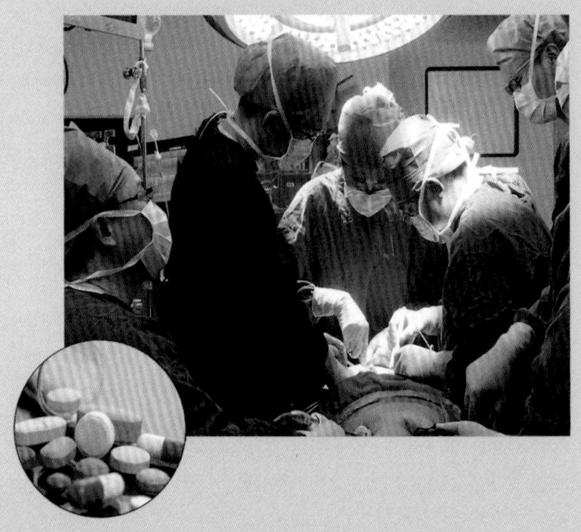

第一节　神经胶质瘤

• 发病情况及诊治研究现状概述

脑胶质瘤是指起源于脑神经胶质细胞的肿瘤，是最常见的原发性颅内肿瘤。世界卫生组织（WHO）中枢神经系统肿瘤分类将脑胶质瘤分为Ⅰ～Ⅳ级，Ⅰ、Ⅱ级为低级别脑胶质瘤，Ⅲ、Ⅳ级为高级别脑胶质瘤。胶质瘤主要指星形细胞、少突胶质细胞和室管膜细胞来源的高、低级别脑胶质瘤。胶质瘤占恶性脑肿瘤的 80% 以上。我国脑胶质瘤年发病率为（5～8）/10 万，根据国家癌症中心报告，恶性脑肿瘤发病率居全身恶性肿瘤第 9 位，致死率居第 8 位，5 年病死率在全身肿瘤中仅次于胰腺癌和肺癌。

脑胶质瘤的发病机制尚不明确，目前确定的两个危险因素是暴露于高剂量电离辐射和某些系统性疾病的基因遗传突变。此外，亚硝酸盐食品、病毒或细菌感染等致癌因素也可能参与脑胶质瘤的发生。

脑胶质瘤的临床表现主要包括颅内压增高、神经功能及认知功能障碍和癫痫发作三大类。目前，临床诊断主要依靠计算机断层扫描（CT）及磁共振成像（MRI）检查等影像学诊断辅助检查。脑胶质瘤治疗以手术切除为主，辅以放疗、化疗等综合治疗方法。手术可以缓解临床症状，延长生存期，并可获得足够肿瘤标本用以明确病理学诊断和进行分子遗传学检测。手术治疗原则是最大范围安全地切除肿瘤。放疗可杀灭或抑制肿瘤细胞，延长患者的生存期，常规分割外照射是脑胶质瘤放疗的标准治疗方式。胶质母细胞瘤（glioblastoma，GBM）术后放疗联合替莫唑胺同步辅助化疗是成人新诊断 GBM 的标准治疗方案。电场治疗是胶质瘤治疗的新方案，可以有效提高患者的生存时间，免疫和靶向治疗是胶质瘤治疗的新方法，但目前的结果仍不尽如人意。

脑胶质瘤治疗需要神经外科、神经影像科、放射治疗科、神经肿瘤科、病理科和神经康复科等多学科诊治（MDT），遵循循证医学原则，采取个体化综合治疗，优化和规范治疗方案，尽可能延长患者的无进展生存期（PFS）和总生存期（OS），并最大限度地提高生存质量。为使患者获得最优化的综合治疗，医师需要对患者进行密切的随访观察，定期进行影像学复查，兼顾考虑患者的日常生活、社会和家庭活动、营养支持、疼痛控制、康复治疗和心理调控等诸多问题。

• 相关诊疗规范、指南和共识

- 脑胶质瘤诊疗规范（2018 年版），国家卫生健康委员会医政医管局
- NCCN 肿瘤临床实践指南：中枢神经系统肿瘤（2020.V1），美国国家综合癌症网络（NCCN）
- 中国中枢神经系统恶性胶质瘤诊断和治疗共识（简化版），中华医学会神经外科分会肿瘤专业组，2019
- 中国中枢神经系统胶质瘤诊断与治疗指南（2015），《中国中枢神经系统胶质瘤诊断与治疗指南》编写组

- 唤醒状态下切除脑功能区胶质瘤手术技术指南（2014 版），中国脑胶质瘤协作组（CGCG）
- 中国脑胶质瘤分子诊疗指南（2014 年版），中国脑胶质瘤协作组（CGCG），中国脑胶质瘤基因组图谱计划（CGGA）
- 中国中枢神经系统胶质瘤诊断与治疗指南（2015），《中国中枢神经系统胶质瘤诊断与治疗指南》编写组
- 成人幕上低级别胶质瘤的手术治疗指南（2016），中国脑胶质瘤协作组（CGCG）
- CGCG 成人弥漫性脑胶质瘤临床指南（2016），中国脑胶质瘤协作组（CGCG）
- 脑干胶质瘤综合诊疗中国专家共识（2017），中华医学会神经外科学分会肿瘤学组，《脑干胶质瘤综合诊疗中国专家共识》编委会
- 唤醒状态下切除脑功能区胶质瘤手术技术指南（2018 版），中国脑胶质瘤协作组，中国医师协会脑胶质瘤专业委员会
- 胶质瘤放疗中国专家共识（2017），中华医学会放射肿瘤治疗学分会
- 中国中枢神经系统胶质瘤免疫和靶向治疗专家共识（2018），中国医师协会脑胶质瘤专业委员会，上海市抗癌协会神经肿瘤分会
- 胶质瘤多学科诊治（MDT）中国专家共识（2018），中国医师协会神经外科医师分会脑胶质瘤专业委员会
- 成人弥漫性胶质瘤相关癫痫临床诊疗指南（2019），中国医师协会脑胶质瘤专业委员会和中国抗癫痫协会
- 中国老年胶质瘤患者术前评估专家共识（2019），中国医师协会脑胶质瘤专委会老年胶质瘤学组
- EANO 间变形胶质瘤和胶质母细胞瘤诊疗指南（2014），欧洲神经肿瘤协会（EANO）
- EANO 成人胶质瘤缓和医疗指南（2017），欧洲 EANO
- EANO 成人星形细胞瘤和少突神经胶质瘤诊疗指南（2017），欧洲 EANO
- EANO 室管膜肿瘤诊疗指南（2018），欧洲 EANO
- ESMO 高级别恶性胶质瘤诊断、治疗及随访临床实践指南(2014),欧洲肿瘤内科学会(ESMO)
- 复发性或进展性胶质母细胞瘤的治疗指南（2011），加拿大
- 西班牙肿瘤学会（SEOM）恶性胶质瘤治疗指南（2017），西班牙
- 成人星形和少突胶质瘤临床实践指南(2009)，澳大利亚
- SEOM 低级别胶质瘤临床诊疗指南（2017），西班牙

【全面检查】

（一）病史特点

胶质瘤的主要症状包括颅内压增高、神经功能和认知功能障碍及癫痫发作三大部分。

颅内压增高主要由肿瘤占位效应引起，其主要症状包括头痛、呕吐和视盘水肿。头痛是最常见的颅内压增高表现，部位多在额部和颞部，可向前后扩散。头痛程度与颅内压增高程度平行并可进行性加重。头痛剧烈时可伴恶心、呕吐，呕吐呈喷射性，严重者可伴水电解质紊乱和体重减轻。颅内压增高常伴有视盘充血、水肿，边缘模糊不清，中央凹陷消失、视盘隆起、静脉怒张。严重者可出现视神经继发型萎缩，如果颅内压增高状态不能缓解，有可能出现视力恢复困难甚至失明。颅内压持续增高还可引起意识障碍，库欣反应（心跳变慢、呼吸节律变慢、血压升高），甚至脑疝。小儿患者颅内压增高常出现头围增大，颅缝增宽或分离，前囟饱满、隆起等体征。

肿瘤生长在特定的功能区可能引起相应的神经功能障碍。主要原因是肿瘤直接刺激、压迫、破坏皮质及皮质下传导结构等。肿瘤位于中央沟前后附近者，可致对侧肢体活动和感觉异常；位于优势半球额中回和额下回后部者，可致失读、失写、命名性失语等；位于优势半球缘上回、角回处者，可致感觉性语言功能异常；位于枕叶者，可致视野异常；位于下丘脑者，可致内分泌障碍；位于四叠体者，可致眼球运动障碍；位于小脑者，可致共济失调；位于脑干不同部位者，可致相应脑神经功能障碍和交叉麻痹等症状。肿瘤位于额叶、颞叶或

累及胼胝体者，可致性格、情感、认知和记忆等功能障碍。

肿瘤位于大脑半球时，常因局部刺激引起癫痫。发作的类型与肿瘤所在的部位有关，位于额叶者多数为全身大发作；位于中央沟前后者常为局灶性发作，伴有肢体和语言功能障碍；位于颞叶者常表现为伴有幻嗅的精神运动发作。伴有癫痫发作的患者，常需结合脑电图检查确定癫痫病灶。在肿瘤治疗过程中，需兼顾癫痫的治疗。

（二）体检发现

神经系统肿瘤病变的定位定性检查与肿瘤所在部位密切相关。神经系统的检查包括认知和意识状态、脑神经检查、感觉系统检查、运动系统检查、反射检查和脑膜刺激征、自主神经系统检查等。检查神经反射时应注意左右对比，两侧反射的不对称较反射强弱变化更有意义。

1. 意识状态　意识活动主要包括认知、思维、情感、记忆和定向力五个方面。意识障碍有嗜睡、意识模糊、昏睡、昏迷和谵妄等。对患者意识和认知的检查，细微的观察、与患者的交谈和一些辅助必要检查是评估意识状态的主要方法。客观上针对患者意识状态及认知能力，可采用格拉斯哥昏迷评分（表 1-1-1）、简易精神状态检查（mini-mental state examination，MMSE）等进行量化评估。

表 1-1-1　格拉斯哥昏迷评分

评分	睁眼（E）	语言（V）	运动（M）
1	无睁眼	无发音	无反应
2	疼痛刺激睁眼	只能发音	异常伸展（去脑状态）
3	语言吩咐睁眼	只能说出（不适当）单词	异常屈曲（去皮质状态）
4	自发睁眼	言语错乱	对疼痛刺激屈曲反应
5		正常交谈	对疼痛刺激定位反应
6			按吩咐动作

昏迷程度以 E、V、M 三者分数相加来评估（最低 3 分，最高 15 分），正常人的昏迷指数是满分 15 分，昏迷程度越重者昏迷指数越低。最高 15 分，表示意识清醒。3～8 分表示昏迷。低于 3 分：因气管插管无法发声的重度昏迷者会有 2T 的评分。评判时应该以反应计分。注意运动评分左侧、右侧可能不同，用较高的分数进行评分。

2. 脑神经检查　十二对脑神经检查对于肿瘤的定位定性具有重要意义。根据胶质瘤所侵袭的部位不同，脑神经检查的内容也有所侧重。

Ⅰ. 嗅神经检查：嗅觉的灵敏度可通过问诊了解。嗅觉正常时可明确分辨出测试物品的气味。如一侧嗅觉减退或丧失，则为同侧的嗅球、嗅束、嗅丝的损害。见于创伤、颅前窝占位病变、颅底脑膜结核等。

Ⅱ. 视神经检查：包括视力、视野和眼底检查。通过远、近视力表检查视力。检查时一般可先用手势法，分别检查两侧视野。如患者视野变小或异常时应进一步做视野计检查。视野的异常改变提示视神经通路的损害，对定位诊断有重要意义。眼底检查通过直接检眼镜或裂隙灯显微镜进行。

Ⅲ. 动眼神经检查：眼球运动检查中，如发现上睑下垂，眼球向内、上、下方活动受限，均提示动眼神经麻痹。

Ⅳ. 滑车神经检查：滑车神经支配眼球的上斜肌，如眼球向下及外展运动减弱，提示滑车神经损害。

Ⅴ. 三叉神经检查：三叉神经检查包括面部感觉检查、运动功能检查、角膜反射检查及下颌反射检查。

Ⅵ. 展神经检查：展神经支配眼球的外直肌，检查时将目标物分别向左右两侧移动，观察眼球向外转动情况。展神经受损时眼球外展障碍。

Ⅶ. 面神经检查：包括运动检查和味觉检查两部分。运动检查：观察患者在安静、说话和做表情动作时有无双侧面肌的不对称。同时可嘱患者做皱眉、闭眼、露齿、鼓腮或吹口哨等动作，观察左右两侧差异。味觉检查：嘱患者伸舌，检查者以棉签分别依次蘸取相应检查试液，轻涂于患者舌面上，让其辨味。面神经损害时舌前 2/3 味觉丧失。

Ⅷ. 位听神经检查：包括听力检查和前庭功能检查，它是用于判断耳蜗及前庭神经是否发生病变的检查。听力检查包括听力的音叉试验检查、表声试验、韦伯试验检查法、任内试验。听力的粗略检查可用耳语、表音或音叉，准确的检查需借助电测听计。前庭功能检查包括闭目行走试验、行走试验、变位性眼震检查法、闭目难立征、眼震检查、指指试验、旋转试验、原地踏步试验。

Ⅸ. 舌咽神经检查：观察患者腭垂是否居中，两侧软腭高度是否一致，软腭上抬是否有力、腭垂是否偏斜等。若患者有吞咽困难、饮水呛咳等，见于吉兰－巴雷综合征、脑干病变或鼻咽癌脑转移等。

Ⅹ. 迷走神经检查：迷走神经有许多功能与舌咽神经密切结合。检查时嘱患者张口发“啊”音，若一侧软腭不能随之上抬及腭垂偏向健侧，则为迷走神经麻痹的表现。

Ⅺ. 副神经检查：副神经检查时，需注意观察有无斜方肌萎缩，有无斜颈及垂肩等。若肌肉力量减弱见于副神经损伤、肌萎缩、脊髓侧索硬化、颅后窝肿瘤等。

Ⅻ. 舌下神经检查：舌下神经支配同侧舌肌，其作用是伸舌向前，并推向对侧。检查时嘱患者伸舌，观察有无舌偏斜，舌缘两侧厚薄不等及颤动等。出现以上现象提示舌下神经核病变，舌向一侧偏斜常见于脑血管病变。

3. 运动系统检查

（1）肌容积：观察和比较两侧对称部位肌肉体积有无肌萎缩、假性肥大，若有注意其分布范围。

（2）肌张力：检查四肢及躯干肌肉的肌张力。肌张力减低，表现为肌肉弛缓、柔软，被动运动阻力减低，关节活动范围扩大。肌张力增高表现为肌肉较硬，被动运动阻力增加，关节活动范围缩小见于锥体系和锥体外系病变。

（3）肌力：检查肌群的伸、屈、外展、内收、旋前和旋后等功能，适用于上运动神经元病变及周围神经损害引起的瘫痪。对不能确定的轻瘫，可以用轻瘫检测方法。轻瘫的检测方法有上肢平伸试验、Barre 分指试验、小指征、Jackson 征、下肢轻瘫试验。

（4）不自主运动：观察患者有无不能随意控制的舞蹈样动作、手足徐动、肌束震颤、肌痉挛、震颤（静止性、动作性和姿势性）和肌张力障碍等。

（5）共济运动：观察患者日常生活，如吃饭、站立及步态等是否协调，有无动作性震颤和语言顿挫等。常见检查项目包括指鼻试验、反击征、跟－膝－胫试验、轮替试验、起坐试验、龙贝格征（闭目难立征）等。

（6）步态与姿势：检查者需从前面、后面和侧面分别观察患者的姿势、步态、起步情况，以及步幅和速度等。

4. 感觉系统检查　主要包括浅感觉检查、深感觉检查和复合感觉检查，往往与运动系统检查协同进行。浅感觉检查包括痛觉、触觉和温度觉的检查。深感觉检查包括运动觉、位置觉、振动觉的检查。复合感觉检查包括定位觉、两点辨别觉、图形觉、实体觉的检查。

5. 反射检查与脑膜刺激征　反射检查主要包括生理反射，浅反射（角膜反射、腹壁反射、提睾反射、跖反射、肛门反射），深反射（肱二头肌反射、肱三头肌反射、桡骨膜反射、膝反射、跟腱反射），阵挛（髌阵挛、踝阵挛），病理反射（Babinski 征、Oppenheim 征、Gordon 征、Hoffman 征）的检查。脑膜刺激征检查包括颈强直检查、Brudzinski 征、Kernig 征。患者出现相应不同神经系统体征，往往提示肿瘤累及相应神经通路。

6. 自主神经系统检查

（1）一般检查：包括皮肤黏膜、毛发和指甲、出汗、瞳孔的检查。

（2）内脏及括约肌功能检查：注意胃肠功能，如胃下垂、腹胀、便秘等。排尿障碍及性质，如尿频、尿急、排尿困难、尿潴留、尿失禁等。

（3）自主神经反射检查：包括竖毛反射、皮肤划痕试验、眼心反射等。

（三）影像学检查

1. 脑胶质瘤影像学检查的理想目标　①可靠地诊断弥漫性胶质瘤；②分清胶质瘤的病理级别；③确认胶质瘤的重要分子特征；④选择合适的活检靶区；⑤勾画手术或放射外科的靶区；⑥判断胶质瘤的治疗效果。迄今为止，尚没有单一的影像学检查能独立达到上述脑胶质瘤影像学检查的目标。尽管包括分子影像技术的医学影像学仍在发展，但在对弥漫性胶质瘤进行综合影像检查时，临床医师必须牢记不能“唯影像论”，要在整合患者临床病情特点的大背景下，动态地观察胶质瘤的影像学表现，最大化地实现在临床诊疗中的价值。

2. 脑胶质瘤常规的影像学特征

（1）CT 检查：主要显示脑胶质瘤病变组织与正常脑组织的密度差值；特征性密度表现如钙化、出血及囊性变等；病变累及的部位、水肿状况及占位效应等。

1）幕上Ⅰ、Ⅱ级星形细胞瘤：大部分表现为脑内低密度病灶，少数为混合密度灶，部分患者瘤内可见钙化。肿瘤边界不清晰，瘤周水肿少见且较轻。增强后扫描常无明显强化，少数表现为肿瘤或囊壁和囊内间隔的略微强化，有的有壁结节甚至呈花环状强化。少突胶质细胞瘤常可见钙化。

2）幕上Ⅲ、Ⅳ级星形细胞瘤：病灶密度不均匀，以低密度或等密度为主的混合密度最多。肿瘤内的高密度可能为出血，低密度为肿瘤的坏死或囊变区。肿瘤多有脑水肿。增强扫描几乎所有的肿瘤均有强化，可呈不规则的环状或者花环状强化，在环壁上还可见强化不一的瘤结节。若沿胼胝体向对侧生长则呈蝶状强化，占位征象明显。

3）小脑星形细胞瘤：囊性者平扫为均匀水样低密度，边界清晰，囊壁可有钙化，增强扫描囊壁结节不规则强化。壁结节较大，直径在 1cm 以上。实性者平扫呈低密度为主的混合密度，多数有坏死囊变区，肿瘤实性部分变化可有明显强化。多有水肿，第四脑室受压移位、闭塞，上位脑室扩大，脑干受压前移，脑桥小脑角池闭塞。

（2）MRI 检查：主要显示脑胶质瘤出血、坏死、水肿组织等的不同信号强度差异及占位效应，并可显示病变的侵袭范围。多模态 MRI 不仅能反映脑胶质瘤的形态学特征，还可体现肿瘤组织的功能及代谢状况。常规 MRI 扫描主要获取 T_1 加权像、T_2 加权像、液体衰减反转恢复序列（FLAIR）及采用磁共振造影剂的强化扫描。脑胶质瘤边界不清，表现为长 T_1、长 T_2 信号影，信号可以不均匀，周边水肿轻重不一。因肿瘤对血脑屏障的破坏程度不同，脑胶质瘤增强扫描征象不一，可发生于脑内各个部位。低级别脑胶质瘤常规 MRI 呈长 T_1、长 T_2 信号影，边界不清，周边呈轻度水肿影，局部有轻度占位征象，如邻近脑室可致其轻度受压，中线移位不明显，脑池基本正常，病变区域内少见出血、坏死及囊变等表现；增强扫描显示病变极少数出现轻度异常强化影。高级别脑胶质瘤 MRI 信号明显不均匀，呈混杂 T_1/T_2 信号影，周边可见明显的指状水肿影；占位征象明显，邻近脑室受压变形，中线结构移位，脑沟、脑池受压；增强扫描呈明显花环状及结节样异常强化影（表 1-1-2）。

（3）PET 检查：不同级别脑胶质瘤的 PET 成像特征各异。目前广泛使用的示踪剂为氟 -18 脱氧葡萄糖（^{18}F-FDG）。低级别脑胶质瘤一般代谢活性低于正常脑灰质；高级别脑胶质瘤的代谢活性可接近或高于正常脑灰质，但不同级别脑胶质瘤之间的 ^{18}F-FDG 代谢活性存在较大重叠。氨基酸肿瘤显像其病变 - 本底对比度好，对脑胶质瘤的分级评价优于 ^{18}F-FDG，但仍存在一定重叠。临床诊断怀疑脑胶质瘤拟行活检时，可用 PET 确定病变代谢活性最高的区域。PET 联合 MRI 检查比单独 MRI 检查更能准确界定放疗靶区。相对于常规 MRI 技术，氨基酸 PET 可以提高勾画肿瘤生物学容积的准确度，发现潜在的被肿瘤细胞浸润 / 侵袭的脑组织（在常规 MRI 图像上可无异常发现），并将其纳入到患者的放疗靶区中。^{18}F-FDG PET 由于肿瘤 / 皮质对比度较低，因而不适用于辅助制订放疗靶区。

表 1-1-2 脑胶质瘤影像学诊断要点

肿瘤类型	包含的疾病	影像学特征性表现
低级别脑胶质瘤	主要指弥漫性星形胶质细胞瘤、少突胶质细胞瘤、少突星形胶质细胞瘤 3 种。特殊类型还包括多形性黄色星形细胞瘤（PXA）、第三脑室脊索瘤样脑胶质瘤和毛细胞型星形细胞瘤等	弥漫性星形胶质细胞瘤 MRI 信号相对均匀，长 T_1，长 T_2 和 FLAIR 高信号，多无强化；少突胶质细胞瘤表现同弥漫性星形脑胶质瘤，常伴钙化。PXA 多见于颞叶，位置表浅，有囊变及壁结节。增强扫描时，壁结节及邻近脑膜有强化。第三脑室脊索瘤样脑胶质瘤位于第三脑室内。毛细胞型星形细胞瘤以实性为主，常见于鞍上和小脑半球
间变性脑胶质瘤（Ⅲ级）	主要包括间变性星形细胞瘤、间变性少突胶质细胞瘤	当 MRI/CT 表现似星形细胞瘤或少突胶质细胞瘤伴强化时，提示间变脑胶质瘤可能性大

续表

肿瘤类型	包含的疾病	影像学特征性表现
Ⅳ级脑胶质瘤	胶质母细胞瘤；弥漫性中线胶质瘤	胶质母细胞瘤特征为不规则形周边强化和中央大量坏死，强化处可见水肿。弥漫中线胶质瘤常发生于丘脑、脑干等中线结构，MRI 表现为长 T_1 长 T_2 信号，增强扫描可有不同程度的强化
室管膜肿瘤	主要指Ⅱ级和Ⅲ级室管膜肿瘤。特殊类型：黏液乳头型室管膜瘤为Ⅰ级	室管膜肿瘤边界清楚，多位于脑室内，信号混杂，出血、坏死、囊变和钙化可并存，瘤体强化常明显。黏液乳头型室管膜瘤好发于脊髓圆锥和马尾

（四）病理学检查

1. 2016 年版《WHO 中枢神经系统肿瘤分类》更新　新的分类方法最鲜明的特点是对胶质瘤提出了分层诊断的概念，包括层次 1，组织分类（histology classification）；层次 2，WHO 分级（WHO grade）；层次 3，分子信息（molecular information）；层次 4，整合诊断（integrated diagnosis）。

分类整合组织学特征和分子基因型信息的方法增加了中枢神经系统肿瘤诊断的客观性，能更精确地提示患者预后和改善疗效，但同时也产生了不能被归为其中任何一种诊断的分类。典型的例子是有关少突星形细胞瘤的诊断。新的分类诊断由于联合了分子基因型和组织表型，使这类肿瘤的大部分都可以根据 IDH 突变（包括 IDH1 和 IDH2）、*ATRX* 缺失、TP53 阳性和 1p/19q 共缺失的状态被诊断为弥漫性星形细胞瘤（IDH 突变、*ATRX* 缺失、TP53 阳性）或少突胶质细胞瘤（IDH 突变、1p/19q 共缺失），但也产生了部分在同一肿瘤内部兼具少突胶质细胞瘤和弥漫性星形细胞瘤组织特征和基因表型的“纯正”少突星形细胞瘤诊断。

2016 年版《WHO 中枢神经系统肿瘤分类》标准依旧以组织学为基础。但随着对基因信息的深入了解，将来弥漫型胶质瘤的 WHO 分型对组织学信息的依赖可能会逐渐降低。目前，整合了组织表型和基因型的 2016 年版《WHO 中枢神经系统肿瘤分类》正全面进入整合诊断时代。但在一些无法进行分子诊断检测的医学中心，一些肿瘤类型可归为无特殊指定（not otherwise specified，NOS），主要指没有足够的信息分类到更特定病种的肿瘤。该分类不仅包括没有进行相关基因检测的肿瘤，还包括一小部分虽然进行了基因检测，但没发现与诊断相关的基因型改变的肿瘤。

2. 2016 年版《WHO 中枢神经系统肿瘤分类》命名法　联合组织病理和分子特征的诊断需要尽可能使用标准化的诊断术语。总的来说，2016 年版《WHO 中枢神经系统肿瘤分类》标准参照血液 / 淋巴系统诊断体系。中枢神经系统诊断包含组织病理诊断加基因特征，如弥漫性星形细胞瘤、IDH 突变。

具有超过一个表型者，在名称中加上表型：少突胶质细胞瘤、IDH 突变和 1p/19q 联合缺失。如果肿瘤缺乏基因突变，则描述为野生型，如胶质母细胞瘤、IDH 野生型。需要指出的是，缺乏突变检测应该被诊断为 NOS 分类。在一些特殊的基因型中，“阳性”表明这种分子表型存在，如室管膜瘤 RELA 融合阳性。

缺乏分子诊断测试被定义为 NOS（非其他分类）。NOS 分类表明没有足够的证据分到其他特定的诊断。在本文中，NOS 多数指肿瘤没有充分的检测相关基因参数，也包括少数肿瘤经过检测，但是并没发现诊断相关的基因型选项。换句话说，NOS 并不是限定一个整体，而是指不能分类进入任何限定的肿瘤分类组中。因此，NOS 分类代表一类没有足够的病理学、基因学和临床特征诊断的患者，需要进一步的研究来细化其分类。

对于格式和字体。斜体字被用来指示基因符号（*ATRX*），但不包括基因家族（IDH，H3）。最后，WHO 分级用罗马字（Ⅰ、Ⅱ、Ⅲ和Ⅳ）而不是阿拉伯数字。

3. 病理报告的主要内容　脑胶质瘤病理报告要标准化、规范化，内容应包括：①患者的基本临床信息；②肿瘤部位；③免疫组织化学与分子病理学检测结果；④组织学类型、分级及分子病理学诊断和分级；⑤特殊情况备注等。

4. 2016 年版《WHO 中枢神经系统肿瘤分类》见表 1-1-3。

表 1-1-3 2016 年版《WHO中枢神经系统肿瘤分类》标准（胶质瘤相关分类及分级）

肿瘤分类	WHO 分级
弥漫性星形细胞和少突胶质细胞肿瘤	
弥漫性星形细胞瘤、IDH 突变型	Ⅱ
肥胖细胞型星形细胞瘤、IDH 突变型	
弥漫性星形细胞瘤、IDH 野生型	Ⅱ
弥漫性星形细胞瘤、NOS	Ⅱ
间变性星形细胞瘤、IDH 突变型	Ⅲ
间变性星形细胞瘤、IDH 突变型	Ⅲ
间变性星形细胞瘤、IDH 野生型	Ⅲ
间变性星形细胞瘤、NOS	Ⅲ
胶质母细胞瘤、IDH 野生型	Ⅳ
巨细胞型胶质母细胞瘤	
胶质肉瘤	
上皮样胶质母细胞瘤	
胶质母细胞瘤、IDH 突变型	Ⅳ
胶质母细胞瘤、NOS	Ⅳ
弥漫性中线胶质瘤、H3 K27M 突变型	Ⅳ
少突胶质细胞瘤、IDH 突变和 1p /19q 共缺失型	Ⅱ
少突胶质细胞瘤、NOS	Ⅱ
间变性少突胶质细胞瘤、IDH 突变和 1p /19q 共缺失型	Ⅲ
间变性少突胶质细胞瘤、NOS	Ⅲ
少突星形细胞瘤，NOS	Ⅱ
间变性少突星形细胞瘤，NOS	Ⅲ
其他星形细胞肿瘤	
毛细胞型星形细胞瘤	Ⅰ
毛细胞黏液型星形细胞瘤	
室管膜下巨细胞型星形细胞瘤	Ⅰ
多形性黄色瘤型星形细胞瘤	Ⅱ
间变性多形性黄色瘤型星形细胞瘤	Ⅲ
室管膜瘤	
室管膜下室管膜瘤	Ⅰ
黏液乳头状型室管膜瘤	Ⅰ
室管膜瘤	Ⅱ
乳头状型室管膜瘤	
透明细胞型室管膜瘤	
伸长细胞型室管膜瘤	
室管膜瘤，RELA 融合阳性型	Ⅱ / Ⅲ
间变性室管膜瘤	Ⅲ
其他胶质瘤	
第三脑室的脊索瘤样胶质瘤	Ⅱ
血管中心型胶质瘤	Ⅰ
星形母细胞瘤	

要点小结

- 胶质瘤主要有颅内压增高、局部神经功能症状和癫痫等其他症状。
- 神经系统查体可以进一步辅助肿瘤定位及定性诊断。
- 影像学检查是胶质瘤诊断的主要依据。通过多功能 MRI 结合常规 MRI 检查，可以提供位置、性质、与功能脑区的关系等资料以辅助诊断。
- 病理诊断需要结合形态学变化和分子病理标志物进行整合诊断。分子分型对胶质瘤的预后具有重要的预测价值。

【整合评估】

（一）评估主体

胶质瘤 MDT 通常由神经外科、影像科、放疗科、肿瘤内科、病理科、神经内科、康复科等参与。MDT 可以采用多学科集中病例讨论、多学科门诊、多学科线上讨论等形式。每次 MDT 讨论需要由专门的 MDT 秘书记录讨论结果和过程，为后续的临床研究提供帮助。

MDT 模式的开展可为患者带来诸多益处：①提高患者对诊治方案的依从性，减少患者诊疗困难，有效提高完整术前评估和术后辅助治疗的比例；②整合多学科治疗措施，增加患者治疗方式的选择；③增加治疗方式的协同配合，改善患者的预后；④提高患者进入临床试验的可能性，增加患者接受最新治疗的机会。同时，MDT 也可以为医疗团队提供获益：①诊疗方案由 MDT 团队共同决策，责任由团队人员共同承担，提高患者依从性，减少医疗纠纷；②提高 MDT 成员之间的沟通，增加团队成员的学习和受教育机会；③有利于临床科研工作的开展，提高组成学科的学术水平。

（二）影像评估

1. 神经外科医师对神经影像诊断的要求　首先是进行定位诊断，确定肿瘤的大小、范围、肿瘤与周围重要结构（包括重要动脉、皮质静脉、皮质功能区及神经纤维束等）的毗邻关系及形态学特征等，这对制订脑胶质瘤手术方案具有重要作用。其次是对神经影像学提出功能状况的诊断要求，如肿瘤生长代谢、血供状态及肿瘤对周边脑组织的侵袭程度等，这对患者术后的综合疗效评估具有关键作用。

磁共振弥散加权成像（DWI）、磁共振弥散张量成像（DTI）、磁共振灌注成像（PWI）、磁共振波谱成像（MRS）、功能磁共振成像（fMRI）等多模态MRI可提供肿瘤的血流动力学、代谢、神经纤维组织受累状况和皮质功能区等信息，对于脑胶质瘤的鉴别诊断、确定手术边界、预后判断、监测治疗效果及明确有无复发等具有重要意义，是形态成像诊断的一个重要补充。

2. 脑胶质瘤的影像鉴别诊断

（1）脑内转移性病变：脑内转移性病变以多发病变较为常见，多位于脑皮质下，其大小不等，水肿程度不同，表现多样，MRI表现多数为环状或结节样强化影。脑内转移性病变的 ^{18}F-FDG代谢活性可低于、接近或高于脑灰质；氨基酸代谢活性一般高于脑灰质。单发转移癌需要与高级别脑胶质瘤相鉴别，影像学上可以根据病变的大小、病变累及的部位、增强表现，结合病史、年龄及相关其他辅助检查结果进行综合鉴别。

（2）脑内感染性病变：脑内感染性病变，特别是脑脓肿，需与高级别脑胶质瘤相鉴别。两者均有水肿及占位征象，MRI增强呈环形。脑脓肿的壁常较光滑，无壁结节；而高级别脑胶质瘤多呈菜花样强化，囊内信号混杂，可伴肿瘤卒中。绝大部分高级别脑胶质瘤的氨基酸代谢活性明显高于正常脑组织，而脑脓肿一般呈低代谢。

（3）脑内脱髓鞘样病变：与脑胶质瘤易发生混淆的是肿瘤样脱髓鞘病变，MRI增强扫描可见结节样强化影，诊断性治疗后复查病变明显缩小，易复发，实验室检查有助于鉴别诊断。

（4）淋巴瘤：对于免疫功能正常的患者，淋巴瘤的MRI信号多较均匀，瘤内出血及坏死少见，增强呈明显均匀强化。^{18}F-FDG代谢活性一般比高级别脑胶质瘤高且代谢分布较均匀。

（5）其他神经上皮来源肿瘤：包括中枢神经细胞瘤等。可以根据肿瘤的发生部位、MRI增强表现进行初步鉴别诊断。

3. 脑胶质瘤的影像学分级

（1）常规MRI检查：除部分Ⅱ级脑胶质瘤（如多形性黄色星形细胞瘤、第三脑室脊索瘤样脑胶质瘤和室管膜瘤等）外，高级别脑胶质瘤的MRI常有强化伴卒中、坏死及囊变。MRI有无强化及强化程度受到诸多因素影响，如使用激素、造影剂的注射量、机器型号及扫描技术等。

（2）多模态MRI检查：包括DWI、PWI及MRS等。DWI高信号区域提示细胞密度大，代表高级别病变区；PWI高灌注区域提示血容量增多，多为高级别病变区；MRS中胆碱（Cho）和Cho/N-乙酰天门冬氨酸（NAA）比值升高，与肿瘤级别呈正相关。

（3）PET：脑胶质瘤代谢成像的肿瘤－本底对比度偏低，而氨基酸肿瘤显像具有较好的组织对比度，因此建议采用氨基酸PET脑显像评价脑胶质瘤级别。^{11}C MET-PET评估准确度高于MRI，高级别脑胶质瘤的 ^{11}C MET代谢活性通常高于低级别脑胶质瘤，但高/低级别脑胶质瘤间仍存在一定的重叠。必要时建议使用 ^{18}F-FDG PET动态成像分析以提高对脑胶质瘤影像学分级的准确度。

（三）病理评估

1. 胶质瘤的病理分级　弥漫性星形细胞瘤按照WHO分级标准可分为Ⅱ～Ⅳ级，其中Ⅱ级表现为细胞密度中等，核分裂象少见或缺如，Ki-67/MIB1增殖指数＜5%；Ⅲ级表现为细胞密度增高，核异型性明显，核分裂象增多，Ki-67/MIB1增殖指数为5%～10%；Ⅳ级细胞密度增高，明显的核异型、活跃的核分裂活性、血管增生和（或）坏死，Ki-67/MIB1增殖指数＞10%。值得注意的是，Ki-67/MIB1增殖指数只作为肿瘤分级的参考，目前尚无准确的阈值可以用来明确区分肿瘤的级别。

脑胶质瘤确诊需要通过肿瘤切除或活检获取标本，进行组织和分子病理学检查，确定病理分级和分子亚型。目前主要的分子病理标志物包括异柠檬酸脱氢酶（IDH）突变、染色体 1p/19q 联合缺失状态、MGMT 启动子区甲基化、α 地中海贫血伴智力低下综合征 X 连锁基因（*ATRX*）突变、端粒酶反转录酶（TERT）启动子突变、人组蛋白 H3F3A K27M 突变、*BRAF* 基因突变、*PTRZ1 MET* 基因融合、微小 RNA-181、室管膜瘤 *RELA* 基因融合等。这些分子标志物对脑胶质瘤的个体化治疗及临床预后判断具有重要意义。

2. 各类胶质瘤的诊断标准和特点

（1）星形细胞肿瘤

1）弥漫性星形细胞瘤，IDH 突变型

定义：以 IDH1 或 IDH2 基因突变为特征，可伴有 TP53 及 *ATRX* 突变。细胞分化程度较高，生长缓慢。可发生于中枢神经系统任何部位，额叶多见；肿瘤具有恶变潜能，可进展为 IDH 突变型间变性星形细胞瘤，甚或 IDH 突变型 GBM。

大体：肿瘤边界不清，位于灰质或白质内，可见大小不等的囊腔、颗粒样区域及软硬度不同的区域。

镜下：肿瘤由分化好的纤维型星形细胞组成，细胞密度中等，核不典型，核分裂象少或缺如。间质疏松，常伴微囊形成，不伴有血管内皮细胞增生。Ki-67 增殖指数常＜ 4%。

相关免疫组织化学指标：GFAP、Vimentin、Ki-67/MIB1、P53 蛋白、IDH1 和 ATRX。

分子病理学：IDH1、IDH2 基因突变。

2）肥胖细胞型星形细胞瘤，IDH 突变型

定义：是弥漫性星形细胞瘤，IDH 突变型的一个亚型，以含有大量肥胖型星形细胞为特点，且肥胖型星形细胞含量＞ 20%。

大体：与其他低级别弥漫性脑胶质瘤无区别。

镜下：肿瘤细胞呈多角形，胞质丰富、嗜酸性、磨玻璃样，核常偏位，染色质簇状，偶见核仁。血管周围淋巴细胞常见。

3）弥漫性星形细胞瘤，IDH 野生型

定义：具备弥漫性星形细胞瘤的形态学特征，但无 IDH 基因突变的一类肿瘤。这类肿瘤较少见，被认为是一种暂定的亚型。

4）弥漫性星形细胞瘤，NOS（未确定分子分型）

定义：具备弥漫性星形细胞瘤的形态学特征，但缺乏 IDH 基因突变信息的一类肿瘤。

5）间变性星形细胞瘤，IDH 突变型

定义：具备间变性特征的星形细胞瘤，增生活跃，伴 IDH1 或 IDH2 基因突变。这类肿瘤可进展为 IDH 突变型 GBM。

大体：肿瘤边界常较清，部分呈颗粒状，不透明，较软，囊变少见。

镜下：可见区域性或弥漫性细胞密度增高，肿瘤细胞核有一定异形性，可见病理性核分裂象，可有不同程度的血管内皮细胞增生，但无坏死。

相关免疫组织化学指标：GFAP、P53 蛋白、Ki-67/MIB1、IDH1、ATRX。

分子病理学：IDH1-132、IDH2-172 基因突变。

6）间变性星形细胞瘤，IDH 野生型

定义：具备间变性星形细胞瘤的形态学特征，但无 IDH 基因突变。较少见，约占所有间变性星形细胞瘤的 20%。这类肿瘤恶性程度高于 IDH 突变型的间变性星形细胞瘤，与 IDH 野生型的 GBM 相似。

7）间变性星形细胞瘤，NOS

定义：具备间变性星形细胞瘤的形态学特征，但缺乏 IDH 基因突变信息的一类肿瘤。

（2）GBM

1）GBM，IDH 野生型

定义：是恶性程度最高的星形细胞瘤，由分化差的肿瘤性星形细胞组成，无 IDH 基因突变，占所有 GBM 的 90%。主要见于成人，男性多发。这类肿瘤一旦发生即为原发性 GBM，多位于幕上，可累及周围及远处脑组织。

大体：肿瘤界线不清，切面颜色不一，呈灰色或灰白色，坏死区呈黄色，伴出血时呈红色或棕色。坏死物液化后可形成含混浊液体的大囊腔。

镜下：由分化差的肿瘤性星形细胞组成，细胞密度高，核异型性明显，核分裂象多见，为大量病理性核分裂象。微血管增生明显者经常可出现“肾小球样”血管内皮细胞增生和（或）坏死，肿瘤细胞围绕坏死灶呈“假栅栏状”排列是诊断的基本要点。

相关免疫组织化学指标：GFAP、S100、OLIG2、EMA、NESTIN、P53 蛋白、Ki-67/MIB1、IDH1、VEGF、MMP9、EGFR、EGFRv Ⅲ。

分子病理学：IDH1-132、IDH2-172 基因突变，MGMT 启动子区甲基化，EGFR v Ⅲ重排，TERT 启动子区突变。检测 7 号 /10 号染色体相关基因及融合基因有助于患者预后的评估及靶向药物的选择。

2）巨细胞型 GBM

定义：是 IDH 野生型 GBM 的一个亚型，罕见。肿瘤主要由含怪异形核的细胞及多核巨细胞组成，偶可见丰富的网状纤维。AURKB 表达及 TP53 突变常见，EGFR 基因扩增少见。此亚型患者预后优于其他类型 GBM。

相关免疫组织化学指标：GFAP、P53 蛋白、S100、Vimentin、EGFR、IDH1、AURKB。

3）胶质肉瘤

定义：是 IDH 野生型 GBM 的一个亚型，具有胶质和间叶组织双向分化的特点。此亚型常与 GBM 有关，也可由室管膜瘤和少突胶质细胞瘤转化而来。主要见于成人，可原发或继发，预后较差。

大体：含大量结缔组织，肿瘤质地较硬、界线清楚。

镜下：肿瘤含胶质和肉瘤两种成分。

相关免疫组织化学指标：GFAP、IDH1、P53 蛋白及其他胶质肿瘤和间叶肿瘤标志物。

特殊染色：网织纤维染色。

4）上皮样 GBM

定义：是 IDH 野生型 GBM 的一个亚型，好发于儿童及青年人，常见于大脑和间脑，预后差。

镜下：含有密集排列的上皮样细胞，部分横纹肌样细胞，核分裂活跃，微血管增生及坏死。

相关免疫组织化学指标：GFAP、S100、EMA、OLIG2、Ki-67/MIB1、Syn、NFP、IDH1。

分子病理学：BRAF V600E、IDH1-132、IDH2-172 基因突变。与其他 GBM 相比，BRAF V600E 突变率较高（约 50%）。

5）GBM，IDH 突变型

定义：伴有 IDH1 或 IDH2 基因突变，由弥漫性星形细胞瘤或间变性星形细胞瘤发展而来，故称为继发性 GBM，占所有 GBM 的 10%。

镜下：组织学特征与 IDH 野生型 GBM 相似，但坏死范围更小。

相关免疫组织化学指标：GFAP、IDH1、ATRX、P53 蛋白、EGFR。

分子病理学：IDH1-132、IDH2-172 基因突变。检测 7 号 /10 号染色体相关基因有助于患者预后的评估及靶向药物的选择。

6）GBM，NOS

定义：缺乏 IDH 突变信息的一类 GBM。

（3）弥漫性中线胶质瘤，*H3K27M* 突变型

定义：发生于中线的高级别星形细胞瘤，伴有 *H3F3A* 或 *HIST1H3B/C* 基因 K27M 突变。主要发生于儿童，也可见于成人。最常见的发病部位包括脑干、丘脑和脊髓。预后差，2 年生存率＜ 10%。

镜下：肿瘤由大小一致的小细胞或大的多形性细胞组成，多数细胞呈星形细胞形态，少数呈少突胶质细胞形态。约 10% 病例缺乏核分裂象，微血管增生和坏死，组织学相当于 WHO Ⅱ级。其余均为高级别，其中 25% 的病例可见核分裂象，75% 的病例既可见核分裂象，也可见坏死和微血管增生。

相关免疫组织化学指标：GFAP、NCAM1、S100、OLIG2、MAP2、P53 蛋白、ATRX、H3K27M。

分子病理学：*H3F3A*、*HIST1H3B/C* 基因突变。

（4）少突胶质细胞瘤

1）少突胶质细胞瘤，IDH 突变和 1p/19q 联合缺失型

定义：一种弥漫浸润、生长缓慢的脑胶质瘤，伴 IDH 基因突变和 1p/19q 联合缺失。主要发生于成年人，多数位于大脑半球，尤其是额叶。

大体：肿瘤界线清楚，呈灰粉色，质软。钙化、囊变、瘤内出血常见。

镜下：肿瘤细胞呈中等密度，大小较一致，核圆，核周空晕。其他特征包括微钙化、黏液 / 囊性变和致密分枝状毛细血管网。Ki-67 增殖指数＜ 5%。

相关免疫组织化学指标：IDH1、P53 蛋白、ATRX、OLIG2、CIC、FUBP1、MAP2、S100、LEU7、NeuN、NOGO A、Ki-67/MIB1。

分子病理：IDH1-132、IDH2-172 基因突变，1p/19q 原位杂交，TERT 启动子区突变，MGMT

启动子甲基化状态。

2）少突胶质细胞瘤，NOS

定义：具有少突胶质细胞瘤的组织学特点，但缺乏 IDH 基因突变和染色体 1p/19q 缺失状态信息。

3）间变性少突胶质细胞瘤，IDH 突变和 1p/19q 联合缺失型

定义：具有间变性少突胶质细胞瘤的组织学特征，伴 IDH 基因突变和 1p/19q 联合缺失。

大体：与少突胶质细胞瘤相似，并见坏死区。

镜下：肿瘤细胞具备少突胶质细胞的特征，并见间变性特征，包括细胞密度高、细胞异型性明显、核分裂象增多、微血管增生及坏死。

相关免疫组织化学指标：IDH1、P53 蛋白、ATRX、OLIG2、CIC、FUBP1、MAP2、S100、LEU7、NeuN、NOGO A、Ki-67/MIB1。

分子病理学：IDH1-132、IDH2-172 基因突变、1p/19q 原位杂交、MGMT 启动子甲基化状态、TERT 启动子区突变。

4）间变性少突胶质细胞瘤，NOS

定义：具有间变性少突胶质细胞瘤的组织学特征，但缺乏 IDH 基因突变和染色体 1p/19q 缺失状态信息。

（5）少突星形细胞瘤：由少突胶质细胞瘤和星形细胞瘤两种成分组成，但分子表型不明确。WHO 分类不推荐此类诊断，依据 IDH 基因突变和 1p/19q 联合缺失状态，大多数少突星形细胞瘤可以归入星形细胞瘤或少突胶质细胞瘤的范畴。依据组织学特点和增殖活性又可分为少突星形细胞瘤（NOS）和间变性少突星形细胞瘤（NOS）。

（6）其他星形细胞肿瘤

1）毛细胞型星形细胞瘤

定义：一种界线清楚、生长缓慢的星形细胞瘤，多见于儿童和青年人，常呈囊性，具有双向组织学特点，即含 Rosenthal 纤维的密集双极细胞区，以及含微囊和嗜酸性颗粒小体 / 透明的疏松多极细胞区。蛛网膜下腔浸润是常见的特点。

相关免疫组织化学指标：GFAP、S100、OLIG2、Syn、IDH1、NFP、pMAOK、VE1。

分子病理学：*BRAF V600E* 基因突变、*KIAA1549 BRAF* 融合基因。

2）毛黏液样型星形细胞瘤

定义：是一种毛细胞样肿瘤，与毛细胞型星形细胞瘤密切相关，具有明显的黏液样基质和以血管为中心的形态单一的双极性肿瘤细胞，通常没有 Rosenthal 纤维和嗜伊红颗粒小体。

相关免疫组织化学指标：GFAP、S100、Vimentin、Syn、NFP、CD34、VE1、Ki-67/MIB1。

分子病理学：*KIAA1549 BRAF* 融合基因。

3）室管膜下巨细胞型星形细胞瘤

定义：是一种良性、生长缓慢的肿瘤，典型部位是侧脑室壁，由大的节细胞样星形细胞构成，与结节硬化复征密切相关。

镜下：肿瘤界线清楚，成簇状生长和血管周围假栅栏状排列是常见的特点。肿瘤细胞表现出广泛的星形细胞表型，可以是胞质丰富呈玻璃样的多角细胞，也可以是位于纤维基质中稍小的长形细胞。

相关免疫组织化学指标：GFAP、S100、NeuN、SOX2、CD34、Ki-67/MIB1。

分子病理学：*TSC1*、*TSC2* 基因突变。

4）多形性黄色星形细胞瘤和间变性多形性黄色星形细胞瘤

定义：是一种预后相对较好的星形细胞瘤，常见于儿童和青年人，好发于大脑半球的浅表部位，常侵及脑膜。典型的组织学特征包括表达 GFAP 的多形性细胞和脂质化细胞，这些细胞常被网状纤维和嗜酸性颗粒小体包绕。根据核分裂象，可将肿瘤分为多形性黄色星形细胞瘤（WHO Ⅱ级）和间变性多形性黄色星形细胞瘤（WHO Ⅲ级）。其中，间变性肿瘤可伴坏死。

相关免疫组织化学指标：GFAP、S100、MAP2、CD34、VE1、CDKN2A、Ki-67/MIB1。

特殊染色：网织纤维染色。

分子病理学：*BRAF V600E* 基因突变。

（7）室管膜肿瘤

1）室管膜下瘤

定义：是一种生长缓慢的良性肿瘤，位于脑室壁，簇状脑胶质瘤细胞包埋在丰富的纤维基质中，常伴微囊形成。

相关免疫组织化学指标：GFAP、NCAM1、NSE、EMA、MDM2、Ki-67/MIB1。

2）黏液乳头型室管膜瘤

定义：是一种生长缓慢的脑胶质瘤，常发生于脊髓圆锥、马尾和终丝。组织学以肿瘤细胞围绕血管黏液样间质轴心排列，呈乳头状结构为特点。

相关免疫组织化学指标：GFAP、S100、Vimentin、NCAM1、AE1/AE3、CD99、Ki-67/MIB1。

3）室管膜瘤

定义：是一种生长缓慢的肿瘤，发生于儿童和年轻人，起源于脑室壁或脊髓导水管，由肿瘤性室管膜细胞构成。肿瘤界线清楚，细胞密度适中，核形态单一，呈圆形或卵圆形，染色质呈胡椒盐状，核分裂象罕见。血管周围假菊形团和室管膜周围菊形团是室管膜瘤的关键特征。根据形态特征可分为三个亚型：乳头型室管膜瘤、透明细胞型室管膜瘤和伸长细胞型室管膜瘤。

相关免疫组织化学指标：GFAP、S100、EMA、L1CAM、OLIG2、Ki-67/MIB1。

4）室管膜瘤，RELA 融合基因阳性

定义：是一类 RELA 融合基因阳性的幕上室管膜瘤，预后较其他类型室管膜瘤差。

相关免疫组织化学指标：GFAP、EMA、L1CAM、Ki-67/MIB1。

分子病理学：*RELA* 融合基因。

5）间变性室管膜瘤

定义：是一种具有室管膜分化的恶性脑胶质瘤，尤其对于儿童患者，生长速度快，预后很差。组织学特点为核分裂象增多，伴微血管增生及坏死。

（8）其他脑胶质瘤

1）第三脑室脊索样型脑胶质瘤

定义：是一种罕见的、生长缓慢的、非侵袭性的、位于成人第三脑室的脑胶质瘤。

镜下：在黏液性基质中可见簇状和条索状排列的上皮样 GFAP 阳性的肿瘤细胞，特征性的伴淋巴浆细胞浸润。

相关免疫组织化学指标：GFAP、TTF1、EMA、Vimentin、CD34、Ki-67/MIB1。

2）血管中心型脑胶质瘤

定义：常见症状是癫痫发作，是一种生长缓慢的脑胶质瘤，儿童和青年人多见。组织学特点为血管中心性生长，单形性双极瘤细胞和室管膜分化。

相关免疫组织化学指标：GFAP、S100、Vimentin、EMA、Ki-67/MIB1。

分子病理学：*MYB QLI* 融合基因。

3）星形母细胞瘤

定义：是一种罕见，好发于儿童、青少年和青年人，由伴有宽的、有时尖端渐细突起的 GFAP 阳性细胞放射状围绕在呈现硬化的血管周围而形成的胶质细胞肿瘤。

相关免疫组织化学指标：GFAP、S100、Vimentin、EMA、AE1/AE3、Ki-67/MIB1。

（四）疗效评估

脑胶质瘤术后 24 ～ 72h 需复查 MRI（平扫 + 增强），以评估肿瘤的切除程度，并以此作为脑胶质瘤术后基线影像学资料，用于后续比对。胶质瘤治疗效果的影像学评价参见神经肿瘤临床疗效评估方法（RANO 标准）（表 1-1-4）。脑胶质瘤按照复发部位分为原位复发、远处复发和脊髓播散等，其中以原位复发最为多见。组织病理学检查仍然是该病诊断的金标准。假性进展多见于放化疗后 3 个月内，少数患者可见于 10 ～ 18 个月。常表现为病变周边的环形强化，水肿明显，有占位征象，需要结合临床谨慎判断。对于高级别脑胶质瘤，氨基酸 PET 对鉴别治疗的相关变化（假性进展、放射性坏死）和肿瘤复发 / 进展的准确度较高。放射性坏死多见于放疗 3 个月后，目前尚无特异性检查手段鉴别放射性坏死与肿瘤进展 / 复发。对于高级别胶质瘤，^{18}F-FDG PET 用于评价术后肿瘤复发和放射性坏死较 MRI 优势不明显，氨基酸 PET 用于鉴别肿瘤进展和治疗的相关反应具有较高的灵敏度与特异度。对于低级别胶质瘤，^{18}F-FDG PET 不适用于评价肿瘤的治疗反应，而氨基酸 PET 的评价作用也有限。定期行 MRI 或 PET 检查有助于鉴别假性进展和肿瘤进展 / 复发。

表 1-1-4　脑胶质瘤治疗效果评估（RANO 标准）

项目	完全缓解（CR）	部分缓解（PR）	疾病稳定（SD）	疾病进展（PD）
T_1 增强	无	缩小≥ 50%	变化在 -50% ～ +25%	增加≥ 25%
T_2/FLAIR	稳定或减小	稳定或减小	稳定或减小	增加
新发病变	无	无	无	有

续表

项目	完全缓解（CR）	部分缓解（PR）	疾病稳定（SD）	疾病进展（PD）
激素使用	无	稳定或减少	稳定或减少	不适用*
临床症状	稳定或改善	稳定或改善	稳定或改善	恶化
需要满足条件	以上全部	以上全部	以上全部	任意一项

*在出现持续的临床症状恶化时，即为疾病进展，但不能单纯地将激素用量增加作为疾病进展的依据。

（五）胶质瘤假性进展的评估

假性进展指在并非肿瘤真实进展的情况下MRI表现出短暂的对比增强，可伴或不伴T_2加权和FLAIR的改变。自从放射治疗和辅助性替莫唑胺作为胶质母细胞瘤的标准治疗方案以来，人们逐渐认识到，同步放化疗结束后MRI所出现的对比增强影像学表现类似于肿瘤进展，但其本质是亚急性放疗反应，也称为假性进展。在接受放疗的胶质母细胞瘤患者中，无论是否使用替莫唑胺，有报道其发生率甚至可高至50%。有趣的是，假性进展的发生率和患者生存率的提高有关，原因可能为假性进展代表了对肿瘤的一种积极的“炎症”反应。发生假性进展时，患者的神经功能可能有所下降及类固醇激素需求增加，但通常在3个月内可自行消失（表1-1-5）。

表1-1-5 脑胶质瘤复发、假性进展及放射性坏死的鉴别方法

项目	肿瘤复发	假性进展	放射性坏死
发生时间	任何时间	多见于放化疗后3个月内，少数患者可见于10个月内	治疗后数月至数年
临床症状	恶化	不变或恶化	不变或恶化
MRI增强扫描	多病变和胼胝体受侵通常是复发	大片长T_1和T_2信号，内有不规则的强化，占位效应明显	MRI增强扫描可见强化，晚期表现为高信号
PWI	通常高灌注	通常低灌注	通常低灌注
MRS	Cho/NAA，Cho/Cr较高	Cho/NAA，Cho/Cr较低	Cho/NAA，Cho/Cr较低
DWI	弥散受限	比肿瘤信号低	比肿瘤信号低
葡萄糖PET	通常高代谢	高代谢或低代谢	低代谢
氨基酸PET和^{18}F-FDG PET	高代谢	低代谢	低代谢
好发因素		RT+TMZ	RT
与放疗关系	可在放射治疗野范围外	多在放射治疗野范围内	多在放射治疗野范围内
发生率	几乎全部	总20%～30%，在同步放化疗中常见，特别是MGMT启动子区甲基化者发生率更高	与剂量有关，为2%～18%

RT.放疗。

（六）神经肿瘤免疫治疗反应评估

免疫疗法在治疗多种肿瘤方面取得了很有前景的临床进展。在接受免疫靶向治疗的患者中，影像学随访所发现的病灶进行性的对比增强，常需要和肿瘤进展相鉴别；在免疫靶向治疗中，肿瘤负荷的增加并不总是真实的肿瘤进展，即使在影像学发生进展后，也可能发生随后的治疗反应。胶质母细胞瘤免疫靶向治疗早期影像结果与随后的治疗获益之间的脱节存在两种主要的解释。

作为治疗神经肿瘤的一个有前景的领域，免疫疗法治疗的肿瘤在影像学上常表现出延迟反应或类似于假性进展的由治疗导致的炎症反应等改变，因此需要对接受免疫治疗的脑胶质瘤患者的反应评估标准进行改进。神经肿瘤免疫治疗反应评估（immunotherapy response assessment in neuro-oncology，iRANO）纳入了RANO工作组以前定义的标准，为恶性胶质瘤、低级别胶质瘤和脑转移患者制定了完全反应、部分反应、轻微反应、疾病稳定、疾病进展及疾病不可评价等疗效反应状态。

iRANO标准的关键部分是确定了接受免疫治疗的神经肿瘤患者疾病进展的特定附加标准，即在评价影像学进展时需要考虑患者的临床状况和免疫治疗开始的时间。免疫相关反应标准（irRC）指出，如果患者的临床状态没有明显下降，除非后续影像学检查证实病灶进展，否则早期病灶大小的增加或新病灶的出现不能确定为疾病进展。具体来说，iRANO工作组建议对没有临床症状缓解的患者要进行6个月的免疫治疗，治疗早期的影像学进展并不除外随后会出现临床获益。另外，此类出现影像学进展的患者3个月后需要重复影

像学检查，并与最初肿瘤影像扫描结果进行比较，以评估疾病进展的潜在变化。只有在重复评估证实疾病进展的情况下，才应将患者回顾性地归类为疾病进展，并应停止免疫治疗试验。如果重复成像显示肿瘤负荷稳定或减少，则应继续治疗。当在判断影像学进展的原因有困难时，则应做组织活检。

（七）精确诊断

1. 定位诊断　神经系统肿瘤定位诊断早期主要依赖神经系统查体，神经影像的推广普及可使定位诊断更为精准，并可结合功能磁共振检查明确肿瘤与功能性脑区、功能传导束等的密切关系，为制订手术计划提供重要的辅助。

2. 影像学　脑胶质瘤影像学研究可以提供普通影像学检查不能提供的定量数据，采用高通量技术从放射图像中提取成像特征，创建可利用的数据库，从而实现对胶质瘤表型的综合量化，可以用来预测患者的基因型、治疗反应性及预后等，不同的组学量化标签具有不同的应用价值，在胶质瘤的诊断分级、治疗指导、预后判断方面有着重要意义。

3. 分子病理整合诊断　结合分子病理分型的形态学分型诊断是 2016 年版 WHO 中枢神经系统肿瘤诊断的重要特点。形态学诊断是诊断的基础，但是分子病理诊断的级别优于形态学诊断。同时，随着分子病理研究的深入，不断有新的分子标志物被发现，可以补充新版本的病理诊断。结合分子病理诊断和形态学诊断的整合诊断方法，将进一步推动精准治疗的实践，有效提高治疗效果。

要点小结

- 胶质瘤的诊断评估需要整合 MDT 诊疗意见进行分析，建立合理的诊断流程有助于提高诊断的准确性以更好地指导治疗。
- 多模态影像学的应用可以提高术前定位定性诊断的精准性，有助于手术及治疗计划的实施。
- 结合分子病理和形态学的整合诊断模式，有助于提高诊断的精确性，更好地指导治疗和预测预后。
- 在全面、动态、整合评估的基础上，注重个体化思考，制订个体化治疗策略是提高胶质瘤治疗效果的最有效途径。

【整合决策】

目前神经胶质瘤的治疗强调以手术切除为主，结合放射治疗、化学治疗、靶向治疗、免疫治疗、电场治疗等综合治疗方法。但神经系统功能极其复杂且重要，对手术切除技术要求更高，并且严重制约手术切除范围。对于不能接受手术的患者，建议行活检手术以明确病理诊断，据此再行放疗和化疗等整合治疗。

（一）手术治疗

1. 手术治疗原则　手术切除是神经胶质瘤的首选治疗方法，手术治疗原则是最大范围安全地切除肿瘤。肿瘤切除程度是神经胶质瘤的独立预后因素之一，目前临床可采用新型手术辅助技术。

2. 手术方式与手术目的　胶质瘤的手术治疗方式主要分为肿瘤切除术和病理活检术。其基本目的包括解除占位征象和缓解颅内高压症状，延长患者生存期；解除或缓解因肿瘤引发的相关症状，如继发性癫痫等；获得肿瘤标本以明确病理学诊断和进行分子病理学检测；降低肿瘤负荷，为后续综合治疗提供条件。

（1）肿瘤切除术

1）适应证：CT 或 MRI 提示颅内占位；存在明显的颅内高压及脑疝征象；存在由于肿瘤占位而引起的神经功能障碍；有明确癫痫发作史；患者自愿接受手术。

2）禁忌证：严重心、肺、肝、肾功能障碍及肿瘤复发患者，一般状况差不能耐受手术；其他不适合接受神经外科开颅手术的禁忌证。

（2）病理活检术：可分为立体定向或导航下活检和开颅手术活检两类。立体定向或导航下活检适用于位置更加深在的病变，而开颅活检适用于位置浅表或接近功能区皮质的病变。开颅活检比立体定向活检可以获得更多的肿瘤组织，有利于结果的判定。活检的诊断准确率虽高于影像学诊断，但受肿瘤的异质性和靶区选择等因素影响仍存在误诊率。

1）适应证：肿瘤位于优势半球，广泛浸润性生长或侵及双侧半球；肿瘤位于功能区皮质、白质深部或脑干部位，且无法满意切除；需要鉴别病变性质。

2）禁忌证：严重心、肺、肝、肾功能障碍及肿瘤复发患者，一般状况差不能耐受手术；其他不适合接受神经外科手术的禁忌证。

3. *新型手术辅助技术* 新型手术辅助技术的应用有助于提高手术切除程度、术中判断肿瘤边界并保护重要脑功能。可选择的手术辅助技术包括神经影像导航、功能神经影像导航、术中神经电生理检测技术、术中MRI实时影像神经导航及荧光引导的显微手术和术中超声实时影像定位。

4. *手术切除程度的判定* 胶质瘤术后24～72h需复查MRI，高级别胶质瘤以MRI增强、低级别胶质瘤以T_2/FLAIR的容积定量分析为标准，并以此作为判断后续治疗疗效或肿瘤进展的基线（RANO标准）。以此将切除程度按切除肿瘤体积分为4个等级：全切除、次全切除、部分切除、活检，但目前具体标准尚不统一。

5. *高级别脑胶质瘤的手术策略* 与单纯活检相比，尽可能切除肿瘤是改善高级别脑胶质瘤患者预后的重要因素，但由于高级别脑胶质瘤的浸润特性，实现病理上完全切除肿瘤常较困难。新型手术辅助技术的运用有助于高级别脑胶质瘤的最大范围的安全切除。肿瘤切除程度是高级别脑胶质瘤的独立预后因素之一，肿瘤全切可延缓肿瘤术后复发时间并延长患者生存期。

6. *低级别脑胶质瘤的手术策略* 低级别脑胶质瘤患者的发病年龄比高级别脑胶质瘤年轻，常位于或靠近重要功能区，如运动、语言、视空间和记忆。新型手术辅助技术可以有效提高患者影像学的肿瘤全切率，降低术后永久性神经功能障碍的发生率。针对非功能区或邻近功能区的低级别脑胶质瘤，脑功能定位技术可以识别与关键脑功能有关的皮质和皮质下结构，使手术切除范围扩大到重要功能结构的临界，以实现低级别脑胶质瘤最大范围的安全切除。

7. *复发脑胶质瘤的手术策略* 目前关于复发脑胶质瘤的手术治疗获益尚缺乏高级别的循证医学证据。手术目的包括获取组织学和生物学信息，确定是复发还是假性进展，减小肿瘤负荷，缓解症状，术后可进行其他综合治疗。新型手术辅助技术有助于实现最大范围安全切除复发脑胶质瘤。复发脑胶质瘤的手术治疗必须个体化，应该考虑患者年龄、临床功能状态、组织学类型、初始治疗反应、复发类型（局部还是弥漫性）、第一次手术和再次手术的时间间隔、既往治疗方式等。

8. *功能区脑胶质瘤的手术策略* 功能区脑胶质瘤是指根据术前磁共振影像显示肿瘤累及感觉运动区、语言区、顶叶视空间认知功能区和计算功能区、基底节或内囊、丘脑、距状沟视皮质等皮质及皮质下结构。功能区脑胶质瘤手术具有其特殊的手术方式和手术技巧。

（1）手术方式：目前，对功能区脑胶质瘤患者手术时建议采用术中唤醒配合术中脑功能定位，在提高肿瘤切除范围及切除程度的同时，可有效避免患者出现术后永久性功能障碍。适应证主要包括累及脑功能区的脑胶质瘤患者；对功能定位有主观配合意愿者；自愿接受唤醒麻醉手术者。

（2）术前评估：主要可分为术前影像学评估、术前神经功能评估和术前癫痫评估三部分内容。

1）术前影像学评估：可选择的MRI序列包括T_1、T_2、T_2-FLAIR、T_1增强、任务态血氧水平依赖功能磁共振成像（BOLD-fMRI）、DTI、3D-T_1WI、MRS、静息态功能磁共振（Rs-fMRI）、PWI等。

T_1、T_2、T_2-FLAIR、T_1增强可确定病变范围、水肿及恶性程度。肿瘤侵袭区域和功能区的距离与患者的功能状态相关。当肿瘤距离手运动区皮质小于6mm时，肿瘤易造成患者术前肌力损伤。BOLD-fMRI技术常用于对患者四肢运动功能区及语言功能区的定位，但当肿瘤邻近功能区（如肿瘤距离手运动区皮质小于4mm时），其定位准确效度会受肿瘤影响而下降，因此需谨慎对待定位结果。术前应用fMRI技术对患者进行功能区定位，有利于术者在术中确定肿瘤的切除范围，有效避免患者术后出现永久性功能损伤。Rs-fMRI是一种不需要患者在检查中完成任务的成像方法，可以将该技术作为一种补充检查手段应用于无法配合完成BOLD-fMRI检查的患者。DTI及纤维束追踪在肿瘤侵犯脑功能区的脑胶质瘤患者中使用，可以提高肿瘤切除范围，同时保护患者的神经功能。

2）术前神经功能评估：术前应用客观神经心理学量表评估患者的功能状态，为制订手术及术后治疗方案提供帮助。可应用的临床量表包括KPS评分、爱丁堡利手量表、韦氏成人智力测验、西部失语症检查（WAB）中文版、ABC失语症检查、忽视测评、瓦达（WADA）试验、中国康复研究中心汉语标准失语症检查量表（CRRCAE）、蒙特利尔认知评估量表（MoCA）、抑郁自评量表（SDS）、焦虑自评量表（SAS）、症状自评量表（SDL-90）等。

3）术前癫痫评估：需要对患者的癫痫史、癫痫发作的症状、癫痫发作程度及药物控制这四方面情况进行客观评估。具体细则参考《国际抗癫痫联盟（ILAE）癫痫治疗指南》1981年版、1990年修订版及2013年版。

（3）手术准备

1）切口及体位：根据病变的部位和功能区的位置设计切口，原则上应包含肿瘤和其累及的重要功能脑区（监测靶区）。常采取侧卧位或仰卧位，以头架固定。若采取仰卧位，应严密注意防范术中误吸的发生。选择的体位要保证患者术中舒适，摆好体位后使用保温毯有助于减少患者唤醒后寒战及其引起的颅内压增高等。

2）麻醉方式：目前的功能区脑胶质瘤唤醒手术可以分为两种，即术中唤醒麻醉开颅脑功能区肿瘤切除术和监护麻醉下全程清醒开颅脑功能区肿瘤切除术。睡眠－清醒－睡眠（AAA）麻醉模式是目前最为常用的唤醒手术麻醉方式，是一种深度麻醉接近于全身麻醉的技术，此种技术需要喉罩、带套囊口咽气道等辅助气道工具来保持患者气道通畅；在监护麻醉下进行的全程清醒开颅脑功能区肿瘤切除术，是一种使患者处于适度镇静的清醒状态下的肿瘤切除手术，其优势在于手术过程中患者一直处于自主呼吸状态，无须进行喉罩等辅助通气设备，可避免术中唤醒后因拔除喉罩诱发患者颅内压增高。

（4）术中影像学技术：①神经导航系统，术中可根据导航棒探针的位置，确定手术切除位置及切除深度；②术中MRI技术，可以辅助术者确定肿瘤切除后残余肿瘤的体积，提高肿瘤的最终切除程度；③术中超声成像，可在术中辅助判断肿瘤范围和切除程度，提供病变周围及内部血流情况。

（5）术中脑功能定位技术：术中直接电刺激定位皮质和皮质下功能结构，监测运动、感觉和语言功能区，体感诱发电位定位中央沟，持续经颅或经皮质运动诱发电位监测运动通路完整性，以及采用神经导航结合术前功能MRI进行影像定位。

（6）手术切除策略：在保留重要功能结构的前提下，选择适当的手术入路尽可能切除病变。目前国际公认的切除安全范围应至少距离阳性刺激区5mm。同时注意保护正常动脉及脑表面重要引流血管。通常先切除非功能区肿瘤，然后逐步推进至重要功能区附近，切除过程持续监测患者功能状态，可疑存在皮质下重要通路时进行皮质下电刺激，以确定重要皮质下功能结构并予以保护。切除病变后，可应用术中MRI、术中超声或荧光造影等技术观察病变有无残留。

（7）术后评估及预后：目前主要依据RANO标准评价肿瘤切除程度；建议分别在术后1～3天、1个月、3个月、6个月评价患者的KPS评分、语言功能、运动功能及生活质量等。评价过程推荐采用神经影像与行为量表相结合的方式。

9. 围术期处理原则

（1）术前处理：若术前出现明显的颅内高压症状，应及时给予脱水药物缓解颅内高压；若存在明显脑积水，可考虑先行脑室腹腔分流术或脑室穿刺外引流术。

（2）术后处理：需根据颅内压情况选择是否使用脱水药物进行降颅压治疗，并适当使用激素稳定患者神经功能状态；若术后出现发热，需及时进行腰椎穿刺采集脑脊液进行检验，积极防治颅内感染；术后应常规监测电解质，积极纠正电解质紊乱；对于幕上脑胶质瘤患者，术后应常规应用抗癫痫药物以预防癫痫发作。

（二）放射治疗

放射治疗是神经胶质瘤的重要治疗手段之一。神经胶质瘤的放射治疗通常是在明确肿瘤病理诊断和分子病理学特征后，采用 6 ～ 10MV 直线加速器，常规分次，择机进行。而立体定向放疗（SRT）不适用于神经胶质瘤的初治。

1. 高级别脑胶质瘤　手术是基础治疗，放化疗等是不可或缺的重要治疗手段，高级别胶质瘤术后放疗可以取得显著的生存获益。

（1）放疗时机：高级别胶质瘤生存时间与放疗开始时间密切相关，术后早期放疗能有效延长高级别胶质瘤患者的生存期，术后应当尽早（手术后 2 ～ 6 周）开始放疗。

（2）放疗技术：采用三维适形放射治疗（3D-CRT）或调强适形放射治疗（IMRT），常规分次，适形放疗技术可提高靶区剂量的覆盖率、适形度及对正常组织的保护，缩小不必要的照射体积，降低晚期并发症发生率，放疗前图像验证（CBCT 或 EPID）是放疗质控不可缺少的环节。

（3）放疗剂量：放疗照射总剂量为 54 ～ 60Gy，每次 1.8 ～ 2.0Gy，分割 30 ～ 33 次，每日 1 次，肿瘤体积较大和（或）位于重要功能区及 WHO Ⅲ级间变性胶质瘤，可适当降低照射总剂量。尽管 3D-CRT 或 IMRT 能提高靶区适形度、减少正常组织受量，最大限度地缩小照射体积，能够给予靶区更高的放疗剂量，但提高剂量后的疗效尚未得到证实，盲目提高照射总剂量或提高分次量，应十分慎重。

（4）靶区确定：高级别胶质瘤放疗靶区争议至今，其焦点主要是最初的临床靶体积（CTV）是否需要包括瘤周的水肿区。美国放射肿瘤协会（Radiation Therapy Oncology Group，RTOG）推荐 CTV1 需包括瘤周水肿区外 2cm 区域，给予 46Gy，缩野后 CTV2 需在大体肿瘤靶区（GTV）外扩 2cm，剂量增至 60Gy。2018 年美国国家综合癌症网络（NCCN）指南推荐 MRI T_1 增强或 T_2/FLAIR 异常信号为 GTV，外扩 1 ～ 2cm 形成 WHO Ⅲ级胶质瘤的 CTV，而外扩 2 ～ 2.5cm 形成 GBM 的 CTV。CTV 外扩 3 ～ 5mm 形成 PTV；而 T_2/FLAIR 显示的水肿区建议包括在一程的 CTV1 中（46Gy/23f），二程增量区（Boost：14Gy/7f）应仅仅包括残余肿瘤或术后瘤腔外扩 2.0cm 形成的 CTV2。Ⅱ期临床试验证实包括或不包括水肿区在肿瘤控制和生存期上无明显差异，欧洲癌症研究与治疗组织（EORTC）推荐的 CTV 设定并不强调一定要包括所有瘤周水肿区。

靶区勾画原则是在安全的前提下，尽可能保证肿瘤达到 60Gy 的照射剂量，应参考术前、术后 MRI，正确区分术后肿瘤残存与术后改变，在临床实践中，医师应根据靶区位置、体积、患者年龄、KPS 评分等因素综合考虑，灵活运用以上关于靶区设定的建议，平衡照射剂量、体积与放射性损伤之间的关系。

（5）联合放化疗：放疗和 TMZ 同步应用。

1）GBM：成人初治 GBM 的标准方案为放疗联合 TMZ（75mg/m^2）同步化疗，并随后 6 个周期 TMZ 辅助化疗，在放疗中和放疗后应用 TMZ，显著延长患者生存期，这一协同作用在 MGMT 启动子区甲基化患者中最为明显。

2）间变性脑胶质瘤：对于存在 1p/19q 联合缺失的患者对化疗和放疗更敏感，放疗联合 PCV 化疗是一线治疗方案，目前 TMZ 对 WHO Ⅲ级肿瘤的治疗初步显示疗效，而且不良反应更少。研究 TMZ、放疗、1p/19q 联合缺失三者关系的临床试验结果显示，对于无 1p/19q 联合缺失者，放疗联合 12 个周期 TMZ 化疗，显著改善患者生存期。IDH 和 TERT 启动子区突变与预后密切相关，IDH 野生型伴或不伴 TERT 启动子区突变患者，临床预后最差，应加强放化疗强度，在 WHO Ⅱ级胶质瘤中也同样存在这样的现象。

间变性胶质瘤放疗应根据患者具体情况，如一般状态、分子病理学特征和治疗需求等采用个体化治疗策略，治疗选择包括术后单纯放疗、放疗结合 TMZ 同步和（或）辅助化疗等。

2. 低级别脑胶质瘤　低级别脑胶质瘤术后放疗适应证、最佳时机、放疗剂量等一直存在争议，目前通常根据患者预后风险高低来制订治疗策略。

（1）危险因素：年龄≥ 40 岁、肿瘤未全切除，肿瘤体积大、术前神经功能缺损、IDH 野生型等是预后不良因素。对于肿瘤未全切除或年龄≥ 40 岁的患者，应积极行早期放疗和（或）化疗。年龄 < 40 岁且肿瘤全切除的患者，可选择密切观察，肿瘤进展后再治疗。

（2）放疗剂量：低级别脑胶质瘤放疗的总剂量为 45 ～ 54Gy，但这个剂量是否适合 IDH

野生型低级别胶质瘤患者还未知，分次剂量为 1.8 ～ 2.0Gy。分次剂量超过 2.0Gy 会增加发生远期认知障碍的风险。

（3）靶区确定：GTV 主要是根据手术前后 MRI T_2/FLAIR 异常信号区域，正确区分肿瘤残留和术后改变，以 GTV 外扩 1 ～ 2cm 作为低级别胶质瘤的 CTV。

3. *室管膜肿瘤* 手术是室管膜肿瘤的首选治疗方法，室管膜肿瘤全切后无须辅助治疗，部分切除的室管膜瘤和间变性室管膜瘤是放疗的适应证。室管膜肿瘤术后 3 周需行全脑全脊髓 MRI 和脑脊液脱落细胞学检查，无脑或脊髓肿瘤播散证据者，采用局部放疗，反之则采用全脑、全脊髓放疗。

（1）局部放疗：根据术前和术后 MRI 确定肿瘤局部照射范围，通常采用增强 T_1 加权像或 T_2/FLAIR 加权像上异常信号为 GTV，CTV 为 GTV 外放 1 ～ 2cm，每日分割 1.8 ～ 2.0Gy，颅内肿瘤总剂量为 54 ～ 59.4Gy，脊髓区肿瘤剂量为 45Gy，如果肿瘤位于脊髓圆锥以下时，总剂量可以提高至 60Gy。

（2）全脑全脊髓放疗：全脑包括硬脑膜以内的区域，全脊髓上起第一颈椎、下至尾椎硬膜囊，全脑全脊髓照射总剂量为 36Gy，每次 1.8 ～ 2.0Gy，后续颅内病灶区缩野局部追加剂量至 54 ～ 59.4Gy，脊髓病灶区追加剂量至 45Gy。

4. *复发脑胶质瘤* 评估复发脑胶质瘤再放疗的安全性时，应该充分考虑肿瘤的位置及大小。由于复发前多接受过放疗，对于复发的较小病灶回顾性研究多采用立体定向放射外科治疗（SRS）或低分割 SRT 技术，而对于传统的分割放疗研究多集中在体积相对较大的复发病灶，应充分考虑脑组织的耐受性和放射性脑坏死的发生风险。放疗联合药物治疗可选择贝伐珠单抗及 TMZ，联合治疗能够延长部分患者的生存期。

（三）化学治疗

化学治疗是通过使用化学药物杀灭肿瘤细胞的治疗方法，其可以延长脑胶质瘤患者的无进展生存期和总生存期。对于高级别脑胶质瘤，由于其生长及复发迅速，进行积极有效的个体化化疗会更有价值。

1. *化学治疗基本原则*

（1）肿瘤切除程度影响化疗效果，化疗应在最大范围安全切除肿瘤的基础上进行。

（2）术后应尽早开始化疗和足量化疗。在保证安全的基础上，采用最大耐受剂量的化疗及合理的化疗疗程，可以获得最佳的治疗效果。但应注意药物毒性和保护患者免疫力。

（3）选择作用机制不同及毒性不重叠的药物进行联合化疗，减少耐药的发生率。

（4）根据肿瘤组织病理学诊断和分子病理学特征，选择合适的化疗方案。

（5）某些抗肿瘤药物和抗癫痫药物会产生相互影响，同时使用时应酌情选择或调整化疗药物或抗癫痫药物。

（6）积极参与有效可行的药物临床试验。

2. *高级别脑胶质瘤* 目前对于高级别脑胶质瘤，建议术后常规进行放疗和化疗。

（1）经典化疗方案：① Stupp 方案，在放疗期间口服 TMZ 75mg/（m^2·d），连服 42 天；间隔 4 周，进入辅助化疗阶段，口服 TMZ 150 ～ 200mg/（m^2·d），连用 5 天，每 28 天重复，共用 6 个周期。② PCV 方案，丙卡巴肼（PCB）60mg/（m^2·d）第 8 ～ 21 天，洛莫司汀（CCNU）110mg/（m^2·d）第 1 天，长春新碱（VCR）1.4mg/m^2，第 8 天、第 29 天，8 周为 1 个周期。其他可选择的化疗药物还包括卡莫司汀、伊立替康、依托泊苷、顺铂、卡铂、环磷酰胺等。

（2）间变性脑胶质瘤的化疗：对于间变性脑胶质瘤，可行放疗 +TMZ 辅助化疗，放疗同步 + 辅助 TMZ 化疗，放疗联合 PCV 化疗或参加可行的临床试验。

对于具有 1p/19q 联合缺失的间变性少突胶质细胞瘤，可行放疗和 PCV 方案化疗，放疗 + 同步或辅助 TMZ 化疗或参加可行的临床试验。

对于 KPS ＜ 60 分的间变性脑胶质瘤，建议放疗（短程放疗和常规分次放疗）；对于 MGMT 启动子区甲基化者，建议接受 TMZ 化疗或采用缓和治疗。

（3）GBM 的化疗：对于 KPS ≥ 60 分的患者，若存在 MGMT 启动子区甲基化，可行常规放疗 +

同步和辅助 TMZ 化疗，常规放疗 + 同步和辅助 TMZ 化疗 + 电场治疗或参加可行的临床试验。对于 MGMT 启动子区非甲基化和甲基化情况不明确者，可行放疗同步 + 辅助 TMZ 化疗，常规放疗 + 同步和辅助 TMZ 化疗 + 电场治疗，单纯标准放疗或参加可行的临床试验。

对于 KPS ＜ 60 分的患者，在短程放疗的基础上，可行加或者不加同步和辅助 TMZ 化疗；存在 MGMT 启动子区甲基化的患者，也可单独采用 TMZ 化疗或缓和治疗。

（4）间变性室管膜瘤的化疗：在复发手术后出现再次进展时，或全脑全脊髓播散的情况下，可采用铂类药物、依托泊苷、洛莫司汀、卡莫司汀及 TMZ 等药物进行化疗或参加可行的药物临床试验。

3. *低级别脑胶质瘤* 目前对于低级别脑胶质瘤的化疗还存在一定争议，主要包括化疗的时机、化疗方案的选择、化疗与放疗的次序先后等。

根据目前的循证医学证据，对于有高危因素的低级别胶质瘤患者，应积极考虑包括化疗在内的辅助治疗。伴有 1p/19q 联合缺失的患者，可以优先考虑化疗，而推迟放疗的时间。高风险低级别脑胶质瘤的可选化疗方案包括 PCV 方案、TMZ 单药化疗、TMZ 同步放化疗等。

4. *复发脑胶质瘤* 目前对于标准治疗后复发脑胶质瘤尚无明确统一的标准化疗方案。如为高级别复发胶质瘤，强烈建议参加适当可行的临床试验，如果无合适的临床试验，可采用以下化疗方案。

（1）复发低级别脑胶质瘤可选方案：①放疗 + 辅助 PCV 治疗；②放疗 +TMZ 辅助治疗；③同步放化疗 +TMZ 辅助治疗；④对于以往没有使用过 TMZ 的患者还可以使用 TMZ；⑤洛莫司汀或卡莫司汀单药治疗；⑥ PCV 联合方案治疗；⑦以卡铂或者顺铂为基础的化疗方案。

（2）复发间变性脑胶质瘤可选方案：① TMZ；②洛莫司汀或卡莫司汀单药治疗；③ PCV 联合方案治疗；④贝伐珠单抗；⑤贝伐珠单抗 + 化疗（伊利替康，卡莫司汀 / 洛莫司汀，TMZ，卡铂）；⑥伊利替康；⑦环磷酰胺；⑧以卡铂或顺铂为基础的化疗方案；⑨依托泊苷。

（3）复发 GBM 可选方案：①贝伐珠单抗；②贝伐珠单抗 + 化疗（伊利替康，卡莫司汀 / 洛莫司汀，TMZ，卡铂）；③ TMZ；④洛莫司汀或卡莫司汀单药治疗；⑤ PCV 联合方案治疗；⑥环磷酰胺；⑦以卡铂或顺铂为基础的化疗方案。

（四）靶向治疗

近年来，大量新型抗肿瘤靶向药物不断问世，并不断走向临床，主要包括细胞信号转导通路抑制剂、抗血管生成抑制剂、肿瘤细胞表面抗原单克隆抗体、肿瘤耐药逆转剂、细胞代谢抑制剂、免疫检查点抑制剂等。目前，针对神经胶质瘤的靶向药物，大多数均以失败告终，临床尚无明确推荐的一线靶向药物，应鼓励有条件及符合条件的患者，在不同疾病阶段参加药物临床试验。

1. *贝伐珠单抗*（bevacizumab，avastin） 是一种重组人源性 IgG1 单克隆抗体，也是目前在恶性胶质瘤领域研究最为广泛且疗效最为肯定的抗血管生成抑制剂。贝伐珠单抗于 2004 年 2 月获得美国食品药品监督管理局（FDA）的批准，是美国第一个获得批准上市的抑制肿瘤血管生成的靶向药物。2007 年完成的一项Ⅱ期临床试验（BRAIN），首先报道了联合应用贝伐珠单抗和化疗药物依立替康（irinotecan）治疗复发 GBM，结果表明该联合用药方案是安全的，总体药物有效率为 37.8%，6 个月无进展生存率达 50.3%。2008 年，关于贝伐珠单抗的两项Ⅱ期前瞻性临床试验相继公布，结果表明贝伐珠单抗及贝伐珠单抗 + 伊立替康联合治疗复发高级别脑胶质瘤，在 6 个月无进展生存率及 6 个月总生存率方面较其他化疗方案均明显提高。由此促使美国 FDA 在 2009 年 5 月批准将贝伐珠单抗列为复发高级别胶质瘤的单一辅助治疗方案，但由于贝伐珠单抗对患者总生存期改善不明显，而且治疗后影像学评价很难界定，造成该药物的临床应用仍然存有争议，目前仍未被欧洲 EMA 批准。在贝伐珠单抗治疗新诊断 GBM 领域，RTOG-0825 和 AVAglio 两项Ⅲ期临床试验均证实，贝伐珠单抗联合替莫唑胺标准放化疗能够显著延长患者无进展生存期，但不能延长患者总生存期。2014 年 *Lancet Oncology* 杂志发表 BELOB 临床试验，结果提示贝伐珠单抗联合洛莫司汀能够明显提高复发 GBM 患者的 9 个月无进展生存率及 9 个月总生存率。2017 年 *New England Journal of Medicine* 杂志报道一项Ⅲ期临床试验，评估了贝伐珠单抗联合洛莫司汀治疗进展性 GBM 的临床疗效，结果显示贝伐珠单抗联合治疗组患者的总生存期（9.1 个月）较洛莫司汀单药组（8.6 个月）无明显获益，而无进展生存期显著延长 2.7 个月。目前，根据 NCCN 指南、EANO 指南、ESMO 指南及中国《脑胶质瘤诊疗规范（2018 年版）》的推荐，贝伐珠单抗可用于复发 GBM 及复发间变性脑胶质瘤的治疗。

2. EGFR 抑制剂 EGFR 基因扩增、过度表达及突变常见于多数包括神经胶质瘤在内的实体肿瘤，靶向抑制 EGFR 一直是肿瘤治疗的热点领域。很多小分子量的 EGFR 酪氨酸激酶抑制剂是喹啉类的 ATP 竞争抑制剂，其中吉非替尼（gefitinib，iressa，ZD1839）是研究较多的一种，已经获得美国 FDA 的批准，用于治疗进展性非小细胞肺癌。在对神经胶质瘤的临床研究中，吉非替尼仅显示出低到中度的抗肿瘤活性，在应用吉非替尼治疗恶性复发 GBM 的Ⅱ期临床研究中，6 个月无进展生存率为 13%（7/53），但总生存期没有延长。尼妥珠单抗（nimotuzumab）是全球第一个以 EGFR 为靶点的单抗类药物，也是中国第一个治疗恶性肿瘤的人源化单克隆抗体。一项Ⅲ期临床试验探究了尼妥珠单抗治疗新诊断 GBM 的临床疗效，研究结果显示，尼妥珠单抗联合标准放化疗组患者的总生存期与无进展生存期较单独标准放化疗组相比未见显著差别，进一步亚组分析表明，针对伴有 EGFR 扩增且 MGMT 启动子非甲基化的患者，联合尼妥珠单抗组患者的总生存期（23.8 个月）较标准放化疗组（13.8 个月）显著延长。

3. 瑞戈非尼（regorafenib） 是一种可口服的酪氨酸激酶多靶点抑制剂，目前已被批准用于接受过化疗或其他靶向治疗且效果不佳的转移性结直肠癌、晚期的胃肠道间质瘤和肝癌的治疗。2019 年 *Lancet Oncology* 杂志发布一项多中心、开放的Ⅱ期随机对照临床试验，共纳入 119 例复发 GBM 患者，随机接受瑞戈非尼或洛莫司汀治疗，平均随访 15.4 个月，结果发现瑞戈非尼治疗组患者的中位总生存期为 7.4 个月，而洛莫司汀治疗组的中位总生存期为 5.6 个月，瑞戈非尼能够有效延长复发 GBM 患者的总生存期。因此，从疗效和安全性方面综合考虑，瑞戈非尼可作为一种潜在的、有效的靶向药物用于治疗复发的 GBM。

4. 伯瑞替尼（PLB-1001） 是 MET 激酶抑制剂，2018 年 *Cell* 杂志报道一项来自中国的Ⅰ期临床研究，该研究招募了 18 例标准治疗失败、PTPRZ1-MET 融合基因阳性的复发高级别脑胶质瘤患者，该研究显示 PLB-1001 具有较高的安全性，而且两名已经发生化疗耐药的继发 GBM 患者在经 PLB-1001 治疗后肿瘤缩小，且症状缓解。该研究中提出的 PTPRZ1-MET 基因融合和 METex14 这两种 MET 变异是两种特异性较高的 MET 通路异常生物学标志，易于建立可推广的临床诊断方法。目前，伯瑞替尼的多中心Ⅱ临床试验正在进行中，该项研究成果的成功有望为临床上约 14% 的继发性 GBM 患者提供有效的靶向治疗手段。同时，由于复发 GBM 也同样具有异质性，将来仍需进一步深入研究伯瑞替尼联合放化疗等综合治疗策略的可行性。

（五）免疫治疗

近年来，肿瘤免疫治疗的不断进展，已在多种肿瘤如黑色素瘤、非小细胞肺癌等实体瘤中展示出强大的抗肿瘤活性，多个肿瘤免疫治疗药物已经获得美国 FDA 批准在临床应用，目前已有多个针对复发 GBM 免疫治疗的临床试验正在进行之中。

PD-1/PD-L1 是肿瘤细胞逃离机体免疫杀伤的重要免疫抑制靶点，目前关于 PD-1/PD-L1 抑制剂治疗原发和复发 GBM 的多项临床试验正在进行之中。CheckMate-143 研究是首个 PD-1 抑制剂治疗 GBM 的随机Ⅲ期临床试验，该试验入组患者为放疗和替莫唑胺治疗后首次复发的 GBM 患者，2017 年 4 月公布的研究结果显示，与贝伐珠单抗治疗对照组相比，Opdivo 并不能使复发的 GBM 患者的总生存期显著获益。CheckMate-498 研究是一项随机、多中心Ⅲ期临床试验，在 MGMT 非甲基化的新诊断 GBM 患者中比较 Opdivo+ 放疗组与 TMZ+ 放疗组的疗效和安全性差异。2019 年 5 月公布的研究结果显示，Opdivo+ 放疗组较对照组未能明显改善患者总生存期。CheckMate-548 也是一项随机、多中心Ⅲ期临床试验，在 MGMT 甲基化的新诊断 GBM 患者中评估 Opdivo 联合标准方案（TMZ+ 放疗）相对于单纯标准方案的疗效和安全性。2019 年 9 月公布的研究结果显示，与标准方案相比，Opdivo 联合标准方案未能显著改善患者无进展生存期，该研究仍在按计划进行，用以评估另一个主要终点——患者总生存期的差异。

2019 年初，*Nature Medicine* 杂志背靠背发表了两组临床试验，报道了 PD-1 抑制剂作为新辅助疗法对于复发 GBM 的治疗效果。其中一项关于抗 PD-1 抗体帕博利珠单抗新辅助治疗复发 GBM 的多中心随机临床试验，该研究收集了 35 例可手术切除的复发 GBM 患者，随机入组术前帕博利珠单抗新辅助治疗 + 手术切除组与手术切除 + 术后帕博利珠单抗治疗组，结果显示帕博利珠单抗术前新辅助治疗可显著提高患者局部和全身抗肿瘤免疫反应，并且延长复发 GBM 患者的总生存期和无进展生存期。另一项研究对 PD-1 抑制剂纳武利尤单抗联合手术治疗 GBM 的安全性、可行性和有效性进行了评估。本研究基于开展的单臂Ⅱ期临床试验，包括 3 例原发和 27 例复发 GBM 患者接受纳武利尤单抗作为新辅助疗法，中位无进展生存期为 4.1 个月，中位总生存期为 7.3 个月；同时，该研究还发现纳武利尤单抗新辅助治疗可以调控肿瘤免疫微环境，促使细胞因子表达升高，免疫细胞向肿瘤浸润增加，肿瘤浸润 T 细胞克隆性扩增，进而提高机体的抗肿瘤免疫活性，部分接受治疗的患者至今已获得了超过 2 年的无病生存期。因此，免疫治疗作为一项全新的肿瘤治疗手段将会在神经胶质瘤领域取得更大突破，免疫治疗与现有治疗方式联合有望成为治疗神经胶质瘤的重要手段之一。

（六）电场治疗

肿瘤电场治疗（tumor treating field，TTF）是一种通过便携式、无创的医疗器械实施的疗法，其原理是通过低强度、中频（200kHz）交流电场，作用于增殖癌细胞的微管蛋白，干扰肿瘤细胞有丝分裂，使受影响的癌细胞凋亡并抑制肿瘤生长。用于脑胶质瘤的电场治疗系统是一种便携式设备，通过贴敷于头皮的转换片产生中频低场强肿瘤治疗磁场。目前研究显示电场治疗安全且有效，可用于新发 GBM 和复发高级别脑胶质瘤的辅助治疗。

（七）全程管理与多学科整合诊疗

神经胶质瘤的综合治疗目前强调以外科手术切除为主，辅以放射治疗、化学治疗、靶向治疗、免疫治疗及电场治疗等，是需要多学科综合诊疗的疾病。肿瘤精准医疗时代背景下，MDT 应贯穿于神经胶质瘤规范化诊疗的全过程。

神经胶质瘤 MDT 的目标是整合神经肿瘤相关多学科优势，以患者为中心，提供一站式医疗服务，实现最佳序贯治疗。MDT 可以根据患者的临床症状、发病和就诊时间，结合患者的基础健康状况、肿瘤进展情况、病理类型及分子遗传学特征等，个体化地应用多学科、多种有效治疗手段，以适当的经济费用取得最佳的治疗效果，尽可能地改善患者的生存时间和生存质量，从而为患者带来诸多益处。

MDT 由相关专科医师和专业人员组成，根据疾病诊治的不同阶段，以关键临床问题为导向，组织神经胶质瘤 MDT 成员实施。核心临床专业包括神经外科、医学影像、神经病理和分子病理、放射肿瘤学、神经肿瘤、神经内科等，其他可选专业包括感染科、血液科、内分泌科、神经心理科、神经康复科、临床护理部等。

MDT 的实施路径应当规范、统一，能够贯穿胶质瘤规范化诊疗的全过程，并涵盖患者病情进展的不同阶段。对初诊患者，MDT 实施路径应包括诊断和鉴别诊断的讨论及拟诊胶质瘤后的治疗决策；手术获取肿瘤组织标本，经组织病理学诊断和分子病理检测，明确胶质瘤诊断，进行后继治疗方案讨论。如病理存疑，则讨论下一步措施（如转入其他相关科室治疗或观察）；在治疗及随访过程中，如有需要，可再次提请 MDT 讨论，以调整治疗方案；对疑似复发的患者，需要讨论病灶的性质（如治疗反应、肿瘤进展）及对应治疗措施。

复发胶质瘤常规治疗无效者，如需要纳入新型药物临床试验，也应进行 MDT 讨论。

目前，MDT 模式已成为肿瘤治疗的国际趋势及医疗体系的重要组成部分，MDT 模式可为神经胶质瘤患者提供最佳的个体化诊疗方案及高质量的医疗服务，最终达到延长患者生存，改善患者生活质量的目的。

要点小结

- ◆ 手术切除是胶质瘤的主要治疗手段，手术治疗总的原则是最大范围安全切除。
- ◆ 胶质瘤的术后治疗包括放射治疗、化学治疗、靶向治疗、免疫治疗及电场治疗等。
- ◆ 新诊断胶质母细胞瘤的标准治疗方案是术后放疗联合同步 + 辅助替莫唑胺化疗。
- ◆ 低级别脑胶质瘤术后是否行放化疗目前仍存有一定争议。
- ◆ 贝伐珠单抗推荐用于复发高级别脑胶质瘤的抗血管靶向治疗。
- ◆ 电场治疗推荐用于新发 GBM 和复发高级别脑胶质瘤的术后辅助治疗。
- ◆ MDT 应贯穿于神经胶质瘤规范化诊疗的全过程。

【康复随访及复发预防】

恶性胶质瘤呈浸润性生长，临床上难以实现手术全切，即使术后辅以放化疗等综合治疗，肿瘤复发在所难免。因此，神经胶质瘤患者需要严密临床随访，随访的主要目的是及早发现肿瘤复发，并及时干预处理，以提高患者的总生存期，并改善患者的生活质量。另外，神经胶质瘤患者的全程临床管理还包括康复治疗和缓和治疗。

（一）严密随访

神经胶质瘤患者的随访应按照患者个体化和肿瘤病理分级的原则，为患者制订个体化、人性化的随访方案，具体可以采用门诊随访或者电话随访的方式。随访可以评估肿瘤的控制情况，监测因肿瘤或治疗引起的病症变化，为患者和家属提供精神心理方面的医学支持，指导患者的功能康复，改善患者的生活质量。

1. 随访内容　包括患者的基本情况复查，指全身情况、认知和精神心理状况、神经系统体征及体格检查、必要的辅助检查及影像学复查。随访应有多领域专家的参与，包括神经外科、放疗和化疗、神经内科及影像、精神心理、护理与康复治疗等专科专家。

2. 评估方法　评估肿瘤的控制情况，如果没有禁忌证，首选 MRI 平扫（T_1、T_2 或 FLAIR、DWI 序列）及 T_1 序列增强扫描。采用 MRS 波谱、灌注 MRI、PET/CT 有助于鉴别放射性坏死与肿瘤进展。目前，推荐 RANO 评估标准作为判断肿瘤是否复发进展或假性进展的影像学标准。

3. 随访时间和间隔　目前无高级别证据能够确定随访的时间和间隔。一般来说，高级别胶质瘤患者常规随访间隔为 1 ～ 3 个月，低级别胶质瘤为 3 ～ 6 个月，同时还应结合肿瘤切除程度和肿瘤残余情况、是否有新症状出现、是否参加临床试验、患者的依从性和健康状态等制订出个体化方案。

成人低级别胶质瘤应每 3 ～ 6 个月随访 1 次，持续 5 年，以后每年至少随访 1 次。高级别胶质瘤在放疗 2 ～ 6 周后应随访 1 次，以后每 1 ～ 3 个月随访 1 次，持续 2 ～ 3 年，再以后随访间隔可适当延长。成人颅内室管膜瘤每 3 ～ 4 个月随访 1 次，持续 1 年，以后每 4 ～ 6 个月 1 次，持续 2 年，再以后每 6 ～ 12 个月进行 1 次。对于术前脊髓影像学有阳性提示或存在脑积水的患者，从首次随访开始，影像学检查就应包括脊髓 MRI 检查。

（二）康复治疗

神经胶质瘤患者术后大多存在不同程度的生理功能和社会心理方面的障碍，这些障碍限制了患者的日常活动和社会参与度，降低了患者的生活质量。合理适度的康复治疗（rehabilitation）能够有效降低神经胶质瘤相关致残率，是神经胶质瘤临床管理中不可或缺的重要环节。

目前，与脑卒中、创伤性脑损伤及其他脑肿瘤患者群体相比，胶质瘤患者在康复治疗策略上并不存在特殊性，与其他脑肿瘤患者的院内康复时间基本相同，甚至稍短。循证医学证实，目前应用于胶质瘤患者的康复治疗策略可以有效改善患者功能，且具有较高的安全性，相关不良反应非常罕见，能够使患者及看护人员充分获益。此外，同期进行放化疗并不影响患者院内康复治疗的效果。

1. *三级康复体系* 对于胶质瘤患者的康复治疗，目前推荐采用国内已广泛应用的三级康复医疗服务体系。“一级康复”，指患者在神经外科肿瘤病房的早期康复治疗；“二级康复”，指患者在专业康复病房或康复机构进行的康复治疗；“三级康复”，指患者在社区或家中继续进行的康复治疗。

2. *常见康复问题及评估方法* 脑胶质瘤所导致的康复问题可分为残损、活动限制和参与受限三个层次。①残损：主要包括肢体肌肉无力、感觉缺失、平衡障碍、吞咽障碍、构音障碍、失语症、认知障碍和心理障碍等。肌力可用徒手肌力测试评定，感觉缺失可用 Fuglmeyer 评测法评定，平衡障碍则可用 Berg 平衡量表评定，吞咽障碍可用洼田饮水试验、视频吞咽造影检查评定，构音障碍可用改良 Frenchay 构音障碍评定法，失语症可用波士顿诊断性失语检查法（BDAE），认知障碍评定可用简易智力状态检查法（MMSE）、认知与精神测定量表评定，焦虑和抑郁可用汉密顿焦虑和抑郁量表评定。②活动限制：指上述神经残损导致患者在移动和自我照料方面的困难。可采用 Barthel 量表、功能独立性量表（FIM）来评定。③参与受限：指上述神经残损导致患者在就业、家庭生活及社会融合等方面的困难。可采用 SF-36 生存质量量表评定。

3. *开展康复治疗的时间* 术后早期康复一直是康复领域专家坚持的理念。但胶质瘤患者的病情变化相对复杂，术后脑水肿等因素的存在使得患者不宜过早开始功能锻炼，然而，肺炎及深静脉血栓等术后并发症的风险又需要患者早期恢复活动，导致开展康复治疗的时间难以界定。对于脑胶质瘤患者，在接受手术或其他治疗后，生命体征稳定的情况下，即可开始一期康复。

4. *康复治疗策略* 脑胶质瘤患者的康复治疗涉及多学科跨领域的合作，需要遵循集体协同的工作模式，其康复治疗策略涵盖范围也较广，具体叙述如下。

（1）运动障碍治疗：脑胶质瘤患者的运动功能障碍并非一定由胶质瘤本身所造成，也可能是手术切除、放疗及化疗的并发症。其康复治疗以运动疗法为主，包括正确体位的摆放、关节活动度练习、肌力训练、耐力训练、神经肌肉促进技术训练、平衡及协调性训练、步态训练和呼吸训练等。运动疗法的时机、种类、强度及持续时间应当与患者的临床状态相符。对于身体条件能支持正常锻炼的胶质瘤患者，建议每周进行至少 150min 的中等强度或 75min 的高等强度有氧运动，并进行两组主要肌群的强化锻炼。

（2）感觉障碍治疗：在脑胶质瘤患者中，感觉障碍通常是由包括初级感觉皮质在内的体感通路的直接损伤引起的。患有感觉障碍的患者需要接受适当的康复治疗以防止其感觉功能进行性下降，物理疗法通常是针对患者的静态姿势、转移和步态进行训练，并鼓励患者更多地依赖视觉而不是感觉去感知周围环境。此外，可以训练患者在行走和上下楼梯时使用拐杖一类的辅助设备，通过手持辅助设备接收到的触觉刺激可以补偿其下肢本体感觉敏锐度的降低。

（3）言语 - 语言障碍治疗：言语 - 语言障碍包括构音障碍及失语症等，需要根据患者言语 - 语言评定的结果分别采用促进言语功能恢复的训练和非言语交流方式的使用训练。前者包括语音训练、听觉理解能力训练、口语表达训练等；后者包括手势语、画图、交流板、交流手册及电脑交流装置使用训练。

（4）吞咽障碍治疗：2/3 左右（63%）的脑肿瘤患者在早期康复治疗中会出现吞咽障碍，但通常都会逐渐改善，50% 的患者在出院时可以恢复正常饮食。吞咽障碍的康复治疗策略主要包括营养摄入途径的改变、促进吞咽功能恢复的康复训练、食物性状和进食体位的调整、吞咽康复相关的康复护理和教育四个方面。

（5）认知障碍治疗：脑胶质瘤及其相关治疗可以导致认知功能的跨领域损害，并可能影响患者的生活质量。认知康复是基于大脑神经可塑性原则的一种康复治疗，旨在改善各类认知领域，如注意力、记忆、语言和执行 / 控制方面的功能。

认知康复治疗的内容主要包括增强对认知缺损认识和理解的教育、减少认知缺损所造成影响的适应性治疗及针对认知缺损的修复性治疗，其中适应性和修复性治疗应以患者的生活方式及工作需要为导向。

（6）心理治疗：针对脑胶质瘤患者出现的焦虑和抑郁，可通过心理干预的方法来缓解和消除。对于中、重度焦虑或抑郁患者可酌情给予抗焦虑和抑郁的药物。同时应兼顾对患者的家属、护工的心理支持和教育。

（7）作业治疗：是指以应用与日常生活、工作有关的各种作业活动或工艺过程中的某个运动环节作为训练方式，以最终提高患者在生活自理、工作及休闲活动上的独立能力为目的的治疗方法。主要包括维持日常生活所必需的基本作业治疗、创造价值的作业治疗、消遣性或文娱性作业治疗、教育性作业治疗及辅助支具使用训练等。

（8）康复工程：对于脑胶质瘤患者的肢体无力和平衡障碍，可以通过康复工程制作各种辅助器具，以改善患者的日常生活能力。例如，用佩戴踝足矫形器来改善足下垂，用宽基底的四脚杖、标准助行器或半助行器来增加支撑面，从而降低步行或站立时的跌倒风险等。

（9）药物治疗：对于患者康复治疗过程中出现的肢体痉挛或疼痛、肺部及泌尿系统感染、抑郁或焦虑等症状时，酌情使用一些对症药物是很有必要的，但与此同时，对症支持性药物的使用也应当慎重，因为这些药物可能是导致认知功能障碍的潜在原因。此外，不建议基于预防或治疗认知功能下降的原因对脑肿瘤患者进行相关药物治疗。

（10）中医和其他康复治疗：针灸、推拿和拳操也可选择用于脑胶质瘤患者的康复。患者在手术前后、放疗或化疗期间应给予充分的营养支持和护理。

（三）缓和治疗

缓和治疗曾称姑息治疗，是给予那些生存期有限的患者（包括恶性肿瘤及非肿瘤）及其家属全面的综合治疗和照护，尽力保障终末期患者的生存质量，同时也帮助其家属度过这一艰难时期的治疗形式。缓和治疗的主要目的不是延长生命或治愈疾病，而是减轻患者症状，维持或改善其功能和生活质量。

由于大多数胶质瘤患者无法治愈，胶质瘤患者在整个疾病发展过程中需要全面的缓和治疗，特别是在生命的终末期阶段。适当的缓和治疗可以有效地减轻神经胶质瘤患者的症状负担，并改善患者，特别是终末期患者，以及看护人员的生活质量。根据欧洲神经肿瘤协会（EANO）在2017年发布的关于《成人胶质瘤患者缓和医疗指南》，生命终末期被定义为临终前的最后3个月。

1. 缓和治疗的基本原则　医师在进行缓和治疗的过程中需注意以下基本原则。

（1）以患者为中心，而非以患者家属为中心。

（2）关注患者的意愿、舒适和尊严，而非首先考虑患者家属的意愿、舒适和尊严。

（3）不以治愈疾病为焦点：因为那些需要缓和治疗的疾病基本已被认定难以甚至无法治愈。

（4）接受不可避免的死亡：除了患者本人及家属，医务人员更需要学会接受死亡接近的事实，并做出积极的应对和准备，而非试图以“先进的医疗科技手段”抗拒。

（5）不加速也不延缓死亡：不应该使用药物加速患者死亡（如安乐死），也不应该对死亡进程已经无法逆转的患者使用各种手段试图延缓其死亡进程。死亡是自然的过程，应该得到尊重，而非“用科技对抗”。

2. 缓和治疗过程中的症状管理　症状控制是缓和治疗的基础和核心内容。减轻症状，尽可能让患者保持身体上的舒适，是在心理、社会等其他层面对患者进行照顾。胶质瘤患者根据疾病性质、部位及治疗的不同，其临床症状也具有较强的个体差异。其中头痛、癫痫、静脉血栓、疲劳、情绪和行为障碍是非常常见的问题。对症处理是帮助终末期患者的第一步，对症处理的方案需要随患者病情变化不断调整，直至达到最佳效果。

3. 生命终末期护理

（1）谵妄：大多数脑胶质瘤患者在疾病终末阶段会出现意识障碍，临终前3个月在约71%的患者中可观察到意识障碍，而在临终前1周，这个数字会上升到95%。有研究显示，奥氮平、利培酮、阿立哌唑和氟哌啶醇对治疗谵妄都有较好的效果，然而近期有更高级的循证医学证据表明，利培酮和氟哌啶醇对接受缓和治疗患者的谵妄症状并无显著效果。对于出现谵妄症状的脑胶质瘤患者，首先应尝试明确其谵妄的潜在原因并予以对因治疗，如谵妄仍难以控制，可尝试用低剂量氟哌啶醇治疗。

（2）营养与呼吸支持：吞咽困难是脑胶质瘤患者生命终末期最常见的症状之一。吞咽困难会影响患者进食、进水、口服药物，此外，由于唾液吞咽困难，还会导致误吸，使患者出现呼吸系统症状。目前来看，在脑胶质瘤患者生命的终末阶段，肠外营养和补液并不能使其明显获益，而伴发的呼吸系统症状也并无行之有效的治疗药物。

（3）预立治疗规划：是医师与患者为其即将到来的生命终末期制订医疗护理目标的过程。对脑胶质瘤患者，由于认知障碍、精神错乱、沟通困难、意识丧失及神经症状的快速发展，患者参与治疗决策的能力会不断下降。预立治疗规划有助于改善患者的疾病管理，提高终末期医护工作的质量，提高患者及家属的满意度，并降低患者家属的压力、焦虑和抑郁情绪。

（4）医患沟通与组织工作：医务人员有义务告知患者及家属，面对“终点”的选项并不是唯一。除了去 ICU 接受气管插管 / 心脏按压 / 电击等有创救治措施，也有不采用有创救治措施，尽量减轻患者痛苦使其离去，使患者及家属有选择的机会。患者及家属有权力知道如何让自己的亲人尽量少痛苦地离去。医务人员可以组织患者家属进行讨论，围绕相关问题进行沟通，无论最终做何选择，医务人员的工作基本都能获得患者及家属的认可。

要点小结

- 神经胶质瘤患者需要严密随访。
- 随访内容包括患者的全身情况、认知和精神心理状况、神经系统体征及体格检查、必要的辅助检查及影像学检查。
- 康复治疗与缓和治疗是神经胶质瘤临床管理中不可或缺的重要环节。

近年来，肿瘤分子诊疗的进步真正推动了肿瘤的个体化诊疗。肿瘤精准医疗时代，要求为每位患者制订基于其肿瘤独特基因表达特征的个体化治疗方案，这需要我们仔细分析确定肿瘤的分子特征，应用现阶段成熟的高通量技术分析及其生物信息学方法将是十分重要的。美国癌症基因组图谱计划（The Cancer Genome Atlas，TCGA）于 2008 年正式启动，选择胶质母细胞瘤、肺癌和卵巢癌为突破口，利用高通量测序技术寻找诱发癌症的基因突变。随着 TCGA 等数据库引领生物信息学的兴起，中国脑胶质瘤协作组（CGCG）于 2012 年启动中国脑胶质瘤基因组图谱计划（CGGA），并于 2014 年发布《中国脑胶质瘤分子诊疗指南》，详细描述了多种分子标志物的背景及临床检测方法，2016 年再次发布中国首个英文版脑胶质瘤临床指南，2018 年国家卫生健康委员会主持颁布《脑胶质瘤诊疗规范（2018 年版）》，这些均为国内各级医疗机构开展脑胶质瘤的规范化诊疗奠定了基础。

因此，我们应不断开发新型的手术辅助技术，为胶质瘤患者制订精准安全的手术切除策略，实施准确可靠的分子病理学检测，寻找有效的分子标志物，并不断研发新型抗肿瘤药物，积极开展新药临床试验，真正实现胶质瘤患者的个体化精准医疗。相信随着基础研究、转化研究与临床研究的不断深入，胶质瘤的整合诊疗必将取得更大的突破性进展。

【典型案例】

功能区脑胶质瘤整合性诊疗 1 例

（一）病例情况介绍

1. 基本情况　男性，42 岁。主因“发作性意识丧失 3 周”入院。

2. 入院查体　神志清楚，语言流利，对答切题，查体合作，双侧瞳孔等大同圆，直径左：右 =2.5mm ： 2.5mm，对光反射灵敏，眼球各方向运动正常，面纹对称，伸舌居中，口角无偏斜，四肢可自主活动，肌力Ⅴ级，肌张力正常，生理反射正常引出，病理征阴性。

3. 辅助检查　头颅 MRI 检查（2018 年 10 月 22 日）示左侧额颞岛叶占位性病变，考虑胶质瘤可能性大。常规脑电图检查未见明显异常。

4. 入院诊断　颅内占位性病变（额颞岛叶，左侧）：低级别胶质瘤可能性大；继发性癫痫。

（二）整合性诊治过程

1. 关于诊断及评估

（1）MDT 团队组成：神经外科、影像科、放疗科及肿瘤化疗科医师。

（2）讨论意见：患者于胶质瘤 MDT 门诊就诊，根据 MRI 检查提示：T_2-FLAIR 序列可见左侧岛叶异常高信号，T_1 增强检查未见病变明显强化。结合患者发病过程及症状体征，MDT 会诊后考虑该患者为左侧岛叶低级别胶质瘤的可能性大，建议先于神经外科行开颅手术治疗，明确肿瘤组织病理及分子病理诊断，再进一步行放疗及化疗等综合治疗。

2. 关于治疗方案

（1）MDT 团队组成：神经外科、影像科、病理科、放疗科及肿瘤化疗科医师。

（2）讨论意见：经 MDT 讨论，患者肿瘤位于左侧岛叶，毗邻重要脑功能区，手术切除过程可能影响患者运动和语言功能，造成患者术后出现失语、肢体偏瘫等情况。神经外科医师建议，充分评估患者术前运动功能、语言功能及高级认知功能后，行多模态功能 MRI 检查，明确运动、语言功能区及相关功能纤维束走行后，行唤醒麻醉下左侧岛叶肿瘤切除术，术中采用全程神经导航及直接皮质电刺激技术，确定具体肿瘤范围，以及与运动、语言功能区及相关纤维束的位置关系，结合术中 MRI 及术中超声技术，实时判断肿瘤切除程度，指导最大范围安全地切除肿瘤，同时行术中皮质脑电监测，确定肿瘤相关异常癫痫病灶位置。术后药物控制癫痫，积极功能康复，根据组织病理及分子病理结果，指导进一步放化疗等整合治疗。

术前评估：

1）MRI 与功能 MRI 检查（图 1-1-1，图 1-1-2）

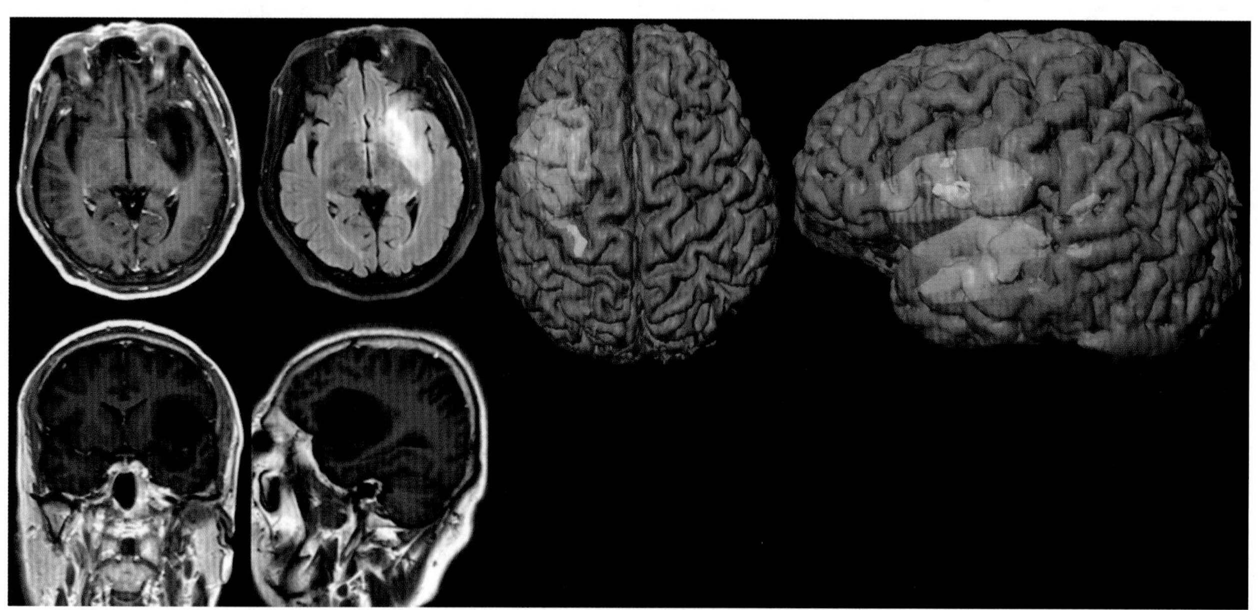

图 1-1-1　MRI-DTI 纤维束走行情况评估

皮质功能区定位情况：1. 肿瘤（红色）；2. 第一躯体运动区（绿色，握拳任务）；3. 语言运动区（蓝色，图片命名任务）；4. 语言感觉区（紫色，图片命名任务）

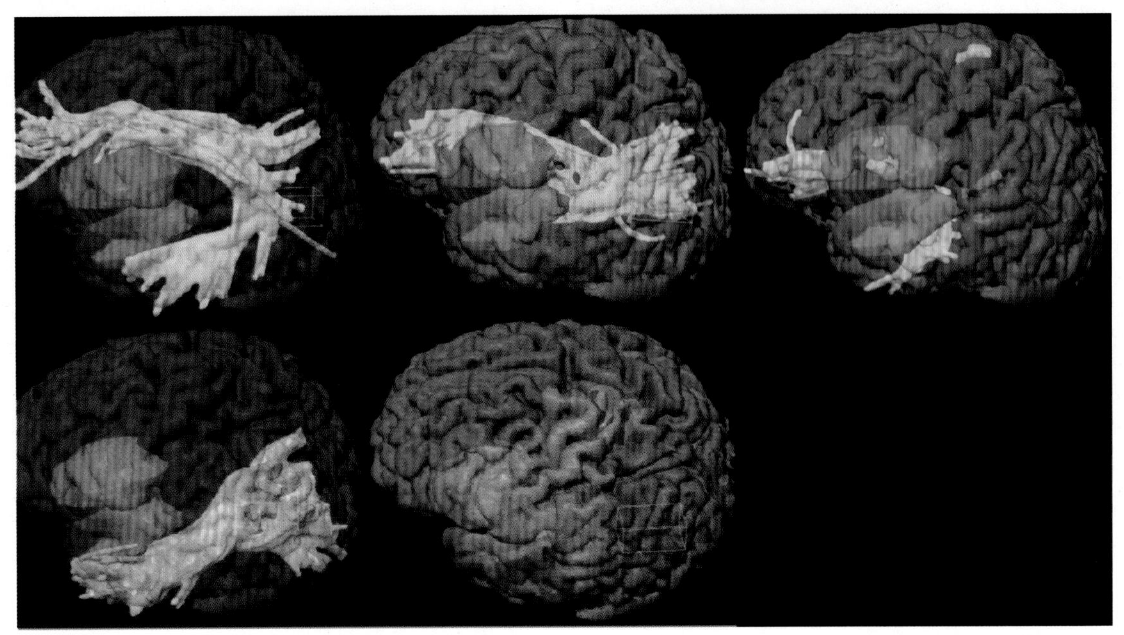

图 1-1-2 MRI-DTI 影像

肿瘤与纤维束的位置关系：1. CST（深蓝色）；2. ILF（橙色）；3. AF（或 SLF，浅蓝色）；4. IFOF（绿色）；5. UF（黄色）

2）语言及认知功能评估

MOCA 评分：未见明显认知功能障碍

- 视空间 / 执行功能：4 分（满分 5 分）
- 命名：3 分（满分 3 分）
- 注意力：6 分（满分 6 分）
- 语言：3 分（满分 3 分）
- 抽象：2 分（满分 2 分）
- 延迟记忆：4 分（满分 5 分）
- 定向：6 分（满分 6 分）

WAB 评分：未见明显语言功能异常

- 自发言语：20 分（满分 20 分）
- 理解：200 分（满分 200 分）
- 复述：100 分（满分 100 分）
- 命名：100 分（满分 100 分）

MMSE 评分：未见明显精神认知障碍

- 定向力：10 分（满分 10 分）
- 记忆力：3 分（满分 3 分）
- 注意力和计算力：5 分（满分 5 分）
- 回忆能力：3 分（满分 3 分）
- 语言能力：9 分（满分 9 分）

其他评分

- KPS 评分：100 分
- 利手评定：右利手

3. 关于后续随访

（1）MDT 团队组成：神经外科、影像科、病理科、放疗科、肿瘤化疗科及康复科医师。

（2）讨论意见

1）明确诊断：患者术后组织病理及分子病理学诊断如下，星形细胞瘤，IDH 突变型（WHO Ⅱ级）。免疫组化结果：GFAP（+），Olig-2（+），Ki-67（约 3%），Syn（±），NeuN（散在阳性），IDH1（+），ATRX（–）。分子病理结果：① TERT 启动子 C228T 无突变；② TERT 启动子 C250T 无突变；③ IDH1 基因 R132 突变；④ IDH2 基因 R172 突变；⑤ MGMT 启动子甲基化（焦磷酸测序）。FISH 检测：不存在 1p36 杂合性缺失；不存在 19q13 杂合性缺失。

2）术后辅助治疗方案：根据术后 MRI 提示左侧岛叶肿瘤近全切除。患者术后运动、语言及高级认知评估均未见明显影响。根据术后多模态功能 MRI 提示患者运动及语言功能区和相关功能纤维束保护完整。结合组织病理及分子病理学检测结果，MDT 讨论后确定该患者为高风险性低级别胶质瘤患者，术后需行辅助放化疗：常规放疗每次 1.8Gy，共 30 次；口服替莫唑胺，5/28 方案（每 28 天的第 1 ～ 5 天连续服药，然后休息 23 天，再进行下一周期化疗）化疗 6 个周期。

3）术后随访结果：患者顺利完成术后辅助放化疗，分别于术后 3 个月、6 个月、12 个月、18 个月复查头部 MRI，未见明显肿瘤复发。患者术后功能恢复良好，已恢复正常生活和工作，运动、语言及认知功能均未见明显影响。术后规律口服抗癫痫药物左乙拉西坦，癫痫控制良好，未再出现癫痫发作情况，术后 6 个月逐渐停药。

术后评估：

1）MRI 与功能 MRI 检查（图 1-1-3）。

2）MRI-DTI 纤维束走行情况评估（图 1-1-4）。

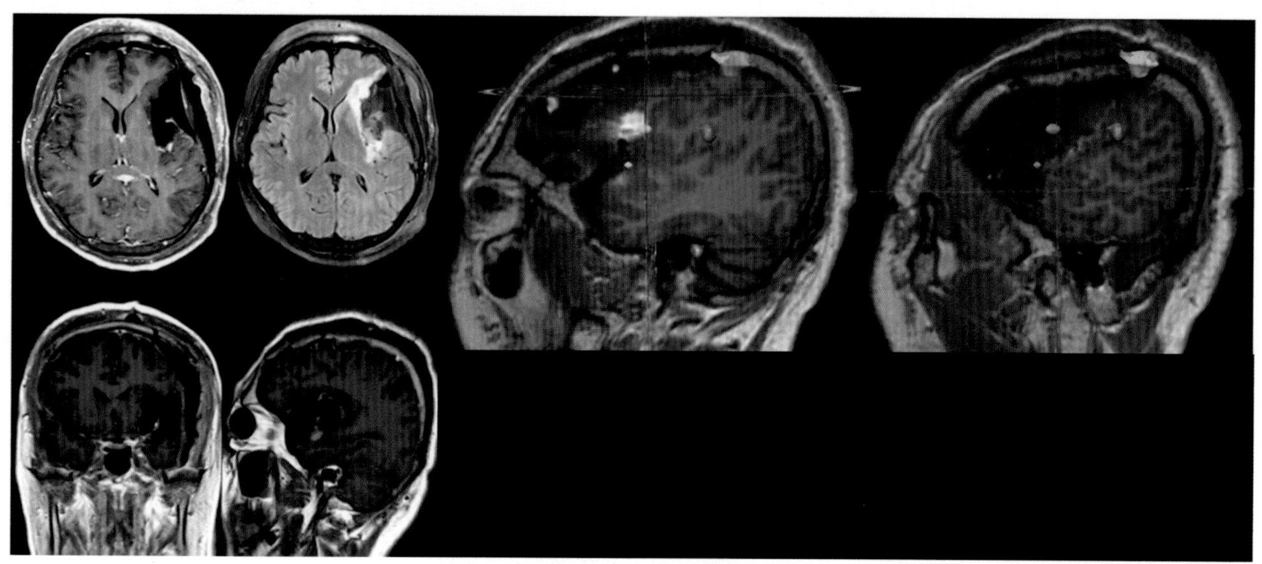

图 1-1-3　MRI 影像

皮质功能区定位情况：1. 第一躯体运动区（绿色，握拳任务）；2. 语言运动区（蓝色，图片命名任务）；3. 语言感觉区（紫色，图片命名任务）

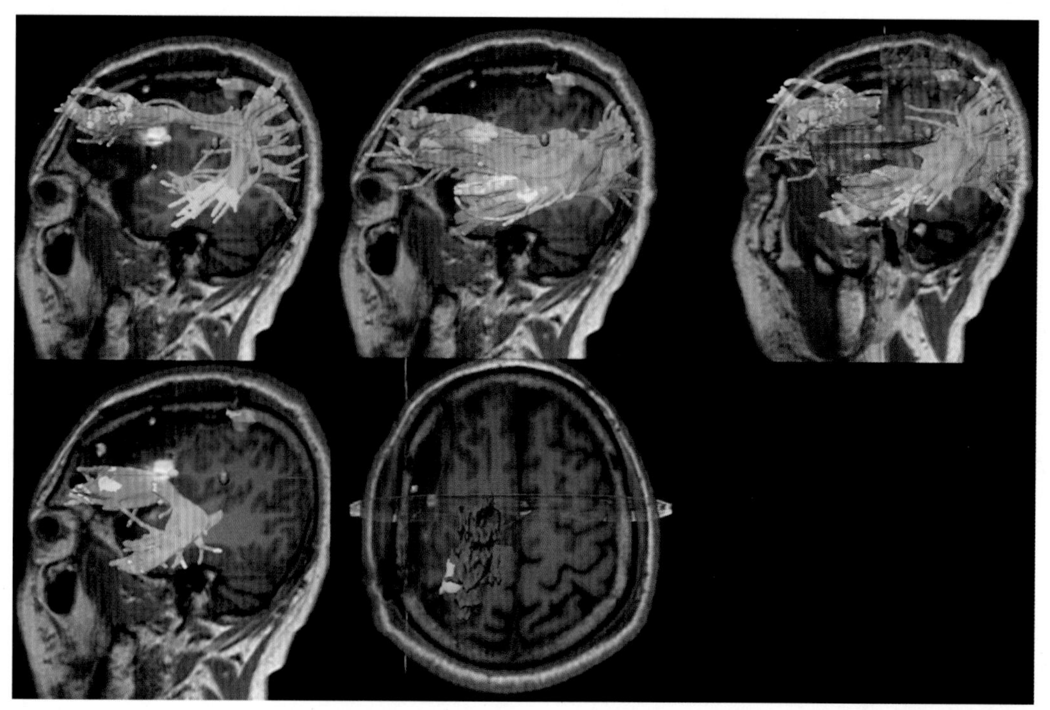

图 1-1-4　MRI-DTI 纤维影像

切除区域（红色）与纤维束的位置关系；1. AF（或 SLF，浅蓝色）；2. ILF（橙色）；3. IFOF（绿色）；4. CST（深蓝色）；5. UF（黄色）

3）语言及认知功能评估

MOCA 评分：未见明显认知功能障碍

- 视空间 / 执行功能：5 分（满分 5 分）
- 命名：3 分（满分 3 分）
- 注意力：6 分（满分 6 分）
- 语言：3 分（满分 3 分）
- 抽象：2 分（满分 2 分）
- 延迟记忆：4 分（满分 5 分）
- 定向：5 分（满分 6 分）

WAB 评分：未见明显语言功能异常

- 自发言语：20 分（满分 20 分）
- 理解：200 分（满分 200 分）
- 复述：100 分（满分 100 分）
- 命名：100 分（满分 100 分）

MMSE 评分：未见明显精神认知障碍

- 定向力：10 分（满分 10 分）
- 记忆力：3 分（满分 3 分）
- 注意力和计算力：5 分（满分 5 分）
- 回忆能力：3 分（满分 3 分）
- 语言能力：9 分（满分 9 分）

其他评分

- KPS 评分：100 分

（三）案例处理体会

本病例为一典型的功能区脑胶质瘤患者，MDT 始终贯穿于胶质瘤规范化诊疗的全过程，并涵盖患者病情进展的不同阶段，具体内容主要包括初诊诊断及鉴别诊断的讨论，手术适应证与手术方案的拟定，详细评估术前项目，肿瘤组织病理学和分子病理学整合诊断，个性化制订术后辅助治疗方案，术后复查及定期随访等。以 MDT 模式为主的整合性诊疗方式可为神经胶质瘤患者提供最佳的个体化诊疗方案，有助于改善患者生活质量，并最终延长患者生存期。

（王　樑　张　伟　江　涛）

参考文献

国家卫生健康委员会医政医管局，2019. 脑胶质瘤诊疗规范（2018 年版）. 中华神经外科杂志，35（3）：217-239.

中国脑胶质瘤协作组，2014. 唤醒状态下切除脑功能区胶质瘤手术技术指南（2014 版）. 中国微侵袭神经外科杂志，19（10）：479-485.

中国脑胶质瘤协作组，2016. 成人幕上低级别胶质瘤的手术治疗指南. 中华神经外科杂志，32：652-658.

中国脑胶质瘤协作组，中国脑胶质瘤基因组图谱计划，2014. 中国脑胶质瘤分子诊疗指南. 中华神经外科杂志，30（5）：435-444.

中国医师协会神经外科医师分会脑胶质瘤专业委员会，2018. 胶质瘤多学科诊治（MDT）中国专家共识. 中华神经外科杂志，34（2）：113-118.

《中国中枢神经系统胶质瘤诊断和治疗指南》编写组，2016. 中国中枢神经系统胶质瘤诊断与治疗指南（2015）. 中华医学杂志，96（7）：485-509.

Cloughesy TF，Mochizuki AY，Orpilla JR，et al，2019. Neoadjuvant anti-PD-1 immunotherapy promotes a survival benefit with intratumoral and systemic immune responses in recurrent glioblastoma. Nat Med，25（3）：477-486.

Hegi ME，Diserens AC，Gorlia T，et al，2005. MGMT gene silencing and benefit from temozolomide in glioblastoma.New England Journal of Medicine，352（10）：997-1003.

Hu HM，Mu QH，Bao ZS，et al，2018.Mutational landscape of secondary glioblastoma guides MET-targeted trial in brain tumor.Cell，175（6）：1665-1678.e18.

Jiang T，Mao Y，Ma W B，et al，2016. CGCG clinical practice guidelines for the management of adult diffuse gliomas.Cancer Letters，375（2）：263-273.

Liang S L，Fan X，Zhao M，et al，2019. Clinical practice guidelines for the diagnosis and treatment of adult diffuse glioma-related epilepsy. Cancer Medicine，8（10）：4527-4535.

Louis DN，Perry A，Reifenberger G，et al，2016. The 2016 world health organization classification of tumors of the central nervous system：a summary.Acta Neuropathologica，131（6）：803-820.

Magill ST，Li J，2017. Resection of primary motor cortex tumors：feasibility and surgical outcomes.Neuro-Oncology，19（suppl_3）：iii111.

National Comprehensive Cancer Network.NCCN clinical practice guidelines in oncology：Central Nervous System Cancers（Version 1.2020）.

Pace A，Dirven L，Koekkoek J A F，et al，2017. European Association for Neuro-Oncology（EANO）guidelines for palliative care in adults with glioma. The Lancet Oncology，18（6）：e330-e340. DOI：10.1016/s1470-2045（17）30345-5.

Stupp R，Mason WP，van den Bent MJ，2005. “radiotherapy plus concomitant and adjuvant temozolomide for glioblastoma”.Oncology Times，27（9）：15-16.

Stupp R，Taillibert S，Kanner A，et al，2017. Effect of tumor-treating fields plus maintenance temozolomide vs maintenance temozolomide alone on survival in patients with glioblastoma. JAMA，318（23）：2306.

Weller M，van den Bent M，Hopkins K，et al，2014. EANO guideline for the diagnosis and treatment of anaplastic gliomas and glioblastoma. The Lancet. Oncology，15（9）：e395-e403.

第二节　颅内转移瘤

• 发病情况及诊治研究现状概述

脑转移瘤（brain metastasis）是成人最常见的中枢神经系统肿瘤，20% ～ 40% 的实体肿瘤患者在病程中会发生脑转移。随着肿瘤患者综合治疗的发展，生存期延长，影像诊断技术不断进步，脑转移瘤的发生率不断上升。肺癌、乳腺癌和黑色素瘤患者脑转移发生率最高，占所有脑转移的 67% ～ 80%，而前列腺癌、头颈部肿瘤、皮肤癌、食管癌等发生脑转移概率较小。儿童肿瘤的脑转移较为少见，其中生殖细胞瘤、癌和神经母细胞瘤是较为常见的病种。90% 以上的脑转移瘤发生在脑实质，37% ～ 50% 的脑转移为单发。

一般来说，脑转移患者预后很差，经激素或单纯全脑放疗后中位生存时间小于 6 个月。然而随着局部治疗手段如手术、放射治疗的日益精准化，以及全身治疗如新的化疗药物、分子靶向药物、免疫治疗药物等的不断研发，脑转移瘤治疗越来越多样化，治疗目的也从单纯姑息减症演变为提高局部控制率的同时尽可能转化为生存获益。在加强综合治疗的同时，由于脑转移患者异质性强，个体化治疗亦非常重要。如何科学合理、规范个体地整合各学科治疗手段，合理安排各种治疗介入的时机，仍是目前临床亟待解决的问题。

• 相关诊疗规范、指南和共识

- NCCN 肿瘤临床实践指南：中枢神经系统肿瘤（2019.V3），美国 NCCN
- NICE 指南：成人原发性脑肿瘤和脑转移瘤的管理（2018 年），英国国家卫生与临床优化研究所（NICE）
- EANO/ESMO 临床实践指南：实体瘤软脑膜转移患者的诊断、治疗和随访（2017 年），欧洲神经肿瘤协会（EANO），欧洲肿瘤内科学会（ESMO）
- 实体瘤脑转移瘤诊疗指南（2017 年），欧洲神经肿瘤协会（EANO）
- 中国肺癌脑转移诊治专家共识（2017 年版），中国医师协会肿瘤医师分会，中国抗癌协会肿瘤临床化疗专业委员会
- 驱动基因阳性非小细胞肺癌脑转移诊治上海专家共识（2019 年版），上海市抗癌协会脑转移瘤专业委员会
- 肺癌脑（膜）转移诊断治疗共识（2018 年），中国临床肿瘤学会（CSCO），中国抗癌协会肺癌专业委员会
- HER2 阳性乳腺癌脑转移治疗指南（2014 年），美国临床肿瘤学会（ASCO）
- 中国晚期乳腺癌临床诊疗专家共识（2018 版），中国抗癌协会乳腺癌专业委员会

【全面检查】

（一）病史特点

脑转移瘤的病史需注意两方面。

原发肿瘤的病史以肺癌、乳腺癌、恶性黑色素瘤脑转移最常见，故临床需注意不同原发肿瘤病史，如肺癌患者的咳嗽、咳痰、痰中带血、气短等症状，乳腺癌患者乳腺肿块、皮肤溃疡、腋窝淋巴结肿大等。

脑转移瘤的临床表现如下。

（1）轻者可无任何主诉症状，在检查头颅 CT 或 MRI 时发现颅内占位而就诊。

（2）颅内压增高：主要表现为头痛、呕吐和视盘水肿。常呈进行性加重，当转移瘤囊变或瘤内出血时可出现急性颅内压增高症状。急性颅内压增高者头痛剧烈，常伴有喷射性呕吐。患者可出现一过性黑矇，视力逐渐减退甚至失明，眼底检查可见视盘水肿、出血、模糊不清、视网膜静脉怒张等，急性颅内压增高者可无视盘水肿表现。有脑疝先兆时可出现血压升高、呼吸缓慢或不规则、脉搏缓慢的体征，常见的脑疝有枕骨大孔疝、小脑幕切迹疝等。

（3）局灶性症状和体征

1）大脑半球转移瘤：常见的症状如下。①精神症状，常见于额叶肿瘤，可表现为记忆力和注意力减退、性情改变、反应迟钝、痴呆等；②感觉障碍，表现为行体觉、两点辨别觉、定位觉、图形觉等感觉障碍，常见于顶叶转移瘤；③运动障碍，转移瘤对侧的肢体肌力减弱或上运动神经元瘫痪；④语言障碍，当转移瘤位于优势大脑半球各语言中枢时可出现，如运动性失语、感觉性失语、传导性失语、命名性失语、失写症和失读症等；⑤视野缺损，病灶累及视辐射，引起对侧同象限性视野缺损或对侧同向性偏盲；⑥癫痫发作，尤其是位于额叶及中央回皮质附近的转移瘤，其他常见部位为颞叶、顶叶的转移瘤。

2）小脑转移瘤：①小脑半球病灶，表现为患侧共济失调、肌张力减低；② 小脑蚓部病灶，主要表现为躯体平衡障碍，四肢共济失调一般不明显。

3）间脑转移瘤：主要表现丘脑损害的症状，如对侧偏身感觉减退、对侧肢体自发性疼痛、对侧肢体偏瘫、同侧肢体共济失调等。

4）脑干转移瘤：累及中脑时可出现 Weber 综合征，脑桥 Millard-Gubler 综合征，累及延髓可出现 Wallenberg 综合征等。

5）基底节病变：主要表现为肌张力改变（可增强或减低），不自主运动（震颤、舞蹈样动作、手足徐动等）。

（二）实验室检查

1. 常规检查，如血常规、肝功能、肾功能、电解质、凝血功能、乙肝、丙肝等，了解患者一般状况、制订治疗方案所必需的检测内容。

2. 针对不同原发肿瘤检测相应的肿瘤标志物，如肺癌检测 SCC、CEA、CA125、NSE、ProGRP、Cyfra211 等，乳腺癌检测 CA15-3、CA125、CEA 等，了解肿瘤标志物的基线水平有助于后续评估疗效、随访监测等。

（三）影像学检查

1. CT 检查　CT 是颅内病变应用较广泛的影像检查方法，优点是扫描速度快、密度分辨率高、图像重建能力强；缺点是存在电离辐射、软组织分辨率低。CT 平扫表现为颅内单发或多发的圆形或类圆形病灶，可呈高、中、低或混杂密度，小病灶多为实性结节，大病灶中间多有坏死，呈不规则环状。增强扫描病灶多呈结节状、环形或不规则明显强化。随着目前局部治疗手段的日益精准化，CT 在脑转移诊断、治疗、疗效评价等方面的作用逐渐弱化，但有头颅 MRI 检查禁忌证的患者应行 CT 检查。

2. MRI 检查　头颅 MRI 是脑转移诊断的首选检查。其优点是无辐射、软组织分辨率高、多参数成像、灵敏度高；缺点是成像较慢，部分体内有磁敏感金属的患者、幽闭恐惧症患者不适合 MRI 检查。脑转移瘤在 MR 平扫图像上主要表现为脑实质多发或单发的类圆形异常信号，T_1WI 呈中低信号，T_2WI 呈中高信号。增强 MRI 扫描能显示平扫未发现的病灶，提高转移瘤的诊断率，典型的强化方式是实性或环形强化病变，呈伪球形。

瘤周水肿在 MRI 上表现为在 T_1WI 上呈等或稍低信号，在 T_2WI 上呈斑片状、条片状高信号，一般表现为“小肿瘤大水肿”。虽然 MRI 的 T_1WI 增强序列目前主要用于判断转移灶侵犯范围、制订放疗计划等，但在患者诊断、治疗、随访过程中不宜省略 T_1WI 平扫和 T_2WI 序列而只做增强序列，目的在于与瘤内出血等相鉴别，因大多数出血者在 T_1WI 平扫序列中信号较转移瘤更长，且 T_2WI 图像上还可呈现出厚薄不一、不规则的含铁血黄素环等表现。

3. PET/CT 检查　PET/CT 利用肿瘤及正常组织的代谢差异，在颅外全身器官对微小病灶有较高的检出能力，对于初诊首先发现脑转移而全身肿瘤情况未知的患者，可用 PET/CT 寻找原发肿瘤，初步判断颅外进展情况。临床上最常用的 PET/CT 药物为 ^{18}F-FDG，脑转移瘤在 ^{18}F-FDG PET/CT 上一般显示为代谢活跃结节，伴周围代谢低下的水肿区。但由于正常脑组织对 FDG 呈高摄取，故该检查对脑转移瘤，尤其是小的脑转移灶不敏感，应结合头颅 MRI 或增强 CT 扫描增加检出率。除 FDG 外，目前还有氨基酸类显像药如碳 -11 蛋氨酸（^{11}C-MET）可应用于脑肿瘤的诊断。因正常脑组织摄取氨基酸低于脑肿瘤，故 ^{11}C-MET PET/CT 图像可表现出良好的组织对比度，可以较好地显示肿瘤边界、坏死部分，弥补 ^{18}F-FDG 的不足，但目前多在原发脑肿瘤如胶质瘤中应用，在脑转移中应用尚需更多研究证据。

（四）病理学检查

1. 腰椎穿刺　可行脑脊液常规、生化及细胞学病理诊断检查，检测脑脊液压力，如细胞学检查见癌细胞可明确诊断。但需注意适应证与禁忌证，当患者有明显的颅内高压症状、脑疝迹象或其他禁忌证时不能行腰椎穿刺。

2. 脑转移灶活检　当原发肿瘤不明或无法明确病理类型或原发肿瘤活检困难时，可行脑转移瘤的立体定向或者开颅活检以明确诊断。原发肿瘤明确的患者对脑转移瘤的诊断有疑问时，也可通过立体定向活检、开颅活检等以明确诊断。

3. 分子病理检测　对于部分恶性肿瘤，如对于肺腺癌，应进行 *EGFR*、*ALK*、*ROS1*、*BRAF*、*HER2*、*RET* 及 *c-MET* 等基因检测，对晚期乳腺癌患者检测 *HER2* 状态，恶性黑色素瘤患者检测 *BRAF* 基因突变等，以指导后续治疗决策。也可以选择患者脑脊液作为检测的标本。

要点小结

- 脑转移瘤的诊断要结合原发肿瘤的病史。
- 脑转移瘤典型的症状包括头痛、恶心、呕吐、精神改变、偏瘫、脑神经麻痹等。
- 头颅 MRI 是脑转移诊断的首选检查，有头颅 MRI 检查禁忌证的患者应行 CT 检查。
- 腰椎穿刺可帮助明确诊断，也可行立体定向活检、开颅活检等明确诊断。有条件的患者可行分子病理检测。

【整合评估】

（一）评估主体

脑转移瘤的 MDT 组成包括放射治疗科、神经外科、肿瘤内科、诊断科室（影像科、病理科等）、重症医学科、急诊科、护理部、心理学科等。

人员组成及资质：

1. 医学领域成员（核心成员）　放射治疗科医师 1 ～ 2 名、神经外科医师 1 ～ 2 名、肿瘤内科医师 1 ～ 2 名、影像科医师 1 ～ 2 名、病理科医师 1 名、重症医学科或急诊科医师 1 名、其他专业医师若干名（根据 MDT 需要加入），所有参与 MDT 讨论的医师应具有副高级以上职称，有独立诊断和治疗能力，并有一定学识和学术水平。

2. 相关领域成员（扩张成员）　临床护师 1 ～ 2 名和协调员 1 ～ 2 名。所有 MDT 参与人员应进行相应职能分配，包括牵头人、讨论专家和协调员等。

（二）预后评估

脑转移瘤是一类异质性疾病，最优治疗手段需要根据患者的不同预后分类进行选择。目前临床上广泛应用的预后分类系统有递归分区分析（recursive partitioning analysis，RPA）、分级预后评估（graded prognostic assessment，GPA）等，是基于全脑放疗患者资料。针对立体定向放疗后的数据，又相继提出了立体定向放射外科治疗指数（score index for radiosurgery，SIR）、脑转移基础评分系统（basic score for brain metastasis，BS-BM）及Golden分级系统（Golden grading system，GGS）等，但样本量较小，仍需大样本数据验证。

1. RPA分级

分级	预后因素	中位生存时间（月）
Class Ⅰ	KPS ≥ 70分，年龄 < 65岁，原发灶控制，无颅外转移	7.1
Class Ⅱ	其余情况	4.2
Class Ⅲ	KPS < 70分	2.3

2. GPA评分

预后因素	得分		
	0	0.5	1.0
年龄（岁）	> 60	50 ~ 59	< 50
KPS评分（分）	< 70	70 ~ 80	90 ~ 100
脑转移数目（个）	> 3	2 ~ 3	1
颅外转移	有	—	无

3. 疾病特异性GPA评分（disease specific-GPA，DS-GPA）

疾病	预后因素	得分				
非小细胞肺癌/小细胞肺癌	GPA评分	0	0.5	1	—	—
	年龄（岁）	> 60	50~60	< 50	—	—
	KPS评分	< 70	70~80	90 ~ 100	—	—
	颅外转移	有	—	无	—	—
	脑转移数目（个）	> 3	2 ~ 3	1	—	—
恶性黑色素瘤/肾癌	GPA评分	0	1	2	—	—
	KPS评分	< 70	70~80	90 ~ 100	—	—
	脑转移数目（个）	> 3	2 ~ 3	1	—	—
乳腺癌/消化道肿瘤	GPA评分	0	1	2	3	4
	KPS评分	< 70	70	80	90	100

4. NSCLC分子分型GPA评分（Lung-molGPA）

预后因素	得分		
	0	0.5	1.0
年龄（岁）	≥ 70	< 70	—
KPS评分（分）	< 70	80	90 ~ 100
颅外转移	有	—	无
脑转移数目（个）	> 4	1 ~ 4	—
基因状态	EGFR和ALK突变阴性/未知	—	EGFR或ALK突变阳性

5. SIR评分

预后因素	得分		
	0	1	2
年龄（岁）	≥ 60	51 ~ 59	≤ 50
KPS评分（分）	≤ 50	60 ~ 70	> 70
全身病变状况	疾病进展	部分缓解-稳定	完全缓解
颅内病灶数目	> 13	5 ~ 13	< 5
颅内最大病灶体积（cm^3）	≥ 3	2	1

6. BS-BM评分

预后因素	得分	
	0	1
KPS评分（分）	50 ~ 70	80 ~ 100
原发灶是否控制	否	是
有无颅外转移	有	无

7. GGS分级

预后因素	结果	
变量（得分）	0	1
年龄	< 65岁	≥ 65岁
KPS评分（分）	≥ 70	< 70
有无颅外转移	无	有

（三）神经认知功能评估

随着脑转移患者生存时间的延长，患者及研究者均越来越重视生活质量的提高及神经认知功能的保护，目前常用的评估神经认知功能量表如下：

1. 简易精神状态评价量表（MMSE） MMSE是个30分的量表，包括数个定向问题（10分）、记录和回忆任务（6 分）、注意力任务（5 分）、多步命令（3 分）、两个命名任务（2 分）、重复任务（1 分）、阅读理解任务（1 分）、书写句子（1 分）和视空间结构（1 分）。评定标准：根据患者的学习经历和年龄划分痴呆标准，即文盲评估总分≤ 17 分，小学评估总分≤ 20 分，中学评估总分≤ 22 分，大学评估总分≤ 23 分，达不到此分值者，均被认为有不同程度的认知功能损害或障碍。由于测验认知领域对诊断痴呆很重要，所以它有表面效度，与其他简短评估工具具有高度相关性，表示会聚效度。MMSE 的内部一致性也很好，取决于患者人群；检查 - 再检查和评定者间的可靠性也非常好。

MMSE 的优点是容易管理，进行最少的训练即可操作，比常规临床判断痴呆评分更加敏感，随访患者和适当地追问病史可以提高诊断的准确性。但 MMSE 的缺点是对发现痴呆的早期改变不敏感，由于对定向力和记忆力的严重加权，因此对认知出现问题而记忆力正常的患者不敏感；另外测验依靠语言反应，有语言障碍的患者也是问题。

2. *改良版长谷川痴呆量表（HDS-R）* 长谷川痴呆量表由日本学者长谷川和夫于1974年编制，HDS-R 总计 11 项问题，其中包括定向力（2 题）、记忆功能（4 题）、常识（2 题）、计算（1 题）、物体铭记命名回忆（2 题）。评分标准：HDS-R 共有 11 个测验项目，总分 32.5 分。≥ 30 分为智能正常；20 ～ 29.5 分为轻度智能低下；10 ～ 19.5 分为中度智能低下；＜ 10 分为重度智能低下；＜ 15 分者可诊断为痴呆。我国常用的为修订版 HDS-R，增加了即时回忆和延迟回忆等内容，增加了记忆功能的权重，侧重于痴呆的早期筛查，其敏感性高于 MMSE；另外该量表评分简单，也是筛查老年性痴呆的较理想工具。但其受文化程度影响，即文化水平越低得分越少，因此应用 HDS-R 评估患者是否痴呆，不同文化程度应该有所区别。

3. *神经行为认知状态检查（NCSE）* NCSE 评估认知功能的三个一般因素（意识水平、注意力和定向能力）、五个主要的认知功能区域（语言能力、结构能力、记忆力、计算能力和推理能力）。较 MMSE 而言，它充分考虑特定的认知障碍，如失语、失用症，不但可以判断是否存在认知障碍，还能明确认知功能受损区域及尚存的功能。另外，NCSE 敏感性高，信度效度满意，操作简便。但缺点是其集中注意力分测验项目仅为短暂听觉记忆，没有视觉系集中注意力项目，表现为测验结果与真实生活上的不一致性；结构能力的筛查试验中掺杂了短时 - 视觉 - 记忆的成分，从而使其筛查作用减低，而结构能力等级试验最后一项难度过大，使结构能力得分系统不够敏感。

4. *蒙特利尔认知评估量表（MoCA）* 主要包括视空间执行能力、命名、记忆、注意力、语言流畅、抽象思维、延迟记忆、定向力等多个方面的认知评估，满分 30 分，≥ 26 分为正常，18 ～ 25 分为轻度认知功能障碍（MCI），10 ～ 17 分为中度，小于 10 分为重度。它保留了 MMSE 中关于言语和记忆的项目，还增加了较多反映视空间功能、执行功能的检查项目，具有较高的特异性和极高的敏感性，适用于认知障碍的筛查及全面评价多种认知损害。

5. *临床痴呆评定量表（CDR）* CDR 包括 6 个方面（记忆力、定向力、判断力和处理问题、家庭和嗜好、社区事务、个人护理），以上 6 项功能的每个方面分别做出从无损害到重度损害五级评估，但每项功能的得分不叠加，而是根据总的评分标准将 6 项能力的评定综合成一个总分，其结果以 0 分、0.5 分、1 分、2 分、3 分表示，分数分别代表：0= 无损害，0.5= 可能损害，1= 轻度痴呆，2= 中度痴呆，3= 重度痴呆。虽然记忆力的加权高于其他方面，但它并不单独决定最终的分数。

CDR 整合了认知和功能领域，总分给出全面定量的严重程度分级，可用于随访疾病的进展，能够用于社区和研究机构，是临床的基础；另一个优点是公式化的病史，在研究中已用于筛查痴呆，其敏感性和特异性均很高，表明 CDR 在研究和临床工作中都是很好的评估工具。它的缺点是不能区分持续恶化患者的损害程度。另一个可能的问题是缺乏语言、抑郁和行为方面的内容。而且情感和行为变化出现在疾病的所有时期，因此不能代表分期特点。

6. *阿尔茨海默病评估量表（ADAS）* ADAS 分为认知和非认知两部分，认知部分应用最广泛，最初用来评估阿尔茨海默病，但也用于血管性痴呆的临床试验，在不同语言和低教育水平的患者中证实其也是有效的，可直接检查患者作为精神状态评估的一部分。其包含 11 个认知领域：记忆力（3 项）、定向力（1 项）、语言（5 项）和习惯（2 项）。评定者间的可靠性非常好，与其他认知测验明显相关，表明会聚效度。该量表的检查范围比 MMSE 更宽，资料充分证实其可以预测变化和有效性。缺点是不包括额叶、执行功能项目，测验记忆力有偏倚，有局灶性损害的患者可以做得更好。

（四）其他评估

为了更好地进行脑转移瘤综合治疗和个体化治疗，在治疗之前还需由 MDT 团队评估：①评估患者一般情况，KPS 评分、美国东部肿瘤协作组（ECOG）评分标准等。②患者临床症状、体征，是否有发生急危重症的风险，从而决定治疗顺序。③检验指标如血常规、肝肾功能、电解质、肿瘤标志物等是否正常，能否耐受计划治疗方案，是否需要先行处理，改善重要器官功能后再治疗脑转移瘤。④全面影像学检查，明确原发病控制情况、是否存在颅外转移及其控制情况等；全中枢影像学检查，必要时行脑脊液检验及细胞学检查。⑤评估脑转移瘤的影像学表现类型，如转移瘤部位、体积、个数、瘤周水肿程度、是否伴有脑膜转移等，从而决定各种治疗手段介入的顺序及配合方案等。⑥原发病的基因检测结果、分子分型等，以决定合适的全身治疗方案。⑦患者受教育水平、家庭经济情况、治疗后随访条件、依从性等的评估，这些非治疗相关因素与肿瘤治疗本身同等重要。

要点小结

- 脑转移瘤的治疗非常需要多学科整合诊疗的理念。
- 在治疗前、中、后均要评估患者的一般情况、症状、体征、检验指标、影像学表现、分子分型、神经认知功能等，及时调整治疗方案。
- 预后评价体系仍需要进一步完善，用大样本数。

【整合决策】

（一）放射治疗

1. 全脑放疗（whole-brain radiotherapy，WBRT）是脑转移瘤的主要局部治疗措施之一，可以缓解脑转移患者的神经系统症状，改善肿瘤局部控制情况。WBRT 对颅内亚临床病灶有一定的控制作用，但因其受正常脑组织的剂量限制，难以根治颅内病变，约 1/3 脑转移患者 WBRT 后颅内病变未控制，50% 脑转移患者死于颅内病变进展。WBRT 仅可延迟 0.5 ～ 1 年颅内新发灶的出现，甚至有的患者在 WBRT 过程中又出现新的颅内转移灶。在 SRT 及各种分子靶向治疗等综合手段迅速发展的今天，许多脑转移患者生存期明显延长，颅内进展时间延迟，即使对于多发性脑转移瘤的患者，约 50% 亦可避免接受 WBRT。因此，目前 WBRT 在脑转移的治疗地位处于下降趋势，对于不适合做手术或 SRT 治疗的患者可考虑首选 WBRT，而对于就医条件许可、随诊方便的脑转移患者，应尽可能推迟 WBRT，留待作为挽救治疗手段。

（1）WBRT 的适应证：①脑转移立体定向放射外科治疗（stereotactic radiosurgery，SRS）失败后的挽救治疗；② 多发脑转移患者的初始治疗，联合 SRS 局部加量；③脑转移切除术后的辅助治疗；④对广泛脑膜转移的患者综合应用 WBRT 与椎管内化疗，对有脊髓、脊膜转移的患者可行全脑全脊髓放疗；⑤广泛期小细胞肺癌（small cell lung cancer，SCLC）伴有脑转移的患者，无论是否有症状，也无论转移病灶有多少，均可行 WBRT；⑥ SCLC 患者之前接受过脑预防照射（prophylactic cranial irradiation，PCI）者，之后出现多发脑转移时，可慎重再次选择 WBRT。

（2）WBRT 的放疗技术：①二维放射治疗（2-dimensional radiotherapy，2D-RT）；②三维适形放射治疗（3-dimensional conformal radiotherapy，3D-CRT）；③调强适形放射治疗（intensity-modulated radiotherapy，IMRT），可由固定野调强放疗、容积旋转调强放疗（volume rotational intensity modulated radiotherapy，VMAT）及螺旋断层放疗

（helical tomotherapy，TOMO）等多种手段实现。

（3）WBRT 的靶区：对于应用 3D-CRT 或 IMRT 治疗的 WBRT，临床治疗体积（clinical treatment volume，CTV）应包括骨窗内颅骨内全脑组织，筛板，视神经，整个垂体窝，颞叶的最下层及颅底孔道（眶上裂、圆孔、卵圆孔、内耳道、颈静脉孔、舌下神经管）。PTV 应基于各单位的数据，一般为 CTV 外扩 5mm 左右。

（4）WBRT 照射剂量及分割方式：目前临床上总体共识为 30Gy/10f 的方案可作为大部分脑转移患者的标准。NCCN 指南中加入 37.5Gy/15f 的分割方式。对于预后较好或者原发灶放射抗拒的患者可考虑高剂量 WBRT 分割方案（40Gy/20f）。对预后差的脑转移患者如多发、老年患者可考虑 20Gy/5f 的短疗程 WBRT 分割方案。然而对于初诊脑转移且未行全身治疗的患者，不建议予以短疗程 WBRT，主要考虑该原发肿瘤可能对全身治疗比较敏感，患者可能长期存活，短疗程放疗会给患者带来晚期毒性反应。治疗中应充分考虑患者的症状、脑转移灶的数目、脑水肿情况及对认知功能的影响，合理地选择剂量分割。在 WBRT 基础上行同步病灶推量是目前临床研究的热点内容，采用 3D-CRT、IMRT、VMAT、TOMO 等技术均可实现，剂量通常采用全脑 40Gy/20f，病灶同步推量至 60Gy/20f。

（5）WBRT 的不良反应：①急性反应，包括皮疹，脱发，乏力，中耳炎，嗅觉、味觉改变，以及头痛、恶心、呕吐等脑水肿表现；②晚期反应，主要为神经认知功能的损伤，表现为学习、记忆和空间处理的缺陷等。有研究表明，晚期反应主要与照射诱导海马结构损伤有关。多项研究探索保护海马的 WBRT，将海马区最大剂量限制在 9 ～ 16Gy，可降低神经认知功能下降的发生率，且治疗后海马区出现转移的概率仅为 1.4% ～ 4.7%，TOMO 技术较普通 IMRT 技术可更好地限制海马区域照射剂量。

2. 立体定向放射治疗（stereotactic radiotherapy，SRT） SRT 在脑转移中的治疗包括 SRS 和分次立体定向放射治疗（fractionated stereotactic radiotherapy，FSRT）。SRT 具有定位精确、剂量集中、损伤相对较小等优点，能够很好地保护周围正常组织，控制局部肿瘤进展，缓解神经系统症状，且对神经认知功能影响小，已逐渐成为脑转移瘤的重要治疗手段。

（1）SRT 的适应证：①单发转移瘤的初程治疗；②≤ 4 个转移灶的初程治疗；③ WBRT 失败后的挽救治疗；④ 转移灶术后辅助治疗；⑤既往接受 SRS 治疗的患者疗效持续时间超过 6 个月，且影像学认为肿瘤复发而不是坏死，可考虑再次 SRS；⑥局限的脑膜转移灶在 WBRT 基础上的局部加量治疗。

（2）SRT 的禁忌证：①病灶比较大，颅内高压未得到有效控制者；② 转移瘤内有活动性或较新鲜出血者；③ 难以按 SRT 治疗体位和时间接受治疗的患者，如不能平卧、一般状况差等。

（3）SRT 的放疗技术：X 线刀、伽马刀、射波刀等均可实现 SRT。VMAT、IMRT、TOMO 等技术虽然精度较传统 SRT 技术低，但也可实现大分割放疗。

（4）SRT 的靶区确定：主要根据脑磁共振 T_1 增强与 CT 定位融合图像确定大体肿瘤体积（gross tumor volume，GTV），GTV 不包括水肿带，临床中一般采用 GTV 边界外扩 1 ～ 2mm 定义为计划治疗体积（planning treatment volume，PTV）。

（5）SRT 的剂量分割方式：SRT 剂量分割方式差异，应综合考虑转移瘤部位、大小、病理类型、周围重要器官、照射技术等因素。NCCN 指南推荐根据肿瘤体积大小选择最大边缘剂量 15 ～ 24Gy。对于＞ 3cm 的肿瘤考虑 FSRT，最常用的分割方式为 27Gy/3f 和 30Gy/5f。由于颅内肿瘤具有难以完整切除的特性，即使术后影像学评估显示全切除，仍推荐进行术后 SRT 治疗。常用剂量：16 ～ 20Gy/1f；27Gy/3f；30Gy/5f。针对大体积脑转移病灶，还可应用 IMRT、VMAT 和 TOMO 等放疗技术，增加治疗分次数，从而减轻放疗后水肿等不良反应，常用剂量为 52 ～ 52.5Gy/（13 ～ 15）f。对于体积较大病灶，还可考虑 GTV 内收 2 ～ 3mm 形成局部缩野推量区，同步推量至 60Gy，并同步口服替莫唑胺化疗，从而增加局部控制率。针对多发病灶，如既往已行全脑放疗，不宜行全脑放疗加病灶同步推量，可应用 IMRT、VMAT、TOMO 等技术对多发病灶进行单独照射，照射剂量需权衡转移瘤体积、部位等因素。

（6）SRT 的不良反应：急性不良反应主要有脑水肿相关症状及较少出现的某些位于功能区的病灶放疗后出现的相关功能障碍，远期不良反应主要为放射性脑坏死，发生率为 5% ～ 25%。

3. 脑转移常见局部治疗手段疗效对比　对预后较好脑转移患者的治疗，现有多种治疗手段，如单独 WBRT、单独手术（surgery，S）、单独 SRS、手术联合 WBRT 及手术联合 SRS，为清晰了解各种治疗手段在治疗脑转移的疗效情况对比，表 1-2-1 总结了各治疗手段间针对不同数目转移灶下颅内局部控制、颅内治疗病灶外控制、颅内总控制和总生存期方面的比较。

表 1-2-1　脑转移常见局部治疗手段疗效对比

治疗	颅内局部控制	颅内治疗病灶外控制	颅内总控制	总生存期
WBRT+S vs. WBRT（单发灶）	↑	→	－	↑
WBRT+S vs. S（单发灶）	↑	↑	↑	→
WBRT+SRS vs. WBRT（1 ～ 4 个）	↑	↑	－	↑/→
WBRT+SRS vs. SRS（1 ～ 4 个）	↑	↑	↑	→
WBRT+S vs. WBRT+SRS（单发灶）	↑/→	→	→	→
WBRT+S vs. SRS（单发灶）	→	↑	－	→
WBRT+S vs. SRS（多发灶）	－	－	↑	↑

↑. 改善；→. 无差异；－. 未报道。

（二）外科治疗

1. 手术治疗指征

（1）颅内转移瘤活检术：不适宜手术的病变，或用于明确病理、分子或基因类型，指导下一步治疗。

1）原发灶隐匿，或虽原发灶明确但取材困难。

2）原发灶病理明确，但颅内病变不典型或与颅内其他病变难以鉴别。

3）明确是肿瘤坏死或复发，评估前期放化疗效果。

（2）颅内转移瘤手术切除：是否适合手术切除需考虑肿瘤个数、大小、部位、组织学类型、患者全身状况等，以上因素要单独考量，但手术选择还应整合所有因素，综合权衡。值得注意的是，脑转移瘤患者都是肿瘤晚期，手术选择应该谨慎。

1）原发灶已切除或控制，无颅外转移，颅内病灶单发且位于可手术部位（非脑干、丘脑、基底节等深部或功能区），尤其对放化疗不敏感的原发肿瘤（如肾癌、黑色素瘤），可行显微镜下全切除。

2）转移瘤和（或）水肿体积大、临床上有濒临脑疝、危及生命的表现，可先行颅内病灶切除，再行术后放疗。

3）脑转移灶≤ 3 个，位于可手术部位且手术能完全切除者，若颅外无明显病灶，临床体征可用颅内某一较大病灶解释，可手术切除该病灶。

4）如伴脑积水，可行脑脊液分流术，再行其他治疗。

5）颅内高压症状明显者，需放置 Ommaya 储液囊，并脑室内注射化疗药物或阿片制剂。

2. 标准手术的要求

（1）手术辅助技术：成功切除脑转移瘤需要应用标准外科开颅技术。神经导航技术能确保术中定位准确，从而减小开颅及脑组织显露范围。对于功能区脑转移瘤，如运动、感觉、语言中枢病灶，可采用术中超声及术中电生理检测技术进一步明确病变位置及与功能区的关系。此外，为了肿瘤切除的安全，对脑转移瘤生长模式必须有所了解。

（2）手术入路：主要根据脑转移瘤的解剖位置来决定，选择正确的手术入路可降低手术难度，减低术中和术后发生种植转移的风险。

1）幕上皮质下病灶：最好通过切开脑回表面，沿肿瘤周围全切肿瘤，可将肿瘤上方小块脑皮质一并切除以更好地显露肿瘤。如肿瘤位于功能区，可通过术中脑局部电生理刺激定位后，在肿瘤上方皮质做纵向切口，将肿瘤从内部分块切除，从而尽可能减轻周围脑组织伤害。

2）脑沟两侧和脑沟深部的转移瘤：经脑沟入路，在其侧面或底面做切口来切除肿瘤。

3）脑白质深部病灶：范围超过单个脑回或脑沟（脑叶内），可经皮质或经脑沟入路来切除。

4）岛叶病灶：可经外侧裂入路手术。

5）中线部位病灶：经纵裂入路手术。

6）脑室内病灶：可经胼胝体或经皮质入路手术。

7）小脑病灶：取经脑实质的最短路径手术。

（3）复发脑转移瘤的手术：术后复发肿瘤包括手术残留、肿瘤原位复发和手术病灶以外的新发脑转移瘤。若符合手术适应证，也可考虑再次手术。

（4）脑膜转移手术：可植入Ommaya储液囊行脑室内化疗，对合并交通性脑积水的患者可行脑室－腹腔分流术，但可能增加肿瘤腹腔转移的概率。

3. 围术期管理

（1）术前准备

1）手术野和全身清洁准备：术前1天及当天备皮，如术区有皮肤感染、痤疮等应提前应用抗生素或消毒液。

2）输血准备：为避免术中意外发生，术前1日需备好红细胞和血浆。

3）提高手术耐受性及机体应激能力：全面评估患者重要器官功能状态及检验指标，排查手术禁忌证。特别关注药敏史、血栓史及近期应用药物史。

4）禁食水：术前6～8h开始禁饮食，排空大小便。

（2）术后护理及治疗

1）术后监护：术后6h内每小时观察一次意识、瞳孔、体温、脉搏、呼吸、血压等指标，之后6h内每2h观察一次，再之后每4h观察一次。危重患者每半小时观察一次，病情异常变化时应随时观察和处理。条件允许时可行颅内压检测、血气监护，癫痫患者可行脑电监护。

患者自麻醉状态恢复清醒后，应立即进行全面的神经系统检查。另需检查手术切口、出入量及电解质酸碱平衡情况，经腰椎穿刺测量压力和脑脊液检验结果作为估计术后患者基本情况的依据。出现病情变化时，可与首次检查结果对比，推断原因，若属于手术性创伤可继续观察治疗，若属于继发性病变则需及时行脑CT检查。

2）术后体位：常用侧卧位或仰卧位时头部转向一侧，以防舌后坠和误吸，根据病情选择利于脑水肿消退和预防并发症的体位。对于有意识障碍或肢体瘫痪的患者，应定时翻身。

3）脱水剂：根据病情可应用脱水药物1周左右，如20%甘露醇、甘油果糖等。

4）补充体液、电解质：正常人每日入量保持在20～30ml/kg，但对于使用高渗脱水剂者并不足够，而需根据患者的具体情况进行个体化安排。

5）其他药物

A. 抗生素：选用原则为结合药敏和药物透过血脑屏障的能力进行选择。

B. 糖皮质激素：在提高人体应激能力，减轻脑水肿的同时也有降低机体免疫力的副作用，不利于炎症控制。因此，使用原则是短期大量、尽早撤药。老年人、免疫力低下者、糖尿病患者慎用激素。

C. 镇痛药：因吗啡、哌替啶类药物可导致瞳孔缩小，不利于病情观察，还可能抑制呼吸中枢，不建议应用该类镇痛药。

D. 抗癫痫药物、神经营养药物、止血剂等可酌情选用。

（3）术后并发症及处理：术后并发症主要包括神经症状恶化和神经系统外并发症，如术后血肿、感染、深静脉栓塞、肺炎和肺栓塞等。脑转移瘤术后神经功能恶化的发生率一般低于5%，而神经系统以外并发症的发生率为8%～10%。

1）颅内血肿：是颅脑手术后主要死亡原因之一。术后出现≥1项下列情况，应警惕术后血肿的可能性：①麻醉药物作用已消失，患者仍处于未清醒状态或意识虽部分恢复，但未能完全清醒者；②术后出现剧烈头痛或频繁呕吐者；③术后意识进行性恶化或波动性变化者；④进行性或波动性血压升高伴脉搏徐缓，呼吸变慢（＜16次/分），甚至呼吸停止者；⑤术后烦躁不安者；⑥术后出现新体征，而不能用手术损伤解释者。一旦疑有血肿形成时，应立即进行脑CT检查以明确。对于术后血肿的处理应尽快再次开颅清除血肿，急性血肿合并脑水肿时常需同时行减压术，亚急性或慢性血肿在清除后视情况决定是否减压。

术后血肿防治：①评估患者一般状况，明确其是否合并蛋白质缺乏症，维生素C/维生素K缺乏症，出血倾向或长期服用阿司匹林等抗血小板聚集药物；②术中麻醉避免使用明显扩张脑血管和增加渗血的药物，保持适当而稳定的麻醉深度，特别是手术结束前避免麻醉深度过浅引起患者挣扎，避免术中血压波动过大；③关颅前反复检查止血效果，缝合硬脑膜后术腔灌满生理盐水以防止低颅压；④术后严密观察病情，保持合理体位和呼吸道通畅，维持平稳血压，忌用抗凝药，适当应用止血药。

2）脑水肿：几乎所有颅脑手术后都会出现程度不一的脑水肿，术后可常规应用脱水剂。

术后脑水肿防治：①缩短手术时间、减少脑组织在空气中的暴露时间；②避免长时间或过度牵拉脑组织而引起脑挫伤或脑缺血梗死；③避免频繁电凝切断可保留的血管；④防治术后高热引起水肿；⑤维持血压，纠正电解质紊乱，保持呼吸道通畅。

3）颅内重要结构损伤：是开颅术后死亡主要原因之一，最常发生在颅底、松果体区、中线结构等部位的手术。随着显微神经外科的进步，其发生概率会降低。

4）术后癫痫：开颅术后癫痫发生率为4%～19%，多为局限性抽搐，发作次数因人而异，往往持续数日至1周，少数可演变为癫痫大发作或直接出现大发作，甚至癫痫持续状态。原因多为术后颅内出血或脑水肿，或硬脑膜下局部积液、骨瓣错位压迫、脑皮质损伤或缺血、低钠血症、静脉滴注含大量青霉素类药物等。

癫痫防治：①排查引起发作的原因；②保持呼吸道通畅，充分供氧，维持正常血压和脑灌注压；③如已出现癫痫，应使用强力速效抗癫痫药，终止发作后持续用药防止再发；④控制、消除一切诱因，如高热、低血糖、电解质紊乱等。

5）术后脑脊液漏：指脑脊液通过手术切口或经颅底孔道形成鼻漏或耳漏，使颅腔内外直接或间接相通。发现脑脊液漏时应立即采取措施，手术前后使用治疗剂量的抗生素预防感染，在重新修补的术野局部放置硅胶管或经腰椎穿刺置管以引流脑脊液，控制颅内压在较低水平，加速瘘口愈合。

6）切口和颅内化脓性感染：预防的关键在于术中无菌操作和术前预防性使用抗生素。若已发生切口感染，应立即行脓液细菌培养及药敏试验。发生颅内化脓性感染时应立即开始抗菌药物治疗，然后根据药敏结果更换抗生素，所用药物应能较好地透过血脑屏障。

7）应激性溃疡：重症患者可发生应激性溃疡（Cushing溃疡）。由于原发病较危重，常掩盖胃肠道症状，因而诊断更为困难。处理的关键是预防性治疗，可应用 H_2 受体拮抗剂或PPI抑酸药治疗。如有消化道出血需立即止血，药物无效应使用胃镜下止血或手术治疗。

（三）内科治疗

1. *全身化疗* 许多脑转移患者既往已接受过多程化疗或对化疗药不敏感，且大多数化疗药物难以透过血脑屏障，因此传统化疗在脑转移初程治疗中一般不作推荐。对于复发病例，如无其他有效治疗手段，可考虑化疗。NCCN指南针对不同原发肿瘤复发脑转移瘤的化疗方案推荐如表1-2-2所示。

表1-2-2 复发脑转移瘤化疗方案推荐（NCCN指南，2019年）

病种	化疗方案推荐
全部病种	替莫唑胺
乳腺癌	卡培他滨
	顺铂
	依托泊苷
	顺铂+依托泊苷（2B类证据）
	大剂量甲氨蝶呤
小细胞肺癌	拓扑替康

2. *鞘内注射化疗* 对于广泛脑膜转移瘤患者，尤其是脑脊液细胞学阳性者，鞘内注射化疗是一种非常有效的治疗手段，可较迅速地缓解患者的中枢神经系统症状。然而由于针对该类患者开展前瞻性研究困难，目前的证据级别均不高。常用的鞘内注射药物有甲氨蝶呤、脂质体阿糖胞苷、塞替派等。2017年欧洲神经肿瘤协会（European Association for Neuro-oncology，EANO）-欧洲肿瘤内科学会（European Society for Medical Oncology，ESMO）发布了实体瘤脑膜转移联合指南，其中推荐了常用鞘内注射化疗药物的用法及不良反应的预防，见表1-2-3。对于需要反复用药、腰椎穿刺困难、伴血小板减少症或正在服用抗凝药等患者，推荐置入Ommaya储液囊行脑室内化疗。

表 1-2-3 EANO-ESMO 实体瘤脑膜转移诊疗指南鞘内注射化疗药用法

药物	用法	不良反应预防
甲氨蝶呤	10～15mg，2次/周，共4周 后10～15mg，1次/周，共4周 后10～15mg，1次/月	亚叶酸解救：25mg，给予甲氨蝶呤后，每6h 1次
阿糖胞苷	10mg，2次/周，共4周 后10mg，1次/周，共4周 后10mg，1次/月	无
脂质体阿糖胞苷	50mg，1次/2周，共8周 后50mg，1次/月	口服糖皮质激素，如地塞米松每日6mg，第1～4天服用
塞替派	10mg，2次/周，共4周 后10mg，1次/周，共4周 后10mg，1次/月	无

3. *靶向治疗* 随着各种原发肿瘤分子通路机制的研究进展及小分子靶向药物的不断研发，越来越多靶向药物在脑转移瘤中显示出了良好的疗效，其与放射治疗等局部治疗联合应用，可延缓颅内进展。在多学科诊疗的理念指导下，有良好随访条件的患者且对靶向药物反应良好的患者可能可以推迟局部治疗的介入时机。目前靶向药物的广泛应用主要针对非小细胞肺癌、乳腺癌和恶性黑色素瘤。

（1）非小细胞肺癌（non small-cell lung cancer，NSCLC）

1）表皮生长因子受体酪氨酸激酶抑制剂（epidermal growth factor receptor tyrosine kinase inhibitor，EGFR-TKI）：NSCLC 患者 *EGFR* 基因突变的发生率为 15%～35%，其中亚裔人种突变率更高。虽然 *EGFR* 基因突变患者发生脑转移的概率高于野生型患者，但其预后也更佳。第1、2代 TKI 如吉非替尼、厄洛替尼及阿法替尼多在一些回顾性或前瞻性Ⅱ期研究中显示出对脑转移瘤治疗的优势。而第3代 TKI 如奥希替尼能不可逆抑制 *EGFR* 基因突变和 *T790M* 突变的肺癌细胞，在既往应用第1代 TKI 耐药进展的患者中仍有抑制肿瘤作用。FLAURA Ⅲ期研究结果表明，相比第1代 TKI，如奥希替尼可延长 *EGFR* 突变 NSCLC 患者的无进展生存期，且很可能存在生存获益。该研究中约 20% 的患者伴脑转移。

关于 EGFR-TKI 联合 WBRT 或 SRT 是否可获益，毒性能否耐受，目前的前瞻性研究结论不甚一致，可能与入组人群选择和治疗方案不同有关，建议结合基因表达状态、组织学和临床数据（体能状态评分、胸部和其他颅外转移病灶情况及脑转移数目等）区分获益人群，并选择合适时机进行联合治疗。

2）ALK 抑制剂：4%～7% 的 NSCLC 患者存在 ALK 基因重排，中国患者 ALK 融合基因阳性率为 3%～11%，而这部分患者中约 24% 可在初诊时伴脑转移。第1代 ALK 抑制剂克唑替尼在脑转移中表现出了一定的疗效。相比而言，新型 ALK 抑制剂如阿雷替尼、布加替尼、色瑞替尼等可更好地透过血脑屏障，经Ⅲ期随机对照研究证实对脑转移患者的颅内控制明显优于克唑替尼，已作为 NCCN 指南初治脑转移瘤的Ⅱ类推荐。

（2）乳腺癌：乳腺癌患者中 20%～25% 存在 HER2 阳性，其发生脑转移的概率更高。因此，针对 HER2 阳性患者，一些Ⅱ期研究结果提示拉帕替尼、来那替尼联合卡培他滨等化疗药物可提高客观缓解率（objective response rate，ORR），可延缓放疗的介入时机，从而避免放射相关脑损伤，已作为 NCCN 指南复发脑转移瘤的Ⅱ类推荐。对于单克隆抗体，如曲妥珠单抗、帕妥珠单抗，目前高级别临床研究证据尚不足，但在动物实验中显示出良好的中枢神经系统有效性，期待更多研究结果。

（3）恶性黑色素瘤：*BRAF* 基因突变出现在 50% 晚期黑色素瘤患者中，其中最常见的是 *BRAF-V600E* 突变。BRAF 抑制剂维莫非尼、达拉非尼单药治疗的有效率为 20%～38%。而达拉非尼联合 MEK 抑制剂曲美替尼可显著增加颅内有效率。

4. *抗血管生成治疗* 抗血管生成治疗的目的主要是阻止恶性肿瘤新生血管的生成，以减少肿瘤的氧供，抑制其生长。贝伐珠单抗是其代表药物，其通过特异性结合血管内皮生长因子（vascular endothelial growth factor，VEGF）阻断 VEGF 与受体结合，从而减少新生血管生成，缓解瘤周水肿。贝伐珠单抗治疗脑转移方面尚缺乏随机对照研究，但Ⅱ期研究和回顾性研究结果大多提示其结合化疗可提高非鳞 NSCLC 脑转移患者的 ORR

和 DCR，并未显著增加脑出血的风险，且其在缓解脑水肿方面具有独特优势。

5. 免疫治疗　近几年免疫检查点抑制剂（immune-checkpoint inhibitor，ICI）的迅速研发进展为许多晚期转移性肿瘤的治疗带来新的希望，其中研究最多的有肺癌、黑色素瘤、乳腺癌、肾癌等。目前 NCCN 指南推荐的 ICI 如下：① NSCLC，帕博利珠单抗（pembrolizumab，2A 级证据），纳武利尤单抗（nivolumab，2B 级证据）；②恶性黑色素瘤，纳武利尤单抗 ± 易普利姆玛（ipilimumab，2A 级证据），帕姆单抗（2A 级证据）。

（四）其他治疗

其他治疗主要包括脱水、利尿等降颅压治疗，镇痛、抗癫痫等对症治疗及心理问题引导、疏解，以及伴随的精神疾病治疗等。

1. 甘露醇　甘露醇提高血浆渗透压，导致包括脑、脑脊液等组织内的水分进入血管内，从而减轻组织水肿，降低颅内压，可用于治疗脑转移瘤引起的脑水肿和颅内高压，防止脑疝的发生。既往国内外动物及临床研究表明，甘露醇可暂时性开放血脑屏障，促进化疗药物向颅内病灶渗透，提高颅内血药浓度。用法：20% 甘露醇 125 ～ 250ml 静脉快速滴注，6 ～ 8h 1 次，治疗过程中需严密监测电解质、血压、尿量等指标。

2. 皮质激素　糖皮质激素可改善肿瘤颅内转移相关症状。手术切除脑转移瘤前应用糖皮质激素可减轻术前及术后脑水肿，放疗时短期应用糖皮质激素可减轻早期放疗反应。需警惕糖皮质激素的副作用，防止消化性溃疡、血糖升高等不良反应的发生，总体原则是低量、短期应用。糖尿病患者必须慎用糖皮质激素。常用剂量是地塞米松 10 ～ 20mg 静脉注射，然后 4 ～ 6mg 静脉注射，每 6h 重复。大剂量（＞ 32mg/d）应用时有出现消化道出血等不良反应的风险，因此大剂量应用一般不超过 48 ～ 72h。

3. 利尿剂　呋塞米 20 ～ 40mg 静脉注射，依据颅内压增高程度、临床症状和 24h 尿量调整剂量与频次，但须严密监测血浆电解质变化，尤其是低钠血症和低钾血症。

4. 抗癫痫治疗　部分脑转移患者在确诊前出现癫痫，亦有部分患者在病情发展过程中出现癫痫发作。目前建议除非某些手术前准备，对无癫痫症状的患者不建议常规应用抗癫痫药物。应根据患者病情适时应用抗癫痫药物，并警惕抗癫痫治疗潜在的副作用，如肝功能异常、认知障碍和共济失调等。

5. 支持治疗　脑转移患者伴有乏力、内分泌失调等症状，且焦虑、抑郁等心理障碍发生率高，这些问题如程度较重可明显影响生活质量，甚至导致严重的后果，对患者家属也是一种强大的考验。因此，需密切关注患者症状、体征、心理变化，加强人文关怀，对家属进行陪护教育及心理疏导，共同抵御肿瘤。

要点小结

- 脑转移瘤外科治疗主要用于活检，1 ～ 3 个转移瘤行切除治疗，急症时迅速缓解颅内高压等。
- 大部分脑转移瘤患者术后需行放疗以降低局部复发率。
- 放射治疗中，全脑放疗的地位逐渐下降，条件允许时尽量推迟 WBRT，留待挽救治疗。立体定向放疗的适应证逐渐广泛。
- 传统化疗药物在脑转移中收效甚微，新型分子靶向药物及免疫治疗带来了希望，但仍有待进一步研究。

【康复随访】

（一）总体目标

对脑转移瘤患者治疗后的随访 / 监测的主要目的是：①评估治疗疗效；②尽早发现肿瘤复发或颅内新发病灶征象；③监测原发病及颅外转移病灶变化情况，及时干预处理，进行综合治疗；④评估患者神经认知功能及生活质量等。应充分体现多学科诊疗，综合治疗与个体化治疗相结合的理念，为患者制订个体化、人性化的随访 / 监测方案。

（二）严密随访

随访项目包括病史、体格检查、血清肿瘤标志物检查，脑MRI、原发病灶及颅外转移灶影像学检查，神经认知功能、生活质量测评等。频率一般为治疗后每2～3个月随访1次，病情变化时随时就诊。

（三）常见问题处理

脑转移疗效评价：脑转移瘤不同于其他实体瘤，其治疗后病灶性质单纯依靠影像学表现很难判断，因此不适合应用RECIST标准评价。目前提出的针对脑转移瘤的疗效评价标准多由胶质瘤评价标准演变而来，其中2015年神经肿瘤－脑转移疗效评估（RANO-BM）工作组提出了对靶病灶、非靶病灶的影像学大小改变、有无新病灶、糖皮质激素用量及患者临床状态进行全面评估的标准，并对可测量病灶、不可测量病灶、MRI检查要求及应用频率、假性进展的判断等进行了详尽的说明，是目前最全面的评价标准，但仍需大样本临床研究的检验（表1-2-4）。表1-2-5列举了各种疗效评价标准的对比。

表1-2-4 RANO-BM标准总疗效评价

项目	CR	PR	SD	PD
靶病灶	消失	最大径之和减少≥30%	减少＜30%，但增加＜20%	最大径之和增加≥20%
非靶病灶	消失	好转或稳定	好转或稳定	明确进展
新病灶	无	无	无	出现
糖皮质激素	不应用	稳定或减量	稳定或减量	增量（不作为单独标准）
临床状态	好转或稳定	好转或稳定	好转或稳定	恶化
要求	全符合	全符合	全符合	符合任一条

表1-2-5 脑转移瘤疗效评价标准比较

评价标准	影像手段	靶病灶定义	最大靶病灶数	测量指标	PR缩小标准	糖皮质激素	神经症状	颅外病灶
RECIST 1.1	CT或MRI	最大径≥10mm	2	一维	≥30%	未评价	未评价	评价
WHO	未规定	未规定	所有病灶	二维	≥50%	未评价	未评价	评价
Macdonald	CT或MRI	未规定	未规定	二维	≥50%	评价	评价	未评价
RANO-BM	推荐MRI	最大径≥10mm	5	一维	≥30%	评价	评价	评价

要点小结

- 脑转移瘤治疗后应为患者制订个体化、人性化的随访/监测方案。
- 随访的目的主要为监测疗效、评估颅内外肿瘤变化情况及评估神经认知功能、生活质量等。
- 疗效评价目前主要应用RANO-BM标准。

脑转移瘤患者既往预后极差，被许多临床研究排除在入组人群中，目前部分患者已能达到长期无进展生存，其疗效的提高离不开局部治疗的日益精准化和全身治疗新型药物的不断研发。然而很多与临床息息相关的问题，如局部治疗与全身治疗结合的时机、方式，疗效评价的标准，假性进展与肿瘤复发的鉴别等仍需大量临床研究和实践来解决。未来脑转移的治疗首先必须遵循多学科诊疗的理念，强调综合治疗与个体化治疗相结合。一方面探索现有治疗手段的最佳结合方式，另一方面从基因、分子层面出发，找寻肿瘤异质性的来源，更加精准地针对相关靶点进行打击。因此，针对生活质量和神经认知功能方面的研究仍需大量开展，在追求疗效的同时进一步降低治疗毒性。

【典型案例】

小细胞肺癌脑膜转移伴脑转移瘤整合性诊治1例

（一）病例情况介绍

1. 基本情况 男性，44岁，工人。既往体健，吸烟史100支/月。于2013年5月诊断为广泛期右肺中央型小细胞肺癌（SCLC），治疗前CT显示肿瘤侵犯上腔静脉、右肺动脉干，右锁骨上，纵隔2R、4R、7区及右肺门淋巴结转移，分期T4N3M0，Ⅲc期（AJCC第8版）。于2013年8月2日至10月12日行EP方案化疗4周期，疗效评价疾病稳定（stable disease，SD）；2013年11月11日至12月20日行胸部放疗，DT 60Gy/2Gy/30f，疗效评价部分缓解（partial remission，PR）；2014年1月20日至2月16日行CTX+CPT-11化疗2周期，SD；2014年2月17日至2月28日行脑预防照射（prophylactic cranial irradiation，PCI）25Gy/2.5Gy/10f，随后于2014年5月14日至6月7日再次行EP方案化疗2周期，SD。2015年8月初（PCI后1年半）患者突发言语不利，伴记忆力减退，间断头痛、头晕。为进一步诊治入院。

2. 入院查体　KPS为70分，神志清醒，表情淡漠，言语不清，对答尚切题。

3. 辅助检查　脑MRI示左侧颞叶及脑室系统弥漫性多发异常信号结节，大者位于左侧颞叶，大小约为4.4cm×3.7cm，考虑为多发转移瘤（图1-2-1）。

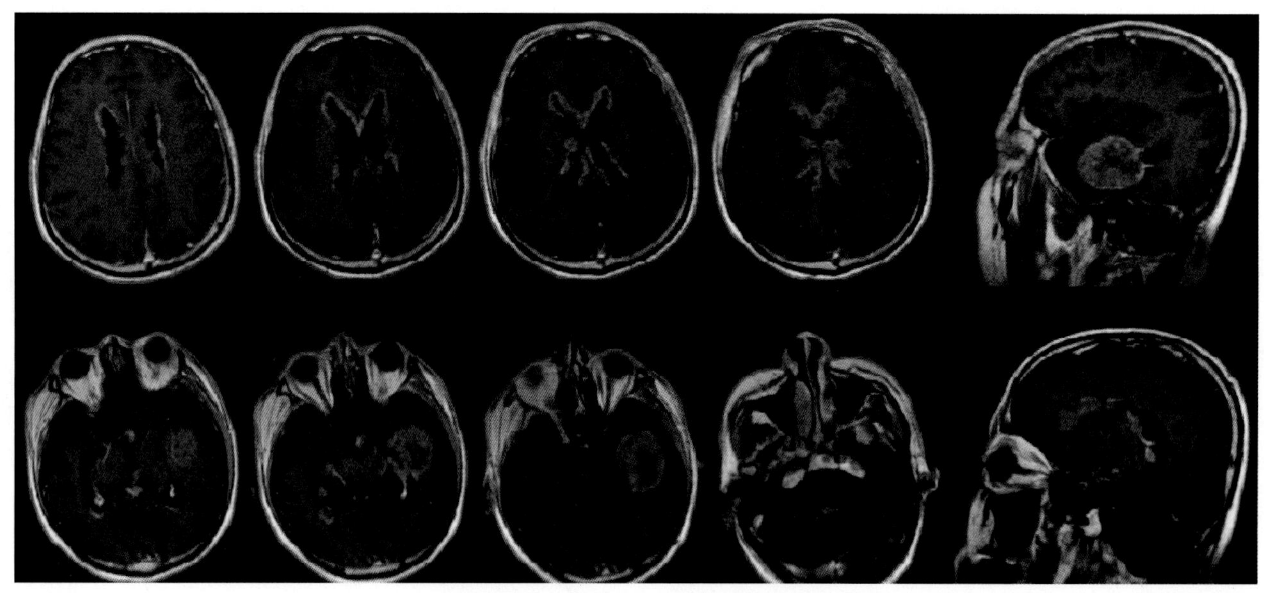

图1-2-1　脑部放疗前头颅MRI表现

胸腹盆CT提示原发病灶未进展，无颅外转移灶。

脊髓MRI未见明显转移征象。

4. 入院诊断　右肺中央型小细胞肺癌T4N3M0，Ⅲc期（AJCC第8版）广泛期；右锁骨上、纵隔、右肺门淋巴结转移；化疗后；胸部放疗后；脑预防照射后；脑转移；脑膜转移。

（二）整合性诊治过程

1. MDT团队组成　放射治疗科医师2名、神经外科医师2名、肿瘤内科医师2名、影像科医师2名、病理科医师1名、急诊科医师1名。

2. 第一次讨论意见

（1）影像诊断科：结合患者的病史和当前脑MRI影像表现，考虑原发颅内肿瘤可能性极小，诊断脑转移、脑膜转移基本明确。

（2）神经外科：因脑膜肿瘤弥漫性分布于脑室各壁，外科无法切除，患者目前诊断脑转移基本明确，无须行外科活检。

（3）放疗科：患者多疗程化疗后疗效欠佳，且小细胞肺癌尚无有效的新型治疗药物。目前颅外病变控制良好，而神经症状明显，因此应首先行脑部放疗。放疗靶区包括全脑，并将脑膜病灶和左颞叶大病灶进行同步推量。因靶区形状极不规则，体积大，因此选用螺旋断层放疗（TOMO）技术以实现。

（4）肿瘤内科、急诊科：替莫唑胺对于颅内肿瘤有一定的控制作用，NCCN指南推荐作为挽救治疗应用，因此本例可采用同步替莫唑胺75mg/

（m²·d）化疗。患者脑室旁脑膜弥漫性转移，高度怀疑存在脑脊液播散，虽脊髓 MRI 目前尚无转移征象，但在放疗后需尽快行腰椎穿刺脑脊液活检，必要时行鞘内注射化疗。如患者局部治疗后颅内局部控制可，应继续行全身治疗。

3. 第一次治疗效果　患者应用 TOMO 技术放疗 15 次，放疗中肿瘤缩小明显（图 1-2-2），故修改靶区范围后完成剩余剂量放疗，随着放疗进行，患者神经症状逐渐好转，诊疗末期 KPS 评分上升至 80 分。

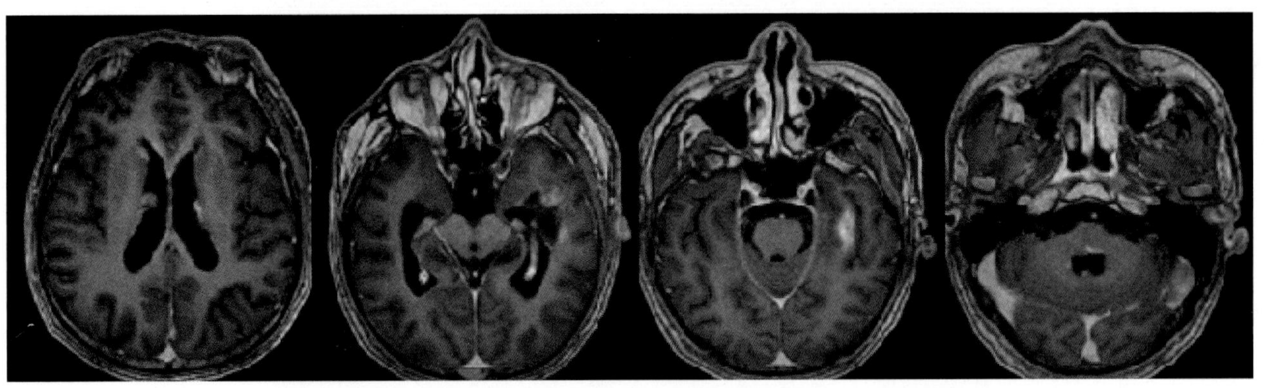

图 1-2-2　放疗 10 次后脑 MRI 表现

放疗后随即对患者进行腰椎穿刺，脑脊液活检结果提示细胞学阳性，此时患者出现精神障碍、情绪易怒等症状。于 2015 年 9 月 15 日至 9 月 28 日行 5 次鞘内注射治疗，患者精神行为异常逐渐好转，2015 年 9 月 24 日脑脊液细胞学转为阴性。随后于 2015 年 10 月 13 日至 2016 年 3 月 25 日行 CPT-11+ 顺铂化疗 6 周期。2015 年 10 月至 2016 年 1 月复查脑 MRI 脑膜转移、脑转移瘤均处于完全缓解（complete remission，CR）状态（图 1-2-3、图 1-2-4）。

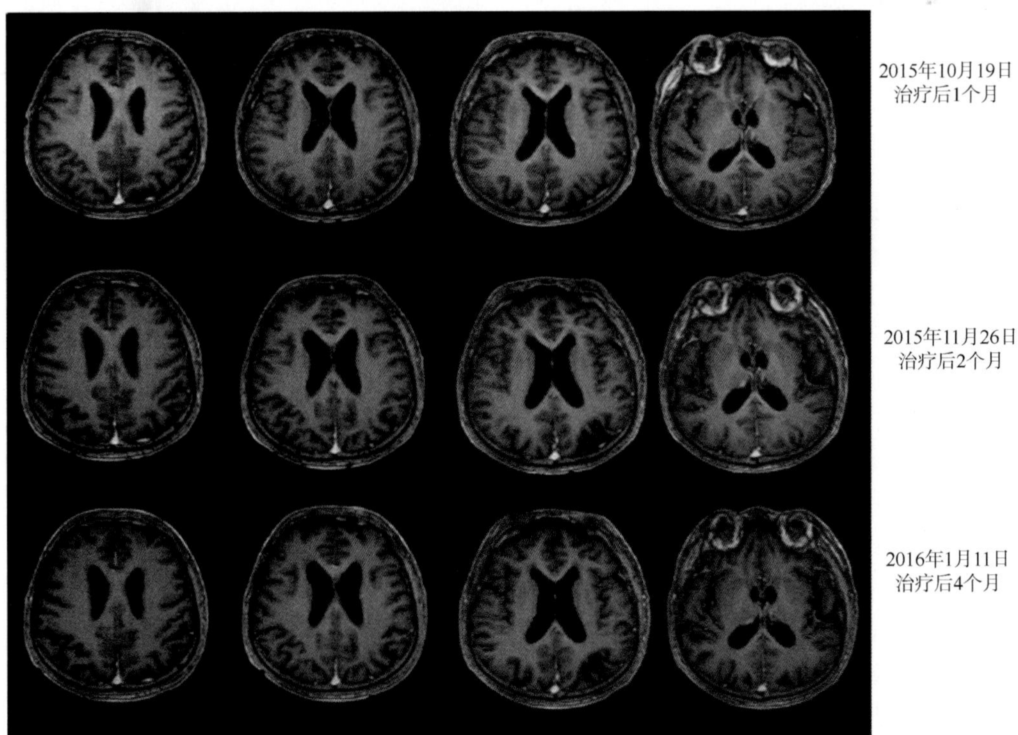

图 1-2-3　放疗及鞘内注射化疗结束后脑 MRI 表现（1）

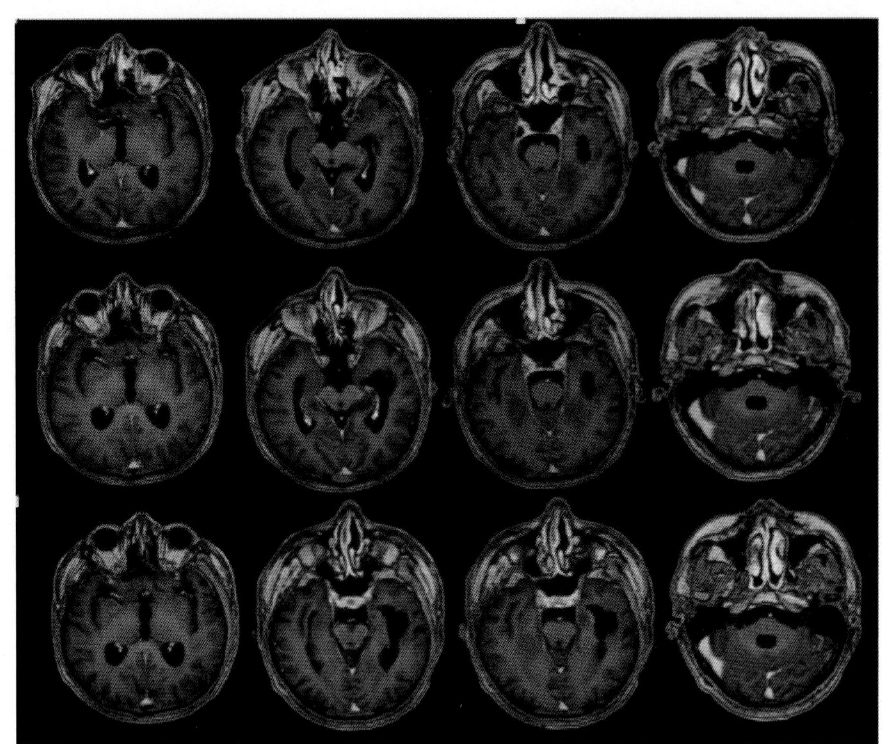

图 1-2-4　患者放疗及鞘内注射化疗结束后脑 MRI 表现（2）

2016 年 4 月，患者出现记忆力明显减退，步态不稳，伴乏力、嗜睡症状，复查脑 MRI，见图 1-2-5。2016 年 4 月 20 日行腰椎穿刺脑脊液细胞学检查时再次发现癌细胞，考虑肿瘤复发。

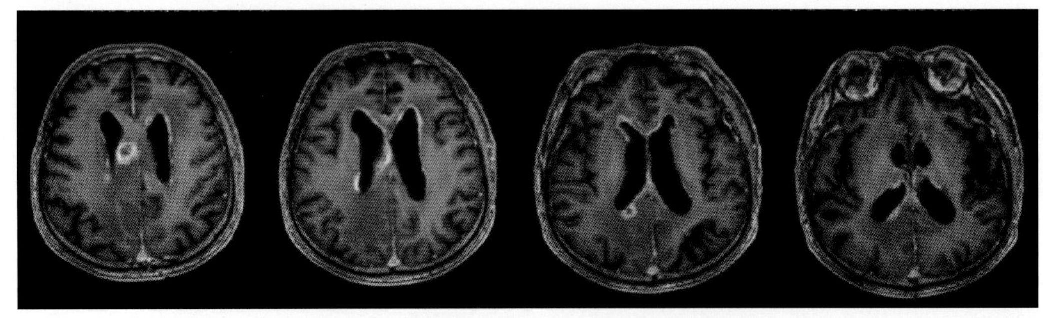

图 1-2-5　放疗后 8 个月复发后脑 MRI 表现

4. 第二次讨论意见

（1）影像诊断科：患者侧脑室旁可见强化结节，考虑肿瘤复发，侧脑室和第三、四脑室室管膜增厚，警惕室管膜转移可能。

（2）神经外科：患者脑肿瘤复发部位为脑室旁，手术难度大，不建议行手术治疗。因其脑脊液细胞学阳性，可与患者及家属沟通，推荐置入 Ommaya 储液囊行脑室内化疗。

（3）放疗科：患者放疗后 8 个月即出现野内复发，考虑与小细胞肺癌恶性程度高、全身治疗效果差及第 1 疗程放疗剂量不足有关。因患者目前神经症状较重，暂不适合行放疗，可先行鞘内注射化疗缓解症状后争取放疗机会。

（4）肿瘤内科及急诊科：同意放疗科意见，应先行鞘内注射化疗。

5. 第 2 次治疗效果　2016 年 4 月 20 日至 2016 年 5 月 13 日先行 8 次鞘内注射化疗。于 2016 年 4 月 26 日开始口服替莫唑胺维持化疗。2016 年 5 月 4 日再次行脑部病灶局部放疗，仅针对复发病灶，处方剂量：95%GTV 45.5Gy/3.5Gy/13f，至 2016 年 5 月 6 日，脑脊液细胞学检查再次转阴。

放疗结束后 2016 年 6 月复查脑 MRI：侧脑室

旁肿物基本消失，脑组织呈放疗后改变，室管膜增厚区较前缩小（图 1-2-6）。此后患者在当地医院定期复查、治疗，于 2016 年 12 月去世（距确诊小细胞肺癌 3 年半，距诊断脑转移 16 个月），死亡原因为颅外病变未控，全身衰竭，脑部未进展。

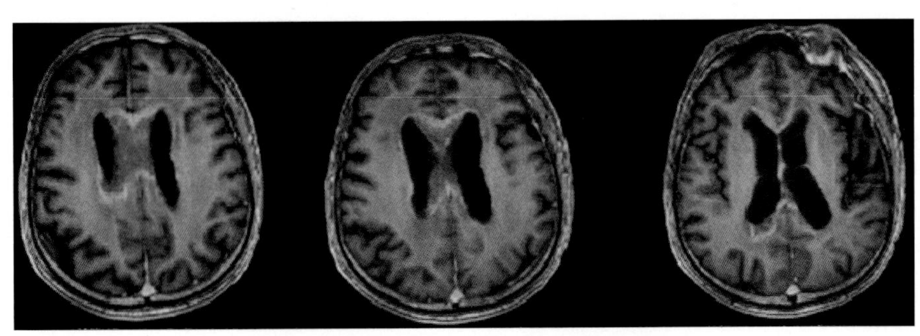

图 1-2-6 第 2 疗程放疗后脑 MRI 表现

（三）案例处理体会

本病例为广泛期小细胞肺癌根治性放化疗后，脑预防照射后 1 年半出现弥漫脑室旁脑膜转移伴左颞叶大体积脑转移，起病急，病变广泛，传统放疗技术治疗难度极大。TOMO 技术放疗是一种新型放疗手段，因其调制参数更多，使其具有更强的适形能力，更适用于靶区形状不规则的病灶。每次治疗前的图像引导在放疗过程中大大减少了摆位误差，使得计划能得以精准实现，能对多发颅内原发或转移病灶达到立体定向放疗的效果。治疗多个病灶可采用单中心，减少了因摆位引起的误差，大大提高了治疗效率。这些优势使其正逐渐成为难治性多发脑转移肿瘤患者的优选治疗方案。

替莫唑胺作为一种可透过血脑屏障的小分子化疗药物，既往的体内外试验表明其除了本身的细胞毒作用外，还可增加放疗敏感性。自 2015 年起，替莫唑胺已成为 NCCN 指南小细胞肺癌挽救治疗的推荐方案。

然而对于脑膜转移瘤患者，单纯采用局部病灶治疗远远不够，需与鞘内注射化疗及全身系统性治疗联合，秉承整合治疗及多学科会诊理念。由于小细胞肺癌缺少新型靶向药等全身治疗的有力武器，鞘内注射化疗对本例患者而言起到了至关重要的作用。尤其在其病灶复发后，神经系统症状较重，无法耐受放疗，采用 2 周 1 次的 MTX+ 地塞米松鞘内注射可迅速缓解症状，为放疗提供条件，此方案也被写入了 2017 年 EANO-ESMO 实体肿瘤脑膜转移诊断、治疗、随访指南中。除甲氨蝶呤外，阿糖胞苷和塞替派也是常用于鞘内注射的化疗药物。其他用于鞘内注射的新型制剂的安全性及疗效仍在探索中。

总而言之，本例小细胞肺癌患者之所以能在出现弥漫性脑膜转移伴脑部大体积转移灶后仍获得较好的颅内控制和生存结果，是精准放疗、鞘内注射化疗及全身系统性治疗多学科合理配合的结果，针对难治性脑转移瘤，综合治疗与个体化治疗仍任重而道远。

（马玉超　肖建平）

参考文献

封国生，黎前德，高宏，等，2007. 肿瘤外科学 . 北京：人民卫生出版社 .

马玉超，肖建平，毕楠，等，2018. FSRT 联合替莫唑胺治疗大体积脑转移瘤的对照研究 . 中华放射肿瘤学杂志，27（4）：348-353.

马玉超，肖建平，毕楠，等，2018. HT 全脑 + 病灶同步推量放疗多发性脑转移瘤剂量学及临床分析 . 中华放射肿瘤学杂志，27（5）：435-440.

吴译，林晓平，吕衍春，2019. 脑转移瘤的影像学诊断 . 广东医学，40（1）：3-11.

张庆林，2004. 神经外科手术规范及典型病例点评——外科手术规范及典型病例点评丛书 . 济南：山东科学技术出版社 .

赵儒钢，孟祥颖，申戈，等，2016. 贝伐珠单抗治疗脑转移瘤难治性瘤周水肿的疗效分析 . 临床肿瘤学杂志，21（3）：233-237.

Bi N，Ma YC，Xiao JP，et al，2019. A phase II trial of concurrent temozolomide and hypofractionated stereotactic radiotherapy for complex brain metastases. The Oncologist，24（9）：e914-e920.

Brown PD，Ahluwalia MS，Khan OH，et al，2018. Whole-brain radiotherapy for brain metastases：evolution or revolution? Journal of

Clinical Oncology, 36（5）: 483-491.

Brown PD, Ballman KV, Cerhan JH, et al, 2017. Postoperative stereotactic radiosurgery compared with whole brain radiotherapy for resected metastatic brain disease（NCCTG N107C/CEC・3）: a multicentre, randomised, controlled, phase 3 trial.The Lancet Oncology, 18（8）: 1049-1060.

Cagney DN, Martin AM, Catalano PJ, et al, 2017. Incidence and prognosis of patients with brain metastases at diagnosis of systemic malignancy: a population-based study. Neuro-Oncology, 19（11）: 1511-1521.

Camidge DR, Kim HR, Ahn MJ, et al, 2018. Brigatinib versus crizotinib in ALK-positive non-small-cell lung cancer. N Engl J Med, 379: 2027-2039.

Chang WS, Kim HY, Chang JW, et al, 2010.Analysis of radiosurgical results in patients with brain metastases according to the number of brain lesions: is stereotactic radiosurgery effective for multiple brain metastases? Journal of Neurosurgery, 113（Suppl）: 73-78.

Chen XJ, Xiao JP, Li XP, et al, 2012. Fifty percent patients avoid whole brain radiotherapy: stereotactic radiotherapy for multiple brain metastases. A retrospective analysis of a single center. Clinical and Translational Oncology, 14（8）: 599-605.

Cheng L, Lopez-Beltran A, Massari F, et al, 2018. Molecular testing for BRAF mutations to inform melanoma treatment decisions: a move toward precision medicine. Modern Pathology, 31（1）: 24-38.

Cross DAE, Ashton SE, Ghiorghiu S, et al, 2014. AZD9291, an irreversible EGFR TKI, overcomes T790M-mediated resistance to EGFR inhibitors in lung cancer. Cancer Discovery, 4（9）: 1046-1061.

Davies MA, Saiag P, Robert C, et al, 2017. Dabrafenib plus trametinib in patients with BRAF^{V600}-mutant melanoma brain metastases（COMBI-MB）: a multicentre, multicohort, open-label, phase 2 trial. The Lancet Oncology, 18（7）: 863-873.

Freedman RA, 2019.TBCRC 022: a phase Ⅱ trial of neratinib and capecitabine for patients with human epidermal growth factor receptor 2-positive breast cancer and brain metastases. J Clin Oncol, 37: 1081-1089.

Fu Y, Hu J, Du N, et al, 2016. Bevacizumab plus chemotherapy versus chemotherapy alone for preventing brain metastasis derived from advanced lung cancer. Journal of Chemotherapy, 28（3）: 218-224.

Gaspar LE, Scott C, Murray K, et al, 2000. Validation of the RTOG recursive partitioning analysis（RPA）classification for brain metastases. International Journal of Radiation Oncology Biology Physics, 47（4）: 1001-1006.

Gavrilovic IT, Posner JB, 2005. Brain metastases: epidemiology and pathophysiology. Journal of Neuro-Oncology, 75（1）: 5-14.

Golden DW, Lamborn KR, McDermott MW, et al, 2008. Prognostic factors and grading systems for overall survival in patients treated with radiosurgery for brain metastases: variation by primary site. Journal of Neurosurgery, 109（Suppl）: 77-86.

Gondi V, Tolakanahalli R, Mehta MP, et al, 2010. Hippocampal-sparing whole-brain radiotherapy: a "how-to" technique using helical tomotherapy and linear accelerator–based intensity-modulated radiotherapy. International Journal of Radiation Oncology Biology Physics, 78（4）: 1244-1252.

Gondi V, Tome WA, Marsh J, et al, 2010. Estimated risk of perihippocampal disease progression after hippocampal avoidance during whole-brain radiotherapy: Safety profile for RTOG 0933. Radiotherapy and Oncology, 95（3）: 327-331.

Herbst RS, Morgensztern D, Boshoff C, 2018. The biology and management of non-small cell lung cancer. Nature, 553（7689）: 446-454.

Jänne PA, Yang JCH, Kim DW, et al, 2015. AZD9291 in EGFR inhibitor–resistant non–small-cell lung cancer. New England Journal of Medicine, 372（18）: 1689-1699.

Kim DW, Mehra R, Tan DSW, et al, 2016. Activity and safety of ceritinib in patients with ALK-rearranged non-small-cell lung cancer（ASCEND-1）: updated results from the multicentre, open-label, phase 1 trial. The Lancet. Oncology, 17（4）: 452-463.

Le Rhun E, Weller M, Brandsma D, et al, 2017. EANO–ESMO Clinical Practice Guidelines for diagnosis, treatment and follow-up of patients with leptomeningeal metastasis from solid tumours. Annals of Oncology, 28: iv84-iv99.

Lewis Phillips GD, Nishimura MC, Lacap JA, et al, 2017.Trastuzumab uptake and its relation to efficacy in an animal model of HER2-positive breast cancer brain metastasis. Breast Cancer Research and Treatment, 164（3）: 581-591.

Lin NU, Stein A, Nicholas A, et al, 2017.Planned interim analysis of PATRICIA: an open-label, single-arm, phase Ⅱ study of pertuzumab（P）with high-dose trastuzumab（H）for the treatment of central nervous system（CNS）progression post radiotherapy（RT）in patients（pts）with HER2-positive metastatic breast cancer（MBC）. Journal of Clinical Oncology, 35（15）: 2074.

Lorenzoni J, Devriendt D, Massager N, et al, 2004. Radiosurgery for treatment of brain metastases: estimation of patient eligibility using three stratification systems. International Journal of Radiation Oncology, Biology, Physics, 60（1）: 218-224.

Mahajan A, Ahmed S, McAleer MF, et al, 2017. Post-operative stereotactic radiosurgery versus observation for completely resected brain metastases: a single-centre, randomised, controlled, phase3 trial. Lancet Oncol, 18: 1040-1048.

McArthur GA, Maio M, Arance A, et al, 2017. Vemurafenib in metastatic melanoma patients with brain metastases: an open-label, single-arm, phase 2, multicentre study. Annals of Oncology, 28（3）: 634-641.

Mulvenna, P, et al. Dexamethasone and supportive care with or without whole brain radiotherapy in treating patients with non-small cell lung cancer with brain metastases unsuitable for resection or stereotactic radiotherapy（QUARTZ）: results from a phase 3, non-inferiority, randomised trial. Lancet 2016, 388: 2004-2014.

Naidoo J, Panday H, Jackson S, et al, 2016. Optimizing the delivery of antineoplastic therapies to the central nervous system. Oncology（Williston Park, N.Y.）, 30（11）: 953-962.

Nancy UL, Eudocia QL, Hidefumi A, et al, 2015.Response assessment criteria for brain metastases: proposal from the RANO group.Lancet Oncology, 16: e270-278.

Nayak L, Lee EQ, Wen PY, 2012. Epidemiology of brain metastases. Current Oncology Reports, 14（1）: 48-54.

Peters S, Camidge DR, Shaw AT, et al, 2017. Alectinib versus crizotinib in untreated ALK-positive non–small-cell lung cancer. New England Journal of Medicine，377（9）：829-838.

Rades D，Evers JN，Veninga T，et al，2011. Shorter-course whole-brain radiotherapy for brain metastases in elderly patients. International Journal of Radiation Oncology，Biology，Physics，81（4）：e469-e473.

Rangachari D，Yamaguchi N，VanderLaan PA，et al，2015. Brain metastases in patients with EGFR-mutated or ALK-rearranged non-small-cell lung cancers. Lung Cancer（Amsterdam，Netherlands），88（1）：108-111.

Soliman H，Ruschin M，Angelov L，et al，2018. Consensus contouring guidelines for postoperative completely resected cavity stereotactic radiosurgery for brain metastases. International Journal of Radiation Oncology，Biology，Physics，100（2）：436-442.

Soltys SG，Seiger K，Modlin LA，et al，2015. A phase I/II dose-escalation trial of 3-fraction stereotactic radiosurgery（SRS）for large resection cavities of brain metastases. International Journal of Radiation Oncology Biology Physics，93（3）：S38.

Soria JC，Ohe Y，Vansteenkiste J，et al，2018. Osimertinib in Untreated EGFR-Mutated Advanced Non-Small-Cell Lung Cancer.New England Journal of Medicine，378（2）：113.

Sperduto PW，Berkey B，Gaspar LE，et al，2008. A new prognostic index and comparison to three other indices for patients with brain metastases：an analysis of 1，960 patients in the RTOG database. International Journal of Radiation Oncology Biology Physics，70（2）：510-514.

Sperduto PW，Kased N，Roberge D，et al，2012. Summary report on the graded prognostic assessment：an accurate and facile diagnosis-specific tool to estimate survival for patients with brain metastases. Journal of Clinical Oncology，30（4）：419-425.

Sperduto PW，Yang TJ，Beal K，et al，2017.Estimating survival in patients with lung cancer and brain metastases：an update of the graded prognostic assessment for lung cancer using molecular markers（lung-molGPA）.JAMA Oncol，3：827-831.

Suki D，Khoury AR，Ding MM，et al，2014. Brain metastases in patients diagnosed with a solid primary cancer during childhood：experience from a single referral cancer center. Journal of Neurosurgery：Pediatrics，14（4）：372-385.

Vellayappan B，Tan CL，Yong C，et al，2018. Diagnosis and management of radiation necrosis in patients with brain metastases. Frontiers in Oncology，8：395.

Weltman E，Salvajoli JV，Brandt RA，et al，2000. Radiosurgery for brain metastases：a score index for predicting prognosis. International Journal of Radiation Oncology，Biology，Physics，46（5）：1155-1161.

Winn HR，Burchiel KJ，Bakay TAE，et al，2009. 尤曼斯神经外科学. 王任直，译. 北京：人民卫生出版社.

Yamamoto M，Serizawa T，Shuto T，et al，2014. Stereotactic radiosurgery for patients with multiple brain metastases（JLGK0901）：a multi-institutional prospective observational study. The Lancet. Oncology，15（4）：387-395.

第三节　颅内其他肿瘤

一、髓母细胞瘤

• 发病情况及诊治研究现状概述

髓母细胞瘤（medulloblastoma）是儿童时期中枢神经系统最常见的胚胎性恶性肿瘤，以5～10岁的儿童较常见，占所有儿童颅内肿瘤的25%。成人髓母细胞瘤相对少见，占成人中枢神经系统肿瘤的1%。该病的绝大部分研究基于儿童人群，成人患者的研究非常少，且没有随机研究。不到5%的病例与遗传性癌症易感综合征——家族性腺瘤性息肉病（familial adenomatous polyposis，FAP）有关，历史上被称为Turcot综合征或新生基底细胞癌综合征（nevoid basal cell carcinoma syndrome，NBCCS），也被称为Gorlin综合征。在儿童中，髓母细胞瘤在男性中略多见，男女发病率比为0.63。没有明显的种族或民族倾向。髓母细胞瘤多发生于颅后窝，可沿着脑脊液循环通路向软脑膜扩散，有30%～35%的患儿在病程中出现远处转移。目前标准治疗策略是手术联合全脑全脊髓放疗和放疗后辅助化疗。近年来，髓母细胞瘤的个体化治疗取得很大进展，根据危险因素进行分层治疗。髓母细胞瘤确切的预后因素包括手术切除的程度、有无远处转移、诊断时的年龄等。某些预后较好的病理类型如促结缔组织增生型髓母细胞瘤及某些与预后密切相关的基因特性也逐渐成为治疗策略的重要参考因素。经手术、放疗和化疗等规范的综合治疗，目前标危型髓母细胞瘤5年无复发生存率为70%～80%，而高危型髓母细胞瘤5年无复发生存率约为60%。

• 相关诊疗规范、指南和共识

- NCCN肿瘤临床实践指南：中枢神经系统肿瘤（2019.V3），美国NCCN
- 中国中枢神经系统胶质瘤诊断与治疗指南（2012），《中国中枢神经系统胶质瘤诊断与治疗指南》编写组
- 儿童髓母细胞瘤多学科诊疗专家共识（CCCG-MB-2017），中国抗癌协会小儿肿瘤专业委员会

【全面检查】

（一）病史特点及体检发现

髓母细胞瘤生长隐蔽，早期症状缺乏特征，常被患者亲属和医师所忽略。当患者出现临床表现时，影像学发现肿瘤已非常大。80%以上的患者首发表现是颅内高压的症状：头痛和呕吐，精神萎靡。随后可出现复视、步态不稳、视力减退、强迫头位、头颅增大、呛咳，严重时可有蛛网膜

下腔出血和小脑危象。

颅内高压的主要原因是肿瘤阻塞第四脑室和大脑导水管后引起的幕上脑积水。小脑蚓部的肿瘤不断增长使第四脑室和（或）中脑导水管受压，导致梗阻性脑积水形成颅内压增高，表现为头痛、呕吐和眼底视盘水肿等。出现小脑扁桃体疝时常有颈强直、斜颈表现。小脑蚓部损害导致的躯干性共济失调表现为步态蹒跚，步行足间距离增宽，甚至站坐不稳及站立摇晃。原发于小脑半球者可表现为小脑性语言、眼肌共济失调。侵及脑干者常有复视及多种脑神经障碍。肿瘤压迫延髓可有吞咽发呛和锥体束征，表现为肌张力及腱反射低下。肿瘤细胞发生脱落后可通过脑脊液循环沿蛛网膜下腔发生播散，脊髓种植，马尾神经、颅前窝底是常见受累部位，少数转移至大脑各部位，极少数可因血行播散发生远处转移。

本病主要的体征有视盘水肿、躯体性共济失调、步态异常、强迫头位、眼球震颤等。患者可有视物模糊或视力下降。当肿瘤主要侵犯上蚓部时，患者多向前倾倒；肿瘤位于下蚓部时，患者向后倾倒。如肿瘤侵犯一侧的小脑半球，患者表现为肢体性共济失调，如手持物不稳、指鼻困难等。患者多有水平性眼球震颤，是眼肌的共济失调所致。复视是颅内高压引起展神经麻痹所致。当肿瘤侵犯第四脑室底时，由于面丘受侵犯可导致面瘫。长入椎管内的肿瘤侵犯了脊神经，患者可表现为强迫头位。

（二）影像学检查

髓母细胞瘤的影像学检查主要包括磁共振成像（MRI）和计算机断层扫描（CT）。头颅 CT 扫描可发现颅后窝中线部位圆形占位，边界比较清楚，瘤体周围可有脑水肿带，平扫为等密度或稍高密度，增强表现比较均匀。部分肿瘤有瘤内坏死和小囊变。位于小脑蚓部的髓母细胞瘤 CT 检查表现为密度均一、均匀增强的肿块。而位于小脑半球部位的常呈非均一的混杂密度肿块，增强表现不均匀。头颅计算机体层血管成像（CTA）可显示肿瘤的供血。

头颅 MRI 扫描能确定肿瘤的大小和精确的解剖关系。3/4 的髓母细胞瘤起源于小脑蚓部，并多突出到第四脑室。但成人髓母细胞瘤的起源部位更多的是小脑半球，而不是蚓部。MRI 检查，肿瘤在 T_1 加权像上呈低信号，在 T_2 加权像上一般呈等至高信号，由于囊肿形成、钙化和坏死，T_1 增强表现为不均匀。小囊变常见，大的囊变罕见。弥散加权成像显示弥散受限，髓母细胞瘤在 FLAIR 序列上对周围脑组织呈高信号。磁共振波谱显示胆碱峰升高，肌酸和 N- 乙酰乙酸峰降低，乳酸和脂峰偶尔升高。由于肿瘤阻塞了第四脑室，大脑导水管扩张，并有幕上脑积水引起的脑室对称性扩大。

由于髓母细胞瘤倾向于沿脑脊液路径扩散，MRI 扫描可以发现沿蛛网膜下腔散播的粗大结节状转移灶，这有助于确定肿瘤的分期，是制订治疗方案和估计预后的重要依据。在病情稳定的患者中，为了避免术后可能出现的伪影，最好在手术干预前行全脊髓 MRI 检查。

肿瘤扩散到中枢神经系统之外比较罕见，偶有报道骨骼和骨髓的转移。骨扫描可用于有骨痛症状的患者。骨髓评估不是常规检查，但可考虑用于任何不明原因的外周血细胞计数异常的患者，偶尔也可用于年龄小于 3 岁的髓母细胞瘤患儿，因为疾病向中枢系统以外扩散的风险增加。

鉴别诊断：儿童颅后窝肿块的影像学鉴别诊断最常见的有室管膜瘤、不典型畸胎样 / 横纹肌样瘤和毛细胞型星形细胞瘤，另外还包括外生性脑干胶质瘤和脉络丛乳头状瘤，婴儿的畸胎瘤和血管母细胞瘤等。

（三）病理学检查

髓母细胞瘤是中枢神经系统恶性程度最高的神经上皮性肿瘤之一，在 WHO 的神经系统肿瘤分级中属于Ⅳ级。显微镜下可见具有多能性分化的细胞成分，包括神经元、星形、室管膜、肌肉和黑色素细胞等。髓母细胞瘤来源于胚胎残余组织，一种可能是起源于胚胎时期小脑的外颗粒细胞层，这些细胞正常约在出生后 6 个月内逐渐消失，另一种可能起源于后髓帆室管膜增殖中心的原始细胞，这些细胞可能在出生后数年仍然存在。

准确详尽的病理诊断和组织学分型对髓母细胞瘤分层治疗非常重要。病理报告包括大体描述、镜下描述、组织分型及免疫组化。髓母细胞瘤按照组织学分为五种不同的亚型：①经典型（classic）；②大细胞型髓母细胞瘤（large cell）；③间变型髓母细胞瘤（anaplastic）；④促结缔组织增生/结节型髓母细胞瘤（desmoplastic/nodular）；⑤广泛结节型髓母细胞瘤（medulloblastoma with extensive nodularity）。

2016年5月新版的WHO中枢神经系统肿瘤分类标准仍然以组织学形态为基础，但首次将中枢神经系统肿瘤分类中肿瘤组织学表型和基因特征进行整合，建立了基于联合组织学表型和基因表型的诊断标准格式，将神经肿瘤的病理诊断带入了“整合诊断”时代。没有进行相关基因检测或进行了基因检测但未发现与诊断相关的基因型改变的肿瘤暂时归类为无特殊指定NOS亚类。髓母细胞瘤的分子分型分为五种：①WNT激活型；②SHH激活和TP53突变型；③SHH激活和TP53野生型；④Group3型；⑤Group4型。

髓母细胞瘤分子生物学进展快，同样的组织类型但不同分子亚型预后不同。将分子亚型加入临床危险分层，从而改变临床的治疗，此目前仍然处于研究中。WNT型最少见，仅占髓母细胞瘤的11%。中位年龄为10～12岁，4岁以下罕见。病理多为经典型，偶为大细胞/间变型，但疗效较好。常有编码β-catenin的*CTNNB1*基因的突变。WNT型髓母细胞瘤生存率最高，总生存率达90%。SHH型约占28%，发病率呈双向型，4岁以下和16岁以上多见。促结缔组织增生型几乎均属SHH型髓母细胞瘤，但SHH型也可见于经典型和大细胞/间变型髓母细胞瘤。可有*PTCH1*、*SMO*、*SUFU*等突变，MYCN表达较高。预后仅次于WNT型，但WNT型伴有TP53突变时预后很差。Group3型髓母细胞瘤约占28%，预后最差，常有远处转移，病理类型多为经典型和大细胞/间变型，MYC扩增多见，并与预后不良相关，26%的患者有17q染色体异常。Group4型髓母细胞瘤最多见，约占34%，约2/3的患者有17q染色体异常（i17q），部分患者有17p突变，此型有CDK6和MCYN扩增，但MYC高表达少见。发病高峰年龄为10岁，3岁以下罕见，虽然容易转移，但预后与Group3型相比相对较好。

【整合评估】

（一）评估主体

髓母细胞瘤需要多学科团队（MDT）讨论评估，其组成包括神经外科、放射治疗科、神经肿瘤科、肿瘤内科、儿童肿瘤科、病理科、影像科、护理部、心理学科、营养科等。人员组成及资质：①医学领域成员（核心成员），神经外科医师2名，放射治疗科医师2名，神经肿瘤科医师1名，儿童肿瘤科医师1名，肿瘤内科医师1名，病理科医师1名，其他专业医师若干名（根据MDT需要加入），所有参与MDT讨论的医师应具有主治或副高级以上职称，有独立诊断和治疗能力，并有一定学识和学术水平。②相关领域成员（扩张成员），临床护师1～2名和协调员1～2名。所有MDT参与人员应进行相应职能分配，包括牵头人、讨论专家和协调员等。

（二）分期评估

临床分期和检查（参见Chang分期系统） 临床分期对于危险度分层和后续治疗方案选择非常重要。分期前需要进行以下评估。

（1）术前评估：术前脑和脊髓MR及脑脊液检查。

（2）术中评估：术中所见肿瘤有无颅内扩散；手术能否完整切除肿瘤。

（3）术后评估：术后影像学检查判断肿瘤有无残留。

髓母细胞瘤肿瘤侵犯范围定义如下。

M0：肿瘤局限，无转移证据。

M1：仅是脑脊液肿瘤细胞阳性。

M2：小脑脑蛛网膜下腔和（或）侧脑室或第三脑室结节状种植。

M3：脊髓蛛网膜下腔结节状种植。

M4：颅外转移。

（三）危险分层

1. 年龄＞3岁儿童髓母细胞瘤危险分层

标危：肿瘤完全切除或近完全切除（残留病灶≤1.5cm^2），无扩散转移（M0）。

高危：手术次全切除（残留病灶> $1.5cm^2$）；伴有转移疾病，包括神经影像学播散性疾病，手术 10 天后腰椎穿刺或脑室脑脊液的细胞学检查呈阳性或有颅外转移。病理组织学检查呈弥漫间变型。

2. 年龄≤ 3 岁儿童髓母细胞瘤危险分层

标危（同时满足以下条件）：肿瘤完全切除或近完全切除（残留病灶≤ $1.5cm^2$），无扩散转移（M0），病理表现为促结缔组织增生 / 结节型，广泛表现为结节型。

高危：≤ 3 岁儿童，除符合标危以外，任何其他类型全部归类为高危。

（四）准确诊断及鉴别诊断

对于 3 ～ 10 岁儿童，如果短期内（4 ～ 6 个月）出现头痛、呕吐、走路不稳、眼球震颤等临床表现时要考虑髓母细胞瘤的可能，及时行影像学检查可以明确诊断。由于成人髓母细胞瘤影像学表现不像儿童那么典型，临床容易误诊，而术前正确的诊断和分期对制订治疗方案和估计预后有非常重要的意义。因此，对成人颅后窝脑实质内占位要提高警惕。无论是儿童还是成人，如怀疑髓母细胞瘤，要加做全脊髓扫描以确定有无转移灶。

主要应和以下病变进行鉴别诊断：

1. 室管膜瘤　为第四脑室内发生的肿瘤，主要见于 20 岁以下儿童和青年人，特别多见于 5 岁以下儿童。特点是第四脑室底神经核团受压症状明显，小脑症状相对较轻，如耳蜗前庭核受累引起耳鸣、听力减退等症状；展神经核受累引起眼球外展障碍；迷走、舌下神经核受累引起声音嘶哑、吞咽困难、恶心、呕吐等。影像上肿瘤信号不均匀，常见钙化和较大的囊性变。

2. 小脑星形细胞瘤　典型的小脑星形细胞瘤多位于小脑半球，由于肿瘤生长较慢，小脑半球功能代偿能力较强，因此患者的病史很长。影像检查上有显著的囊性变，钙化也较常见。其他还要和血管网织细胞瘤、脉络丛乳头状瘤、转移瘤等相鉴别。

【整合决策】

（一）手术

手术切除肿瘤是治疗髓母细胞瘤的首选方法，在影像学诊断后，应尽早手术治疗。70% ～ 80% 的患者合并有脑积水，现在不主张肿瘤手术前做分流术。可以在手术前 2 ～ 3 天做侧脑室持续外引流，手术时全切除肿瘤，从而解除导水管的梗阻，待手术切除肿瘤后再去除脑室外引流。如肿瘤手术后 1 ～ 2 周头颅 CT 或 MRI 显示脑室没有明显缩小，可以做脑室 - 腹腔分流术。对于脑室 - 腹腔分流术是否造成肿瘤的腹腔转移，目前仍有争论。当肿瘤有广泛的蛛网膜下腔转移或种植、不能首先进行肿瘤切除时，可做分流术。肿瘤的手术全切除是治疗髓母细胞瘤的根本目标。一般来讲，几乎所有原位生长的髓母细胞瘤都能做到全切除或近全切除。

术后常见的并发症有皮下积液、缄默症（mutism）、颅内感染等。以往文献报道髓母细胞瘤的手术死亡率约为 10%，由于现代影像技术和显微手术技术的发展，现在的手术死亡率几乎为零。术后 2 ～ 3 天时应检查切口情况，如发现有皮下积液应及时做抽液后加压包扎，一般每天穿刺抽液并加压包扎 2 ～ 3 次后，枕部软组织与颅骨贴合后积液即可消失。如积液不能消失，可做皮下积液持续外引流，并局部加压包扎。如皮下积液仍然不消失，可做皮下积液 - 腹腔分流术。

缄默症的发生率较低，主要发生在巨大的髓母细胞瘤手术后。Hirsch 最早报道颅后窝手术后出现的这种现象。患者有两种不同的临床表现类型：多数患者表情呆滞、不说话、不回答问题；有极少数患者表现为哭闹，但无眼泪，在床上翻动，不说话。缄默症发生的时间可在术后即刻出现，也可在术后数天才出现。几乎所有的缄默症都能在 6 个月以内恢复到正常状态。术后即刻出现的缄默症的恢复时间较长，一般为数周至 6 个月。而术后数天才出现的缄默症的恢复较快，数天或数周即可恢复。发生缄默症的确切原因不十分清楚，可能与损伤小脑的齿状核有关，齿状核的损伤原因可能与手术直接损伤和静脉循环损伤有关。

（二）放射治疗

全脑全脊髓放疗是术后辅助治疗的重要组成部分，但放疗的远期副作用使其应用受到限制，尤其对于年龄较小的儿童。长期生存的患者可有智力下降、生长发育迟缓、内分泌功能紊乱和不孕不育等后遗症。

髓母细胞瘤的恶性程度很高，单纯手术治疗的效果很差，因此术后放疗是治疗髓母细胞瘤必不可少的治疗措施，可以明显地延长患儿的生存期。

但是早期实施的手术加局部放疗的效果也不理想。1936 年，Cutler 开始采用全中枢（craniospinal irradiation，CSI）放疗，1969 年 Bloom 报道了 71 例进行 CSI 的病例，5 年和 10 年生存率分别为 40% 和 30%。之后，大量的研究证明，无论儿童还是成人髓母细胞瘤，采用手术加 CSI 均可以显著延长生存期。

髓母细胞瘤对放疗很敏感，而且由于患者多为儿童，大剂量放疗将增加明显的不良反应，特别是引起患儿的神经系统发育障碍，因此目前已经不主张进行大剂量放疗。有较可靠研究显示，采用低剂量全中枢照射加颅后窝局部高剂量照射能够在不降低疗效的情况下减少放疗并发症。一般要求全脑 + 全脊髓的剂量为 30 ～ 40Gy，颅后窝总剂量不低于 50Gy，近来的标准剂量为 50 ～ 58.8Gy，每次的分割剂量为 1.75Gy 或 1.8Gy。没有可靠证据显示提高剂量能提高疗效。术后开始放疗的时间越早越好，一般患者要在术后 3 周内接受放疗。特别是高危病情的患者在放疗后还需要药物化疗，以提高患者的生存率。

放疗不良反应包括短期不良反应和远期不良反应。短期不良反应主要有恶心、呕吐、疲劳、脱发、骨髓抑制和咽喉疼痛等。远期不良反应主要是记忆力、计算力等认知功能下降，特别在儿童比较明显，其他较少见的还有垂体功能低下，引起第二肿瘤等。

（三）化学治疗

髓母细胞瘤的化疗主要是以铂类为基础的联合化疗。对标危儿童目前常用的化疗药物主要有洛莫司汀（CCNU）、长春新碱、丙卡巴肼、顺铂、卡铂和 VP16。化疗在放疗后 4 ～ 6 周给予，6 个疗程为标准化疗。全身系统性大剂量化疗对提高髓母细胞瘤的生存率方面疗效肯定，特别是与放疗结合治疗时，能明显降低肿瘤复发率，改善患者预后。有转移的髓母细胞瘤均归为高危组，这类髓母细胞瘤的治疗至今仍是难题。多种化疗方案均没有获得理想的治疗结果。泼尼松 +CCNU+ 长春新碱，卡铂 /VP16 等化疗方案可用于高危儿童的髓母细胞瘤患者。没有证据支持先化疗 - 放疗 - 化疗的夹心化疗法对高风险髓母细胞瘤患儿更有效。

婴幼儿髓母细胞瘤的化疗：3 岁以下低龄儿童的髓母细胞瘤由于初次诊断时多已伴有播散性转移，因而有较高的复发率，是预后不良的主要原因，所以婴幼儿患者普遍归于高危组。婴幼儿各系统发育不成熟，对放疗耐受性差，虽给予低剂量全脑全脊髓放疗及局部颅后窝放疗，但其复发率仍然较高，并可增加婴幼儿的放射性损伤，所以放疗不是治疗婴幼儿髓母细胞瘤的理想选择。大剂量冲击化疗是延缓或避免婴幼儿术后颅脑脊柱放射治疗的有效方法，特别是对存在术后肿瘤残余及肿瘤转移的婴幼儿患者。对于手术全切且无转移的婴幼儿患者，单纯大剂量化疗可取得满意疗效，可以代替放疗。但是婴幼儿髓母细胞瘤的化疗仍存在诸多问题，无论是单纯给予铂类化疗药物或是 VP16，甚至联合化疗，其治疗效果与儿童高危患者的治疗效果相似，均不理想，需要进一步进行多中心的临床试验研究。

成人髓母细胞瘤的化疗：成人髓母细胞瘤起源于小脑外颗粒细胞层，而小脑外颗粒细胞层主要位于小脑软膜下分子层表面，因此成人髓母细胞瘤多位于小脑表面，位于小脑蚓部及第四脑室者较少。与儿童中线的肿瘤相比，小脑半球的肿瘤不易通过脑脊液转移，因此成人髓母细胞瘤的预后明显好于儿童髓母细胞瘤。成人髓母细胞瘤的术后化疗能显著提高患者的生存率，术后放化疗的患者治疗效果明显优于术后单纯放疗者。常用化疗方案为 CCNU、长春新碱及泼尼松或 CCNU+ 长春新碱 + 丙卡巴肼。但后者化疗毒性较高，尤其是骨髓抑制造成全血细胞降低，放疗后化疗的副作用更加明显，常导致辅助化疗药物不能足量运用，甚至中断化疗，因此有学者提出放疗前后行顺铂 +VP16 的夹心化疗方案并获得疗效。

（四）根据年龄和危险分层的治疗决策

髓母细胞瘤好发于儿童，治疗需要手术、放疗、化疗等多个学科。由于放疗对儿童生长发育影响较大，治疗的策略首先要根据年龄采取不同的治疗决策（表 1-3-1 和表 1-3-2）。

表 1-3-1 初诊年龄＞ 3 岁儿童髓母细胞瘤治疗策略

危险度	定义	治疗
标危	肿瘤完全或近完全切除，残留病灶 ≤ 1.5cm²，无扩散转移（M0）	颅后窝手术或局部瘤床 54 ～ 55Gy 放疗，全脑和全脊髓 23.4 Gy 放疗 辅助化疗（DDP+VCR+CCNU 或 DDP+VCR+CTX）8 个疗程
高危	手术次全切除，残留病灶＞ 1.5cm²；扩散转移（M1 ～ M4）；病理呈弥漫间变型	颅后窝手术或局部瘤床 54 ～ 55Gy 放疗，全脑和全脊髓 36Gy 放疗 辅助化疗（DDP+VCR+CCNU 或 DDP+VCR+CTX）8 个疗程 ± 自体造血干细胞移植

表 1-3-2 初诊年龄≤ 3 岁儿童髓母细胞瘤治疗策略

危险度	定义	治疗
标危	同时满足以下条件肿瘤完全或近完全切除，残留病灶 ≤ 1.5cm²；无扩散转移（M0），病理呈促结缔组织增生型和广泛结节型	手术 辅助化疗 CTX+VCR/HD-MTX/CBP+VP16 交替化疗 12 个疗程
高危	除标危外全部定义为高危	手术 辅助化疗 CTX+VCR/HD-MTX/CBP+VP16 交替化疗 12 个疗程 ± 自体造血干细胞移植 延迟放疗（3 岁后）或者姑息放疗

1. *初诊年龄＞ 3 岁儿童髓母细胞瘤治疗*

（1）手术：为治疗的首选方法。手术主要原则：尽可能全切肿瘤，打通脑脊液循环通路。术中行颅后窝骨瓣开颅，经小脑延髓裂入路，避免小脑蚓部及小脑半球的手术损伤，减少术后小脑性缄默等并发症发生。术后 72h 内评价有无肿瘤残留及肿瘤残留体积，评估脑积水缓解情况。如仍存在梗阻性脑积水，则在脑脊液检验正常后，行脑室－腹腔分流手术。

（2）放疗：手术后 4 周开始放疗。放疗前评估肿瘤情况。根据手术切除情况、影像学评估结果和术后病理类型，评估患者危险度。根据不同危险度，采用不同的放疗剂量。儿童髓母细胞瘤放疗期间建议给予长春新碱（VCR）1.5mg/m²，每周 1 次静脉注射，共 8 次。成人髓母细胞瘤的骨髓耐受性较儿童差，放疗期间的每周长春新碱化疗不常规推荐。

放疗剂量、范围：标危患者行颅后窝或局部瘤床 54 ～ 55 Gy 放疗，全脑和全脊髓 23.4 Gy 放疗；高危患者行颅后窝或局部瘤床 54 ～ 55Gy 放疗，全脑和全脊髓 36Gy 放疗。

（3）化疗：儿童髓母细胞瘤患者放疗期间建议给予长春新碱（VCR）1.5mg/m²，每周 1 次静脉注射，共 8 次。成人髓母细胞瘤的骨髓耐受性较儿童差，放疗期间的每周长春新碱化疗不常规推荐。

放疗结束后 4 周开始辅助化疗。根据不同危险度采用不同强度的化疗方案。

1）标危患者：放疗结束后 4 周开始行辅助化疗，化疗方案为 CCNU+DDP+VCR 方案，每 6 周重复，共 8 个疗程。顺铂应用须遵循大剂量顺铂化疗常规，进行水化、利尿、监测尿量和尿常规等，慎防顺铂的肾毒性。或者顺铂总量分为 3 ～ 5 天使用，可以无须水化和利尿。

CCNU+DDP+VCR 方案（每 6 周重复，共 8 个疗程）

药物	剂量	给药途径	给药时间	给药间隔
洛莫司汀（CCNU）	75mg/m²	口服	第 1 天，睡前	每 6 周
顺铂（DDP）	75mg/m²	静脉滴注	第 1 天	
长春新碱（VCR）	1.5mg/m²（≯2mg）	静脉注射	第 1、8、15 天	

顺铂 75mg/m² 总量分为 3 ～ 5 天使用，可以无须水化和利尿。司莫司汀（Me-CCNU）可以取代洛莫司汀，剂量和用法同洛莫司汀。长春新碱单次使用的最大剂量不能超过 2mg。

2）高危患者：放疗结束后 4 周开始辅助化疗，化疗方案用法和剂量同标危患者。采用 CCNU+DDP+VCR 方案，每 6 周重复，共 8 个疗程。或者 CTX+DDP+VCR 方案，每 4 周重复，共 8 个疗程。顺铂应用须遵循大剂量顺铂化疗常规，进行水化、利尿、监测尿量和尿常规等，慎防顺铂的肾毒性。或者顺铂总量分为 3 ～ 5 天使用，无须水化和利尿。因成人髓母细胞瘤的骨髓耐受性较儿童差，成人髓母细胞瘤的 CTX 剂量可酌情减少 25% ～ 50%。

CTX+PDD+VCR 方案（每 4 周重复，共 8 个疗程）

药物	剂量	给药途径	给药时间	给药间隔
环磷酰胺（CTX）	750mg/m^2	静脉滴注	第 1 ～ 2 天	每 4 周
顺铂（DDP）	75mg/m^2	静脉滴注	第 1 天	
长春新碱（VCR）	1.5mg/m^2（≯ 2mg）	静脉注射	第 1、8 天	

顺铂 75mg/m^2 总量分为 3 ～ 5 天使用，可以无须水化和利尿。成人髓母细胞瘤 CTX 剂量可酌情减少 25% ～ 50%。长春新碱单次使用最大剂量不能超过 2mg。

2. *初诊年龄≤ 3 岁儿童髓母细胞瘤治疗*

（1）手术：为治疗的首选方法。手术主要原则同 3 岁以上患儿，但更需避免术中出血，在术中备好血，根据出血情况随时输血。肿瘤切除术后 4 周内，根据具体情况进行术后治疗。

（2）放疗：标危患者不放疗；高危患者延迟至 3 岁后放疗，放疗剂量和范围按年龄＞ 3 岁高危标准，颅后窝或局部瘤床 54 ～ 55Gy 放疗，全脑和全脊髓 36Gy 放疗。肿瘤控制欠佳者可行姑息放疗。

（3）化疗

1）标危患者：手术后 2 ～ 4 周开始辅助化疗，给予 CTX+VCR/HD-MTX/CBP+VP16 交替化疗 12 个疗程，每 3 周重复。年龄＜ 6 个月化疗剂量是标准剂量的 1/2，年龄 7 ～ 12 个月或年龄＞ 1 岁但体重＜ 10kg 幼儿，化疗剂量是标准剂量的 3/4。

2）高危患者：手术后 2 ～ 4 周开始辅助化疗，给予 CTX+VCR/HD-MTX/CBP+VP16 交替化疗 12 个疗程，每 3 周重复。年龄＜ 6 个月化疗剂量是标准剂量的 1/2，年龄 7 ～ 12 个月或年龄＞ 1 岁但体重＜ 10kg 幼儿，化疗剂量是标准剂量的 3/4。如条件许可，行自体造血干细胞支持下超大剂量化疗。

（五）复发儿童髓母细胞瘤治疗

髓母细胞瘤复发后的生存时间很短，有临床症状的患者平均生存 5 个月，有影像学占位而没有临床症状的患者平均生存 20 个月。肿瘤的复发部位根据手术的切除程度有所不同。肿瘤大部切除的病例几乎都是在原位复发；而全切除或次全切除的髓母细胞瘤很少有原位复发，肿瘤的复发多在颅前窝（如鞍区、额叶纵裂处）和脊髓等部位。可能是这些部位位于放射野的边缘，已经有蛛网膜下腔播散的肿瘤细胞残存的这些部位，引起肿瘤的复发。应根据颅内复发肿瘤的大小决定治疗方法，如再次手术、放疗或化疗。髓母细胞瘤在中枢神经系统外的复发（转移）率约为 5.6%，主要部位有骨（82%）、淋巴结（28.7%）和内脏器官（23.5%），治疗的方法为化疗和放疗，一般不适合手术治疗。

1. *手术*　由外科医师讨论判断是否有手术指征，能手术的患者尽量争取先手术切除肿瘤。如肿瘤广泛，不能手术，则先行挽救化疗，肿瘤缩小、转移病灶消失后再行手术评估。治疗后 3 ～ 5 年复发患者需要手术或活检明确诊断，以排除第二肿瘤。

2. *放疗*　既往无放疗的患者，如经挽救化疗后获得缓解，可参考上述高危患者的放疗策略进行放疗。既往已放疗的患者，须根据已接受的放疗剂量、范围、间隔时间，仔细评估有无再次放疗可能。

3. *挽救化疗*　既往未采用的方案，如 CPT-11+TMZ+VCR，IE（IFO+VP16），CE（卡铂 +VP16）或者 VIP 方案等。

（1）伊立替康 + 替莫唑胺 + 长春新碱方案

药物	剂量	给药途径	给药时间	给药间隔
伊立替康（CPT-11）	50mg/m^2	静脉滴注	第 1 ～ 5 天	
替莫唑胺（TMZ）	100mg/m^2	口服	第 1 ～ 5 天	每 3 周
长春新碱（VCR）	1.5mg/m^2（≯ 2mg）	静脉注射	第 1 天	

长春新碱单次使用最大剂量不能超过 2mg。

（2）IE 方案

药物	剂量	给药途径	给药时间	给药间隔
异环磷酰胺（IFO）	1500mg/m^2	静脉滴注	第 1 ～ 5 天	每 3 周
足叶乙苷（VP16）	100mg/m^2	静脉滴注	第 1 ～ 5 天	

异环磷酰胺的主要毒性为泌尿道刺激，需用尿路保护剂美司钠（Mesna）及适当水化，Mesna 剂量的计算应为异环磷酰胺总剂量的 60% 或以上，于异环磷酰胺给药 0、4h、8h 时静脉注射。

（3）CE 方案

药物	剂量	给药途径	给药时间	给药间隔
卡铂（CBP）	400mg/m^2	静脉滴注	第 1 天	每 3 周
足叶乙苷（VP16）	100mg/m^2	静脉滴注	第 1 ～ 5 天	

（4）VIP 方案

药物	剂量	给药途径	给药时间	给药间隔
足叶乙苷（VP16）	100mg/m^2	静脉滴注	第 1 ～ 4 天	
异环磷酰胺（IFO）	1500mg/m^2	静脉滴注	第 1 ～ 4 天	每 3 周
顺铂（DDP）	20mg/m^2	静脉滴注	第 1 ～ 4 天	

异环磷酰胺的主要毒性为泌尿道刺激，需用尿路保护剂美司钠（Mesna）及适当水化，Mesna 剂量的计算应为异环磷酰胺总剂量的 60% 或以上，于异环磷酰胺给药 0、4h、8h 时静脉注射。

【康复随访及复发预防】

（一）总体目标

定期规范随访，减少复发，延长生存期，提升患者生活质量。

（二）整合调理

①建立完善患者健康档案；②多学科团队协作开展持续性管理；③实行医院 - 社区 - 家庭三位一体照护；④强化患者健康教育。

（三）严密随访

所有髓母细胞瘤的患者都应做长期的随访，定期做头颅 MRI 扫描是早期发现肿瘤复发的根本措施。多数髓母细胞瘤的复发在手术后 3 年内，因此在术后的 3 年内，每 3 个月做头颅 MRI 扫描检查，3 年以后每 6 个月做一次 MRI 扫描。

（四）积极预防复发

规范化的综合治疗和定期随访是预防复发的关键。

尽管髓母细胞瘤患者的总体生存率在过去的几十年中有了显著的改善，采用目前标准综合治疗生存率获得明显改善，但是治疗给年幼患儿带来的远期副作用及转移复发难治患者生存率低是我们面临的挑战。随着分子生物学进展，精准诊疗的进步和基因分型的完善，髓母细胞瘤精准治疗将成为可能。随着对治疗后生活质量和长期治疗相关副作用风险的日益关注，人们正在寻找适当降低治疗强度的方法，以及新的、毒性较低和更有针对性的药物。例如，Sonic Hedgehog 通路平滑（SMO）蛋白水平的一种 Sonic Hedgehog 通路抑制剂 vismodegib 的 I 期研究表明，这种 SMO 抑制剂在儿童复发或治疗难治的髓母细胞瘤患者中耐受性良好。将这种类型的靶向治疗纳入多模式整合治疗计划可能会进一步减少放射剂量和化疗的细胞毒性，从而减轻治疗的后遗症，并改善髓母细胞瘤幸存者的生活质量。虽然我们对髓母细胞瘤生物学的认识在最近几年有了很大的发展，但这些认识还没有被纳入髓母细胞瘤的治疗中。结合基因分型、临床特点、病理分型和基因扩增状态等因素对髓母细胞瘤进行精准的危险分层，从而对不同危险度的患者采用不同强度的精准治疗。对于转移难治复发患者探索分子靶向治疗，将有助于进一步降低髓母细胞瘤患者远期副作用，从而提高生存率。

（杨群英　陈银生）

二、生殖细胞肿瘤

• 发病情况及诊治研究现状概述

原发中枢神经系统生殖细胞肿瘤（central nervous system germ cell tumor，CNS GCT）占所有颅内肿瘤的 2% ～ 3%。好发于年轻人群，70% 发生于 10 ～ 24 岁。在欧美国家，CNS GCT 占所有颅内肿瘤的 0.4% ～ 3.4%，而在日本及中国香港，其发病率为欧美国家的 5 ～ 8 倍。原发 CNS GCT 是化疗和放疗敏感的肿瘤。目前国际上治疗 CNS GCT 均采用化疗联合放疗 ± 手术等整合治疗手段。纯生殖细胞瘤生存率大于 90%，非生殖细胞瘤性生殖细胞肿瘤（NGGCT）生存率达 70% ～ 80%。放疗是 CNS GCT 整合治疗的重要组成部分，但放疗对于儿童患者远期副作用值得关注，尤其对于年龄较小的儿童。长期生存的患者可有智力下降、生长发育迟缓、内分泌功能紊乱和不孕不育等后遗症。目前美国儿童肿瘤协作组（COG）对局限期儿童中枢生殖细胞瘤进行基于化疗疗效调整放疗强度的临床研究，以保证在疗效基础上降低放疗的远期副作用。国内近 20 年采用国际上标准的整合治疗模式治疗儿童 CNS GCT，生存率获得明显改善。然而，要达到良好的临床治疗结果，多学科协作的整合治疗是前提，而规范化治疗则是基本保障。

• 相关诊疗规范、指南和共识

- 儿童原发中枢神经系统生殖细胞肿瘤多学科诊疗专家共识，中国抗癌协会小儿肿瘤专业委员会
- 中枢神经系统常见肿瘤诊疗纲要（第 2 版），中国抗癌协会神经肿瘤专业委员会

【生殖细胞肿瘤的起源和病因】

对生殖细胞肿瘤的起源研究虽然很多，但至今对其形成病因仍然不明确。过去一般认为生殖始祖细胞在分化过程中发生突变，形成胚胎癌（embryonal carcinoma）、内皮窦瘤（endodermal sinus tumor）（卵黄囊肿瘤）、绒毛膜上皮癌（choriocarcinoma）等各种类型肿瘤，也可形成混合多种成分的生殖细胞肿瘤。但目前颅内生殖细胞肿瘤的确切细胞来源还不清楚，有学者认为来自原始生殖细胞（primordial germ cell），这些细胞在胚胎发育最初数周内没有准确迁移，而是残留于迁移路途上，从而诱发肿瘤生成，这可解释生殖细胞肿瘤发生于鞍区和颅外躯体中线等其他部位。但对各种肿瘤的组织发生、组织学分类和免疫组化特点还有不同看法。目前较为一致的观点认为生殖细胞肿瘤的各种亚型来自于致瘤性全能生殖细胞（neoplastic totipotential germ cell），它们都由胚胎滋养层形成过程中一类相似的细胞所组成，其中生殖细胞瘤起源于原始生殖细胞，胚胎癌起源于胚胎多能干细胞，绒毛膜上皮癌、内皮窦瘤（卵黄囊肿瘤）、畸胎瘤起源于分化的胚胎多能干细胞。

【全面检查】

（一）病史特点及体检发现

生殖细胞肿瘤可发生在脑内的各个部位，通常发生在脑中轴线附近，大多数生长在松果体区（约占 60%），部分生长在鞍区（约占 20%）、基底节区和脑中线其他部位。除成熟畸胎瘤以外，均易通过脑脊液转移至脑室系统、脑脊髓蛛网膜下腔和脑膜。主要临床症状包括：①颅内压增高症状，表现为梗阻性脑积水、头痛、呕吐、眼底水肿和意识状态改变等。②邻近脑受压症状，肿瘤破坏上丘和顶盖区引起眼球活动障碍，两眼上视不能，瞳孔光反射障碍。肿瘤压迫下丘及内侧膝状体会出现双侧耳鸣及听力减退。肿瘤向后下发展可影响小脑上脚和上蚓部，出现躯干性共济失调，表现为辨距不良、共济失调、肌张力降低和意向性震颤及眼球震颤。肿瘤影响丘脑下部引起尿崩症（视上核受损）、嗜睡、肥胖等。③内分泌症状，表现为性征发育紊乱，多数为性早熟（多见于男孩的松果体区畸胎瘤），少数亦有性征发育停滞或不发育。

（二）影像学检查

影像学表现：① CT 检查可确定病变部位和大小，明确钙化、囊变或出血及脑积水程度，判断病变累及区域如侧脑室、室管膜下或鞍上，但 CT 不能定性病变。② MRI 检查能更清楚地显示病灶位置、与邻近结构的关系、脑脊液循环通畅情况及大脑大静脉系统解剖结构。生殖细胞瘤在 T_1 加权像上呈低信号或等信号，在质子加权像上信号强度略有加强，而在 T_2 加权像上大多数呈等信号或低信号。在增强 MRI 上生殖细胞瘤可均匀强化。其他非生殖细胞性肿瘤如绒毛膜上皮癌和胚胎癌因瘤中常有出血，故 MRI 信号强度可多变或呈混杂信号。畸胎瘤表现为多房、信号不均，病灶内可见囊变和钙化。MRI 能发现生殖细胞瘤的远处播散病灶，且比 CT 检查敏感，目前增强 MRI 已作为判断有无远处播散转移的首选手段。值得注

意的是，由于正常松果体缺乏血脑屏障，能被造影剂强化，因此强化松果体结构不一定为异常表现，而且 MRI 显示钙化不如 CT 敏感。

（三）病理学检查

病理主要分为两大类型。

1. 生殖细胞瘤（germinoma） 又称为胚生殖细胞瘤或纯生殖细胞瘤，相当于颅外睾丸精原细胞瘤或卵巢的无性细胞瘤。

2. 非生殖细胞瘤性生殖细胞肿瘤（nongerminoma germ cell tumor，NGGCT） 相当于颅外的非精原细胞瘤，包括胚胎性癌、内胚窦瘤（卵黄囊瘤）、绒毛膜上皮癌、畸胎瘤（成熟型畸胎瘤、不成熟型畸胎瘤、伴有恶性转化的畸胎瘤）、混合性生殖细胞肿瘤。

（四）肿瘤标志物

诊断 CNS GCT，检测血清和脑脊液 AFP、β-HCG 和胎盘碱性磷酸酶（PLAP）水平具有重要临床意义。绒毛膜上皮细胞癌和胚胎性癌肿的瘤细胞分泌 β-HCG；AFP 则由胚胎性癌的瘤细胞和内胚窦瘤细胞分泌；生殖细胞瘤细胞分泌 PLAP。这些肿瘤标志物已成为生殖细胞肿瘤患者重要的治疗前评价指标，但不能决定准确的组织亚型。未成熟畸胎瘤或胚胎癌有时也分泌 β-HCG 和 AFP。血清和脑脊液 PLAP 的升高提示肿瘤含有生殖细胞瘤成分，遗憾的是目前没有临床检验科室开展此项检测。肿瘤标志物还可作为疗效观察和随访的指标。

部分 CNS GCT 患者难以获得组织学诊断，临床上可以通过血清或脑脊液肿瘤标志物 [β-HCG 和（或）AFP] 升高，结合发病年龄、临床症状、影像学特征诊断为 CNS GCT。一般建议将临床诊断 CNS GCT 类型的肿瘤标志物标准定为纯生殖细胞瘤：AFP 正常，β-HCG ≤ 50mIU/ml；非生殖细胞瘤性生殖细胞肿瘤：AFP ＞正常，β-HCG ＞ 50mIU/ml（注：在日本，β-HCG 以 100IU/ml 为界。在美国和欧洲，β-HCG 以 50mIU/ml 为界）。

（五）内分泌功能检查

血浆中检查黄体激素、促卵泡激素、睾酮、泌乳素、生长激素、褪黑激素、皮质醇激素、甲状腺激素等，对儿童生长发育和性腺等内分泌功能的评估及治疗后生存质量的随访有重要参考价值。

【整合评估】

（一）评估主体

需要多学科团队讨论评估，其组成包括神经外科、放射治疗科、神经肿瘤科、肿瘤内科、儿童肿瘤科、病理科、影像科、护理部及心理科、营养科等。人员组成及资质：①医学领域成员（核心成员），神经外科医师 2 名，放疗科医师 2 名，神经肿瘤科医师 1 名，儿童肿瘤科医师 1 名，肿瘤内科医师 1 名，病理科医师 1 名，其他专业医师若干名（根据 MDT 需要加入内分泌科医师）。所有参与 MDT 讨论的医师应具有主治或副高级以上职称，有独立诊断和治疗能力，并有一定学识和学术水平。②相关领域成员（扩张成员），临床护师 1 ～ 2 名和协调员 1 ～ 2 名。所有 MDT 参与人员应进行相应职能分配，包括牵头人、讨论专家和协调员等。

（二）分期评估

目前并无统一的分期系统，长期以来采用改良的 Chang 分期系统（Chang staging system）。分期前需要进行以下检查：全脑 + 全脊髓 MRI 检查，脑脊液和血清 AFP+HCG 检测，脑脊液肿瘤细胞检测。肿瘤的分期诊断可以指导治疗策略的制订。目前已经达成的共识如下：

M0（无转移）：肿瘤局限伴脑脊液细胞学阴性。

M+（转移）：脑脊液细胞学阳性或颅内病变所引起的脊髓或颅内蛛网膜下腔转移。

局限期：①颅内单个病灶伴脑脊液肿瘤细胞阴性。②双病灶（鞍上区 + 松果体）伴脑脊液肿瘤细胞阴性。

转移期：大于 1 个颅内病灶（双病灶除外），脊髓转移，中枢神经系统以外转移，脑脊液肿瘤细胞阳性。

（三）准确诊断及鉴别

影像学诊断为原发 CNS GCT 的前提下，可根据以下标准分别诊断为纯生殖细胞瘤和非生殖细胞瘤性生殖细胞肿瘤（NGGCT）。

（1）纯生殖细胞瘤患者需满足下列标准之一。

1）无组织学诊断情况下，血清和（或）脑脊液 AFP 正常，β-HCG ≤ 50mIU/ml。

2）双病灶（松果体＋鞍上区）或松果体病灶伴有尿崩症血清和（或）脑脊液 AFP 正常，β-HCG 正常至≤ 50mIU/ml，可无组织学证实。

3）组织学证实纯生殖细胞瘤或者纯生殖细胞瘤伴有成熟畸胎瘤成分及血清和（或）脑脊液 β-HCG ≤ 50mIU/ml，AFP 正常。

（2）非生殖细胞瘤性生殖细胞肿瘤患者必须满足下列标准之一。

1）血清和（或）脑脊液 β-HCG ＞ 50IU/ml 或血清和脑脊液 AFP 大于正常值，不考虑活检结果。

2）活检或切除的标本含有下述任何成分：内胚窦瘤、胚胎癌、绒毛膜癌，恶性未成熟畸胎瘤和混合性生殖细胞肿瘤，不考虑血清和（或）脑脊液 β-HCG 或 AFP 水平。

（四）预后评估

Matsutani 等按照病理类型与预后的关系将 CNS GCT 分为三类：①预后良好型，包括纯生殖细胞瘤和成熟畸胎瘤，10 年生存率＞ 90%；②中等预后型，包括含有合体滋养细胞成分的生殖细胞瘤、未成熟畸胎瘤、畸胎瘤伴恶变及以生殖细胞瘤或畸胎瘤为主要成分的混合型 GCT，3 年生存率为 70% ～ 90%；③预后差型，包括绒毛膜上皮癌、卵黄囊瘤、胚胎癌和以这三种成分为主的混合型 GCT，3 年生存率仅为 9.3% ～ 27%。

【整合决策】

（一）纯生殖细胞瘤的治疗策略

纯生殖细胞瘤占 CNS GCT 的 50%，对放疗和化疗极其敏感。单纯放疗治愈率＞ 90%。放疗包括局部放疗和全中枢放疗。头颅治疗对儿童青少年影响较大，长期副作用包括智力下降、生长迟缓、内分泌功能失常和听力下降，第二肿瘤发生率约为 12%。全中枢放疗（全脑脊髓）还可引起生长阻滞、骨髓抑制和生殖器官损伤。纯生殖细胞瘤虽对化疗敏感，但采用单纯化疗治疗颅内生殖细胞瘤的复发率较高，5 年复发率达 48%。对儿童患者可通过联合化疗减少放疗的剂量和范围，减少放疗所致的远期副作用。

国外不少研究者进行了减少放疗剂量和范围或联合化疗的探讨。国际儿童肿瘤协会中枢神经系统生殖细胞瘤 96 方案（SIOP CNS GCT96 方案）：局限型纯生殖细胞瘤分两组：A 组采用单纯降低剂量放疗（全中枢 24Gy+ 瘤床追加 16Gy）；B 组化疗联合局部放疗（化疗 4 个疗程，随后局部放疗 40Gy）。转移患者则化疗联合降低剂量放疗（全中枢 24Gy+ 瘤床追加 16Gy）。结果表明，A 组全中枢＋瘤床放疗 5 年无病存活率为 91%，总生存率为 94%。B 组化疗联合局部瘤床局部放疗 5 年无病存活率为 85%，总生存率为 92%，主要是脑室部位复发增加。转移患者总生存率为 98%。研究结果显示，对于儿童局限期颅内纯生殖细胞瘤，化疗＋局部放疗虽减少了放疗的范围，但脑室复发风险高于全中枢放疗的患者，需要增加脑室放疗。降低全中枢放疗剂量对转移患者有效。因此，目前儿童颅内纯生殖细胞瘤治疗策略如下：

1. *局限期*　化疗联合全脑或全脑室＋瘤床放疗。

2. *转移期*　化疗联合全中枢＋瘤床放疗。

（二）非生殖细胞瘤性生殖细胞肿瘤的治疗策略

NGGCT 与纯生殖细胞瘤相比预后较差，单纯放疗 5 年生存率为 10% ～ 38%，需要化疗、放疗或手术等整合治疗改善生存率。国际儿童肿瘤协会中枢神经系统生殖细胞瘤 96 方案：先行 4 个疗程的以铂类为主的化疗，随后肿瘤切除和放疗。放疗范围根据分期决定：局限型 NGGCT 化疗后局部放疗 54Gy，播散型患者行全中枢放疗 30Gy，瘤床追加 24Gy，2/3 的患者获得长期生存。NGGCT 对化疗和放疗的敏感性均低于纯生殖细胞瘤，特别是恶性畸胎瘤，对于这一类型的肿瘤，放化疗后的残留病灶最好手术切除，有助于改善生存率。

目前儿童 NGGCT 治疗策略：化疗联合全中枢 + 瘤床放疗。对于局限期诱导化疗后完全缓解患者可行全脑 + 瘤床放疗。

（三）初诊中枢神经系统生殖细胞肿瘤的治疗

1. *手术*　CNS GCT 好发于蝶鞍区和松果体部位，位于脑的中央，手术切除难度较大。临床上常根据血清和脑脊液肿瘤标志物升高或细胞学阳性、典型影像学和临床表现做出 CNS GCT 的临床诊断。但是，如果脑脊液和血清肿瘤标志物正常，细胞学检查结果阴性，则应尽可能获得组织学诊断。由于 CNS GCT 的异质性，准确的诊断对治疗选择具有重要意义，外科手术在获得组织学诊断方面起着非常重要的作用。手术治疗方法有直接手术切除术、内镜活检术、立体定向活检术和脑脊液分流手术。

（1）肿瘤切除术：多年来生殖细胞肿瘤手术方式选择及其治疗作用一直存有争议。20 世纪 70 年代以前，手术死亡率高达 30% ～ 70%，致残率达 65%。随着现代显微神经外科技术的成熟和手术入路的日趋完善，提高了肿瘤切除的手术效果，手术治疗变得更为安全有效，手术死亡率和致残率已下降到 5% ～ 10%。目前大多数学者主张直接行肿瘤切除，除非病变已有远处播散或患者不能耐受手术，理由是：①如预计能切除肿瘤，一期手术最佳；②开颅手术较活检容易控制术中出血；③手术能获得较大肿瘤标本，对病灶性质了解更全面；④手术能最大限度缩小肿瘤体积，利于术后其他辅助治疗。生殖细胞肿瘤病理性质及发生部位是影响手术全切除的主要因素，显微外科手术只可对一部分患者达到全切除的目的，对于不能完全切除者手术可进一步放疗、化疗以提供组织学诊断和保障。

对于生殖细胞瘤，由于其对放疗和化疗高度敏感，部分切除甚至全切除与诊断性肿瘤活检比较没有更多获益。生殖细胞瘤“诊断性放疗”明确性质后，无须手术而继续完成放化疗就可达到治愈。至今仍有医师将松果体区或鞍上生殖细胞瘤努力做到“全切除”来证明自己的“技术水平”，实际上只要术中冷冻报告为纯生殖细胞瘤，“活检”“部分切除”或“全切除”疗效并无区别。除非术中肿瘤断面止血困难，而被迫行肿瘤全切除才能达到彻底止血的目的时不在此例。追求肿瘤“全切率”而增加患者的手术危险性是不可取的。

和生殖细胞瘤不同，NGGCT 对放疗和化疗相对不敏感，因此放化疗后通过二次手术切除残余肿瘤对于疾病控制有效。例如，伴有恶性成分的畸胎瘤通过化放疗减瘤后，残余肿瘤常为成熟畸胎瘤成分，再通过二次手术切除后有助于改善生存。

（2）立体定向活检术：立体定向活检术的意义在于安全，可明确病理诊断，为下一步治疗提供诊断依据，又可避免开颅手术带来的严重并发症。为了增加定向活检和术后放疗的安全性，对伴有严重脑积水者应先行脑脊液分流术。松果体区病灶立体定向活检的诊断正确率为 90% 以上，死亡率现已降至 0 ～ 1.6%。目前诊断性活检术结合术后放射治疗已成为颅内生殖细胞肿瘤较有前途的治疗手段之一。但是，穿刺活检取材量太少，加之松果体区肿瘤病灶常较大，许多肿瘤内多种细胞成分混杂，可能同时有生殖细胞肿瘤、松果体实质细胞和胶质细胞成分，单靠活检所得病理组织有时难以做出准确病理诊断。同时，松果体区肿瘤常血供丰富，盲目穿刺可增加瘤内出血概率。

（3）脑脊液分流术：其只为解决梗阻性脑积水，缓解颅内高压症状，为放射治疗和其他治疗做准备，对肿瘤无治疗效果，同时还有引起肿瘤腹腔等远处种植的可能性。

（4）内镜活检术：内镜下第三脑室造瘘术（endoscopic third ventriculostomy，ETV）可以同时行肿瘤活检术和改善脑积水，不容易导致肿瘤播散，成功率在 70% 左右或更高。

2. *放疗*　颅内生殖细胞肿瘤为高度恶性肿瘤，呈浸润性生长，可沿脑脊液循环及血循环播散种植或转移至脑的其他部位，或转移到脊髓及颅外其他部位。颅内生殖细胞瘤是少数对放疗极度敏感的肿瘤，直接手术肿瘤切除率不高，而且风险较大，在手术活检或立体定向活检术明确病理诊断后，放疗应是其最主要的治疗手段。对无严重颅内高压症状，临床难以确定或不宜手术的病例或影像学诊断较典型的生殖细胞瘤也可考虑在神经外科严密监护下，进行诊断性放疗。生殖细胞瘤对放射线高度敏感，照射 10 ～ 20Gy 后瘤体一般会明显缩小，从而缓解颅内高压的症状，为患者减轻了痛苦，也为下一步治疗赢得了时间。若肿瘤缩小，说明肿瘤对放疗敏感，可继续放疗，若肿瘤无变化可考虑转为手术治疗。

首选诊断性放疗的适应证为：①临床及影像学支持生殖细胞瘤的诊断；②无严重颅内高压症状；③肿瘤标志物结果不支持绒毛膜癌、胚胎癌、卵黄囊瘤。Rashid 等报道应用此方法诊断的正确率达 87%，虽然此法无病理学诊断，但大多数情况下为患者带来了巨大利益。

大多数学者认为生殖细胞肿瘤的外放疗视野应至少包括整个脑室系统的大野照射，以减少局部种植复发的可能，在控制颅内压的情况下应做足够剂量的全脑全脊髓放疗。一般生殖细胞肿瘤患者脑部的放疗总量为 45 ～ 50Gy，全脊髓的放疗剂量为 20 ～ 30Gy，1 岁以内的儿童应用成人剂量的 50%，5 岁时应用成人剂量的 75%，8 岁以后可与成人的剂量相同。

立体定向伽马射线可精确定位杀灭肿瘤，并减少对周围正常组织的损伤，以减少对下丘脑－垂体轴的影响，对儿童青少年患者意义重大。然而，脑的恶性生殖细胞肿瘤具有侵袭性和转移性的行为，常沿脑室、脑脊髓通道转移至大脑、脑室和脊髓。单纯伽马刀治疗脑恶性生殖细胞瘤，复发转移率高。伽马刀治疗后复发和转移的患者，再次治疗难度较大，难以接受进一步放射治疗，特别是多次伽马刀治疗的患者。如果这些患者首次治疗采用标准的治疗方案，生存率将会比单纯伽马刀治疗高。因此伽马刀治疗不推荐为脑生殖细胞肿瘤的一线治疗方法，但可整合治疗的一部分。

3. 化疗　应用于CNS GCT的治疗开始于20世纪 80 年代初，在这之前，一般认为血脑屏障的存在使得多数细胞毒药物对脑肿瘤的治疗无效，标准治疗为单纯放疗或联合手术治疗。但随着对血脑屏障认识的深入，脑肿瘤发生后血脑屏障的完整性在肿瘤区域至少部分被破坏这一观点已逐渐被接受。20 世纪 80 年代初，日本学者首先在放疗后联合 PVB（DDP、VLB、BLM），EP（VP16，DDP）方案治疗 CNS GCT 取得较好的疗效，联合放化疗组的生存率优于单纯放疗组。20 世纪 90 年代以来，一些学者考虑到放疗所致潜在的脑损伤及垂体功能的长期损害，认为应将化疗作为 CNS GCT 的首选治疗方法，并尝试采用单纯化疗治疗 CNS GCT。日本儿童脑肿瘤研究组对 112 例术后 CNS GCT 患者采用化疗后联合放射治疗，CR 率达 92.0%，其他病理类型的 CR 率达 67.8%，无严重治疗相关并发症发生。Robertson 等报道先采用 3 ～ 4 个疗程 EP 方案诱导化疗初治的原发中枢神经系统非生殖细胞瘤性生殖细胞瘤，获得 75% 的有效率，联合放疗后 4 年实际无事件生存率为 67.0%。但单纯化疗组 5 年复发率为 48.0%。可见，化疗联合放疗 / 手术有望提高 CNS GCT 的疗效，但单纯化疗不能代替脑部放疗。目前，化疗方案主要以铂类药物为基础联合 VP16、VM-26、VLB、VDS、IFO 等。

纯生殖细胞瘤对化疗和放疗都高度敏感，一般采用二药联合方案，如 PDD/CBP +VP16/VM-26、NGGCT 对放疗和化疗相对不敏感，需要强度更高的化疗，如三药联合克服耐药。

（1）EP 方案

药物	剂量	给药途径	给药时间	给药间隔
顺铂（DDP）	20mg/（m²·d）	静脉滴注	第 1 ～ 5 天	每 3 周
依托泊苷（VP16）	100mg/（m²·d）	静脉滴注	第 1 ～ 5 天	

（2）IE 方案

药物	剂量	给药途径	给药时间	给药间隔
异环磷酰胺（IFO）	1800mg/（m²·d）	静脉滴注	第 1 ～ 5 天	每 3 周
美司钠（解毒）	IFO 总量 1 ：1 分 3 ～ 4 次于 IFO 0、3h、6h、9h 时注射	静脉注射	第 1 ～ 5 天	
依托泊苷（VP16）	100mg/（m²·d）	静脉滴注	第 1 ～ 5 天	

（四）复发生殖细胞肿瘤治疗

多数 CNS GCT 在原位复发，但有 30% 的病例同时伴有播散转移（如脑室内、第四脑室及椎管内的播散种植转移）。多数复发 CNS GCT 病例在 5 年内复发，但生殖细胞瘤超过 5 年也有可能复发。复发肿瘤，特别是 NGGCT，预后很差。复发 CNS GCT 的挽救性治疗包括手术、局部或全脊髓放疗、二线化疗或自体干细胞救援下的清髓性大剂量化疗。对于复发性生殖细胞肿瘤的患者，除肿瘤复发外，多有脑室系统和椎管内的播散种植转移，手术很难完全切除病灶，又无法再接受大剂量的放疗，治疗困难，预后不佳。多数复发的生殖细胞瘤对顺铂为基础的化疗和放疗依旧敏感。对于之前接受过高剂量放疗的复发患者，塞替派为基础的大剂量化疗联合自体干细胞救援可以考虑。复发患者挽救方案包括伊立替康、替莫唑胺、VCR 等，或既往未采用的方案，如 IFO+VP16 或卡铂 +VP16，或者 VIP 方案等。

【康复随访及复发预防】

放疗和化疗结束后患者需要进行定期随访，随访内容包括 MRI 检查和生活质量、内分泌功能评估。很大一部分患有中枢神经系统生殖细胞肿瘤的儿童存在内分泌疾病，包括尿崩症和全垂体功能低下。在大多数情况下，尽管肿瘤得到控制，这些内分泌疾病仍是永久性的，患者将需要持续的激素替代治疗。由于中枢神经系统生殖细胞肿瘤好发于儿童、青少年，需关注长期生存患者的远期并发症。与治疗相关的晚期效应包括每种化疗药物都有其特有的长期副作用，如烷化剂导致的第二肿瘤。已知对通常受 CNS GCT 影响的区域进行放疗会导致患者表现状态下降、视野损伤、眼外运动障碍、内分泌失调、学习障碍和脑卒中。在这一人群中也发现了第二肿瘤，其中一些被认为与以前的辐射有关。

原发中枢神经系统生殖细胞肿瘤是一群异质性较大的肿瘤，包括多种不同的病理亚型。根据不同的病理类型，采用不同的治疗策略，有助于获得较好的疗效，减少不良反应。纯生殖细胞瘤对放疗和化疗均敏感，可以采用放化疗治愈。目前探索方向是如何对纯生殖细胞瘤患者降低治疗的强度，在不降低疗效的同时降低治疗副作用和远期并发症。而其他类型如胚胎癌、内胚窦瘤、绒毛膜癌、恶性畸胎瘤和混合性生殖细胞瘤，由于具有放化疗不敏感成分，故需要增加治疗强度。如果可以手术切除，手术时要尽可能全切肿瘤，特别是切除对放化疗不敏感的部分。而那些临床诊断为生殖细胞肿瘤，经放化疗后残留的病灶，如果经 MRI 功能成像和 PET 等影像学检查仍有肿瘤活性，最好也要手术切除，此有助于改善生存率。如果残留活性病灶无法手术切除，可考虑进一步放疗，如伽马刀或行质子和重离子等治疗。在药物治疗方面，对于敏感复发的肿瘤可以考虑干细胞移植下的超大剂量化疗，对于复发耐药肿瘤，目前仍缺乏有效化疗药物，可考虑尝试免疫治疗、分子靶向药物治疗等。

【典型案例】

髓母细胞瘤整合性诊治 1 例

（一）病例情况介绍

1. 基本情况　患儿，7 岁女童，既往体健。于 2019 年 7 月无明显诱因开始反复出现恶心、呕吐，以晨起时明显，伴有精神疲倦，不喜活动，走路稍向右偏等情况。无发热、视物模糊、言语困难，否认饮水呛咳、声音嘶哑、吞咽困难等。外院头颅 CT 平扫发现小脑蚓部肿物，为进一步诊治入院。

2. 入院查体　KPS 评分为 70 分，神志清楚，精神疲倦，言语流利，查体合作，自主体位，对答切题。记忆力、计算力、理解力、定向力正常。双侧瞳孔等大等圆，直径约为 3mm，对光反射灵敏，双眼球活动正常。眼颤（–），双眼视力、视野无明显异常。双侧额纹对称，双侧鼻唇沟对称，伸舌居中，耸肩有力，颈软。四肢肌力 V 级，肌张力不高，站立欠稳，闭目站立试验、指鼻试验阳性，轮替试验可疑阳性，余病理征阴性。

3. 辅助检查　颅脑 MRI 平扫 + 增强示小脑蚓部见不规则团块灶，边缘见分叶，大小约为 45mm×36mm×39mm；T_1WI 呈低信号，T_2WI 呈稍高信号，DWI 呈明显高信号，增强后明显强化；

病灶累及左侧小脑半球，向前推压脑桥，与其界线不清，第四脑室受压变形。肿物考虑为髓母细胞瘤（图 1-3-1）。

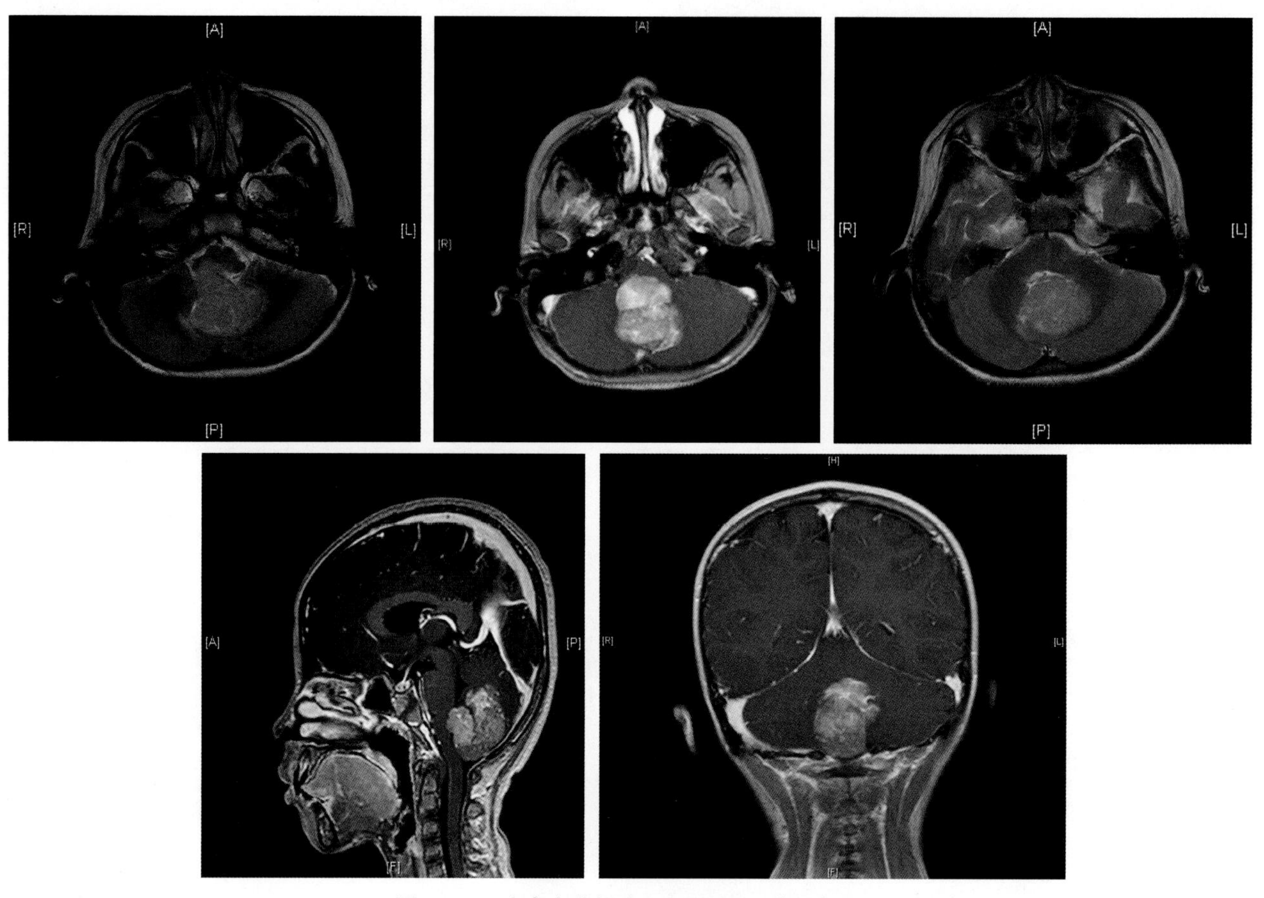

图 1-3-1　患者术前颅脑 MRI 平扫 + 增强表现

小脑蚓部肿物，髓母细胞瘤可能

4. 入院诊断　小脑蚓部肿物，髓母细胞瘤可能。

（二）整合性诊治过程

1. MDT 组成　影像科、神经外科、病理科、神经肿瘤科、放疗科等。

2. MDT 讨论意见

（1）影像科：颅脑 MR 平扫 + 增强显示病变位于第四脑室区，以小脑蚓部为主，部分向上、前发展侵犯压迫脑桥；T_1WI 呈低信号，T_2WI 呈稍高信号并且增强后明显强化提示病变血供较为丰富，DWI 呈明显高信号，提示病变细胞较为密集。结合患者年龄、临床症状，病变性质考虑髓母细胞瘤可能性大。需鉴别室管膜瘤等。

（2）神经外科：年幼女童，颅内高压症状起病，MR 发现小脑蚓部肿物，诊断考虑髓母细胞瘤可能性。肿物较大，填满第四脑室，虽暂无明显脑积水，但颅内高压症状明显，已有脑疝形成。手术指征明确，先降颅压等对症治疗，同时尽快完善术前评估，排除手术禁忌证后限期手术治疗。

（3）病理科：临床诊断同意以上学科意见，待术后行组织病理及分子病理分析。

（4）放疗科：临床诊断同意以上学科意见，待术后明确病理及分子病理后行全中枢 MR 评估，再根据术中情况、病理结果及术后评估结果制订放疗方案。

（5）神经肿瘤科：待术后病理明确为髓母细胞瘤后，可根据详细病理结果制订针对性辅助化疗方案。

3. *手术治疗情况* 2019 年 9 月 2 日在全身麻醉下行枕下后正中入路小脑蚓部肿物显微切除术，过程顺利，术中发现肿物呈灰红色，质地稍稀软，血供丰富，与小脑半球界线欠清楚。全切除肿物，术后脑脊液循环通路通畅（图 1-3-2）。

术后病理：瘤细胞弥漫或呈片状分布，细胞胞质少，核圆形或卵圆形、深染，核分裂象易见，并见浅染区及小灶坏死。结合患者年龄、发病部位、免疫组化及分子检测结果，病变诊断为恶性肿瘤，符合髓母细胞瘤，经典型，WHO Ⅳ级。

免疫组化结果：CK（AE1/AE3）（–），EMA（–），LCA（–），GFAP（灶+），Olig-2（少量+），CD56（+），NSE（灶+），Syn（+），CgA（+），β-catenin（+），INI-1（+），NeuN（+），CD99（+），NF（部分+），H3K27M（–），Ki-67（约 60%+）。

特殊染色结果：Ag 染显示网状纤维（+）。

分子病理结果：*C19MC* 基因扩增检测阴性。

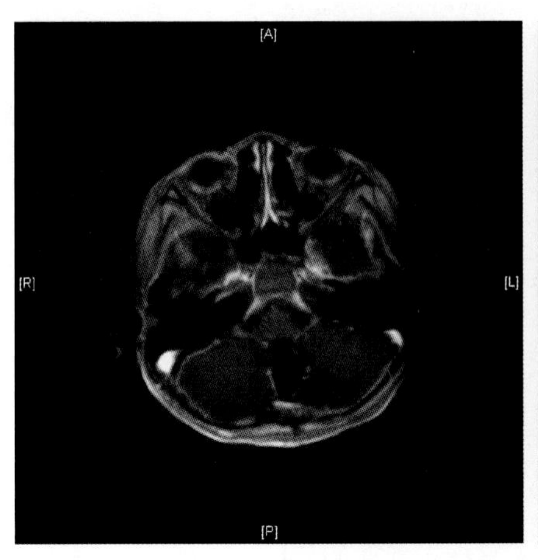

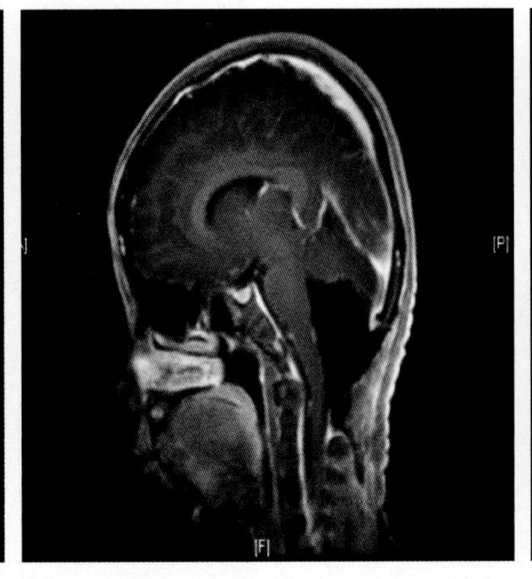

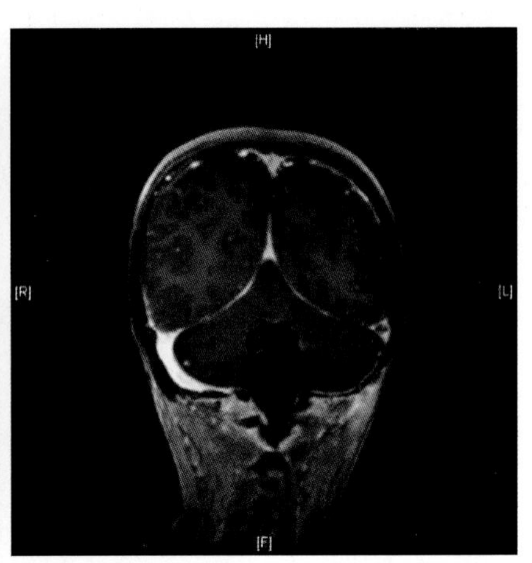

图 1-3-2 患者术后颅脑 MRI 平扫 + 增强表现

小脑蚓部肿物术后，肿瘤切除满意

4. *术后综合治疗情况* 术后病理考虑髓母细胞瘤，WHO Ⅳ级，WNT 型。外科情况稳定后于 2019 年 10 月 16 日起行全中枢放疗。

放疗结束后，于 2020 年 1 月、2 月、3 月、4 月及 5 月分别行 CTX+PPD+VCR 方案辅助化疗 6 个疗程（图 1-3-3）。在第 4 个疗程化疗期间曾出现外周白细胞计数下降，对症治疗后缓解。

（三）案例处理体会

本病例为 7 岁女童，小脑蚓部髓母细胞瘤综合治疗病例。髓母细胞瘤是儿童时期中枢神经系统最常见的胚胎性恶性肿瘤，以 5 ～ 10 岁的儿童较常见，占所有儿童颅内肿瘤的 25%。该例患儿以恶心、呕吐等颅内高压表现为首发症状，发现时肿物已达 4.5cm。肿物侵犯整个小脑蚓部，填满几乎整个第四脑室，但暂无严重幕上脑积水情况。经影像科、神经外科、病理科、放疗科及神经肿瘤科整合性诊断，结合患者年龄、临床症状、病变定位及典型影像学特点，肿物性质考虑髓母细胞瘤可能性大。首先由神经外科经枕下后正中入路经小脑延髓裂完整切除肿物。由病理科经常规组织病理及免疫组化、分子病理检测，诊断为髓母细胞瘤，经典型，WHO Ⅳ级。由放疗科行全中枢放疗后再由神经肿瘤科进行 CTX+PPD+VCR 方案辅助化疗 6 个疗程。经以上治疗后，患儿恶心、呕吐等颅内高压症状缓解，无新发神经功能受限症状，经全中枢 MR 平扫 + 增强评估疗效完全缓解。

本例儿童髓母细胞瘤经多学科诊疗，从正式治疗前（术前）即制订了总体整合治疗方案，再根据术中肿物切除程度、术后病理及分子病理情况，制订个体化的全中枢放疗及辅助化疗整合治疗方案，整体疗效满意。整个诊疗过程充分体现了整合医学理念，也为患者带来了实在的临床获益和就诊便利。

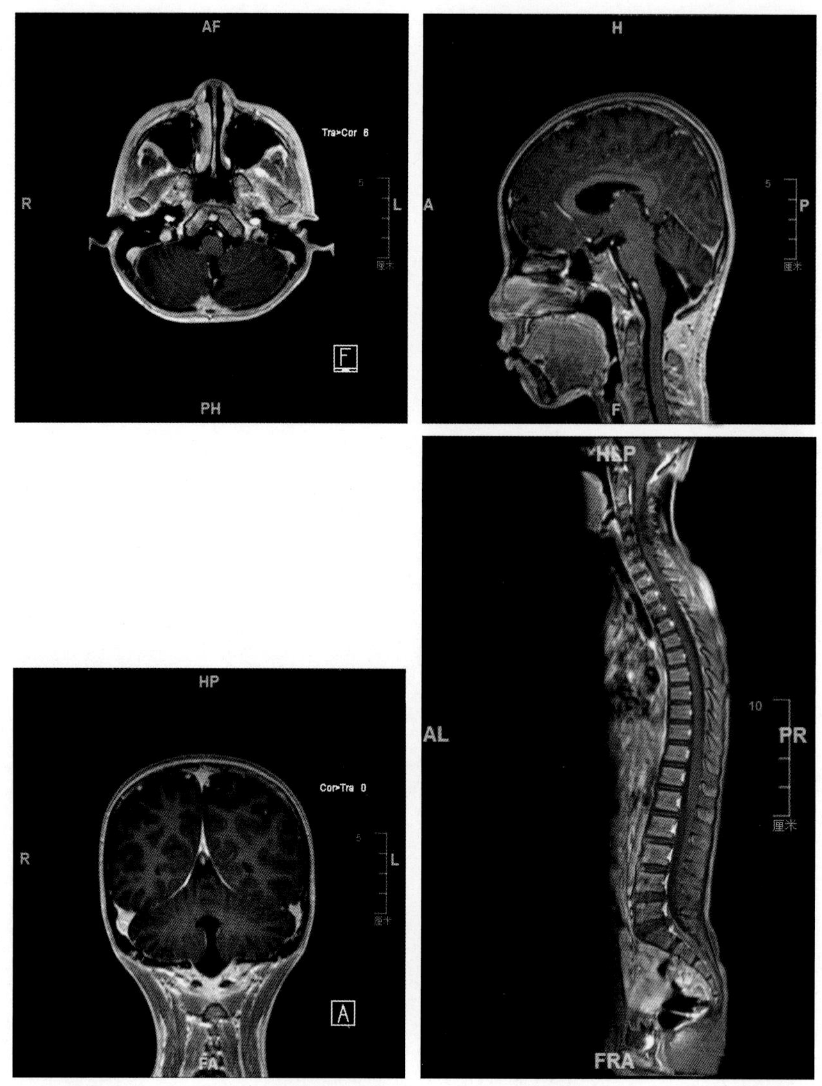

图 1-3-3　患者全中枢放疗 + 辅助化疗 5 个疗程后 MRI 平扫 + 增强

髓母细胞瘤综合治疗后，全中枢检查未见明显复发征象

生殖细胞肿瘤整合性诊治 1 例

（一）病例情况介绍

1. 基本情况　患者 12 周岁男童，既往体健。于 2015 年 5 月无明显诱因出现头晕、头痛伴有恶心，进行性加重 1 周来诊。无发热、视物模糊、言语困难、肢体乏力等。外院头颅 CT 平扫检查发现松果体区占位，为进一步诊治入院。

2. 入院查体　KPS 评分为 80 分，神志清楚，精神疲倦，言语流利，查体合作，自主体位，对答切题。记忆力、计算力、理解力、定向力正常。双侧瞳孔等大等圆，直径约为 3mm，对光反射灵敏，左侧眼球活动正常，右侧眼球外展受限，双眼视力视野无明显异常。双侧额纹对称，双侧鼻唇沟对称，伸舌居中，耸肩有力，颈软。四肢肌力 V 级，肌张力不高，病理征阴性。

3. 辅助检查　颅脑 CT 平扫及 MRI 平扫 + 增强示松果体区可见不规则软组织信号团块，边界尚清，范围约为 42mm×30mm×32mm，T_1WI 呈稍低及低混杂信号，病灶后见团块状高信号，T_2WI 呈混杂高信号，DWI 呈高信号，增强后呈不均匀明显强化，内见不强化囊变区（图 1-3-4）。

血清肿瘤标志物检查示 AFP 32.2ng/ml，HCG 151mIU（均高于正常范围）。

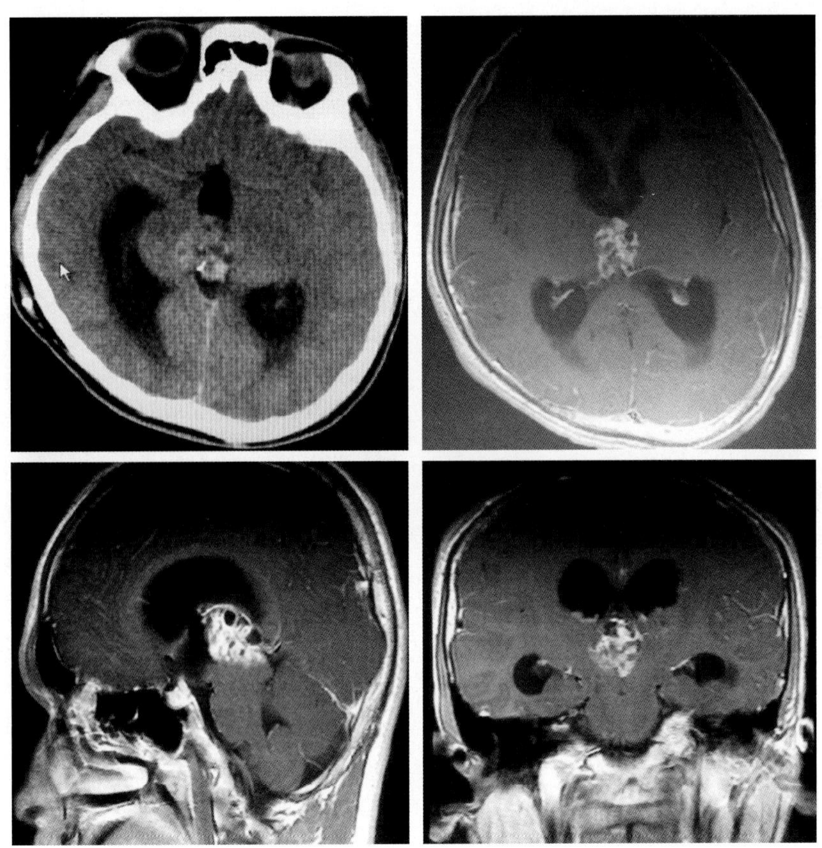

图 1-3-4　患者颅脑 CT 平扫、MRI 平扫 + 增强表现

松果体区占位，脑积水

4. 入院诊断　松果体区占位（生殖细胞肿瘤可能），脑积水。

（二）整合性诊治过程

1. MDT 团队组成　影像科、神经外科、病理科、神经肿瘤科、放疗科等。

2. MDT 讨论意见

（1）影像科：颅脑 CT 平扫、颅脑 MR 平扫 + 增强显示病变位于松果体区，鞍区等其他位置未发现类似占位性病变；病变边界尚清，范围约为 42mm×30mm×32mm，CT 提示少许钙化，T_1WI 呈稍低及低混杂信号，病灶后见团块状高信号，T_2WI 呈混杂高信号，DWI 呈高信号，增强后呈不均匀明显强化，内见不强化囊变区。结合患者年龄、临床症状及肿瘤标志物检查，结果示 AFP 32.2ng/ml，HCG 151mIU，病变性质考虑为生殖细胞肿瘤的可能性大（图 1-3-5）。

（2）神经外科：青少年男童，以进展性颅内高压症状起病，CT 及 MRI 发现松果体区肿物，血清肿瘤标志物检查结果示 AFP 和 HCG 均升高，肿物性质考虑为生殖细胞肿瘤的可能性。肿物较大，已有幕上脑积水及颅内高压表现，手术指征明确。先行脱水、降颅压等对症治疗，同时尽快完善术前评估，排除手术禁忌证后限期手术治疗。手术可根据术中情况，保护神经功能及明确病理前提下尽可能切除病变组织，尽可能打通脑脊液循环通路。

（3）病理科：临床诊断同意以上学科意见，待术后行组织病理及分子病理分析出病理诊断。

（4）神经肿瘤科：根据现有临床资料，诊断支持松果体区混合性生殖细胞肿瘤可能性大。在手术后解除脑积水等目前危及生命情况及病理证实诊治后行辅助化疗。

（5）放疗科：临床诊断同意以上学科意见，待术后明确病理及分子病理后行全中枢 MR 评估，再根据术中情况、病理结果及术后评估结果制订放疗方案。

3. 手术治疗情况　患者未接受手术切除肿瘤

方案。于 2015 年 5 月行脑室 – 腹腔分流术。术程顺利，术后患者头痛、呕吐等颅内高压症状缓解。术中留取脑脊液检查肿瘤标志物，结果示 AFP 4.8ng/ml，HCG 64.4mIU。

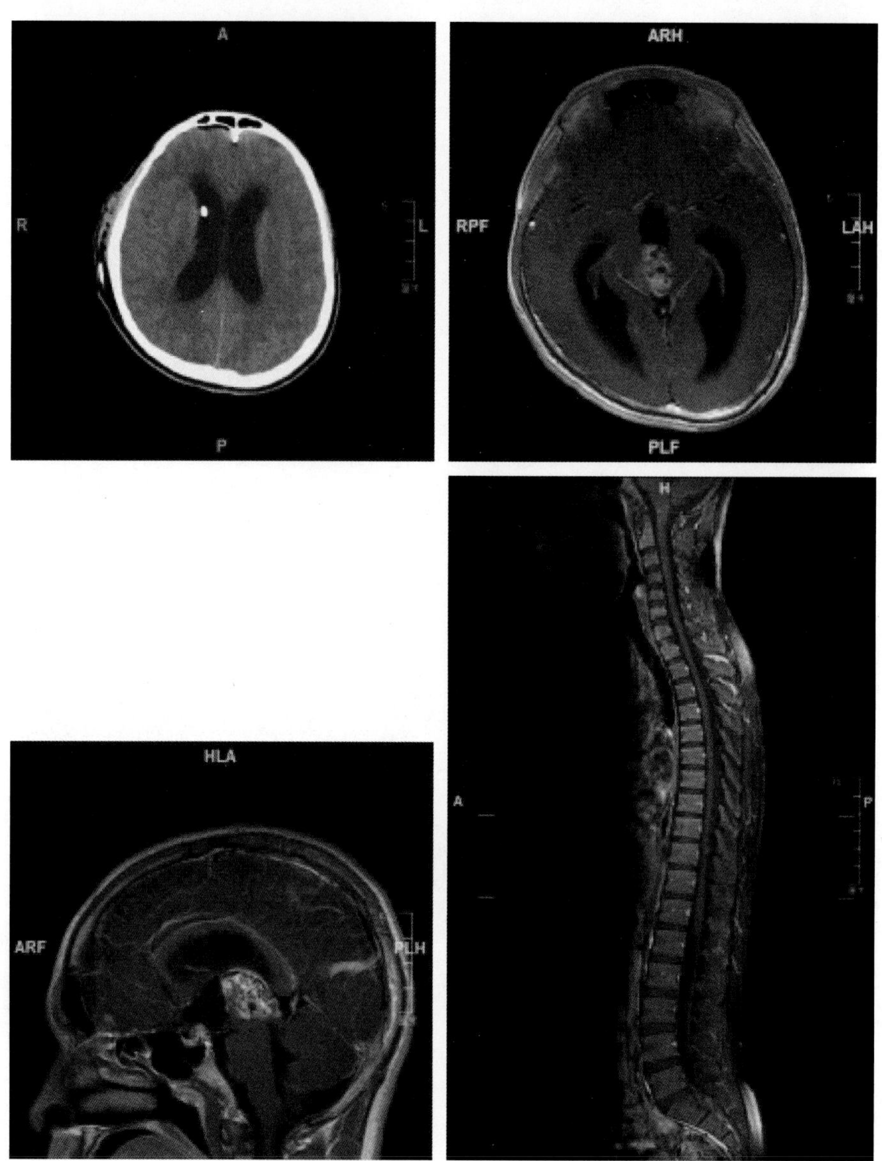

图 1-3-5 患者脑室 – 腹腔分流术后颅脑 CT 平扫及全中枢 MR 平扫 + 增强表现

幕上脑积水较前缓解，松果体区占位，椎管内未见占位性病变

4. 术后整合治疗情况

（1）术后第 1 ～ 2 个月行 PEB 方案化疗 2 个疗程，过程顺利，患者无不适（图 1-3-6，图 1-3-7）。

（2）继续行第 3 ～ 4 个疗程 PEB 方案化疗，过程顺利，患者无不适。第 3 个疗程及第 4 个疗程分别行血清检查肿瘤标志物检查，结果示 AFP 3.29ng/ml、HCG 1.09mIU 及 AFP 2.15ng/ml、HCG 0.29mIU，AFP 和 HCG 都随化疗进行呈动态下降。在第 4 个疗程化疗结束后头颅 MR 平扫 + 增强评估发现实质性强化部分的肿瘤缩小，但囊变部分进行性增大，已经出现梗阻性脑积水（图 1-3-8）。考虑肿瘤活性部分化疗后减少，但非活性部分堵塞室间孔、中脑导水管等，造成梗阻性脑积水。拟行手术切除第三脑室及松果体区肿物，打通脑脊液循环通路。家属考虑患儿一般情况可，未接受手术方案。

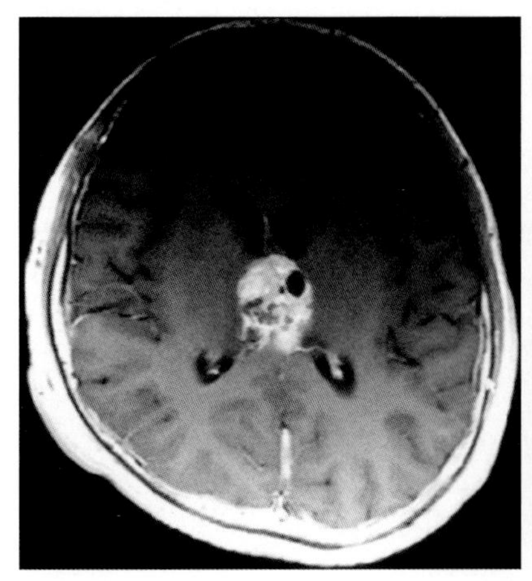
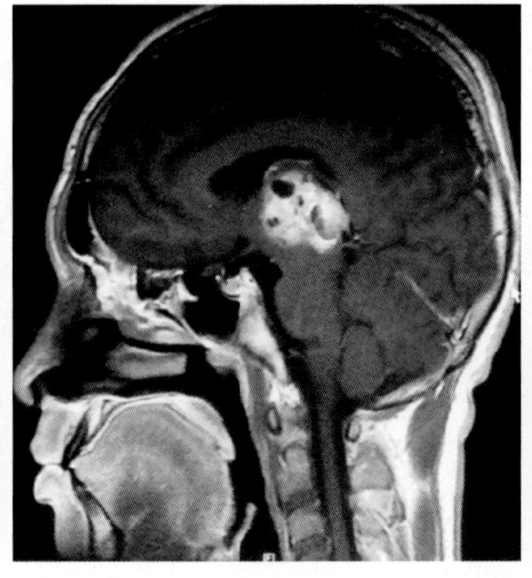
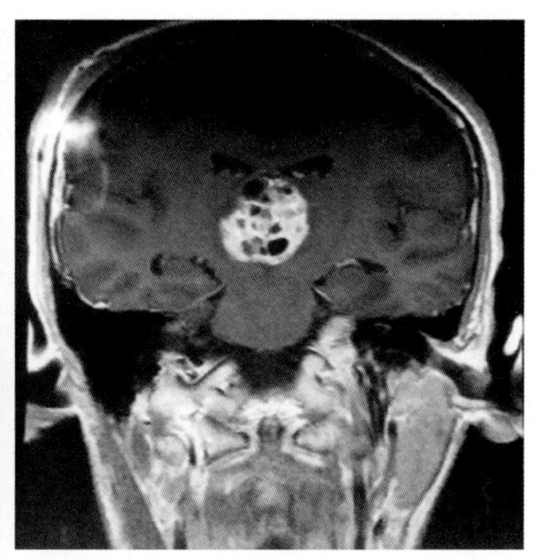

图 1-3-6　患者脑室 - 腹腔分流术后第 1 个疗程化疗（PEB 方案）后颅脑 MR 平扫 + 增强表现

松果体区病灶较前稍增大，脑积水缓解

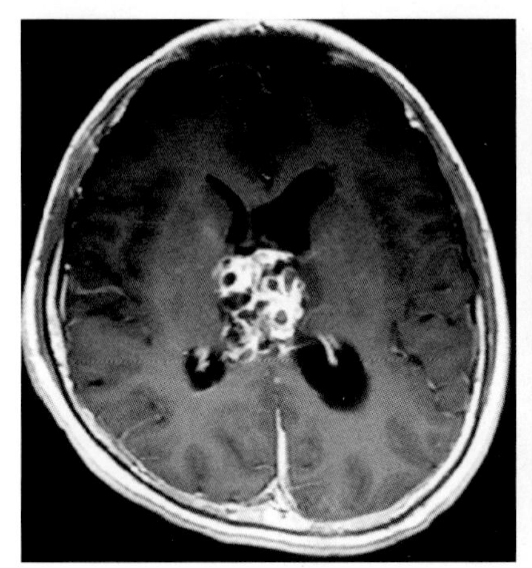
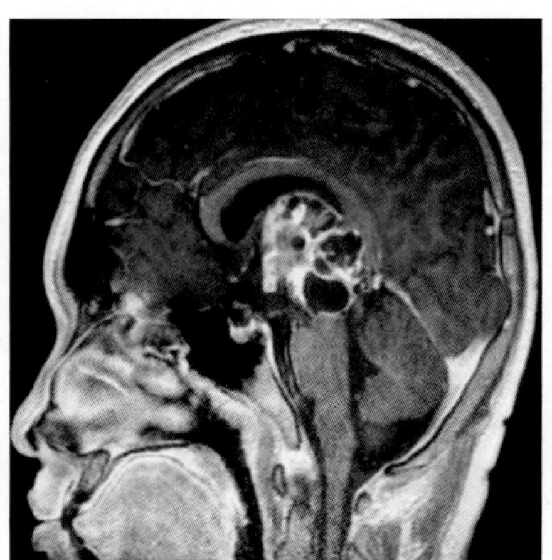
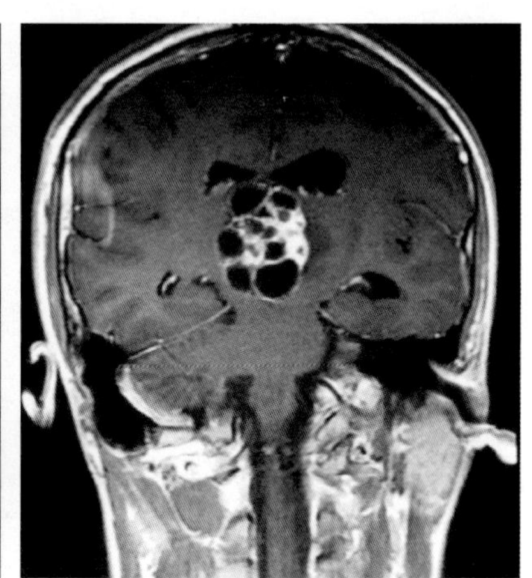

图 1-3-7　患者脑室 - 腹腔分流术后第 2 个疗程化疗（PEB 方案）后颅脑 MR 平扫 + 增强表现

第三脑室及松果体区病灶较前稍增大，但瘤内强化实质性成分较前减少

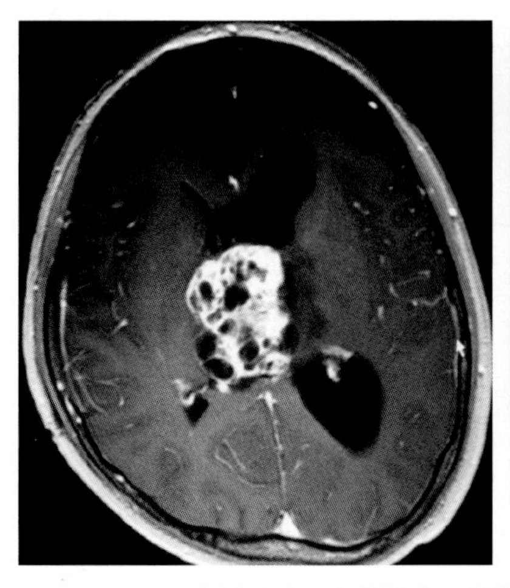
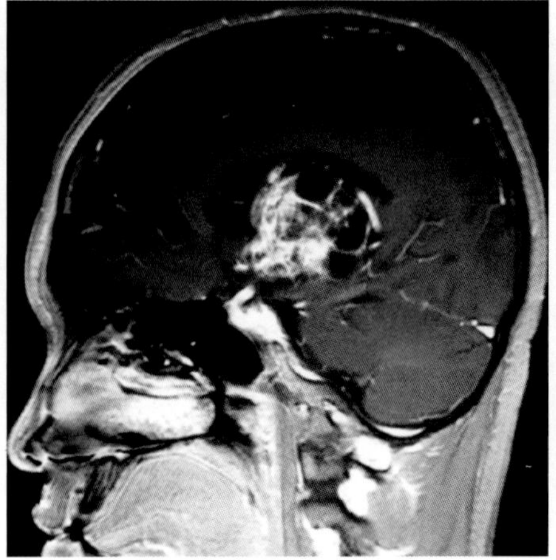
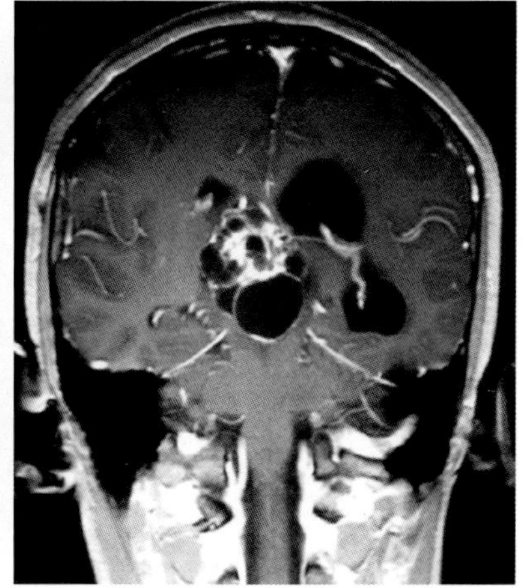

图 1-3-8　患者脑室 - 腹腔分流术后第 4 个疗程化疗（PEB 方案）后颅脑 MR 平扫 + 增强表现

松果体区病灶强化实质性成分较前减少，但囊性部分进行性增大，室间孔不通畅，有梗阻性脑积水

（3）2015 年 9 月，在第 4 个疗程化疗结束待行第 5 个疗程化疗前，患者出现恶心、呕吐并迅速出现意识障碍。入院时呈浅昏迷状态，格拉斯哥评分 7 分，双瞳不等大，右侧瞳孔直径为 4.0cm，左侧瞳孔直径为 3.5cm，双侧瞳孔对光反射稍迟钝。经脱水降颅压后患者意识改善，MR 平扫 + 增强

示第三脑室、松果体区病灶较前增大、梗阻性脑积水（图 1-3-9），完善术前评估，急诊行手术治疗。术中经额叶皮质造瘘，切除第三脑室、松果体区肿物，打通室间孔及中脑导水管等脑脊液循环通路。术中见肿物质地坚韧，有部分钙化样组织（图 1-3-10）。

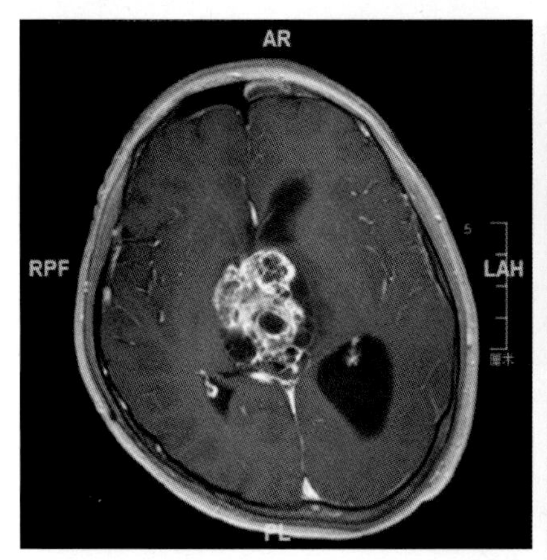

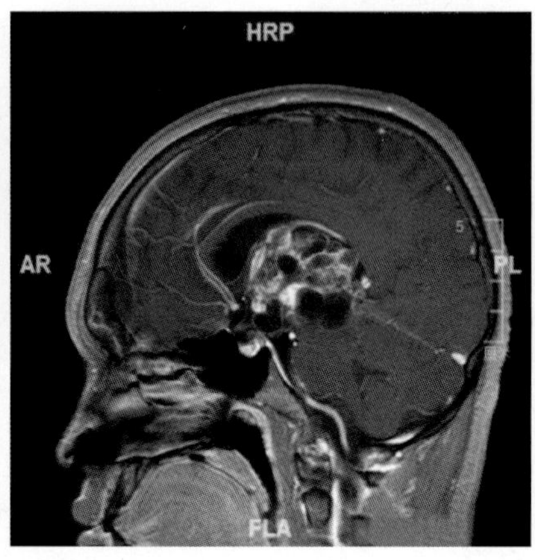

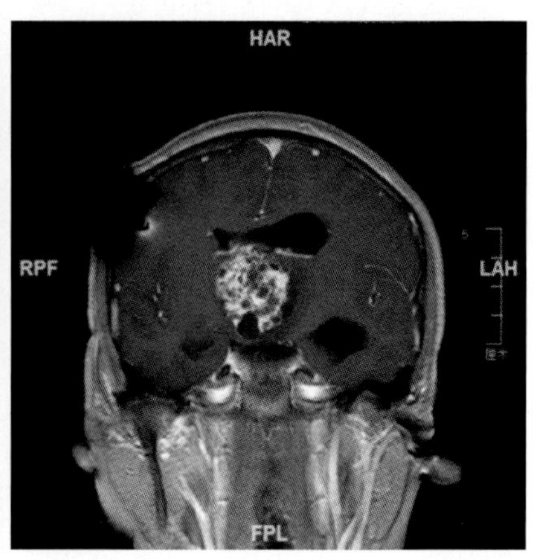

图 1-3-9　患者待行第 5 个疗程化疗前出现意识改变，术前颅脑 MR 平扫 + 增强表现

第三脑室、松果体区病灶较前增大，梗阻性脑积水

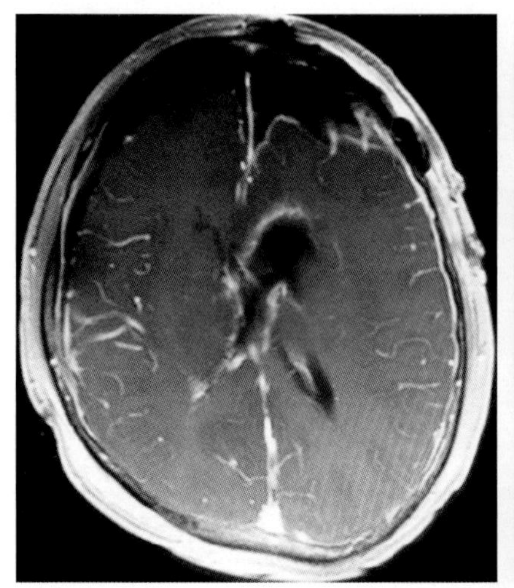
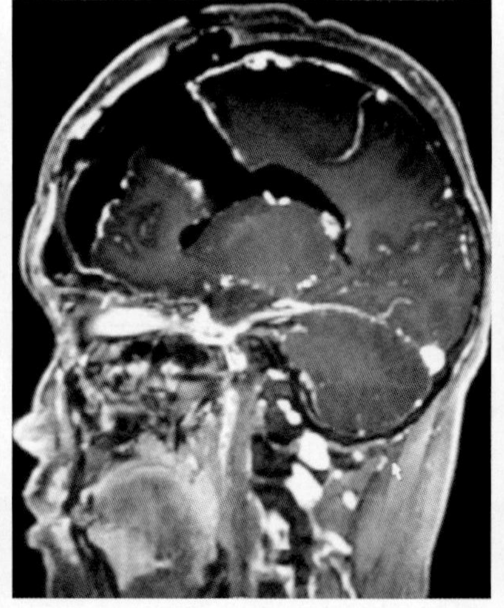
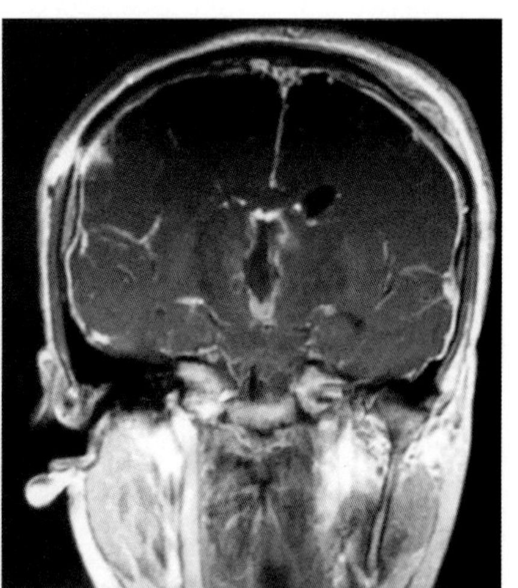

图 1-3-10　患者术后颅脑 MR 平扫 + 增强表现

第三脑室、松果体区病灶已切除，脑积水缓解

术后病理学检查示镜下见一小灶核大、深染的细胞，细胞形态大小较一致，组织伴挤压变形，结合免疫组化结果，符合生殖细胞瘤（约占 5%）；另见软骨、呼吸性上皮、肠上皮、脉络丛及神经组织等成分，组织分化较成熟，符合成熟型畸胎瘤成分（约占 95%）。综上所述，病变诊断为混合性生殖细胞肿瘤，小部分为生殖细胞瘤（约占 5%），大部分为成熟型畸胎瘤（约占 95%）。免疫组化：A，S100（+），GFAP（神经胶质纤维酸性蛋白）（+），EMA（上皮细胞膜抗原）少量（+），CK7（细胞角蛋白 7）少量（+），TTF-1（甲状腺转录因子 -1）少量（+），HCG（人绒毛膜促性腺激素）（-），AFP（甲胎蛋白）（-），Ki-67（细胞增殖抗原）（约 1%+）；D，异型细胞：CK（广谱细胞角蛋白）（-），Ki-67（60%+），S100（-），CD30（-），Des（结蛋白）（-），EMA（-），GFAP（-），CD117（*c-kit* 原癌基因编码的一种酪氨酸受体蛋白）（+），SALL-4（婆罗双树样基因 4）（+），PLAP（胎盘碱性磷酸酶）（+），OCT-4（一种结构域转录因子）部分（+），AFP（-），β-HCG（β-人绒毛膜促性腺激素）（-）。

（4）患者术后行全中枢放疗（总剂量：21.6Gy，每次 1.8Gy，共 12 次）+ 局部推量（总剂量：34.2Gy，每次 1.8Gy，共 19 次）（2015 年

10～11 月），过程顺利，患者无不适。

（5）放疗结束后继续行第 5～6 个疗程 PEB 方案化疗，过程顺利，患者无不适，门诊随访至 2018 年。

（三）案例处理体会

原发中枢神经系统生殖细胞肿瘤是颅内少见肿瘤，占所有颅内肿瘤的 2%～3%。本病好发于年轻人群。本病例为 12 周岁男童，第三脑室松果体区生殖细胞肿瘤综合治疗病例。中枢生殖细胞肿瘤是化疗和放疗敏感肿瘤，目前国际上治疗 CNS GCT 均采用化疗联合放疗 ± 手术等整合治疗手段。本例患者历经新辅助化疗、手术切除肿瘤、全中枢放疗、辅助化疗等整合治疗，疗效良好。综合分析、多学科合作的整合治疗是本例患者获得良好疗效的前提，而规范化治疗则是基本保障，整个诊疗过程充分体现了整合医学理念。整合性综合治疗针对不同病例，手术方式可以有不同选择，如本例的先脑室腹腔分流 - 新辅助化疗 - 肿瘤切除手术 - 全中枢放疗 - 辅助化疗或者第三脑室底造瘘 + 病变活检等（图 1-3-11）。

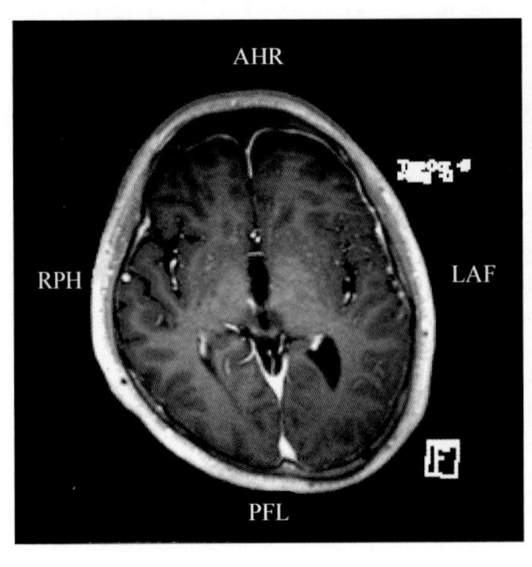

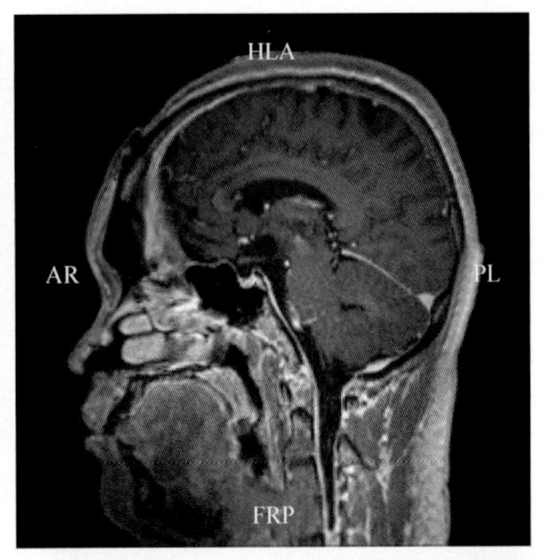

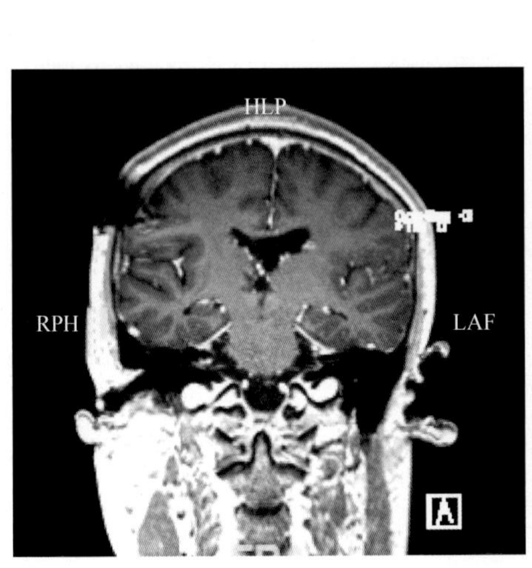

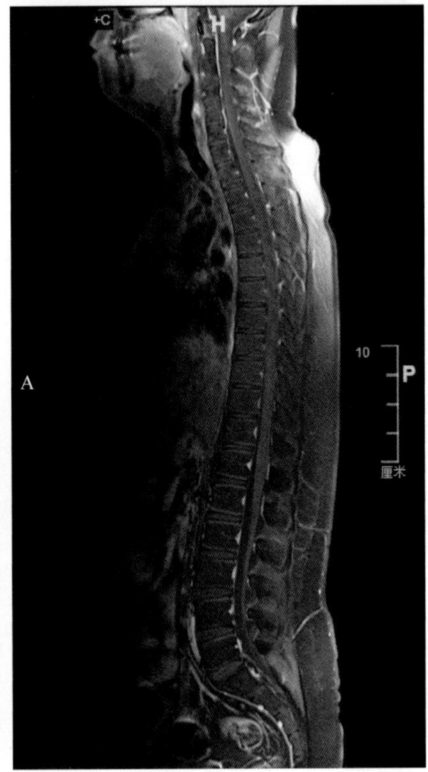

图 1-3-11　患者综合治疗后颅脑 MR 平扫 + 增强表现

第三脑室、松果体区病灶已消失，疗效评估 CR（2018 年，术后 2 年）

（杨群英　陈银生）

参考文献

陈忠平，2010. 中枢神经系统常见肿瘤诊疗纲要（中国肿瘤医师临床实践指南丛书）. 北京：北京大学医学出版社.

陈忠平，2012. 神经系统肿瘤化疗手册. 北京：北京大学医学出版社.

陈忠平，2019. 神经系统肿瘤. 北京：北京大学医学出版社.

Calaminus G，Kortmann R，Worch J，et al，2013. SIOP CNS GCT 96：final report of outcome of a prospective，multinational nonrandomized trial for children and adults with intracranial germinoma，comparing craniospinal irradiation alone with chemotherapy followed by focal primary site irradiation for patients with localized disease.Neuro Oncol，15（6）：788-796.

DeSouza RM，Jones BRT，Lowis SP，et al，2014. Pediatric medulloblastoma-update on molecular classification driving targeted therapies. Frontiers in Oncology，4：176. DOI：10.3389/fonc.2014.00176.

Echevarría ME，Fangusaro J，Goldman S，2008. Pediatric central nervous system germ cell tumors：a review. The Oncologist，13（6）：690-699.

Ellison DW，Dalton J，Kocak M，et al，2011. Medulloblastoma：clinicopathological correlates of SHH，WNT，and non-SHH/WNT molecular subgroups. Acta Neuropathologica，121（3）：381-396.

Fouladi M，Grant R，Baruchel S，et al，1998. Comparison of survival outcomes in patients with intracranial germinomas treated with radiation alone versus reduced-dose radiation and chemotherapy. Child's Nervous System，14（10）：596-601.

Gajjar A，Chintagumpala M，Ashley D，et al，2006. Risk-adapted craniospinal radiotherapy followed by high-dose chemotherapy and stem-cell rescue in children with newly diagnosed medulloblastoma（St Jude Medulloblastoma-96）：long-term results from a prospective，multicentre trial. The Lancet Oncology，7（10）：813-820.

Kamoshima Y，Sawamura Y，2010. Update on current standard treatments in central nervous system germ cell tumors. Current Opinion in Neurology，23（6）：571-575.

Louis DN，Ohgaki H，Wiestler OD，et al，2007. The 2007 WHO classification of tumours of the central nervous system. Acta Neuropathologica，114（2）：97-109.

Louis DN，Perry A，Reifenberger G，et al，2016. The 2016 world health organization classification of tumors of the central nervous system：a summary. Acta Neuropathologica，131（6）：803-820.

Massimino M，Antonelli M，Gandola L，et al，2013. Histological variants of medulloblastoma are the most powerful clinical prognostic indicators. Pediatric Blood & Cancer，60（2）：210-216.

McNeil DE，Coté TR，Clegg L，et al，2002. Incidence and trends in pediatric malignancies medulloblastoma/primitive neuroectodermal tumor：a SEER update. Medical and Pediatric Oncology，39（3）：190-194.

Morris EB，Gajjar A，Okuma JO，et al，2007. Survival and late mortality in long-term survivors of pediatric CNS tumors. Journal of Clinical Oncology，25（12）：1532-1538.

Nathan E，2016. Millard and Kevin C. De Braganca.Medulloblastoma.J Child Neurol，31（12）：1341-1353.

Packer RJ，Gajjar A，Vezina G，et al，2006. Phase Ⅲ study of craniospinal radiation therapy followed by adjuvant chemotherapy for newly diagnosed average-risk medulloblastoma. Journal of Clinical Oncology，24（25）：4202-4208.

Sun XF，Zhang F，Zhen ZJ，et al，2014. Analysis of the clinical characteristics and treatment outcome of 57 children and adolescents with primary central nervous system germ cell tumors. Chinese Journal of Cancer. DOI：10.5732/cjc.013.10112.

Tamayo P，Cho YJ，Tsherniak A，et al，2011. Predicting relapse in patients with medulloblastoma by integrating evidence from clinical and genomic features. Journal of Clinical Oncology，29（11）：1415-1423.

Taylor MD，Northcott PA，Korshunov A，et al，2012. Molecular subgroups of medulloblastoma：the current consensus. Acta Neuropathologica，123（4）：465-472.

Taylor RE，Bailey CC，Robinson KJ，et al，2005. Outcome for patients with metastatic（M2–3）medulloblastoma treated with SIOP/UKCCSG PNET-3 chemotherapy. European Journal of Cancer，41（5）：727-734.

Thakkar JP，Chew L，Villano JL，2013. Primary CNS germ cell tumors：current epidemiology and update on treatment. Medical Oncology（Northwood，London，England），30（2）：496.

von Bueren AO，von Hoff K，Pietsch T，et al，2011. Treatment of young children with localized medulloblastoma by chemotherapy alone：results of the prospective，multicenter trial HIT 2000 confirming the prognostic impact of histology. Neuro-oncology，13（6）：669-679.

第四节 神经系统肿瘤临床诊疗中的整合医学思考

一、神经系统肿瘤分子病理诊断与传统病理诊断的整合发展

分子病理时代，神经系统肿瘤的病理诊断发生了巨大的变化。2016 年版《WHO 中枢神经系统肿瘤分类》首次将分子病理结果与组织学结果相整合进行诊断，将神经肿瘤的病理诊断带入了整合诊断的新时代。整合肿瘤病理诊断不仅需要参考肿瘤组织的常规形态，同时还需要根据分子病理进行分型。充分体现分子病理标志物对肿瘤诊断、治疗和预后判断的重要性。

2016 年版《WHO 中枢神经系统肿瘤分类》重要更新

1. *整合诊断更新的重要原则* 在组织学基础上增加分子病理诊断可以帮助临床进一步明确诊断类别和分级，针对性制订合适的治疗方案并较为准确的判断临床预后，部分分子标志物还可以为制订个体化的治疗方案提供帮助。第一，分子病理诊断对传统组织学诊断提供了新的帮助，可以提高诊断的准确性和客观性，并对肿瘤进行精准分型。例如，胶质瘤诊断中“星形细胞瘤”和“少突胶质细胞瘤”在形态学上常具有双重特点，不同病理医师可能会有不同的诊断，造成诊断各异。但通过分子病理诊断的辅助，利用 IDH 是否突变，1p/19q 是否联合缺失等分子病理学信息，可以将两者进行精准的分型，尽可能避免将混合形态学表型的肿瘤划分为少突星形细胞瘤。第二，组织学和分子病理学发生冲突时，优先考虑分子病理学诊断。例如，部分肿瘤形态学表现符合“星形细胞瘤”诊断，但同时伴有 IDH 突变和 1p/19q 联合缺失的分子特征，此时其应诊断为“少突胶质细胞瘤”，反之亦然。从而进一步突出了分子病理医学诊断的重要价值和意义。第三，尽管分子病理表型十分重要，但并不能完全依赖分子表型，组织学分型及分级诊断仍然十分重要，二者需要相互整合才能明确诊断。例如，胶质母细胞瘤主要的参考依据仍是否具有形态学的特征性改变，如细胞密度增高，微血管增生和假栅栏状坏死、核异型性明显和核分裂象多见等，结合不同的分子表型再确定其具体分类。

2. *胶质瘤诊断的重要更新* 2016 年版《WHO 中枢神经系统肿瘤分类》将胶质瘤分为若干组织来源大类，包括弥漫性星形细胞和少突胶质细胞肿瘤、其他星形细胞瘤、室管膜肿瘤、其他胶质瘤等多种大类。

严格明确少突胶质细胞瘤的诊断标准。在形态学诊断时代，部分少突胶质细胞瘤和星形细胞瘤的鉴别诊断十分困难，部分病例诊断为混合型的少突星形细胞瘤。分子病理时代将少突胶质细胞来源的肿瘤诊断明确为必须同时具有 IDH 突变和 1p/19q 联合缺失，并根据形态学分为少突胶质细胞瘤、IDH 突变和 1p/19q 联合缺失及间变性少突胶质细胞瘤、IDH 突变和 1p/19q 联合缺失。这

一诊断明确了少突胶质细胞来源肿瘤的诊断依据，并尽可能将原有诊断为少突星形细胞瘤的肿瘤明确分类到星形细胞瘤和少突胶质细胞瘤中，更好地指导诊断和治疗。

将星形细胞来源肿瘤进行分子学分型。星形细胞来源肿瘤根据不同级别分为弥漫性星形细胞瘤、间变性星形细胞瘤和胶质母细胞瘤；结合其IDH表型又分为IDH突变型和IDH野生型。同时重点提出了星形细胞来源肿瘤伴有的重要分子病理标志物，包括ATRX突变和P53突变等，WHO Ⅱ～Ⅲ级的弥漫性星形细胞瘤或间变性星形细胞瘤多数伴有IDH突变，而胶质母细胞瘤多数表型为IDH野生型。伴有这些基因突变的肿瘤将进一步明确其组织来源，辅助诊断。胶质母细胞瘤的诊断也进一步明确为IDH突变和IDH野生型，IDH突变型胶质母细胞瘤多数继发于低级别胶质瘤。

在胶质母细胞瘤中新增加了上皮样胶质母细胞瘤的亚型，它与巨细胞胶质母细胞瘤和胶质肉瘤一起共同属于IDH野生型胶质母细胞瘤的分类中，上皮样胶质母细胞瘤的特点主要包括具有丰富嗜酸性细胞质的上皮细胞、泡状染色质明显的核仁及各种横纹肌样细胞等。好发于儿童和青年人，常伴有BRAF V600E的突变，但常缺乏成人IDH野生型胶质母细胞瘤常见的突变，如EGFR突变等。其前体来源可能是多形性黄色细胞瘤。

新增加的Ⅳ级胶质瘤还包括弥漫中线胶质瘤，H3K27M突变型。此类胶质瘤多数发生于儿童，常位于中线区域，包括丘脑、脑干和脊髓等。常伴有*H3F3A*或*HIST1H3B/C*基因K27M突变，其中包含了原有的弥漫型脑桥胶质瘤等肿瘤。新增加的室管膜瘤分型还包括室管膜瘤，RELA融合基因阳性。这部分室管膜瘤多数为儿童幕上的室管膜瘤，常伴有L1CAM的特异性表达，其恶性程度较常见的室管膜瘤高。

考虑到全球各地对分类系统具体执行的水平不相同，对于①未进行分子检测；②进行分子检测但无检测结果；③分子检测结果不符合已知的WHO分型特征，则定义为NOS。但是NOS的分类并非可以随意使用，只有在没有条件实行分子检测的诊断、检测报告内容不完整或结论不足以确定分类或特殊类型的分子形态，有待于进一步更新分子表性的才可以归类为NOS。多层次、不同类型的分子分型方法为新版本分类体系的推广和实践提供了帮助。

3. 胚胎性肿瘤诊断的重要更新 2016年版《WHO中枢神经系统肿瘤分类》取消了原有的原始神经外胚层肿瘤的分类，将髓母细胞瘤进行了分子分型。根据髓母细胞瘤的基因表型，将髓母细胞瘤分为WNT激活型、SHH激活和TP53突变型、SHH激活和TP53野生型、非WHT/非SHH（组3和组4）等四组分型。但考虑到髓母细胞瘤分型的具体实践的困难，将髓母细胞瘤仍依据传统组织学分型分别分为经典型、多纤维型/结节增生型、广泛小结节型和大细胞/间变型髓母细胞瘤。与胶质瘤相同，仍增加了未能完成分子分型组织分型的NOS分型。此外还在胚胎性肿瘤中将多层菊形团样胚胎性肿瘤分为C19MC改变和NOS两型。整合分子分型和形态学分型的优势，将各型肿瘤进行详细分类，有助于进一步提高针对性治疗的疗效。

4. 2016年版WHO新分型的后续更新进展 2016年新版本的神经肿瘤分级系统更新后，仍有很多不很完善的地方，为此WHO专门成立了中枢神经系统肿瘤分类分子信息及实践方法联盟（简称cIMPACT-NOW），为后续的升级和补充项目进行说明。结合前期的研究结果，部分WHO Ⅱ级弥漫性星形细胞瘤和WHO Ⅲ级间变性星形细胞瘤的生物学行为与其组织学分级不符，这些病变是IDH野生型的，而且具有与胶质母细胞瘤类似的生物学行为。这部分较低级别的胶质瘤具有高侵袭性生物学行为的分子指标，包括①EGFR基因扩增；②7号染色体获得伴10号染色体缺失（+7/-10）；③TERT启动子突变。此部分患者生存期短，预后差。为了更好地指导临床对患者分层管理，而将这部分具有特殊基因分型的肿瘤定义为弥漫性星形胶质细胞瘤，IDH野生型，伴有胶质母细胞瘤分子特征，WHO Ⅳ级。并建议临床参考胶质母细胞瘤的治疗方案进行治疗，同时需要注意的是，这部分诊断需要限定一定的条件，如EGFR扩增水平不能通过免疫组化检测，7号染色体获得伴10号染色体缺失（+7/-10）需排除多形性黄色星形细胞瘤诊断，以及一定要注意获

得该诊断的前提条件是在IDH野生型的弥漫性星形细胞瘤或间变性星形细胞瘤等范畴内，避免诊断时发生偏差。

二、神经肿瘤的整合影像组学

肿瘤影像组学是采用高通量技术从放射图像中提取成像特征，创建可利用的数据库，从而实现对肿瘤表型的综合量化，可以用来预测患者的基因型、治疗反应性及预后等，也就是用量化的影像学特征反映肿瘤的表型。相较于仅仅从视觉层面解读医学影像，影像组学可深入挖掘影像的生物学本质，并提供临床决策支持，影像组学是整合医学未来发展的重要方向之一。

实体肿瘤的基因型、蛋白表达模式等存在空间、时间分布异质性，有创活检可能无法全面反映肿瘤的性质。相比之下，影像学检查则可以全面、动态、无创地反映肿瘤整体信息。但传统的医学影像分析技术无法客观、定量地反映这些信息。而高通量现代影像资料不仅反映了肿瘤的形态学，还反映了微观环境的生物学动态变化，包括基因表达、瘤细胞增生和血管形成等。随着高通量影像资料获取能力的提升和大数据研究方法的推广，使用计算机获取高通量影像学特征并对其进行归纳分析，通过统计方法、机器学习和人工智能等途径，与基因型、预后、治疗效果等临床信息相关联，可以辅助临床诊断、鉴别诊断、治疗决策和预后观察，预测和评估所提问题。影像组学研究可以显著提升影像学分析的工作效率，进一步挖掘影像学中蕴藏的生物信息。需要注意的是，影像组学的工作建立在大数据分析的基础上，图像采集设备、参数等会对影像组学提取的特征产生影响，故需使用标准化成像方案来消除不必要的混杂因素。同时，影像组学对于图像特征的提取往往有赖于原图像采集及研究人员采取的分析方法。图像分辨率、视野、切片厚度、图像采集使用的机器都可能对提取的数据产生偏差，要真正实现大数据应达到的精准性，必须充分考虑这些因素造成的影响。

影像组学在胶质瘤中的应用很值得关注。通过从影像阵列中挖掘深部肉眼无法识别的纹理特征等定量信息，可以加深对脑肿瘤的生物学行为和治疗的理解，不同的组学量化标签具有不同的应用价值，在胶质瘤的诊断分级、治疗指导、预后判断方面有着重要意义。研究表明，良、恶性肿瘤血脑屏障改变及肿瘤微血管的结构不同，可以通过CT灌注值的不同鉴别良、恶性肿瘤。还有报道提出，影像组学方法术前可无创预测胶质母细胞瘤患者MGMT启动子甲基化状态，指导放化疗方案的制订；亦有文献报道影像组学可预测IDH1、TP53、MGMT启动子甲基化等状态。影像组学MRI表型与临床特征和遗传图谱结合能够改善胶质母细胞瘤患者的生存预测，将影像组学整合到包括关键遗传分子和临床特征的多层决策框架中，可提高疾病分层的准确性并为胶质瘤个体化治疗方案的制订提供依据。还有研究表明，应用机器学习模型可以鉴别脑胶质瘤放化疗后的假性进展与真性进展，为临床评价治疗效果提供依据。

影像组学是一门大数据的方法学，所构建模型的工作效能主要取决于采用的信息量及信息处理能力。人工智能（AI）最大的优点则在于以一种高效、客观的自我优化方式进行数据处理。这与影像组学的发展需求是相符的。应用AI方式必将大大提高影像组学实践的效率。AI技术代替人工实现高效精准地从多模态影像中挖掘大量特征并进行定量分析，建立影像资料与临床资料之间的相关性，定量分析感兴趣分子及基因的变化，为神经肿瘤的个体化诊断及评估提供了新发展方向。但目前的AI辅助的影像组学研究尚有许多算法与模型有待进一步优化与探索。同时AI辅助的影像组学研究的发展和验证需要大量的、注释完好的数据库，因此多学科协作十分重要。AI辅助的影像组学与基因组学、蛋白组学等多组学的整合医学分析将取得更好的效果。

三、神经肿瘤多学科协作整合诊疗及加速康复

肿瘤是全身性疾病，针对肿瘤的诊断和治疗应该是系统性的。现代医学的发展越来越偏重专科素质，针对某一专科疾病的诊疗技术深入发展，但临床医师在诊疗过程中仍需要充分考虑多学科

的共同诊断和治疗。多学科协作的目标是整合神经肿瘤相关多学科优势，以神经肿瘤患者为中心，提供一站式网状医疗服务。不仅在疾病诊疗的具体方案制订方面可以整合多学科优势，在加速康复外科（ERAS）领域也需要多学科工作协作，最终达到整体诊疗和康复的目标。

神经肿瘤多学科协作通常由神经外科、影像科、放疗科、肿瘤内科、病理科、神经内科、康复科等参与。垂体瘤多学科协作组还需要内分泌科、耳鼻喉科参与；颅底肿瘤多学科协作组还需要颌面外科、眼科、耳鼻喉科等参与，脊柱脊髓肿瘤多学科协作组还需要骨科等科室参与。针对不同的讨论对象，可以增加不同的相关科室协助诊疗。多学科协作的形式可以采用多学科集中病例讨论、多学科门诊、多学科线上讨论等。每次多学科协作讨论需要由专门的秘书记录讨论结果和过程，为后续的临床研究提供帮助。

多学科协作模式的开展可为患者带来诸多益处。①提高了患者对诊治方案的依从性，减少患者诊疗困难。有效提高完整术前评估的比例，并有效增加术后辅助治疗的比例。②整合多学科治疗措施，增加患者治疗方式的选择。③增加治疗方式的协同配合，改善患者的预后。④提高患者进入临床试验的可能性，提高患者接受最新治疗的机会。

同时多学科协作也可以为医疗团队提供获益。①诊疗方案由多学科团队共同决策，责任有团队人员共同承担，提高患者依从性，减少医疗纠纷。②提高多学科协作成员之间的沟通，增加了团队成员的学习和受教育机会。③有利于临床科研工作的开展，提高组成学科的学术水平。

加速康复外科团队建设同样需要多学科协作。加速康复外科指为使患者快速康复，在围术期采用一系列经循证医学证据证实有效的优化处理措施，以减轻患者心理和生理的创伤应激反应，从而减少并发症，缩短住院时间，降低再入院风险及死亡风险，同时降低医疗费用。加速康复外科的核心内容包括术前宣教，术前营养情况筛查，术前禁食水方案优化，预防使用抗菌药物，预防深静脉血栓、呼吸系统准备及评估、麻醉管理及优化、疼痛管理及优化、消化道应激性黏膜病变管理、手术应激管理、引流管管理、营养支持、早期下床活动等全方面内容。具体的神经肿瘤的加速康复还需要考虑围术期癫痫管理及神经心理功能状态评估等环节。整合多学科协作、多途径协作形式，通过加速康复外科各项具体措施的落实可以有效加速患者康复，提高患者满意度，进一步降低住院日和住院费用。

（王　樑）

第 2 章 头颈部肿瘤

第一节　鼻咽癌

第二节　口腔癌

第三节　唾液腺癌

第四节　喉癌

第五节　鼻腔与鼻旁窦恶性肿瘤

第六节　甲状腺癌

第七节　头颈部肿瘤临床诊疗中的整合医学思考

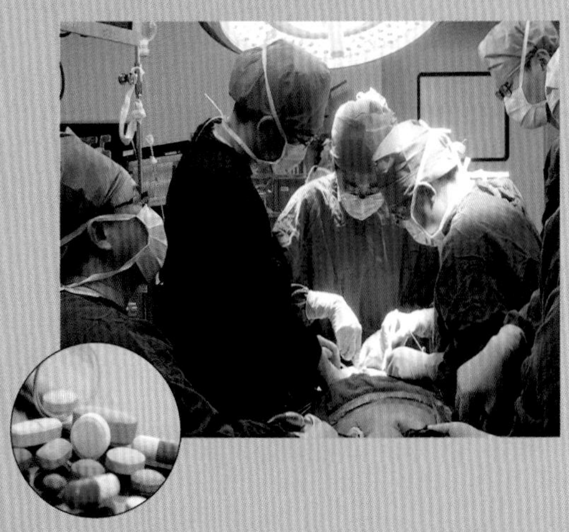

第一节 鼻 咽 癌

• 发病情况及诊治研究现状概述

鼻咽癌（nasopharyngeal carcinoma，NPC）是一种发生于鼻咽部黏膜上皮的恶性肿瘤，多发生于鼻咽顶壁及侧壁，尤其是咽隐窝，是我国常见的恶性肿瘤之一。在我国，以华南地区发病率最高，北方地区发病率较低，呈现人群易感现象，具有明显的地区聚集性、种族易感性、家族高发倾向和发病率相对稳定的特点。目前认为，鼻咽癌的发生主要与 EB 病毒感染、遗传和环境等因素相关。不健康的生活方式也可诱发该病的发生，如大量吸烟、食用腌制食品、空气污染等。鼻咽癌以男性多见，男女之比为（2 ～ 3.8）：1，主要发生于 30 ～ 50 岁。

鼻咽位于颅底和软腭之间，连接鼻腔和口咽，被顶后壁、双侧壁、前壁、底壁包绕。鼻咽癌最好发的部位是咽隐窝，侧壁常见，其次是鼻咽顶壁。鼻咽癌以鳞癌最为常见，占 95% 以上，病理分为角化性癌、非角化性癌及基底细胞样癌三类，以非角化性未分化型癌为主，其次是非角化性分化型癌和角化性癌。偶见鼻咽腺癌等。

鼻咽癌常见的临床表现包括回吸性涕血、鼻塞、耳鸣和听力减退、头痛及面部发麻、复视等脑神经损害的相关症状。鼻咽癌具有局部浸润、区域淋巴结转移和较高的远处转移等特点。

鼻咽癌首选放射治疗，放化学综合治疗是局部晚期鼻咽癌的标准治疗模式。

• 相关诊疗规范、指南和共识

- 中国鼻咽癌分期 2017 版（2008 鼻咽癌分期修订专家共识），中国鼻咽癌临床分期工作委员会
- NCCN 肿瘤临床实践指南：头颈部肿瘤（2019.V3），美国 NCCN
- 2019 版 CSCO 头颈部肿瘤诊疗指南，中国临床肿瘤学会（CSCO）
- 临床治疗指南：耳鼻咽喉头颈外科分册，中华医学会，2009
- 头颈肿瘤综合治疗专家共识，中国抗癌协会头颈肿瘤专业委员会，中国抗癌协会放射肿瘤专业委员会，2010
- 中国鼻咽癌诊疗指南，中国抗癌协会鼻咽癌专业委员会，2007
- 2010 鼻咽癌调强放疗靶区及剂量设计指引专家共识，中国鼻咽癌临床分期工作委员会
- 2012 ESMO 临床实践指南：鼻咽癌的诊断、治疗与随访，欧洲肿瘤内科学会（ESMO）
- 鼻咽癌标志物临床应用专家共识，中国抗癌协会肿瘤标志专业委员会鼻咽癌标志物专家委员会，2019
- 鼻咽癌营养治疗专家共识，中国抗癌协会肿瘤营养与支持治疗专业委员会

- 复发鼻咽癌治疗专家共识，中国抗癌协会鼻咽癌专业委员会，2018
- 转移性鼻咽癌治疗专家共识，中国抗癌协会鼻咽癌专业委员会，2018
- 鼻咽癌复发、转移诊断专家共识，中国抗癌协会鼻咽癌专业委员会，2018
- 2017 鼻咽癌国际临床靶区勾画国际指南，国内外肿瘤相关专家小组
- 2016 英国国家多学科指南：鼻咽癌，英国
- 美国放射学会适宜性标准：鼻咽癌，美国放射学会（ACR）2016
- 2016 马来西亚临床实践指南：鼻咽癌的管理，马来西亚卫生部

【全面检查】

（一）病史特点

1. 鼻咽癌发病相关高危因素

（1）EB 病毒感染：通过分子杂交及聚合酶链反应技术可发现鼻咽癌活检组织中 EB 病毒的 DNA、mRNA 或基因表达产物。EB 病毒主要通过感染人类的口腔上皮细胞和 B 细胞，整合到宿主细胞 DNA 中，阻止受感染细胞的凋亡，同时激活其生长，引起鼻咽癌。

（2）个体因素：鼻咽癌可以在任何年龄发生，但最常见于 40 ～ 50 岁的成人，其中男性发病率比女性高。

（3）环境因素：鼻咽癌高发地区中食物和水的镍含量较高，动物实验已经证实镍可以诱发鼻咽癌。

（4）饮食因素：咸鱼、腊味等腌制食物是鼻咽癌的高危因素，这些食品在腌制过程中均会产生 2A 类致癌物亚硝酸盐，从而诱发鼻咽癌。大鼠诱癌实验发现亚硝胺类化合物可诱发鼻咽癌。

（5）遗传因素：鼻咽癌患者有明显的种族和家族聚集性，如发病率高的家族迁居海外，其后裔仍保持较高的发病率。

2. 鼻咽癌相关临床表现和体征　在早期阶段，鼻咽癌可能不会引起任何症状。因症状隐匿且不典型，早期难以发现，确诊时大多数患者已为局部中晚期。随着病情进展，患者可能出现耳鸣、听力下降、鼻塞、涕中带血、头痛、面麻、复视等一系列症状，以及颈部肿块和脑神经麻痹等相关症状及体征。

（1）鼻部症状：早期可出现时有时无的涕中带血，肿瘤增大后可阻塞后鼻孔而引起鼻塞，开始为单侧阻塞，后发展为双侧。

（2）耳部症状：发生于咽隐窝的鼻咽癌患者，早期可压迫或阻塞咽鼓管咽口，引起耳鸣、耳闭及听力下降等症状。

（3）颅脑症状：局部晚期患者确诊时可伴发头痛或脑神经损害症状，如面麻、复视、视力下降、嗅觉下降或消失、神经性耳聋、眼睑下垂、眼球固定、吞咽活动不便、伸舌偏斜、声嘶等。

（4）颈部淋巴结肿大：约 70% 的患者确诊时已有颈淋巴结转移。以颈部淋巴结肿大作为首发症状就诊的患者约占 40%，多为无痛性肿块。随着疾病进展，颈部淋巴结可进行性增大，质硬，活动度差，开始为单侧，继之发展为双侧，合并感染时可有局部红肿热痛。严重者可因肿大淋巴结压迫颈部血管导致患侧头颈部疼痛，突发性晕厥，甚至死亡。

（5）皮肌炎：少部分鼻咽癌患者就诊时合并皮肌炎，以颜面部、前胸、后背、四肢皮肤更常见。通常无须特殊处理，随着肿瘤得到控制，皮肌炎也会随之好转。皮肌炎是一种严重的结缔组织疾病，恶性肿瘤与皮肌炎的关系尚未明确，但皮肌炎患者的恶性肿瘤发生率至少高于正常人 5 倍。因此，对皮肌炎患者须进行仔细的全身检查，以求发现隐藏的恶性肿瘤。

（6）远处转移症状：鼻咽癌死亡患者中 50% 以上有远处转移，常见的转移部位为骨、肺、肝，脑转移少见。转移病灶可引起相应转移部位的组织破坏或压迫而出现相应症状，如骨痛、咳嗽、腹痛等。当出现耳闷、耳堵、听力下降、涕中带血、鼻塞、复视、头痛等症状，或扪及颈部无痛性肿块时，请及时到医院就诊。

（二）体检发现

早期鼻咽癌患者症状隐匿且不典型，极难发现，确诊时大多数患者已至局部中晚期。建议有家族史或在高发区长期生活的人，体检内容涵盖

EBV-DNA 检测、EB 病毒抗体 VCA-IgA、EA-Ig，联合电子鼻咽镜检查，可在一定程度上提高早期鼻咽癌的确诊率。

（三）实验室检查

1. 常规检测　血常规，尿常规，便常规，肝功能，肾功能，电解质，血糖，凝血功能，传染性疾病（乙型肝炎、丙型肝炎、梅毒、艾滋病等）筛查。这些检测是了解患者一般状况、制订治疗方案所必需的检测内容。

2. 肿瘤相关血液学检测　鼻咽癌患者部分伴有 EB 病毒 DNA 拷贝数增高，以及血清 EB 病毒抗体 VCA-IgA 和 EA-IgA 效价增高，与患者预后有一定相关性，可作为一种辅助诊断方法，目前主要用于：①普查，如血清 EB 病毒抗体效价高，应进一步做鼻咽镜等检查，有助于发现更多早期患者；②协助原发灶不明的颈转移癌患者寻找可能隐匿在鼻咽的原发灶；③作为鼻咽癌患者放疗前后的随诊项目，动态观察疾病控制的辅助手段。

（四）影像学检查

1. MRI 检查　MRI 对软组织的分辨率比 CT 高，可更清晰地确定肿瘤的部位、范围及对邻近结构的侵犯情况，尤其对脑组织、咽旁组织、肌肉组织的显像效果好。建议有条件的患者均应行 MRI 增强检查，以更好地确定患者分期、治疗方案的选择及放疗靶区的勾画范围。范围应包括鼻咽及颈部。应用 T_1WI、T_2WI 和 Gd-DTPA 增强后 T_1WI 序列进行横断位、矢状位和冠状位扫描重建，对诊断鼻咽癌的黏膜下浸润，以及对咽颅底筋膜、腭帆张提肌、咽旁间隙、颅底骨质和颅内的侵犯程度了解都更清楚。鼻咽肿瘤的 T_1WI 信号强度较肌肉低，T_2WI 呈偏高信号，Gd-DTPA 增强后有明显强化。肿瘤侵犯骨髓腔 T_1WI 信号强度明显减低。

2. CT 检查或 X 线检查　对不能做 MRI 检查的患者行鼻咽颈部 CT 检查。对了解鼻咽癌的侵犯范围和对周围结构的侵犯情况比临床检查更有优越性，尤其对咽旁、颅底和颅内侵犯。增强扫描对颈动脉鞘区肿瘤侵犯、海绵窦侵犯和颈淋巴结转移的诊断更有帮助。检查的部位应包括颅底、鼻咽和颈部。

建议＞50 岁或长期吸烟的患者常规行胸部 CT 平扫而非胸部 X 线检查，以明确是否有肺内转移或纵隔淋巴结转移。

3. B 超检查　腹部 B 超可进一步明确患者是否有腹部转移。颈部 B 超有助于颈淋巴结性质的判定，根据结内有无血流、高血流还是低血流及其分布部位以判定是否属转移性淋巴结。

4. 放射性核素骨显像（ECT）　常用来做全身骨 ECT 扫描的检查，用于排除有无骨转移，其灵敏度较高，可能在骨转移症状出现前 3 个月或 X 线片检出骨质破坏前 3 ～ 6 个月即有异常放射性浓聚表现。骨外伤或骨炎症时可出现假阳性，应加以鉴别。

5. 正电子发射计算机体层显像（PET/CT）检查　对于中晚期鼻咽癌，尤其是颈部淋巴结较大或伴有锁骨上淋巴结肿大的患者，可直接行全身 PET/CT 以明确是否存在远处转移。

（五）病理学检查

通过间接鼻咽镜或直接电子鼻咽镜进行检查，鼻咽癌好发于鼻咽顶前壁及咽隐窝，鼻咽镜检查可观察到病变处的小结节状或肉芽肿样隆起，表面粗糙不平，易出血，可通过鼻咽病灶病理活检来明确诊断。

当鼻咽、颈部都有肿物时，活检取材部位应首选鼻咽，只有当多次活检病理阴性或鼻咽镜检未发现原发灶时才考虑行颈部淋巴结活检。颈淋巴结活检应尽量取单个的、估计能完整切除的为好，尽量不要在一个大的转移淋巴结上反复穿刺活检或切取活检，有研究认为颈淋巴结切取或穿刺活检会增加远处转移概率，最高可达 20%，对预后有显著影响。

要点小结

◆ 鼻咽癌治疗前基本诊断手段主要包括鼻咽镜活检和影像学检查，用于鼻咽癌的定性和分期诊断。鼻咽镜下活检组织病理学诊断是鼻咽癌确诊和治疗的依据；全面的全身检查和准确的临床分期为判断患者预后、制订有针对性的个体化治疗方案提供了必要的依据。

【整合评估】

（一）评估主体

鼻咽癌需要多学科进行讨论评估，其组成包括放射治疗科、头颈外科、肿瘤内科、诊断科室（病理科、影像科、超声科、核医学科等）、内镜中心、护理部等。

（二）分期评估

鼻咽癌分期推荐美国癌症联合委员会（American Joint Committee on Cancer，AJCC）和国际抗癌联盟（Union for International Cancer Control，UICC）联合制定的第 8 版分期（表 2-1-1）。2017 年 7 月 1 日，中国鼻咽癌临床分期工作委员会在福建南平召开了中国鼻咽癌分期修订工作会议，国内各位专家基于循证医学进行了充分的讨论和沟通，并达成共识，一致认为采纳了鼻咽癌中国 2008 分期和 UICC/AJCC 分期第 7 版各自优势基础上做了更新的 UICC/AJCC 分期第 8 版较为合理，中国 2008 分期的修订应参照 UICC/AJCC 第 8 版分期标准，以制定国际统一的分期标准。因此，推荐新的中国鼻咽癌分期 2017 年版与 UICC/AJCC 分期第 8 版保持一致（表 2-1-2）。

表 2-1-1 AJCC/UICC 鼻咽癌 TNM 分期（第 8 版）

原发肿瘤（T）	
Tx	原发肿瘤无法评估
T0	无原发肿瘤的证据，但有 EB 病毒阳性的颈淋巴结转移
Tis	原位癌
T1	肿瘤局限于鼻咽，可侵及口咽、鼻腔，无咽旁间隙侵犯
T2	有咽旁间隙侵犯和（或）邻近软组织侵犯（翼内肌、翼外肌、椎前肌肉）
T3	侵犯颅底骨质、颈椎、翼状结构和（或）鼻旁窦
T4	侵犯颅内、脑神经、下咽、眼眶、腮腺和（或）翼外肌以外的软组织
区域淋巴结（N）	
Nx	区域淋巴结无法评估
N0	区域淋巴结无转移
N1	单侧颈部淋巴结转移和（或）咽后淋巴结转移（无论单双侧），最大径≤ 6cm，转移淋巴结位于环状软骨下缘以上
N2	双侧颈部淋巴结转移，最大径≤ 6cm，转移淋巴结位于环状软骨下缘以上
N3	单侧或双侧颈部淋巴结转移最大径＞ 6cm 和（或）转移淋巴结位于环状软骨下缘以下
远处转移（M）	
M0	无远处转移
M1	有远处转移

续表

表 2-1-2 鼻咽癌临床分期（cTNM）

0 期	Tis	N0	M0
Ⅰ期	T1	N0	M0
Ⅱ期	T0 ～ 1	N1	M0
	T2	N0 ～ 1	M0
Ⅲ期	T0 ～ 2	N2	M0
	T3	N0 ～ 2	M0
Ⅳ A 期	T4	N0 ～ 2	M0
	任何 T	N3	M0
Ⅳ B 期	任何 T	任何 N	M1

（三）营养代谢状态评估

1. 营养宣教和管理　合理营养的平衡膳食可提高患者对放化疗的耐受能力。患者入院后，营养师对患者及家属进行了营养知识方面的宣教，让其充分认识到营养治疗对疾病康复的重要性；随后根据对患者的营养状况，制订适宜的饮食营养方案。

2. 肠内营养　当患者胃肠功能良好，存在解剖或原发疾病的因素不能经口补充者，管饲肠内营养应为首选。短期可经鼻胃管进行，长期则需经皮内镜下胃造口术或空肠造瘘术。留置胃管鼻饲法适用于短期营养患者，长期置放可能引起鼻腔、食管及胃黏膜糜烂，并易引发吸入性肺炎。为避免上述并发症，经皮内镜下胃造口术（percutaneous endoscopic gastrostomy，PEG）对许多需进行长期肠内营养的患者是必要的。PEG 可以使用价廉、自行制备的匀浆膳，有利于减轻患者经济负担，维持和改善患者的营养状况及生活质量。但 PEG 的有创性可能对患者生活和形象有影响，导致患者不易接受。

3. 肠外营养　在肿瘤治疗的开始及过程中，除考虑尽早实行肠内营养干预外，当患者进食困难且不能满足日常需要时可适当给予肠外营养。对伴有胃肠功能障碍的鼻咽癌患者，应采取肠外

营养或肠外 + 肠内联合治疗。

（四）疼痛评估

患者的主诉是疼痛评估的金标准，镇痛治疗前必须评估患者的疼痛强度。临床常用的疼痛评估方法如下：

1. 数字评价量表（numerical rating scale，NRS）见表 2-1-3。

表 2-1-3　数字评价量表

0 分	无痛
1 ～ 3 分	轻度疼痛（疼痛尚不影响睡眠）
4 ～ 6 分	中度疼痛
7 ～ 9 分	重度疼痛（不能入睡或睡眠中痛醒）
10 分	剧痛

询问患者疼痛的严重程度，做出标记，或者让患者自己圈出一个最能代表自身疼痛程度的数字。

2. 语言评价量表（verbal description scale，VDS）　可分为四级（表 2-1-4）。

表 2-1-4　语言评价量表

0 级	无疼痛
Ⅰ级（轻度）	有疼痛但可忍受，生活正常，睡眠无干扰
Ⅱ级（中度）	疼痛明显，不能忍受，要求服用镇静药物，睡眠受干扰
Ⅲ级（重度）	疼痛剧烈，不能忍受，需用镇痛药物，睡眠受严重干扰，可伴自主神经紊乱或被动体位

疼痛评估首选数字疼痛分级法，评估内容包括疼痛的病因、特点、性质、加重或缓解因素、疼痛对患者日常生活的影响、镇痛治疗的疗效和副作用等，评估时还要明确患者是否存在肿瘤急症所致的疼痛，以便立即进行相应治疗。

（五）病理评估

目前广泛采用的鼻咽癌病理分型为 WHO 病理分型（2003 年版）（表 2-1-5）。

表 2-1-5　鼻咽癌 WHO 病理分型（2003 年版）

Ⅰ型	角化性鳞状细胞癌
Ⅱ型	分化型非角化性癌
	未分化型非角化性癌
Ⅲ型	基底样鳞状细胞癌

流行病学资料显示高发区（中国华南地区和东南亚国家）98% 鼻咽癌患者病理类型为Ⅱ型，临床上Ⅱ型鼻咽癌患者与其他类型患者 5 年生存状态差异显著，而分化型与未分化型癌 5 年生存状态差异不明显。

国内研究基于上述现象，由邵建永教授主导完成的鼻咽癌病理新分型多中心队列研究能将不同预后转归的患者显著区别开来。该研究项目主要分为 3 个队列：训练组 [病例主要来源于中山大学肿瘤防治中心（1995 ～ 2005 年）]，回顾性验证组（病例来源主要是除广州外全国其他的鼻咽癌高发区，包括广西、湖南、福建、安徽、香港和台湾地区等，以及新加坡），前瞻性验证组 [病例主要来源于中山大学肿瘤防治中心（2007 ～ 2011 年）]。根据鼻咽癌主要细胞形态学表现，将鼻咽癌分为 4 种病理类型，分别为上皮型癌、上皮 - 肉瘤混合型癌、肉瘤型癌和鳞状细胞癌。上皮型癌：小圆形、卵圆形或呈铺路石样排列的肿瘤细胞，低核质比或染色质丰富的细胞，大圆形细胞之间界线不清，核仁居中，大而圆囊泡样核并核仁显著占据肿瘤细胞 75% 以上；上皮 - 肉瘤混合型癌：同时具有上皮型癌和肉瘤型癌的特点。肉瘤型癌：不规则小细胞、大而染色质浓染的细胞、一致性中等大小的梭形细胞并核仁不显著，或者是浓染的细胞核，并有嗜酸性细胞质的肿瘤细胞。鳞状细胞癌：明显细胞间桥和角化珠的高分化角化性鳞癌，以及低分化或中等分化鳞癌，有散在分布少量基底样细胞。各病理亚型 5 年生存率分别为上皮型癌 78.9%、上皮 - 肉瘤混合型癌 68.3%、肉瘤型癌 59%、鳞状细胞癌 41.1%。此种病理分型的优点是分型界限清晰，各型有明确的细胞学特点，易于被临床病理医师所掌握。更为重要的是，此类分型能预测鼻咽癌患者 5 年生存预后，预后由好变差依次为上皮型癌、混合型癌、肉瘤型癌和鳞状细胞癌。

（六）其他评估

血栓栓塞评估　每一例患者入院时应进行静脉血栓栓塞症（VTE）风险评估，特别是 VTE 高风险科室的住院患者。鼻咽癌患者建议采用 Padua 评分量表（表 2-1-6）。相应的评估方案可以根据各中心的特点及不同的临床情况进行调整。

表 2-1-6 内科住院患者静脉血栓栓塞症风险评估表（Padua 评分量表）

危险因素	评分
活动性恶性肿瘤，患者先前有局部或远端转移和（或）6 个月内接受过化疗和放疗	3
既往静脉血栓栓塞症	3
制动，患者身体原因或遵医嘱需卧床休息至少 3 天	3
已有血栓形成倾向，抗凝血酶缺陷症，蛋白 C 或 S 缺乏，Leiden V因子阳性、凝血酶原 G20210A 突变，抗磷脂抗体综合征	3
近期（≤ 1 个月）发生创伤或外科手术	2
年龄≥ 70 岁	1
心脏和（或）呼吸衰竭	1
急性心肌梗死和（或）缺血性脑卒中	1
急性感染和（或）风湿性疾病	1
肥胖 [体重指数（BMI）≥ 30kg/m^2]	1
正在进行激素治疗	1

低危为 0 ～ 3 分；高危≥ 4 分。

（七）精确诊断与鉴别

1. 定性诊断　采用电子鼻咽镜检查进行病变部位活检及病理检查等方法明确病变是否为癌，是非角化性癌还是角化性癌，分化程度如何。

2. 分期诊断　参见分期评估部分。

3. 鉴别诊断

（1）鼻咽血管纤维瘤：又称为鼻咽纤维血管瘤，是鼻咽部各种良性肿瘤中较常见者，瘤中含有丰富血管，容易出血。与鼻咽癌主要鉴别点为病变部位，以及多次鼻出血病史。

（2）淋巴结炎：是一种非特异性炎症。淋巴结炎的致病菌可来源于口咽部炎症、皮下化脓性感染灶。相比于鼻咽癌，淋巴结炎多表现为双侧多个淋巴结肿大，邻近组织急性炎症发作时淋巴结发生肿大，且长时间肿大的淋巴结无明显的病理学变化。炎症消退后，淋巴结可缩小。

（3）恶性淋巴瘤：是一组起源于淋巴造血系统的恶性肿瘤的总称，以青壮年多见。淋巴瘤浸润范围广泛，常侵犯鼻腔及口咽。常见双侧颈部或全身淋巴结普遍肿大，质地有弹性，呈橡胶球感。如在肿块的表面看到黏膜线，则需要注意淋巴瘤的可能，可作为与鼻咽癌的鉴别点。

（4）鼻咽部结核：患者多有肺结核病史，除鼻阻、涕中带血外，还有低热、盗汗、消瘦等症状，检查见鼻部溃疡、水肿、颜色较淡。分泌物涂片可找到抗酸杆菌，可伴有颈淋巴结结核。淋巴结肿大、粘连、无压痛。颈淋巴结穿刺可找到结核杆菌。结核菌素试验（PPD 试验）呈强阳性。另外，X 线胸片常提示肺部活动性结核灶。

（5）其他良性增生性病变：鼻咽顶壁、顶后壁或顶侧壁可见单个或多个结节，隆起如小丘状，大小为 0.5 ～ 1cm，结节表面黏膜表面光滑，呈淡红色。其多在鼻咽黏膜或腺样体的基础上发生，亦可由黏膜上皮鳞状化后发生，角化上皮潴留而形成表皮样囊肿的改变，部分是黏膜腺体分泌旺盛而形成的潴留性囊肿。但当结节表面的黏膜出现粗糙、糜烂、溃疡或渗血时需考虑癌变的可能，应予以活检，以明确诊断。

要点小结

◆ 鼻咽癌的综合评估需通过多学科合作完成，以建立合理的鼻咽癌诊疗流程，有助于实现最佳、个体化的综合治疗。综合评估应包括分期、营养状态、疼痛、病理及血栓栓塞等方面，在此基础上得到精确的诊断。无论哪一种评估都要求全面、动态，在综合评估基础上需要关注患者的个体差异性，以选择最佳的治疗方案。

【整合决策】

（一）放射治疗

鼻咽癌对放疗非常敏感。放疗是其首选的根治性治疗手段。早期鼻咽癌经单纯放疗即可治愈，而中晚期鼻咽癌通常需要选择放疗联合化疗的整合治疗模式才能取得更好的疗效。近年来，随着放疗技术的不断改进，越来越多的医疗单位已开始采用 IMRT，该技术可最大限度地将放疗剂量集中在肿瘤靶区内，在有效杀灭肿瘤细胞的同时减少对邻近组织的损伤。此外，随着化疗、靶向治疗等整合治疗模式的加入，鼻咽癌的整体疗效尤其在局部控制率方面得到极大提高，5 年总生存率高达 80%。但仍有部分患者面临复发或转移的风险，这也是目前鼻咽癌治疗中亟须解决的问题。

鼻咽癌分期对预后意义重大，也是影响治疗方案选择的主要因素。目前主要采用第 8 版 AJCC/UICC 分期标准，以 MRI 检查作为分期依据。根据分期选择不同的治疗方案。

1. 治疗原则

（1）初治鼻咽癌：指初次确诊鼻咽癌首次进行治疗的病例。其原则是以放疗为主，辅以化疗、靶向治疗、免疫治疗和手术治疗。

1）早期：对应鼻咽癌Ⅰ期，单用放疗。

2）中期：对应鼻咽癌Ⅱ期，无淋巴结转移者可考虑单纯放疗；伴淋巴结转移者同步放化疗。

3）晚期：对应鼻咽癌Ⅲ、ⅣA 期。多采用同步放化疗；肿瘤负荷较大者可采用新辅助化疗联合同步放化疗。

4）出现远处转移者，采用化疗为主，辅以放疗。

（2）复发鼻咽癌：指鼻咽癌放疗治愈后，经过半年以上复发的病例。

1）放疗后 1 年以内的鼻咽复发者，尽量不采用再程常规外照射放疗。可以选用辅助化疗、近距离放疗或调强放疗。

2）放疗后颈淋巴结复发者，建议手术治疗，不能手术者可采用化疗。

3）放疗后 1 年以上的鼻咽复发者，可做第 2 个疗程根治性放疗，其方法包括单纯外照射或外照射 + 近距离照射。

4）复发鼻咽癌再程放疗时，只照射复发部位，一般不做区域淋巴引流区的预防照射。

5）对于已经出现脑、脊髓放射性损伤的病例，不主张再程常规外照射放疗，应采用化疗。

2. 放疗技术及靶区

（1）放射源

1）鼻咽照射：直线加速器 6 ～ 8MV 高能 X 线。

2）颈淋巴结照射：直线加速器 6 ～ 8MV 高能 X 线及 6 ～ 12MeV 的电子线、180 ～ 210kV 深部 X 线。

3）近距离照射：高剂量率的铱 -192（^{192}Ir）等。

（2）照射靶区与范围

1）鼻咽原发灶区：原发灶区是指临床检查及 CT、MRI、PET 等影像学所见的鼻咽肿瘤区域。

2）鼻咽亚临床灶区：指鼻咽癌可能扩展，侵犯的区域如颅底、鼻腔、上颌窦后 1/4 ～ 1/3、后组筛窦、蝶窦、咽旁间隙、颈动脉鞘区和口咽等。

3）颈淋巴结转移灶区：指临床检查和（或）影像学观察到的颈部肿大淋巴结所在区域。

4）颈淋巴引流区：指临床检查和影像学均未见颈部肿大淋巴结的所在区域。临床根据患者颈部中段皮肤的横纹线或环甲膜水平分为上颈和下颈淋巴引流区。

（3）照射剂量、时间和分割方法

1）鼻咽原发灶：66 ～ 76Gy/（6 ～ 7.5）周。

2）颈淋巴结转移灶：60 ～ 70Gy/（6 ～ 7）周。

3）颈淋巴结阴性及预防照射区域：50 ～ 56Gy/（5 ～ 5.5）周。

（4）分割照射方法

1）常规分割：每次 1.9 ～ 2Gy，每天 1 次，每周 5 天照射。

2）非常规分割：非常规分割放疗鼻咽癌的方法有很多种类和变化，有超分割、加速超分割等，临床可以根据病情选择使用。

（5）放疗技术与方法

1）适形调强放射治疗：目前在国内外已经广泛使用于鼻咽癌的放疗中。调强放疗能提高鼻咽癌的生存率，降低正常组织的并发症。该技术精度要求高，根据 CT 扫描的图像勾画肿瘤靶区，进行三维图像重建，给予精确的正向或逆向计划设计，采用共面或非共面多野照射。这种技术在鼻咽癌放疗中的分割剂量及总剂量，总疗程时间还有待于进一步研究。以下介绍初治鼻咽癌的调强放射规范。

A. 面罩固定：用碳素纤维底架及热塑面罩，头略过仰位或中仰位，以患者舒适、可耐受和便于每日重复摆位为前提。全颈淋巴结区域需要照射者采用头颈肩面罩。

B. CT 模拟定位：扫描层次上界达头顶，下界达锁骨下缘。鼻咽原发区域内每层 3mm 薄层扫描，治疗区域外建议每层 5mm。定位参考点应选择划分面颈联合野和锁骨上野的层面，通常为 C_4 ～ C_5 下缘。CT 模拟机参数由操作员掌握，建议采用增强扫描或平扫 +MRI 融合。

C. 靶区的定义和勾画

原发灶GTV：定义为临床检查，内镜及CT、MRI、PET所见的病灶。

原发灶CTV：为GTV+鼻咽腔+外放一定的边界（至少5mm），其同时必须包括以下结构：前界包括后1/4鼻腔及上颌窦后壁；双侧界包括腭肌、翼内肌、部分翼外肌及翼板；向上包括下1/2蝶窦及后组筛窦（无蝶窦、鼻腔侵犯者，后组筛窦可以不包括在内）；颅底部分须包括部分颅中窝、圆孔、卵圆孔、破裂孔、岩骨尖、枕骨斜坡及颈动脉管等重要解剖结构；向下达口咽上部至C_2颈椎中平面；后界需包括双侧咽后淋巴结。

颈淋巴结GTV：为CT、MRI、PET所见的颈部病灶，阳性病灶定义为直径＞1cm和（或）中心有坏死区的淋巴结。

N0病例：颈淋巴结CTV包括双侧后组Ⅰb区颌下淋巴结（前界为颌下腺后缘），双侧Ⅱ、Ⅲ区及Ⅴ区上组淋巴结。

N+病例：颈淋巴结CTV为GTV外放一定的边界（至少5mm），同时包括双侧Ⅰb、Ⅱ、Ⅲ、Ⅳ、Ⅴ区淋巴结。

D. 重要器官勾画：包括脊髓，脑干，脑颞叶，垂体，腮腺，内耳及中耳，晶状体，眼球，视神经及视交叉，部分舌体和舌根，颞颌关节，下颌骨，气管，喉（声带），甲状腺。

E. 靶区处方剂量

大体肿瘤（GTVnx）	70Gy/（30～33）f，根据GTV退缩情况可局部加量
高危区（CTV1）	60～66Gy/（30～33）f
低危区（CTV2）	54～60Gy/（30～33）f
阳性淋巴结（GTVnd）	同GTVnx
淋巴引流区剂量（CTVln）	50～54Gy/（30～33）f

F. 正常组织剂量－体积限制

Ⅰ类器官	非常重要、必须保护的正常组织
脑干/视交叉/视神经	D_{max} 54Gy或1%体积＜60Gy
脊髓	D_{max} 45Gy或1%体积＜50Gy
脑组织、颞叶	D_{max} 60Gy或1%体积＜65Gy
Ⅱ类器官	重要的正常组织，在不影响GTV、CTV剂量覆盖的条件下尽可能保护

续表

腮腺	至少一侧腮腺平均剂量＜26Gy或至少一侧腮腺50%腺体受量＜30Gy或至少20mm^{3}的双侧腮腺体积接受＜20Gy的剂量
下颌骨/颞颌关节	D_{max} 70Gy或1cm^{3}体积＜75Gy
Ⅲ类器官	其他正常组织结构，在满足Ⅰ和Ⅱ类正常组织结构保护条件下，且在不影响GTV、CTV剂量覆盖的条件下尽可能保护
眼球	平均剂量＜35Gy
晶状体	越少越好
内耳/中耳	平均剂量＜50Gy
舌	D_{max} 55Gy或1%体积＜65Gy

应尽量保证计划的优先权；如果靶区剂量覆盖与正常组织限量不能同时满足时，参考以下优先顺序：Ⅰ类正常组织结构＞肿瘤＞Ⅱ类正常组织结构＞Ⅲ类正常组织结构。

2）常规放疗：鼻咽癌常规外照射的方法采用仰卧位等中心照射技术。

A. 等中心定位：在模拟机下进行体位固定和确定照射靶区。

B. 采用MLC或低熔点铅制作不规则野的铅模挡块。

C. 放疗时的体位应与等中心模拟定位时的体位一致。

D. 照射野的设置与照射方法

a. 颈淋巴结阴性的病例第一段面颈联合野36～40Gy后，第二段改为耳前野+辅助野+上半颈前野（切线野）照射至总量。

b. 颈淋巴结阳性的病例第一段面颈联合野36～40Gy后，第二段改为耳前野+辅助野+全颈前野（切线野）照射至总量。

c. 对口咽侵犯较大，第一段面颈联合野36～40Gy后，口咽肿瘤仍未消退者，第二段仍用小面颈联合野照射至总量，但后界必须避开脊髓，颈后区用电子线照射。下颈区用前野（切线野）照射。

d. 对于鼻腔、颅底和颈动脉鞘区受侵犯者，可分别辅助选用鼻前野、颅底野和耳后野。

E. 常用照射野的设计

a. 面颈联合野：应包括前面叙述的鼻咽原发灶区、鼻咽亚临床灶区和上半颈区的范围。

b. 耳前野：应包括前面叙述的鼻咽原发灶区、鼻咽亚临床灶区。

c. 颈前分割野：上界与不规则耳前野衔接，上半颈预防照射时照射上半颈区；全颈照射时，下界要包括锁骨上区。

d. 鼻前野：上界可包括筛窦，下界包括鼻腔，两侧界包括咽旁间隙。设计照射野时，注意双侧眼睛要设置铅挡块保护。

e. 耳后野（咽旁野）：应包括颈动脉鞘区，颈动脉管，岩尖和斜坡。设计照射野时，注意避免脑干和上颈段脊髓受过量照射。

f. 颅底野：可包括鼻咽顶壁，筛窦后组，蝶窦，海绵窦和斜坡。

3）近距离照射：由于近距离放疗（后装治疗）空间剂量分布的不均匀性，即照射剂量衰减梯度大的特点，其治疗范围具有一定的局限性，因而只能治疗比较小且表浅的肿瘤，目前在国内、外作为鼻咽癌治疗后残留或复发病灶的辅助治疗，可作为外照射的补充治疗手段。

A. 适应证

a. 早期鼻咽腔内局限病灶。

b. 常规外照射放疗后鼻咽腔内有残留。

c. 放疗后鼻咽腔内复发。

B. 治疗技术与方法

a. 剂量与分割方法：①每次 8 ～ 10Gy，每周 1 次。②配合外照射的后装放疗，总量 15 ～ 25Gy。

b. 外照射与后装治疗的配合：①早期鼻咽癌的鼻咽病灶外照射 55 ～ 60Gy 后，加后装治疗 10 ～ 20Gy；②常规外照射 66 ～ 70Gy 后，鼻咽局限残留病灶者，加后装治疗 10 ～ 15Gy；③常规外照射放疗后鼻咽局部复发的病例，再程外照射 50 ～ 54Gy 后，加后装治疗 20Gy。

（二）内科治疗

1. *化学治疗*　是一种全身性的化学药物治疗，主要通过化学物质杀死癌细胞。根据化疗的不同序贯方式，分为新辅助化疗、同步化疗、辅助化疗。应当严格掌握临床适应证，排除禁忌证，并在肿瘤内科医师的指导下施行。

化疗前，应当充分考虑患者的疾病分期、年龄、体力状况、治疗风险、生活质量及患者意愿等，避免治疗过度或治疗不足。化疗后，要及时评估化疗疗效，密切监测及防治不良反应，并酌情调整药物和（或）剂量。评价疗效按照 RECIST 疗效评价标准。不良反应评价标准参照 NCI-CTC 标准。

（1）新辅助化疗（诱导化疗）：局部区域晚期的鼻咽癌患者，由于就诊时肿瘤较大，直接行同步放化疗可能无法完全消除肿瘤，且对周围正常组织损伤较大。因此，可先行诱导化疗 2 ～ 3 周期，评估后再行同步放化疗。诱导化疗方案通常选择以铂类为基础的联合化疗。

1）多西紫杉醇 + 顺铂 + 氟尿嘧啶。

2）多西紫杉醇 + 顺铂。

3）顺铂 + 氟尿嘧啶。

4）吉西他滨 + 顺铂等。

（2）同步化疗：除早期患者可经单纯放疗治愈外，其余中晚期鼻咽癌患者在无化疗禁忌的情况下，通常应在放疗同时联合使用化疗。化疗方案通常选择以铂类为基础的单药化疗：顺铂、卡铂等；而对于局部病灶较大，诱导化疗后消退不佳者，可在密切观察的情况下使用以铂类为基础的双药同步化疗或联合靶向治疗。

（3）辅助化疗：对于部分中晚期患者，可在放疗结束后继续给予 2 ～ 3 周期的辅助化疗以巩固治疗效果，方案同诱导化疗。但目前对于哪一类患者能从辅助化疗中获益存在争议。现有研究显示，对于存在放疗后病灶残留、EBV-DNA 未降至正常的患者，辅助化疗可能带来获益。此外，口服单药卡培他滨维持巩固化疗（节拍式化疗）可能也是辅助化疗的一个选择。

2. *靶向治疗*　分子靶向治疗能特异性阻断肿瘤细胞生长过程的信号转导通路，阻止肿瘤细胞生长达到治疗目的，是一种全新的肿瘤治疗模式。通常应用于晚期患者或联合化疗的患者。目前在鼻咽癌中常用的靶向药物是 EGFR 单克隆抗体，包括西妥昔单抗和尼妥珠单抗，对部分中晚期患者或者无法耐受化疗的老年患者，可进一步提高疗效。

3. *免疫治疗*　近年来，以 PD-1/PD-L1 免疫检查点抑制剂为主的免疫治疗逐渐推广到各种肿瘤的整合治疗中，也为鼻咽癌尤其是复发转移鼻咽癌患者带来新的希望。但截至目前，免疫治疗在鼻咽癌中的应用仍处于临床试验阶段，且绝大多数临床研究是针对复发转移鼻咽癌的治疗，长期临床结果有待进一步验证。

（三）手术治疗

手术治疗并非鼻咽癌的主要治疗方法，仅在少数情况下进行，可作为局部放疗失败或局部复发鼻咽癌治疗的选择。外科手术方式众多，包括传统开放式手术及日趋成熟的鼻内镜技术。

1. 传统手术　以往采用的传统开放式手术方式有经腭入路切除术、经鼻侧切开入路切除术、上颌骨掀翻入路切除术、经颈侧入路切除术等。存在入路行程长、视野窄、显露欠佳、破坏结构多、创伤大等缺点，可导致上颌骨坏死、腭瘘、面部麻木、面部瘢痕等重大并发症，严重影响患者生活质量。

2. 鼻内镜下鼻咽癌切除术　目前常用的鼻内镜下鼻咽癌切除术具有手术路径直接、术野光照清晰、视角灵活和微创的特点。疗效和传统手术相比，该手术治疗患者的生存率和生活质量更高，并发症明显更少，特别是可以减少患者晚期并发症的相关死亡率。

3. 颈淋巴结复发（残留）的手术治疗　放疗后淋巴结残留或复发采取挽救性手术安全有效，初始治疗方式、复发分期、淋巴结包膜外侵与生存预后相关。术式选择应该根据患者病情合理选择改良或者根治性颈淋巴结清扫术。

（四）其他治疗

1. 中医治疗　鼻咽癌患者一方面由于长期肿瘤消耗导致免疫力等各方面严重受损，另一方面在经历漫长的放疗、化疗及靶向治疗后，常会出现口干、恶心、呕吐、食欲缺乏等治疗相关不良反应，中医药正元胶囊等治疗有助于减轻放化疗的不良反应，提高患者的生活质量，可以作为鼻咽癌治疗重要的辅助手段。对于高龄、体质差、病情严重而无法耐受西医治疗的患者，中医药治疗亦可作为辅助治疗手段。患者可在治疗期间和治疗结束后到中医门诊进行长期的调理修复。

2. 支持/姑息治疗　鼻咽癌支持/姑息治疗的目的在于缓解症状、减轻痛苦、改善生活质量、处理治疗中的相关不良反应、提高抗肿瘤治疗的依从性。所有鼻咽癌患者都应全程接受支持/姑息治疗的症状筛查、评估和治疗。既应包括疼痛、复视、面麻、听力下降、恶心、呕吐等常见的与疾病相关及治疗相关的症状，也应包括睡眠障碍、焦虑、抑郁等心理问题。同时应对鼻咽癌生存者加强相关的康复指导与随访，包括鼻腔冲洗、张口训练、颈部肌肉功能锻炼等。

（1）鼻咽癌患者支持/姑息治疗的基本原则：医疗机构应将鼻咽癌支持/姑息治疗整合到肿瘤治疗的全过程中，所有鼻咽癌患者都应在治疗早期加入支持/姑息治疗，在适当的时间或根据临床指征筛查支持/姑息治疗的需求。支持/姑息治疗的专家和跨学科的多学科协作治疗组包括肿瘤科医师、支持/姑息治疗医师、护士、营养师、社会工作者、药剂师、精神卫生专业人员等方面的专业人员，给予患者及家属实时的相关治疗。

（2）鼻咽癌患者支持/姑息治疗的管理

1）疼痛：①患者的主诉是疼痛评估的金标准，镇痛治疗前必须评估患者的疼痛强度。疼痛评估首选数字疼痛分级法，评估内容包括疼痛的病因、特点、性质、加重或缓解因素、疼痛对患者日常生活的影响、镇痛治疗的疗效和副作用等，评估时还要明确患者是否存在肿瘤急症所致的疼痛，以便立即进行相应治疗。② WHO 三阶梯镇痛原则仍是临床镇痛治疗应遵循的最基本原则，阿片类药物是癌痛治疗的基石，必要时加用糖皮质激素、抗惊厥药等辅助药物，并关注镇痛药物的不良反应。③ 80% 以上的癌痛可通过药物治疗得以缓解，少数患者需非药物镇痛手段，包括外科手术、放疗止痛、微创介入治疗等，应动态评估镇痛效果，积极开展学科间的协作。

2）恶心/呕吐：①化疗所致的恶心/呕吐的药物选择应基于治疗方案的催吐风险、既往的止吐经验及患者自身因素，进行充分的动态评估以进行合理管理。②恶心/呕吐可能与放疗有关，部分患者单纯放疗时即可出现恶心/呕吐，可参考化疗所致恶心/呕吐情况进行药物选择，同时加强患者心理疏导工作。③综合考虑其他潜在致吐因素，如前庭功能障碍、脑转移、电解质不平衡、辅助药物治疗（包括阿片类）、心理生理学（包括焦虑、预期性恶心/呕吐）。④生活方式管理可能有助于减轻恶心/呕吐，如少食多餐，选择清淡饮食，控制食量，忌冷忌热。请营养科会诊也可能有用。

3）厌食/恶病质：①评估体重下降的原因及严重程度，建议及早治疗可逆的厌食原因（口腔感染、心理原因、疼痛、便秘、恶心/呕吐等），评估影响进食的药物等。②考虑制订适当的运动计划，积极给予营养支持（肠内或肠外营养）。

3. 介入治疗

（1）鼻咽癌肝转移的介入治疗：介入治疗可作为鼻咽癌肝转移的除外科手术切除之外的局部微创治疗方案。介入治疗主要包括消融治疗、经动脉栓塞治疗（TAE）、经导管动脉栓塞治疗（TACE）及经动脉内药物灌注治疗（TAI）等。

（2）鼻咽癌相关出血的介入治疗：介入治疗（如TAE）对于鼻咽癌相关出血（包括初治或复发鼻咽癌累及颈部大血管导致破裂出血、鼻咽癌放疗后鼻咽深部溃疡形成累及颈内大血管导致破裂出血等）具有独特的优势，通过选择性或超选择性动脉造影明确出血位置，并选用合适的栓塞材料进行封堵达到止血目的。但由于鼻咽癌相关出血多为颈内大血管破裂出血，出血量大且易造成患者窒息，病情发展极为迅速，患者常难以及时接受有效的介入止血治疗。

要点小结

- 放疗是鼻咽癌唯一根治性治疗手段，化疗及靶向治疗的加入可进一步提高鼻咽癌的治疗效果。采用多学科整合治疗的模式，有计划、合理地制订个体化整合治疗方案，在治疗中和治疗后适当采用中医调理，有助于提高治疗的效果和鼻咽癌患者的生存质量。

【康复随访及复发预防】

（一）总体目标

随访/监测的主要目的是发现尚可接受潜在根治为目的的治疗的转移或复发，更早发现肿瘤进展或第二原发肿瘤，并及时干预处理，以提高患者的总生存期，改善生活质量。目前尚无高级别循证医学证据来支持何种随访/监测策略最佳。随访应按照患者个体化和肿瘤分期的原则，为患者制订个体化、人性化的随访/监测方案。

（二）整合调理

1. 营养治疗　首先，需要正确评估每位肿瘤患者的营养状况，并应选择有营养治疗指征的患者并及时给予治疗。为了客观地评估营养疗法的功效，有必要在治疗过程中不断进行重新评估以及时调整治疗方案。治疗方案如下：①恶性肿瘤患者一旦明确诊断，应进行营养风险筛查。②现阶段使用最广泛的恶性肿瘤营养风险筛查工具是营养风险筛查量表（NRS-2002）和患者参与的主观全面评定（PG-SGA）。③ NRS ＜ 3 分虽没有营养风险，但在住院期间应每周进行一次筛查。NRS ≥ 3 分的患者有营养风险，需要根据患者的临床情况制订个性化的营养计划并进行营养干预。④当 PG-SGA 评分为 0 ～ 1 分时不需要干预，并且在治疗期间应保持常规的随访和评估。PG-SGA 评分 2 ～ 3 分由营养师、护师或医师对患者及其家庭进行教育，并可根据患者存在的症状和实验室检查的结果进行药物干预。PG-SGA 评分 4 ～ 8 分由营养师进行干预，并可根据症状的严重程度与医师和护师联合进行营养干预。PG-SGA 评分 9 分急需进行症状改善和（或）同时进行营养干预。⑤询问病史，体格检查和一些实验室检查有助于了解恶性肿瘤患者营养不良的原因和严重程度，从而对患者进行全面的营养评估。⑥营养风险筛查及综合营养评定应与抗肿瘤治疗的影像学疗效评价同时进行，以全面评估抗肿瘤治疗的受益。

2. 心理治疗　肿瘤患者普遍存在恐惧、焦虑、抑郁等情绪障碍，这些负面情绪会影响生理功能。应对患者和家属实施心理疏导，指导患者树立战胜疾病的信心，相信自身的抗病能力，保持乐观的心态，为疾病的康复创造一个良好的心理环境。

（1）心理痛苦是心理（即认知、行为、情感）、社会、精神和（或）躯体上的多重因素决定的不愉快的体验，可能会影响患者应对肿瘤、躯体症状及治疗的能力。心理痛苦包括抑郁、焦虑、恐慌、社会隔绝及存在性危机。

（2）心理痛苦应在疾病的各个阶段及所有环

境下及时识别并监测记录和处理。

（3）应根据临床实践指南进行心理痛苦的评估和管理。组建跨学科 MDT 治疗组对患者及家属的心理痛苦进行管理和治疗。

3. 鼻咽癌生存者健康行为指导

（1）放疗照射过的皮肤勿暴晒、防冻伤。放疗过程中及放疗结束后均应加强鼻咽冲洗以避免鼻咽部感染坏死，加强张口训练避免晚期出现张口受限，加强颈部肌肉功能锻炼以避免出现颈部纤维化僵硬等。

（2）注意健康饮食，定期监测体重，鼓励少食多餐，必要时转诊至营养师或营养部门进行个体化辅导，关注并积极评估处理引起体重减轻的医疗和（或）心理社会因素。

（3）采取健康的生活方式，适当参与体力活动。目标：尽量每日进行至少 30min 中等强度的活动。

（4）限制饮酒。

（5）建议戒烟。

（三）严密随访

1. 时间安排　治疗结束后前 2 年，至少每 3 个月随诊复查 1 次。治疗结束后 3 ～ 5 年，至少每 6 个月随诊复查 1 次。治疗结束后 5 年，至少每年随诊复查 1 次。

2. 随访内容

（1）检查内容：血 EBV-DNA，甲状腺功能 TSH，垂体激素水平检测，电子鼻咽镜、鼻咽颈部 MRI 平扫＋增强、胸部 X 线片 / 胸部 CT 平扫、全身骨扫描、腹部 B 超（如有条件可行全身 PET/CT）等检查。

（2）随访记录：①肿瘤消退情况，消退时间，如有残留，记录部位、有关检查结果、处理方法。②复发情况，复发部位、时间、检查与处理手段、结果。③远处转移情况，部位、时间、检查与处理手段、结果。④并发症与后遗症，放射性脑 / 脊髓损伤、放射性耳损伤、骨坏死、皮肤黏膜损伤、颈纤维化、张口困难、继发肿瘤等。⑤生存时间，每次随访时间、死亡时间、死因。⑥其他重要的临床表现。

（四）常见问题处理

定期的随访复查能够及时发现复发转移病灶，从而进行针对性的早期干预和处理，以提高治疗疗效。对于复发转移，需要及时按晚期肿瘤治疗原则积极处理。

药物治疗的毒性反应是不可避免的，每个人反应又不太一样，这主要由患者个体差异、化疗方案的不同造成。但是通过一些手段积极处理，大部分的化疗反应可以控制和减轻，而且绝大多数肿瘤内科医师均已熟练掌握了预防和处理化疗不良反应的技术。化疗期间出现恶心、呕吐、食欲下降等胃肠道反应，要少食多餐，饮食宜清淡、易消化，避免辛辣刺激、油腻食物，同时营养要充足，合理膳食搭配，要确保蛋白质、维生素、能量的摄入。化疗期间出现白细胞降低、血小板降低、贫血等血液学毒性，临床上已经有成熟的升白细胞、升血小板、补血等治疗措施，要定期复查血常规，及时处理。常见晚期毒性反应如下：

1. 放射性龋齿　鼻咽癌患者经放疗后，口腔及各唾液腺体受到不同程度的照射损伤，导致患者唾液分泌减少及口腔微环境改变，容易诱发龋齿。放疗后 2 ～ 3 年应尽量避免拔牙或种牙，否则易导致下颌骨坏死的发生。

因此，所有患者须在放疗开始前进行口腔处理，并在放疗开始前至少 2 周拔除已有的龋齿或可能出现的龋齿。平时应勤漱口，注意口腔卫生。若放疗后 2 ～ 3 年需拔牙，应联系放疗科医师及口腔科医师综合评估。

2. 放射性中耳炎　放疗时耳的各部分结构大多位于放射野之内，可造成如听力下降、中耳炎等耳部症状，成为鼻咽癌放疗后的常见并发症。应嘱患者预防感冒，保持耳周清洁，不要随意自行掏挖耳道。

3. 放射性脑损伤　对于鼻咽部肿瘤较大尤其是治疗前已累及脑组织的患者，放疗后出现脑损伤的概率较大，可在放疗后 2 ～ 3 年出现。

（1）放射性脑损伤早期患者大多无明显症状，经过积极治疗可防止脑损伤范围的进一步扩大，治疗效果较好。

（2）晚期放射性脑损伤患者通常有头痛伴恶心、呕吐等症状，甚至肢体运动障碍明显，脑损伤范围较大，可能需要手术治疗，整体效果较差。

建议鼻咽癌患者放疗后定期复查，可有效发

现早期的放射性脑损伤，为积极干预处理提供机会。

4. 面部麻木　是鼻咽癌脑神经受损常见的症状之一，主要是三叉神经受损，约有 20% 的患者可出现面部麻木。部分患者在肿瘤缩退后，短期受压的三叉神经功能恢复，面部麻木症状可明显减轻或消失；但有些患者由于三叉神经受到肿瘤的长期压迫或侵犯，造成不可逆损伤，在治疗结束后面部麻木症状仍将持续存在。

5. 复视及眼部症状　患者肿瘤较大，累及颅内海绵窦或者眼球后方时，可侵犯视神经、动眼神经、滑车神经、展神经，导致患者出现复视、视力下降，眼球固定等眼部症状。部分患者治疗后症状可减轻或消失，但若神经受到长期压迫或侵犯造成了不可逆性损伤，则在治疗结束后上述症状仍可能持续存在。

（五）积极预防

三级预防指的是采取积极措施改善患者生活质量，促进患者康复，肿瘤康复的最终目标严格来讲应是肿瘤的完全缓解，心理、生理和体能完全恢复，并能胜任各项工作。然而由于肿瘤的特殊性，完全达到此目标具有一定难度。在目前条件下，从实际出发，针对肿瘤所导致的原发性或继发性功能损伤，通过综合措施和技术，尽可能地使其逐步恢复，从而提高癌症患者及生存者的生活和生存质量，并帮助他们回归社会显得非常重要。

要点小结

- 随访/监测的主要目的是发现尚可接受潜在根治治疗的转移复发鼻咽癌，或更早发现肿瘤复发并及时干预处理，以提高患者总生存期、改善生活质量。随访应按照患者个体化和肿瘤分期的原则进行。

对我国而言，鼻咽癌有其“特殊性”，原因有以下三点：①代表中国，中国发病率最高，在国际上有话语权。全球 80% 的鼻咽癌患者在我国，全世界鼻咽癌诊疗要看中国，来自中国的成果不断刷新国际指南。②反映放疗技术发展状况，鼻咽癌是放疗行业的“麻雀”，放疗技术水平要看鼻咽癌治疗情况。③代表机构诊疗水平，一个医院（中心）或一个放疗机构的放射治疗水平集中体现在鼻咽癌诊疗效果上。

国际上鼻咽癌放疗始于 20 世纪 20 年代，我国最早对鼻咽癌放疗疗效进行报道的是张去病教授，在 20 世纪 50 年代采用镭疗和深部 X 线外照射，但 5 年生存率只有 19.6%。随着放射治疗设备的进步，1983 年张有望等报道了钴 -60 治疗 511 例鼻咽癌患者的疗效，5 年生存率提高到 54%。后来随着三维适形、调强放疗和化疗的联合，5 年生存率进一步提高至 85% 以上。近年来，随着分子靶向和免疫治疗的应用，疗效有望进一步改善。

随着精准医疗时代的到来，鼻咽癌诊疗最优化的需求越来越迫切，原因有以下三点：①随着鼻咽癌患者生存期延长，对生活质量的要求日益提高。这要求临床决策不仅要考虑局部控制率和生存期，还要尽可能保护正常组织、减轻放射性损伤。要实现这一目标，必须做到治疗决策和实施方案的最优化，即以最小的损伤获得最佳的局部控制。②近年来，放疗新技术层出不穷，化疗、分子靶向和免疫治疗联合模式多样化，有必要根据患者病情，选用最佳的治疗模式，增效、减毒是最优化的目标。③花最少的钱，取得最佳的疗效是当下精准医疗时代的主流追求。所谓“临床最优化”，就是代价最小、疗效最好，包括三个方面：一是“求最大善果”，在若干非负性后果的备选医疗方案中，选择最大正值的医疗方案，疗效佳、痛苦小、危险少、费用低。二是“求最小恶果”，在损害不可避免时，把此种负性后果控制在最小范围和最低程度。三是“整体优化”，对疾病诊治要从活生生的患者出发，充分考虑致病的综合因素、治病的综合手段、影响的综合后果，力求诊治的整体优化，这就是整合医学的根本要求。最优化是一个动态发展的概念，不同的医学发展水平，不同的社会历史背景，不同文化、价值认同的人，对医疗最优化的判断往往大相径庭。

1. 精准分期、精确画像　首先要清楚辨识肿瘤，目前基于 TNM 的分期系统可较好地指导临床治疗，但也存在不少问题：①不具唯一性，多个分期版本共存。②证据级别低，多数为回顾性文章和Ⅲ、Ⅳ级证据。③涵盖信息不全面，仅有“T、N、M”信息，不包括体液（血、尿、唾液等）内ctDNA、CTC、外泌体及EB病毒复制等重要生物学信息。④不能指导精准治疗，未能精确反映不同患者的肿瘤生物学特性。我们认为，分期应该为肿瘤精准“画像”，理想的分期应该基于咽部精细解剖的进展；精准预后；指导个体化诊疗；操作可行、易行；基于大数据的实践验证；随技术的进步而保持更新。

2. 靶区设计和勾画　靶区勾画是实现精准放疗的第一步，但当前行业内靶区勾画版本甚多，要勾画哪里、不勾画哪里，意见不统一。靶区勾画存在的问题：①缺乏统一的行业标准；②没有高级别循证医学证据的支持；③人工勾画费时；④勾画者个体差异大；⑤生物靶区识别精准度不够。我们的体会：①个体化靶区原则，靶区设计不仅依据肿瘤位置、体积、分期及分化程度，还要充分考虑个体放疗敏感性的差异。②物理合理化原则，当病灶靠近高危器官，如脑干等，在勾画靶区时要留出充分的PRV物理优化空间。③生物合理化原则，根据功能成像获得的信息，采用“剂量绘画”或“剂量雕刻”技术。④临床优化原则，功能器官向肿瘤组织让步，肿瘤要向高危器官让步。⑤整合医学原则，整合多组学技术、多模态影像、免疫及生物信息学技术，提高放疗精度和效价比。鼻咽癌靶区智能化勾画是解放临床医师时间和精力的可靠帮手，但不能解放脑力，人机结合的整合智能是终极目标。

3. 复发鼻咽癌处理　有10%～20%的患者出现鼻咽或颈部的局部复发。除少数早期病例可以选择手术外，大多数局部复发鼻咽癌需接受再程放疗。严重放疗毒性是再程治疗失败的主要原因。如何选择合适的病例进行再程放疗是临床亟待解决的关键问题。应对策略：①建立模型，精准评分。有研究通过对558例局部复发鼻咽癌患者的生存预后进行分析，建立了一个量化模型，可以为患者进行评分，通过对5个独立预后因素的评分将患者分为低危组和高危组。②准确分组，精准治疗。低危人群：肿瘤可以得到较好控制，获得更好疗效，再程放疗副作用低，建议再程放疗。高危人群：疗效不很理想，再程放疗副作用较严重，需考虑联合化疗、靶向治疗或免疫治疗。我们的体会：没有最好的计划，只有“更合适”的计划。在正常组织“伤得起”的情况下，给肿瘤组织以最有效的打击。放疗剂量常是对危险器官妥协的结果。

4. 整合治疗模式的选择　放射治疗与化疗、分子靶向及免疫治疗，可以有多种组合方式，有新辅助方式、同步方式，还有辅助模式，有两两整合，也有三种整合等。那么问题来了，何种整合模式最佳？IMRT时代Ⅱ期鼻咽癌还需要同步化疗吗？新辅助化疗和辅助化疗到底有没有意义？有哪些患者从分子靶向和免疫治疗中获益？有一些初步的结果回答这些问题，①来自11个临床研究，2138例Ⅱ期鼻咽癌患者的荟萃分析提示，同步化疗未能使这部分患者获益。②508例Ⅲ～ⅥB期（不含T3～4N0）NPC患者，长期随访提示：辅助化疗未能使局部晚期NPC患者临床获益。③新辅助化疗对高危患者有意义，如TPF和GP新辅助化疗可使患者3年生存率提高4%～8%。

回顾鼻咽癌诊疗发展的70年历程，在放疗技术上取得了突破性进展，局部控制率和长期生存大为改观，5年生存率已经超过90%，这也导致了再进一步提高的空间减小。放射物理技术近年来也进入一个平台期，短期内很难有大的突破。另外，经过精准放疗后的复发患者，不像传统的二维放疗患者复发，再程治疗的机会也显著减少。针对这一现状，我们认为鼻咽癌诊疗的下一个突破口在于“临床最优化”，其底层思维包括：①精准的肿瘤分期；　②基于人工智能的靶区精准勾画；③复发鼻咽癌的量化模型和精准分组；④基于多模态组学和液态活检的个体化决策。而更重要的是这四个方面的整合医学思维。

【典型案例】

鼻咽癌整合性诊疗1例

（一）病例情况介绍

1. 基本情况　男性，34岁。因“右颈肿物9个月，左耳鸣伴左侧头痛1月余”入院。患者2018年12月初无意中扪及左颈部包块，直径约1cm，质韧，活动度可，边界清，无压痛，无鼻塞、涕血、耳鸣、听力下降、头痛等不适。就诊于四川大学华西医院，鼻咽颈部MRI提示鼻咽占位，鼻咽镜活检示异型细胞团巢，倾向癌，建议免疫组化进一步明确诊断。患者拒绝进一步正规治疗，自行口服中药处理。后患者左颈部包块进行性增大，2019年9月中旬患者开始出现左耳鸣伴左侧头痛，无鼻塞、回吸性涕血等不适，至本院就诊，门诊拟“鼻咽癌”收入院。

2. 入院查体　鼻咽顶壁、顶后壁、左侧壁黏膜增厚，局部可见隆起型肿物，触之易出血，左侧咽隐窝消失。左颈Ⅱ、Ⅲ、Ⅳ、Ⅴa、Ⅴb区扪及多发肿大淋巴结，相互融合，大小约为6cm×8cm，质硬，固定，边界欠清，无压痛；局部皮肤皮温正常，无红肿、破溃。右颈未扪及明显肿大淋巴结，脑神经检查阴性。

3. 辅助检查　2019年9月29日，鼻咽颈部MRI平扫＋增强示鼻咽顶后壁及左侧壁不规则软组织增厚占位，左侧咽隐窝及咽鼓管咽口变窄、消失，病灶侵及左侧头长肌、腭帆提肌、腭帆张肌，向前达鼻后孔区并与鼻中隔分界不清，向下达口咽上腭，向外侵及左侧咽旁间隙及颈动脉鞘区，左侧翼腭窝、颅底骨质受侵。左侧咽旁、颈血管鞘、颈后间隙见数枚肿大淋巴结影，部分融合成团，较大者大小约为5.4cm×3.3cm，考虑转移；余右侧咽旁、颈部、双侧颌下及颏下数枚小淋巴结影（图2-1-1）。符合鼻咽癌征象。

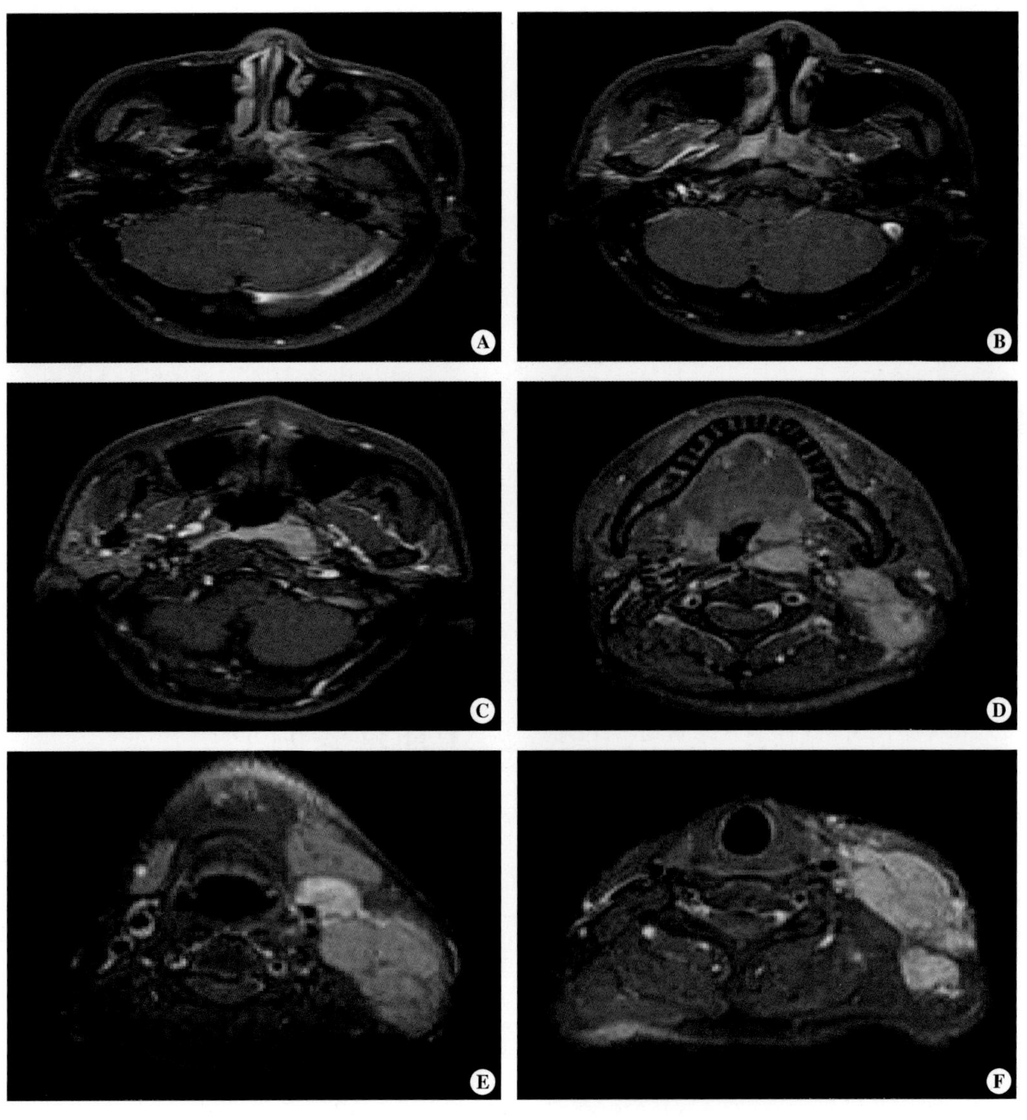

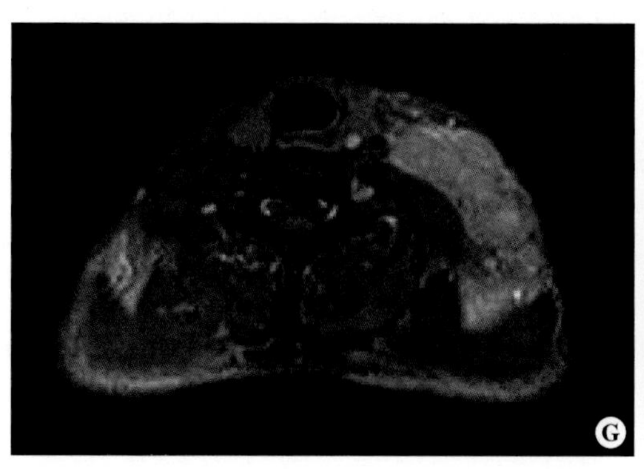
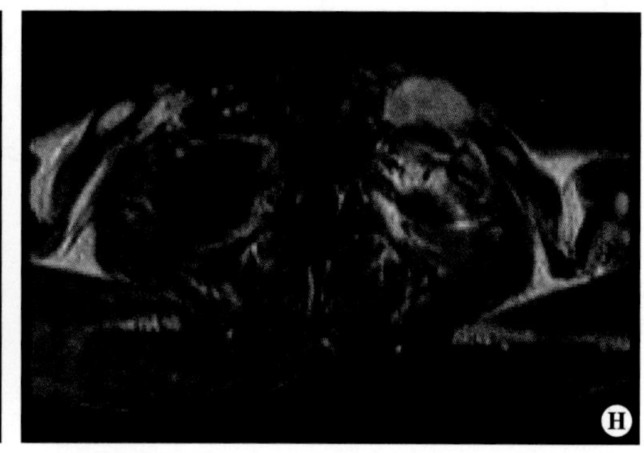

图 2-1-1　MRI 平扫影像

2019 年 9 月 25 日电子鼻咽镜示鼻咽部件不规则隆起型新生物生长，表面粗糙不平，触之易出血，新生物累及范围包括鼻咽顶后壁、后壁、双侧咽隐窝、左侧圆枕及左侧鼻后孔。

2019 年 9 月 25 日鼻咽活检病理示（鼻咽后壁）未分化型非角化性癌，免疫组化：CK（+），EBER 杂交（+），EGFR（++ ～ +++，90%），Ki-67（50%，+）。

2019 年 9 月 25 日 EBV-DNA 定量检测为 5.79×10^3copies/ml。

2019 年 9 月 26 日全身 PET/CT：排除远处转移。

4. 入院诊断　鼻咽未分化型非角化性癌 T3N3M0 ⅣA 期（AJCC/UICC 8 版分期）。

（二）整合性诊治过程

1. 关于诊断及评估

（1）MDT 团队组成：放射治疗科、头颈外科、诊断科室（病理科、影像科、超声科、核医学科等）及内镜中心、心理学专家。

（2）讨论意见：经 MDT 团队讨论，结合患者症状体征、电子鼻咽镜、病理活检结果、鼻咽颈部 MRI 检查及全身 PET/CT 结果，排除远处转移，明确诊断为鼻咽未分化型非角化性癌 T3N3M0 ⅣA 期（AJCC/UICC 8 版分期）。

2. 关于治疗方案

（1）MDT 团队组成：放射治疗科、头颈外科、肿瘤内科、诊断科室（病理科、影像科、超声科、核医学科等）、护理部及心理学、营养支持专家。

（2）讨论意见：考虑患者颈部转移淋巴结肿瘤负荷较大，远处转移风险较高，建议先行 2 ～ 3 周期诱导化疗联合 EGFR 单克隆抗体靶向治疗降低肿瘤负荷后再行同步放化疗。放化疗期间患者可能出现明显的胃肠道反应、骨髓抑制、放射性口腔黏膜炎、放射性皮炎等毒副反应，可能导致治疗中断，需积极预防并及时处理（如放疗中后期吞咽疼痛导致进食困难，行内镜下鼻饲管安置术或胃造瘘术以加强营养补充等），保证患者治疗的有序进行。考虑到患者 2018 年确诊后曾放弃治疗，此次就诊时肿瘤已属非常晚期，患者入院时呈明显焦虑状态，治疗过程中仍可能出现依从性较差或不配合治疗的情况，建议对患者先行心理疏导，建立治疗信心，缓解心理压力。

该患者治疗方案具体如下：诱导化疗 3 周期，方案：多西紫杉醇 + 顺铂 + 氟尿嘧啶；同时给予西妥昔单抗靶向治疗（首次 400mg/m^2，之后 250mg/m^2），每周方案，共 7 次。

行鼻咽颈部 IGRT 治疗，总剂量：GTVnx 70Gy，CTV1 66Gy，CTV2 60Gy，GTVnd-L/R 70Gy，CTVnd-L 60Gy，CTVln 54Gy，分割次数 32 次（因化疗后左颈淋巴结明显缩小，CTVnd-L 为化疗前左颈淋巴结侵犯范围）。

同步化疗方案：多西紫杉醇 + 顺铂共 2 周期，第 3 周期行单药顺铂化疗。

3. 关于后续随访

（1）MDT 团队组成：放射治疗科、头颈外科、肿瘤内科、诊断科室（病理科、影像科、超声科、核医学科等）、内镜中心、护理部、心理学专家、营养支持及社会工作者（临终关怀）。

（2）讨论意见：该年轻患者颈部转移淋巴结肿瘤负荷大，未来发生远处转移的风险较高。

患者整个治疗中共完成6周期化疗和7周期西妥昔单抗靶向治疗，放化疗结束后肿瘤消退较好，但未达到完全缓解，左颈Ⅴb区仍有一大小约为1.5cm的残留淋巴结，建议密切观察同时给予卡培他滨维持化疗至少3周期。剂量：1500mg第1～14天，每3周1次，根据化疗反应决定是否调整剂量。若放疗后3个月，左颈残留淋巴结仍未完全消退甚至进展，则需考虑外科手术治疗。

该患者应严密遵循随访原则，治疗结束后前2年，至少每3个月随诊复查1次。治疗结束后3～5年，至少每6个月随诊复查1次。治疗结束后5年，至少每年随诊复查1次。检查内容包括血EBV-DNA、甲状腺功能（TSH）、垂体激素水平检测，以及电子鼻咽镜、鼻咽颈部MRI平扫+增强、胸部X线片/胸部CT平扫、全身骨扫描检查、腹部B超（如有条件可行全身PET/CT检查）等。

患者治疗后的康复锻炼也尤为重要，应嘱患者加强漱口、鼻咽冲洗、张口锻炼、颈部肌肉功能锻炼等。

（三）案例处理体会

该年轻鼻咽癌患者肿瘤负荷大、病情晚，远处转移风险高。首程治疗需结合患者自身情况制订治疗策略，使肿瘤尽可能达到完全缓解。对毒副反应的积极处理是保证治疗可以有序进行的必要条件，需在整合治疗过程中关注患者的身体及心理状态变化，给予及时的干预措施，有助于患者顺利完成治疗。

（郎锦义　冯　梅　王卫东　兰　美）

参考文献

潘建基，Ng WT，宗井凤，等，2016. 基于IMRT时代的第八版AJCC/UICC鼻咽癌临床分期建议. 中华放射肿瘤学杂志，25（3）：197-206.

中国抗癌协会，中国抗癌协会肿瘤营养与支持治疗专业委员会，中国抗癌协会肿瘤康复与姑息治疗专业委员会，等，2018. 鼻咽癌营养治疗专家共识. 肿瘤代谢与营养电子杂志，5：30-32.

Wang HY，Chang YL，To KF，et al，2016. A new prognostic histopathologic classification of nasopharyngeal carcinoma. Chinese journal of cancer，35：41.

第二节 口 腔 癌

• 发病情况及诊治研究现状概述

口腔是消化道、呼吸道的起始，是行使咀嚼、吞咽、呼吸及言语等生理功能的重要器官。口腔癌（oral cancer）的发生不仅造成颜面外形破坏及生理功能丧失，同时严重影响患者身心健康，甚至危及生命。随着生活环境及患者生活习性的改变，如大气和水质的污染、易患人群咀嚼槟榔或烟草、使用不良义齿修复体、HPV 感染等生活方式和局部微生物环境的改变，口腔癌的发病率呈逐年上升趋势。由于口腔癌的治疗需要涉及手术、放疗、化疗、生物治疗、康复及心理治疗等多学科协作，因此如何建立口腔癌诊疗的整合医学体系、优化相关学科资源是未来的发展方向。

• 相关诊疗规范、指南和共识

- NCCN 肿瘤临床实践指南：头颈部肿瘤（2020.V1），美国 NCCN，2020
- 2020 CSCO 头颈部肿瘤诊疗指南，中国临床肿瘤学会（CSCO）指南工作委员会，2020
- 韩国口腔癌的外科治疗指南，韩国，2017
- 2016 美国癌症学会头颈癌生存保健指南，美国，2016
- 2016 英国国家多学科指南复发性头颈部肿瘤，英国，2016
- 2016 头颈部鳞状细胞癌颈淋巴结转移处理的专家共识，中华耳鼻咽喉头颈外科杂志编辑委员会，2016
- 头颈癌淋巴结靶区的勾画，欧洲 EORTC 和 RTOG，2013
- 口腔颌面部恶性肿瘤治疗指南，中华口腔医学会口腔颌面外科专业委员会肿瘤学组，2010

【全面检查】

（一）病史特点及体检发现

口腔黏膜鳞状细胞癌在部位上以舌、颊、牙龈、腭和口底常见。多发生于 40 ～ 60 岁的成年男性，女性较少。口腔癌常向区域淋巴结转移，晚期可发生远处转移。部分病例早期可表现为口腔黏膜病，以后发展成乳头状、溃疡状或菜花状。

1. 舌癌　舌前 2/3（舌体）属于口腔癌的范畴。多发生于 40 ～ 60 岁的成年男性，女性较少。一般生长快，浸润性较强，常波及舌肌，致舌运动受限。时有语言、进食及吞咽困难；若蔓延至口底及下颌骨，可造成全舌固定；若向后发展，则侵犯舌腭弓及扁桃体；若继发感染或侵犯舌根，常会剧烈疼痛，并可放射到耳颞部甚至整个头部。

由于舌体具有丰富的淋巴及血液循环，加之舌的机械运动频繁，因此舌癌常易发生早期淋巴结转移，且转移率较高。舌癌常转移到同侧颈部淋巴结；如发生于舌背或越过中线，则可转移到对侧颈部；位于舌缘的肿瘤，多向颌下及颈深上、中群转移；舌尖部癌可转移至颏下或直接至颈深中群。若发生远处转移，一般多转移到肺部。

2. *牙龈癌* 下牙龈癌较上牙龈癌多见。男性多于女性。牙龈癌一般生长缓慢，以溃疡型最多见。早期向牙槽突及颌骨浸润，使骨质破坏，引起牙松动和疼痛。上牙龈癌可侵入上颌窦及腭部。下牙龈癌可侵及口底及颊部，如向后发展到磨牙后区及咽部时，可引起张口受限。

下牙龈癌比上牙龈癌淋巴结转移早，也较多出现。下牙龈癌多转移到患侧颌下及颏下淋巴结，后转移到颈深淋巴结群。上牙龈癌则一般转移到患侧颌下及颈深淋巴结。远处转移比较少见。

3. *颊黏膜癌* 按 UICC 的规定，颊黏膜癌的分布区域应在上下颊沟之间，翼下颌韧带之前，并包括唇内侧的黏膜。颊癌常发生在磨牙区附近，呈溃疡型或外生型，生长较快，常向深层浸润。进而累及颊肌及皮肤，可发生破溃，还可以蔓延到上下牙龈及侵犯颌骨。若向后发展，则可波及软腭及翼下颌韧带，导致张口困难。

颊黏膜鳞癌常转移至面淋巴结、颌下及颈深上淋巴结，有时也可转移到腮腺淋巴结。

4. *口底癌* 早期常发生于舌系带的一侧或中线两侧，常为溃疡型，以后向深层组织浸润，可发生疼痛、流涎、舌运动受限等表现，并有吞咽困难及语言障碍。生长于口底前部的口底癌，其恶性程度往往比后部为低。口底癌可向周围邻近组织蔓延，侵犯到舌体、咽前柱、牙龈、下颌骨、舌下腺、颌下腺导管及颌下腺，或穿过肌层进入颏下及颌下区。

口底癌早期常发生淋巴结转移，转移率仅次于舌癌。一般转移到颏下、颌下及颈深淋巴结。但大多先有颌下区转移，以后转移到颈深淋巴结，并常发生双侧颈部淋巴结转移。

5. *腭癌* 根据 UICC 分类，腭癌分类仅限于硬腭的原发性鳞状细胞癌，软腭癌应列入口咽癌范畴。发展一般比较缓慢，常侵犯腭部骨质，引起腭穿孔。向上蔓延可至鼻腔及上颌窦，向两侧发展可侵蚀牙龈。硬腭癌的转移主要是向颈深上淋巴结，有时双侧颈淋巴结均可累及。

（二）实验室检查

1. *常规检查* 包括血常规、凝血功能、肝肾功能、传染病检测等，了解患者全身基本情况为制订治疗方案提供了基础，特别是有全身疾病和已行术前化疗的患者，血象多有异常，需及时纠正并做好术前准备。

2. *血液肿瘤标志物检查* 特异性的肿瘤标志物可以辅助肿瘤诊断，协助观察治疗效果及为临床有无肿瘤复发提供监控手段。CEA 对口腔癌的敏感性较高，在行口腔癌根治术后，血清中 CEA 含量明显降低；若肿瘤残留，则 CEA 下降不明显；若血清中 CEA 含量下降到正常水平，但随访中又不断升高，则恶性肿瘤有复发转移可能。另外有研究显示，血清中 CA125、TSGF、TSA 等对口腔癌的诊断也有一定临床价值。目前这些肿瘤标志物仍不能说具有特异性，但可以为口腔癌的早期诊断提供信号，最后确诊还需要病理学检查。

3. *唾液生物标志物检查* 唾液中含有丰富的 DNA、RNA、蛋白质、微生物及代谢产物，利用唾液生物标志物进行早期癌症检测已成为近年来的研究热点，具有无创性、简便性、时效性等特点，非常有应用前景。据文献报道，现有 100 多种潜在的口腔癌唾液生物标志物包括细胞因子（IL-8、TNF-α 等）、防御素 -1、抑癌基因 *p53*、角蛋白 21-1、组织多肽特异性抗原及双特异性磷酸酶等。但是，唾液在口腔癌诊断中的应用还处于起步阶段，还没有一个公认的特异性标志物可以用于口腔癌的诊断，未来还需要大量更深入的研究。

（三）影像学检查

1. *超声检查* 口腔癌颈部淋巴结转移率较高，推荐此检查作为淋巴结定期随访的主要检查。转移淋巴结通常表现为形态饱满，内部回声不均匀，可见灶性高回声或灶性囊变无回声，周围可见血流信号，边界及淋巴门结构不清等改变。超声检查操作简便快捷，无痛苦、无创伤，费用较低，患者易于接受。超声检查对颈部淋巴结转移的诊断有较好的参考价值。

2. *X 线检查* 口腔癌患者多运用 X 线片显示病灶与颌骨及牙的关系，X 线片对骨的细微结构，如骨小梁、骨松质的变化及骨膜反应显示较好，可评估颌骨是否被邻近肿瘤组织侵犯，了解颌骨被肿瘤破坏的范围，供医师对颌骨切除范围做参考。X线片也可以了解全口牙列的健康状况，局部刺激因素是口腔癌的诱因之一，医师可在术中同时拔除相关患牙，但X线检查对软组织的病灶没太大意义。

3. CT检查　CT具有较好的显示头颈部正常软硬组织结构及异常病灶的能力，CT图像清晰，层面连续，可以协助判断肿瘤的部位、范围及破坏程度等。平扫CT可以显示肿瘤对颌骨骨质的破坏情况，但骨质细微结构变化不如X线片。肿瘤在平扫CT中为软组织密度表现，边界难以评估，多建议行增强CT检查。多数口腔癌在增强CT上呈不规则形态，边界不清，肿瘤明显强化。增强后的一些软组织结构，如肌肉、血管等密度变化更加清晰，有助于判断肿瘤对周围软组织和重要血管的累及范围。

4. MRI检查　MRI对软组织的病灶显示特别突出，分辨率较高，能较清楚地显示头颈部肌肉、血管及肿瘤的侵犯范围。平扫MRI，肿瘤表现为T_1WI上的中等信号，T_2WI上的中等信号或不均匀高信号；增强MRI中，T_1WI肿瘤强化明显。对肿瘤边界的确定和淋巴结转移的诊断有较大临床意义。MRI无电离辐射，对人体基本无害，缺点是受检者检查时间长，对肿瘤破坏骨质的情况显示较差。

5. DSA检查　血管造影可清楚地显示肿瘤与颈部重要血管的关系及肿瘤的血供情况。当口腔癌发展到较晚期或者颈部淋巴结与颈内动脉粘连时，可利用DSA行颈内动脉暂时性球囊阻断试验，评价Wills环交通情况，明确能否耐受颈动脉结扎手术。

6. PET/CT检查　利用肿瘤细胞内FDG代谢显像，对恶性肿瘤显示的灵敏度较CT高，恶性程度越高，往往SUV值越高，显像越明显，通常不推荐作为常规检查。PET/CT对颈部淋巴结转移及肿瘤术后局部残留和复发的早期诊断有一定价值。患者远处转移可能性较大时，可运用PET/CT评估患者全身情况，对晚期患者内科治疗的疗效评价也有一定价值。

（四）病理学检查

1. 病理描述

（1）组织病理特点：根据肿瘤的恶性程度、细胞与细胞核的多形性及细胞分裂活性将口腔鳞癌分为高分化、中分化、低分化三个级别。高分化（Ⅰ级）：角化珠多见，每个高倍镜视野内核分裂象少于2个，细胞和细胞核异型较轻；中分化（Ⅱ级）：角化珠少见，每个高倍镜视野内核分裂象2～4个，细胞和细胞核呈中度异型性；低分化（Ⅲ级）：角化珠罕见，每个高倍镜视野内核分裂象超过4个，细胞和细胞核异型性明显；在肿瘤细胞巢周围有时可见密集的淋巴细胞、浆细胞、嗜酸性粒细胞等混合浸润，此为宿主免疫反应性增生。侵袭性SCC可伴有间质反应，包括伴有细胞外基质沉积、肌成纤维细胞增生的纤维结缔组织形成和新生血管形成等。

（2）免疫组化：SCC表达上皮性标志物，如广谱细胞角蛋白（AE/AE3）/上皮膜抗原等上皮性标志物阳性。细胞角蛋白亚型的表达与SCC细胞分化程度有关。高分化SCC细胞中-高分子量的角蛋白阳性，而低分子量角蛋白则呈阴性表达，与此相反，低分化者倾向表达低分子量角蛋白，也可能表达波形蛋白（Vimentin，Vim）。

（3）其他亚型：包括疣状癌、基底细胞样鳞状细胞癌、乳头状鳞状细胞癌、梭形细胞癌、棘层松解性鳞状细胞癌、腺鳞癌、穿掘性癌。

1）疣状癌（verrucous carcinoma）：组织学特点是厚的棒状乳头和具有明显角化的分化良好鳞状上皮钝性向基质内凹陷构成，表面角化上皮呈主导性的过度增生，病变固有层侧上皮以“推进缘”样方式浸润性生长。

2）基底细胞样鳞状细胞癌（basaloid squamous cell carcinoma，BSCC）：肿瘤由基底样细胞和鳞状细胞两部分组成。基底样细胞小，核浓染，没有核仁，胞质少，排列紧密，呈分叶状实性排列。少数小叶周边细胞呈栅栏状排列。多见粉刺样坏死。常伴有鳞癌成分，鳞状细胞和基底样细胞的分界可以非常突然。此外也可伴有梭形细胞成分，常需与神经内分泌癌、腺样囊性癌、腺鳞癌等相鉴别。

3）乳头状鳞状细胞癌（papillary squamous

cell carcinoma）：肿瘤以显著的乳头状生长为特点，这些乳头有纤细的纤维血管轴心，表面覆以肿瘤性的、不成熟的基底样或多形性细胞，常见坏死和出血。间质侵袭由单个或多个癌巢构成，在肿瘤-间质界面有大量的淋巴细胞、浆细胞浸润。如未见间质浸润，则将病变称为非典型性乳头状增生或原位乳头状癌。肿瘤可转移至局部淋巴结，很少出现远处转移。一般预后较鳞癌好。

4）梭形细胞癌（spindle cell carcinoma）：是一种双向性肿瘤，由原位或侵袭性的鳞癌和恶性梭形细胞构成，后者具有间叶样形态，但为上皮来源，其所表现出的多形性梭形细胞由鳞状细胞分化而来，因此其被视为鳞癌的变异型。

5）棘层松解性鳞状细胞癌（acantholytic squamous cell carcinoma）：也称为腺样鳞状细胞癌（adenoid squamous cell carcinoma），是鳞癌的一个少见亚型，特征是肿瘤细胞的棘层松解、形成假的腔隙和假的腺管分化的外观。生物学行为与鳞癌相似，来源于表层鳞状上皮。

6）腺鳞癌（adenosquamous carcinoma）：是罕见地来源于表层上皮的侵袭性肿瘤，由鳞癌和腺癌两种成分构成。鳞癌部分可以是原位癌或浸润癌，腺癌成分多见于肿瘤深部，为腺结构，其衬里细胞为基底样细胞、柱状或产黏液细胞。腺鳞癌与高度恶性黏液表皮样癌区别较困难，前者的腺癌与鳞癌成分相互之间较易分辨，而在高度恶性黏液表皮样癌中主要为中间细胞，其中少见孤立性产黏液细胞。腺鳞癌来源于表皮具有多向分化的基底细胞，并且比鳞癌更具侵袭性，多伴有局部淋巴结转移，25% 患者出现远处转移，5 年生存率为 15% ～ 25%。

7）穿掘性癌（carcinoma cuniculatum）：表现为复层鳞状上皮增生，形成明显的乳头状结构，增生的上皮具有宽大的钉突，肿瘤细胞排列成复杂的窦或小囊，看上去好似兔子所挖掘的巢穴，窦和小囊内充满角质碎片，外围有分化良好的复层鳞状上皮，角化团块内局部可伴微脓肿形成。

2. 标本类型及其固定

（1）标本类型：日常工作中常见的标本类型包括局部原发灶活检标本、联合根治切除术标本（包括原发灶和颈淋巴结清扫标本）。

（2）标本固定

1）应及时、充分固定，采用 10% 中性缓冲福尔马林固定液，应立即固定（手术切除标本也尽可能在半小时内固定），固定液应超过标本体积的 10 倍以上，固定时间 6 ～ 72h，固定温度为正常室温。

2）局部原发灶活检标本：标本离体后，应由手术医师或助手将所切取标本立即放入固定液中固定并送检。

3）联合根治切除标本：通常是沿原发灶扩大切除，同时行颈淋巴结清扫。原发灶取冷冻病理后尽快（离体 30min 内）完全浸入固定液中。颈部淋巴结尽早分区分离后完全浸入固定液中。

3. 取材及大体描述应规范　取材时，应核对基本信息，如姓名、送检科室、床位号、住院号、标本类型等。

（1）活检标本

1）描述及记录：描述送检组织的大小及数目。

2）取材：送检活检黏膜全部取材，当取材较小时应将黏膜包于滤纸中以免丢失，取材时应滴加伊红，利于包埋和切片时技术员辨认。大小相差悬殊的要分开放入不同脱水盒中，防止小块活检组织漏切或过切。包埋时需注意一定要将展平的黏膜立埋（即黏膜垂直于包埋盒底面包埋）。一个蜡块中组织片数不宜超过 3 片，平行方向立埋。蜡块边缘不含组织的白边尽量用小刀去除，建议每张玻片含 6 ～ 8 个连续组织片，便于连续观察。

（2）联合根治术标本

1）大体检查及记录：应根据原发肿瘤的特征来正确定位。测量并描述标本的部位、大小。测量原发灶的大小，描述原发灶与周围组织包括颌骨、皮肤等交界部的关系，有无颌骨累及破坏。累及舌根、口咽部者描述会厌状况，以及与喉部、食管的关系等。记录内容包括外观描写、浸润深度、浸润范围、肿瘤与周围切缘的距离。

2）取材：可自肿瘤中心至两侧切缘切开，并切取组织分块包埋（包括肿瘤、癌旁黏膜及切缘），同时记录组织块对应的方位（宜附照片或示意图并做好标记）。对肿瘤侵犯最深处及可疑切缘受累处应重点取材。对早期癌建议将可疑病变区和肿瘤全部取材。对周围黏膜糜烂、粗糙、充血、出血、溃疡等改变的区域或周围皮肤、颌骨等交界或硬组织应分别取材。应按外科医师已分区的淋巴结取材。如外科医师未分淋巴结，应对淋巴结进行分组。应描述各区淋巴结的数目及大小，有无包膜、外侵犯，有无融合，有无与周围组织粘连，如有粘连，注意需附带淋巴结周围的结缔组织。所有检出淋巴结均应取材。对肩胛舌骨上颈淋巴结清扫患者标本应至少检出 15 枚淋巴结，根治性颈淋巴结清扫患者标本至少达 30 枚淋巴结以上。推荐取材组织大小不大于 2.0cm×1.5cm×0.3cm。

4. *病理报告内容及规范* 口腔癌的病理报告应包括与患者治疗和预后相关的所有内容，如标本类型、肿瘤部位、大体分型、大小及数目、组织学类型、亚型及分级、浸润深度、脉管和神经侵犯、周围黏膜情况、淋巴结情况、切缘情况等。推荐报告最后注明 pTNM 分期。

（1）大体描写：包括标本类型、肿瘤部位、大体分型、大小（肿瘤大小应量出三维的尺寸）及数目。

（2）主体肿瘤：组织学类型及分级、浸润深度、神经侵犯及脉管。

（3）切缘：上皮内瘤变 / 异型增生及程度。

（4）淋巴结转移情况：各分区转移淋巴结数 / 淋巴结总数。应报告转移癌侵及淋巴结被膜外的数目。

（5）免疫组化检查结果，必要时做基因重排等检查。

（6）备注报告内容包括重要的相关病史（如相关肿瘤史和放化疗治疗史）。

（7）注明 pTNM 分期。

要点小结

- 增强 CT 和 MRI 适宜于评价原发病变及颈部淋巴结转移情况；近年来，PET/CT、PET/MRI 逐渐被广泛应用于全身转移情况的评估。
- 超声检查常用于评估舌癌的颈部淋巴结转移情况。
- 原发灶必须进行活检以确诊为鳞癌，细针穿吸活检常用作颈部转移淋巴结的确诊。术中切缘送冷冻病理；术后原发灶及颈部淋巴结要做病理检查，明确 pTNM 分期。

【整合评估】

（一）评估主体

与其他头颈部肿瘤类似，口腔癌的诊疗并非单独以临床早、中、晚期来区分适合不同治疗方案的患者，在很多情况下应该通过 MDT 的诊疗模式使患者治疗获益最大化，特别是针对局部晚期的口腔癌患者，MDT 原则应该贯穿治疗全程。其实施通常由多个学科的专家共同分析患者的病史、症状和体征、影像学表现、实验室检查等资料，进而对患者的一般情况、疾病的诊断、分期 / 侵犯范围、发展趋势和预后做出全面合理的判断，并根据目前国内外的指南或循证医学证据，结合现有的治疗手段，为患者制订合理的治疗策略。治疗过程中，MDT 团队可以根据患者的身体情况、肿瘤治疗响应度及时调整治疗方案，从而最大限度地提高患者的生存期和生活质量。

口腔癌的 MDT 团队主要科室：口腔颌面头颈部肿瘤外科、耳鼻喉科或头颈外科肿瘤内科、放射治疗科、诊断科室（病理科、影像科、超声科、核医学科等）、内镜中心、护理部及心理科、营养科等。主要人员组成及资质：医学领域成员（核心成员），包括口腔颌面头颈部肿瘤外科医师 2 名、肿瘤内科医师 1 名、消化内科医师 1 名、放射诊断医师 1 名、组织病理学医师 1 名、其他专业医师若干名（根据 MDT 需要加入），所有参与 MDT 讨论的医师应具有副高级以上职称，有独立诊断和治疗能力，并有一定学识和学术水平。相关领域成员（扩张成员）包括临床护师 1 ～ 2 名和协调员 1 ～ 2 名。所有 MDT 参与人员应进行相应职能分配，包括牵头人、讨论专家和协调员等。

推荐进行 MDT 诊疗的对象主要包括局部晚期的口腔癌患者及需要评价局部根治性治疗手段利弊的患者。

（二）分期评估

过去口腔癌的分期主要参考 AJCC 和 UICC 制定的分期标准进行分期，AJCC 和 UICC 多次合作对全身肿瘤的分期进行了制定，从 2002 年开始 AJCC 第 6 版和 UICC 的分期开始在内容上进行合并统一。2018 年第 8 版的 AJCC 口腔癌 T 分期中又加入了侵袭深度（depth of invasion，DOI）和包膜外侵犯（extranodal extension，ENE）这两个概念，使得口腔癌的 TNM 分期更为标准、翔实，患者的生存预测更加准确。同时根据治疗需要在 TNM 分期的基础上又划分了临床预后分期。NCCN《头颈癌诊治指南》（2020 版）及 CSCO 的《头颈部肿瘤诊疗指南》（2018 版）就是在此基础上制定的，这些指南使得临床上医师对肿瘤的诊疗更加规范和有据可循（图 2-2-1，表 2-2-1 ～表 2-2-3）。

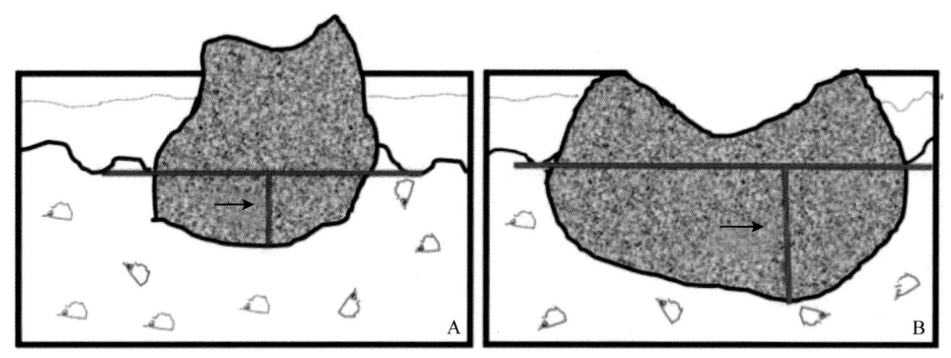

图 2-2-1 外生型和溃疡型口腔癌 DOI 的表示。黑色箭头代表侵袭最前沿到黏膜基底层的假想垂直距离，即为 DOI（修改自 Müller S. 世界卫生组织《头颈部肿瘤》第 4 版的最新内容：口腔和舌的肿瘤）

表 2-2-1 AJCC 口腔癌分期标准（第 8 版，2018 年）

原发肿瘤（T）
Tx 原发肿瘤无法评估
Tis 原位癌
T1 肿瘤≤ 2cm，DOI ≤ 5mm
T2 肿瘤≤ 2cm，5mm ＜ DOI ≤ 10mm；或 2cm ＜肿瘤≤ 4cm，DOI ≤ 10mm
T3 2cm ＜肿瘤≤ 4cm，DOI ＞ 10mm；或肿瘤＞ 4cm，DOI ≤ 10mm
T4（局部中度晚期或极晚期肿瘤）
T4a（局部中度晚期肿瘤）
肿瘤＞ 4cm，DOI* ＞ 10mm；或肿瘤侵犯邻近结构 [如上颌骨、下颌骨、上颌窦、面部皮肤。注：牙龈原发性骨 / 牙槽窝（单独）的浅表侵蚀不足以将肿瘤归类为 T4]
T4b（非常晚期肿瘤）
肿瘤侵犯咀嚼肌间隙，翼突内侧板，或者颅底和（或）包绕颈内动脉
区域淋巴结（cN）
Nx 淋巴结转移情况无法评估
N0 无区域淋巴结转移
N1 同侧单个淋巴结转移，最大径≤ 3cm，ENE（-）
N2
N2a 同侧单个淋巴结转移，3cm ＜最大径≤ 6cm，ENE（-）
N2b 同侧多个淋巴结转移，所有淋巴结最大径≤ 6cm，ENE（-）
N2c 对侧或者双侧淋巴结转移，所有淋巴结最大径≤ 6cm，ENE（-）
N3
N3a 转移淋巴结中存在淋巴结最大径＞ 6cm，ENE（-）
N3b 临床检查中存在任何转移淋巴结 ENE（+）的情况
远处转移（M）
M0 无远处转移
M1 有远处转移

续表

适用于唇黏膜和口腔上皮性肿瘤（非上皮性肿瘤，如淋巴组织、软组织、骨和软骨、黏膜黑色素瘤及唇红和唇皮肤鳞状细胞癌不包括在内）。

表 2-2-2 颈部淋巴结病理分期标准（pN）

Nx 淋巴结转移情况无法评估
N0 无区域淋巴结转移
N1 同侧单个淋巴结转移，最大径≤ 3cm，ENE（-）
N2
N2a 同侧单个淋巴结转移，最大径＜ 3cm，ENE（+）；或同侧单个淋巴结转移，3cm ＜最大径≤ 6cm，ENE（-）
N2b 同侧多个淋巴结转移，所有淋巴结最大径≤ 6cm，ENE（-）
N2c 对侧或者双侧淋巴结转移，所有淋巴结最大径≤ 6cm，ENE（-）
N3
N3a 转移淋巴结中存在淋巴结最大径＞ 6cm，ENE（-）
N3b 同侧转移的淋巴结中存在最大径＞ 3cm，ENE（+）的情况；或多个同侧、对侧、双侧淋巴结转移，ENE（+）；单个任何大小的淋巴结转移，ENE（+）

表 2-2-3 口腔癌的临床预后分期标准（cTNM）

分期	T	N	M
0 期	Tis	N0	M0
Ⅰ期	T1	N0	M0
Ⅱ期	T2	N0	M0
Ⅲ期	T1，T2	N1	M0
	T3	N0，N1	M0
ⅣA 期	T1，T2，T3	N2	M0
	T4a	N0，N1，N2	M0
ⅣB 期	任何 T	N3	M0
	T4b	任何 N	M0
ⅣC 期	任何 T	任何 N	M1

根据口腔癌的分期情况，中国临床肿瘤学会（CSCO）于 2018 年首次制定了国内的口腔癌治疗指南，随后在 2020 年又进行了更新。不同分期的患者推荐的治疗方法见表 2-2-4。

表 2-2-4 早期口腔癌治疗和晚期口腔癌治疗方法推荐

分期	分层 1	分层 2	Ⅰ类推荐	Ⅱ类推荐
T1 ~ 2，N0	适宜手术的患者		手术（2A 级证据）	
	不适宜手术的患者		放疗（2A 级证据）	
T1 ~ 2，N+/T3 ~ 4，任何 N	适宜手术的患者		手术（2A 级证据）	
	不适宜手术的患者	适宜使用顺铂的患者	放疗 + 顺铂（1A 类证据）	诱导化疗单纯放疗（1B 级证据）
		不适宜使用顺铂的患者	单纯放疗（2A 级证据）	

（三）营养代谢评估

口腔癌患者常因进食困难而伴有体重减轻，因此有必要对口腔癌患者进行个体化营养评估，制订不同营养支持策略。NCCN 头颈部肿瘤指南建议对于下列情况患者应该进行密切的营养评估和体重检测：有明显体重减轻，如 1 个月的体重减轻超过 5%，或 6 个月的体重减轻超过 10%；因为疼痛导致的吞咽困难或者肿瘤原因导致的吞咽困难。推荐使用 PG-SGA 联合 NRS-2002 进行口腔癌患者的营养风险筛查与评估。

PG-SGA 评分在 2 ～ 8 分或 NRS-2002 ≥ 3 分的患者，应术前给予营养支持；NRS-2002 ≥ 3 分、PG-SGA 评分≥ 9 分的择期手术患者给予 10 ～ 14 天的营养支持后手术仍可获益。大手术患者，无论其营养状况如何，均推荐手术前使用免疫增强型肠内营养 5 ～ 7 天，并持续到手术后 7 天或患者经口摄食＞ 60% 需要量时为止。免疫增强型肠内营养应同时包含 ω-3 多不饱和脂肪酸（ω-3PUFA）、精氨酸和核苷酸三类底物。单独添加上述 3 类营养物中的任 1 ～ 2 种，其作用需要进一步研究。中度营养不良计划实施大手术患者或重度营养不良患者建议在手术前接受营养治疗 1 ～ 2 周，即使手术延迟也是值得的。预期术后 7 天以上仍然无法通过正常饮食满足营养需求的患者，以及经口进食不能满足 60% 需要量 1 周以上的患者，应给予术后营养治疗。

术后患者推荐首选肠内营养（EN）；因为口腔癌位置的特殊性，对于能经口进食的患者推荐口服营养支持；对不能早期进行口服营养支持的患者，应用鼻饲管或胃管进行肠内营养。

补充性肠外营养（SPN）给予时机：NRS-2002 ≤ 3 分或 NUTRIC 评分≤ 5 分的低营养风险患者，如果 EN 未能达到 60% 目标能量及蛋白质需要量超过 7 天时，才启动 SPN 支持治疗；NRS-2002 ≥ 5 分或 NUTRIC 评分≥ 6 分的高营养风险患者，如果肠内营养在 48 ～ 72h 无法达到 60% 目标能量及蛋白质需要量时，推荐早期实施 SPN。当肠内营养的供给量达到目标需要量 60% 时，停止 SPN。

（四）疼痛评估

口腔癌患者往往因肿瘤进展导致的疼痛或放化疗措施而导致不同程度的口腔黏膜炎而伴有剧烈疼痛，严重影响患者的进食、睡眠，甚至延误治疗。因此，关注患者的疼痛情况具有重要的治疗意义。常用的评估方法如下：

1. 数字评价量表（NRS） 用数字 0 ～ 10 这 11 个数字代表不同程度的疼痛，数字越大则代表疼痛越强烈。在口腔癌患者的诊疗过程中查房医师应该询问患者疼痛的严重程度，做出标记，或者让患者自己圈出一个最能代表自身疼痛程度的数字。该方法具有较高的信度和效度，易于记录，适用于文化程度相对较高的患者，不适用于文盲或者文化程度较低者。

2. *语言评价量表（VDS）* 分为四级，0级：无疼痛；Ⅰ级（轻度）：有疼痛但可忍受，生活正常，睡眠无干扰；Ⅱ级（中度）：疼痛明显，不能忍受，要求服用镇静药物，睡眠受干扰。Ⅲ级（重度）：疼痛剧烈，不能忍受，需用镇痛药物，睡眠受严重干扰，可伴自主神经紊乱或被动体位。

3. *视觉模拟评分（visual analogue scale，VAS）* 在纸上画一条长线或使用测量尺（长为10cm），一端代表无痛，另一端代表剧痛。让患者在纸上或尺上最能反映自己疼痛程度的位置画“X”。评估者根据患者画“X”的位置估计患者的疼痛程度。VAS虽在临床上广泛使用，但仍存在缺点。

（1）不能用于精神错乱或服用镇静药的患者。

（2）适用于视觉和运动功能基本正常的患者。

（3）需要由患者估计，医师或护士测定。

（4）如果照相复制长度出现变化，则比较原件和复制品测量距离时有困难。

4. *Wong-Baker面部表情疼痛量表* 该方法从1990年开始用于临床评估，该评价量表采用6种面部表情从微笑至痛苦哭泣表达疼痛程度，疼痛评估时要求患者选择一张最能表达其疼痛的脸谱。最适用于3岁及以上人群，没有特定的文化背景和性别要求，易于掌握。尤其适用于急性疼痛者、老年人、小儿、表达能力丧失者、存在语言文化差异者。

5. *McGill调查问卷（MPQ）* MPQ的主要目的在于评价疼痛的性质，它包括一个身体图像指示疼痛的位置，有78个用来描述各种疼痛的形容词汇，以强度递增的方式排列，分别为感觉类、情感类、评价类和非特异类。此为一种多因素疼痛调查评分方法，它的设计较为精密，重点观察疼痛性质、特点、强度、伴随状态和疼痛治疗后患者所经历的各种复合因素及其相互关系，主要用于临床研究。

6. *McMillan疼痛评估表* 此法是采用直观目测疼痛标尺（0～10分）的方法标记疼痛的程度，用预先印制的人体正面、背面图标记疼痛的部位，并采用问答形式由患者对疼痛做出具体描述，包括疼痛的起始及诱发因素、疼痛的性质及持续时间、加重及缓解因素、以前对应疼痛的经验、疼痛的伴发症状、疼痛对功能的影响等。该方法适合评估急性痛、慢性痛、癌性痛、牵涉痛等。不适合用于有认知功能障碍及语音表达障碍者。

（五）病理评估

口腔癌是指发生在口腔黏膜鳞状上皮细胞的恶性肿瘤，它是具有不同程度的鳞状分化的上皮性侵袭性肿瘤，有早期广泛淋巴结转移的倾向。其病理检查情况的确定对肿瘤的分期和治疗方案选择至关重要，主要通过形态学方法进行诊断，必要时可以结合免疫组化检查来与其他肿瘤进行区分。CSCO《头颈部肿瘤诊疗指南》指出，根治性口腔癌手术标本的病理检查需要提供肿瘤大小、分化程度、切缘、脉管侵犯、周围神经浸润、骨或软骨浸润、淋巴结转移数目、侵犯深度、包膜外侵犯等情况。

目前，按照组织学形态、口腔鳞癌的病理学可分为七类。

1. *鳞状细胞癌* 肉眼观常呈菜花状，也可坏死脱落形成溃疡。癌组织同时向深层做浸润性生长。2005年WHO提出将鳞状细胞癌分为高分化、中分化、低分化三个级别。

（1）高分化鳞癌：与正常鳞状上皮类似，镜下可见数量不等的基底细胞和具有细胞间桥的鳞状细胞，角化明显，核分裂象少，非典型核分裂和核异型极少，细胞核和细胞多形性不明显。

（2）中分化鳞癌：镜下可见具有独特核的多形性和核分裂，包括非正常核分裂，角化不常见，细胞间桥不明显。

（3）低分化鳞癌：镜下以不成熟的细胞为主，可见大量正常的或不正常的核分裂，角化非常少，细胞间桥几乎不可见。

因口腔鳞癌的分级自身存在不足，如细胞学和组织学评价存在主观性；肿瘤组织存在异质性；组织的处理和保存不良；评价的依据仅仅是依据瘤细胞的结构特征而非功能特征；未对其周围的组织进行评价等。因此，其对判断治疗效果的作用有限，远不如肿瘤的临床分期。

2. *疣状癌* 以老年男性多见，75%的疣状癌发生于口腔，其中最多见于下唇，颊、舌背、牙龈等均可见。现在已经明确此病为一种非转移性的高分化鳞癌，以外生性、疣状缓慢生长和边缘推压为特征，不出现溃疡和出血，长期使用烟草可能是主要致病因素，另外，HPV 16 和 HPV 18 两种亚型的感染占到 40%。

病理表现主要由厚的棒状乳头和具有明显角化的分化良好的鳞状上皮呈钝性突入间质内构成。肿瘤细胞核大，核分裂象少见。疣状癌呈推进式侵犯间质，无浸润边缘，周围常伴有密集的淋巴细胞、浆细胞浸润。

值得注意的是，尽管单纯的疣状癌不发生转移，但约 1/5 的疣状癌中有鳞状细胞癌共存的情况，因此这类肿瘤具有复发、转移的倾向。

3. *基底细胞样鳞状细胞癌* 又称为基底样癌或腺样囊样癌，是一种侵袭性的高级别鳞癌。常发生于老年男性，多发生在舌根、下咽、喉，病变外观表现为中央溃疡性肿块，伴黏膜下广泛硬结，常易与小唾液腺肿瘤或其他软组织肿瘤相混淆。

病理表现为肿瘤由基底细胞和鳞状细胞两部分组成。基底样细胞核小、浓染、无核仁，排列紧密，分叶状实性排列。多见粉刺样坏死。

4. *乳头状鳞状细胞癌* 为外生性乳头状生长，柔软、质脆、息肉样肿瘤，常有蒂，伴有坏死和出血，预后相对较好，可以转移至局部淋巴结，但远处转移少见。好发于 60 ～ 70 岁男性，烟酒滥用是重要病因，报道的 HPV 感染率为 0 ～ 48%。

病理表现为表面覆盖肿瘤性的、不成熟的基底样或多形性细胞，间质侵袭由单个或多个癌巢构成。在肿瘤 - 间质界面有大量的淋巴细胞浸润，若未见浸润，则称为非典型乳头状增生或原位乳头状癌。

5. *梭形细胞癌* 是一种双向性肿瘤，由原位或侵袭性的鳞状细胞和恶性的梭形细胞构成，主要见于 70 岁左右的男性，继发于辐射暴露也有报道。肉眼下为不同大小的息肉样外观，表面伴溃疡。预后较鳞状细胞癌较好，约 25% 的病例可发生局部淋巴结转移，但远处转移少见。病理表现：肿瘤成分常由梭形细胞和鳞状细胞构成，肿瘤细胞表达上皮和间叶两种标记。40% ～ 85% 的病例中梭形细胞可表达细胞角蛋白。

6. *棘层松解性鳞状细胞癌* 又称为腺样鳞状细胞癌，属于鳞状细胞癌的少见亚型，生物学行为和鳞状细胞癌类似。主要病理特征是肿瘤细胞的棘层松解，形成假的腔隙和假的腺管分化的外观。

7. *腺鳞癌* 是一种罕见的上皮来源的侵袭性肿瘤，好发于 60 ～ 70 岁男性，易发生转移，预后较差。外观为外生性或者息肉样的肿块，或边界不清的黏膜硬结，常伴溃疡。病理表现：鳞癌部分可以为原位癌或浸润癌，深部肿瘤成分多为腺癌，其衬里细胞为基底样细胞、柱状细胞或产黏液细胞。

要点小结

◆ MDT 模式是口腔癌个体化诊疗的最佳方法。口腔癌的治疗过程是一个整合的、全面的、动态的过程，除了需要进行完善的诊疗前后评估，掌握患者的肿瘤进展情况以进行准确的 TNM 分期外，还需要充分评估患者全身的营养状况及疼痛程度，并给予必要的肠内外营养干预和疼痛处理措施。

【整合决策】

对口腔癌的治疗，首先要树立多学科整合治疗的观点。应根据肿瘤的分期及其临床表现，结合患者的身体情况具体分析，以确定采取相应的治疗原则与方法。对于比较疑难的病例，应由口腔颌面外科、头颈外科、放疗科、化疗科、影像诊断科、病理诊断科、中医科等不同学科的医务人员共同参加讨论，根据患者的特点，制订一个比较合理的整合治疗方法。首次治疗是口腔癌治愈的关键。

（一）外科治疗

手术目前仍是治疗口腔癌最主要和有效的方法。手术时应遵循肿瘤外科原则，对口腔癌原发灶必须完全、彻底地切除。因为第一次手术常是治愈的关键，如切除不彻底，容易复发，再次手术则常不能获得满意的治疗。同时对中晚期口腔癌可能有淋巴转移的患者，还应同期施行颈淋巴清扫术，以消除潜在的转移途径。近年来，由于对肿瘤生物学的进一步认识和综合治疗手段的增加，更多趋向于适当缩小"根治"手术范围，保护机体功能，提高生存质量，称为功能性外科。对口腔癌不能进行根治性手术的患者，有时也采取姑息性手术治疗。如由于肿瘤进展压迫或阻碍呼吸时，应行气管切开术以保证气道畅通；如肿瘤有严重出血，需做颈外动脉结扎或栓塞术，这类手术可统称为救治性手术（图 2-2-2）。

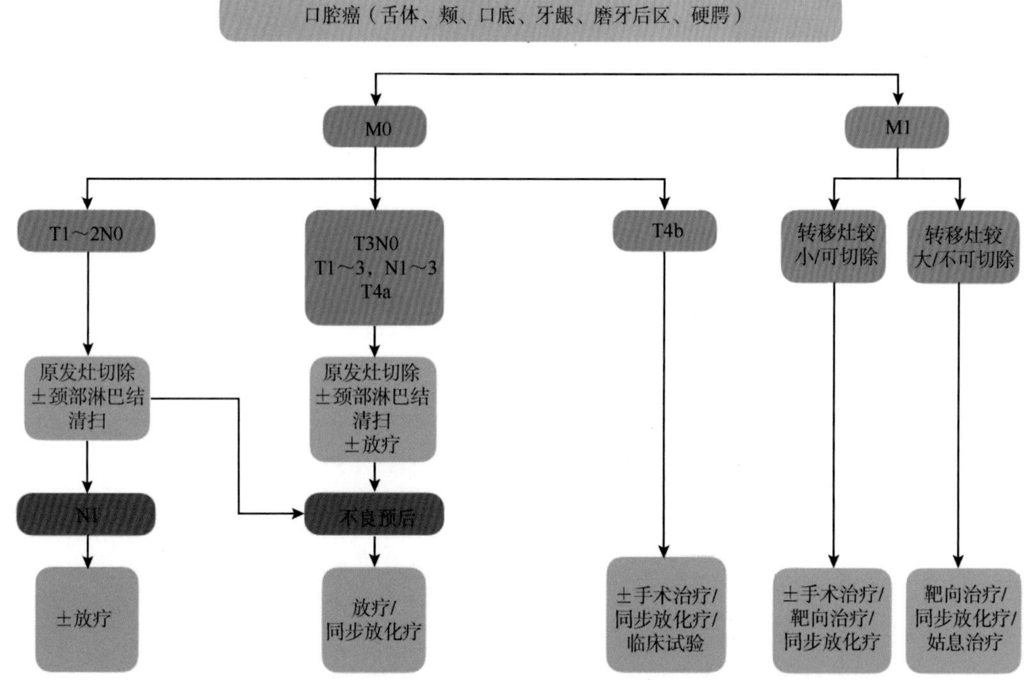

图 2-2-2 根据 TNM 分期，以外科为主的多学科治疗流程

1. *口腔癌原发灶的手术原则* 口腔癌手术失败的主要原因之一为局部复发，因此在手术中应严格遵守"无瘤"操作：保证切除手术在正常组织内进行；避免切破肿瘤，污染手术野；防止挤压瘤体，以免播散；应行整体切除，不宜分块挖出；对肿瘤外露部分应以纱布覆盖、缝包；表面有溃疡者，可采用电灼或化学药物处理，避免手术过程中污染种植；缝合前应用大量低渗盐水做冲洗湿敷；创口缝合时必须更换手套及器械；此外，对可疑肿瘤残存组织或未能切除的肿瘤，可辅以电灼、冷冻、激光、局部注射抗癌药物或放射等治疗。

2. *颈部淋巴结处理* 口腔癌多经淋巴系统途径转移，首先表现为颈部淋巴结的转移，颈淋巴结清扫术是治疗口腔癌颈淋巴转移灶的首选有效方法。颈淋巴结清扫术经过多年的发展与演变，出现了一些不同的术式，有相应的不同适应证，需要根据不同临床情况选用。从治疗目的上可以分为治疗性颈淋巴结清扫术和选择性颈淋巴结清扫术，后也被称为预防性颈淋巴结清扫术。从手术范围划分，1991 年美国耳鼻喉及头颈外科协会建议将颈淋巴结清扫术分为 4 类：①经典性颈淋巴结清扫术；②改良性颈淋巴结清扫术；③择区性颈淋巴结清扫术；④扩大颈淋巴结清扫术。2001 年，美国头颈学会及美国耳鼻喉及头颈外科协会修改的颈淋巴结清扫术命名仍为 4 类，但其中择区性颈淋巴结清扫术不再分类，只建议注明手术清扫的分区，如择区性颈淋巴结清扫术（Ⅰ～Ⅲ区）等。对于口腔癌的患者清扫范围最常用的是改良性颈淋巴结清扫术（Ⅰ～Ⅴ区）和肩胛舌骨上颈淋巴结清扫术（Ⅰ～Ⅲ区）。

一般而言，口腔癌颈淋巴结转移率可高达

50%，即使临床上未发现颈淋巴结转移，对于原发灶已达到 T3 以上的病例，应该同期行选择性颈淋巴结清扫术，如舌癌、颊癌、口底癌和下牙龈癌等。对于腭癌和上颌牙龈癌，一般不同期行选择性颈淋巴结清扫术，应加强术后随访。一旦发现临床转移征象时，应立即行治疗性颈淋巴结清扫术。

3. 功能性外科与修复性外科　口腔癌的外科治疗常会导致咀嚼、吞咽、语言、呼吸等重要生理功能影响及面部容貌的丧失，使患者在生理和心理上受到双重打击。随着对口腔癌基础与临床的深入研究和疗效观察，否定了诸如舌癌沿下颌骨下缘内侧骨膜转移的传统概念，以及对临床淋巴结阴性（cN0）的患者，在实施颈淋巴结清扫术中采用了“三保留”，即保留颈内静脉、副神经及胸锁乳突肌的所谓功能性颈淋巴结清扫术。由于保存了下颌骨连续性和颈部的重要结构，因而明显提高了口腔癌患者术后的生存质量。由此，功能性外科逐渐受到了人们的重视。同时随着整形外科技术的迅速发展，医学生物材料的深入研究和广泛应用，特别是显微外科技术的应用和其技术被引入并与口腔癌外科治疗相整合，使修复性外科具有较为有利的发展空间。口腔癌的修复性外科主要表现为：①在不违反肿瘤外科原则的前提下去除病变组织，保存正常组织，为修复重建提供基础。②切除病变组织造成缺损后应立即修复或重建。③在组织修复解剖构筑的基础上，应提倡功能的恢复，包括感觉或动力性重建。这也符合越来越多患者的期望和要求，医患双方共同期盼在救治疾病的同时仍能尽可能恢复并接近原来的容貌和外形，同时重建和恢复其原有的功能。

在口腔癌外科治疗中体现功能性外科与修复性外科的工作包括功能性颈淋巴结清扫术、舌与口底癌的切除与下颌骨的保存、口腔颌面部软组织缺损的修复、颌骨缺损的显微外科修复等。

（二）围术期药物诊疗原则

1. 抗菌药物

（1）预防性使用：口腔癌手术为污染手术，需要术前预防性使用抗生素。一般首选具有广谱抗菌作用的头孢类抗生素，推荐选择的抗菌药物种类为第一、二代头孢菌素或头霉素类；对 β- 内酰胺类抗菌药物过敏者，可用克林霉素 + 氨基糖苷类，或氨基糖苷类 + 甲硝唑。在术前 0.5 ～ 2h 给药，或麻醉开始时给药，使手术切口显露时局部组织中已达到足以杀灭手术过程中入侵切口细菌的药物浓度。如果手术时间超过 3h，或失血量大（＞ 1500ml），术中可给予第 2 剂。抗菌药物的有效覆盖时间应包括整个手术过程和手术结束后 4h。对于术前已经形成感染者，应对症提前使用抗生素控制感染。

（2）治疗性使用：对于术后患者，应严密观察患者体温、心率、切口渗出状况及引流液性状，应每 1 ～ 2 天查血常规、C 反应蛋白、降钙素原等感染指标。对于气管切开患者，术后前 3 天，应送痰培养。如发现感染迹象，应及时调整抗生素，并送细菌培养。在细菌培养结果未明确时，可根据口腔颌面部感染特点，经验选择用药。口腔颌面部感染以混合性感染为主，应选择覆盖需氧菌、厌氧菌、兼性厌氧菌的抗生素使用方案。宜早并足量使用抗生素。常采用青霉素类药物；对于青霉素类药物过敏的患者可选用克林霉素；当需要广谱抗生素时选用头孢类；对于厌氧菌则使用甲硝唑、替硝唑或奥硝唑；对于真菌感染可使用氟康唑、咪康唑；通常将抗需氧菌和厌氧菌的药物联合使用。根据细菌培养及药敏试验的结果及临床治疗效果再做调整。

2. 围术期气道管理　围术期气道管理可以有效减少并发症、缩短住院时间、降低再入院率及死亡风险、改善患者预后，减少医疗费用。围术期气道管理常用的治疗药物包括抗菌药物、糖皮质激素、支气管舒张剂（$β_2$ 受体激动剂和抗胆碱能药物）和黏液溶解剂。对于术后呼吸道感染的患者可使用抗菌药物治疗，具体可依据《抗菌药物临床应用指导原则（2015 年版）》；糖皮质激素、支气管舒张剂多联合使用，经雾化吸入，每天 2 ～ 3 次，疗程 7 ～ 14 天；围术期常用黏液溶解剂如盐酸氨溴索，可减少手术时机械损伤造成的肺表面活性物质下降、肺不张等肺部并发症的发生。对于呼吸功能较差或合并慢性阻塞性肺疾病（COPD）等慢性肺部基础疾病的患者，建议术前预防性应用直至术后。需要注意的是，盐酸氨溴索为静脉制剂，不建议雾化吸入使用。

3. 显微外科修复重建的特殊处理

（1）抗痉挛：血管痉挛是由于血管壁平滑肌强烈收缩，管腔狭窄，造成血流量减少。严重者可造成管腔完全闭塞。痉挛时间过长可造成血管栓塞。对于游离组织瓣移植术后引起血管痉挛的原因较多，常见的是血容量不足、低血压、炎症或错误地使用血管收缩剂等，还有局部性因素如寒冷、机械刺激等均可诱发局部血管痉挛。

游离皮瓣手术成功与否取决于移植皮瓣的微循环能否维持其生理功能，除娴熟的显微外科技术外，术后血管危象的预防和处理也是重要因素。皮瓣经过制备、切取、摆位、血管吻合后，游离组织瓣内的血管由于受缺氧及失神经支配的双重影响，再灌注后对血液中的微量肾上腺素介质有着超敏现象，可导致血管发生高度痉挛。预防性使用抗痉挛药物对于预防皮瓣微循环障碍有着重要的作用。

常用的抗痉挛药物主要为扩张血管药物，扩张血管的药物分为扩张静脉药物、扩张动脉药物及同时扩张动静脉药物 3 种。扩张小动脉的药物有盐酸罂粟碱、酚妥拉明。扩张小静脉的药物如硝酸甘油，同时扩张动静脉的药物有硝普钠。游离组织瓣的血管痉挛多为小动脉痉挛，临床上常用盐酸罂粟碱抗痉挛，30mg 肌内注射，每 8h 一次。

（2）抗凝：由于血管痉挛时间过长，局部血管受压、扭转、血管管径过细、血管内膜脱落等因素，导致血管内血流长时间淤积，可导致栓子的形成，如不予以处理，则可引起整段血管蒂甚至毛细血管血栓，导致组织瓣缺血，最终引起组织瓣坏死。

对于血栓的预防，除显微吻合技术外，术中血管蒂摆位、引流管摆放都需要注意，关创前应仔细检查有无出血，避免术后血肿压迫。

术后管理同样重要：除了常规头颈部制动 5 ～ 7 天，防止血管蒂的牵拉和扭曲外，通常术后常规应用药物抗凝。主要药物如下。

1）低分子右旋糖酐：可提高血浆胶体渗透压，增加血容量，减低血小板黏附性并抑制红细胞凝聚，降低血液黏稠度，降低周围循环阻力，疏通微循环。通常采用 500ml 静脉滴注，每天 1 次。

2）前列地尔：又称为前列腺素 E_1（PGE_1），其主要作用为：①改善血流动力学，通过增加血管平滑肌细胞内的 cAMP 含量，发挥其扩血管作用，降低外周阻力。②改善血液流变学，PGE_1 可抑制血小板凝集，降低血小板的高反应和血栓素 A（TXA）水平，可抑制血小板活化，促进血栓周围已活化的血小板逆转，改善红细胞的变形能力。③ PGE 可激活脂蛋白酶及促进甘油三酯水解，降低血脂和血黏度。④ PGE 可刺激血管内皮细胞产生组织型纤溶酶原激活物（tPA），具有一定的直接溶栓作用。⑤通过抑制血管平滑肌细胞的游离 Ca^{2+}，抑制血管交感神经末梢释放去甲肾上腺素，使血管平滑肌舒张，改善微循环。通常采用 10μg+10ml 生理盐水静脉注射，每天 1 次。

3）肝素（低分子肝素）：是一种广泛应用的抗凝剂，主要用于预防和治疗静脉血栓。尽管肝素应用于临床取得了良好的效果，但是也带来了很多不良反应，如出血、肝素引起的血小板减少症、过敏反应等。而低分子肝素则具有注射吸收好、半衰期长、生物利用度高、出血副作用少、无须实验室监测等优点，其在临床的应用不断扩大。游离皮瓣术后，如存在高凝风险（如受区血管条件差，术前 D- 二聚体增高，既往血栓性病史等），则应酌情使用低分子肝素抗凝，通常剂量为皮下注射，每天 1 次，使用时应定时检测患者凝血指标，逐步减量。

（三）内科治疗

1. 化疗　适用范围：①局部晚期口腔癌的术前或放疗前的诱导化疗；②具有不良风险因素（淋巴结外扩展、切缘阳性、pT3 ～ 4、pN2 ～ 3、Ⅳ区或Ⅴ区淋巴转移，以及神经周围、血管侵袭等）的口腔癌术后的化放疗；③复发性或不可切除或远处转移性不可手术及放疗的口腔癌的姑息治疗。

口腔癌化疗的常用药物包括顺铂（cisplatin）、卡铂（carboplatin）、紫杉醇（paclitaxel）、多西他赛（docetaxel）、氟尿嘧啶（5- fluorouracil）等。二线药物还包括甲氨蝶呤（methotrexate）、博来霉素（bleomycin）、卡培他滨（capecitabine）等。

化疗方案应根据治疗目的和患者的全身情况进行个体化选择。通常在以根治性治疗为目的的同期化放疗时，首选大剂量顺铂单药或卡铂 + 氟尿嘧啶，其次选择卡铂＋紫杉醇，或顺铂＋氟尿嘧啶，或顺铂＋紫杉醇，或低剂量顺铂每周方案等。诱导化疗首选多西他赛＋顺铂＋氟尿嘧啶，后续的序贯同步放化疗建议用卡铂或顺铂每周给药方案。

极晚期口腔癌姑息化疗的一线药物首选铂类＋氟尿嘧啶，在此基础上联合靶向或免疫治疗药物也可以根据患者自身情况考虑用紫杉醇或多西他赛替换上述方案中的一种或两种药物，甚至采用单药治疗。

2. 分子靶向治疗（molecular targeted therapy） 目前常规用于头颈癌的分子靶向治疗药物不多，仅有针对表皮生长因子受体（EGFR）的抑制剂用于临床，如西妥昔单抗（cetuximab）、尼妥珠单抗（nimotuzumab）、小分子酪氨酸抑制剂阿法替尼（afatinib）等。这类靶向药物通常都与化疗或放疗联合应用，其中西妥昔单抗联合铂类和氟尿嘧啶一线治疗复发转移性头颈癌。阿法替尼可二线用于铂类治疗后出现进展的头颈癌。西妥昔单抗或尼妥珠单抗联合放疗用于晚期口腔癌的辅助性治疗，也取得了较好疗效，特别是在全身性毒副反应方面明显轻于传统的化疗。因此，分子靶向药物联合化疗或放疗在提高疗效和减轻不良反应方面都具有优势。其他的分子靶向药物如抗血管生成药物、mTOR 抑制剂等治疗头颈癌还都处于探索阶段。

3. 免疫治疗（immunotherapy） 目前获准临床应用的免疫治疗药物主要是免疫检查点抑制剂（checkpoint inhibitor）——程序性死亡分子 1（programmed death-1，PD-1）单克隆抗体，包括帕博利珠单抗（pembrolizumab）和纳武利尤单抗（nivolumab）两种药物。其中帕博利珠单抗联合铂类和氟尿嘧啶用于复发、不可切除或远处转移头颈癌的一线治疗。两种单抗均可单药用于对铂类药物治疗失败的复发或转移头颈癌的姑息治疗。抗 PD-1 类药物是否能用于晚期口腔癌的新辅助或辅助治疗尚未获得循证医学证据。此外，其他种类的免疫治疗药物或方法对于包括口腔癌在内的头颈癌的疗效均不确切。

（四）放射治疗

1. 早期口腔癌 主要采用手术为主的治疗手段。术后病理提示高危因素（切缘阳性 / 切缘 ＜ 5mm，脉管侵犯，周围神经浸润）需行术后放疗或放化疗。针对临床颈部淋巴结阴性（cN0）早期口腔癌患者的颈部处理一直备受争议。颈淋巴结清扫术与颈部淋巴引流区预防性照射的疗效目前尚无随机对照研究进行对比。回顾性数据显示放疗局部失败率为 0 ～ 8%，颈淋巴结清扫术为 0 ～ 11.2%，二者在控制亚临床转移灶方面效果及生存预后是一致的。而对早期口腔癌颈淋巴结清扫术后进行放疗并不改善局部控制疗效。放疗的优势在于可以遵循口腔癌隐匿性和跳跃性颈部淋巴结转移的特点治疗更广泛的淋巴引流区。因此，目前认为对于 cN0 早期口腔癌伴有不良预后因素（如舌癌原发灶侵袭深度＞ 4mm）而未行颈淋巴结清扫术的患者，放疗可以达到类似颈淋巴结清扫术的局部区域控制效果。

2. 局部晚期口腔癌 术后辅助放疗的目的在于控制或减少亚临床灶的复发，降低局部和区域淋巴结复发率。一项针对口腔癌随机对照临床研究结果显示，术后补充放疗相较单纯手术可提高 30% 的 3 年无疾病生存率。局部晚期口腔癌术后放疗指征：T3/4、淋巴结阳性、淋巴结包膜外侵、切缘阳性 / 安全边界不足（＜ 5mm）、脉管侵犯、周围神经浸润。两项Ⅲ期随机对照临床研究（RTOG 9501、EORTC 22931）结果显示，包括口腔癌在内的局部晚期头颈部鳞癌在术后放疗期间给予顺铂化疗（100mg/m^2，3 周 1 次）可带来显著生存获益。进一步分析提示针对伴有淋巴结包膜外侵或切缘阳性 / 安全边界＜ 5mm 的患者，放疗同期顺铂化疗获益最为显著。头颈肿瘤放化疗荟萃分析（MACH-HC）结果显示，以铂类为主的同期放化疗可以提高约 6.5% 的 5 年生存获益。因此，同期放化疗是术后伴有高危不良病理因素（淋巴结包膜外侵、切缘阳性 / 安全边界＜ 5mm）患者的标准治疗方案。顺铂不耐受者可选择表皮生长因子受体抑制剂西妥昔单抗。

手术与辅助放疗的时间间隔会影响局部区域控制效果及生存预后。NCCN 指南和我国的指南均建议放疗应在术后 4 ～ 6 周进行。除非患者全身情况差不能耐受放疗，即使伤口部分或皮瓣部分愈合不良、气管插管或鼻饲管未拔除，均不应推迟超过 8 周。

3. *术后辅助放疗计划制订* 根据手术切除程度、原发肿瘤体积范围及病理情况实施。

采用常规分割方案，每次 1.8 ～ 2Gy，每天 1 次，每周 5 次。R0 切除给予 60Gy；R1/R2（＜2cm 肉眼残留）可通过缩野技术给病变残留区追加总剂量至 66Gy；而≥ 2cm 肿瘤残留的患者应考虑再次手术或给予 70Gy 的剂量。位于中线或靠近中线的 pN0 患者，双侧颈部亚临床转移的危险性较大，应考虑原发灶加双侧颈部（Ⅰ～Ⅲ区）预防性放疗，否则可给予患侧颈部（Ⅰ～Ⅲ区）放疗；低分化、未分化癌应给予Ⅰ～Ⅴ区放疗。当一侧颈部 pN+ 而对侧 cN0，但亚临床转移危险性＞ 25% 时，应给予双侧颈部放疗（患侧Ⅰ～Ⅳ区、对侧Ⅰ～Ⅲ区均为高危淋巴引流区）；当双侧 pN+ 时，应做双侧颈部放疗（Ⅰ～Ⅴ区）。针对来源于硬腭、牙龈、颊的口腔癌，即使手术探查阴性也应考虑Ⅸ区淋巴引流区预防性照射。颈部高危淋巴引流区预防性放疗剂量为 60Gy，低危淋巴引流区预防性放疗剂量为 50 ～ 54Gy。

（五）其他治疗

中医是我国的传统医学，中位治疗肿瘤在我国有很长的历史，近代研究发现，超过 400 种中药在体内外试验中具有抗突变或抗肿瘤作用。其中，山豆根和莪术两种中药被证实在小鼠动物模型中具有一定的抑制口腔癌发展的作用。但目前尚未有其应用于临床的报道。

根据中医的辨证治疗理论，口腔癌患者多属虚证，以肾虚为主。邱蔚六等曾依据中医“扶正培本”基本方略研制“参阳”方（主要由党参、黄芪、丹参、锁阳、女贞子等药物组成），人参固本口服液、双花百合片等，预防和明显降低不同程度放化疗相关口腔炎或减轻放射性口腔黏膜炎。

并应用于辅助晚期口腔癌的化疗中。在对 46 例晚期口腔癌患者的对照研究中发现该方可有效提升患者的生存率、化疗有效性及生存时间。之后，在更大样本量的对照试验中（236 例Ⅱ～Ⅳ期口腔癌患者），其 3 年、5 年、10 年生存率均与对照组无明显统计学差异。

【康复随访及复发预防】

（一）总体目标

终身定期随访，预防和减少复发，延长生存时间，提高生存率；长期康复，减少功能障碍的发生，提高生活质量，预防疾病复发。

（二）整合管理

1. *肿瘤患者的营养* 肿瘤患者的营养状况与肿瘤发生的部位、时期及治疗阶段有关。口腔癌患者由于相关组织器官的丧失直接影响摄食和进食，导致消化吸收功能降低，最终致患者营养不良。肿瘤患者的营养支持已成为肿瘤多学科整合治疗的重要组成部分。合理有效地提供营养支持对大部分营养不良肿瘤具有积极意义。肿瘤患者的能量在无法间接测得的情况下，按照 25 ～ 30kcal/（kg·d）提供，可以少食多餐。

2. *心理治疗* 针对治疗期间出现的焦虑、抑郁、恐惧、无助、担忧等负性情绪，医师、护理人员和康复医师、心理医师积极予以评估，并且予以心理疏导，介绍诊治经过，提高患者控制和延缓肿瘤进展的信心。

3. *康复治疗* 口腔癌患者诊治后会导致一系列的功能障碍，如张口受限、肩颈功能障碍、言语功能障碍、吞咽功能障碍、运动与感觉功能障碍等。所以需要及时对于患者进行康复评估，从而针对性进行康复训练和治疗。康复治疗基本上从手术前就已经开始介入，可以帮助患者术后尽快恢复，病变诊治后每个时期康复重点不一样，针对患者的具体功能障碍进行精准康复。

4. *中药治疗* 中药可以扶正攻邪，清热解毒，化瘀消肿，还可以提高免疫，对肿瘤手术及放疗有一定的提高机体免疫的功能，减少手术及放化疗后不良反应及肿瘤复发。

（三）严密随访

口腔癌术后需要进行密切随访，可采用家庭访视、预约复诊，采用通信方式如电话、微信等了解病情。定期、规律的复查是发现口腔癌出现复发和转移，提高救治率的有效措施。一般而言，口腔癌的总体5年生存率为50%～60%，对于早期且无淋巴结转移的患者5年生存率可达80%。因此，口腔癌的随访时间至少是5年，但一般建议患者定期终身随访。术后第1年内每个月复查一次，第2年每2个月复查一次，第3年每3个月复查一次，后每6个月复查一次。随访期间需要检查颈部淋巴结情况、局部病变愈合情况和有无复发，一般通过临床检查、辅助超声检查、CT和（或）MRI检查来完成随访。术后1～2年是复发和转移的高发时期，所以术后2年内尤其需要严密监测和严格定期复查的时间，这也成为口腔癌的重点随访时间，此时出现复发或转移需要及时予以处理和治疗。另外，患者除定期随访外，需要进行自我筛查，如口腔内有无病损，口腔内是否肿胀和溃烂，颈部有无肿块，是否有不明原因疼痛，出现此类情况时需及时到医院就诊。在对患者进行严密随访，监测有无复发和转移的同时，还需要对患者进行一定功能障碍的评估，从而进行一定程度的康复指导。

（四）常见问题处理

口腔癌患者的治疗多采用整合治疗，在完成肿瘤的第一阶段治疗（多为住院手术治疗）后，仍需要后续治疗，如放疗、生物治疗及免疫治疗等，这些治疗往往在随访的半年至2年过程中完成。

随访可以及时发现肿瘤复发、转移和第二原发肿瘤。对于复发和转移的患者，需要及早发现、合理处理，可及时按肿瘤的治疗原则进行，部分患者可以即刻再行手术治疗，部分需要采用化疗甚至靶向治疗控制肿瘤发展速度后再行手术治疗，后续再根据情况继续采用辅助治疗，很多复发和转移患者经过这些治疗后，仍可以延长生命，甚至治愈。而口腔癌患者往往还容易发生第二原发肿瘤，通过定期随访及早发现，及时治疗显得非常重要。

在综合治疗过程中，定期随访，及时监测患者全身及局部伤口情况时需要积极处理诊治过程本身带来的功能障碍及不适。手术后可能出现伤口裂开、肿胀、疼痛、局部功能障碍如咀嚼功能、吞咽功能、语言功能、呼吸功能、运动与感觉功能障碍，而放疗可能加重这些功能障碍，化疗后可能出现胃肠道反应，这些方面的影响可能直接导致患者营养障碍，体重下降，直接导致生存质量下降甚至导致患者焦虑、心理障碍和疾病的复发和转移。因此，诊治后出现这些情况需要及早发现，寻找病因，针对性进行诊治，包括伤口局部处理、药物治疗、康复评估和训练、营养的评估和指导、心理健康的评估和疏导。

（五）积极预防

口腔癌的主要危险因素有烟草、重度饮酒和不良饮食习惯，因此口腔癌高发地区应做好宣传，改变饮食习惯，戒烟，控制饮酒，定期检查高危人群，密切随访癌前病变患者，此是最为有效的一级预防。二级预防又称为临床前预防，目标是筛查口腔癌和癌前病变，防止原发疾病的发生。三级预防即临床期预防或康复性预防，目的是预防复发或新的原发癌，并使死亡率降至最低。这需要积极定期随访，及时发现，早期治疗。在密切随访中，针对患者营养、心理、功能障碍、卫生习惯等给予及时指导。

要点小结

- 为了提高术后患者的生存质量，多采用整合治疗的原则，在诊治过程中和其后漫长的随访过程中积极处理。综上，提高生存率与改善生存质量并重，生理功能与容貌外形的恢复兼顾应当成为当今口腔颌面部癌瘤治疗效果及随访效果的评价标准和新的治疗理念。

【典型案例】

右舌鳞状细胞癌伴右颈淋巴结转移1例

（一）病例情况介绍

1. 基本情况　男性，63岁。3个月前发现右舌溃疡，伴疼痛，初为蚕豆大小，持续增长，如

图 2-2-3 所示。半个月前于当地医院就诊，行“抗炎治疗”1 周，溃疡大小无明显变化，疼痛加剧。为求进一步治疗，来本院就诊。

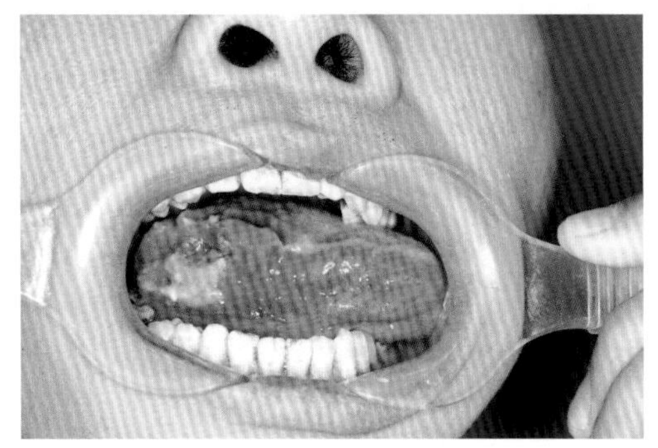

图 2-2-3 患者病变表现

2. 入院查体 面部基本对称。张口度 3.5cm，张口型垂直向下。右舌缘中份见一 2cm×3.5cm 溃疡，边界不规则，质硬，触诊明显压痛，周围有浸润感，内侧接近中线。伸舌居中，活动自如。右颈上部扪及数个淋巴结，最大者为 2cm×2cm，质硬，边界不清，有触痛，活动差。

3. 辅助检查

（1）增强 CT：右舌缘见软组织密度肿块影，约 30mm×25mm×26mm，边界不清，增强后病变强化明显，密度欠均匀，平扫 CT 值 80HU，增强后 CT 值 111HU。右侧颌下、颈深上见数个肿大不均匀强化淋巴结，最大直径为 19mm（图 2-2-4）。诊断：右舌缘恶性占位可能，右颈Ⅰb、Ⅱ区淋巴结转移可能。

（2）增强 MR：右舌缘、口底见软组织肿块影，约 32mm×34mm×28mm，边界不清，呈 T_1 加权像等信号、T_2 加权像高信号，增强后病变强化明显，信号欠均匀。右颌下、颈深上见多发淋巴结影，最大直径为 21mm。诊断：右舌缘恶性占位，伴右颈Ⅰb、Ⅱ区淋巴结转移可能。

（3）胸 CT：两肺平扫未见活动性病变。

（4）病理活检：右舌缘黏膜鳞状细胞癌，Ⅰ～Ⅱ级。

4. 入院诊断 右舌缘鳞状细胞癌伴右颈淋巴结转移。

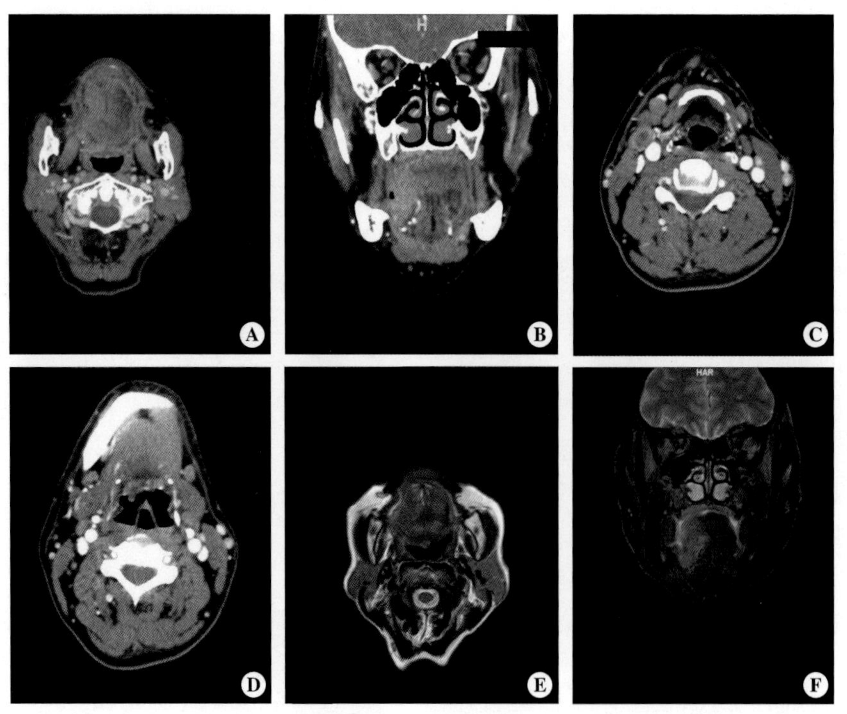

图 2-2-4 增强 CT 影像

（二）整合性诊治过程

1. 关于诊断及评估

（1）MDT 团队组成：口腔颌面－头颈肿瘤科、放疗科、肿瘤内科、医学影像科、口腔病理科。

（2）讨论意见：该患者病理诊断明确，考虑为右舌缘鳞癌。肿物的最大直径为 3.5cm，考虑为 T2 期；右侧颈部怀疑至少有两枚转移淋巴结，直径小于 6cm，考虑为 T2b 期；肺部 CT 未见转移灶，考虑为 M0 期。其临床病理分期考虑为 cT2N2bM0，预后分期Ⅳ A 期。

2. 关于治疗方案

（1）MDT 团队组成：口腔颌面－头颈肿瘤科、放疗科、肿瘤内科、麻醉科、医学影像科。

（2）讨论意见：患者肿瘤体积较大，伴有颈部淋巴结转移，应施行整合治疗：术前诱导化疗＋根治手术＋术后放疗、化疗。术前行 TPF 方案化疗：化疗前，应在肿物外 0.5cm 处标记。第一天使用多西他赛 75mg/m^2、顺铂 75mg/m^2、氟尿嘧啶 750mg/m^2，第 2 ～ 5 天使用氟尿嘧啶 750mg/m^2。每 3 周一次，进行 2 周期。手术时应注意于标记点外 1cm 完整切除肿瘤，见图 2-2-5，并保证病理切缘为阴性。同时应当做同侧根治性颈淋巴结清扫术。同期行股前外侧皮瓣修复。术后 4 ～ 6 周后行放疗。每日放疗剂量为 1.8 ～ 2.0Gy，每周 5 次，持续 6 周，总剂量为 54 ～ 60Gy。若出现包膜外转移等不良预后，应在放疗同期行化疗。一般采用顺铂方案，每 3 周一次，进行 2 周期。

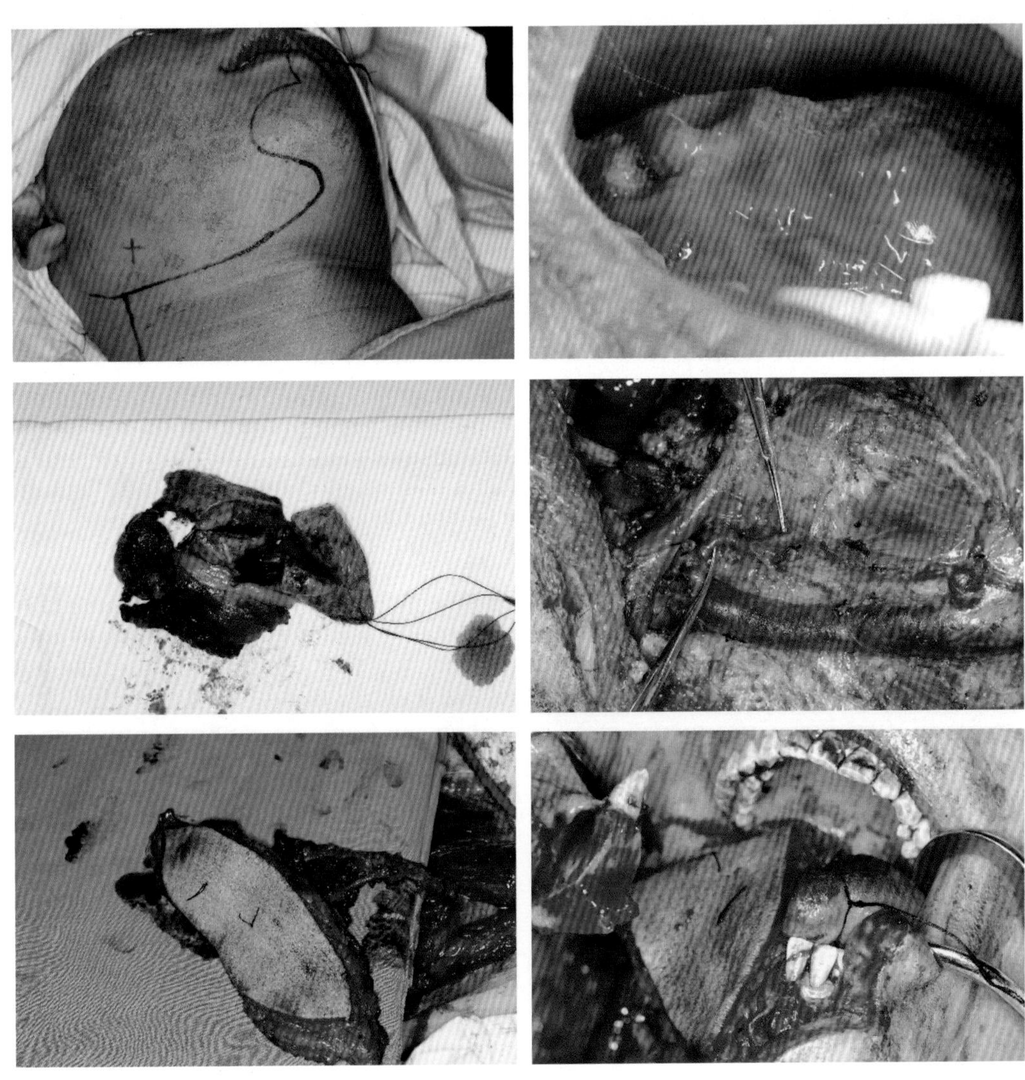

图 2-2-5 手术标记

3. 关于后续随访

（1）MDT 团队组成：口腔颌面－头颈肿瘤科、放疗科、肿瘤内科、康复科、医学影像科。

（2）讨论意见：治疗后应至少随访 5 年，术后第一年内每个月随访一次，第二年每 2 个月随访一次，第三年每 3 个月随访一次，后每 6 个月随访一次。随访期间应重点检查颈部淋巴结情况，一般通过 B 超和 CT/MRI 检查完成。术后 1 ～ 2 年是转移和复发的高发时期，因此应当重点随访。该类型患者术后放疗常出现口腔卫生差、溃疡、吞咽障碍、肩部活动受限等一系列并发症，需要康复科密切参与，制订康复训练方案，逐渐改善此类症状。

（三）案例处理体会

口腔癌是口腔颌面最常见的恶性肿瘤。容易转移和复发，对于晚期肿瘤，单纯的手术治疗往往预后较差。因此，非常有必要进行多学科共同参与的整合治疗，通过术前诱导化疗 + 根治性手术 + 术后放疗来提高患者的生存机会。颌面部存在许多重要的解剖结构，且面部外形在人的社交生活中有重要作用，为了提高患者的生活质量，在术中要建立功能性重建外科的思想，在保证根治肿瘤的前提下，尽量保存正常组织，同时运用皮瓣修复技术，尽可能同期重建颌面部外形与功能。在术后，患者常会出现吞咽困难、言语不清、肩部活动障碍等一系列问题，这就需要康复外科的共同参与来为患者制订康复训练计划。总之，口腔癌尤其是晚期口腔癌的治疗十分复杂，需要多学科的共同参与和协作才有可能取得比较理想的治疗效果。

（张陈平 季 彤）

参考文献

李佩文，2001. 实用临床抗肿瘤中药 . 沈阳：辽宁科学技术出版社，1-365.

林国础，邱蔚六，陆昌语，等，2003.“参阳”方辅助治疗口腔鳞状细胞癌的远期疗效评价 . 上海口腔医学，（05）：321-323.

邱蔚六，陆昌语，郭一钦，等，1996. 中药“参阳”方延长口腔鳞癌病员生存期的前瞻性研究 . 耳鼻咽喉头颈外科，（02）：69-73.

尚伟，郑家伟，2018. 口腔及口咽癌新版 TNM 分期与 NCCN 诊治指南部分解读 . 中国口腔颌面外科杂志，16（6）：533-546.

于世凤，2012. 全国高等学校教材：口腔组织病理学（供口腔医学类专业用）. 7 版 . 北京：人民卫生出版社 .

张陈平，2015. 口腔癌的多学科协作诊治模式 . 中国肿瘤临床，42（16）：787-790.

张为新，胡慧芳，李伟国，等，2004. 7 种中药对实验性口腔癌阻断作用的研究 . 上海口腔医学，13（1）：34-37.

赵长琦，1997. 抗肿瘤植物药及其有效成分 . 北京：中国中医药出版社 .

朱伟，2019. 个性化营养支持对改善口腔癌术后患者营养状况的影响 . 当代护士（中旬刊），26（4）：60-62.

Adelstein D，Gillison ML，Pfister DG，et al，2017. NCCN guidelines insights：head and neck cancers，version 2.2017. Journal of the National Comprehensive Cancer Network，15（6）：761-770.

Ang KK，Trotti A，Brown BW，et al，2002. Randomized trial addressing risk features and time factors of surgery plus radiotherapy in advanced head-and-neck cancer. Radiothérapie，6（4）：259-260.

Bernier J，Cooper JS，Pajak TF，et al，2005. Defining risk levels in locally advanced head and neck cancers：a comparative analysis of concurrent postoperative radiation plus chemotherapy trials of the EORTC（#22931）and RTOG（# 9501）. Head & Neck，27（10）：843-850.

Bernier J，Domenge C，Ozsahin M，et al，2004. Postoperative irradiation with or without concomitant chemotherapy for locally advanced head and neck cancer. New England Journal of Medicine，350（19）：1945-1952.

Bonner JA，Harari PM，Giralt J，et al，2006. Radiotherapy plus cetuximab for squamous-cell carcinoma of the head and neck. The New England Journal of Medicine，354（6）：567-578.

Bonner JA，Harari PM，Giralt J，et al，2010. Radiotherapy plus cetuximab for locoregionally advanced head and neck cancer：5-year survival data from a phase 3 randomised trial，and relation between cetuximab-induced rash and survival. The Lancet. Oncology，11（1）：21-28.

Cooper JS，Pajak TF，Forastiere AA，et al，2004. Postoperative concurrent radiotherapy and chemotherapy for high-risk squamous-cell carcinoma of the head and neck. New England Journal of Medicine，350（19）：1937-1944.

Grégoire V，Ang K，Budach W，et al，2014. Delineation of the neck node levels for head and neck tumors：a 2013 update. DAHANCA，EORTC，HKNPCSG，NCIC CTG，NCRI，RTOG，TROG consensus guidelines. Radiotherapy and Oncology，110（1）：172-181.

Head and Neck Cancer Working Group C，Chinese Society of Clinical Oncology（CSCO），2019. Chinese Society of Clinical Oncology（CSCO）diagnosis and treatment guidelines for head and neck cancer 2018（English version）. Chinese Journal of Cancer Research，31（1）：84-98.

Huang J，Barbera L，Brouwers M，et al，2003. Does delay in starting treatment affect the outcomes of radiotherapy? A systematic review. Journal of Clinical Oncology，21（3）：555-563.

Kramer S，Gelber RD，Snow JB，et al，1987. Combined radiation therapy and surgery in the management of advanced head and neck cancer：Final report of study 73–03 of the radiation therapy oncology group. Head & Neck Surgery，10（1）：19-30.

Mehanna H，Kong A，Ahmed SK，2016. Recurrent head and neck cancer：United Kingdom National Multidisciplinary Guidelines. The Journal of Laryngology and Otology，130（S2）：S181-S190.

Mishra RC，Singh DN，Mishra TK，1996. Post-operative radiotherapy in carcinoma of buccal mucosa，a prospective randomized trial. European Journal of Surgical Oncology，22（5）：502-504.

Müller S，2017. Update from the 4th edition of the world health organization of head and neck tumours：tumours of the oral cavity and mobile tongue. Head and Neck Pathology，11（1）：33-40.

NCCN clinical practice guidelines in Oncology：Head and Neck Cancers

（2019.V1）1 st Ed.National Comprehensive Cancer Network，Inc，2019.

Pancari P，Mehra R，2015. Systemic therapy for squamous cell carcinoma of the head and neck. Surgical Oncology Clinics of North America，24（3）：437-454.

Pignon JP，Maître AL，Maillard E，et al，2009. Meta-analysis of chemotherapy in head and neck cancer（MACH-NC）：an update on 93 randomised trials and 17，346 patients. Radiotherapy and Oncology，92（1）：4-14.

Pillsbury HC，Clark M，1997. A rationale for therapy of the N0 neck. The Laryngoscope，107（10）：1294-1315.

Rosenthal DI，Mohamed ASR，Garden AS，et al，2017. Final report of a prospective randomized trial to evaluate the dose-response relationship for postoperative radiation therapy and pathologic risk groups in patients with head and neck cancer. International Journal of Radiation Oncology Biology Physics，98（5）：1002-1011.

Shim SJ，Cha J，Koom WS，et al，2010. Clinical outcomes for T1-2 N0-1 oral tongue cancer patients underwent surgery with and without postoperative radiotherapy. Radiation Oncology（London，England），5：43.

第三节 唾液腺癌

• 发病情况及诊治研究现状概述

在唾液腺肿瘤中，腮腺最常见，其次为下颌下腺及小唾液腺，舌下腺少见。在不同部位的腺体中，恶性肿瘤与良性肿瘤的比例和发生率不同。腮腺肿瘤中，良性占大多数（约 75%），恶性只占少数（约 25%）；下颌下腺肿瘤中，良恶性比例比较接近，分别约占 55% 和 45%；舌下腺肿瘤中，恶性的比例高达 90%，良性只占极少数（10%）；小唾液腺肿瘤中，恶性（约占 60%）亦多于良性（40%）。成人唾液腺肿瘤良性多于恶性，儿童唾液腺肿瘤恶性多于良性。

唾液腺的上皮源性恶性肿瘤称为癌，根据肿瘤的生物学行为，可将唾液腺癌分为三类：高度恶性肿瘤，低度恶性肿瘤和其生物学行为及患者预后介于两者之间的中度恶性肿瘤。

不同组织类型唾液腺癌在各个部位的唾液腺中发生的比例不同。腺泡细胞癌、唾液腺导管癌、上皮－肌上皮癌多见于腮腺；多形性恶性腺癌多见于腭部小唾液腺。磨牙后区腺源性肿瘤以黏液表皮样癌最为常见。舌下腺肿瘤很少见，但一旦发生，很可能是腺样囊性癌。

有些唾液腺癌有明显的性别差异，如黏液表皮样癌女性多于男性。

唾液腺癌通过详细询问病史及临床检查常可初步判断肿瘤的性质。由于腮腺和下颌下腺肿瘤禁忌做活检，常借助影像学检查进行术前诊断。B 超对于腮腺病变较实用，可以判断有无占位性病变及肿瘤的大小，并估计大致的性质。CT 或 MRI 检查对肿瘤的定位十分有益，可明确肿瘤与周围组织包括与血管之间的关系，为手术方案的设计提供重要信息。细针吸活检定性诊断的准确率较高。唾液腺癌的确诊常依赖于石蜡切片诊断。

唾液腺癌的治疗以手术为主。腮腺肿瘤除高度恶性肿瘤以外，如果肿瘤与面神经无粘连，应尽可能保留面神经，并尽量减少机械性损伤。如果与面神经有轻度粘连，但尚可分离，也应尽量保留，术后辅以放疗。如果术前已有面瘫，或手术中发现面神经穿过瘤体，或为高度恶性肿瘤，应牺牲面神经，然后做面神经修复。唾液腺癌的颈淋巴结转移率不高，约为 15%。因此，当临床上出现肿大淋巴结，并怀疑有淋巴结转移者，做治疗性颈淋巴结清扫术；当颈部未触及肿大淋巴结或不怀疑有转移者，原则上不做选择性颈淋巴结清扫术，但对高度恶性肿瘤可以考虑选择性颈淋巴结清扫术。

唾液腺恶性肿瘤对放射线不敏感，单纯放疗很难达到根治效果，但对某些病例，放射治疗可以降低术后复发率，如腺样囊性癌。放射治疗的方式可以是外照射，也可以用 ^{125}I 组织内照射。

唾液腺恶性肿瘤有可能发生远处转移，特别是腺样囊性癌及唾液腺导管癌，远处转移率在 40% 左右。因此，术后还需配合化学药物治疗加以预防，但目前尚未发现比较有效的化疗药物。

唾液腺癌的生物学治疗尚处于研究阶段。

• 相关诊疗规范、指南和共识

• NCCN 唾液腺肿瘤诊治指南（2018，版本 2.2018）

【全面检查】

唾液腺上皮性癌组织类型较多，但有些并不常见，因此只叙述较常见的上皮性癌：腺样囊性癌和黏液表皮样癌。

（一）腺样囊性癌

腺样囊性癌是唾液腺常见的恶性肿瘤，过去称为圆柱瘤。腭部小唾液腺与腮腺为最常见部位，肿瘤主要来自唾液腺闰管，由导管型上皮和肌上皮组成，又可分为筛状型（腺样型）、管状型和实体型；以实体型恶性程度最高。

光镜下，柱状基底样瘤细胞构成 5 种组织学图像：①筛状（瑞士饼样），瘤细胞单层或双层排列呈腺样或筛网状，腔内含嗜碱性黏液，有纤维间隔形成小叶；②管状，衬以多层上皮细胞的管样结构；③实体型，又称为基底样型，瘤细胞排列紧密，呈片状或实体状，其间有纤维组织间隔；④粉刺型，多层瘤细胞环绕，中央有坏死灶；⑤硬化型，在致密玻璃样变的间质中有被压的细胞条索，同一肿瘤常存在不同图像。本瘤常侵犯神经及血管。由于组织学中大多数病变含基底样细胞巢，周围常有硬化的基底膜样物质环绕，形同圆柱状，故也称为圆柱瘤或圆柱瘤型腺癌。

1. 病史要点　男女发病率无大差异，或女性稍多。最多见的年龄是 40 ～ 60 岁。肿瘤发展较为缓慢，病程可达 2 ～ 3 年或更长。

（1）可沿神经束扩展，早期出现疼痛、神经受累症状，晚期患者疼痛更为剧烈。疼痛为自发性，也可为触发性。

（2）神经功能障碍：发生于腮腺者可出现面瘫，颌下腺肿瘤侵犯舌神经，出现舌麻木等。

2. 查体要点

（1）肿瘤有明显的侵袭性，可累及周围软组织、骨及血管神经束。发生于腮腺者常固定于下颌骨升支和嚼肌。颌下腺肿瘤和舌下腺腺样囊性癌晚期可与下颌骨、口底粘连形成巨大肿块。发生于口腔小唾液腺的肿瘤累及黏膜时，可见明显毛细血管扩张。

（2）肿块质地中等偏硬。

（3）肿块可有压痛，可出现面瘫、舌下神经受累所致的半侧舌肌萎缩，伸舌受限等。

（4）除发生于舌根者外很少发生颈淋巴结转移，颌下腺及舌下腺肿瘤可直接侵犯淋巴结。

（5）易发生远处转移，以肺最常见，也可发生在肝与骨。

3. 影像学检查　根据肿瘤部位和大小，一般要行 MRI 或 CT 检查，以帮助明确肿瘤和周围组织关系，辅助术前设计。行常规胸部 X 线检查，必要时行胸部 CT 检查以排除肺转移。

4. 其他检查　对于发生在下颌下腺和腮腺的肿瘤可做细针吸取细胞学检查，腮腺深叶、咽旁颅底区肿瘤可行影像引导下（如导航引导下）的针吸活检，对于其他部位的肿瘤，原则上要进行活组织检查。

（二）黏液表皮样癌

黏液表皮样癌是最常见的唾液腺恶性肿瘤。根据黏液细胞的比例、细胞的分化、有丝分裂象的多少，以及肿瘤的生长方式，分为高分化或低分化两类。分化程度不同，肿瘤的生物学行为及预后大不一样。

镜下见本病由黏液细胞、表皮样细胞和中间细胞组成。高分化者黏液细胞及表皮样细胞较多，中间细胞较少，瘤细胞形成团块，但常形成大小不一的囊腔，较大的囊腔有乳头突入腔中，腔内有红染黏液，当囊腔破裂时，黏液溢入间质中，形成黏液湖。低分化者表皮样细胞及中间型细胞较多，黏液细胞少，实质性上皮团块多，囊腔少，常见肿瘤侵入周围组织，瘤细胞间变明显，可见核分裂、核浓染。

高分化者恶性度低。低分化者恶性度高，易

复发，可发生转移。

1. *病史及检查要点* 黏液表皮样癌患者女性多于男性，发生于腮腺者居多，其次是腭部和下颌下腺，也可发生于其他小唾液腺，特别是磨牙后腺。

高分化黏液表皮样癌的临床表现有时与多形性腺瘤相似，呈无痛性肿块，生长缓慢。肿瘤体积大小不等，边界可清或不清，质地中等偏硬，表面可呈结节状。位于腭部及磨牙后区的高分化黏液表皮样癌，有时可呈囊性，表面黏膜呈浅蓝色，应与囊肿相鉴别。在术中可见，肿瘤常无包膜或包膜不完整，与周围腺体组织无明显界线。有时可见面神经与肿瘤粘连，甚至被肿瘤包裹，但很少出现面瘫症状。高分化黏液表皮样癌如手术切除不彻底，术后可以复发，但很少发生颈部淋巴结转移，血行转移更为少见。患者术后生存率较高，预后较好。

与高分化者相反，低分化黏液表皮样癌生长较快，可有疼痛，边界不清，与周围组织粘连，腮腺肿瘤常累及面神经，淋巴结转移率较高，且可出现血行转移。术后易于复发，患者预后较差。

2. *影像学检查* 根据肿瘤部位和大小，一般要行 MRI 或 CT 检查，以帮助明确肿瘤和周围组织关系，辅助术前设计。对低分化黏液表皮样癌需常规做全身检查以明确是否存在远处转移。

3. *其他检查* 对于发生在下颌下腺和腮腺的肿瘤可做细针吸细胞学检查，腮腺深叶、咽旁颅底区肿瘤可行影像引导下（如导航引导下）的针吸活检，对于其他部位的肿瘤，原则上要进行活组织检查。

【整合评估】

（一）唾液腺癌临床病理特点及病理分类

根据肿瘤的生物学行为，大致上可将唾液腺恶性肿瘤分为三类：①高度恶性肿瘤，包括低分化黏液表皮样癌、腺样囊性癌、唾液腺导管癌、腺癌、鳞状细胞癌、肌上皮癌及未分化癌。这类肿瘤颈淋巴结或远处转移率较高，术后易于复发，患者预后较差；②低度恶性肿瘤，包括腺泡细胞癌、高分化黏液表皮样癌、多形性低度恶性腺癌、上皮－肌上皮癌等。这类肿瘤颈淋巴结及远处转移率较低，虽可出现术后复发，但患者的预后相对较佳；③中度恶性肿瘤，包括基底细胞腺癌、囊腺癌、多形性腺瘤中的癌等。其生物学行为及患者预后介于上述两者之间。

唾液腺肿瘤在临床上大多有其共同特点，但在组织病理学上却不相同，唾液腺肿瘤可来自唾液腺上皮和间叶成分，来自间叶成分者较少见，且与身体他处间叶来源的肿瘤病理学表现基本相似。唾液腺上皮性肿瘤的组织相较复杂，分类意见也不一致，以下是 2017 年 WHO 的分类，见表 2-3-1。

（二）唾液腺癌的诊断

1. *临床诊断* 通过详细了解病史及细致的临床检查，常可初步判断肿瘤的性质。

2. *影像学诊断* 影像学检查有助于术前诊断。B 超对于腮腺病变较实用，可以判断有无占位性病变及肿瘤的大小，并估计大致的性质，与腮腺良性肥大、腮腺炎性肿块等相鉴别。CT 或 MRI 检查可明确肿瘤部位，侵及范围及周围组织包括与血管之间的关系，为手术方案的设计提供了重要信息，特别适用于腮腺深叶肿瘤，尤其是与咽旁肿瘤难以区分者，以及范围非常广泛的肿瘤。

3. *细针吸活检* 采用外径为 0.6mm 的针头，吸取少量组织，涂片做细胞学检查，定性诊断的准确率较高，对于难以确定性质的唾液腺肿瘤十分有益。细针吸活检的主要不足是获取组织很少，少量组织的涂片难以概括肿瘤全貌，而且是细胞学检查，组织分型难度较大。其次是对位置深在的小肿瘤可能漏诊。另外，细胞学诊断和检查者的经验关系很密切，一定要强调经验的积累，并紧密结合临床综合考虑。

4. *活检* 腮腺和下颌下腺肿瘤禁忌做活检，因为有发生瘤细胞种植的危险，但是当恶性肿瘤已经侵袭皮肤或已经破溃，临床判断为恶性肿瘤，为了明确病理诊断、设计较为准确的治疗方案，也可以进行切取活检。

表 2-3-1 唾液腺肿瘤 WHO 分类（2017 年）

恶性肿瘤	黏液表皮样癌	腺样囊性癌	腺泡细胞癌
	多形性腺癌[a]	基底细胞腺癌	透明细胞癌
	导管内癌	腺癌（NOS[b]）	唾液腺导管癌
	肌上皮癌	上皮 – 肌上皮癌	癌在多形性腺瘤中[c]
	分泌性癌[d]	皮脂腺癌	癌肉瘤
	淋巴上皮样癌	鳞状细胞癌	嗜酸性细胞癌
低分化癌	未分化癌	大细胞神经内分泌癌	小细胞神经内分泌癌
恶性潜能未定	唾液腺母细胞瘤（成唾液细胞瘤）		
良性肿瘤	多形性腺瘤[e]	肌上皮瘤	基底细胞腺瘤
	Warthin 瘤	嗜酸细胞瘤	淋巴腺瘤
	囊腺瘤	乳头状唾液腺瘤	导管乳头状瘤
	皮脂腺瘤	管状腺瘤及其他导管腺瘤	
非肿瘤性上皮病变	硬化性多囊性腺病[f]	结节性嗜酸细胞增生	
	淋巴上皮样唾液腺炎	闰管增生[f]	
软组织良性病变[g]	血管瘤	脂肪瘤 / 唾液腺脂肪瘤	结节性筋膜炎
淋巴造血系统肿瘤	结外边缘区淋巴组织黏膜相关淋巴瘤（MALT 淋巴瘤）		

a. 多形性腺癌——第 3 版分类出的多形性低度恶性腺癌（polymorphous low-grade adenocarcinoma，PLGA）被重新分类更名为多形性腺癌（polymorphous adenocarcinoma，PAC）。

b. NOS——病理类型不明确。

c. 癌在多形性腺瘤中（carcinoma ex pleomorphic adenoma，CExPA）——代表一种起源于多形性腺瘤的恶性肿瘤，占所有唾液腺癌的 12%，新版 WHO 分类中提出其不应该作为一个单独的诊断而应该在病理报告中明确指出癌的类型与比例。进一步分为非浸润型、微浸润型和广泛浸润型。

d. 分泌性癌——为 2017 年第 4 版新纳入的实体肿瘤，2010 年首次被报道为乳腺样分泌性癌（mammary analogue secretory carcinoma，MASC），新版 WHO 分类命名中简化为分泌性癌。

e. 多形性腺瘤——在 2017 年第 4 版中，转移性多形性腺瘤（metastasizing pleomorphic adenoma，MPA）因在组织学上没有任何恶性证据，与唾液腺 PA 的组织学表现相似，且两者在组织形态上无法鉴别，而归入良性 PA 子类范畴来描述。

f. 硬化性多囊性腺病（sclerosing polycystic adenosis，SPA）和闰管增生（intercalated duct hyperplasia）——和上述的分泌性癌，三者均为 2017 年第 4 版新纳入的实体肿瘤。

g. 脂肪瘤和结节性筋膜炎：二者为 2017 年第 4 版新纳入的软组织肿瘤。其中，内含导管成分的脂肪瘤被称为腺脂肪瘤。

【整合决策】

唾液腺癌的治疗需要根据患者的局部肿瘤和全身情况制订个体化精准方案，对于需要整合治疗的患者需要采用 MDT 方式设计治疗及随访方案。

（一）手术治疗

唾液腺癌的治疗以手术为主。手术原则应从肿瘤外正常组织中进行，同时切除部分或整个腺体。如位于腮腺浅叶的低度恶性肿瘤，做肿瘤及腮腺浅叶切除，面神经解剖术。位于腮腺深叶的肿瘤，需同时摘除腮腺深叶。对于中高度恶性肿瘤需按照肿瘤生物学特点、部位、大小等因素决定手术切除范围，如腺样囊性癌的手术和多数唾液腺癌不尽相同，其手术范围更广，因为腺样囊性癌局部侵袭性更强。具体手术原则如下：①发生在腮腺者常需全腮腺切除，面神经一般不予保留，且需追踪切除神经束至切端冷冻切片证实肿瘤为阴性。②颌下腺切除肿瘤、颌下腺及周围组织。舌神经、舌下神经贴近肿瘤者也应追踪切除。③舌下腺半侧或全口底广泛根治性切除。可用各种皮瓣修复口底缺损。应追踪切除舌神经至切缘阴性。④腭部小唾液腺原发灶扩大切除，包括部分上颌骨。如肿瘤邻近腭大孔，切除范围为应包括翼板及翼腭管，并完整切除腭大神经血管束。

（二）面神经的处理

腮腺肿瘤除高度恶性肿瘤以外，如果肿瘤与

面神经无粘连，应尽可能保留面神经，并尽量减少机械性损伤。如果与面神经有轻度粘连，但尚可分离，也应尽量保留，术后加用放疗。如果术前已有面瘫，或术中发现面神经穿过瘤体，或为高度恶性肿瘤，应牺牲面神经，然后做面神经修复。

（三）颈淋巴结的处理

一般来说，唾液腺恶性肿瘤的颈淋巴结转移率不高，约为15%。因此，当临床上出现肿大淋巴结并怀疑有淋巴结转移者，要做治疗性颈淋巴结清扫术。当颈部未触及肿大淋巴结或不怀疑有转移者，原则上不做选择性颈淋巴结清扫术。但对唾液腺导管癌、鳞状细胞癌、未分化癌、腺癌及低分化黏液表皮样癌，其颈部淋巴结转移率超过30%，要考虑做选择性颈淋巴结清扫术。此外，原发癌的部位也是考虑因素之一，舌根部癌转移率较高，要考虑选择性颈淋巴结清扫术。

（四）放射治疗

唾液腺恶性肿瘤对放射线不敏感，单纯放疗很难达到根治效果，但对某些病例，放疗有可能降低术后复发率，这些病例包括腺样囊性癌、其他高度恶性肿瘤、手术切除不彻底有肿瘤残留者，肿瘤与面神经紧贴、分离后保留面神经者。鉴于放疗可能出现的并发症，如放射性口干、放射性龋甚至放射性骨坏死，对于病理检查肿瘤切缘为阴性的患者，是否选择术后放疗，尚需进一步研究。

（五）化学治疗

唾液腺恶性肿瘤有可能发生远处转移，特别是腺样囊性癌及唾液腺导管癌，远处转移率在40%左右。因此，术后还需配合化疗加以预防，但目前尚未发现非常有效的化疗药物。

（六）生物治疗

肿瘤分子靶向治疗具有突出的特异性抗瘤作用。c-kit是跨膜受体型酪氨酸激酶的原癌基因。唾液腺肿瘤c-kit的研究主要集中在腺样囊性癌，阳性表达率为75%～100%。不同类型的表达率不同，实体型为100%，筛状型和腺管型的表达率较低。肌上皮癌和淋巴上皮癌表达率高达100%，而其他类型如涎腺导管癌、腺癌等均无表达。格列卫是酪氨酸激酶的抑制剂，可成功地治疗c-kit阳性表达率高的各种癌，特别是对慢性髓性白血病、胃内脏间基质细胞瘤。研究发现，没有外显子突变的病例对格列卫治疗无效。Laurie等用格列卫治疗腺样囊性癌71例，仅2例客观有效。研究表明，c-kit表达阳性的腺样囊性癌缺乏外显子突变，因此用格列卫治疗无效。表皮生长因子受体（EGFR）在上皮性肿瘤中表达程度不同，某些肿瘤高表达预示预后不良。EGFR在腺样囊性癌中的表达主要见于腺样和管状型，其表达频率报道不一。抑制表皮生长因子的药物有西妥昔单抗、吉非替尼、拉帕替尼及格列卫等。这些药物对头颈鳞状细胞癌、前列腺癌、乳腺癌等有生长抑制作用，表现为肿瘤生长缓慢、体积缩小。这些药物治疗腺样囊性癌效果不理想。拉罗替尼（larotrectinib，LOXO-101）是靶向*NTRK*基因家族的跨病种广谱抗癌药。唾液腺癌患者中*NTRK*基因融合发生率＞90%，针对唾液腺癌的有效率（ORR）为83%。

唾液腺肿瘤的VEGF的表达率高达50%～70%。朱国培团队研究了安罗替尼（VEGFR抑制剂）治疗复发性和（或）转移性唾液腺癌的疗效，对24例复发性和（或）转移性唾液腺癌患者进行了筛查，纳入21例患者。结果显示，有效率为19.1%（95%CI 5.4%～41.9%），疾病控制率为81.0%（95%CI 58.1%～94.6%），表明安罗替尼在复发性和（或）转移性唾液腺癌患者中显示出抗肿瘤活性。

PD-L1是PD-1的配体，在尿路上皮癌、下咽鳞癌和高级别唾液腺癌中PD-L1阳性率为15%～24%。唾液腺癌中有关PD-1和PD-L1的研究主要集中于唾液腺导管癌和腺样囊性癌。日本的一个回顾性研究显示，唾液腺癌患者的无病生存期较低，同PD-L1的低表达显著相关。有关腺样囊性癌的研究表明，PD-1低水平表达与肿瘤抑制抗原呈递细胞、$CD8^{+}T$细胞和NK细胞行为相关。腺样囊性癌具有低免疫原性，只有少量病例中存在PD-L1阳性。巴西一篇文献报道称，腺样囊性癌中免疫微环境缺乏PD-L1细胞、PD-1+免疫细胞和CTLA-4+细胞，多数病例PD-1+细胞密度低。这些结果提示，针对PD-1、PD-L1的免疫治疗可能不具备普适性。总结为数不多的几篇报道称，可以看出唾液腺导管癌的PD-1表达程度从1%到100%不等，肿瘤细胞高PD-L1表达与总体生存期缩短有显著相关性，肿瘤中PD-L1的表达与间质PD-1的表达有相关性，因此抑制PD-1/PD-L1通路可能有助于免疫治疗，也有报道认为抗PD-1/PD-L1检查点抑制剂的免疫治疗对有些唾液腺癌有一定疗效。

唾液腺癌的生物治疗研究较少，得出的结果不完全一致，还需要做更多细致深入的大样本多中心研究。

唾液腺癌治疗设计最主要考虑的局部因素是肿瘤分期，AJCC的TNM分类是常采用的分期方法。

AJCC-2018大唾液腺肿瘤TNM临床分期

本分期应用于口腔颌面部大唾液腺，即腮腺、颌下腺和舌下腺恶性肿瘤。口腔颌面部小唾液腺恶性肿瘤则适用于唇和口腔癌国际TNM分期。

T——原发癌

度量标准：①肿瘤最大径；②临床肉眼可见的软组织侵犯的证据，不包括仅镜下可见的浸润表现；③肿瘤侵犯邻近结构。

Tx 原发肿瘤无法评估

T0 无原发肿瘤证据

Tis 原位癌

T1 肿瘤最大径≤2cm，且无腺体实质外浸润

T2 2cm＜肿瘤最大径≤4cm，且无腺体实质外浸润

T3 肿瘤最大径＞4cm和（或）有腺体实质外浸润

T4 中晚期及晚期

T4a 中等晚期，肿瘤侵犯皮肤和（或）下颌骨和（或）外耳道和（或）面神经

T4b 晚期，肿瘤侵犯颅底和（或）翼板，或包绕颈动脉

N——区域淋巴结

度量标准：①区域转移淋巴结数量、最大径；②包膜外侵犯

临床N（cN）

cNx 区域淋巴结无法评估

cN0 无区域淋巴结转移

cN1 同侧单个淋巴结转移，且最大径≤3cm，且无包膜外侵犯，即ENE（−）

cN2

cN2a 同侧单个淋巴结转移，且3cm＜最大径≤6cm，且ENE（−）

cN2b 同侧多个淋巴结转移，且最大径≤6cm，且ENE（−）

cN2c 双侧或对侧淋巴结转移，且最大径≤6cm，且ENE（−）

cN3

cN3a 转移淋巴结最大径＞6cm，且ENE（−）

cN3b 任何数目和大小的淋巴结转移且临床表现明显，提示ENE（+）

病理N（pN）

pNx 区域淋巴结无法评估

pN0 无区域淋巴结转移

pN1 同侧单个淋巴结转移，且最大径≤3cm，且ENE（−）

pN2

pN2a 同侧单个淋巴结转移，且3cm＜最大径≤6cm，且ENE（−）

或同侧单个淋巴结转移，且最大径≤3cm但ENE（+）

pN2b 同侧多个淋巴结转移，且最大径≤6cm，且ENE（−）

pN2c 双侧或对侧淋巴结转移，且最大径≤6cm，且ENE（−）

pN3

pN3a 转移淋巴结最大径＞6cm，且ENE（−）

pN3b 同侧单个淋巴结转移，最大径＞3cm，且ENE（+）

或对侧单个淋巴结转移，任意大小，且ENE（+）*

或同侧多个、双侧或对侧淋巴结转移，其中任何淋巴结ENE（+）

*在《中国口腔颌面外科》杂志2018年第16卷第6期发表的《口腔及口咽癌新版TNM分期与NCCN诊治指南部分解读》（表2-3-2）（尚伟、郑家伟）一文中将其归为pN2a。

M——远处或非区域淋巴结转移

Mx 远处转移的存在不能确定

M0 无远处转移

M1 有远处转移

表 2-3-2 TNM 分期

分期	T	N	M
Ⅰ期	T1	N0	M0
Ⅱ期	T2	N0	M0
Ⅲ期	T3	N0	M0
	T0，T1，T2，T3	N1	M0
ⅣA 期	T4a	N0，N1，N2	M0
	T0，T1，T2，T3	N2	M0
ⅣB 期	任何 T	N3	M0
	T4b	任何 N	M0
ⅣC 期	任何 T	任何 N	M1

【预后】

唾液腺癌患者治疗后的近期生存率较高，但远期生存率持续下降，3 年、5 年、10 年及 15 年生存率呈明显递减。根据北京大学口腔医学院 405 例唾液腺癌的临床分析资料，3 年、5 年、10 年及 15 年生存率分别为 77.8%、69.6%、55.8% 及 36.7%。唾液腺癌患者的预后观察 5 年是不够的，宜在 10 年以上。

【典型案例】

腮腺黏液表皮样癌整合性诊疗 1 例

（一）病例情况介绍

1. 基本信息　男性，主因“左侧腮腺无痛性肿物半年余”就诊。半年前无意中发现左侧腮腺肿物，无明显疼痛，不影响咀嚼、吞咽和言语，不影响面部表情。肿物缓慢长大，无时大时小表现，和进食有关。以“左腮腺肿物”收入院。自发病以来精神状况、睡眠情况及饮食情况好，体重无明显减轻。

否认肝炎史、疟疾史、结核史，否认高血压和冠心病史。否认脑血管病史、精神病史。否认外伤史、输血史。

2. 入院查体　腮腺区：两侧腮腺区不对称，左侧腮腺区较大。可见肿物位于左侧耳垂腮腺区，大小约为 2cm，质韧、中度硬度，无压痛，与表面皮肤无粘连，皮肤无红肿（图 2-3-1）。面部表情运动对称。

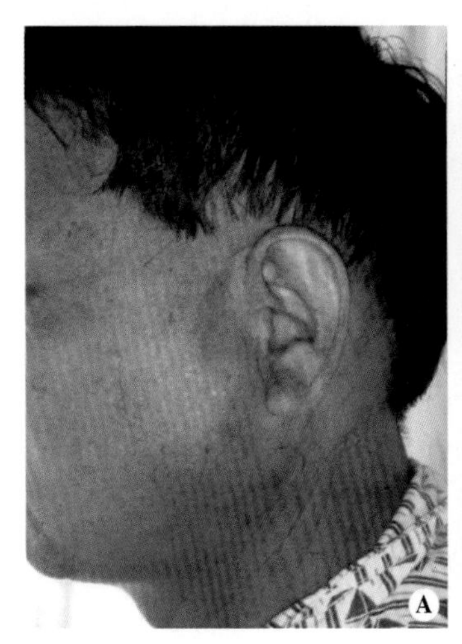

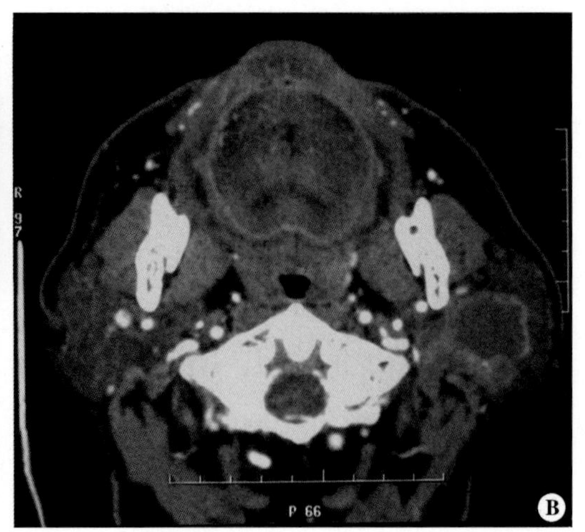

图 2-3-1　左侧腮腺肿物

A. 侧面像，左耳垂前隆起；B. 轴位增强 CT 图，示左侧腮腺肿物位于腮腺腺体前缘，紧贴下颌升支后外侧，与咬肌间存在间隙

口内：两侧腮腺导管分泌唾液量可，清亮。

颈部：两侧颌下区及颈部未触及肿大淋巴结。

3. 辅助检查　细针吸穿刺活检病理：唾液腺上皮源性肿瘤，倾向为黏液表皮样癌。

增强 CT：左侧腮腺肿物，位于腮腺腺体前缘，紧贴下颌升支后外侧，呈圆形，肿物边缘轻度强化（图 2-3-1）。颈部未见明显肿大的淋巴结。

胸部 X 线片：两肺心膈大致正常。

（二）整合性诊治过程

1. 问诊的整合医学思维与要点

（1）腮腺区常发生肿瘤，但仍需排除炎症相关性腮腺区肿胀。如果患者既往存在腮腺导管损伤病史或主要表现为进食肿胀，需高度怀疑腮腺炎症性疾病，如排除慢性阻塞性腮腺炎。同时，需询问与肿瘤疾病相关的病程特点，生长缓慢者预示着肿瘤生物学行为较为“温和”。病程上大多腮腺低度恶性肿瘤表现和良性肿瘤相似。

（2）问诊要点：①腮腺区肿物（或肿胀）出现的时间，症状随时间的变化情况，有无逐渐加重。②针对腮腺区肿物所采取的治疗及治疗效果。③询问患者是否有唾液分泌减少，口腔干燥，味觉异常等症状，是否伴有眼部干燥及其他结缔组织疾病（如系统性红斑狼疮、类风湿关节炎等），排除舍格伦综合征。④询问是否存在面部表情运动异常。⑤询问患者全身健康状况及是否存在系统性疾病以排除全身麻醉或外科治疗的禁忌证。

2. 检查的整合医学思维与要点　首先要评估左腮腺肿物的范围、质地、疼痛情况，肿物活动度，与周围组织是否粘连。对患者表情肌运动进行检查，评价面神经功能及腮腺唾液分泌情况。最后要检查颈部淋巴结，如果发现肿大淋巴结，需要注意其所在部位、大小、数目、硬度、活动度和有无压痛。

3. 辅助检查的整合医学思维与要点　根据病史及临床检查可初步排除高度恶性肿瘤、慢性阻塞性腮腺炎及干燥综合征。为避免腮腺肿瘤活检后容易复发的问题，可以采用细针吸活检明确病理诊断。如果腮腺肿物较大、位置较深、活动度较差应行增强CT或MRI检查，有利于评价腮腺区肿物部位、与周围组织关系、血供及颈部淋巴结状态。常规行心电图和胸部X线检查，评价心脏功能和肺功能。

4. 整合诊断思维要点　本病例最主要的诊断是左侧腮腺黏液表皮样癌（高分化）。其诊断依据包括：①结合病史、临床检查和组织活检结果，患者为左侧腮腺高分化黏液表皮样癌，可以排除多形性腺瘤、低分化黏液表皮样癌和慢性阻塞性腮腺炎；②肿瘤大小2cm，TNM分期为T1；③患者颈部未触及肿大淋巴结，N分期N0。因此，临床分期为TNM Ⅰ期。本患者的具体诊断为左侧腮腺高分化黏液表皮样癌（T1N0M0）。

黏液表皮样癌是最常见的唾液腺恶性肿瘤。①根据临床和病例特征不同将黏液表皮样癌分为高分化和低分化两类。②高分化黏液表皮样癌临床表现与多形性腺瘤类似，缓慢生长，呈无痛性肿块、生长缓慢。③高分化黏液表皮样癌如手术切除不彻底，术后容易复发，很少发生淋巴结转移和血行转移。④低分化黏液表皮样癌生长较快，可有疼痛，边界不清，可累及面神经出现面瘫症状，淋巴结转移率较高，且可发生血行转移。⑤低分化黏液表皮样癌术后易复发，患者预后较差。⑥高分化黏液表皮样癌患者不必做选择性颈淋巴结清扫术，低分化者则可考虑选择性颈淋巴结清扫术。

5. 整合治疗思维要点　本病例为左腮腺黏液表皮样癌，以手术治疗为主，术中涉及面神经处理，需进行术前讨论。经过讨论，一致认为患者肿瘤主要位于左侧腮腺，肿瘤体积不大，TNM分期为T1N1M0，此为Ⅰ期肿瘤。患者全身检查无明显异常，麻醉风险为低度。手术治疗方案为左侧腮腺黏液表皮样癌扩大切除术+左侧面神经解剖术+备左侧面神经修复术。手术中需要密切关注肿瘤与面神经关系，面神经的损伤可严重影响患者生活质量，尽可能保留面神经，必要时术后补充放疗以减少肿瘤复发。

（1）手术治疗要点：①黏液表皮样癌的治疗主要采用外科手术彻底切除。②发生于腮腺的高分化黏液表皮样癌的临床表现和多形性腺瘤相似，应采取解剖并保留面神经，切除肿瘤及部分腺体组织的手术方式。③对于面神经的处理原则是，当临床上出现面神经麻痹或手术中发现面神经被肿瘤包绕或存在明显粘连时才考虑切除面神经，否则应尽量保留。④如切除的一段神经较长，不能直接做神经端-端吻合，则应做神经移植术。植入神经可来自耳大神经、腓肠神经、股外侧皮神经和前臂感觉神经，其中耳大神经位于术区内，制取容易、并发症少，是首选神经供体。⑤如伴发颈部淋巴结转移应行治疗性颈淋巴结清扫术，低分化者或肿瘤体积较大时（T3～T4）应行选择性颈淋巴结清扫术。

（2）术后注意事项：患者术后需要密切观察生命体征，同时需注意患者腮腺创口有无渗血。术后进行面部绷带包扎时需要注意保护耳郭，避免耳郭受压甚至缺血坏死。同时需要密切观察患者是否有呼吸困难。如术中涉及颌后静脉需牢固结扎，该血管所造成的术后血肿可经颌后凹－咽旁间隙压迫气道，从而危及生命。术后腮腺区出现涎瘘时，需再行牢固、稳定的交叉十字绷带包扎2周。

（3）术后辅助治疗：黏液表皮样癌的治疗主要采用外科手术彻底切除。发生于腮腺的高分化黏液表皮样癌的临床表现和良性腮腺肿瘤相似，应采取解剖并保留面神经切除部分腺体组织及肿瘤的手术方式。对于肿瘤体积较大（T3～T4）、术中肿瘤包膜破裂、累及面神经且安全边界不足的高分化黏液表皮样癌或低分化黏液表皮样癌，均建议术后辅助放疗。对于不具备手术切除可能性的晚期（T4b）恶性肿瘤，建议采用放疗或同步放化疗。本例患者建议术后密切随访、观察，暂不需术后辅助治疗。

（4）术后随访：腮腺黏液表皮样癌扩大切除术后患者术后随访非常重要，要观察腮腺区肿瘤有无复发，以及颈部有无淋巴结转移。具体随访安排：①告知患者术后密切随访，建议每3个月复查一次；第二年，建议每6个月复查一次；此后则每年复查一次直至第五年。②告知患者如出现以下症状需及时就医：腮腺区疼痛、面瘫、腮腺区或颈部出现肿块等。

（三）案例处理体会

腮腺黏液表皮样癌患者需在完善检查的情况下，经多学科讨论，制订整合的治疗方案。在检查时应着重检查腮腺区肿瘤和颈部淋巴结情况，同时需要关注患者的全身情况。注意做好鉴别诊断，避免误诊，如本例腮腺区肿物需要与多形性腺瘤、低分化黏液表皮样癌、干燥综合征和慢性阻塞性腮腺炎相鉴别。在诊断和治疗过程中需要对面神经的情况进行重点关注，因面神经的损伤可严重影响患者生活质量。

（郭传瑸）

参考文献

方三高，2017. WHO（2017）头颈部肿瘤分类. 诊断病理学杂志，24（8）：638-640，封3.

马大权，高岩，2015. 唾液腺癌的诊治进展. 中华口腔医学杂志，50（5）：257-260.

魏建国，王强，刘勇，等，2018. 2017版WHO唾液腺肿瘤分类解读. 中华病理学杂志，47（4）：306-310.

俞光岩，马大权，2014. 唾液腺病学. 北京：人民卫生出版社.

中华口腔医学会口腔颌面外科专业委员会唾液腺疾病学组，中国抗癌协会头颈肿瘤专业委员会唾液腺肿瘤协作组，2010. 唾液腺肿瘤的诊断和治疗指南. 中华口腔医学杂志，45：131-134.

El-Naggar AK，Chan JK，Grandis JR，et al，2017. WHO classification of tumours of head and neck tumours. 4th ed. Lyon：IARC Press，159-201.

Gao M，Hao Y，Huang MX，et al，2017. Salivary gland tumours in a northern Chinese population：a 50-year retrospective study of 7190 cases. International Journal of Oral and Maxillofacial Surgery，46（3）：343-349.

Li W，Chen Y，Sun ZP，et al，2015. Clinicopathological characteristics of immunoglobulin G4-related sialadenitis. Arthritis Research & Therapy，17：186.

Mosconi C，de Arruda JAA，de Farias ACR，2019.Immune microenvironment and evasion mechanisms in adenoid cystic carcinomas of salivary glands. Oral Oncol，88：95-101.

Mukaigawa T，Hayashi R，Hashimoto K，et al，2016. Programmed death ligand-1 expression is associated with poor disease free survival in salivary gland carcinomas. Journal of Surgical Oncology，114（1）：36-43.

Nakano T，Takizawa K，Uezato A，et al，2019. Prognostic value of programed death ligand-1 and ligand-2 co-expression in salivary gland carcinomas. Oral Oncology，90：30-37.

NCCN Clinical Practice Guidelines in Oncology-Head and Neck Cancers，2018，Version 2.2018.

Shiboski CH，Shiboski SC，Seror R，et al，2017. 2016 American college of rheumatology/European league against rheumatism classification criteria for primary Sjögren's syndrome：a consensus and data-driven methodology involving three international patient cohorts. Arthritis & Rheumatology（Hoboken，N.J.），69（1）：35-45.

第四节 喉 癌

• 发病情况及诊治研究现状概述

喉癌（laryngeal carcinoma）是头颈部常见的恶性肿瘤，96% ～ 98% 为鳞状细胞癌，其他病理类型少见。喉癌为全身肿瘤的 1% ～ 5%。全球癌症分析资料显示，2002 年新发 159 000 例，90 000 例死亡，男性患病占优势，约占男性肿瘤的 2.4%，男女比例为（7 ～ 9）：1。近年来，喉癌的发病率有明显增加的趋势，这和烟草消费低龄化及女性吸烟人数的增加等有一定关系，发病年龄以 40 ～ 60 岁最多。喉癌的发病情况有种族和地区的差异。喉癌的发病率在世界各地的统计结果不一。全世界范围内，各国的喉癌发病率不同。据文献报道，全球三大喉癌高发地区为巴西的圣保罗、意大利的瓦雷泽和印度的孟买。我国虽然缺乏大规模流行病学调查资料，但学者公认，华北和东北地区的发病率远高于江南地区。有资料显示，2008 年全球喉癌发病率不足 6.0/10 万人，低于既往教材中（7.0 ～ 16.2）/10 万人的报道。2008 年，WHO 统计我国喉癌发病率男性为 2.2/10 万人，女性为 0.5/10 万人。死亡率男性为 1.2/10 万人，女性为 0.4/10 万人。

喉癌的病因至今仍不十分明确，流行病学资料证实与吸烟、饮酒、病毒感染、环境与职业因素、放射线、微量元素缺乏、性激素代谢紊乱等因素有关，常为多种致癌因素协同作用的结果。根据肿瘤发生部位和所在区域，喉癌临床上分为声门上型、声门型和声门下型三种类型，具有局部浸润和扩散转移等特点。研究表明，各个国家声门上癌和声门癌的发病率并不一致，西班牙以声门上癌的发病率最高，意大利以声门癌的发病率最高，发病率的差异可能和不同国家人群的生活方式、习惯及其他环境因素不同有关。

近年来，喉癌的治疗模式正在发生变化，在根治肿瘤的同时，临床医师与患者日益重视如何保全喉的器官结构与功能。

在过去 10 年中，喉癌的治疗取得很大的进步。许多前瞻性随机研究证实，喉癌的治疗趋向于更为保守的治疗方法，如保留喉的放化疗。对于复发的或放化疗未有效控制的喉癌应该选择喉部分切除或喉全切除术。然而，放化疗后的挽救性手术导致了并发症的增加，包括喉功能保留手术后发音质量的下降及吞咽困难等，这些问题需要进一步研究。尽管如此，生活质量研究表明，喉的保留仍然是一个有价值的指标。

临床治疗目前主要采取以手术为主的多学科整合治疗，即在彻底根除肿瘤病变的同时，尽量保留和重建喉的功能，在治愈肿瘤的同时提高患者的生存质量，是近年来学者们公认的诊疗原则和理想目标。

• 相关诊疗规范、指南和共识

- 喉癌临床技术诊疗指南（2006 年版），中华医学会
- 喉癌临床技术操作规范（2009 年版），中华医学会
- 喉癌外科手术及综合治疗专家共识（2014 年），中华医学会耳鼻咽喉头颈外科学分会
- NCCN 声门喉癌临床诊疗指南（2019），美国 NCCN
- CSCO 头颈部肿瘤诊疗指南（2019），中国临床肿瘤学会（CSCO）

【全面检查】

（一）病史特点

喉癌的病史采集重点放在两个方面。

1. 喉癌发病的相关高危因素　主要包括：①吸烟，喉癌与吸烟的关系密切，与吸烟的数量和时间有显著相关性，吸烟者患喉癌的危险度是不吸烟者的 3 ～ 39 倍。吸烟不仅与喉癌相关，而且还是整个呼吸道癌的致发因素之一。②饮酒，与饮酒有关，喉声门上型癌可能与饮酒有关，饮酒者患喉癌危险度是不饮酒者的 1.5 ～ 4.4 倍，同时吸烟者会发生相加或重叠的致癌作用。③职业因素，有报道喉癌与接触石棉、芥子气、镍等化学物质有关。④病毒因素，近来的分子遗传学研究证实，人类乳头状瘤病毒的部分亚型与喉癌的发生发展有关。⑤其他，此外可能与空气污染、放射线、性别、性激素水平、遗传、维生素及微量元素有关。

2. 喉癌相关临床表现　喉癌症状以声嘶、呼吸困难、咳嗽、吞咽困难及颈淋巴结转移为主，有时尚可发生咽异物感、口臭及小量咯血。上述症状发生的顺序视肿瘤原发的部位而异。

（1）喉声门上癌（包括边缘区）：大多原发于会厌喉面根部。喉声门上癌早期多无任何症状，甚至肿瘤已发展到相当程度时，常仅有轻微的或非特异性的症状，如痒感、异物感、吞咽不适感等，不引起患者的特殊注意。声门上癌分化差、发展快，故肿瘤多在出现颈淋巴结转移时才引起警觉。咽喉痛常于肿瘤向深层浸润或出现较深溃疡时才出现，开始为间断性疼痛，随着肿瘤的进展而出现持续性喉痛，并向同侧耳部放射。声嘶为肿瘤增大侵犯杓状软骨、声门旁间隙或累及喉返神经所致。呼吸困难或咽下困难、咳嗽、痰中带血或咯血等常为声门上喉癌的晚期症状。因此，对中年以上患者，咽喉部出现持续的任何不适感者，都必须引起重视，常规行喉镜检查。会厌癌常引起咳嗽或干咳，喉上神经受侵时可导致唾液及饮食流入喉部而发生呛咳。发声多无改变，乃至癌肿已入晚期或侵及声带方出现声嘶。肿瘤发展可引起疼痛或为放射性耳痛，或为吞咽疼痛，表示有软骨膜炎或肿瘤已侵及喉咽。肿瘤较大者可引起呼吸困难，这不仅因肿瘤使气道狭窄，也因炎性肿胀，特别是软骨膜炎伴有溃疡形成之故。原发于会厌喉面或喉室的肿瘤，由于位置隐蔽，间接喉镜检查常不易察觉，经纤维喉镜仔细检查可早期发现病变。

（2）声门癌：早期症状为声音的改变。初起为发声易疲劳或声嘶，无其他不适，常未受重视，多误认为感冒、喉炎，特别是以往常有慢性喉炎病史者。因此，凡 40 岁以上，声嘶超过 2 周，经发声休息和一般治疗不改善者，必须仔细做喉镜检查。此后，随着肿瘤增大，声嘶逐渐加重，可出现发声音粗、哑，甚至失声。位于声带前端的微小肿瘤所引起的声嘶远较位于后端较大的肿瘤所引起者明显。呼吸困难是声门癌的另一常见症状。声门裂是呼吸道最狭窄的部位，声门癌发展到一定程度会影响声带的外展，使声带运动受限或固定，加上肿瘤组织的堵塞可出现喉阻塞症状。由于肿瘤逐渐增大，患者已逐渐适应，因此有时声门裂虽已很小，而患者并不感到明显的呼吸困难；但当肿瘤组织坏死、出血或感染时又可出现严重的喉阻塞而需紧急处理。晚期，肿瘤向声门上区或声门下区发展，除严重的声嘶或失声外，还可出现放射性耳痛、呼吸困难、咽下困难、频繁咳嗽、咳痰困难及口臭等症状。最后，可因大出血、吸入性肺炎或恶病质而死亡。声门癌一般分化程度高，发展缓慢。由于声带淋巴管较少，

不易发生颈淋巴结转移。但声门癌一旦侵犯声门上区或声门下区则发展加快，很快出现颈淋巴结转移。肿瘤如穿破甲状软骨板或环甲膜则出现喉体增大、喉前包块等。

（3）声门下癌：即位于声带平面以下，环状软骨下缘以上部位的癌肿。喉声门下型癌少见，因位置隐匿，早期症状不明显，不易在常规喉镜检查中发现，因此极易误诊。当肿瘤发展到相当程度时可出现刺激性咳嗽、咯血等。由于声门下区被肿瘤堵塞，患者常感呼吸困难。肿瘤侵犯声带时则出现声嘶，穿破环甲膜出现颈前包块，也可侵入颈前软组织、甲状腺等。对于不明原因的吸入性呼吸困难、咯血者，应仔细检查声门下区和气管。

（4）贯声门癌（transglottic cancer）：又称为跨声门癌，是指原发于喉室的癌肿，跨越两个解剖区域，即声门上区和声门区。肿瘤位置深在而隐匿，喉镜检查不易发现肿瘤；其病程长，肿瘤发展慢，早期症状不明显。当出现声嘶时，常已先有声带固定。从首发症状到明确诊断大多需6个月以上。连续切片观察见跨声门癌以广泛浸润声门旁间隙为特点，癌在黏膜下浸润扩散，而黏膜表面可相对完整，故在喉镜指导下活检阳性率极低，可能反复多次活检而未能确诊。癌可经声门旁间隙向外侵及甲状软骨翼板和外下方的环甲膜，向前经前联合腱浸润甲状软骨，向后达梨状窝。

（二）体检发现

1. 查体　仔细触摸颈部有无肿大的淋巴结。除注意检查沿颈内静脉走向的颈深上、中、下淋巴结外，还应仔细检查气管旁淋巴结、颈后淋巴结、下颌下淋巴结、颏下淋巴结和锁骨上淋巴结等。注意喉轮廓是否正常，喉体是否增大，会厌前间隙是否饱满，有无触痛，颈前软组织和甲状腺有无肿块，喉的运动情况等。如将喉部对着颈椎左右移动发现其间有软垫子感觉时，须想到喉咽被侵犯的可能。

2. 间接喉镜检查　检查时需确实看清楚喉的各部分，通常采用由上向下系统观察的方法，避免遗漏。即按舌根、会厌舌面、会厌缘、会厌喉面、两侧杓状会厌襞、杓状软骨、杓间区、室带、喉室、声带、两侧梨状窝、环后区、咽后壁的顺序依次观察，特别是要注意会厌根部、前联合及喉室。若会厌后倾，不能看清前联合时，可在表面麻醉下用会厌钩或喉卷棉子将会厌向前牵开观察喉部。

（三）内镜检查

内镜检查是咽喉部病变常用的检查方式，疾病诊断的基础包括间接喉镜检查、直接喉镜检查、纤维喉镜和电子喉镜检查、频闪喉镜检查、窄带成像内镜检查及食管镜检查等。检查范围包括舌根、会厌舌面、会厌缘、会厌喉面、双侧杓状会厌襞、杓状软骨、杓间区、室带、喉室、声带、双侧梨状窝、环后区、下咽后壁、声带运动、声带振动、食管颈段等方面。

通过内镜可以对喉癌患者喉内结构进行直接的观察，了解癌症的部位、大小、外观及侵犯范围等，是喉癌形态学诊断的重要方法。

1. 间接喉镜　是最基本简便的咽喉部检查方式，将间接喉镜置于口咽部，从镜中由上向下系统观察患者咽喉部情况，但有时间接喉镜观察不理想，因患者咽反射敏感或解剖的原因，如会厌不易上举等，以及较深部位，如声门下区、梨状窝、环后隙等处病变，就难以在间接喉镜下看清楚喉部情况，需要进一步进行其他内镜检查。

2. 直接喉镜　是目前喉检查的重要方法之一。检查时从口腔插入直接喉镜，将口腔和喉腔处于一条直线上，使视线直达喉部，观察喉内情况，以弥补间接喉镜的不足之处。对术前确定肿瘤的范围有一定的价值。缺点是检查时患者较痛苦。

3. 纤维喉镜和电子喉镜　在耳鼻喉科临床检查中广泛使用。纤维喉镜是导光纤维内镜，其镜体细而软、可弯曲、亮度强，窥视范围广，能窥清喉腔及邻近结构全貌，尤其对间接喉镜不易看到的部位，且检查时操作简便，患者基本上无痛苦。缺点是易产生鱼眼效应，使图像失真变形。电子喉镜外形与纤维喉镜相似，采用电子导管系统替代导光纤维束，在内镜末端配以CCD片的超小型摄像机，检查时可获取清晰影像，并转换为电子信号后传至计算机备份存档。

4. 频闪喉镜　又称为动态喉镜，普通喉镜检查只能看到声带的运动，无法观察到发音时声带的快速振动，但频闪喉镜可以观察到声带发声时的运动形态。检查时动态喉镜会发出不同频率的闪光，捕获声带的瞬间图像，检测声带的振动频率。当闪光频率与声带振动频率一致时，声带显示为静止状态；如闪光频率与声带振动频率有差别时，可采集到声带振动慢动作图像。要观察多个发音频率的声带振动特征来完整评估，当声带黏膜某一部位的黏膜波减弱或消失，提示该处黏膜出现病变，还能提示病变累及的深度和可能的性质，有利于发现早期喉癌。

5. *窄带成像内镜* 有两种模式，分别为白光和 NBI。白光模式与普通电子喉镜观察的影像相同。NBI 模式去掉白光中的红光，只释放蓝光和绿光，使照射光线能被黏膜中的血红蛋白吸收，增强黏膜表面细微结构和黏膜下血管的对比度与清晰度，发现咽喉部黏膜表面的微小病变，鉴别肿瘤性和非肿瘤性病变，对早期喉癌诊断起重要作用。

6. *食管镜* 当患者出现吞咽不畅或困难时，提示肿瘤已累及食管入口或颈段食管，可行食管镜检查，明确肿瘤侵犯范围。

（四）影像学检查

喉影像学显示肿瘤的大小、形态、侵犯范围及邻近组织的浸润情况，是否有颈部转移和远处转移。其主要包括超声、X 线、CT、MRI 和 PET 检查等。对于肿瘤分期，影像学检查可以提供有价值的解剖学信息，还可帮助制订手术计划以对原发肿瘤可切除性做出初步判定，以及对术后和放疗后的状况进行评估。

1. *超声检查* 操作简便、无创、有实时动态，可以观察肿瘤的起源、病变性质及与血管的关系。还能反映颈部淋巴结的大小、形态和范围。

2. *X 线检查* 可以观察到局部软组织增厚或肿块。常伴有喉及气管影变窄或闭塞。但随着 CT、MRI 的普及，喉 X 线检查在临床已较少使用。

3. *CT 检查* 对于喉肿瘤的评估很准确，可以明确喉癌的侵犯范围，直接显示喉内软组织及声门旁间隙、会厌前间隙、声门下区、喉外颈部的结构形态变化，并确定软骨是否破坏和周围软组织浸润情况，以及颈部淋巴结的情况。CT 扫描上喉癌表现为等或稍高密度的软组织肿块，形态不规则，密度可均匀，瘤内有坏死时呈等、低密度混合影，瘤周可有水肿及软组织浸润。CT 增强扫描可以强化喉内软组织肿物，注入造影剂后肿瘤会有不同程度的强化。增强扫描能更好地判断肿瘤的血供情况及其侵犯范围。颈部血管充分强化后增大肿大淋巴结和血管的对比度，显示肿大淋巴结内的低密度区，有利于判断有无颈部淋巴结的转移。CT 扫描对喉癌术后评价也有较大帮助。

4. *MRI 检查* MRI 扫描对软组织显示更加明确，可以从轴位、冠状位和矢状位为喉部病变的局部侵犯提供三维图像，尤其对于评估声带原发病变的声门下侵犯很有价值，还可以判定血管及软组织结构受累的情况。在 MRI 的 T_1 加权像上，肿瘤与颈部肌肉的信号强度相似，在 T_2 加权像上肿瘤呈高信号，注入造影剂后，肿瘤可有强化。

5. *PET/CT 检查* 对于发生远处转移和复发患者，有条件时可行 PET/CT 检查。整合 CT 显示解剖细节和 PET 显示新陈代谢细微变化的优点，可以发现同期或转移病灶，有针对性地对新陈代谢活跃区域进行活检，以明确肿瘤性质。

（五）病理学检查

喉部组织活检是喉癌诊断的金标准，虽然喉恶性肿瘤的绝大部分是鳞癌，但仍需通过病理结果获得最可靠的诊断依据，以确定最终治疗方案。活检可在间接喉镜、直接喉镜、纤维喉镜或电子喉镜、支撑喉镜或喉裂开探查下进行。

1. *间接喉镜下活检* 对咽后壁及喉腔以 1% 丁卡因行表面麻醉后，在间接喉镜下发现病变组织可以直接钳取组织活检，但需要患者配合，有时因患者恶心，取活检较为困难。

2. *直接喉镜下活检* 全身麻醉或表面麻醉后插入直接喉镜，到达喉部可对喉部活组织采取标本或直接涂拭喉部分泌物做检查，特别对黏膜下肿物可以在直接喉镜下直接钳取肿瘤组织行活检。

3. *纤维喉镜或电子喉镜下活检* 检查时在鼻腔、口咽及咽喉部黏膜表面麻醉后，将软镜从鼻腔导入通过鼻咽、口咽到达喉咽，对喉咽及喉部情况进行观察，发现肿瘤后，可以通过喉镜使用活检钳直接钳取病变组织活检或涂片进行细胞学检查。

4. 支撑喉镜或喉裂开探查活检　对于临床症状可疑而活检阴性者需反复进行活检。若2～3次后仍无阳性结果，临床上又不能排除喉癌者，可在支撑喉镜或喉裂开下切取肿瘤组织，术中进行快速切片检查，事先做好喉癌手术准备；一旦确定诊断，即按肿瘤手术原则，根据病变的范围选择适当的术式，施行手术切除。

如果临床高度怀疑恶性，而活检病理报告为坏死组织、不典型增生等，需反复活检，因为黏膜下生长的喉癌，难以取到肿瘤组织。活检时应注意钳取肿瘤的中心部位，不要在肿瘤的溃疡面上钳取，因该处组织常有坏死。一般癌组织都较脆，易钳取，但结节、包块型肿瘤有时需反复多次活检才能证实。一般活检也不宜过大过深，以免引起出血。

要点小结

- 喉镜检查是喉癌形态学诊断的重要方法。
- 喉癌的治疗前检查主要为影像学和病理学检查，对喉癌的诊断治疗有重要意义。
- 喉部CT检查对了解喉部病变范围、确定分期、评估预后很有帮助。
- 喉肿瘤治疗前应行病理活检，明确性质。活检可在间接喉镜、直接喉镜、纤维喉镜或电子喉镜、支撑喉镜或喉裂开探查下进行。

【整合评估】

（一）评估主体

喉癌需要MDT讨论评估，其组成包括肿瘤内科、放疗科、诊断科室（病理科、影像科、超声科、核医学科等）、内镜中心、护理部及心理科、营养科等。

1. 医学领域成员（核心成员）　肿瘤内科医师1名、放射诊断医师1名、组织病理学医师1名、其他专业医师若干名（根据MDT需要加入），所有参与MDT讨论的医师应具有副高级以上职称，有独立诊断和治疗能力，并有一定学识和学术水平。

2. 相关领域成员（扩张成员）　临床护师1～2名和协调员1～2名。所有MDT参与人员应进行相应职能分配，包括牵头人、讨论专家和协调员等。

（二）分期评估

关于喉癌按解剖区分临床类型和TNM分期的方案，无论UICC还是AJCC编印的CSM方法，均沿用将喉癌分为声门上、声门和声门下3种临床类型。但它不能完善地包含跨声门癌这一特殊的喉癌类型，易引起误诊或漏诊。恶性肿瘤临床分型和分期规范化的作用：①精确设计和比较临床治疗方案；②客观评估临床治疗效果和患者预后；③统一各肿瘤中心的信息交流和系统研究。疾病的分期非常重要，可以将患者进行标准化分类，并且与已建立的组进行对比分析，TNM分期对于最终治疗决定是必需的，对于肿瘤机构登记患者而言，TNM分期是非常重要的。2017年AJCC发布第8版肿瘤分期的喉癌部分，针对喉癌进行了分期，见表2-4-1，表2-4-2。

表2-4-1　喉癌TNM分期（AJCC，第8版）

适用于：声门上、声门、声门下喉部的癌	
T——原发肿瘤	
Tx	原发肿瘤不能估计
Tis	原位癌
声门上型	
T1	肿瘤位于声门上一个亚区，声带活动正常
T2	肿瘤侵犯声门上一个亚区以上，侵犯声门或侵犯声门上区以外（如舌根、会厌谷及梨状窝内壁的黏膜），无喉固定
T3	肿瘤局限于喉内，声带固定，和（或）下列部位受侵：环后区、会厌前间隙、声门旁间隙和（或）伴有甲状软骨内板侵犯
T4	
T4a	肿瘤浸透甲状软骨板和（或）侵及喉外组织。例如，气管，深浅部舌肌（颏舌肌、舌骨舌肌、舌腭肌、茎突舌肌），带状肌，甲状腺及食管等的颈部软组织
T4b	肿瘤侵及椎前间隙，侵及纵隔结构或包裹颈总动脉
声门型	
T1	肿瘤局限于声带（可以侵及前联合或后联合），声带活动正常
T1a	肿瘤局限于一侧声带
T1b	肿瘤侵犯双侧声带
T2	肿瘤侵犯声门上和（或）声门下，和（或）声带活动受限
T3	肿瘤局限于喉内，声带固定和（或）侵犯声带旁间隙，和（或）伴有甲状软骨局灶破坏（如内板）
T4	
T4a	肿瘤浸透甲状软骨板或侵及喉外组织。例如，气管，深/浅部舌肌（颏舌肌、舌骨舌肌、舌腭肌、茎突舌肌），带状肌，甲状腺及食管在内的颈部软组织

续表

T4b 肿瘤侵及椎前间隙，侵及纵隔结构或包裹颈总动脉
声门下型
T1 肿瘤局限于声门下
T2 肿瘤侵及声带，声带活动正常或受限
T3 肿瘤局限于喉内，声带固定，和(或)侵犯声门旁间隙，和(或)侵犯甲状软骨内板
T4
T4a 肿瘤浸透环状软骨或甲状软骨板，和(或)侵及喉外组织。例如，气管，深/浅部舌肌(颏舌肌、舌骨舌肌、舌腭肌、茎突舌肌)，带状肌，甲状腺及食管在内的颈部软组织
T4b 肿瘤侵及椎前间隙，侵及纵隔结构或包裹颈总动脉
N——区域淋巴结
Nx 不能评估有无区域性淋巴结转移
N0 无区域性淋巴结转移
N1 同侧单个淋巴结转移，最大径≤ 3cm，ENE (-)
N2
N2a 同侧或对侧单个淋巴结转移，最大径≤ 3cm，ENE (+)；同侧单个淋巴结转移，3cm <最大径≤ 6cm，ENE (-)
N2b 同侧多个淋巴结转移，最大径≤ 6cm，ENE (-)
N2c 双侧或对侧淋巴结转移，最大径≤ 6cm，ENE (-)
N3
N3a 转移淋巴结中最大径> 6cm，ENE (-)
N3b 同侧单个淋巴结转移，最大径> 3cm，ENE (+) 同侧多个淋巴结，对侧或者双侧淋巴结转移，ENE (+)
M——远处转移
M0 无远处转移
M1 有远处转移

表 2-4-2 喉癌 TNM 分期表示法（AJCC，第 8 版）

分期组	T	N	M
0 期	Tis	N0	M0
Ⅰ期	T1	N0	M0
Ⅱ期	T2	N0	M0
Ⅲ期	T3	N0	M0
ⅣA 期	T4a	N0，N1	M0
ⅣA 期	T1，T2，T3，T4a	N2	M0
ⅣB 期	任何 T	N3	M0
ⅣB 期	T4b	任何 N	M0
ⅣC 期	任何 T	任何 N	M1

（三）营养代谢状态评估

通常患者在被诊断为头颈部癌后营养状况会出现负面的影响，为了确保对营养状况有正确的评判及随访，应做以下两部分工作：调查和评估。营养调查用于探明营养的风险及是否需要营养方面的随访。进行营养调查是为了确定在治疗期间的任何时间点上患者由于营养状况持续减退而是否需要更为详细的营养评估。营养评估比前者更易理解；它包括治疗干预及进行随访。对于头颈部癌患者的营养干预应在肿瘤治疗早期进行并持续到治疗结束。喉癌患者吞咽困难通常可见于治疗后和治疗期间，早期加强营养治疗有助于较轻度的体重减轻，维持机体的功能及生活质量，从总体上维持营养状况。推荐使用 PG-SGA 联合 NRS-2002 进行营养风险筛查与评估。

对于 NRS-2002 ≥ 3 分或 PG-SGA 评分在 2 ～ 8 分的患者，应术前给予营养支持；对于 NRS-2002 ≥ 3 分、PG-SGA 评分≥ 9 分的择期手术患者给予 10 ～ 14 天的营养支持后手术仍可获益。大手术患者，无论其营养状况如何，均推荐手术前使用免疫营养 5 ～ 7 天，并持续到手术后 7 天或患者经口摄食> 60% 需要量时为止。免疫增强型肠内营养应同时包含 ω-3PUFA、精氨酸和核苷酸三类底物。单独添加上述 3 类营养物中的任 1 ～ 2 种，其作用需要进一步研究。首选口服肠内营养支持。

对于中度营养不良并计划实施大手术的患者或重度营养不良患者，建议在手术前接受营养治疗 1 ～ 2 周，即使手术延迟也是值得的。预期术后 7 天以上仍然无法通过正常饮食满足营养需求的患者，以及经口进食不能满足 60% 需要量 1 周以上的患者，应给予术后营养治疗。

（四）疼痛评估

疼痛会给癌症患者造成极大的身心痛苦，因此疼痛治疗是癌症综合治疗中不可或缺的重要组成部分。疼痛是与组织损伤或潜在组织损伤相关联的、不愉快的感觉和情绪体验。它被认为是继心率、血压、脉搏、呼吸之外的第五大生命指征。疼痛分为急性疼痛与慢性疼痛。慢性疼痛不仅是症状，也是一种疾病。长期的疼痛刺激可引起中枢神经系统的病理性重构，导致疼痛疾病进展和愈加难以控制。及早控制疼痛，可以避免或延缓这一过程的发展。最新的研究表明，重视癌痛的全程管理有助于改善癌症患者的生存及预后。为进一步规范我国癌痛诊疗行为，完善重大疾病规范化诊疗体系，提高医疗机构癌痛诊疗水平，改善癌症患者生活质量，保障医疗质量和医疗安全，国家卫健委制定并发布了《癌症疼痛诊疗规范》（2018 年版）。自该文件发布以后，在国家各级卫生行政部门的领导下，通过医护人员的努力，癌痛诊疗水平有了较大的提高。

全面评估是指对癌症患者疼痛病情及相关病情进行全面评估，包括疼痛病因及类型（躯体性、内脏性或神经病理性）、疼痛发作情况（疼痛性质、加重或减轻的因素）、镇痛治疗情况、重要器官功能情况、心理精神情况、家庭与社会支持情况及既往史（如精神病史、药物滥用史）等。应当在患者入院后 24h 内进行首次全面评估，在治疗过程中，当病情发生变化引起新发疼痛或者疼痛变化需要调整疼痛治疗计划时，需要进行再次全面评估。病情平稳时，原则上进行不少于 2 次 / 月的全面评估。癌痛全面评估建议使用《简明疼痛评估量表（BPI）》（表 2-4-3）。

全面细致的评估是合理、有效进行镇痛治疗的前提。癌症疼痛评估应当遵循“常规、量化、全面、动态”评估的原则。癌症疼痛的评估必须是患者本人的自我评估，不能由家属或者医务人员代替完成。

表 2-4-3　简明疼痛评估量表（BPI）

1. 在一生中，我们多数人都曾体验过轻微头痛或扭伤和牙痛，今天您是否有疼痛？

□是□否

2. 请您用阴影在下图中标出您的疼痛部位，并在最疼痛的部位打 ×（可有多部位）

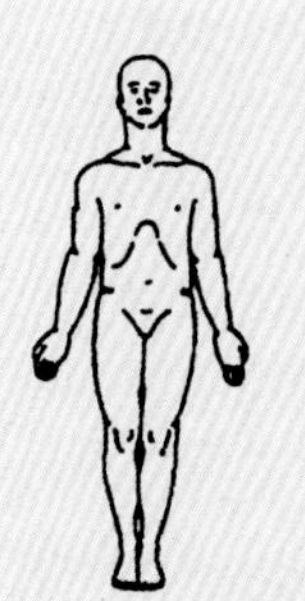
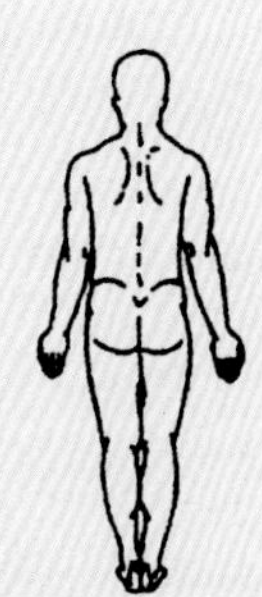

3. 请您圈出一个数字，以表示您在 24h 内疼痛最重的程度

0　1　2　3　4　5　6　7　8　9　10

不痛　　您能想象的最痛

4. 请您圈出一个数字，以表示您在 24h 内疼痛最轻的程度

0　1　2　3　4　5　6　7　8　9　10

不痛　　您能想象的最痛

5. 请您圈出一个数字，以表示您在 24h 内疼痛的平均程度

0　1　2　3　4　5　6　7　8　9　10

不痛　　您能想象的最痛

续表

6. 请您圈出一个数字，以表示您现在疼痛的程度

0　1　2　3　4　5　6　7　8　9　10

不痛　　您能想象的最痛

7. 请圈出一个百分数，以表示 24h 内镇痛治疗后疼痛缓解了多少

0%　10%　20%　30%　40%　50%　60%　70%　80%　90%　100%

无缓解　　完全缓解

8. 请圈出一个数字，表示您上周受疼痛影响的程度

（1）日常活动

（无影响）0　1　2　3　4　5　6　7　8　9　10（完全影响）

（2）情绪

（无影响）0　1　2　3　4　5　6　7　8　9　10（完全影响）

（3）行走能力

（无影响）0　1　2　3　4　5　6　7　8　9　10（完全影响）

（4）日常工作

（无影响）0　1　2　3　4　5　6　7　8　9　10（完全影响）

（5）与他人的关系

（无影响）0　1　2　3　4　5　6　7　8　9　10（完全影响）

（6）睡眠

（无影响）0　1　2　3　4　5　6　7　8　9　10（完全影响）

（7）生活乐趣

（无影响）0　1　2　3　4　5　6　7　8　9　10（完全影响）

临床常用的几个疼痛评估工具如下：

1. *数字分级法*　使用《数字评价量表》（NRS）（图 2-4-1）对患者疼痛程度进行评估。将疼痛程度用 0 ～ 10 个数字依次表示，0 表示无疼痛，10 表示可以想象到的最剧烈疼痛。交由患者自己选择一个最能代表自身疼痛程度的数字，或由医护人员询问患者：你的疼痛有多严重？由医护人员根据患者对疼痛的描述选择相应的数字。按照疼痛对应的数字将疼痛程度分为轻度疼痛（1 ～ 3）、中度疼痛（4 ～ 6）、重度疼痛（7 ～ 10），见图 2-4-1。

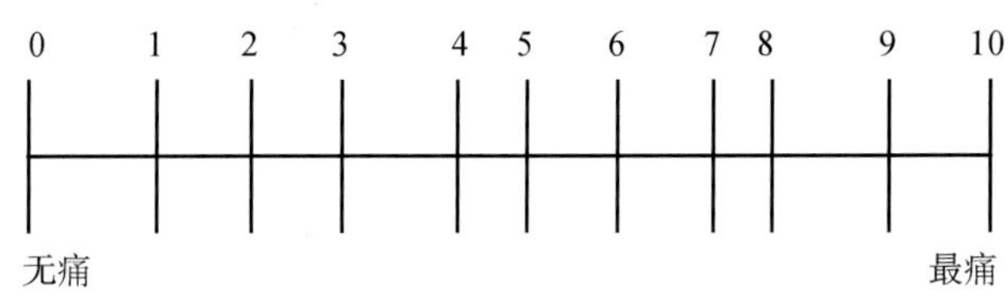

图 2-4-1　疼痛程度数字评估量表

2. *面部疼痛表情评分量表法*　根据患者疼痛时的面部表情，对照《面部疼痛表情评分量表》（图 2-4-2）进行疼痛评估，适用于表达困难的患者，如儿童、老年人，以及存在语言或文化差异或其他交流障碍的患者。

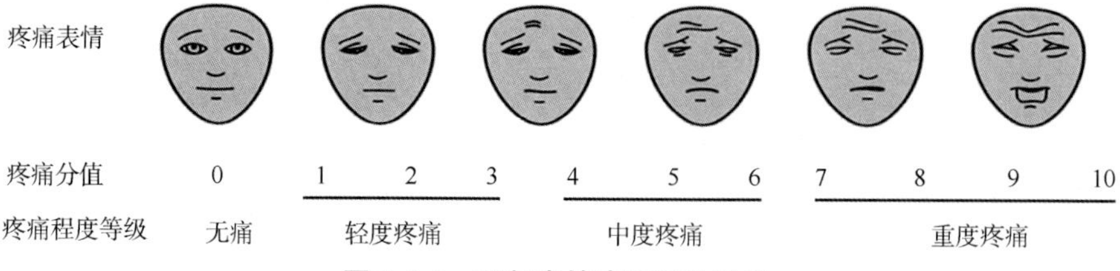

图 2-4-2 面部表情疼痛评分量表

3. 主诉疼痛程度分级法（verbal rating scale，VRS） 根据患者对疼痛的主诉，将疼痛程度分为轻度疼痛、中度疼痛、重度疼痛三类。轻度疼痛：有疼痛但可忍受，生活正常，睡眠无干扰。中度疼痛：疼痛明显，不能忍受，要求服用镇痛药物，睡眠受干扰。重度疼痛：疼痛剧烈，不能忍受，需用镇痛药物，睡眠受严重干扰，可伴自主神经紊乱或被动体位。

4. 客观行为评估 对于昏迷或者终末期的患者，可能存在神志异常，无法进行自主疼痛评估，需要医护人员根据患者的临床表现判断患者的疼痛情况，可以借助《重症监护疼痛观察工具（CPOT）》等工具。

（五）病理评估

恶性肿瘤的分级是根据其分化程度的高低、异型性的大小、核分裂数的多少来确定恶性程度的级别，恶性程度对头颈部恶性肿瘤的预后有很大影响。喉癌的病理生物学行为差异较大，相同病期、不同浸润方式，其恶性程度有很大的差异。

WHO 根据细胞的增殖和分化，将鳞状细胞癌分为三级：①高分化，较多的上皮角化珠、上皮角化和细胞间桥，每高倍视野不超过 2 个核分裂象，细胞和细胞核异型性不明显，罕见多核瘤巨细胞；②中分化，组织病理极少见上皮角化珠，甚至没有，上皮角化现象和细胞间桥都不存在，每高倍视野有 24 个核分裂象，中等度的细胞和细胞核异型性；③低分化，组织病理罕见角化珠，每高倍视野有 4 个以上核分裂象，细胞和细胞核异型性显著，多核瘤巨细胞常见。

喉部恶性肿瘤分为原发性肿瘤和继发性肿瘤两种，原发性肿瘤中主要为鳞状细胞癌，约占 90%，声带癌在喉癌中最为多见，约占 60%；其次为声门上癌，约占 30%；声门下癌极为少见。但在某些局部地区则以声门上癌为主。

1. 溃疡浸润型 肿瘤组织稍向黏膜表面突出，可见向深层浸润的溃疡，边缘多不整齐，界线不清。其肿瘤实际的侵犯范围比术前所见的喉腔病变要广。

2. 菜花型 肿瘤主要呈外突出状生长，呈菜花状，边界清楚，一般不形成溃疡。

3. 结节型或包块型 肿瘤表面呈不规则或球形隆起，多有较完整的被膜，边界较清楚，很少形成溃疡，少数有肿瘤体积大，基底小而下坠。

4. 混合型 兼有溃疡型和菜花型的外观，表面凹凸不平，常有较深的溃疡。

（六）其他评估

血栓栓塞评估 每一例患者入院时应进行静脉血栓栓塞症（VTE）风险评估，特别是 VTE 高风险科室的住院患者。对非手术患者建议采用 Padua 评分量表（表 2-4-4），对手术患者建议采用 Caprini 评分量表（表 2-4-5），相应的评估方案可以根据各中心的特点及不同的临床情况进行调整。

表 2-4-4 内科住院患者静脉血栓栓塞症风险评估表（Padua 评分量表）

危险因素	评分
活动性恶性肿瘤，患者先前有局部或远端转移和（或）6 个月内接受过化疗和放疗	3
既往静脉血栓栓塞症	3
制动，患者身体原因或遵医嘱需卧床休息至少 3 天	3
已有血栓形成倾向，抗凝血酶缺陷症，蛋白 C 或 S 缺乏，Leiden Ⅴ因子阳性、凝血酶原 G20210A 突变、抗磷脂抗体综合征	3
近期（≤ 1 个月）发生创伤或外科手术	2
年龄≥ 70 岁	1
心脏和（或）呼吸衰竭	1
急性心肌梗死和（或）缺血性脑卒中	1
急性感染和（或）风湿性疾病	1
肥胖（BMI ≥ 30kg/m^2）	1
正在进行激素治疗	1

表 2-4-5 静脉血栓栓塞症的风险评估及预防建议（Caprini 评分量表）

高危评分	病史	实验室检查	手术
1分/项	年龄（41～60岁） 肥胖（BMI ≥ 25kg/m²） 异常妊娠 妊娠期或产后(1个月) 口服避孕药或激素替代治疗 卧床的内科患者 炎症性肠病史 下肢水肿 静脉曲张 严重的肺部疾病，含肺炎（1个月内） 肺功能异常，COPD 急性心肌梗死 充血性心力衰竭（1个月内） 败血病（1个月内） 大手术（1个月内） 其他高危因素		计划小手术
2分/项	年龄为61～74岁 石膏固定（1个月内） 患者需要卧床大于72h 恶性肿瘤（既往或现患）		中心静脉置管 腹腔镜手术（＞45min） 大手术（＞45min） 关节镜手术
3分/项	年龄≥75岁 深静脉血栓/肺栓塞病史 血栓家族史 肝素引起的血小板减少（HIT） 未列出的先天或后天血栓形成	抗心磷脂抗体阳性 凝血酶原 G20210A 阳性 Leiden V因子阳性 狼疮抗凝物阳性 血清同型半胱氨酸酶升高	
5分/项	脑卒中（1个月内） 急性脊髓损伤(瘫痪)（1个月内）		选择性下肢关节置换术 髋关节，骨盆或下肢骨折 多发性创伤（1个月内）

（七）精确诊断

1. 定性诊断　采用喉镜检查能对病变部位进行活检，而病理检查能明确病变是否为癌、肿瘤的分化程度及特殊分子的表达情况，以及明确与喉癌自身性质和生物行为学特点密切相关的属性与特征。除常规组织学类型，还应该明确喉癌类型。

2. 分期诊断　喉癌分期诊断的主要目的是在制订治疗方案之前充分了解疾病的严重程度及特点，以便为选择合理的治疗模式提供充分的依据。喉癌的严重程度可集中体现在局部浸润深度、淋巴结转移程度及远处转移存在与否3个方面，在临床工作中应选择合适的辅助检查方法以期获得更为准确的分期诊断信息。

3. 分子诊断　喉癌经组织病理学确诊后，需进行相关分子检测，根据分子分型指导治疗，所有经病理诊断证实为喉癌的病例均有必要进行分子学检查，建议按操作规范执行。

4. 伴随诊断　不能作为诊断喉癌的依据，但是在制订诊治策略时应充分考虑患者是否存在合并症及伴随疾病，伴随诊断会对喉癌的整体治疗措施产生影响。

要点小结

- 评估要通过MDT合作完成，这才可以建立合理的喉癌诊疗流程，有助于实现最佳、个体化的整合治疗。
- 评估包括分期、营养状态、疼痛、病理及血栓栓塞等方面，在此基础上得到精确诊断。
- 无论哪一种评估都要求全面、动态，在综合评估基础上更加关注患者的个体特殊性，以选择最佳治疗策略。

【整合决策】

（一）手术治疗

手术治疗原则　手术治疗是喉癌的主要治疗手段。原则是根据肿瘤的部位、范围，患者的年龄及全身情况选择适当的手术方式。主张在彻底切除肿瘤的前提下，尽可能保留或重建喉功能以提高患者的生活质量。对于晚期不能保留喉功能患者，采用全喉切除术，针对不能手术的患者多以内科治疗为主。

喉癌的切除术式包括以下几种。

（1）支撑喉镜下 CO_2 激光手术：适用于癌前病变及可充分显露前联合未被肿瘤累及的早期

T1、T2 期声带癌，其手术切除速度快，术后嗓音恢复好，并发症较少，且保留有二次补救性手术切除的机会。但该术式对喉癌深部边界的判断难度较大，因此应严格把握该手术的适应证。

（2）喉部分切除术：多指喉垂直侧前位部分切除术，由声带切除术发展而来，适用于 T1、T2 期声带癌及部分经过严格选择的 T3 期声带癌。切除的范围包括患侧的声带、喉室、声门下部分黏膜、声门旁间隙、前联合、对侧声带前部，多用会厌、室带及胸骨舌骨肌筋膜修补。

（3）垂直半喉切除术：适用于累及声门上区或声门下区的声带癌，部分 T1、T2 期声门下癌。切除的范围在喉垂直侧前位部分切除术的基础上，向下可扩展至声门下更多黏膜，向上可扩展至室带及杓状软骨表面黏膜。由于喉内黏膜缺损较大，可采用带蒂颈前筋膜修补缺损。

（4）水平半喉切除术：适用于 T1、T2 期声门上癌，切除范围包括会厌、会厌前间隙、杓状会厌襞等；如果肿瘤的病变范围较大，可扩大至杓状软骨黏膜和室带等。甲状软骨上部也一并被切除，残喉多上提固定于舌骨，将舌瓣下拉修补黏膜缺损。

（5）喉次全切除术：又称为喉大部分切除术，由上述集中方式发展而来，适用于部分 T2 及 T3 期喉癌，如喉水平垂直部分切除术，又称为 3/4 喉切除术，适用于声门上癌累及同侧声带，也适用于部分声带癌向上侵犯杓状会厌襞等，在水平半喉切除的基础上扩大切除同侧的喉室、声带、声门旁间隙、部分声门下黏膜及相应的甲状软骨等。其他全喉次全切除术包括喉环状软骨上部分切除术（SCPL）、Tucker 喉近全切除术、Pearson 喉近全切除术等，重建喉功能的材料有胸大肌肌皮瓣、胸锁乳突肌锁骨骨膜瓣等。

（6）喉全切除术：切除范围包括舌骨和全喉结构。主要适应证：①肿瘤范围或全身情况等原因不适合行喉部分切除术。②放疗失败或喉部分切除术后肿瘤复发。③原发声门下癌。④喉癌放疗后并发放射性骨髓炎或喉部分切除术后喉功能不良难以纠正。

（7）机器人喉手术：外科医师通过三维内镜全方位观察术野，凭借电子控制的机器人手臂进行远程手术治疗。该手术方法具有视野清晰、震颤过滤的优点；机器手臂末端的灵活关节被置于体腔深部，使得手术器械活动角度增大。但由于该系统造价昂贵，目前成功接受机器人喉部手术的患者还很少。将机器人应用于喉癌手术在理论上是可行的，但仍需进一步研究来证实其应用的优越性。

（8）颈淋巴结清扫术：是治疗喉癌伴颈部淋巴结转移的有效方法，能提高喉癌患者的生存率和临床治愈率。根据肿瘤原发部位和颈部淋巴结转移的情况可选择根治性颈部淋巴结清扫术、功能性颈淋巴结清扫术、分区性颈淋巴结清扫术、扩大根治性颈淋巴结清扫术等（表 2-4-6）。

表 2-4-6　喉癌手术淋巴结清扫范围

N 分级	T 分期	声门上型喉癌	声门型喉癌	声门下型喉癌
cN0	T1 ～ 2	同侧 / 双侧 Ⅱ a，Ⅲ区	观察	观察
	T3 ～ 4	双侧 Ⅱ～Ⅳ / Ⅱ a，Ⅲ区	同侧 Ⅱ～Ⅳ	同侧 Ⅱ～Ⅳ，Ⅵ
cN1	T1 ～ 4	同侧 Ⅱ～Ⅳ，对侧 Ⅱ a，Ⅲ区	同侧 Ⅱ～Ⅳ	同侧 Ⅱ～Ⅳ，Ⅵ
cN2a ～ 2b	T1 ～ 4	同侧 Ⅱ～Ⅳ / Ⅱ～Ⅴ；对侧 Ⅱ a，Ⅲ区	同侧 Ⅱ～Ⅳ / Ⅱ～Ⅴ；考虑Ⅵ	同侧 Ⅱ～Ⅳ，Ⅵ / Ⅱ～Ⅵ
CN2c	T1 ～ 4	双侧 Ⅱ～Ⅳ / Ⅱ～Ⅴ	双侧 Ⅱ～Ⅳ / Ⅱ～Ⅴ；考虑Ⅵ	双侧 Ⅱ～Ⅳ，Ⅵ / Ⅱ～Ⅵ
cN3	T1 ～ 4	同侧 Ⅱ～Ⅴ；对侧 Ⅱ～Ⅳ	同侧 Ⅱ～Ⅴ；考虑Ⅵ	同侧 Ⅱ～Ⅵ

（9）喉癌治疗后复发挽救手术

1）原位复发：对于单纯原位复发的病例，要考虑行喉全切除还是喉部分切除。条件允许时，早期声门型和声门上型喉癌，初始放疗后原位复发患者适合选择喉部分切除术进行救治，激光手术原位复发可以选择二次激光手术或喉部分切除术进行挽救。

2）局部复发：首次手术行喉部分切除术者，在局部复发后一般首选喉全切除或复发灶扩大切除术，部分局限于喉内复发的病例，也可考虑行喉功能保留手术。对于声门区侵犯但未超出喉腔范围的病例（T1、T2、部分 T3 期），在能够保留至少一侧杓状软骨时，彻底切除病变后可以获得满意安全边界者可考虑环状软骨上喉部分切除，包括环－舌骨固定术或环－舌骨－会厌固定术（CHP/CHEP）。如果肿瘤的侵袭范围很广，喉全切除在所难免，特别是当肿瘤超出喉外，累及下咽、颈段食管、颈段气管和舌根，甚至突破甲状软骨板累及甲状腺及颈部皮肤时，手术切除肿瘤后形成的巨大缺损需要采取组织瓣修复。

3）区域复发：既往未行颈淋巴结清扫术者，挽救手术虽有一定难度，但仍可按标准颈淋巴结清扫术进行。若既往已行颈淋巴结清扫术，手术极具挑战。应该选择全颈淋巴结清扫或扩大颈淋巴结清扫。颈部复发肿瘤多与颈动脉关系密切，解剖和保护颈动脉甚为重要。对于不能与颈动脉分开的颈部复发癌，有条件时可以采用颈动脉切除一期血管移植的方法进行治疗，否则应采用姑息治疗。

4）气管造口复发：造口复发癌位于造口周围，是喉全切除术后较为严重的复发类型，预后很差，治疗很困难。肿瘤增大和（或）坏死出血等可阻塞气道，导致窒息，直接威胁患者的生命。造口复发癌对放疗不敏感，手术风险大，术后并发症严重且复杂。但外科手术救治可以有效解除患者的气道阻塞，是延长患者生命的最主要的治疗方法。切除气管造口复发癌有时需要行上纵隔显露和组织瓣修复，有时需要将气管断端造口于颈前转移皮瓣或裂开胸骨低位气管造口于上胸部。

（二）整合治疗

1. 化疗方案

（1）诱导化疗：推荐以铂类药物为基础，可选铂类单药（如顺铂）或顺铂＋多西他赛＋氟尿嘧啶方案，也可联合靶向药物（如 EGFR 单克隆抗体、西妥昔单抗）。

（2）同步放化疗：化疗药物有以下选择，仍以铂类药物为基础，包括顺铂单药（Ⅰ类推荐）；西妥昔单抗（Ⅰ类推荐）；卡铂 / 氟尿嘧啶（Ⅰ类推荐）；顺铂 / 紫杉醇；顺铂 / 氟尿嘧啶。

（3）姑息化疗：对无法治愈的复发、转移病变可采用联合或单药方式的姑息化疗。联合化疗推荐顺铂或卡铂＋氟尿嘧啶 ± 西妥昔单抗，顺铂或卡铂＋多西他赛或紫杉醇，顺铂＋西妥昔单抗。单药化疗可根据需要选用顺铂、卡铂、氟尿嘧啶、西妥昔单抗、多西他赛、紫杉醇、博来霉素、甲氨蝶呤、异环磷酰胺等。

2. 放疗方案

（1）根治性放疗：依据患者不同的临床分型分期，给予原发灶及受侵淋巴结早期病灶的放射总量应≥ 63Gy，中晚期病灶≥ 70Gy（每次 2Gy）。

（2）术前后放疗：术前给予放射总量 40 ～ 50Gy（每次 2Gy），2 ～ 3 周后手术；术后 4 ～ 6 周进行放疗（每次 2Gy），原发灶给予 60 ～ 66Gy，颈部受侵区域给予 60 ～ 66Gy，未受侵区域给予 44 ～ 64Gy。

3. 整合治疗方案

（1）原位癌：一般选择内镜下切除或者放疗，无须其他辅助治疗。

（2）T1 ～ 2 期喉癌：如果选择根治性放疗，放疗后无须其他辅助治疗，复发者可行挽救性手术。

（3）T1 ～ 3N0 ～ 3M0 期喉癌：如果选择手术，术后需根据有无淋巴结转移及危险因素情况考虑进行整合治疗；如果是 N0 或者无危险因素的存在，一般选择观察，无须其他辅助治疗，如果有一个阳性淋巴结但无危险因素，可以选择术后放疗；如果有危险因素（如包膜外侵犯）或者 N2 ～ 3 者，要根据具体的情况选择放疗或者放化疗。另外，如果首选同步放化疗或者单纯放疗，治疗后根据病灶的反应情况，如果病灶完全缓解，则治疗后只需观察随访；如果原发灶有肿瘤残留则考虑行挽救性手术；如果单纯颈部淋巴结残留则选择颈淋巴结清扫术。

（4）T4N03M0 喉癌：T4aN0 ～ 3M0 首选手术，术后进行放疗，存在危险因素者则需放化疗；若患者拒绝手术，可选择同步放化疗或诱导化疗方案。诱导化疗后需根据患者的反应情况决定下一步治疗：如果原发灶完全缓解或部分缓解，可以选择根治性放疗或同步放化疗；如果原发灶无缓解或治疗后残留，则行手术治疗；颈淋巴结转移癌依据治疗结果决定是否行颈淋巴结清扫术；T4bN0 ～ 3M0 或者不可切除的淋巴结病灶及不适合手术者，一般选择同步放化疗和根治性放疗或联合靶向药物治疗等非手术方案。

（5）复发或者病变持续存在的喉癌：对于局灶复发（包括局部复发和区域复发），尽量选择手术治疗，如果患者还存在危险因素，则术后加放疗或放化疗。若无法切除者，则行放化疗或再次放化疗，或者单纯化疗。

（6）伴有远处转移的喉癌：可以行单药化疗或者联合化疗或者铂类 + 氟尿嘧啶 + 西妥昔单抗的化疗方案。

（7）危险因素：包括淋巴结包膜外侵犯，阳性切缘，病理 T4 期病变，淋巴结转移病理阳性，≥ 2 个颈部淋巴结转移灶。

（三）其他治疗

1. *靶向治疗*　肿瘤靶向治疗是利用具有一定特异性的载体把药物或其他杀伤肿瘤细胞的活性物质选择性地运送到肿瘤部位，把治疗作用或药物效应尽量限定在特定的靶细胞、组织或器官内，而不影响正常细胞、组织或器官的功能，从而提高疗效、减少毒副作用的一种方法。

肿瘤靶向治疗方法按原理可分为生物性靶向治疗和物理性靶向治疗。单抗、基因治疗等属于生物性靶向治疗，常用的药物有干扰素（INF）、白细胞介素（IL）、肿瘤坏死因子、集落刺激因子、转化生长因子等。立体定向放射（γ 刀、X 刀）、超声聚焦刀、射频消融、金属粒子加温治疗、放射性粒子植入内放疗等属于物理性靶向治疗。利用温度、pH、磁场等外力将微粒导向特定的部位发挥药效的靶向制剂，根据作用原理可分为磁性靶向制剂、栓塞靶向制剂、pH 或热敏感靶向制剂等。

2. *免疫治疗*　虽然近年来有关免疫治疗的报道较多，但总的来讲目前仍处于实验阶段，疗效也尚未肯定，仍需不断探索。常见的免疫治疗包括：①重组细胞因子，如白细胞介素 -2（IL-2）、干扰素、肿瘤坏死因子（TNF）等；②过继转移的免疫细胞，如淋巴因子活化杀伤细胞（LAK）、肿瘤浸润的淋巴细胞（TIL）等；③肿瘤分子疫苗等。近年来，在分子生物学和基因工程飞速发展的推动下，免疫治疗日益受到重视，显示出良好的应用前景。

【康复随访及复发预防】

（一）总体目标

定期规范随访，减少复发，延长生存期，提升患者生活质量。

（二）整合调理

1. *营养治疗*　喉癌患者术后的机体处于高代谢状态，如营养的支持不能满足机体的需要会直接影响伤口的愈合。有文献研究表明，50% 的头颈部恶性肿瘤患者都会出现营养不良，而营养不良会增加发生咽瘘的概率，影响伤口愈合，降低治疗的耐受性。参考《临床诊疗指南：肠外肠内营养学分册（2008 版）》推荐意见，依据 NRS-2002 与营养科合作制订个体化营养方案，并根据患者的身高、体重、年龄、应激系数、活动系数，按照公式 Harris-Benedict 计算患者的基础代谢能量消耗（BEE），计算出患者每天需要的能量和营养，制订食谱，供给足够的氮和能量。输注营养液体时严格按照输液顺序执行，以便于氨基酸在糖分充足的情况下合成蛋白质，促进伤口的愈合。通过监测患者的 24h 出入量、体重、前白蛋白、白蛋白、电解质，及时对于影响鼻饲因素给予干预，纠正水电解质紊乱，完成总热量，达到患者出入量平衡。

2. *心理治疗*　心理痛苦包括了抑郁、焦虑、恐惧、社会隔绝及存在性危机等。由于患者存在言语沟通障碍，呼吸改道，患者往往会出现一定程度上的心理痛苦。为了消除其心理不适，心理疏导应贯穿于疾病治疗前后的各个阶段，及时识别、监测记录和处理。应根据临床实践指南进行心理痛苦的评估和管理。组建跨学科 MDT 治疗组对患者及其家属的心理痛苦进行管理和治疗。引导患者的情绪正常疏泄，提高患者对环境的适应能力。要充分调动患者的主动性，参与到自己的康复过程中，树立患者康复和再融入社会的信心。

3. *健康行为的辅导*　健康饮食，适量的体力活动，戒烟限酒。如有气管造瘘，指导患者及其家属对瘘口进行护理。

（三）严密随访

1. 应密切随访以监测肿瘤复发情况，行根治性切除术后的患者，第 1 年内应每 3 ～ 6 个月随访 1 次，以后每 6 个月随访 1 次，至少 3 年，之后每年至少随访1次，当出现症状，随时复查。

2. 喉癌术后电子喉镜随访是必要的。喉镜下可以观察黏膜情况，并可以取活组织检查以判断肿瘤复发情况。对怀疑复发患者应行颈部CT检查，PET/CT检查用于临床怀疑复发但常规影像学检查为阴性或怀疑远处转移时。

（四）常见问题处理

1. 喉癌患者大多预后较好，但定期的随访复查仍是必要的。定期随访能及时发现复发转移病灶，从而进行有针对性的干预和处理，以提高治疗疗效。

2. 对于术后行放疗或放化疗的患者出现的不良反应，如恶心、呕吐、白细胞计数降低、血小板计数降低、贫血等，应及时干预和控制。

3. 保持气管造瘘口湿润，防止气管造瘘口干燥及结痂影响呼吸，如环状软骨未保留，需要预防气管造瘘口狭窄可能。

（五）积极预防

长期的吸烟、饮酒与喉癌的发生具有一定的相关性，而且吸烟和饮酒的协同作用已经被证实。此外人乳头状瘤病毒（HPV）感染与喉癌的发生关系也比较密切。因此，应贯彻“三级预防”理念，提倡健康的生活方式，早发现、早治疗，积极治疗喉白斑、喉乳头状瘤、慢性肥厚性喉炎等癌前病变。时刻警惕早期喉癌的一些相关症状，当患者出现声音改变、痰中带血、咽喉部不适、异物感等症状时，应行电子喉镜仔细检查，对可疑病变，应在喉镜下行活检以确定诊断。

【典型案例】

喉癌整合性诊疗1例

（一）病例情况介绍

1. 基本情况　男性，60岁。因“声音嘶哑2个月余，呼吸困难1周”入院。患者于入院前2个月无明显诱因出现声音嘶哑，当时无呼吸困难、咳嗽、咳痰、咯血等不适，遂未予以重视。1周前自觉呼吸困难，于我科门诊就诊。发病以来，患者饮食欠佳，体重降低5kg。

既往史：2016年于外院全身麻醉下行支撑喉镜下左侧声带肿物活检术，病理报告不详。吸烟数十年，每天1包；偶有饮酒，否认酗酒史。否认高血压、糖尿病等慢性病史。

2. 入院查体

耳：双侧耳郭未见明显畸形，外耳道通畅，皮肤未见明显充血，鼓膜完整，标志物清。

鼻：鼻外观未见明显畸形，双侧鼻腔通畅，下鼻甲略肿，未见明显新生物。

咽喉：咽部稍充血，双侧扁桃体肿大Ⅰ度，间接喉镜见会厌光滑无水肿，声带显露不清。

颈部：双侧颈部多发小淋巴结，活动后可见锁骨上吸气性凹陷。

3. 辅助检查

（1）电子喉镜检查：会厌喉面下方、左侧声带全程、前联合及声门下见菜花状新生物，表面粗糙，左侧声带固定，右侧声带红肿，运动受限，声门裂较窄（图2-4-3）。

（2）喉部增强CT检查：图2-4-4显示双侧声门区见软组织肿块影，截面约为3.2cm×3.5cm×4.2cm，形态不规则，边界欠清，恶性可能。病灶邻近甲状软骨骨质破坏，相应喉腔狭窄；病灶向两侧累及甲状腺，向上达舌骨下缘水平，向下达环状软骨水平。左侧口咽侧壁较右侧增厚。双侧颈部见多发短径小于1.0cm淋巴结。

（3）PET/CT检查：两侧声门区见不规则软组织影，边界欠清，范围约为4.8cm×3.5cm×5.1cm，向上达舌骨下缘水平，向下达环状软骨水平，邻近甲状软骨、杓状软骨及环状软骨骨质破坏，FDG代谢明显增高，考虑恶性肿瘤；双侧颈部Ⅱ、Ⅲ区淋巴结伴代谢，转移可能大；左侧扁桃体炎症可能，密切随访；两侧颈Ⅰb、颌下、腋窝小淋巴结显示。

4. 入院诊断　喉部肿物（恶性肿瘤可能），喉梗阻Ⅱ度。

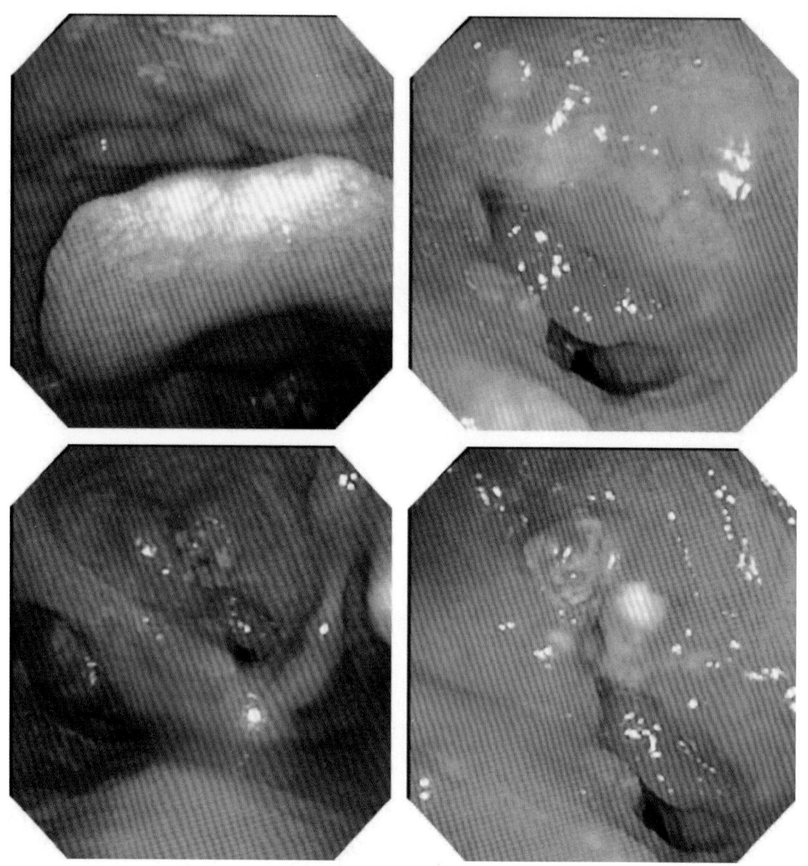

图 2-4-3　电子喉镜下组织

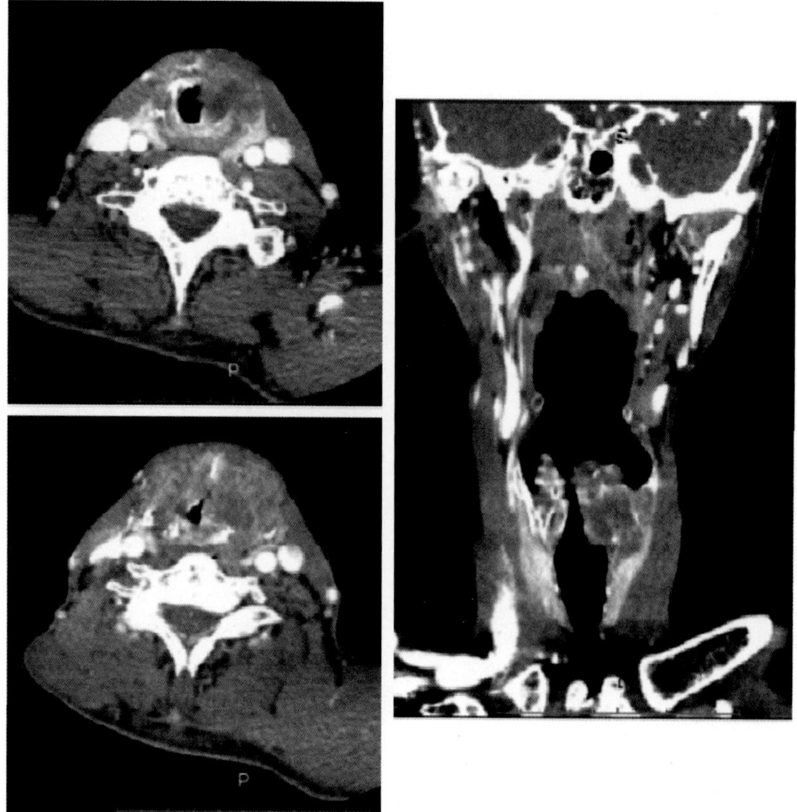

图 2-4-4　CT 影像

（二）整合性诊治过程

1. 关于诊断及评估

（1）MDT团队组成：包括耳鼻咽喉头颈外科、影像科、肿瘤科、放疗科、营养科、护理部。

（2）讨论意见：患者以声音嘶哑为首发症状，入院时明显呼吸困难，喉镜和喉增强CT均提示喉部恶性肿瘤可能，肿块累及声门上区和声门下区，左侧声带固定，甲状软骨及甲状腺受累，双侧淋巴结转移，PET/CT检查未见明显远处转移征象。综上所述，患者拟诊为喉恶性肿瘤（T4，N2，M0），喉梗阻Ⅱ度。

患者为中老年男性，消瘦体质，喉梗阻Ⅱ度，若病情恶化，有窒息风险。

2. 关于治疗方案

（1）MDT团队组成：包括耳鼻咽喉头颈外科、影像科、病理科、肿瘤科、放疗科、营养科、护理部。

（2）讨论意见

1）护理与营养：患者喉梗阻Ⅱ度，若病情恶化则有窒息风险，给予一级护理，密切监护生命体征，卧床吸氧，补液以防止电解质紊乱，加强营养，床旁备气管切开包，告知家属患者目前病情，取得理解与配合。

2）手术治疗：患者因喉恶性肿瘤所致气道狭窄，出现吸气性呼吸困难，且随肿瘤增大病情加重，考虑行预防性气管切开，解除气道梗阻。影像学及内镜检查提示喉恶性肿瘤，但缺少病理诊断，因此还应行肿瘤组织活检。

3）以手术为主的整合性治疗：该患者入院后术前检查结果无明显手术禁忌证，病理结果提示高分化鳞状细胞癌，目前分期为Ⅳ期，考虑行以手术为主的整合性治疗：喉全切除术＋双侧颈淋巴结清扫术，术后4～6周行术后放疗（60Gy），必要时行辅助化疗。术后鼓励早期下床，避免栓塞及肺炎的发生，放化疗期间注意观察不良反应并及时对症处理。

3. 关于后续随访

（1）MDT团队组成：包括耳鼻咽喉头颈外科、影像科、肿瘤科、放疗科、营养科、护理部。

（2）讨论意见：术后应定期行喉镜及增强CT随访，第一年每3个月随访一次，3年内每半年随访一次，此后每年复查一次。治疗及恢复期全程注意加强营养，尤其术后短期内患者禁食期间，注意维持水电解质平衡，补充蛋白，减少消耗，促进伤口愈合。应注意伤口局部护理及喉套管清洗消毒，加强套管内湿化，防止痰痂干结堵塞套管。告知患者及家属吸烟饮酒风险，鼓励戒烟戒酒，保持健康生活习惯。

（三）案例处理体会

喉癌多发生于重度吸烟人群，声门型喉癌患者早期声嘶症状明显，且不易发生颈部淋巴结转移，因此早期诊断较容易，早期治疗疗效显著，且保留喉功能可能性大，因此早期发现、诊断及治疗对患者预后具有重要作用。但此例患者就诊时肿瘤范围广，甲状软骨及甲状腺受累，伴双侧淋巴结转移，分期为T4，N2，M0（Ⅳ期），若患者无明显手术禁忌证，一般情况允许，则首选以手术为主的整合性治疗，对于肿瘤侵犯甲状软骨等具有保留喉功能禁忌证的患者，采用全喉切除术。围术期密切注意患者呼吸情况，做好气道管理，避免窒息等严重并发症。治疗全程注意伤口局部及气道护理，加强营养，维持水电解质平衡，促进愈合。治疗后强调定期随访，纠正吸烟饮酒等不良生活习惯。MDT团队在喉癌整合治疗中具有重要作用，为每例患者制订个性化的精准治疗方案，集手术、放化疗、营养支持、护理、行为宣教等为一体的整合性治疗将在提高治愈率的同时大幅提升患者生活质量。

（吴　皓　王振涛）

参考文献

黄志刚，韩德民，2008. 喉显微外科激光技术治疗喉癌. 中华耳鼻咽喉头颈外科杂志，43（10）：798-800.

李晓明，2012. 不断强化喉癌治疗中喉功能保留的理念和策略. 中华耳鼻咽喉头颈外科杂志，47（7）：529-531.

李晓明，邸斌，陶振峰，等，2012. 复发性喉癌挽救性手术保留喉功能初步临床分析. 中华耳鼻咽喉头颈外科杂志，47（7）：532-535.

屠规益，2010. 喉癌临床治疗的传统与创新. 中华耳鼻咽喉头颈外科杂志，45（11）：884-886.

张立强，栾信庸，潘新良，等，2002. 喉癌的手术治疗与喉功能的保护.

中华医学杂志，82（21）：1461-1463.

中华耳鼻咽喉头颈外科杂志编辑委员会头颈外科组，中华医学会耳鼻咽喉头颈外科学分会头颈学组，李晓明，2014. 喉癌外科手术及综合治疗专家共识 . 中华耳鼻咽喉头颈外科杂志，49（8）：620-626.

周梁，2005. 喉环状软骨上部分切除术治疗喉声门上型癌 . 中国耳鼻咽喉头颈外科，12（4）：205-207.

Adelstein D，Gillison ML，Pfister DG，et al，2017. NCCN guidelines insights：head and neck cancers，version 2.2017. Journal of the National Comprehensive Cancer Network，15（6）：761-770.

Bonner J，Giralt J，Harari P，et al，2016. Cetuximab and radiotherapy in laryngeal preservation for cancers of the larynx and hypopharynx：a secondary analysis of a randomized clinical trial. JAMA Otolaryngology-- Head & Neck Surgery，142（9）：842-849.

Chen AY，Matson LK，Roberts D，et al，2001. The significance of comorbidity in advanced laryngeal cancer. Head & Neck，23（7）：566-572.

Colevas AD，Yom SS，Pfister DG，et al，2018. NCCN guidelines insights：head and neck cancers，version 1.2018. Journal of the National Comprehensive Cancer Network，16（5）：479-490.

Ferlay J，Soerjomataram I，Dikshit R，et al，2015. Cancer incidence and mortality worldwide：sources，methods and major patterns in GLOBOCAN 2012. International Journal of Cancer，136（5）：E359-E386.

Forastiere AA，Goepfert H，Maor M，et al，2003. Concurrent chemotherapy and radiotherapy for organ preservation in advanced laryngeal cancer. The New England Journal of Medicine，349（22）：2091-2098.

Grégoire V，Evans M，Le QT，et al，2018. Delineation of the primary tumour Clinical Target Volumes（CTV-P）in laryngeal，hypopharyngeal，oropharyngeal and oral cavity squamous cell carcinoma：AIRO，CACA，DAHANCA，EORTC，GEORCC，GORTEC，HKNPCSG，HNCIG，IAG-KHT，LPRHHT，NCIC CTG，NCRI，NRG Oncology，PHNS，SBRT，SOMERA，SRO，SSHNO，TROG consensus guidelines. Radiotherapy and Oncology，126（1）：3-24.

Korean Society of Thyroid-Head and Neck Surgery Guideline Task Force，Ahn SH，Hong HJ，et al，2017. Guidelines for the surgical management of laryngeal cancer：Korean society of thyroid-head and neck surgery. Clinical and Experimental Otorhinolaryngology，10（1）：1-43.

Lee NY，O'Meara W，Chan K，et al，2007. Concurrent chemotherapy and intensity-modulated radiotherapy for locoregionally advanced laryngeal and hypopharyngeal cancers. International Journal of Radiation Oncology，Biology，Physics，69（2）：459-468.

Lewis JS Jr，Chernock RD，2014. Human papillomavirus and Epstein Barr virus in head and neck carcinomas：suggestions for the new WHO classification. Head and Neck Pathology，8（1）：50-58.

Pfister DG，Ang KK，Brizel DM，et al，2013.Head and neck cancers，version 2.2013. Featured updates to the NCCN guidelines.J Natl Compr Canc Netw，11（8）：917-923.

Pfister DG，Spencer S，Brizel DM，et al，2015. Head and neck cancers，Version 1.2015.J Natl Compr Canc Netw，13（7）：847-855.

Silver CE，Beitler JJ，Shaha AR，et al，2009. Current trends in initial management of laryngeal cancer：the declining use of open surgery. European Archives of Oto-Rhino-Laryngology，266（9）：1333-1352.

Warner L，Chudasama J，Kelly CG，et al，2014.Radiotherapy versus opensurgery versus endolaryngeal surgery（with or without laser）for earlylaryngeal squamous cell cancer. Cochrane Database Syst Rev，Cd002027.

第五节 鼻腔与鼻旁窦恶性肿瘤

• 发病情况及诊治研究现状概述

鼻腔与鼻旁窦恶性肿瘤（sino-nasal malignant neoplasm）：原发于鼻腔、鼻旁窦区域的恶性肿瘤虽然统称为鼻腔鼻旁窦恶性肿瘤，但其发生部位、组织来源、病理类型及生物学行为多种多样、各具特点。鼻腔鼻旁窦恶性肿瘤发病率较低，年发病率为（0.56 ～ 0.71）/10 万，约占全身恶性肿瘤的 1%，占头颈部恶性肿瘤的 3% ～ 5%，占上呼吸道和消化道恶性肿瘤的 3%。男女比例为（2 ～ 4）：1，多发生于 50 ～ 60 岁的中老年人。致病因素尚不十分清楚，有报道称与吸烟、酗酒相关，其中鳞癌还可能与一些如镍、皮革、木屑等工业粉尘的职业暴露有关。神经内分泌癌与高剂量的放射暴露有关。近年来，也有人乳头状瘤病毒（human papilloma virus，HPV）的感染与一些鼻腔鼻旁窦恶性肿瘤的亚型发病相关的报道。鼻腔鼻旁窦内不同部位恶性肿瘤发生概率不同。鼻腔为一顶窄底宽的狭长腔隙，前起于前鼻孔，后止于后鼻孔，与鼻咽部相通。被鼻中隔分隔为左右两腔，每侧鼻腔包括鼻前庭及固有鼻腔两部分。鼻腔中，恶性肿瘤多位于鼻腔外侧壁及鼻中隔；鼻旁窦由上颌窦、筛窦、蝶窦和额窦构成。它们在中线附近分别开口于鼻腔，由此形成了一个由黏膜覆盖的相互沟通的含气的复杂结构。鼻旁窦恶性肿瘤中上颌窦最多见，约占 70%；筛窦其次，约占 20%；蝶窦占 3%；额窦小于 1%。由于蝶窦和额窦中原发的恶性肿瘤病例太少，因此一般各种指南中都是针对上颌窦和筛窦的。鼻腔鼻旁窦恶性肿瘤的病理分型尚不统一，主要分为两大类：外胚层来源的肿瘤和非外胚层来源的肿瘤。外胚层来源的恶性肿瘤包括最为常见的鳞状细胞癌，约占 80%；唾液腺来源的恶性肿瘤最多是腺样囊性癌，此外还有黏液表皮样癌等；第三是腺癌；此外还有嗅神经母细胞瘤、神经内分泌癌、小细胞癌及恶性黑色素瘤等。非外胚层来源的恶性肿瘤包括肉瘤类（横纹肌肉瘤、骨肉瘤及软骨肉瘤）、淋巴瘤、非分化癌及其他间叶组织来源的恶性肿瘤。依照各类指南规范的分类及书写习惯，本章所阐述的内容不包括恶性黑色素瘤、淋巴瘤及肉瘤。上述三种肿瘤将会在本系列丛书的相应系统中分述。

鼻腔鼻旁窦恶性肿瘤的治疗策略是以外科为主的整合治疗。由于其发病率低，患者数量相对较少，目前缺少大样本前瞻性随机对照研究。一些中心的回顾性研究中，虽然样本总量可以，但是其时间跨度一般都很长，其间影像诊断、外科诊治、放疗技术及系统治疗的药物等方面，甚至一些治疗理念都有很大的变化，导致最后研究存在明显的偏倚。近年来，随着微创外科技术、放化疗技术、靶向治疗免疫治疗等的进步，整合治疗也由粗犷性、盲目性、探索性向精准性、个体化及循证医学的方向发展。但是，仍有如鼻内镜治疗是否符合肿瘤治疗原则，其适应证、禁忌证难以达成专家共识；是否应该对 cN0 的进展期鼻腔鼻旁窦恶性肿瘤进行颈部处理；如何在治疗肿瘤的同时对周围眼、脑及神经等重要结构进行保护，在不降低肿瘤治愈性的前提下，提高患者治疗后的生存质量；如何进行学科布局，整合现有力量，规范肿瘤多学科整合诊治，这些都是值得深入探讨的问题。

• 相关诊疗规范、指南和共识

- NCCN 肿瘤临床实践指南：头颈部肿瘤（2019.V2），美国 NCCN
- 英国国家多学科指南：鼻腔鼻窦肿瘤，英国（2016）
- 美国放疗学会适当性标准 @ 鼻腔鼻窦，美国（2016）
- 国际癌症报告合作组织（International Collaboration on Cancer Reporting，ICCR）鼻腔鼻窦癌病理报告指南（2018）
- UICC/AJCC 鼻腔鼻窦恶性肿瘤 TNM 分期标准第 8 版（2017）
- WHO 国际肿瘤分型（International Classification of Disease for Oncology，ICD-O）（2017）
- 鼻腔鼻窦恶性肿瘤内镜手术治疗专家讨论，中华耳鼻咽喉头颈外科杂志编辑委员会，2013
- 头颈部鳞癌综合治疗：中国专家共识 2013 版，中国抗癌协会头颈肿瘤专业委员会，中国抗癌协会放射肿瘤专业委员会，2013

【全面检查】

（一）病史特点

鼻腔鼻旁窦恶性肿瘤的病史采集重点包括两部分。

1. 鼻腔鼻旁窦恶性肿瘤相关的高危因素　吸烟史要仔细了解烟草使用开始的年龄、使用年限、频度及是否戒除等细节；接触史要了解是否有相关的木屑、皮革、镍粉等工业粉尘的职业暴露史；是否有其他部位的或者鼻腔的良性肿瘤史，尤其是人乳头状病毒感染史或者鼻腔鼻旁窦内翻性乳头状瘤的治疗史。

2. 鼻腔鼻旁窦恶性肿瘤的临床表现　鼻腔鼻旁窦恶性肿瘤的初发症状经常不典型，最为常见的是鼻塞、涕血和失嗅，尤其是单侧持续存在时应重视。由于鼻腔鼻旁窦为含气空腔，所以肿瘤引发的症状出现也较晚。首发症状与肿瘤的发生部位密切相关：筛窦或者额窦肿瘤首发症状多为鼻出血，嗅神经母细胞瘤首发症状多是失嗅，蝶窦肿瘤一般是面部麻木或者眼球运动障碍。随着肿瘤的进展，侵犯到不同的部位会引发相应部位的肿胀、占位效应及其他不同症状，尤其是眶内、泪道系统、感觉神经、腭部及翼肌等可以引发突眼、复视、视力减退、失明、溢泪、鼻腔口腔瘘、牙齿松动脱落、张口困难、面部麻木疼痛及其他神经受侵症状等。

3. Öhngren 线　是一个假想的平面，由内眦至下颌角，此平面将鼻腔和上颌窦划分成上、下两个区域。平面前、下的区域被称为“下结构”（infrastructure），下结构原发的肿瘤多出现症状早，手术疗效相对较好。上结构原发的肿瘤出现症状较晚，而且由于其邻近翼腭窝、颞下窝、眶及颅底，手术难度大且不易获得满意疗效。

（二）体检发现

1. 一般查体　早期查体一般没有阳性体征，可以因为阻塞性炎症出现鼻窦炎体征，如相关区域红肿热痛、局部压痛等。前鼻镜检查有时可以看到突出到鼻腔内的肿物，可呈菜花样、息肉样、结节样不一，表面可见血性渗出物、干痂、破溃及坏死组织，肿物质地脆，触之易出血。肿瘤生长到一定程度，在体表可以触及肿块，边界不清楚，触痛不明显。

2. 颈部淋巴结触诊　转移淋巴结多位于颈部同侧Ⅰb、Ⅱ区，可触及质硬、趋向于球形、进行性增大的淋巴结，可以与周围粘连或者数个融合。多为无痛性，合并感染时，可有轻度压痛。

3. 内镜检查　鼻内镜或者纤维鼻咽镜是鼻腔病变的重要检查手段。在局部麻醉下可以很安全地对鼻腔的肿物进行观察，并比较准确地取活检。

所有怀疑鼻腔鼻旁窦肿瘤的患者，都应在治疗前做详细的内镜检查。

4. 其他相关检查 根据肿瘤原发部位还应进行的相关检查，包括口腔检查、眼科检查、听力检查、神经科相关检查。对于一些特殊病患还应该进行焦虑情感等相关心理评估。

（三）实验室检查

常规检测包括血常规、尿常规、肝肾功能、免疫检查、凝血功能及其他生化检查等。这些实验室检查能对患者的全身情况做出大致判断，为后续诊断治疗计划的实行做好准备。鼻腔鼻旁窦恶性肿瘤中以鳞癌为代表的上皮类肿瘤所占比例较高，目前还没有特别有价值的肿瘤标志物。部分病例可能有鳞状细胞癌标志物的升高。

（四）影像学检查

影像学检查在鼻腔鼻旁窦恶性肿瘤评估中占有重要地位，鼻腔鼻旁窦恶性肿瘤发生位置多较隐匿，常规查体、前鼻镜甚至鼻内镜检查在多数情况下很难窥清肿瘤全貌。

1. CT 及 MRI 检查 尽管以往的 X 线片或者断层摄影可以提供一些鼻旁窦甚至口腔相关的基本信息，但是增强 CT 及 MRI 所提供信息是诊断鼻腔鼻旁窦恶性肿瘤不可或缺的，应该是鼻腔鼻旁窦恶性肿瘤治疗前的常规检查。CT 可以提供骨质受侵的详细情况。薄层扫描及三维立体重建对显示颅底等复杂结构并制订手术和放疗方案很有帮助。近年来，利用 CT 进行三维组织重建结合 3D 打印技术在修复手术设计方面的表现让人惊喜。MRI 有助于软组织的评估，其含钆造影剂、抑脂成像及其他特殊序列技术不仅能帮助临床医师确定肿瘤范围，甚至有助于判断肿瘤来源，与炎症等相鉴别。对于软组织、神经、颅底、脑膜及脑组织受侵情况能做出高质量评估。其还可以区分液性区域与实体性肿瘤。

2. 颈部影像检查 颈部淋巴结彩超或颈部增强 CT 对于颈部淋巴结转移情况可以做出评估，对于淋巴结的大小、形态、与周围组织关系及淋巴结内部结构做出判断。

3. 胸部影像检查 一般的胸部平片对于肺部较小的转移灶检出率不高，低剂量肺部 CT 被推荐为临床常规检查，尤其是对于腺样囊性癌、未分化癌等有肺转移倾向的进展期肿瘤更具意义。

4. PET/CT 或 PET/MR 检查 ^{18}F-FDG-PET 在评价肿瘤活性方面有着特殊的优势。Ⅲ、Ⅳ期的进展期恶性肿瘤可以使用，除了在治疗前判断全身情况以外，对于放化疗疗效的评估也具有特殊价值。与 CT 或者 MRI 图像叠加，可以显示出具有活性的肿瘤组织所在部位及侵及范围。不同的指南对于 PET/CT 的态度比较一致，对于早期病变不推荐使用，但是对于Ⅲ、Ⅳ期的进展期患者推荐应用。

5. 数字减影血管造影（digital subtraction angiography，DSA） 在血管造影同时通过数字化处理，把遮挡的组织影像屏蔽掉，而保留血管影像，不仅能够提供肿瘤与重要血管关系的清晰图像，而且可以对肿瘤的血供情况做出评估。此外，对于富血供肿瘤在手术结合介入技术中可以有效减少术中出血，降低手术风险。

（五）病理学检查

鼻腔鼻旁窦区域解剖复杂，肿瘤的组织来源极其丰富，各有不同的生物学行为。因此，准确的病理诊断对于治疗决策和预后判定都具有决定性意义。

1. 标本类型

（1）活检：在制订治疗方案之前，明确病理诊断是必要的。原发于鼻腔的肿瘤，可以很方便地在局部麻醉下进行钳取活检。鼻旁窦内的肿物，尤其是那些位于上颌窦、筛窦或额窦的肿瘤经常位于窦腔内部，活检相对困难。以往可以经过上颌窦内侧壁穿刺、经唇龈沟穿刺或以柯陆手术方式活检，不仅活检准确性不高，而且容易引起局部解剖平面的破坏。鼻内镜技术使鼻旁窦内肿物的活检变得相对简单、准确。对于进展期肿瘤，肿瘤突出体表、口腔或者突出前、后鼻孔者，可以直接在肿瘤组织表面钳取活检。

（2）手术切除标本：由于现在手术方式的不同，手术切除标本经常也呈现不同的形态。开放式手术经常切除标本呈现整块切除样，解剖结构相对好辨认。而鼻内镜手术经常是分块切除，所以标本经常是一些组织碎片。

2. *标本的描述和记录* 首先应该详尽记录患者基本信息，如姓名、送检科室、床位号、住院号、标本类型、数量等。患者接受的新辅助治疗也应该详细记录，术前的诱导化疗、放疗或者免疫治疗等有可能显著改变肿瘤的大体或者镜下形态，对于肿瘤的分类分期都会产生显著影响。肿瘤原发部位登记要细致准确。鼻腔鼻旁窦恶性肿瘤不同原发部位的生物学行为甚至分期标准都是不同的，所以仔细辨认、明确记录很重要。如果标本辨认困难，尤其是内镜手术标本，要与手术术者及时沟通，明确肿瘤原发部位、肿瘤大小、侵犯范围及切缘情况等。

3. *病理报告内容及规范* 鼻腔鼻旁窦恶性肿瘤的病理报告应包括与患者治疗和预后相关的所有内容，应该包含标本类型、肿瘤部位、大体大小及数目、组织学类型、组织学分级、骨或软骨侵犯、脉管和神经侵犯、淋巴结受侵、切缘情况及病理学 pTNM 分期。推荐按照国际癌症报告合作组织（International Collaboration on Cancer Reporting，ICCR）病理报告指南进行。

（1）肿瘤的病理类型：推荐按照 WHO 关于头颈部肿瘤的病理分型的最新标准进行报告。鼻腔鼻旁窦恶性肿瘤来源众多。其中，鳞状细胞癌是最常见的病理类型，它又被分为角化型鳞状细胞癌、非角化型鳞状细胞癌、梭形细胞鳞状细胞癌、基底样鳞状细胞癌、腺鳞状细胞癌亚型。腺癌又被分为肠型腺癌及非肠型腺癌亚型。唾液腺相关肿瘤也有众多亚型。这些分型在治疗的选择，尤其是分子靶向治疗决策中经常起到关键作用，见表 2-5-1。

表 2-5-1 WHO 鼻腔鼻旁窦癌分类

描述	ICD-O 代码
角化型鳞状细胞癌	8071/3
非角化型鳞状细胞癌	8072/3
梭形细胞鳞状细胞癌	8074/3
淋巴上皮癌	8082/3
鼻腔鼻旁窦未分化癌	8020/3
NUT 癌	8023/3
唾液腺癌	
腺样囊性癌	8200/3
黏液表皮样癌	8430/3
神经内分泌癌	
小细胞神经内分泌癌	8041/3
大细胞神经内分泌癌	8013/3
腺癌	
肠型腺癌	8144/3
非肠型腺癌	8140/3

ICD-O，国际疾病分型 – 肿瘤（International Classification of Disease for Oncology）；NUT，睾丸核蛋白（nuclear protein in testis）。

（2）肿瘤病理分级：鳞状细胞癌的分化分级分为高、中、低三级。当然还有一类属于未分化癌，见表 2-5-2。在鼻腔鼻旁窦恶性肿瘤中，腺癌及一些小唾液腺恶性肿瘤，如腺样囊性癌、黏液表皮样癌等也可以按此分级。一般未分化癌被认为病理属于高等级。几乎所有鼻腔鼻旁窦神经内分泌癌均属于高等级。

表 2-5-2 肿瘤病理分级

Gx	不能评估
G1	高分化
G2	中分化
G3	低分化
G4	未分化

（3）病理分期：鼻腔鼻旁窦恶性肿瘤的分期十分困难，主要原因是解剖结构的复杂和病理类型的多样。现行的分期标准是 UICC 与 AJCC 2017 年联合推出的第 8 版 TNM 分期标准（表 2-5-3）。其中，按原发部位分为上颌窦和鼻腔筛窦两组。T 分期以肿瘤大小、侵袭结构为依据。临床分期是以临床影像学检查为主要依据，但是在实际工作中经常发现在肿瘤累及眶、颅底或者额窦、蝶窦时，影像学评估与实际情况有出入。N 分期是淋巴结分期，第 8 版 N 分期的主要进展是增加了淋巴结包膜外侵犯（ENE）的情况。而且，与 T 分期不同，N 分期在临床和病理上稍有区别。在后续内容中会进行论述。

表 2-5-3 鼻腔鼻旁窦恶性肿瘤病理 TNM 分期（UICC/AJCC，第 8 版）

适用于发生于鼻腔和鼻旁窦上皮的恶性肿瘤（不包括淋巴瘤 / 肉瘤 / 恶性黑色素瘤）	
T——原发肿瘤	
上颌窦	
Tx	原发肿瘤不能评估
Tis	原位癌
T1	肿瘤局限在上颌窦黏膜内，没有骨侵犯或破坏
T2	肿瘤侵犯或破坏骨质，包括侵犯硬腭和（或）中鼻道，不包括上颌窦后壁及翼突内侧板
T3	肿瘤侵犯下列任何一项：上颌窦后壁、皮下组织、眶底或眶内侧壁、翼窝或筛窦
T4	
T4a	中度进展期，肿瘤侵犯眶内容、面颊皮肤、翼突内侧板、颞下窝、筛板、蝶窦或额窦
T4b	高度进展期，肿瘤侵犯下列任何之一：眶尖、硬脑膜、脑、颅中窝、脑神经、三叉神经上颌支（V2）、鼻咽或斜坡
鼻腔和筛窦	
Tx	原发肿瘤不能评估
Tis	原位癌
T1	肿瘤局限在鼻腔或筛窦的任何一个亚区域内，有或者没有骨侵犯
T2	肿瘤侵犯一个区域内的两个亚区域，或者蔓延到鼻筛复合体内的邻近区域，有或者没有骨侵犯
T3	肿瘤侵犯眶内侧壁或眶底、上颌窦、上腭或者筛板
T4	
T4a	中度进展期，肿瘤侵犯眶内容、鼻或颊部皮肤、颅前窝微小侵犯、翼状板、蝶窦或额窦
T4b	高度进展期，肿瘤侵犯下列任何之一：眶尖、硬脑膜、脑、颅中窝、脑神经、三叉神经上颌支（V2）、鼻咽或斜坡
pN——淋巴结	
pNx	区域淋巴结情况不能评估
pN0	无区域淋巴结转移
pN1	同侧单个淋巴结转移，最大直径≤ 3cm，ENE（-）
pN2	
pN2a	同侧或者对侧单个淋巴结转移，最大直径≤ 3cm，ENE（+） 同侧单个淋巴结转移，3cm ＜最大直径≤ 6cm，ENE（-）
pN2b	同侧多个淋巴结转移，最大直径≤ 6cm，ENE（-）
pN2c	双侧或者对侧淋巴结转移，最大直径≤ 6cm，ENE（-）
pN3	
pN3a	转移淋巴结最大直径＞ 6cm，ENE（-）
pN3b	同侧单个转移淋巴结，最大直径＞ 3cm，ENE（+） 同侧多个、对侧或者双侧淋巴结转移中任何 ENT（+）
M——远处转移	
M0	无远处转移（由于不存在 pM0，所以对所有分期中均采用 cM0）
M1	有远处转移

亚区域，上颌骨区分左右亚区；筛窦分左右亚区；鼻腔分为鼻中隔、底壁、侧壁及鼻孔边缘黏膜皮肤结合区。

ENE，淋巴结包膜外侵犯。

（4）其他：对于鳞状上皮，需要在报告中体现不典型增生 / 原位癌相关内容，尤其是梭形细胞癌或者其他鳞癌的亚型与鳞状上皮的不典型增生相关。此外，在一些特殊的恶性肿瘤诊断中还要关注辅助检查：*NUTM1* 基因重排或者 NUT 蛋白单克隆抗体阳性与 NUT 癌的诊断密切相关；P16 等与 HPV 相关的检查对于 HPV 相关癌诊断是必要的；分化差的肿瘤中 p40、p63、CK5/6 等是很有用的指标；CK20 和 CDX2 对于肠型腺癌诊断很有帮助；SMARCB1（INI1）缺乏癌中细胞核中 INI1 免疫组化阴性。

要点小结

- 鼻腔鼻旁窦恶性肿瘤基本诊断手段主要包括内镜和影像学检查，CT/MRI 等影像诊断用于定位诊断和分期诊断。
- 活检和手术标本的病理学检查用于定性诊断和分期诊断。
- 一个全面系统的病理学报告对于鼻腔鼻旁窦恶性肿瘤的诊治是十分重要的。

【整合评估】

（一）评估主体

鼻腔鼻旁窦恶性肿瘤 MDT 是指由多个学科的专家组成相对固定的专家组，针对鼻腔鼻旁窦恶性肿瘤进行定时的临床讨论，从而确定临床解决方案。由于鼻腔鼻旁窦恶性肿瘤的诊治尚缺少足够的 I 类循证医学证据支持和指导，更迫切需要发挥多学科的作用。其学科组成应该包括头颈外科、神经外科、颅底外科、口腔科、整形科、肿瘤内科、放射治疗科、神经放疗科、诊断科室（病理科、影像科、超声科、核医学科等）、内镜中心、护理部、口腔修复科、心理科、康复科、营养科等。

人员组成及资质如下：

1. 医学领域成员（核心成员） 头颈外科医师 2 ～ 3 名、放射治疗科医师 1 名、肿瘤内科医师 1 名、放射诊断医师 1 名、组织病理学医师 1 名、其他专业医师（根据 MDT 需要加入），所有参与

MDT 讨论的医师应具有副高级以上职称，有独立诊断和治疗能力，并有一定学识和学术水平。

2. 相关领域成员（扩张成员） 临床护师 1～2 名和协调员 1～2 名。所有 MDT 参与人员应进行相应职能分配，包括牵头人、讨论专家和协调员等。

（二）分期评估

鼻腔鼻旁窦恶性肿瘤分期推荐 AJCC 和 UICC 联合制定的分期（表 2-5-4），其具体的 TNM 分期分为临床分期（表 2-5-5）和病理分期（表 2-5-3）。临床和病理分期中，T 和 M 是一致的，N 分期稍有不同。

表 2-5-4 鼻腔鼻旁窦恶性肿瘤分期（UICC/AJCC，第 8 版）

分期	T	N	M
0 期	Tis	N0	M0
Ⅰ期	T1	N0	M0
Ⅱ期	T2	N0	M0
Ⅲ期	T3	N0	M0
	T1，T2，T3	N1	M0
ⅣA 期	T4a	N0、N1	M0
	T1，T2，T3，T4a	N2	M0
ⅣB 期	任何 T	N3	M0
	T4b	任何 N	M0
ⅣC 期	任何 T	任何 N	M1

表 2-5-5 鼻腔鼻旁窦恶性肿瘤临床 TNM 分期（UICC/AJCC，第 8 版）

适用于发生于鼻腔和鼻旁窦上皮的恶性肿瘤（不包括淋巴瘤 / 肉瘤 / 恶性黑色素瘤）	
T——原发肿瘤	
上颌窦	
Tx	原发肿瘤不能评估
Tis	原位癌
T1	肿瘤局限在上颌窦黏膜内，没有骨侵犯或破坏
T2	肿瘤侵犯或破坏骨质，包括侵犯硬腭和（或）中鼻道，不包括上颌窦后壁及翼突内侧板
T3	肿瘤侵犯下列任何一项：上颌窦后壁、皮下组织、眶底或眶内侧壁、翼窝或筛窦
T4	
T4a	中度进展期，肿瘤侵犯眶内容、面颊皮肤、翼突内侧板、颞下窝、筛板、蝶窦或额窦
T4b	高度进展期，肿瘤侵犯下列任何之一：眶尖、硬脑膜、脑、颅中窝、脑神经、三叉神经上颌支（V2）、鼻咽或斜坡
鼻腔和筛窦	
Tx	原发肿瘤不能评估
Tis	原位癌
T1	肿瘤局限在鼻腔或筛窦的任何一个亚区域内，有或者没有骨侵犯
T2	肿瘤侵犯一个区域内的两个亚区域，或者蔓延到鼻筛复合体内的邻近区域，有或者没有骨侵犯
T3	肿瘤侵犯眶内侧壁或眶底、上颌窦、上腭或者筛板
T4	
T4a	中度进展期，肿瘤侵犯眶内容、鼻或颊部皮肤、颅前窝微小侵犯、翼状板、蝶窦或额窦
T4b	高度进展期，肿瘤侵犯下列任何之一：眶尖、硬脑膜、脑、颅中窝、脑神经、三叉神经上颌支（V2）、鼻咽或斜坡
cN——淋巴结	
cNx	区域淋巴结情况不能评估
cN0	无区域淋巴结转移
cN1	同侧单个淋巴结转移，最大直径≤ 3cm，ENE（-）
cN2	
cN2a	同侧单个淋巴结转移，3cm <最大直径≤ 6cm，ENE（-）
cN2b	同侧多个淋巴结转移，最大直径≤ 6cm，ENE（-）
cN2c	双侧或者对侧淋巴结转移，最大直径≤ 6cm，ENE（-）
cN3	
cN3a	转移淋巴结最大直径> 6cm，ENE（-）
cN3b	同侧、对侧或者双侧淋巴结转移中任何 ENT（+）
M——远处转移	
M0	无远处转移
M1	有远处转移

亚区域，上颌骨区分左右亚区；筛窦分左右亚区；鼻腔分为鼻中隔、底壁、侧壁及鼻孔边缘黏膜皮肤结合区。

ENE. 淋巴结包膜外侵犯。

（三）状态评估

关于头颈部肿瘤的主观生活质量量表主要包括美国华盛顿大学生存质量（University of Washington head and neck quality-of-life，UW-QOL）问卷（表 2-5-6）及癌症治疗功能评价系统 - 头颈部分（the Functional Assessment of Cancer Therapy - Head and Neck Scale，FACT-H&N）（表 2-5-7）。评价头颈肿瘤患者疼痛、外形、活动、娱乐、吞咽、咀嚼、语言、肩部功能、味觉和唾液等对其生活质量造成影响的最常见问题。当然也有一些虽然不是针对头颈肿瘤的综合评价体系，但因其简单易行，也可以用于鼻腔鼻旁窦恶性肿瘤患者的综合状态评估。例如，体力状况美国东部肿瘤协作组（ECOG）评分标准（表 2-5-8）或者 KPS 评分（表 2-5-9）。一般认为 ECOG 活动状况 3、4 级的或者 KPS 评分 40% 以下的患者不适宜进行抗肿瘤治疗。

表 2-5-6 美国华盛顿大学生存质量问卷（UW-QOL）

此问卷了解患者术后的功能状态和生活质量，请根据自身情况，由患者亲自填写
该问卷提问的是你在最近 7 天里的你的健康与生活质量
1. 疼痛（选择一个方框打钩）
□ A 我没有疼痛
□ B 我有轻微的疼痛但不需要药物
□ C 我有中度疼痛，一般镇痛药药物可以控制（如去痛片）
□ D 我有剧烈疼痛，只有医生处方镇痛药可以控制（如吗啡）
□ E 我有剧烈疼痛，没有任何药物可以控制
2. 外貌（选择一个方框打钩）*
□ A 我的外貌没有变化
□ B 我的外貌有轻微的改变
□ C 我为外貌感到烦恼，但我仍然积极活跃
□ D 我觉得自己明显变形走样，而且我的活动因此而受到限制
□ E 由于我的外貌，我不能与其他人在一起
3. 活动（选择一个方框打钩）*
□ A 我和以前一样活跃
□ B 有时我无法保持以前的步伐，但不经常
□ C 我常感到疲倦和（或）活动比以前缓慢，但我仍然外出
□ D 我不能外出，因为我没有力气
□ E 我通常都躺在床上或坐在椅子上而且不能离开家里
4. 娱乐（选择一个方框打钩）*
□ A 无论在家或者在外都没有娱乐活动上的限制
□ B 有某些事情我不能做，但我仍能外出和享受娱乐活动
□ C 很多时候我希望我能多点外出，但是我做不到
□ D 我所能做的娱乐活动非常有限，大多数时间我都留在家里和看电视
□ E 我无法参与任何娱乐活动
5. 吞咽（选择一个方框打钩）*
□ A 我能和以前一样吞咽
□ B 某些固体的食物我无法吞咽
□ C 我只能吞流质食物
□ D 我无法吞咽，因为食物会落入错误的通道而导致我窒息
6. 咀嚼（选择一个方框打钩）*
□ A 我能与以前一样吃东西
□ B 我能吃软的食物但不能咬某些食物
□ C 即使是软的食物我都咬不动
7. 语言（选择一个方框打钩）*
□ A 我说话和以前一样
□ B 我说某些词有困难，但是我打电话别人能听得懂

续表

□ C 只有我的家人与朋友能听懂我说的话
□ D 我说的话没有人听得懂
8. 肩膀（选择一个方框打钩）*
□ A 我的肩膀没有问题
□ B 我的肩膀很紧但对我的活动或用力没有影响
□ C 我肩膀的疼痛或者无力使我不得不改变我的工作（或家务劳动）或者爱好
□ D 由于我的肩膀问题，我无法工作（或家务劳动）也无法做我爱好的事
9. 味觉（选择一个方框打钩）*
□ A 我能正常的品尝出食物的味道
□ B 我能品尝出大多数食物的味道
□ C 我能品尝个别食物的味道
□ D 我不能吃出任何食物的味道
10. 唾液（选择一个方框打钩）*
□ A 我的唾液正常
□ B 我的唾液量比正常少，但是足够
□ C 我的唾液量太少
□ D 我没有唾液
11. 情绪（选择一个方框打钩）*
□ A 我的心情很好而且不受我得病的影响
□ B 我的心情大致是好的，只是偶尔会受我得病的影响
□ C 我既没有好心情也没有因我得病而感到抑郁
□ D 我有部分因我得病而感到抑郁
□ E 我对我得病感到非常抑郁
12. 焦虑（选择一个方框打钩）*
□ A 我没有因为得病而感到焦虑
□ B 我有一点因为得病而感到焦虑
□ C 我因为得病而感到焦虑
□ D 我因为得病感到非常焦虑
13. 选择在过去 7 天里对你影响最大的 3 个项目 *【多选题】
□疼痛
□吞咽
□味觉
□外观
□咀嚼
□唾液
□活动
□语言
□情绪
□娱乐
□肩膀
□焦虑
14. 与您得病之前的 1 个月相比，你如何评价你现在的健康相关生存质量 ?*
□比以前好多了
□比以前好一点
□和以前差不多
□比以前差一些
□比以前差远了

续表

15. 总的说来你认为你过去 7 天的健康相关生存质量怎样 ?*
□极好
□比较好
□一般
□比较差
□极差
16. 总体生存质量不仅包括身体健康和心理健康，还包括一些其他因素，如家庭、朋友、精神、个人娱乐活动等一些对你享受生活有重要意义的因素。考虑对你的个人生活有影响的所有事情，评价过去 7 天里你的总体生存质量 *
□极好
□比较好
□一般好
□较差
□极差
17. 请叙述在我们的问题中没有充分涉及，但对你的生存质量很重要的其他医学的或非医学的问题，如果必要可附加额外的纸张
18. 您的姓名：*
19. 您的性别：*
□男
□女
20. 手术部位
21. 手术时间

表 2-5-7　癌症治疗功能评价系统－头颈部分(FACT-H&N)

FACT-H&N（V4）生活质量问卷
以下一系列说法反映了与您同类疾病的病友的情况。回想您过去 7 天里的情况，然后在最符合您情况的数字下画钩。每个问题按程度分为 0 ～ 4 分五个级别。答案没有对错之分，请凭直觉回答所有问题
身体状况（PWB）在过去的 7 天里：
1. 我精力不充沛吗?
一点也不：0 □
有一点：1 □
有些：2 □
相当：3 □
非常：4 □
2. 我有过恶心吗?
一点也不：0 □
有一点：1 □
有些：2 □
相当：3 □
非常：4 □
3. 因为身体不好，我难于满足家人的需要吗？ *
一点也不：0 □
有一点：1 □
有些：2 □
相当：3 □
非常：4 □

续表

4. 我有过疼痛吗？ *
一点也不：0 □
有一点：1 □
有些：2 □
相当：3 □
非常：4 □
5. 我受到治疗副作用的影响吗？ *
一点也不：0 □
有一点：1 □
有些：2 □
相当：3 □
非常：4 □
6. 总的来说，我觉得自己是个患者吗？ *
一点也不：0 □
有一点：1 □
有些：2 □
相当：3 □
非常：4 □
7. 我不得不卧病在床吗？ *
一点也不：0 □
有一点：1 □
有些：2 □
相当：3 □
非常：4 □
社会 / 家庭情况（SWB）在过去的 7 天里：
8. 我觉得与我的朋友们很亲近吗？ *
一点也不：0 □
有一点：1 □
有些：2 □
相当：3 □
非常：4 □
9. 我从家人身上得到了情感上的支持吗？ *
一点也不：0 □
有一点：1 □
有些：2 □
相当：3 □
非常：4 □
10. 我得到了朋友和邻居的支持吗？ *
一点也不：0 □
有一点：1 □
有些：2 □
相当：3 □
非常：4 □
11. 家人对我的疾病表示理解吗？ *
一点也不：0 □
有一点：1 □
有些：2 □
相当：3 □
非常：4 □

续表

12. 就我的病情而言，家人和我之间的沟通使我感到满意吗？ *
一点也不：0 □
有一点：1 □
有些：2 □
相当：3 □
非常：4 □

13. 如果您有爱人或有性生活，请回答第 14、15 条，否则，可不回答。*
一点也不：0 □
有一点：1 □
有些：2 □
相当：3 □
非常：4 □

14. 我与爱人能亲密相处吗？ *
一点也不：0 □
有一点：1 □
有些：2 □
相当：3 □
非常：4 □

15. 我对自己性生活感到满意吗？ *
一点也不：0 □
有一点：1 □
有些：2 □
相当：3 □
非常：4 □

情感状况（EWB）在过去的 7 天里：

16. 我觉得伤心难过吗？ *
一点也不：0 □
有一点：1 □
有些：2 □
相当：3 □
非常：4 □

17. 我对自己应付疾病的能力表示满意吗？ *
一点也不：0 □
有一点：1 □
有些：2 □
相当：3 □
非常：4 □

18. 我失去了战胜疾病的信心吗？ *
一点也不：0 □
有一点：1 □
有些：2 □
相当：3 □
非常：4 □

19. 我感到紧张吗？ *
一点也不：0 □
有一点：1 □
有些：2 □
相当：3 □
非常：4 □

续表

20. 我担心死去吗？ *
一点也不：0 □
有一点：1 □
有些：2 □
相当：3 □
非常：4 □

21. 我担心自己的疾病会变得越来越糟吗？ *
一点也不：0 □
有一点：1 □
有些：2 □
相当：3 □
非常：4 □

功能状况（FWB）在过去的 7 天里：

22. 我可以工作（包括家务劳动）吗？ *
一点也不：0 □
有一点：1 □
有些：2 □
相当：3 □
非常：4 □

23. 我的工作（包括家务劳动）让人满意吗？ *
一点也不：0 □
有一点：1 □
有些：2 □
相当：3 □
非常：4 □

24. 我能够及时享受生活吗？ *
一点也不：0 □
有一点：1 □
有些：2 □
相当：3 □
非常：4 □

25. 我已经适应了我的疾病吗？ *
一点也不：0 □
有一点：1 □
有些：2 □
相当：3 □
非常：4 □

26. 我睡得好吗？ *
一点也不：0 □
有一点：1 □
有些：2 □
相当：3 □
非常：4 □

27. 我能从平常的爱好中得到乐趣吗？ *
一点也不：0 □
有一点：1 □
有些：2 □
相当：3 □
非常：4 □

续表

28. 我对现在的生活质量感到满意吗？ *
一点也不：0 □
有一点：1 □
有些：2 □
相当：3 □
非常：4 □
附加问题（FACT-HN）在过去的 7 天里：
29. 我能吃我喜欢吃的食物吗？ *
一点也不：0 □
有一点：1 □
有些：2 □
相当：3 □
非常：4 □
30. 我觉得口干吗？ *
一点也不：0 □
有一点：1 □
有些：2 □
相当：3 □
非常：4 □
31. 治疗措施妨碍了我的呼吸吗？ *
一点也不：0 □
有一点：1 □
有些：2 □
相当：3 □
非常：4 □
32. 我的声音和往常一样清晰洪亮吗？ *
一点也不：0 □
有一点：1 □
有些：2 □
相当：3 □
非常：4 □
33. 我想吃多少就吃多少吗？ *
一点也不：0 □
有一点：1 □
有些：2 □
相当：3 □
非常：4 □
34. 我觉得自己的外貌（如颈部）有了改变吗？ *
一点也不：0 □
有一点：1 □
有些：2 □
相当：3 □
非常：4 □
35. 我能自如地咽食物吗？ *
一点也不：0 □
有一点：1 □
有些：2 □
相当：3 □
非常：4 □

续表

36. 我吸烟吗？ *
一点也不：0 □
有一点：1 □
有些：2 □
相当：3 □
非常：4 □
37. 我喝酒（啤酒、葡萄酒或白酒）吗？ *
一点也不：0 □
有一点：1 □
有些：2 □
相当：3 □
非常：4 □
38. 我能与他人进行沟通吗？ *
一点也不：0 □
有一点：1 □
有些：2 □
相当：3 □
非常：4 □
39. 我能吃固体食物吗？ *
一点也不：0 □
有一点：1 □
有些：2 □
相当：3 □
非常：4 □

表 2-5-8 体力状况 ECOG 评分标准

级别	体力状况
0	活动能力完全正常，与起病前活动能力无任何差异
1	能自由走动及从事轻体力活动，包括一般家务或办公室工作，但不能从事较重的体力活动
2	能自由走动及生活自理，但已丧失工作能力，日间不少于一半时间可以起床活动
3	生活仅能部分自理，日间一半以上时间卧床或坐轮椅
4	卧床不起，生活不能自理
5	死亡

表 2-5-9 Karnofsky 功能状态评分标准

体力状况	评分
正常，无症状和体征	100 分
能进行正常活动，有轻微症状和体征	90 分
勉强进行正常活动，有一些症状或体征	80 分
生活能自理，但不能维持正常生活和工作	70 分
生活能大部分自理，但偶尔需要别人帮助	60 分
常需要人照料	50 分
生活不能自理，需要特别照顾和帮助	40 分
生活严重不能自理	30 分
病重，需要住院和积极的支持治疗	20 分
重危，临近死亡	10 分
死亡	0 分

得分越高，健康状况越好，越能忍受治疗给身体带来的副作用，因而也就有可能接受彻底的治疗。得分越低，健康状况越差，若低于 60 分，许多有效的抗肿瘤治疗就无法实施。

（四）功能状态评估

鼻腔鼻旁窦恶性肿瘤位于面部中部，随着肿瘤增大或者治疗以后遗留的畸形和功能障碍，严重影响患者生存质量，分为主观评价和客观评价指标，主要包括以下内容：

1. 眼功能检查　眼位、视力、视野、复视及眼球运动功能评估。

2. 发音功能评估　语音清晰度测定采用腭裂语音清晰度评价字表（表 2-5-10）。

表 2-5-10　腭裂语音清晰度评价字表

拜 杯 奔 别 冰 抱 叁 粗 四 赛　波 白 杯 报 本 怕 表 票 不 夫
爬 盼 盆 胖 票 片 算 知 这 张　门 忙 没 法 朋 走 词 在 宿 坐
大 带 刀 掉 端 点 争 吃 愁 师　三 四 字 德 到 他 大 地 点 对
特 偷 汤 听 吞 贪 少 瘦 山 帅　哪 你 路 女 绿 了 来 里 两 题
泣 给 狗 跟 光 公 日 肉 然 入　志 这 中 吃 产 衬 程 住 说 春
渴 考 看 康 夸 快 瑞 蓉 陈 猪　是 少 授 上 日 生 人 睡 刷 去
家 叫 剪 中 觉 军 宽 国 不 热　向 熊 七 小 先 进 京 学 泉 裙
切 求 曲 圈 裙 穷 凶 藏 催 休　几 家 介 九 见 观 光 快 哭 画
瞎 小 秀 先 许 自 灾 鸡 找 嫂　客 和 个 工 国 银 迎 用 五 我
贼 祖 坐 亲 村 松 终 常 量 谢　矣 二 一 也 要 有 喂 晚 翁 语

语音障碍程度

轻度：大部分会话内容容易理解。常伴有腭化、侧化调音和轻度的鼻腔调音

中度：大部分会话内容不容易理解。常伴腭咽闭合功能不全，有声门爆破音、腭化音、侧化调音和鼻腔调音等

重度：会话内容要反复尝试才能理解。所有的患者都存在腭咽闭合功能不全，所发的音几乎不带辅音，有声门爆破音、咽喉摩擦音和重度的鼻腔调音

3. 吞咽功能评估　安德森吞咽困难量表（MDADI）（表 2-5-11）。

表 2-5-11　安德森吞咽困难量表

尊敬的病友，这份问卷是调查您对自己吞咽困难的评价，以便我们了解您的吞咽能力，也为进一步制定有意于您的护理措施提供依据。问卷有 20 个条目，每个条目有 5 个选项，分别表示：A 非常同意，B 同意，C 不知道，D 不同意，E 非常不同意。根据您对自己过去 1 周吞咽能力的体会，在最能反映您自身情况的选项上打钩

1. 我无法正常吞咽食物，这给我的日常生活造成了非常多的不便

A 非常同意　B 同意　C 不知道　D 不同意　E 非常不同意

2. 我的进食习惯让我很尴尬（不知道怎么办）

A 非常同意　B 同意　C 不知道　D 不同意　E 非常不同意

3. 为我做饭很困难

A 非常同意　B 同意　C 不知道　D 不同意　E 非常不同意

续表

4. 在晚上的时候吞咽食物就更加困难了

A 非常同意　B 同意　C 不知道　D 不同意　E 非常不同意

5. 吃东西的时候我没觉得有意识

A 非常同意　B 同意　C 不知道　D 不同意　E 非常不同意

6. 吞咽困难让我心烦意乱

A 非常同意　B 同意　C 不知道　D 不同意　E 非常不同意

7. 吞咽很费力

A 非常同意　B 同意　C 不知道　D 不同意　E 非常不同意

8. 因为吞咽问题我几乎从不外出了

A 非常同意　B 同意　C 不知道　D 不同意　E 非常不同意

9. 因为吞咽问题导致我的收入也减少了

A 非常同意　B 同意　C 不知道　D 不同意　E 非常不同意

10. 因为无法正常吞咽食物，我得花更长时间吃饭

A 非常同意　B 同意　C 不知道　D 不同意　E 非常不同意

11. 别人常问我，“为什么你不吃那个”

A 非常同意　B 同意　C 不知道　D 不同意　E 非常不同意

12. 甚至有人被我的进食问题给惹怒了

A 非常同意　B 同意　C 不知道　D 不同意　E 非常不同意

13. 当我试着喝东西时我就咳嗽

A 非常同意　B 同意　C 不知道　D 不同意　E 非常不同意

14. 我的吞咽问题限制了我的社交和个人生活

A 非常同意　B 同意　C 不知道　D 不同意　E 非常不同意

15. 我可以自由自在地跟我的朋友、邻居和亲戚出去吃饭

A 非常同意　B 同意　C 不知道　D 不同意　E 非常不同意

16. 因为吞咽问题，我限制了食物的摄入量

A 非常同意　B 同意　C 不知道　D 不同意　E 非常不同意

17. 由于吞咽问题，我不能维持我的体重

A 非常同意　B 同意　C 不知道　D 不同意　E 非常不同意

18. 吞咽问题让我很自卑

A 非常同意　B 同意　C 不知道　D 不同意　E 非常不同意

19. 我感觉我在吞大量的食物

A 非常同意　B 同意　C 不知道　D 不同意　E 非常不同意

20. 无法正常吞咽食物让我觉得自己不合群

A 非常同意　B 同意　C 不知道　D 不同意　E 非常不同意

4. 口腔健康状况评估　Kayser-Jones 简明口腔健康检查表（BOHSE 量表）（表 2-5-12）。

5. 其他　言语病理检查，唾液分泌、鼻腔反射试验、嗅觉功能试验、眼球运动试验、视力、纯音测听和声导抗检查，CT 及 MRI 检查。

表 2-5-12　Kayser-Jones 简明口腔健康检查表（BOHSE 量表）

类别	检测内容	0 分	1 分	2 分
淋巴结	观察和触诊淋巴结	无肿大	肿大，无疼痛	肿大及疼痛
嘴唇	观察、触诊或询问其本人、家庭成员或工作人员（如其护理人员）	平滑、湿润，呈粉红色	干燥、皲裂或口角发红	白色或红色斑块，出血或溃疡持续 2 周
舌头	观察、触诊或询问其本人、家庭成员或工作人员（如其护理人员）	湿润，呈粉红色，粗糙度正常	假膜覆盖、光滑状、团块状，严重的沟裂或发红	光滑、发红，伴有白色或红色斑块；或溃疡持续 2 周
颊、口底及上腭黏膜	观察、触诊或询问其本人、家庭成员或工作人员（如其护理人员）	湿润，呈粉红色	干燥、磨损、粗糙发红，或肿胀	白色或红色的斑块，出血，角化变硬；或溃疡持续 2 周
牙齿周围和（或）义齿覆盖的牙龈	用压舌板前端轻轻按压牙龈	呈粉红色伴有轻微压痕；义齿覆盖牙龈光滑、质韧，呈粉红色	有 1 ～ 6 颗牙齿周围牙龈缘发红；义齿覆盖牙龈存在发红或痛点	7 颗及以上的牙齿存在缘红肿、出血，或牙齿松动；义齿覆盖牙龈广泛发红或疼痛
唾液分泌及对组织的影响	触摸舌体（自边缘往中心方向）及口底	组织湿润，感知唾液流动且性状正常	组织干燥，唾液呈黏性	组织干燥发红，无唾液
天然牙状况	观察并计数龋坏或缺损	无龋齿或牙体缺损及残根的牙齿	1 ～ 3 颗龋齿或存在牙体缺损的牙齿或残根	4 颗及以上的龋齿或存在牙体缺损的牙齿或残根；或单颌少于 4 颗牙齿存留
义齿状况	观察并询问患者、家庭成员或工作人员（如其护理人员）	使用时间较长且无破损	1 颗义齿破损 / 脱落；或仅在进食 / 有美观需求时才使用	1 颗以上的义齿损坏或脱落；或整副义齿丢失或从来不戴
咀嚼位牙齿咬合状况（包括天然牙及义齿）	观察并计数在咀嚼位上下颌正常咬合成对的牙齿	咀嚼位时有 12 对及以上正常咬合关系的牙齿	咀嚼位时有 8 ～ 11 对正常咬合关系的牙齿	咀嚼位时有 7 对及以下正常咬合关系的牙齿
口腔卫生状况	观察牙齿或义齿表面	口腔或义齿表面清洁，无食物残渣或结石附着	口腔或义齿表面 1 ～ 2 处存在食物残渣或结石附着	口腔或义齿表面大多数部位存在食物残渣或结石附着

（五）精确诊断

1. 定性诊断　采用前鼻镜或者鼻内镜检查进行病变部位活检及病理检查，以明确病变是否为癌、肿瘤的病理类型、分化程度等与鼻腔鼻旁窦肿瘤及其生物行为学特点密切相关的属性与特征。除常规组织学类型外还应该明确 NUT 基因表达或者 P16 等与 HPV 感染相关的表达状态。

2. 分期诊断　鼻腔鼻旁窦恶性肿瘤的分期诊断的主要目的是在制订治疗方案之前充分了解疾病的严重程度、侵袭范围及特点，以便为设定合理的治疗方案提供充分的依据。鼻腔鼻旁窦恶性肿瘤分期评估主要体现在肿物大小及侵袭范围、淋巴结转移情况及远处转移存在与否 3 个方面，在临床工作中应选择合适的辅助检查方法以期获得更为准确的分期诊断信息。

3. 分子诊断　鼻腔鼻旁窦恶性肿瘤在明确病理学确诊后还有必要进行相关分子检测，一方面可以利用如 CK，p16、p40、p63、CK5/6、CK20 和 CDX2 等验证组织来源，Ki-67 等进行细胞增殖等特性的描述；另一方面可以根据 NUT、SMARCB1（INI1）相关基因检测判断预后。今后还有一些利用芯片或者基因测序等技术可以对肿瘤化疗及靶向药物的选择提供有益的帮助。

4. 功能诊断　对眼、鼻、口腔、耳等相关功能的评估，虽然不能作为诊断鼻腔鼻旁窦恶性肿瘤的依据，但是在制订诊治策略时，应给予充分考虑。在治疗前和治疗后，功能诊断也是患者修复、康复和随诊的重要依据及评判指标。

要点小结

- 通过 MDT 合作完成评估，是制订规范化、个体化的整合治疗有力保障。
- UICC 与 AJCC 第 8 版 TNM 分期标准——临床 TNM 分期和病理 TNM 分期。

◆ 患者全身综合功能及鼻腔鼻旁窦面中区功能评估。

【整合决策】

制订个体化科学精准的整体化治疗方案可根据病种调整所涉及内容的顺序进行剪裁，要求每种治疗方法的取舍均能以肿瘤治疗的整体性为出发点。

鼻腔鼻旁窦恶性肿瘤由于病理类型繁多，生长部位解剖结构及周围毗邻关系复杂，加之相对发病率较低，因此很难形成简单统一的治疗模式，而且在很多具体问题上还存在争议。但其治疗的主要目的与其他恶性肿瘤没有差别，也是要在争取肿瘤控制的前提下，最大限度地保留患者的生理功能和治疗后生活质量。在MDT的基础上，充分评估，整合肿瘤所在部位、病理类型、分期、肿瘤的生物学特性、患者年龄、自身状态等因素选择治疗手段。此外还要参考患者及其家庭的经济状况、就医复查的便利程度、文化程度、个人及家属愿望等，最终做出适合患者的治疗决策。

（一）外科治疗

大多数鼻腔鼻旁窦恶性肿瘤的治疗是以手术彻底切除联合放化疗的整合治疗。其中，对于T4b以下的肿瘤来说，手术仍是重要的甚至核心的治疗手段。虽然不同病理对于手术的要求不同，但是手术总的原则是在避免周围重要结构损伤的同时，彻底切除肿瘤，防止其复发。

对于T1、T2这类早期的病变，手术是首选治疗手段。肿瘤没有高危病理因素、手术切缘阴性者，就可以术后随诊观察，而不需采用放化疗等综合治疗手段。其中，腺样囊性癌因为高神经侵犯性，一般都需要术后的放疗。但是，对于一些仅局限在上颌骨下半的T1和T2期的腺样囊性癌，如果切缘阴性，没有神经侵犯，也可以单纯手术，术后随访观察，而不必放疗。T3及T4a期病变宜采用以手术为主，术前或术后放化疗的综合治疗方式；至于先手术，还是先放化疗，一般根据肿瘤的大小和侵犯范围决定；对于T3、T4a期病变，如果评估手术能彻底切除，获得阴性切缘，就选择先手术，后放化疗，如果评估后认为不能彻底手术切除或T4b期病变，建议先化疗，或先放疗，然后再手术。

鼻腔鼻旁窦恶性肿瘤手术的禁忌证包括肿瘤侵及海绵窦、颈内动脉、大面积颅内侵犯及侵犯脑实质。当然禁忌证经常是相对的，对肿瘤生长缓慢的病理类型，即使有局部解剖上的手术禁忌，对有些患者仍可在术后获得长期生存。这时就需要充分的MDT讨论，不仅要评估肿瘤因素，还要考虑患者本人及家族意愿、手术团队的处理能力、医院设备条件等因素进行整合评估。

手术方式主要包括开放式手术和内镜手术两大类。上颌骨恶性肿瘤的开放式手术主要是以Weber-Ferguson切口为基础的各种上颌骨切除，可以包含周围如眶内容、颅底等结构的切除。而筛窦手术的范围有赖于肿瘤受侵范围：前颅底、眶、额窦及蝶窦等。颅面联合手术是前颅底鼻腔鼻旁窦恶性肿瘤的标准手术方式，主要目的是得到阴性切缘。面中掀翻也是一种处理上颌窦肿瘤的入路，其要求是额窦和前筛没有肿瘤侵犯。鼻内镜手术是近几年发展迅猛的手术技术，在鼻腔鼻旁窦恶性肿瘤治疗领域还存在诸多争议。但是，以下要求还是能得到大多数专家的认可：①强调MDT以制订完备的治疗计划；②要求手术团队不仅要有丰富的鼻内镜手术经验，还要有开放性手术的能力；③双侧暴露，扩大操作空间，有利于双人三手或者双人四手操作；④根据肿瘤的具体情况，灵活应用术中导航系统、手术显微镜、能量平台、高速切吸钻及双极电灼等手术设备；⑤术中应该有三维手术切缘的病理诊断并可能获得阴性切缘。手术适应证应该结合手术团队能力、医院设备及相关学科的支持能力、患者个人意愿及身体的耐受情况进行整合评价。禁忌证应该包括肿瘤侵及面部软组织、眼球等鼻内镜手术无法满意切除者。当然与适应证一样，禁忌证也不是绝对的，如眶尖、翼上颌间隙及颞下窝等区域甚至颈内动脉和颈静脉孔等受累在一些单位也有成功内镜手术病例。对于海绵窦、乙状窦或脑实质受侵犯者，虽然在内镜下难以完全切除，但是有时姑息性切除，术后对患者开展整合治疗也可以获得一定长度的有生活质量的生存期。

淋巴结的处理：鼻腔鼻旁窦恶性肿瘤在总体上颈部淋巴结转移率很低。但是，高 T 分期、鳞癌或者低分化癌等特定的病理分型中，还有较高的淋巴结转移倾向。在 T3、T4 期的上颌窦癌中淋巴结转移容易出现在同侧的Ⅰb 和Ⅱ区。嗅神经母细胞瘤颈部淋巴结转移比例高于 25%。评估时还要注意咽后间隙和咽旁间隙淋巴结的情况。对于 N（+）的患者需要进行颈淋巴结清扫术，对于 cN0 的要根据病理类型、原发部位和 T 分期选择颈部治疗方案。

手术后的修复：涉及颅底缺损的手术，推荐Ⅰ期多层次修复重建。其他部位可以综合患者、医疗资源等情况选择赝复体、Ⅰ期或者Ⅱ期手术重建，主要目的是重建结构、覆盖创面、促进愈合、提高患者术后的生存质量。修复性手术包括局部转移黏膜瓣、局部带蒂或者游离组织瓣修复。近年来，随着计算机辅助手术设计技术的临床应用，结合虚拟重建及 3D 打印技术，手术修复的精确性和效果得到很大提升，更有利于患者术后康复及回归社会生活（图 2-5-1）。

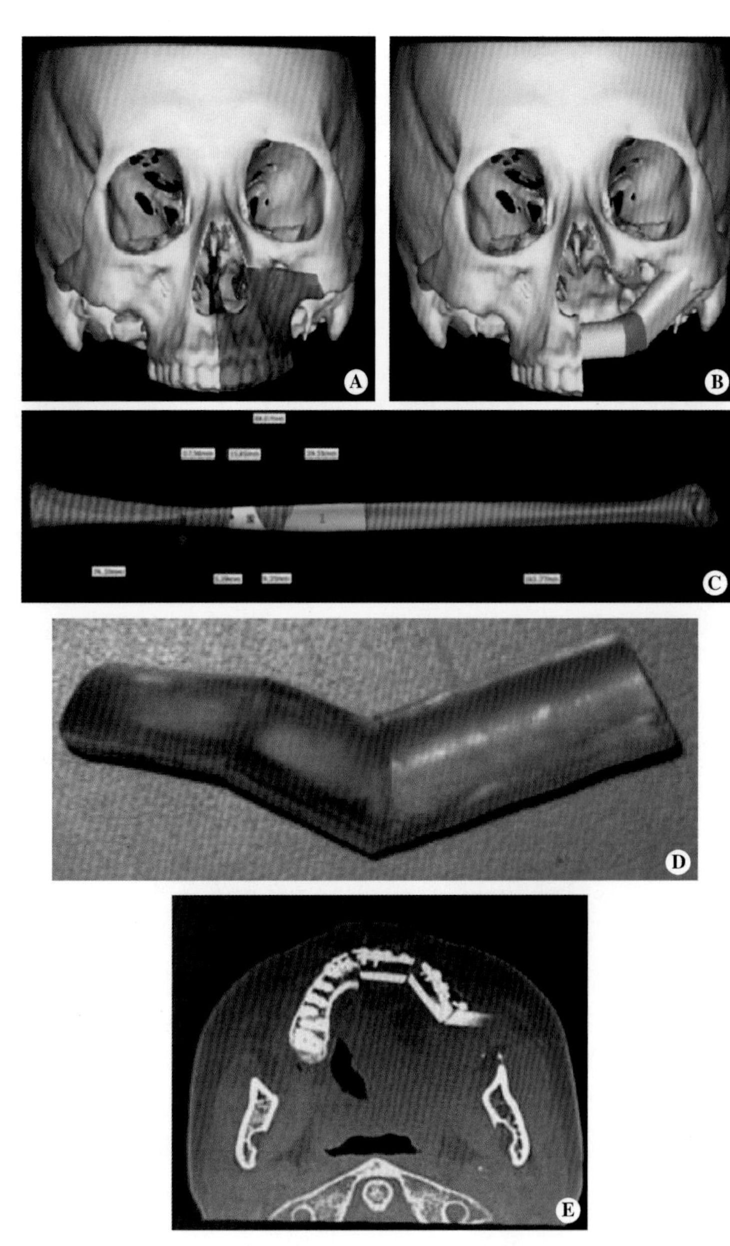

图 2-5-1　3D 打印辅助游离腓骨组织瓣成型修复上颌骨缺损

A. 计算机虚拟重建，将对侧正常结构镜像在肿瘤部位；B. 计算机虚拟重建，将腓骨折叠后修复缺损部位；C. 计算机虚拟重建，腓骨折叠设计；D. 按照计算机辅助的设计，3D 打印的腓骨模型；F. 手术后 CT 验证腓骨游离组织瓣修复的准确性

（二）放射治疗

对鼻腔鼻旁窦恶性肿瘤最常采用的治疗方案是手术 + 术后放疗。虽然对于早期的一些低危肿瘤可以在手术后观察，但对于切缘阳性、高危病理分型、肿瘤侵犯神经、脉管的早期肿瘤应给予术后放疗。T3、T4a 期术后均应进行放疗，放疗应该在手术后 6 周之内开始。对于不能手术彻底切除的晚期病变，也可以选择先放疗后手术。IMRT 是推荐的标准治疗技术，结合三维适形可以减少眶、视神经、额叶及其他神经血管等重要结构的放疗剂量。高危区域剂量为 60 ～ 66Gy，亚临床疾病区域剂量为 44 ～ 50Gy。T3、T4a 期的患者都建议颈部放疗，患者的颈部复发常意味着较高的远处转移风险。有研究显示，T3 或 T4 期的上颌窦分化差的鳞癌行颈部择区放疗可以有效地提高局部控制率，减少远处转移风险，提高总生存期。如果 cN（+），颈淋巴结清扫术后应该放疗；如果 ENE（+），建议同步放化疗。对于 pN0 的患者术后是否进行颈部放疗现在仍有争议。

质子放疗是近年发展起来的新技术，其 Bragg 峰的近全量衰减可以减少周围结构受线剂量，对于颅底或者邻近射线敏感组织的肿瘤，是 IMRT 的替代技术。有些指南推荐，质子放疗可以用于软骨肉瘤及嗅神经母细胞瘤的治疗。现阶段只是小样本回顾、非随机研究。但是，由于发病率低，对于鼻腔鼻旁窦肿瘤的大规模临床试验是不容易达成的。

（三）内科治疗

诱导化疗或新辅助化疗是进展期肿瘤治疗的一个选择。推荐基于铂类的二药或者三药方案，给药方式以静脉给药为主。曾有随机研究表明，动脉灌注化疗的疗效与静脉化疗没有区别。虽然现阶段研究显示它并不能提高总体肿瘤治疗疗效，但是基于铂类的诱导化疗在Ⅱ期临床试验中可以使 2/3 的肿瘤缩小，对眶内容等重要器官的保护有重要意义。因此，对于化疗敏感或难以手术彻底切除的病例，可以尝试先诱导化疗。此外，化疗可以用于未分化癌、神经内分泌癌及小细胞癌等特殊癌种。在嗅神经母细胞瘤中化疗可以提高局部及全身控制率。

辅助化疗多数是对不适合局部治疗的复发及转移病例。针对鳞癌的一线用药主要包括铂类、氟尿嘧啶、紫杉醇等在内的多种药物。铂类（卡铂或者顺铂）联合紫杉类药物（紫杉醇或者多西他赛）具有良好的协同作用，且毒副作用叠加不是特别严重，可以提高肿瘤的缓解率。近年来，随着基因筛查的出现，该技术的临床应用为在基因层面寻找敏感药物提供了一种可能性。

靶向治疗的药物在鳞癌中多采用西妥昔单抗，可以与紫杉类或者铂类药物联合应用。虽然现在还没有证据证明西妥昔单抗能够逆转铂类等药物的耐药，但对于以前没有应用过铂类或者紫杉类的患者，联合用药可能在不严重影响生活质量的前提下改善疗效。

（四）预后

预后有赖于肿瘤的病理分型分期、治疗决策、切缘情况、综合治疗的合理应用、患者的依从性、患者就医的便利性和可及性、患者的心理状态等诸多因素。鳞癌总体上 5 年生存率为 30% ～ 50%，据报道依据 AJCC 的分期，Ⅰ期为 87.9%，Ⅱ期为 70.5%，Ⅲ期为 46.8%，Ⅳ期为 8.0%。对于内镜手术的预后目前仍然缺乏大宗报道，现有的文献报道 5 年生存率甚至可达 85%；嗅神经母细胞瘤的局部控制率比较满意，不同 Kadish 分期 3 年总生存率分别为 A 期 91.3%、B 期 91.2% 及 C 期 49.5%；腺癌的 5 年生存率为 45% ～ 60%，腺癌的一项中位随访时间 30 个月的观察中总生存率为 92%；未分化癌的 5 年生存率为 42.2%。但是很多鼻腔鼻旁窦恶性肿瘤的研究结果均被认为存在明显的选择性偏倚。

要点小结

- 手术是治疗鼻腔鼻旁窦恶性肿瘤的主要方式。
- 手术方式分为开放式手术和内镜手术，内镜手术在目前高速发展的同时仍存在一定争议。
- 放疗是重要的治疗方式，3D 适形下的调强放疗是主要推荐技术。
- 诱导化疗可在一定程度上提高眶内容等重要结构的功能保护，但对总体生存率提高不明显。

【康复随访及复发预防】

康复随访及复发预防是肿瘤治疗最重要的一环，要体现出严密跟踪、及时处理，最终实现预防－治疗－康复的一条龙式的全面人文服务的目的。

（一）总体目标

随访的主要目的是及时发现鼻腔鼻旁窦恶性肿瘤的复发或转移，并及时予以干预，以期提高患者的生存，改善生活质量。由于目前尚无Ⅰ级循证医学证据支持，随访应根据患者肿瘤的病理类型和分期的原则，为患者制订个体化、人性化的随访方案。

（二）严密随访

鼻腔鼻旁窦恶性肿瘤患者的首次随访建议在治疗后1个月进行，第1年每1～3个月进行一次，第2年每2～6个月一次，第3～5年每4～8个月一次，第5年以后每12个月一次。检查手段包括详尽的鼻内镜检查、薄层CT和增强MRI检查。治疗后的影像学检查及基线检查应该在治疗后的6个月进行，之后根据症状和体征进行。其中增强的MRI对于复发有较高的敏感性和特异性。术后监测应该包括颈部情况，推荐每3～6个月一次的颈部淋巴结超声。胸部影像学检查也是随访的重要组成部分，尤其是对有吸烟史的患者。晚期患者可根据症状和体征选择性地进行全身PET/CT等相关检查。对于放射治疗的患者，可以有针对性的每6～12个月一次进行包括TSH的甲状腺功能、口腔、言语病理、吞咽及听力的检查。及时了解患者情况。每次随访均应认真全面记录，以备查询比较。

要点小结

- 随访的主要目的是发现鼻腔鼻旁窦恶性肿瘤转移复发，及时发现并干预处理，以提高患者总生存期，改善生活质量。
- 随访应按照一定的频率及患者个体化和肿瘤分期的原则进行。

【典型案例】

鼻腔鼻旁窦恶性肿瘤整合性诊疗1例

（一）病例情况介绍

1. 基本情况

主诉：左鼻术后4年，左侧鼻塞伴加重1年余，左眼突出、复视4个月。

现病史：4年前，因鼻塞、流涕于当地医院检查发现鼻息肉，行“左侧鼻腔、上颌窦肿物摘除术”。术后病理诊断：左侧鼻腔乳头状瘤，部分为外生性乳头状瘤伴中度不典型增生，部分内翻性乳头状瘤伴重度不典型增生。术后未进行其他治疗。1年前不明原因出现左侧鼻塞并逐渐加重，伴有脓涕，未予以诊治。4个月前出现左侧眼球突出、复视，伴有左侧面部肿胀，同时伴有右侧鼻塞，症状进行性加重。

既往史：高血压病史10年，药物控制可。

2. 入院查体　左侧面部肿胀，鼻窦区无压痛，左侧鼻腔有大量脓性分泌物，伴腐败气味；右侧鼻腔明显狭窄；左眼球突出，眼球运动受限，视力正常，对光反射灵敏（图2-5-2）。

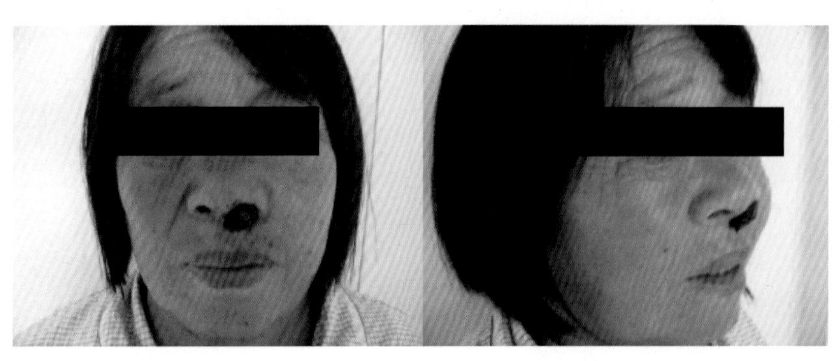

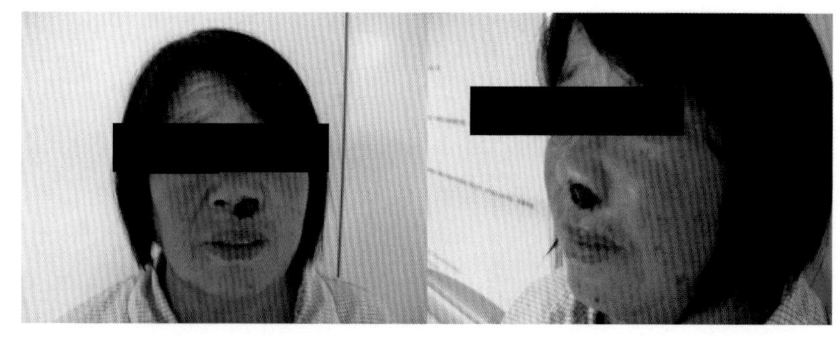

图 2-5-2 患者面部照片

3. 辅助检查

鼻窦 CT：左侧上颌窦巨大软组织肿物，约 5.7cm×5.2cm，累及左侧鼻腔，鼻中线结构向右移位，右侧鼻腔明显狭窄，鼻中隔、左侧鼻甲、钩突骨质破坏消失，向上累及筛窦、蝶窦、左侧眼眶、筛窦间隔，顶壁骨质破坏，病变突入颅前窝底，左侧眼眶内容物受压，下直肌、下斜肌与肿物关系不清，内直肌、外直肌、视神经均向上移位，眼球外突、眶内壁、眶下壁骨质破坏消失，病变向前、向下突出于颌面部皮下，上颌窦诸壁牙槽骨、腭骨骨质破坏，肿物向后延伸至翼腭窝、颞下窝，面颊部软组织肿胀（图 2-5-3）。

4. 入院诊断 鼻腔鼻旁窦恶性肿瘤。

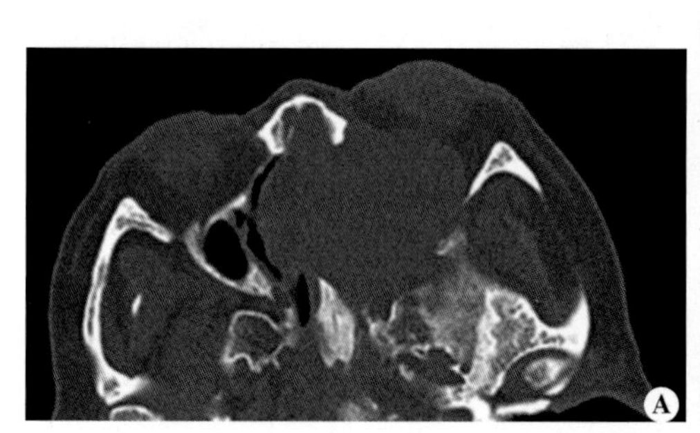

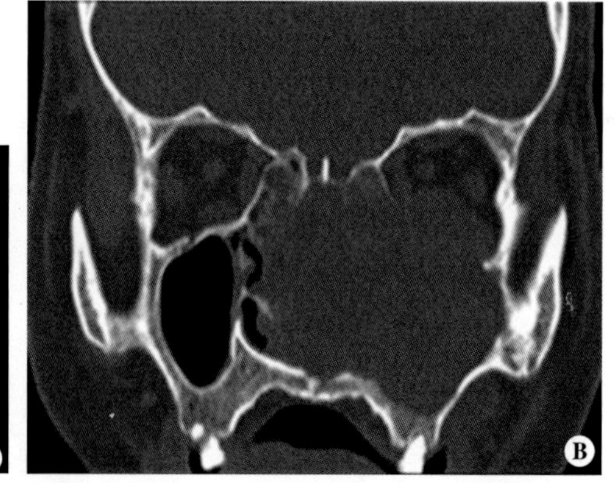

图 2-5-3 鼻旁窦 CT 影像

A. 冠状位；B. 水平位

（二）整合性诊治过程

1. 关于诊断及治疗方案

（1）MDT 团队组成：耳鼻喉科、头颈外科、神经外科、肿瘤内科、放射治疗科、病理科、影像科。

（2）讨论意见：入院后局部麻醉下取病理，病理回报为低分化癌，结合影像学检查，进一步诊断为鼻腔鼻旁窦低分化癌（T4N0M0）。考虑到患者肿瘤侵犯范围大，如先手术，创伤大且难以彻底切除；经过专家讨论后，达成共识：先进行化疗，根据肿瘤对化疗的敏感程度及缩小范围等情况经进一步评估后，再决定下一步治疗方案。

2. 治疗过程

TPF 方案诱导化疗：紫杉醇 240mg，第 1 天，奈达铂 50mg，第 2 ～ 4 天，替加氟 1g，第 2 ～ 6 天，共 4 周期。

化疗两周期后复查鼻旁窦 MRI：肿物较前明显缩小（图 2-5-4）。

专科查体：原左侧颌面部肿胀消失，左侧鼻腔脓性分泌物较前明显减少，无血丝，无腐败气味，右侧鼻腔未见明显占位，双侧嗅觉恢复，双侧视力正常，眼球运动基本正常，对光反应灵敏，鼻窦区无压痛，双侧颈部及锁骨上未触及肿大淋巴结（图 2-5-5）。

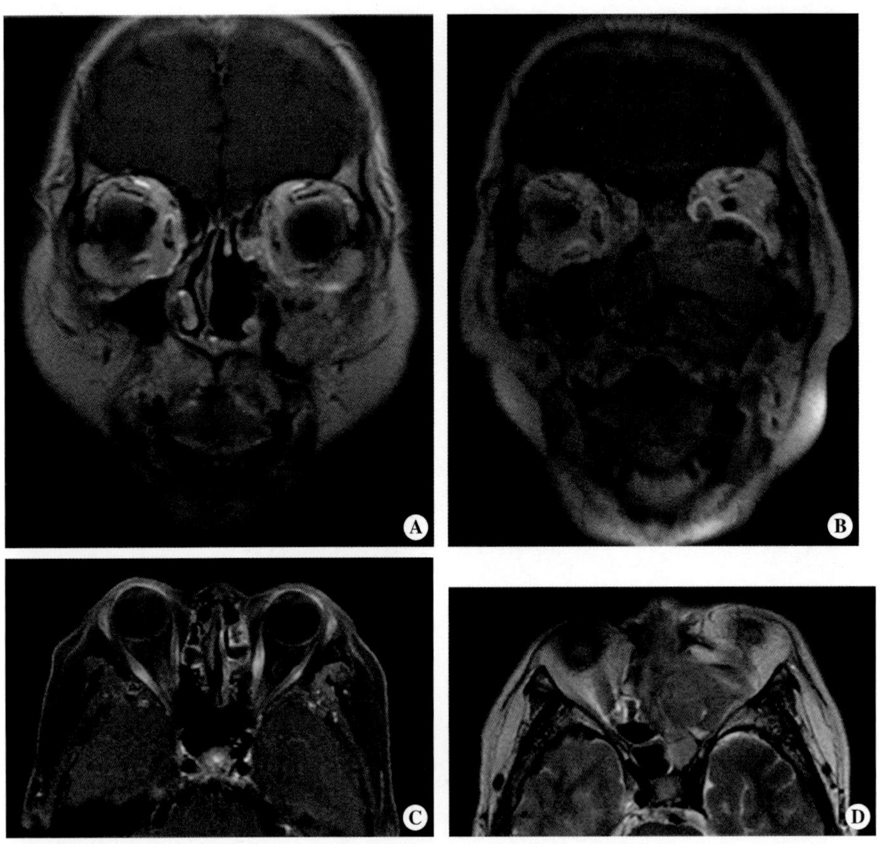

图 2-5-4 TPF 方案诱导化疗前后 MRI 对比

A. 化疗前 MRI 冠状位；B. 化疗后 MRI 冠状位；C. 化疗前 MRI 水平位；D. 化疗后 MRI 水平位

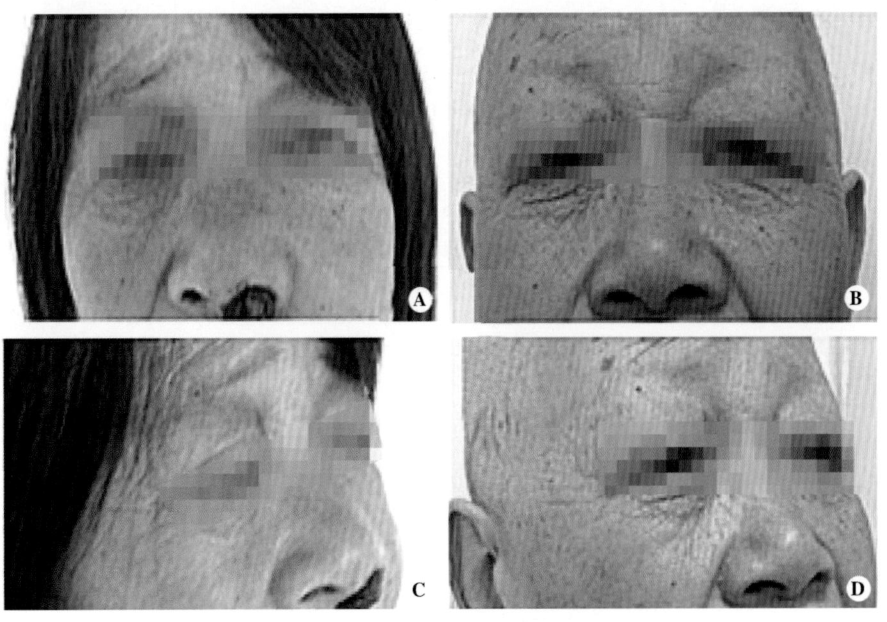

图 2-5-5 化疗前后患者面部照片

A、C. 化疗前；B、C. 化疗后

化疗后再次 MDT 讨论意见：经过专家评估，疗效评价。肿瘤较前缩小明显，讨论后达成共识：转入头颈外科手术治疗，彻底切除肿瘤后进行整合治疗。

治疗经过：行“鼻内镜下左侧鼻腔肿物切除术”。术中见左侧鼻腔呈术后状态，后外侧壁近蝶腭孔处可见灰白色乳头状新生物，表面不平，钳取部分送术中冷冻病理，病理回报：乳头状瘤伴局灶癌变。扩大切除肿物。术后行放疗。

3. 关于后续随访　后续定期随访，每2个月复查增强MRI和鼻内镜，观察治疗效果。

（三）案例处理体会

鼻腔鼻旁窦低分化癌是少见的鼻腔鼻旁窦恶性肿瘤。病程发展前期一般表现为鼻塞、流涕，大多数患者此时不会重视。随着病程发展，鼻塞加重，伴有脓涕（常有臭味）或血性分泌物，大部分患者易在此期就诊。病程发展到后期会出现局部毁容，邻近的组织黏膜、骨质、软骨广泛破坏，此时肿瘤症状明显，易确诊，但容易错过最佳治疗期。

因此，早发现、早诊断，在诊治过程中坚持采用MDT模式开展整合医学诊疗是改善本病预后的主要途径。

（钟　琦　房居高）

参考文献

郎锦义，高黎，郭晔，等，2014. 头颈部鳞癌综合治疗：中国专家共识2013版. 未来的生活，10：1635-1648.

中国抗癌协会头颈专业委员会，中国抗癌协会放射肿瘤专业委员会，2010. 头颈部肿瘤综合治疗专家共识. 中华耳鼻咽喉头颈外科杂志，45：535-541.

中华耳鼻咽喉头颈外科杂志编辑委员会，2013. 鼻腔鼻窦恶性肿瘤内镜手术治疗专家讨论. 中华耳鼻咽喉头颈外科杂志，48：180-185.

Franchi A，Bishop JA，Coleman H，et al，2019. Data set for the reporting of carcinomas of the nasal cavity and paranasal sinuses：explanations and recommendations of the guidelines from the international collaboration on cancer reporting. Archives of Pathology & Laboratory Medicine，143（4）：424-431.

Fu TS，Monteiro E，Muhanna N，et al，2016. Comparison of outcomes for open versus endoscopic approaches for olfactory neuroblastoma：a systematic review and individual participant data meta-analysis. Head Neck，38：E2306-2316.

Gill A，Givi B，Moore MG，2019. AHNS Series-Do You know your guidelines?：Assessment and management of malnutrition in patients with head and neck cancer：Review of the NCCN Clinical Practice Guidelines In Oncology（NCCN Guidelines）. Head & Neck，41（3）：577-583.

Grégoire V，Lefebvre JL，Licitra L，et al，2010. Squamous cell carcinoma of the head and neck：EHNS-ESMO-ESTRO Clinical Practice Guidelines for diagnosis，treatment and follow-up. Annals of Oncology，21：v184-v186.

He N，Chen X H，Zhang L，et al，2017. Minimally invasive endoscopic resection for the treatment of sinonasal malignancy：the outcomes and risk factors for recurrence. Therapeutics and Clinical Risk Management，13：593-602.

Higgins TS，Thorp B，Rawlings BA，et al，2011. Outcome results of endoscopic vs craniofacial resection of sinonasal malignancies：a systematic review and pooled-data analysis. International Forum of Allergy & Rhinology，1（4）：255-261.

Iglesias Docampo LC，Arrazubi Arrula V，Baste Rotllan N，et al，2018. SEOM clinical guidelines for the treatment of head and neck cancer（2017）. Clin Transl Oncol，20：75-83.

Lund VJ，Clarke PM，Swift AC，et al，2016. Nose and paranasal sinus tumours：United Kingdom National Multidisciplinary Guidelines. The Journal of Laryngology & Otology，130（S2）：S111-S118.

Ng WT，Wong ECY，Lee VHF，et al，2018. Head and neck cancer in Hong Kong. Japanese Journal of Clinical Oncology，48（1）：13-21.

Scurry WC，Goldenberg D，Chee MY，et al，2007. Regional recurrence of squamous cell carcinoma of the nasal cavity：a systematic review and meta-analysis. Archives of Otolaryngology-Head & Neck Surgery，133（8）：796-800.

Siddiqui F，Smith RV，Yom SS，et al，2017. ACR appropriateness criteria® nasal cavity and paranasal sinus cancers. Head & Neck，39（3）：407-418.

Siegel RL，Miller KD，Jemal A，2020. Cancer statistics，2020. CA Cancer Journal for Clinicians，70（1）：7-30.

Stelow EB，Bishop JA，2017. Update from the 4th edition of the world health organization classification of head and neck tumours：tumors of the nasal cavity，paranasal sinuses and skull base. Head and Neck Pathology，11（1）：3-15.

Zhong Q，Fang JG，Huang ZG，et al，2017. Clinical applications of free medial tibial flap with posterior tibial artery for head and neck reconstruction after tumor resection. Chinese Journal of Cancer Research，29（3）：231-236.

第六节 甲状腺癌

• 发病情况及诊治研究现状概述

甲状腺癌是内分泌系统中发病率最高的恶性肿瘤。近年来甲状腺癌的发病率显著增高，已经成为发病率增长快的恶性肿瘤之一，其中女性的甲状腺癌发病率在一些国家和地区已位列所有恶性肿瘤发病率的第 5 位。

甲状腺癌可发生于各种年龄，从 20 岁开始明显上升，30 ～ 40 岁达高峰。也有文献报道女性好发于 45 ～ 49 岁，男性好发于 65 ～ 69 岁。从全球来看，经济较发达的地区，如北美、欧洲，发病率较高，分别为 16.5/10 万和 7.1/10 万，在经济欠发达地区，如亚洲、非洲发病率较低，分别为 3.4/10 万和 1.1/10 万。我国流行趋势为东部高于西部，沿海省份高于内陆省份，城市高于农村，经济发达地区高于经济欠发达地区。最近中国肿瘤登记年报显示，全国肿瘤登记地区甲状腺癌发病率为 6.6/10 万，略高于全球平均发病水平（4.0/10 万），但最近 10 年我国甲状腺恶性肿瘤的发病率增长了 225.4%，甲状腺癌发病率位居所有恶性肿瘤的第 7 位，跻身于癌谱前十位。江浙等地最新检测结果显示甲状腺癌发病率跃居总体人群第 2 位，女性第 1 位。

目前，甲状腺癌的早期诊断主要依据超声及细针穿刺细胞病理学检查等，治疗方法以手术为主，术后结合内分泌和（或）核素等治疗。对于分化差、病情晚期的患者，也在进行分子靶向药物治疗的临床研究，并取得一定的临床疗效。但是，如何在临床中甄别哪些甲状腺微小癌需要积极治疗和哪些是可以随访的惰性癌，如何治疗碘难治性分化型甲状腺癌，如何治疗预后极差的甲状腺未分化癌，仍是值得进一步研究和探索的临床问题。

• 相关诊疗规范、指南和共识

- 甲状腺结节和分化型甲状腺癌诊治指南，中华医学会内分泌学分会，中华医学会外科学分会，中国抗癌协会头颈肿瘤专业委员会，中华医学会核医学分会
- ^{131}I 治疗分化型甲状腺癌指南（2014 版），中华医学会核医学分会
- 复发转移性分化型甲状腺癌诊治共识
- 甲状腺微小乳头状癌诊断与治疗中国专家共识（2016 版），中国抗癌协会甲状腺癌专业委员会
- 甲状腺癌血清标志物临床应用专家共识（2017 版），中国抗癌协会甲状腺癌专业委员会
- 甲状腺癌诊疗规范（2018 年版），国家卫生健康委员会
- 碘难治性分化型甲状腺癌的诊治管理共识（2019 年版），中国临床肿瘤学会甲状腺癌专家委员会

- NCCN 肿瘤临床实践指南：甲状腺癌（2019.V1），美国国家综合癌症网络（NCCN）
- 甲状腺结节和分化型甲状腺癌治疗指南（2019版），美国甲状腺学会（ATA）
- 甲状腺癌的诊断治疗和随访指南（2019版），欧洲肿瘤内科学会（ESMO）
- 晚期放射性碘难治性甲状腺癌的治疗指南，欧洲甲状腺协会（ETA），2019
- ATA 儿童甲状腺结节和分化型甲状腺癌的管理指南（2015年版），美国 ATA
- 甲状腺髓样癌的管理（修订版），美国 ATA，2015

【全面检查】

（一）病史特点

1. 甲状腺癌相关发病因素

（1）放射性损伤：研究发现，甲状腺是人体唯一一个只要接受 0.10Gy 剂量辐射就能致癌的器官，其危险性随着接受辐射时的年龄增长而降低，即幼儿较成人的危险性高。

（2）碘和 TSH：摄碘过量或缺碘均可使甲状腺的结构和功能发生改变。TSH 长期刺激能促使甲状腺增生，形成结节和癌变。

（3）遗传因素：最明显的是来源于甲状腺滤泡旁细胞（又称 C 细胞）的甲状腺髓样癌，5% ～ 10% 的甲状腺髓样癌有明显的家族史。

（4）其他甲状腺病变：临床上有甲状腺腺瘤、慢性甲状腺炎、结节性甲状腺肿或某些毒性甲状腺肿发生癌变的报道。

2. 甲状腺癌的主要临床表现　甲状腺癌有多种不同的病理类型及不同的生物学特性，其临床表现也因此各不相同。

（1）甲状腺乳头状癌：主要表现为缓慢增大的无痛性颈前区肿块，常在无意中或医师例行检查及进行 B 超等检查时发现。病变晚期可出现不同程度的声音嘶哑、发音困难、吞咽困难和呼吸困难等。约 50% 的甲状腺乳头状癌患者可发生区域淋巴结转移，以气管旁、颈内静脉链和锁骨上淋巴结转移多见，也可转移至上纵隔，少数患者也可以颈部的转移性肿块、肺转移灶症状为首发表现，骨转移的常见部位是颅骨、髂骨和椎体等，可出现疼痛症状。

（2）甲状腺滤泡状癌：大部分患者的首发症状为甲状腺肿块，临床表现与乳头状癌类似，但肿块一般较大，可出现不同程度的压迫症状，如压迫气管、食管，表现为声音嘶哑、发音困难、吞咽困难和呼吸困难等。由于甲状腺滤泡状癌易发生血行转移，部分患者可能以转移症状，如股骨、脊柱的病理性骨折为首发症状，少数滤泡状癌浸润和破坏邻近组织，患者可以出现呼吸道阻塞等症状，晚期，肿瘤发展较大时，还可引起上腔静脉综合征。

（3）甲状腺髓样癌：一般临床表现与甲状腺乳头状癌、甲状腺滤泡状癌基本相似，表现为颈前肿块和颈淋巴结转移，因为 C 细胞主要位于腺叶中上极，因此髓样癌典型表现为甲状腺中上极结节，多数生长缓慢，病程较长。同时可能出现特有的内分泌综合征，约 30% 的患者有慢性腹泻史（多为水样腹泻）并伴有面部潮红似类癌综合征，或库欣综合征。

甲状腺髓样癌根据其临床特点，可分为散发性和家族性。散发性占全部甲状腺髓样癌的 80% 以上，临床上与分化性甲状腺癌表现相同；家族性又分为多发性内分泌肿瘤 - Ⅱ A 型（multiple endocrine neoplasia- Ⅱ A，MEN- Ⅱ A）、MEN- Ⅱ B 型和家族性甲状腺髓样癌（family MTC，FMTC）。

家族性甲状腺髓样癌有如下特征：①家族性甲状腺髓样癌发病年龄较轻，诊断时平均年龄为 33 岁，而散发性甲状腺髓样癌患者诊断时平均年龄为 50 ～ 60 岁。②家族性甲状腺髓样癌均为双侧癌和多中心病变，肿瘤分布和形态不对称，可能一侧有巨大肿物，而对侧仅有组织学征象，但无一例外均为双侧病变。而散发性者多为单侧肿物。③家族性甲状腺髓样癌癌块较小，由于筛查，也有隐性发现。而散发性者癌块直径多超过 4cm。④家族性甲状腺髓样癌淋巴转移较少见，远处转移更少见，可能是发现较早之故。⑤家族性甲状腺髓样癌多位于 C 细胞集中处，即腺叶上、中 1/3 交界处。⑥家族性甲状腺髓样癌常伴有嗜铬细胞瘤或甲状旁腺功能亢进。

（4）甲状腺未分化癌：临床表现复杂多变，一般具有以下特点。①症状多样性，早期即可发生血道和淋巴道转移及局部浸润，转移常见于肺、肝、肾及上纵隔等部位，故常为几种症状相互交错或同时出现，或以呼吸系统、消化系统某一症状为突出表现，如伴有吞咽困难、呼吸不畅、声音嘶哑和颈区疼痛等症状；②双侧颈部常伴有肿大淋巴结，颈部触及板样硬肿物，固定，边界不清，这是肿瘤广泛侵及周围组织且与转移淋巴结融合而成所致；③辅助检查提示甲状腺未分化癌不吸收和浓聚碘，也不表达甲状腺球蛋白（Tg）。

（二）体检发现

各病理类型甲状腺癌的体征稍有差别。一般在颈部体检时发现，特征性表现是甲状腺内非对称性肿块，但肿块较小时在体表无法触及，增大后方能触及，质地较硬，边缘多较模糊，肿物表面凹凸不平。若肿块仍局限于甲状腺腺体内，则肿块可随吞咽动作而活动；若肿瘤侵犯了气管或周围组织，则肿块可表现为活动差或固定，甲状腺未分化癌患者可出现颈部巨大、板块状质硬肿块。颈部淋巴结转移以一侧或双侧气管旁及中、下颈部为主(即Ⅵ及Ⅲ、Ⅳ区)，可触及肿大淋巴结，质地中等偏硬，分化型癌一般境界清，无明显粘连，可活动。若有远处转移则可出现转移病灶的体征，如骨、肺、皮肤的肿块等。

（三）实验室检查

1. *常规检查* 血常规、尿常规、粪常规、肝肾功能、乙肝和丙肝相关检查、凝血功能、甲状腺功能等。这些是了解患者一般状况、制订治疗方案所必需的检查内容。

2. *血液肿瘤标志物检查* 与其他恶性肿瘤相比，甲状腺癌还没有公认的肿瘤标志物。目前，用于甲状腺癌诊断的主要实验室指标是Tg和血清降钙素。

（1）Tg：是甲状腺滤泡上皮分泌的660kDa的糖蛋白，Tg浓度测定已作为分化型甲状腺癌(DTC)的肿瘤标志物相关检查在临床上广泛使用。在一般状态下，甲状腺组织大小是影响血清Tg水平的主要因素，但炎症、出血、活检、手术或放射性治疗等造成甲状腺组织损伤的程度及TSH受体数量等也是影响Tg水平的因素。

近年来许多研究证实，血清Tg水平与DTC的组织含量及病程发展有明显关系，可在传统的影像学及体格检查出现明显异常前就逐渐升高。由于血清Tg升高也见于甲状腺肿和甲状腺功能亢进症等甲状腺良性病变，因此其不能作为特异性肿瘤标志物用于DTC的定性诊断，更多的价值体现在随访监测方面。在全甲状腺切除术、近全切除术或^{131}I消融术后DTC患者的随访过程中，血清Tg含量升高提示有残留肿瘤组织或复发转移的可能。

（2）血清降钙素：由甲状腺C细胞合成及分泌，是甲状腺髓样癌（MTC）较敏感且特异的肿瘤标志物，其表达程度与MTC分化程度和侵袭生长能力有关。血清降钙素在观察MTC复发及转移上具有重要的参考价值。一般认为，在行全甲状腺切除的患者，治疗前检测降钙素水平，并在治疗后定期监测其血清水平变化，如果超过正常范围并持续升高，特别是当降钙素≥150pg/ml时，应高度怀疑病情进展或复发。在行非全甲状腺切除的患者，血清降钙素高于正常，尤其是持续升高者也应高度怀疑复发或转移。

（四）影像学检查

1. *超声检查* 在甲状腺癌的诊断中起着重要作用。首先，超声检查是甲状腺内结节最敏感的影像学检查方法，能够发现2mm的囊性结节和3mm的实质性结节；其次，超声检查对甲状腺癌的诊断有高度敏感性和特异性，在所有的影像学检查中占有主要地位；再次，超声还能够指导甲状腺结节细针穿刺细胞学检查；最后，超声还能显示颈部几毫米大小的可疑淋巴结。

（1）鉴别良恶性甲状腺结节的超声特征见表2-6-1。

（2）甲状腺超声造影和弹性成像：超声造影是近年超声医学的重要研究热点之一，在甲状腺结节诊断中的应用主要是增强模式的观察和灌注时间－强度曲线的分析。

超声弹性成像是近年出现的一种新的超声诊

断技术，目前在甲状腺结节判断中应用较多的是弹性评分法和应变率比值法，并且取得了较好的效果，对甲状腺癌的诊断有非常好的应用价值。

国家卫生健康委员会发布的《甲状腺癌诊疗规范（2018年版）》指出超声造影技术及超声弹性成像可作为超声诊断甲状腺微小乳头状癌（PTMC）的补充手段，但不建议常规应用。

表 2-6-1　鉴别良恶性甲状腺结节的超声特征

特征	良性	恶性
结节内部		
单纯囊性	++++	—
囊性、内有分隔	++++	+
囊实性混合	+++	++
彗星尾伪像	++++	+
回声		
高回声	++++	+
等回声	+++	++
低回声	++	+++
声晕		
薄而规则	++++	++
厚而不规则	++	+++
边界		
清晰	+++	++
不清晰	+	+++
钙化		
蛋壳样钙化	++++	+
粗糙钙化	+++	+
微钙化	+	++++
血流特征		
边缘血流	+++	+
内部血流	++	+++

+. 可能性极小（＜1%）；++. 可能性小（＜15%）；+++. 可能性中等（16%～84%）；++++. 可能性大（＞85%）。

2. 放射影像学检查　是诊断和评估甲状腺癌治疗可行性的重要手段之一。颈部CT和MR扫描能够清晰显示甲状腺肿瘤病灶的大小、部位、形态，与邻近组织结构的关系及肿大淋巴结等情况，其中CT对病灶内钙化的检出具有独特优势。MR能敏感地反映肿瘤组织信号变化，进行组织成分分析和功能成像，同时，检查不使用含碘造影剂可用于甲状腺功能改变的患者。

3. 核医学检查　在内分泌疾病，尤其甲状腺疾病的诊治中具有十分重要的地位。核医学用于甲状腺疾病的诊断项目有甲状腺功能体内试验、甲状腺功能体外试验、甲状腺显像，用于甲状腺癌核素诊断的主要是甲状腺显像。

4. 甲状腺癌正电子发射断层显像（PET）　对于已经明确病理类型的甲状腺髓样癌、未分化癌，^{18}F-FDG PET/CT显像可用于手术治疗前了解全身转移情况及治疗后的评估。对于其他类型的甲状腺癌，^{18}F-FDG PET/CT目前一般只用于肿瘤根治手术后，Tg水平升高而全身^{131}I显像阴性者的排查。

（五）细针吸取细胞学检查

1. 甲状腺细针吸取细胞学（FNAC）检查方法　在甲状腺FNAC检查过程中，必须严格执行操作规范和技术要求，把握好检查的方法学与质控规范十分重要，这是确保此项检查的质量及检查顺利进行的前提。

（1）针吸操作规范

1）常规皮肤消毒，铺洞巾，局部麻醉。

2）进针部位的选择应遵循以下原则：选择最近路线垂直进入，注意避开浅表静脉及动脉搏动明显处，扁平形肿块可以采用斜线进针。

3）在对甲状腺肿块穿刺时常采用两种不同的负压吸取方法：一般情况下只需要少量负压持续吸取即可，通常拉动针管1～2ml就足够了，一些质韧的病变仍需较大的负压，如纤维性甲状腺炎或软组织肿瘤。另外一种针吸的方法是无负压吸取，即操作时仅用穿刺针而不连接注射器，是由Zajdela等在1987年首先提出的，通过穿刺针上下提插的虹吸作用而收集细胞和组织碎片。此方法的优点是操作简单、动作精细、出血量少，特别适合组织较脆的甲状腺肿块，因此应用逐渐广泛，缺点就是相对细胞量减少，而且不适合于囊性病变的操作。

（2）制片

1）在针吸完成后通常直接手工制作涂片，一般做涂片3～4张，可以直接针尖推涂或应用推片法制作，效果良好。

2）液基薄层制片技术：现在已越来越广泛地应用于细胞病理学领域，其多项优点有利于FNAC的制片和诊断，如及时的固定、细胞结构清晰、红细胞被清除等；液基制片技术应作为辅助技术与常规的细胞制片方法联合应用。

3）细胞蜡块（cell block，CB）制作技术：目前已经被认为是最有潜力和应用前景的细胞病理学技术，细胞蜡块细胞病理学技术是指通过 FNAC 检查后将取得的普通制片后剩余样本用生理盐水或 95% 乙醇溶液冲刷，将冲刷液中的全部细胞离心浓缩后处理成块状，石蜡包埋成细胞蜡块并切片、染色等再进行观察的细胞病理学技术，在某种程度上具有组织切片的特点。

无论采用何种制片方法，取得的样本除了采用 Diff-Quick 染色外必须立即固定，推荐使用 95% 乙醇溶液或乙醚 - 乙醇液；普通涂片、液基薄片的固定时间通常在 15min，而细胞蜡块则需＞ 3h 以上。

常规的染色方法是巴氏染色，在床边评价时通常采取快速的 Diff-Quick 染色，而在国内 HE 染色应用也十分广泛。

2. 甲状腺癌细针吸取（FNA）的辅助检查 免疫组化（IHC）染色技术由于一直受细胞病理学样本不能重复制片的限制而应用困难，但随着 CB 技术的推广，IHC 在 FNAC 中的应用日渐广泛，在甲状腺恶性肿瘤中主要选用项目如下。

髓样癌：Calcitonin，TG，CEA，CHGA。

未分化癌：CK，Galectin-3。

乳头状增生和滤泡型乳头状癌（PTC）：Galectin-3，CK19，HBME-1。

甲状旁腺肿瘤：PTH，TTF-1。

转移性恶性肿瘤：TG，TTF-1。

流式细胞技术在国外也较多地应用于 FNAC 诊断中，但国内尚较少见到相关报道；其在甲状腺恶性淋巴瘤的诊断中价值较大。

原位杂交技术（ISH）等分子病理学技术现在已经较成熟地在临床病理学中应用，在甲状腺癌的 FNAC 检查中，FISH（或 CISH）目前已用于检测染色体易位（如 *RET/PTC*、*PAX8/PPARG*）和基因突变（如 *BRAF*、*RAS* 基因）。

3. 甲状腺肿块 FNAC 检查分级诊断术语（分类方法）和形态学标准 甲状腺 FNAC 检查尚无公认统一的分级诊断术语（或分类方法）指南，目前在国内外应用较多的是 2007 年美国国家癌症研究所（NCI）推出的分级诊断术语指南，它是一个 6 级分级诊断及相应的形态学标准，本节以此为主要依据简单介绍如下。

（1）不具诊断性 / 不满意（non-diagnostic / unsatisfactory）：标本中细胞稀少、无滤泡上皮细胞或固定及保存不良等原因所致，可建议进行 FNAC 复查。

（2）良性（benign）

1）病种：包括但不限于结节性甲状腺肿、淋巴细胞性甲状腺炎及甲状腺肿中的增生性 / 腺瘤样结节。

2）恶性发生风险：低，＜ 1%。

（3）意义不明的滤泡性病变（follicular lesion of undetermined significance）：相当于“atypia of undetermined significance”“atypical follicular lesion”“cellular follicular lesion”（目前尚无统一的中文翻译）。

病种：指细胞学表现不能肯定为“良性”类别，但也不足以诊断滤泡性肿瘤或可疑恶性肿瘤的病变。除细胞学形态特征不明确外，部分病例因取材（细胞过少或血液覆盖）或制备（固定不良）欠佳，也可令诊断不明而归入此类。

恶性发生风险：较低，5% ～ 10%。

（4）滤泡性肿瘤或可疑滤泡性肿瘤（follicular neoplasm）：相当于滤泡性肿瘤、微滤泡性增生 / 病变（microfollicular proliferation/lesion）。

病种：滤泡状排列的病变 / 肿瘤（non-papillary follicular pattern lesion/neoplasm）和 Hürthle 细胞病变 / 肿瘤。

恶性发生风险：低到中等，20% ～ 30%。约 20% 此类病变手术时为恶性。Hürthle 细胞病变 / 肿瘤如最大直径≥ 3.5cm，则恶性比例更高。

（5）可疑恶性肿瘤（suspicious for malignancy）

1）可疑乳头状癌（PTC）：50% ～ 75% 为滤泡型乳头状癌。

2）可疑髓样癌（MTC）：可用于受标本数量限制而无法用免疫组化方法检测降钙素的病例，细胞学报告中应建议查血清降钙素水平以证实细胞学的印象。

3）可疑其他原发或继发性恶性肿瘤。

4）因仅见“肿瘤性”坏死而可疑的肿瘤，如未分化癌。

（6）恶性肿瘤（malignant）

1）恶性发生风险：100%。

2）其包含所有类型的甲状腺恶性肿瘤。

要点小结

◆ 甲状腺癌诊断目前最有效、最经济的检查是超声检查，CT 等对甲状腺结节位置、淋巴结及转移病灶的判定有一定帮助。

◆ 细针吸取细胞学诊断是术前最具诊断价值的检查。细胞学诊断结合甲状腺球蛋白、降钙素、癌胚抗原等对甲状腺癌进行评估，初步判定甲状腺癌的进展情况，从而制订个体化治疗方案。

◆ 基因检测，如 *BRAF*、*RAS* 基因突变，*RET* 基因重排等，为术前结节性质判断和制订手术方案的抉择提供分子水平依据。

【整合评估】

（一）评估主体

一般分化型甲状腺癌首选手术治疗，术后根据病情需要进行核素治疗和内分泌治疗，而中晚期分化型甲状腺癌、甲状腺髓样癌、甲状腺未分化癌等均需要 MDT。

甲状腺癌的 MDT 组成：头颈外科（甲状腺外科）、胸外科、耳鼻咽喉科、麻醉科、内分泌科、超声影像科、病理科、核医学科、肿瘤内科、护理部、心理科等。核心成员为头颈外科（甲状腺外科）2 或 3 名、核医学科 1 名、内分泌科 1 名、超声影像科 1 名、病理科 1 名等，参与人员应具有副高级以上职称，有独立诊断和治疗能力，并具有一定学识和学术水平。

MDT 宜有固定地点、相对固定时间及形式，有固定的协调医务人员进行日常工作协调联络，根据病情不同，邀请不同部门专家参加探讨，最后由主持人进行概括和总结。各医疗组应按照 MDT 讨论的方案进行临床诊治。

（二）分期评估

美国癌症联合委员会（American Joint Committee on Cancer，AJCC）针对甲状腺癌的最新一版分期（美国癌症联合委员癌症分期手册第 8 版）具体如下（表 2-6-2）。

1. 甲状腺乳头状癌、滤泡癌、低分化癌、Hürthle 细胞癌和未分化癌

Tx：原发肿瘤不能评估。

T0：无肿瘤证据。

T1：肿瘤局限于甲状腺内，最大径≤ 2cm。

T1a：肿瘤最大径≤ 1cm。

T1b：肿瘤最大径＞ 1cm，≤ 2cm。

T2：肿瘤局限于甲状腺内，肿瘤 2 ～ 4cm。

T3：肿瘤＞ 4cm，局限于甲状腺内或侵犯甲状腺外带状肌。

T3a：肿瘤＞ 4cm，局限于甲状腺内。

T3b：任何大小肿瘤，侵犯甲状腺外带状肌。

带状肌包括胸骨舌骨肌、胸骨甲状肌、甲状舌骨肌、肩胛舌骨肌

T4：侵犯甲状腺外。

T4a：任何大小肿瘤，突破被膜，侵犯喉、气管、食管、喉返神经及皮下软组织。

T4b：任何大小肿瘤，突破被膜，侵犯椎前筋膜，或包裹颈动脉、纵隔血管。

2. 甲状腺髓样癌

Tx：原发肿瘤不能评估。

T0：无肿瘤证据。

T1：肿瘤局限于甲状腺内，最大径≤ 2cm。

T1a：肿瘤最大径≤ 1cm。

T1b：肿瘤最大径＞ 1cm，≤ 2cm。

T2：肿瘤 2 ～ 4cm。

T3：肿瘤＞ 4cm，局限于甲状腺内或侵犯甲状腺外带状肌。

T3a：肿瘤＞ 4cm，局限于甲状腺内。

T3b：任何大小肿瘤，突破被膜，侵犯甲状腺外带状肌。

带状肌包括胸骨舌骨肌、胸骨甲状肌、甲状舌骨肌、肩胛舌骨肌。

T4：进展期病变。

T4a：中度进展，任何大小的肿瘤，侵犯甲状腺外颈部周围器官和软组织，如喉、气管、食管、喉返神经及皮下软组织。

T4b：重度进展，任何大小的肿瘤，侵犯椎前

筋膜，或包裹颈动脉、纵隔血管。

3. 区域淋巴结　适用于所有甲状腺癌。

N0：无淋巴结转移证据。

N1：区域淋巴结转移。

N1a：转移至Ⅵ、Ⅶ区（包括气管旁、气管前、喉前 /Delphian 或上纵隔）淋巴结，可以为单侧或双侧。

N1b：单侧、双侧或对侧颈淋巴结转移（包括Ⅰ、Ⅱ、Ⅲ、Ⅳ或Ⅴ区）淋巴结或咽后淋巴结转移。

4. 远处转移　适用于所有甲状腺癌。

M0：无远处转移。

M1：有远处转移。

表 2-6-2　甲状腺癌分期

	T	N	M	分期
乳头状或滤泡状癌（分化型）				
＜55 岁	任何 T	any N	M0	Ⅰ
	任何 T	any N	M1	Ⅱ
乳头状或滤泡状癌（分化型）				
≥55 岁	T1	N0/NX	M0	Ⅰ
	T1	N1	M0	Ⅱ
	T2	N0/NX	M0	Ⅰ
	T2	N1	M0	Ⅱ
	T3a/T3b	any N	M0	Ⅱ
	T4a	any N	M0	Ⅲ
	T4b	any N	M0	Ⅳ A
	任何 T	any N	M1	Ⅳ B
髓样癌（年龄组）	T1	N0	M0	Ⅰ
	T2	N0	M0	Ⅱ
	T3	N0	M0	Ⅱ
	T1 ～ 3	N1a	M0	Ⅲ
	T4a	any N	M0	Ⅳ A
	T1 ～ 3	N1b	M0	Ⅳ A
	T4b	any N	M0	Ⅳ B
	任何 T	any N	M1	Ⅳ C
未分化癌(所有年龄组）	T1 ～ T3a	N0/NX	M0	Ⅳ A
	T1 ～ T3a	N1	M0	Ⅳ B
	T3b	any N	M0	Ⅳ B
	T4	any N	M0	Ⅳ B
	任何 T	any N	M1	Ⅳ C

（三）营养代谢状态评估

甲状腺癌一般不影响患者的营养状态，除非压迫或侵犯食管影响进食的晚期患者。另外，同时合并甲状腺功能亢进或减退疾病的患者可出现营养代谢的问题。可参考胃肠肿瘤章节，推荐使用 PG-SGA 联合 NRS-2002 进行营养风险筛查与评估。

（四）疼痛评估

甲状腺癌术前疼痛主要原因是肿瘤出血囊性变，瘤内出血出现颈前肿块区域疼痛，甲状腺手术后一般无手术区域的疼痛，术后一般无须镇痛治疗。疼痛评估方法与其他肿瘤一样，目前临床常用的疼痛评估方法有 NRS-2002、视觉模拟评分和语言评价量表等。

（五）病理评估

1. 对细胞学诊断结果评估及处理　甲状腺超声引导下 FNA 后检查及处理。

（1）“不具诊断性”结果的随访处理（无成熟标准）

1）囊性病变

A. 纯胶质：基本为良性，定期随访及进行 B 超复查。

B. 见血液及吞噬细胞的囊肿：如 B 超有可疑病变，应重复进行甲状腺结节细针吸取活检（US-FNA）（间隔 6 ～ 18 个月）。如为薄壁囊肿，可随访，但也有认为需手术除外 PTC 者。

2）实质性病变：B 超定位下重复进行 FNA 检查，如仍不能诊断，可考虑手术治疗。如肿块≤ 1cm，患者能坚持随访，可考虑随访。重复进行 FNA 检查，间隔时间为 3 个月。

（2）“良性”结果的随访处理

1）5% 假阴性率；直接 FNA 假阴性率高于 US-FNA，更需密切随访；B 超可疑者也需密切随访。

2）可触及的肿块行临床随访，间隔 6 ～ 18 个月，持续 3 ～ 5 年。

3）不可触及的肿块行 B 超随访，间隔 6 ～ 18 个月，持续 3 ～ 5 年。

4）肿块直径增大 20%，或直径增加至少超过 2mm 者，应复查 FNA。

5）B 超出现异常表现时，应重复进行 FNA 检查。

6）重复 FNA 检查应在 B 超下进行，建议细胞学研究人员加入，现场评价。

7）激素抑制治疗不适用。

（3）“意义不明的滤泡性病变 / 不典型 / 交界性”的随访处理：由于其结果的低特异性和低阳性预测值，处理方法有争论。一般采用保守处理。

1）重复进行B超检查。

2）重复进行核素检查。

3）请细胞学专家会诊。

重复FNA（间隔3～6个月），如重复FNA结果仍相同或为更高级别，应考虑手术处理。

（4）“滤泡性肿瘤” 结果的随访及处理：甲状腺腺叶切除术后，按组织学方法寻找是否有包膜和血管侵犯决定良恶性及进一步治疗措施。

（5）“可疑为恶性肿瘤”结果的随访处理：甲状腺腺叶切除术后，按组织学结果进一步决定治疗措施。

（6）“恶性”结果的随访处理

1）手术及术中冷冻切片检查，PTC、MTC。

2）非手术性：转移性者，寻找原发灶；未分化癌，排除转移性癌；淋巴瘤，进一步明确肿瘤类型。

2. 组织病理诊断及评估　根据肿瘤的病理、临床及基因学特点，《2017年内分泌器官肿瘤WHO分类》对内分泌器官肿瘤的分类进行了全面的更新。《2017版WHO甲状腺肿瘤分类》总体可将甲状腺肿瘤分为上皮性肿瘤、非上皮性肿瘤和继发肿瘤三大类，其中最重要的进展在于甲状腺滤泡上皮细胞起源的高分化肿瘤，乳头和滤泡、良性和恶性分类的更新，并新增加了一组甲状腺交界性肿瘤。嗜酸性细胞肿瘤从滤泡性肿瘤中剔除，成为一组独立的病变。低分化癌诊断标准进一步明确。

（1）恶性潜能未定的肿瘤：恶性潜能未定（uncertain malignant potential，UMP）的甲状腺肿瘤，为伴有可疑包膜或脉管浸润的包裹性或境界清楚的甲状腺滤泡生长模式的肿瘤，不关注甲状腺乳头状癌（papillary thyroid carcinoma，PTC）细胞核特点。并根据是否具有PTC细胞核特点，将其进一步分为两类。

1）恶性潜能未定的滤泡性肿瘤（follicular tumor，uncertain malignant potential，FT-UMP），指缺乏PTC细胞核特点的UMP。

2）恶性潜能未定的高分化肿瘤（well differentiated tumor，uncertain malignant potential，WT-UMP），指具有明确或不确定性PTC细胞核特点的UMP。

除外了包膜、脉管浸润的WT-UMP为具有乳头样核特征的非浸润性甲状腺滤泡性肿瘤（non-invasive follicular thyroid neoplasm with papillary-like nuclear feature，NIFTP）。可疑包膜浸润为肿瘤细胞浸润包膜但未穿透（有或无蘑菇样），包膜厚且不规则时更有意义，但必须除外细针穿刺假象。

新版分类将广基范围内肿瘤细胞顶起纤维结缔组织被膜（穹顶样）同样定义为可疑包膜浸润。血管间隙内肿瘤细胞巢缺乏内皮细胞被覆和相关血栓、纤维结缔组织内肿瘤细胞巢与血管接触，考虑到底是早期血管浸润，还是纯粹肿瘤细胞巢和血管时，为可疑脉管浸润。

具有乳头样核特征的NIFTP：定义为具有PTC细胞核特点的非浸润性滤泡生长模式的甲状腺滤泡性肿瘤，具有极低度恶性潜能。在欧洲和北美国家，NIFTP占所有甲状腺癌的10%～20%，而在亚洲，其发病率相对较低，男女比例为1 ：（3～4），发病年龄跨度较大，多数为40～60岁。临床表现为无症状、可移动的包块，肿瘤较大可引起局部压迫症状，B超显示界线清楚的均匀低回声结节。

大体上，NIFTP为具有完整包膜或界线清楚的肿瘤，切面灰白质韧，出血囊性变等少见，通常直径为2～4cm。组织学上，诊断NIFTP必须满足以下4条：①包膜完整，或界线清楚。②缺乏浸润。③滤泡状生长模式。④PTC细胞核特点，细胞核评分主要依据以下3点。细胞核大小和形状；核膜不规则度；核染色质特点。

诊断NIFTP细胞核评分必须≥2分。除此之外，NIFTP必须除外＞1%真性乳头、砂粒体、肿瘤性坏死、高核分裂象（≥3/10HPF）及其他细胞特点（如＞30%实性 / 梁状 / 岛状生长方式）等。NIFTP常见的基因学改变是*RAS*突变、*PPARG*和*THADH*基因融合，偶见*BRAF V601E*突变，但一般无*BRAF V600E*突变。生物学行为方面，NIFTP类似于滤泡腺瘤，完整切除肿瘤后15年内复发和转移率低于1%，但若切缘阳性可致肿瘤复发。

（2）甲状腺乳头状癌

1）大体表现：肿瘤通常呈浸润性生长，边界不清，少数情况下肿瘤边界清楚，并有包膜。体积从仅显微镜下可见至十多厘米不等，切面大多呈灰白色，由于乳头的出现而呈细颗粒状，触之有砂粒感，间质常伴胶原化、钙化。肿瘤以单发病灶为主，多发肿块或双侧病变也不少见，后者可能与乳头状癌的腺内播散有关。肿瘤实性生长，质地比周围正常组织稍硬，囊性变不多见。但值得注意的是，在颈部淋巴结中偶尔能见到以囊性病变为主要特征的转移灶，常误诊为鳃裂囊肿。

2）组织学表现：肿瘤组织以乳头状生长为特点，乳头细而长，典型的乳头状结构内含纤维血管轴心，间质可有少量淋巴细胞浸润，表面被覆单层或复层立方细胞，有轻度不典型性，胞质微嗜酸，核分裂象少见，仔细观察在大多数病例中肿瘤有向周围正常甲状腺组织浸润的特点。特征性的核是诊断乳头状癌的关键，其意义有时大于乳头状的生长方式。乳头状癌细胞核的经典特点是磨玻璃样核、核沟及核内包涵体（图 2-6-1，图 2-6-2）。磨玻璃样核表现为淡染或透明的核，核膜增厚。核沟是核膜的皱褶，电镜下可见丰富的染色质聚集于核膜处，致核膜增厚，并使核膜复杂折叠，形成分叶状结构。而核内包涵体是核膜内陷所形成的圆形球状物，镜下染色较淡。乳头状癌另一个特点是肿瘤组织常伴有丰富的胶原化纤维间质，部分可见钙化及骨化，这也是大体检查时肿瘤组织切面灰白、质地较硬的原因。在乳头中间常可见同心圆层状钙化小体，称为砂粒体，很少出现在甲状腺其他病变中，所以如在正常甲状腺组织内发现砂粒体，就应该仔细寻找有无乳头状癌病灶。

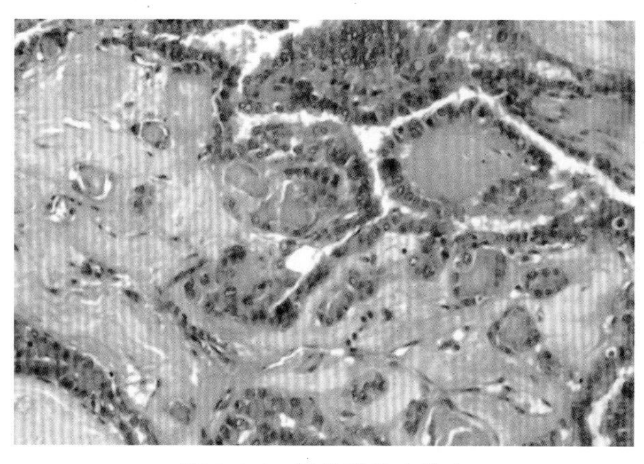

图 2-6-1　甲状腺乳头状癌
肿瘤乳头状生长，间质胶原化（HE，×100）

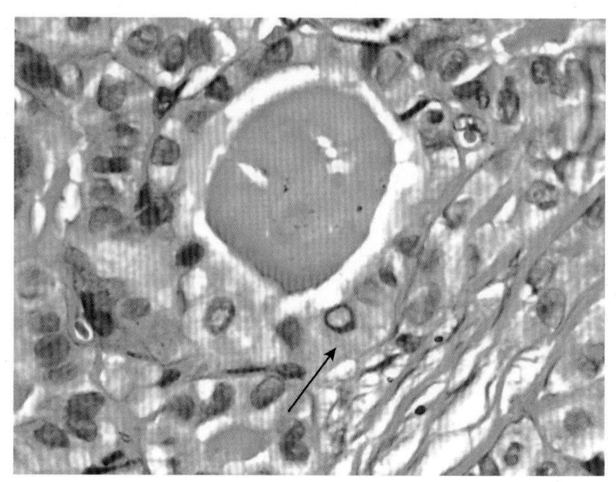

图 2-6-2　甲状腺乳头状癌
箭头所指处为核内包涵体（HE，×400）

3）乳头状癌病理亚型：新版 WHO 分类在旧版的基础上对 PTC 组织学类型进行了较大幅度的更新，新增了包裹型、鞋钉型，更新了微小乳头状癌、滤泡型、弥漫硬化型、高细胞型、柱状细胞型、嗜酸性细胞型、透明细胞型、Warthin 样型等，其中对滤泡型和高细胞型更新较大。原实性型改为实性 / 梁状型，原筛状型改为筛状 / 桑葚型；原 PTC 伴结节性筋膜炎样间质改为结节性筋膜炎样型。原 PTC 伴梭形细胞和巨细胞改为梭形细胞型。去掉了 PTC 伴鳞状细胞癌或黏液表皮样癌。

A. 包裹型：是指具有典型 PTC 细胞学特点，具有完整的纤维包膜，也可有局灶浸润的 PTC，约占所有 PTC 的 10%，预后良好，可出现局部淋巴结转移，但血道转移罕见，5 年生存率几近 100%，需与滤泡腺瘤伴乳头状增生鉴别，后者无 PTC 细胞核特点。

B. 鞋钉型（hobnail variant）：定义为超过 30% 的肿瘤细胞具有鞋钉细胞特点。该型仅占所有 PTC 的不到 2%，为侵袭型。组织学表现为复杂的乳头或微乳头结构，嗜酸性胞质的细胞围绕在乳头周边，核位于顶端而非基底部，核质比不高，细胞黏附性消失，砂粒体不常见，坏死、核分裂象、脉管侵犯及腺外侵犯、复发和远处转移常见。免疫组织化学显示不同程度的甲状腺球蛋白（Tg）、CK7、CK19、HBME1 阳性，甲状腺转录因子（TTF）1 阳性，超过 25% 的细胞核 p53 阳性，Ki-67 阳性指数平均为 10%。*BRAF V600E* 突变最常见，其次是 *TP53* 突变。

C. 甲状腺微小乳头状癌（papillary microcarcinoma）：新版分类中尽管提到曾有提议将之命名为微小乳头状肿瘤（papillary microtumor），但仍沿用微小乳头状癌的概念，特指直径＜ 1cm 的 PTC。总体预后良好，无病生存率为 93%。尸体解剖中的发现率为 5.6% ～ 35.6%。但也有报道称微小乳头状癌可表现为恶性生物学行为，尤其伴有 *BRAF* 基因突变者。

D. 滤泡型（follicular variant）：滤泡型 PTC 主要分为两个亚型，即浸润型（非包裹性）和浸润性包裹型，其中浸润型最常见，与经典型 PTC 特征多有类似。

将非包裹性滤泡型 PTC 归类为浸润型滤泡型 PTC 的原因如下。

a. 其中某些肿瘤在甲状腺内存在多发病灶，具有经典型 PTC 特点。

b. 其生物学行为与经典型 PTC 接近，以颈部淋巴结转移率高最为明显。

c. 淋巴结转移经常有乳头结构。

d. 肿瘤细胞角蛋白的表达与乳头状癌而非滤泡腺癌相似。

浸润性包裹型 PTC 包膜和脉管浸润的判定标准参见甲状腺滤泡腺癌（follicular thyroid carcinoma，FTC）判定标准。另外尚有 2 种罕见亚型，一是旧版 WHO 分类中巨滤泡型 PTC 不再是独立的一型，而归类为滤泡性甲状腺乳头状癌的罕见亚型之一。另一种为弥漫或多结节型，在该型中，整个甲状腺被肿瘤弥漫浸润，不形成明显肉眼可见的结节，该型侵袭性强，预后较经典型 PTC 略差。

E. 高细胞型（tall cell variant）：旧版 WHO 分类将超过 50% 的肿瘤细胞高度 3 倍于宽度的 PTC 定义为高细胞型。新版分类中主要有两点更新，一是将高细胞特点肿瘤细胞的比例降为 30%；二是肿瘤细胞高度定为 2 ～ 3 倍于宽度，将高细胞亚型标准放宽。肿瘤好发于中老年（平均 50 ～ 57 岁），体积较大（直径常＞ 5cm），易甲状腺外播散（42%）、局部复发（58%）、远处转移（17%），以及有较高病死率（25%）。组织学上肿瘤细胞单行排列，核位于基底，胞质丰富，常呈嗜酸性。即使没有甲状腺外侵犯、高细胞的比例不足 30%，预后仍较经典型 PTC 差，故应该在诊断中注明其比例。该型 *BRAF* 和 *TERT* 基因突变比率均较高。

F. 梭形细胞型（spindle cell variant）：用于 PTC 伴 5% ～ 95% 梭形细胞化生者。这些梭形细胞本质上为上皮细胞，可以表达 CK 和 TTF1。梭形细胞与出血和含铁血黄素无关，非甲状腺细针穿刺部位的反应性改变。该型与间变性癌的鉴别诊断包括细胞温和、缺乏核分裂象和坏死。

4）鉴别诊断：由于甲状腺乳头状癌的亚型众多，鉴别诊断也比较复杂，如滤泡亚型要与滤泡性腺瘤或滤泡癌鉴别，嗜酸性细胞亚型要与嗜酸性细胞腺瘤、嗜酸性细胞亚型滤泡癌鉴别，实体亚型需与低分化癌、髓样癌鉴别等，但大多数乳头状癌还需与伴有乳头状增生的良性病变鉴别。

5）免疫组化：肿瘤性上皮细胞广泛表达 CK、EMA、TG 及 TTF-1。TG、TTF-1 主要用于转移性病灶，对确定甲状腺来源有明确的意义。与滤泡上皮乳头状增生、不典型腺瘤鉴别时，CK19、EMA、S100A4、S100A6、HBME-1、Galectin-3 等阳性对诊断乳头状癌有帮助。遗憾的是，到目前为止还没有任何标志物对乳头状癌有特异性，在鉴别诊断时常需联合应用上述标志物。

6）分子遗传学特点：位于 10q11.2 的 *RET* 基因突变会引起乳头状癌，*RET* 基因在乳头状癌中通过重排被激活，故又称 RET/PTC，是乳头状癌遗传学异常之一。成年人乳头状癌 RET/PTC 的突变率为 20% ～ 30%，儿童和青年人的突变率为 45% ～ 60%，而在接触过放射线的乳头状癌患者中 RET/PTC 的突变率高达 60%，由此说明，放射性暴露增加了 RET/PTC 的重组率。

约 10% 的乳头状癌有 *TRK* 基因的染色体重排，是由定位于 1q22 的 *TRK* 基因酪氨酸激酶结构域与来自 1q 的原肌球蛋白（*TPM3*）基因或 *TPR* 基因，或与来自 3 号染色体的 *TFG* 基因融合所致，上述各类型 *TRK* 重排发生率大致相同，而 *TRK-TPM3* 主要见于放射线有关的乳头状癌。*BRAF* 基因属于 *RAF* 基因家族，位于 7 号染色体，编码一种丝氨酸 / 苏氨酸蛋白激酶。29% ～ 83% 的甲状腺乳头状癌及 24% 的未分化癌中存在 *BRAF* 基因突变，而在结节性甲状腺肿及滤泡癌中未检测出这种突变，也有研究显示，相当一部分 *BRAF* 阳性突变肿瘤含有

RET/PTC 重排，提示两者可能协同发挥作用。

（3）甲状腺滤泡癌：新版 WHO 分类中将 FTC 分为 3 组，即微小浸润型、包裹性血管浸润型和弥漫浸润型。有关包膜浸润，新版分类中明确指出，肿瘤细胞 / 滤泡浸润至邻近正常甲状腺组织时，常可见到少许反应性纤维带。

1）大体表现：主要显示甲状腺结节性肿物，微小浸润型滤泡癌直径大多为 2 ～ 4cm，呈单个结节，圆形或椭圆形，大体上包膜较完整，切面肉样或灰黄色，多实性，很难与甲状腺腺瘤区别。弥漫浸润型滤泡癌体积较大，直径为 4 ～ 8cm，多结节者常见，切面灰白色，有时伴坏死、出血及囊性变，包膜不完整，部分可见甲状腺周围组织侵犯。

2）组织学表现：分化好的滤泡癌有完整的滤泡形成，多为小至中等的滤泡，细胞异型性小，分化差的滤泡癌形成的滤泡腔小，有时滤泡腔不明显，细胞异型性大，易见核分裂。但不管是分化好的滤泡癌，还是分化差的滤泡癌，仅从组织学形态很难与甲状腺腺瘤，特别是不典型腺瘤区别，诊断滤泡癌最重要的依据是其组织学生长方式，即包膜和血管的侵犯。滤泡癌的包膜侵犯定义为病变穿透包膜全层。典型者穿透包膜后，肿瘤细胞继续向外浸润性生长，形成蘑菇样结构。微小浸润型滤泡癌仅见局部包膜侵犯，其他部位包膜完整；而弥漫浸润型滤泡癌则有多处的包膜侵犯，并形成多个肿瘤性结节（图 2-6-3，图 2-6-4）。

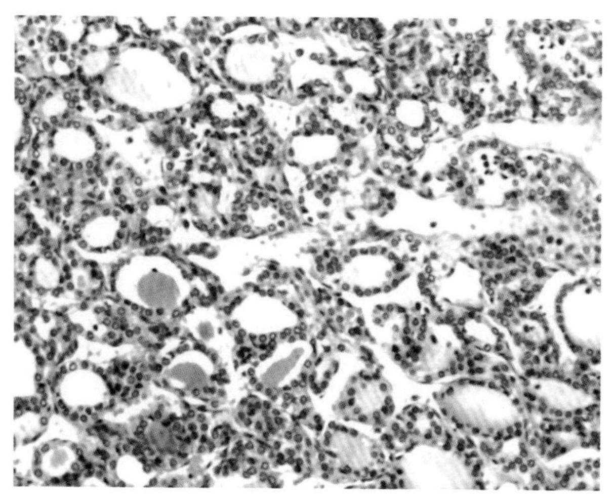

图 2-6-3 甲状腺滤泡癌

滤泡较正常甲状腺小，核染色深，核质比增大（HE，×200）

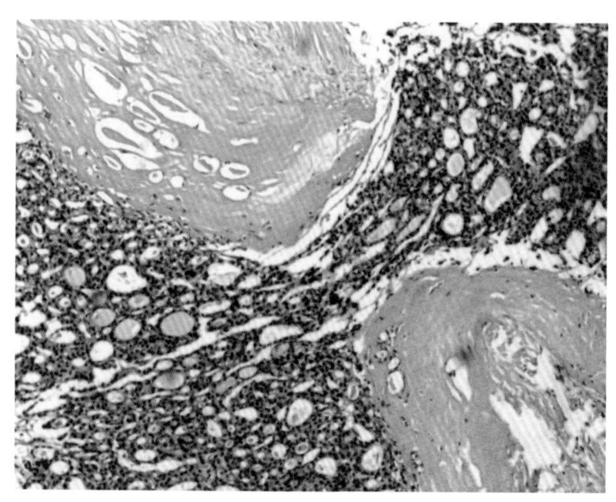

图 2-6-4 甲状腺滤泡癌

肿瘤组织穿透包膜（HE，×100）

3）鉴别诊断：滤泡性腺瘤，特别是不典型腺瘤，滤泡上皮有一定的异型性，也无明显发育良好的大滤泡形成，与滤泡癌的区别主要依靠缺乏包膜和血管侵犯。甲状旁腺肿瘤，由主细胞、嗜酸性细胞或两者以不同比例组成，组织学上有时与滤泡癌难鉴别，但临床上常有血钙升高及骨骼的影像学改变，肿瘤组织内有较多的薄壁血管，能帮助与甲状腺滤泡癌区别。转移性癌，肾癌、肝癌、肺癌及消化道腺癌可以转移至甲状腺内和（或）甲状腺周围，以多发病灶为主，无明显包膜形成，免疫组化能非常有效地鉴别原发性滤泡癌与转移性癌。

4）免疫组化：类似于甲状腺乳头状癌，滤泡上皮的标志物 TG、TTF-1 阳性，主要用于转移灶中确定甲状腺来源。CK19 不像乳头状癌中广泛强阳性，而呈弱阳性或局灶阳性，其他免疫标志物如 EMA、HBME-1、Galectin-3 等在滤泡癌中同样表达。嗜酸性细胞亚型 S100、CEA 和 HMB-45 可阳性。在判断是否为真正的血管侵犯时也可用 CD34、CD31 作为血管内皮的标志物。

5）分子遗传学特点：PPARγ 重排见于 25% ～ 50% 的滤泡癌。PPARγ 重排可产生多种 PPARγ 融合蛋白，最常见的形式 PAX8-PPARγ 能去除由 PPARγ 引起的可诱导的配体转录，从而抑制凋亡、刺激甲状腺滤泡细胞增生，PPARγ 重排常见于伴血管浸润的滤泡癌。*Ras* 基因突变见于 20% ～ 50% 的滤泡癌，N-Ras 和 H-Ras 密码子 61 激活突变最常见。某些病例中 *P53*、*PTEN* 等肿瘤

抑制基因和 *β-catenin* 基因突变和下调可能有助于高分化滤泡癌进展为低分化滤泡癌。

（4）甲状腺低分化癌：2006 年 3 月病理学家聚集在意大利都灵，就甲状腺低分化癌的诊断标准提出了 3 点意见，也称为都灵建议：①滤泡上皮细胞起源的癌；②实性、梁状、岛屿状生长模式；③缺乏 PTC 细胞核特点。具有以下 3 条中至少 1 条：扭曲核（即 PTC 细胞核去分化）、10 个高倍镜视野 ≥ 3 个核分裂象、肿瘤性坏死。

该标准同样适合低分化嗜酸性细胞癌的诊断。新版分类强调侵袭性 PTC 和 FTC 如具有典型分化特征（PTC 细胞核特点、乳头或滤泡），不应诊断为低分化癌。低分化癌的分子生物学改变包括 RAS、BRAF、ALK、TP53、TERT 等。5 年生存率为 60% ～ 70%。放射性碘治疗反应差。

1）大体表现：肿瘤体积较大，被膜及周围组织浸润常见，切面灰白、质硬，出血、坏死多见。

2）组织学表现：肿瘤细胞呈实性、梁状或岛状排列，细胞体积小而一致。岛状形态特征被定义为围以薄层纤细血管间隔的境界清楚的肿瘤细胞巢，有时这些纤维血管间隔与肿瘤细胞自然分隔形成裂隙，肿瘤细胞呈实性，中间可以有小滤泡形成（图 2-6-5，图 2-6-6）。除了上述组织学形态外，一般还有肿瘤性坏死、较多的核分裂象等特点，可以合并有典型的乳头状癌或滤泡癌成分。

3）鉴别诊断：甲状腺髓样癌，低分化癌由于肿瘤细胞体积小，有时没有明显的滤泡形成，容易与甲状腺髓样癌混淆，但髓样癌的肿瘤间质中常有淀粉样物沉积，刚果红染色阳性，而免疫组化降钙素阳性，神经内分泌标志物 CgA、Syn 强阳性，TG 阴性可以明确支持髓样癌的诊断。不典型腺瘤或结节性甲状腺肿的不典型腺瘤增生结节，尽管两者都为良性病变，但在组织学上两者有一定的异型性和多样性，有时肿瘤细胞仅形成不明显的小滤泡或呈实性增生，但与甲状腺低分化癌相比，前两者细胞异型性相对较小，病理性核分裂少见，而后者核分裂多，若发现坏死或甲状腺包膜外侵犯则更具诊断价值。实体亚型甲状腺乳头状癌，这一类型的乳头状癌主要由实性片状排列的肿瘤细胞构成，伴有乳头状癌典型的核特征。

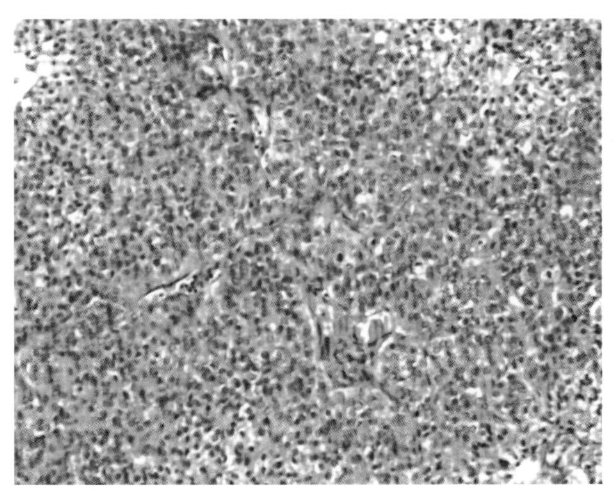

图 2-6-5　甲状腺低分化癌

肿瘤组织呈实性排列（HE，×100）

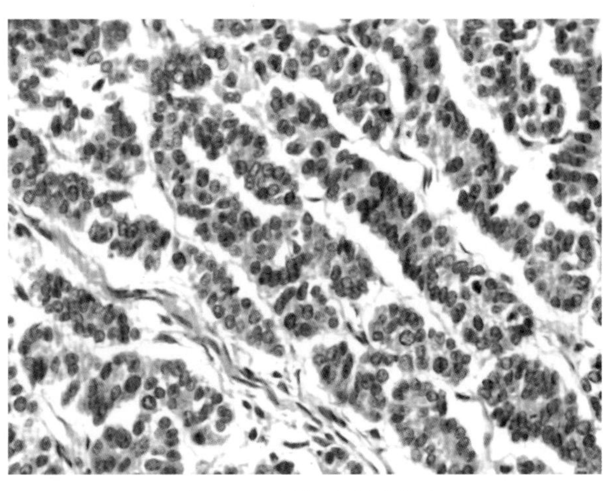

图 2-6-6　甲状腺低分化癌

肿瘤组织呈梁状排列（HE，×200）

4）免疫组化：与组织学诊断上的争议不同，甲状腺低分化癌的免疫组化结果相当一致，TG 恒定表达，阳性反应仅局限于肿瘤组织分化不良的滤泡，TTF-1 强阳性表达，而降钙素阴性则充分说明甲状腺低分化癌的滤泡上皮来源。

5）分子遗传学特点：*p53* 基因突变发生于 20% ～ 30% 的低分化癌，高分化癌中 *p53* 基因通常无突变；WNT 活化和（或）β-catenin 的异常核定位也可见于甲状腺低分化癌。Volante 等按照 2006 年都灵建议关于甲状腺低分化癌的定义，对 65 例低分化癌进行了分子生物学研究，结果显示，23% 的病例存在 *Ras* 基因突变，其中极大部分是 *N-Ras* 基因突变，没有 *RET/PTC* 及 *PAX8/PPARγ* 基因的改变，并且 *Ras* 基因突变与预后有关。

（5）甲状腺未分化癌：又称间变性癌、肉瘤样癌，还有去分化癌、梭形细胞癌、巨细胞癌、多形性癌、癌肉瘤或化生性癌等同义词，这些名称都代表着它的生物学行为或组织学形态特点。因肿瘤组织中常有乳头状癌、滤泡癌成分，一般认为，未分化癌就是这些高分化癌去分化的结果。

1）大体表现：肿块体积大，占据一侧或双侧甲状腺，质地较硬，呈多结节状，切面呈灰白色或棕褐色，常伴有出血、坏死，侵犯周围组织多见。

2）组织学表现：组织形态差别很大，最常见的是由梭形细胞组成类似纤维肉瘤、平滑肌肉瘤或恶性纤维组织细胞瘤等软组织肉瘤的形态，也可以见到大片破骨细胞样巨细胞及横纹肌样细胞。若有骨、软骨或横纹肌肉瘤成分，也有人将其称为癌肉瘤。病灶中有时可见不等量的鳞状细胞癌成分及局灶乳头状癌或滤泡癌残留（图 2-6-7）。

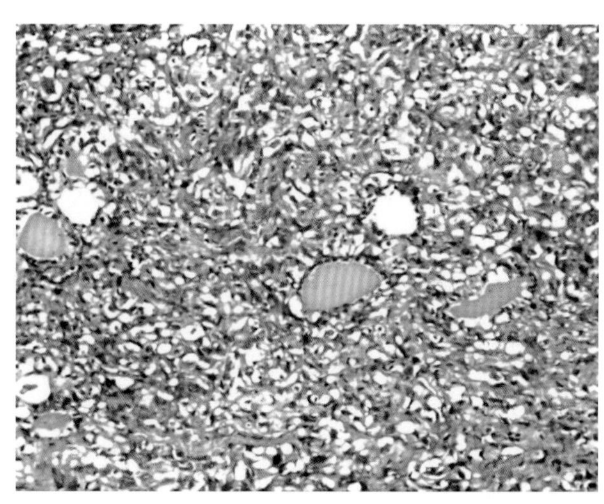

图 2-6-7　甲状腺癌未分化癌
肉瘤样肿瘤组织中见残留的甲状腺滤泡（HE，×100）

3）鉴别诊断：软组织肉瘤，肿瘤中如未见明确的乳头状癌、滤泡癌成分，组织形态上很难与纤维肉瘤、恶性纤维组织细胞瘤等区别，但相当多的患者原有甲状腺肿块或甲状腺癌手术病史，短期内颈部肿块迅速增大、病情凶险提示未分化癌的可能。必要时多取材切片常能发现原有病变，免疫组化能帮助识别肉瘤样组织中残留的上皮性癌成分。髓样癌，部分髓样癌完全由梭形细胞组成，但髓样癌的梭形细胞形态温和，异型性小，核分裂也比未分化癌少，间质中见淀粉样物质沉着，免疫组化降钙素、CgA、Syn 强阳性。伴胸腺样分化的梭形细胞肿瘤（SETTLE），大部分 SETTLE 肿瘤也呈双向分化，既有梭形细胞成分，又有上皮性成分。但 SETTLE 多发生于儿童或青少年，而未分化癌则更易发生于老年人，SETTLE 中细胞的异型性不大，核分裂也不常见，上皮性成分尽管可出现腺管样或乳头状结构，但细胞呈柱状，有时能见到纤毛，腺腔内无胶质形成，这些特点可与甲状腺未分化癌区别。

4）免疫组化：未分化癌组织形态类似软组织肉瘤，在病理诊断时经常需要免疫组化的帮助。低分子量和高分子量角蛋白的混合标志物 AE1/AE3 出现在约 80% 的未分化癌中，EMA 在 40% 左右的病例中表达，CEA 表达不常见，TTF-1 表达弱阳性，组织学上若无滤泡结构，TG 不表达（图 2-6-8）。

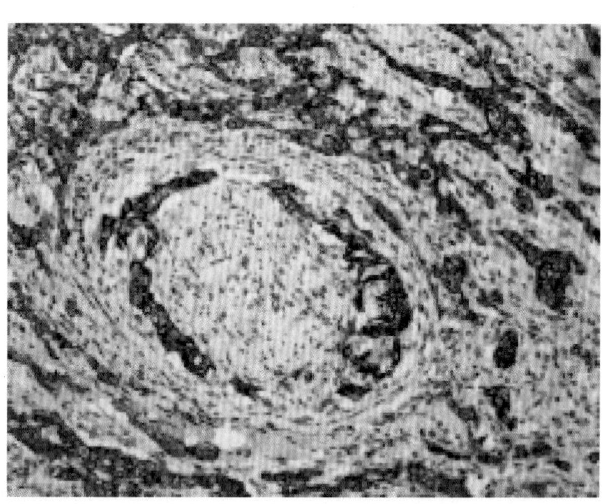

图 2-6-8　甲状腺癌未分化癌
肉瘤样肿瘤组织侵犯神经，免疫组化 AE1/AE3 示肿瘤组织强阳性（EnVision，×200）

5）分子遗传学特点：通常认为抑癌基因（如 *p53*）和癌基因 *N-Ras* 突变可能在甲状腺未分化癌的进展中起着重要的作用。*Ras* 基因在未分化癌中的突变率高达 60%，特别是在 *N-Ras* 的 61 位密码子处的特定突变，与肿瘤的发展及恶性生物学行为有关。*p53* 基因突变只见于低分化癌和未分化癌，有学者认为，从高分化甲状腺癌发展到未分化癌是由于一个基因家族的突变（如 *p53*），*p53* 基因通常发挥着“刹车”的作用，防止肿瘤细胞基因不稳定性的发生。

（6）髓样癌

1）大体表现：常为单发病变，平均直径为 2 ～ 4cm，直径小于 1cm 的称为微小髓样癌，与遗传有关的髓样癌常见多发及双侧甲状腺肿块。切面实性，呈灰白色或棕黄色，边界清楚，但包膜不完整，体积大者伴出血和坏死。

2）组织学表现：肿瘤细胞形态及排列方式差别较大，可由片状、梁状、多角形或梭形细胞组成，排列成巢状、腺管或滤泡结构。胞质丰富，呈淡粉色细颗粒状，核圆形或椭圆形，染色质细，肿瘤细胞形态、着色较一致。肿瘤细胞被不等量的纤维组织分隔成小叶状，约 80% 的髓样癌间质中有淀粉样物质沉着，淀粉样物质可呈小团或片状，有肿瘤细胞围绕，淀粉样物质也是髓样癌最明显的组织学特点（图 2-6-9）。镜下特征是成组的 C 细胞增生，细胞沿滤泡分布，导致部分或全部滤泡腔消失，随着分子遗传学改变和克隆株的增加，增殖指数呈进行性提高，最后发展为髓样癌。

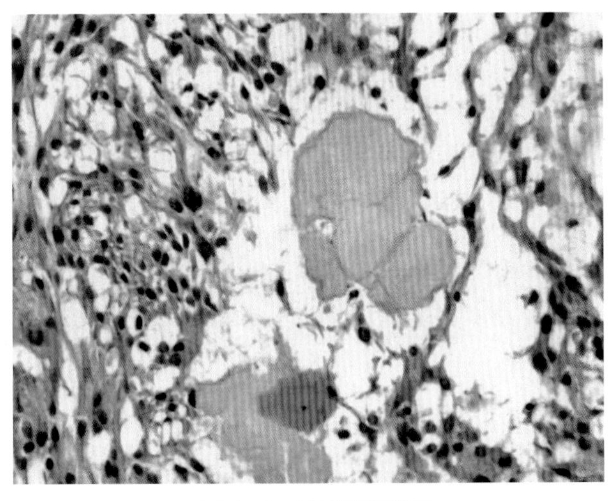

图 2-6-9　甲状腺髓样癌

肿瘤组织内见淀粉样物质沉积（HE，×200）

3）鉴别诊断：甲状腺未分化癌，未分化癌呈弥漫分布，细胞更显多形性，核分裂常见，肿瘤组织中有时能见到灶性上皮成分。甲状腺低分化癌，低分化癌细胞呈实性、梁状或岛状排列，无典型的大滤泡形成，细胞也较一致，组织学上很难与髓样癌区别，仔细观察有无淀粉样物质有助于两者鉴别。软组织肉瘤，特别是纤维肉瘤和神经来源的肉瘤，肿瘤细胞呈梭形，易与髓样癌混淆，应多取材观察。上述鉴别常通过刚果红染色及免疫组化判断。

4）免疫组化：髓样癌是 C 细胞来源的肿瘤，不但降钙素阳性，神经内分泌细胞的标志物如 CgA、Syn、NSE 也阳性，其他特殊的神经内分泌标志物如 ACTH、5- 羟色胺、生长抑素、胃泌素释放肽、胰岛素、胰高血糖素也能表达，TTF-1 表达弱阳性，TG 阴性，但肿瘤周围因为有甲状腺球蛋白的渗透，TG 可呈假阳性，应注意鉴别（图 2-6-10）。

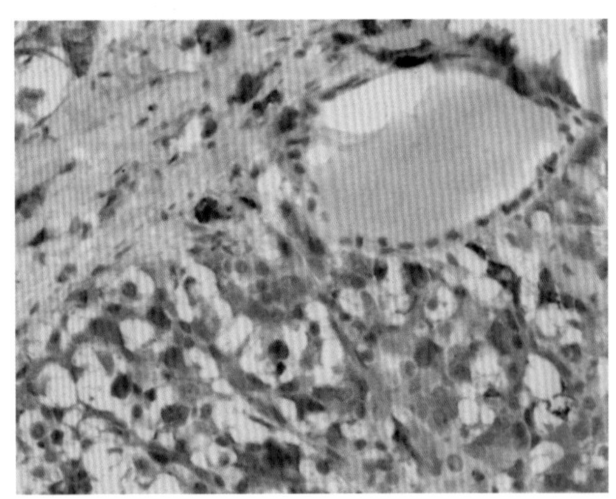

图 2-6-10　甲状腺髓样癌

免疫组化降钙素（CT）肿瘤细胞阳性，而残留的甲状腺滤泡阴性（EnVision，×200）

5）分子遗传学特点：原先发现 *RET* 基因突变导致 MEN Ⅱ，以后发现 *RET* 基因突变也是甲状腺髓样癌主要的病因学基础，约 95% 的遗传性髓样癌和 70% 的散发性髓样癌是由 *RET* 基因突变引起的。

（六）精确诊断

1. 疾病诊断　术前定性诊断主要采用超声引导下细针吸取细胞学诊断。多版最新指南均将甲状腺癌诊断方法由单纯使用超声发展为“影像定位 – 细胞病理 – 分子靶标”多层次早期诊断体系，并提出联合检测基因突变和重组（如 *BRAF*、*TERT*）可进一步提高诊断灵敏度；而分子诊断的优势在于，为甲状腺细针吸取细胞学诊断不明确的甲状腺结节术前进一步评估恶性风险提供了可能，在细胞学活检不确定时，建议使用分子标志物进行辅助诊断。

2. 分期诊断　甲状腺癌的分期诊断包括术前的临床分期和术后病理分期，术前临床分期主要目的是制订治疗方案（手术时机、手术范围、手术方式的选择等），术后病理分期可帮助充分了解疾病的严重程度及病理类型特点，甲状腺癌危险因素体现在甲状腺癌灶局部浸润范围（如颈部肌肉、喉返神经、气管和食管）、淋巴结转移程度及远处转移等，在临床工作中应选择合适的辅助检查方法以期获得更为准确的分期诊断信息。

3. 分子诊断 研究发现，甲状腺癌与体细胞突变、基因表达、微小 RNA 表达及基因启动子甲基化相关，如 *BRAF* 基因突变、*RAS* 点突变、*TERT* 突变、*RET/PTC* 基因重排、*PAX8/PPARc* 基因重排。术前分子诊断有助于疾病定性，术后病理分子诊断可评估肿瘤危险因素，特别是为放射 ^{131}I 治疗抵抗及手术不能治愈甲状腺癌的分子靶向药物治疗提供分子基础。

4. 功能诊断 甲状腺癌一般不影响甲状腺激素水平的改变，但是甲状腺癌手术将导致甲状腺功能改变，手术前后均需进行甲状腺功能的动态评估，为术后内分泌治疗提供依据。

要点小结

- 甲状腺癌的评估需要根据临床病史、影像学检查，并结合超声引导下细针吸取细胞学诊断及基因检测，进行动态化、个体化的整合评估。
- 对于特殊病理类型及中晚期甲状腺癌，要通过 MDT 模式进行诊疗，制订合理的甲状腺癌整合诊疗方案。

【整合决策】

（一）治疗总原则

甲状腺癌总体预后良好，除未分化癌外，对于绝大部分甲状腺癌的治疗，基本原则是既要积极治疗又要规范治疗。

Ⅰ. 积极治疗

积极治疗主要有以下两层含义。

1. 甲状腺肿块一经诊断，或高度怀疑为甲状腺癌者，一般均需尽早手术治疗。早期手术不仅可使切除范围降至最小可接受范围，减少术中、术后的并发症，最重要的是还可明显改善患者术后生活质量等预后。

2. 局部晚期或复发甲状腺癌，包括无远处转移的分化型癌、髓样癌和部分已有远处转移的分化型癌，只要预计术后不会短期死亡者，即使牺牲一些重要器官，如喉、气管等，也要争取手术切除局部病灶。

Ⅱ. 规范治疗

规范治疗主要指对早期或低风险病例不宜过度扩大手术范围，不宜常规使用术后 ^{131}I 内放疗，也不宜过度抑制性使用内分泌治疗。

（二）整合治疗方案

除未分化癌外，不同病理类型甲状腺癌的整合治疗方案略有差别。总体而言，外科手术是绝大部分甲状腺癌的主要治疗手段，外放疗对甲状腺癌敏感性差，单纯外放疗几乎无益，仅在肿瘤累及较重要部位如气管壁、气管食管沟、喉、动脉壁等手术无法切净的情况下方可考虑术后小照射野放疗。分化型甲状腺癌因其具有摄碘能力，可在根治术后有选择地行核素内放疗。对碘难治性甲状腺癌和无法手术的晚期甲状腺癌，可考虑化疗和靶向药物治疗，以及采取相应的药物临床试验。

Ⅰ. 分化型甲状腺癌的整合治疗方案

作为临床上最常见类型分化型甲状腺癌（differentiated thyroid cancer，DTC），外科治疗是其主要手段，内分泌治疗和有选择的 ^{131}I 内放疗有助于改善预后。

1. 根本治疗目的

（1）切除肿瘤原发灶、扩散至甲状腺包膜外的病变组织及受累颈部淋巴结。

（2）降低与治疗和疾病相关的致残率。

（3）对肿瘤进行精确分期。

（4）便于在术后适当时机行 ^{131}I 放疗。

（5）便于医师在术后长期精确监控疾病的复发情况。

（6）有利于将肿瘤的复发和转移危险控制在最低。

2. 原发病灶的手术方式及选择 原发病灶最主要的手术方式为患侧甲状腺叶切除＋峡部切除

术、甲状腺全切术。甲状腺乳头状癌原发病灶手术方式的选择依据国家卫生健康委员会发布的《甲状腺癌诊疗规范（2018年版）》。

（1）T1、T2病变：多局限于单侧腺叶，建议行患侧腺叶及峡部切除。对于部分有高危因素的患者，也可行全甲状腺切除（高危因素包括多灶癌、淋巴结转移、远处转移、家族史、幼年电离辐射接触史等）。对术后考虑有必要行核素治疗的病例，也可行全甲状腺切除。对于位于峡部的肿瘤，肿瘤较小者可行扩大峡部切除，肿瘤较大或伴有淋巴结转移者可考虑全甲状腺切除。

（2）T3病变：肿瘤较大或已侵犯甲状腺被膜外肌肉者，建议行全甲状腺切除。但对于一些较靠近甲状腺被膜的病灶，病灶可能不大，但已经侵犯被膜外组织，可以行患侧腺叶及峡部切除，同时切除受侵犯的被膜外组织。

（3）T4病变：已经侵犯周围结构器官，一般建议行全甲状腺切除。T4a病变在切除甲状腺的同时需要切除受累的部分结构器官，如部分喉（甚至全喉）、部分气管、下咽和部分食管等，并需要准备一定的修复方案。T4b病变一般认为不可手术切除，但需根据具体情况判断有无手术机会，可能需要血管外科、骨科、神经外科等多学科协作。但总体而言，T4b病变很难完全切净，预后不佳，手术风险较大，术后并发症较多。是否手术治疗需要仔细评估病情，重点考虑患者能否从手术中获益。有时，姑息性减状治疗是必需的，如气管切开缓解呼吸困难等。

3. 甲状腺乳头状癌颈淋巴结清扫术的方式及选择　NCCN就颈淋巴结清扫术的手术适应证有两点重要说明：肿瘤侵出甲状腺外膜或临床发现有淋巴结肿大是颈淋巴结清扫术两个比较重要的指征。国家卫生健康委员会发布的《甲状腺癌诊疗规范（2018年版）》对颈部淋巴结的处理有如下建议。

（1）中央区淋巴结（Ⅵ区）：cN1a应清扫患侧中央区。如果为单侧病变，中央区清扫范围建议包括患侧气管食管沟及气管前。需要注意保护喉返神经，同时尽可能保护甲状旁腺及其血供，如无法原位保留甲状旁腺，则应行甲状旁腺自体移植。

（2）侧颈部淋巴结处理（Ⅰ～Ⅴ区）：DTC侧颈部淋巴结转移最多见于患侧Ⅲ、Ⅳ区，其次为Ⅱ区、Ⅴ区、Ⅰ区。建议行治疗性侧颈淋巴结清扫术，即术前评估或术中冷冻切片证实为N1b时行侧颈清扫。建议侧颈清扫的范围包括Ⅱ、Ⅲ、Ⅳ、ⅤB区，最小范围是ⅡA、Ⅲ、Ⅳ区。Ⅰ区不需要常规清扫。

（3）咽旁淋巴结、上纵隔淋巴结等特殊部位淋巴结在影像学考虑有转移时，建议同期手术切除。

4. 甲状腺滤泡癌原发病灶及颈部淋巴结手术方式的选择　甲状腺滤泡癌原发灶的外科治疗原则基本上同甲状腺乳头状癌，但浸润程度及肿瘤大小是甲状腺滤泡癌手术方式的决定因素。NCCN指南和美国甲状腺学会（American Thyroid Association，ATA）指南均强调了甲状腺滤泡癌“浸润性”的病理特点，建议广泛浸润型应行全切或近全切术，如果病理报告为微小浸润型，则可行相对保守的甲状腺叶切除术。同时，由于甲状腺癌多见血行转移，且临床上已有颈部淋巴结转移者，往往已有血行转移或可能较早发生血行转移而需要行术后核素治疗，所以对已存在颈部淋巴结转移者，宜行全甲状腺切除。

甲状腺滤泡癌较少发生淋巴转移，故临床上一般仅对已发生颈部淋巴结转移者行颈淋巴结清扫。

Ⅱ. 甲状腺髓样癌的整合治疗方案

外科治疗是其主要治疗手段，而且，由于MTC细胞不能聚集放射性碘及C细胞缺乏TSH受体，手术治疗显得尤为重要。NCCN指南认为所有肿瘤直径≥1cm或有双侧甲状腺病灶的MTC均应行甲状腺全切除术和双侧中央颈淋巴结清扫术，而对于＜1cm的单侧甲状腺病灶推荐行全甲状腺切除和（或）颈淋巴结清扫术。也有学者建议散发型者原发灶处理可基本参照甲状腺乳头状癌；家族型者，由于双侧同时侵犯，宜考虑行全甲状腺切除。MTC较易出现颈部淋巴结转移，大部分患者就诊时已伴有淋巴结转移，切除原发灶同时还需行颈淋巴结清扫术（中央区或颈侧区），清扫范围除临床评估外，还需参考血清降钙素水平。MTC的手术治疗宜比DTC略激进一些，追求彻底切除。

需要强调的是，伴有嗜铬细胞瘤者应在甲状腺手术前，先处理嗜铬细胞瘤，否则，甲状腺手术可激发致死性高血压。

Ⅲ. 甲状腺未分化癌的整合治疗方案

甲状腺未分化癌至今没有一种比较有效的治疗手段，一般采取放化疗、靶向治疗或其他临床试验姑息处理。外科手术也仅仅起姑息治疗作用，如对局限于腺内的肿瘤行甲状腺叶切除或全甲状腺切除以避免气管受压的发生，对局部晚期患者行峡部切除或进一步气管切开以暂时解决呼吸困难等。

（三）治疗方法

Ⅰ. 外科治疗

1. 开放手术

（1）甲状腺切除术：手术指征等见前文所述。手术适应证：除全身情况极差或患有其他重要系统或器官的严重疾病，难以承受较大手术者之外，所有的分化型甲状腺癌、甲状腺髓样癌患者及部分较局限的甲状腺未分化癌患者，都应考虑手术治疗。

对于早期甲状腺癌手术重点强调甲状腺外科被膜解剖技术，术中识别并保护甲状旁腺，全程解剖并保护喉返神经，同时注意保护喉上神经。对于局部晚期分化型甲状腺癌和甲状腺髓样癌患者，则扩大手术范围，牺牲被侵犯的器官如喉、气管、神经和血管等，尽最大可能保障完整切除肿瘤。

（2）颈淋巴结清扫术：中央区淋巴结清扫，对于 cN0 患者，如有高危因素（如 T3 ～ T4 病变、多灶癌、家族史、幼年电离辐射接触史等），可考虑行中央区清扫。对于 cN0 低危患者（不伴有高危因素），可个体化处理。中央区清扫的范围：下界为头臂干上缘水平，上界为舌骨水平，外侧界为颈总动脉内侧缘，包括气管前，所以内侧界为另一侧的气管边缘。清扫该区域内的所有淋巴脂肪组织。右侧需特别注意喉返神经所在水平深面的淋巴脂肪组织。喉前区也是中央区清扫的一部分，但喉前淋巴结转移的病例不多见，可个体化处理。

根据中国医师协会外科医师分会甲状腺外科医师委员会制定的《分化型甲状腺癌颈侧区淋巴结清扫专家共识（2017 版）》，对于分化型甲状腺癌，建议行治疗性颈侧区淋巴结清扫，不主张进行预防性清扫。

颈侧区淋巴结清扫范围：由于 PTC 淋巴以多区域转移为主，Ⅱ～Ⅳ区是甲状腺淋巴引流的主要区域，Ⅲ、Ⅳ区淋巴转移最为常见。虽然Ⅱ区淋巴转移较Ⅲ、Ⅳ区少，但仍然可达 31% ～ 60%，Ⅴ区淋巴结转移发生率可达 20% 以上，常见于Ⅴb 区。因此，学界一致认为，Ⅱ、Ⅲ、Ⅳ、Ⅴb 区为规范的颈侧区淋巴结清扫范围，同时认为Ⅱ（Ⅱa）、Ⅲ、Ⅳ区是颈侧区淋巴结清扫可接受的最小范围。

（3）常见手术并发症及处理

1）声音嘶哑：主要为术中喉返神经切除或损伤所致；其次为术腔内积液、积血、周围组织炎症、水肿、粘连压迫裸露的喉返神经所致；偶尔见于麻醉插管过程中环杓关节脱位时。减少声音嘶哑关键在于预防，术中应该常规解剖并显露喉返神经，也可利用纤维支气管镜视频监护仪和神经刺激仪监测术中声带活动。另外，非返性喉返神经是一种罕见的解剖异常，应当提高认识。处理方法：因术中误切断或肿瘤侵犯需行神经切除者，可对神经进行修复，如行端 - 端吻合或神经移植（如膈神经）。若术中神经无明显损伤，考虑为神经周围炎症、水肿、粘连所致，则可保持负压引流通畅，适量应用激素减轻水肿，并早期使用神经营养药物，如新维生素 B_1、甲钴胺等。若为环杓关节脱位，可经间接喉镜或直接喉镜途径施行环杓关节复位。

2）甲状旁腺功能低下：表现为术后低钙血症，出现暂时性或永久性口周、手指、足趾麻木或刺痛，甚至手足抽搐症状，严重者可因喉喘鸣、呼吸困难而危及生命。主要原因：术中误将甲状旁腺切除，或术中损伤甲状旁腺的营养血管。为了减少术中甲状旁腺损伤，笔者主张结扎甲状腺下动脉时应尽量结扎甲状腺下动脉的分支或紧贴甲状腺真被膜结扎甲状腺下动脉，即“上近下也近”，除非癌灶已累及甲状腺真被膜。在标本切除后，常规仔细检查甲状腺腺体表面及已清除的颈Ⅵ区淋巴脂肪组织，对于已经连同甲状腺腺体或颈Ⅵ区淋巴脂肪组织一并切除的甲状旁腺（也可先送冷冻切片明确）应即刻自体移植。出现低钙血症，不论有无症状，饮食控制是必要的，应当给予如绿叶蔬菜、豆制品、海产品等高钙低磷食物，限制牛奶、瘦肉、蛋黄、鱼类等含磷较高食物。药物治疗常用钙剂、维生素 D、双氢速甾醇（dihydrotachysterol，又名 DHT 或 AT10）等。低钙血症症状严重且口服药物治疗无效者，应考虑甲状旁腺移植，包括自体移植、同种异体移植和异种移植。另外，干细胞移植为甲状旁腺功能低下的治疗提供了一条崭新的思路。

3）出血：术后出血可引起颈部肿胀、胸闷、气促，血压下降、心率加快，严重者可窒息、死亡，临床医师应高度重视。主要原因：术中止血不彻底；术后患者剧烈咳嗽或躁动致血管内压力增加，或致血管结扎线头滑脱，或致术中电凝痂脱落；引流不畅；患者全身疾病，凝血功能差等。其诊断依据：引流液颜色加深，引流量迅速增加，有明显热感；颈部皮肤短时间鼓起；患者主诉颈前区压迫感、心率加快或胸闷等；严重者可出现呼吸困难、血压下降、心率加快等。处理办法：少量出血给予加压包扎多可止住；出血量较多应迅速打开伤口，寻找出血点，予以结扎止血。建议甲状腺手术后床旁宜至少准备拆线包，病房内应常规准备气管切开包，一旦发生创口较多量出血，特别是发生呼吸不畅者，应即刻打开创口清除血肿，解除气管受压。

4）喉上神经损伤：损伤后可导致术后声音低钝；内支损伤后将导致术后呛咳，特别是饮水或进食时。损伤主要发生在处理甲状腺上极时，原因为结扎甲状腺上极过高或大把钳夹结扎上极等。因目前尚无很好的修复办法，故关键在于预防，建议在处理甲状腺上极血管时，应尽量充分显露甲状腺上极，将甲状腺上极血管前后支分离清楚后逐支结扎，且结扎位置尽量靠近甲状腺上极。术中或术后上极血管不慎大出血时不必紧张，切忌盲目大把钳夹，而应先用一手指压迫，后用吸引器吸尽血液或血凝块，看清出血血管后下钳子。

5）乳糜症：颈清扫术后乳糜症的发生率为 1% ～ 3%，90% 以上发生在左侧。术后发现引流管内出现混浊乳白色液体，即应首先考虑乳糜症，多在术后进食后发现，引流液甘油三酯检测＞ 1.13mmol/L 也可明确诊断。根据 24h 引流量的不同可分为：轻度，50 ～ 200ml；中度，200 ～ 400ml；重度，400ml 以上。发生原因除术中解剖变异、手术操作不当等外，术后处理不当也是一重要因素，术后若未放置负压引流管或引流不畅，造成皮下空腔、积液，进而会引发胸导管或淋巴导管破裂。颈部乳糜症如不能得到有效控制，可能导致乳糜胸形成，尽管发生率极低，但一旦发生，后果极其严重，死亡率可达 50%。

乳糜症诊断确立后，宜立即禁食，改静脉肠外营养，同时密切观察患者生命体征的变化，记录 24h 液体出入量，保持液体出入量平衡。临床实践证明，生长抑素可抑制肠道吸收，减少肠道淋巴液生成，减少颈部乳糜液流量，促进漏口闭合。局部处理手段，多数学者主张首先保守处理，对非手术治疗无效者，则宜尽早手术探查，理由是手术处理可缩短乳糜症时间，减少对大血管的腐蚀，降低大出血等致命风险。非手术治疗：保持通畅引流；外加压；其他，如局部使用滑石粉等硬化剂、注射纤维蛋白凝胶或 50% 葡萄糖溶液等促进乳糜症愈合、经皮经腹淋巴管穿刺栓塞胸导管。若非手术治疗无效，尤其是发现有创口出血迹象时，应立即手术探查，探明漏口后尽量缝扎，如因局部组织松脆无法缝扎，可用碘仿纱条或抗生素软膏处理纱条针对漏口填压，再于皮肤外加压包扎，1 周左右起逐步抽除纱条。

需要强调的是，仅行颈Ⅵ区清扫偶尔也会出现乳糜症，所以在离断颈Ⅵ区外侧时应留意淋巴管或胸导管的分支并予以结扎。

6）肩综合征：是经典根治性颈清扫术（radical neck dissection，RND）后常见的严重并发症之一，主要表现为肩部疼痛、肩下垂、肩关节和上肢活动障碍。其原因是术中切除了斜方肌的主要支配神经——副神经，导致斜方肌萎缩，进而压迫深面的肩胛提肌等。为减少此并发症，Bocca 等于 1967 年倡导了功能性颈清扫术（functional neck dissection，FND），在相当大程度上避免或减少了肩综合征的发生，但 FND 术后仍有出现肩综合征的病例。同样，根治性颈清扫术并非必然导致肩综合征，临床上仍有部分 RND 术后肩功能正常，也无疼痛发生。其原因是支配斜方肌的神经除了副神经外，还有颈丛神经深支。部分 RND 术后肩功能正常者主要是由于颈丛神经深支的代偿作用，而部分 FND 术后出现肩综合征是因为术中损伤了大部分甚至全部的颈丛神经深支。对于副神经损伤，可采用 C_7 神经移位吻合方法较好地改善术后肩功能。

7）颈部皮肤感觉异常：由于颈部皮肤被广泛分离，感觉神经皮支受到损伤，手术后常有皮肤麻木肿胀、感觉迟钝或蚁走感等感觉异常的情况发生。这种感觉异常多在术后数周开始恢复，3 个月左右消失。应在术前向受术者解释清楚，不需要特殊处理。在感觉恢复正常之前面部皮肤感觉较迟钝，容易受到创伤，应注意保护。

8）切口粘连：主要表现为切口皮肤与气管粘连，吞咽时切口皮肤随气管上移而呈悬吊状。严重粘连时，可产生颈前压迫感及后仰不适等症状，甚至有呼吸困难感。与切口粘连相关因素：颈前肌被离断后再缝合或颈前肌损伤裸露留下肌肉创面；反复手术后颈前肌缺损或缺失致气管前保护屏障消失；颈白线缝合不当；放置引流管或引流管位置不当；瘢痕体质等。可从以下几方面预防：术中应妥善保留完整的颈前肌表面筋膜；除非巨大甲状腺或甲状腺癌侵犯颈前肌，原则上不应离断颈前肌；颈白线宜严密缝合，尤其是切口深面上下区域，以隔离切口皮肤与气管；术后应提倡放置负压引流管；创腔涂抹防黏连剂；术后早期开展颈部功能训练，如颈前按摩、头后仰对抗运动；术后及时拔除引流管，以避免引流通道瘢痕形成。轻度、中度切口粘连经功能训练后 6 个月左右常可缓解，但严重的切口粘连须手术松解。具体方法：局部麻醉或全身麻醉下经小切口分离皮肤与气管的粘连，术后早期锻炼。

2. 腔镜辅助颈前小切口径路甲状腺切除术　主要指 Miccoli 术式，由意大利医师 Miccoli 等于 1997 年首先提出，行颈前小切口在腔镜辅助下运用超声刀进行甲状腺手术。近年来，该术式进行改良应用到颈侧区淋巴结清扫及上纵隔、咽旁淋巴结清扫中，充分发挥腔镜及能量器械的优势，拓展了其应用范围。

（1）手术适应证：①良性肿瘤最大径≤ 6cm；②Ⅰ度或Ⅱ度甲状腺功能亢进症；③分化型甲状腺癌或髓样癌直径≤ 2cm，且未侵犯邻近重要器官（气管、食管、喉、大血管、喉返神经）。

（2）手术禁忌证：①明显的甲状腺包膜外侵犯（带状肌侵犯除外）；②甲状腺未分化癌；③有颈部手术病史或放疗史。

（3）手术并发症：基本同开放手术。不同点：①术中发现原发灶或转移灶侵犯周围组织及器官，腔镜下无法安全切除时，应立即中转开放手术；②术中或术后出血，若腔镜下止血有困难，需延长手术切口止血。

3. 完全腔镜下甲状腺癌切除术　完全腔镜下甲状腺叶切除术于 1996 年由 Hüscher 等首次报道，我国于 2001 年开始开展此项技术。由于具有视野清楚、腔隙较为充分、图像可放大、出血少等优点，尤其是可以使患者颈部无任何瘢痕，所以其比较受年轻患者青睐。

完全腔镜下甲状腺癌手术主要适用于无明显淋巴结转移、局部无外侵的早期甲状腺癌。

完全腔镜下甲状腺癌手术方式：一是充气（用 CO_2 气体维持术腔）式，主要有胸乳入路、经口入路、锁骨下入路、腋窝入路和腋窝乳晕联合入路等；二是无充气（用建腔设备维持术腔）式，主要有腋窝入路、耳后发际入路及经口入路等。

（1）经胸前入路腔镜甲状腺手术（充 CO_2）：由 Ohgami 等于 2000 年报道，其手术切口在双侧乳晕，经胸前皮下和颈阔肌平面下行皮瓣游离，建立人工腔道，持续充入 CO_2 并维持操作空间，应用内镜器械完成甲状腺切除术。

1）适应证：根据中国医师协会外科医师分会制定的《经胸前入路腔镜甲状腺手术专家共识（2017 版）》，手术适应证主要为有美容需求的患者，并且符合以下条件。

A. 良性肿瘤最大径≤ 4cm，囊性为主的良性肿瘤可以适当放宽指征。

B. 需要手术的甲状腺功能亢进症患者，甲状腺肿大应不超过Ⅱ度，单侧腺体重量评估＜ 60g。

C. DTC 直径≤ 2cm，且未侵犯邻近器官。

2）禁忌证：对存在以下情况，不建议或禁忌行胸前入路。

A. 无颈部美容需求的患者，不推荐施行。

B. 肌肉发达的男性、过于肥胖或合并胸部（包括锁骨）畸形的患者。

C. 术前考虑为甲状腺未分化癌或髓样癌。

D. 存在以下淋巴结特征之一者不推荐施行：颈部Ⅰ和Ⅴ区有淋巴结转移、胸锁关节水平以下有淋巴结转移、锁骨下发现淋巴结转移、上纵隔有淋巴结转移、转移淋巴结发生融合固定、淋巴结直径＞2cm、转移淋巴结存在囊性变/坏死。

E. 经术前评估考虑肿瘤浸润食管、气管、颈动静脉或喉返神经（recurrent laryngeal nerve，RLN），或发生全身其他部位远处转移的患者。

F. 甲状腺癌合并桥本甲状腺炎或其他自身免疫性甲状腺炎的患者，由于手术难度增加，不推荐常规实施本术式。

G. 不推荐对曾有过颈部放疗史、消融治疗史或者颈部已有瘢痕的患者施行本术式。

3）胸前入路腔镜甲状腺手术相关并发症

A. CO_2 充气相关并发症：胸前入路颈部无瘢痕腔镜甲状腺手术（SET）空间的维持主要依靠 CO_2 充气，这可导致高碳酸血症、皮下气肿甚至纵隔气肿。高碳酸血症是 CO_2 在体内潴留产生的，严重时可导致呼吸性酸中毒，主要原因是 CO_2 灌注压过高或手术时间过长。预防措施是手术前正确设置充气参数，气腹压力控制在6～8mmHg，一般不会发生高碳酸血症。术中麻醉需要密切监测，初学者由于手术时间过长而发生 CO_2 分压升高，手术可暂停，增加吸氧量、呼吸频率及肺通气量，纠正后再继续手术。术后皮下气肿一般程度较轻，颈部、胸前壁、乳房、腋窝等位置可出现捻发感，无须特殊处理，术后可逐渐吸收。严重皮下气肿罕见，主要是充气参数设置错误导致注入压力过高造成的，严重的皮下气肿甚至纵隔气肿影响呼吸、循环功能时需尽快穿刺排气。

B. 皮肤瘀斑及皮肤损伤：主要是分离皮瓣层次过浅、热损伤或直接损伤导致的。皮下瘀斑可自行恢复，无须特殊处理。皮肤破损需尽量缝合，如果局部皮肤坏死范围大，需换药后延期缝合。皮肤破损或坏死往往不能被患者接受导致医疗纠纷，因此术中掌握分离层次，掌握“宁深勿浅原则”。

C. 肿瘤种植：肿瘤种植于皮下隧道是腔镜甲状腺手术罕见并发症，主要是甲状腺包膜或肿瘤破裂导致的，其他可能的原因包括肿瘤细胞在 CO_2 充气和泄漏时沿套管位移造成肿瘤细胞在端口播种。因此，术中应严格遵循无瘤操作原则，提拉甲状腺时动作轻柔且避开肿瘤组织，防止肿瘤撕破，标本取出时应装入特制标本袋隔离，手术创面用蒸馏水反复冲洗。更重要的是，术前应仔细评估患者病情，评估术者自身技术，需要强调的是，尽管部分高水平中心已能完成部分中危DTC的胸前入路SET，但主要还是应针对低危DTC。

（2）经口入路完全腔镜甲状腺手术（充 CO_2）：2009年德国Wilhelm医师在尸体上首次开展了经口腔镜甲状腺手术，开创了甲状腺外科的经自然腔道手术（NOTES），主要包括经口腔前庭入路和经口底入路两种方式。

1）适应证

A. 患者有美容需求。

B. 分化型甲状腺癌，肿瘤最大径≤3cm，如位于甲状腺上极，肿瘤最大径需≤2cm。

C. Ⅱ度及以下甲状腺肿大。

2）禁忌证

A. 口腔急性炎症。

B. 既往有口腔颌面手术史、颈部手术史及消融治疗史或颈部放射史。

C. 肿瘤疑累及喉返神经、气管、食管。

D. 颈侧区淋巴结转移或全身远处器官转移；中央区转移淋巴结融合固定。

3）本术式相关并发症及预防

A. 术后口唇肿胀及麻木：术后口唇肿胀主要为口腔内切口切开颏肌所致，预防方法为正中切口切开黏膜后迅速刀头向下，走行于颏肌与下颌骨骨膜之间。术后口唇及下颌区域麻木：经口术后大部分患者会出现口唇及下颌区域麻木，考虑与下颌皮瓣游离有关，术后短期内即可恢复，无须特别处理。

B. 颏神经损伤：表现为术后损伤侧口唇、牙龈及部分下颌区域麻木，根据损伤程度，分为永久性及暂时性。因Trocar卡压等暂时性损伤，多于术后3～6个月可恢复。神经离断则为永久性损伤。预防颏神经损伤的方法主要为熟悉其解剖结构而避开其走行区域，侧切口使用钝性分离法等。也有学者提出常规解剖颏神经，直视下操作。前述皮瓣游离所致麻木与颏神经损伤引起的麻木主要区别为，后者多为一侧麻木显著，且以下唇、牙龈为主。

C. 嗅觉减退或消失：经口手术为了减少感染风险，建议使用碘伏原液进行口腔冲洗，若碘伏未充分吸净，可倒流至后鼻孔，刺激嗅黏膜，导致术后一侧或两侧嗅觉减退或消失，通常术后3个月可逐渐恢复。预防方法为碘伏冲洗口腔后，使用压舌板彻底吸净口腔深处消毒液；且于手术结束后，使用生理盐水反复冲洗口腔。

D. 感染：经口手术变Ⅰ类清洁切口为Ⅱ类，增加感染风险，除了围术期漱口水漱口、预防性应用抗生素、手术时消毒液口腔冲洗等，最重要的预防方法是通畅引流，对于进行淋巴结清扫的患者，建议常规留置颈部引流管；另外建立手术空间过程中，Trocar穿刺时避免反复更改方向造成假道，导致局部引流不畅；如假道已形成，术中予以打开，使其与手术空间相通。

（3）经腋窝入路完全腔镜甲状腺手术：2003年由韩国Chung教授首先报道开展无充气腋窝入路完全腔镜甲状腺手术，2007年运用达·芬奇机器人进行腋窝入路甲状腺手术，并成为目前国际上运用达·芬奇机器人手术系统进行甲状腺癌手术病例数最多的手术入路方式。国内于2016年开始开展此术式。

1）适应证：目前认为可进行腋窝径路完全腔镜手术的适应证如下。

A. 甲状腺结节及腺瘤等良性病灶，直径小于6cm。

B. 需要手术的甲状腺功能亢进症患者，甲状腺肿大应不超过Ⅱ度，单侧腺体重量评估＜60g。

C. 分化型甲状腺癌

a. 肿瘤最大直径小于4cm（T1～2）。

b. 突破甲状腺包膜的微小外侵病灶（T3）。

c. 侵犯颈前带状肌如胸骨甲状肌（T3）。

d. 较小（小于或等于3cm）的无包膜外侵的中央区或颈侧区淋巴结。

D. 患者有颈部不留切口瘢痕的美容手术要求。

2）相对禁忌证：伴Graves病和桥本甲状腺炎的巨大甲状腺肿和胸骨后甲状腺肿。

3）手术禁忌证：①患者无美容手术要求；②患者自身有内科疾病，无法耐受全身麻醉或者手术体位者；③良性病灶巨大或较大胸骨后甲状腺肿；④分化型甲状腺癌广泛外侵犯，如侵犯气管、喉、喉返神经、食管等。

4）并发症：与常规开放手术及其他入路腔镜手术相比，该术式特有的可能并发症主要如下。

A. 锁骨上下区域皮瓣麻木、疼痛：经腋窝切口沿胸大肌表面分离皮瓣，越过锁骨后进入胸锁乳突肌胸骨头和锁骨头之间的间隙，然后在颈前带状肌与甲状腺之间建立手术操作空间，建腔可能损伤胸大肌、锁骨膜，特别是如果损伤颈丛神经锁骨上分支，将出现该区域的麻木和疼痛。关键在于分离皮瓣时保护胸大肌表面肌膜、锁骨表面骨膜勿损伤，分离锁骨上皮瓣时注意识别并保护颈丛神经锁骨上分支。

B. 胸锁乳突肌损伤：本术式经颈侧进入关键是分离胸锁乳突肌胸骨头与锁骨头之间的自然间隙，然后由建腔设备牵拉悬吊，从而建立手术操作所需要空间，金属拉钩钢性、硬度大，若将胸锁乳突肌牵拉过度，将可能出现肌纤维及肌腱损伤甚至断裂，出现局部肿胀、僵硬及患侧胸锁乳突肌纤维化，呈现双侧颈部不对称，吞咽动作时明显。所以，术者在建腔时，使用建腔拉钩力度应适度，手术腔隙够用即可，尽可能避免损伤肌肉。

C. 颈内静脉损伤：建立手术空间时在颈内静脉与颈前带状肌之间分离，此时，如果动作粗暴，或者层次不清，超声刀盲目操作均可能导致颈内静脉主干破损，另外甲状腺中静脉回流至颈内静脉，若超声刀凝闭不全或离断方式不对，可能出现静脉壁破损出血。避免损伤颈内静脉的关键是术中识别并解剖肩胛舌骨肌，颈内静脉紧贴该肌肉深面，离断甲状腺中静脉时应与颈内静脉主干保留3～5mm距离。如果术中不慎出现颈内静脉破损出血，切勿慌张，可用吸引器吸除血液，看清破损处后，用分离钳夹持，也可上Hemolock夹，然后用4-0～6-0的不可吸收线缝合静脉壁，缝合后可拆除Hemolock夹。该操作均可在腔镜下完成，一般无须中转开放手术。

D. 颈前带状肌及舌下神经降支损伤：双侧舌下神经降支分别支配同侧颈前带状肌，舌下神经降支和颈丛神经分支在肩胛舌骨肌中间腱上缘，平环状软骨弓处，在颈动脉鞘浅面合成颈袢。建腔时注意识别和保护该神经。

4. 智能机器人甲状腺手术　目前临床应用的机器人手术主要为达·芬奇机器人手术，2007 年，韩国学者在全世界首次发表了腔镜下辅助机器人甲状腺手术，至今已完成了数千例甲状腺切除术。具体方法是通过腋窝入路、耳后发际入路、双腋窝双乳晕（BABA）或经口入路等，发挥机器人多手臂的多角度（360°）灵活操作和三维腔镜放大、立体视野的优势，使外科医师手术更为轻松、简捷。目前全球已有多个国家采用，并认为其对早期甲状腺癌是一种安全可行的新的外科方法。

要点小结

- 手术治疗是甲状腺癌首选的有效治疗手段。
- 甲状腺癌的手术方式和手术范围应根据病理类型及肿瘤临床动态评估进行选择。
- 对于符合适应证的早期分化型甲状腺癌，且有美容需求的患者，可以选择腔镜甲状腺手术。
- 对于分化型甲状腺癌微小病灶是否延期治疗，要在充分告知患者的前提下个体化处理。

Ⅱ. 内分泌治疗

甲状腺癌的内分泌治疗主要是 TSH 抑制治疗，主要针对分化型甲状腺癌，对于髓样癌及未分化癌则以补充甲状腺素为目的。

1. 适应证　乳头状癌和滤泡状癌起源于甲状腺滤泡上皮，且分化程度好，肿瘤细胞多存在 TSH 受体，对垂体分泌的 TSH 有一定依赖性。应用甲状腺素抑制垂体产生 TSH，进而降低血中 TSH 的浓度，理论上可抑制乳头状癌和滤泡状癌的生长。

髓样癌发生于甲状腺 C 细胞，不依赖 TSH；而未分化癌分化差，对 TSH 的依赖性差。因此，TSH 抑制治疗不适合髓样癌和未分化癌，但髓样癌和未分化癌术后，应用甲状腺素补充甲状腺功能也是有必要的。

2. 应用方法　TSH 抑制治疗已成为分化型甲状腺癌初始治疗的重要组成部分，但对于高风险甲状腺癌与低风险甲状腺癌的 TSH 抑制程度需区别对待。目前对于 TSH 最佳控制水平尚存争论。

最新版 NCCN 指南建议：对有肿瘤残留和高复发风险甲状腺癌，应控制血清 TSH 浓度在 0.1μU/ml 以下，而对于低复发风险甲状腺癌，控制 TSH 浓度稍低于或稍高于正常值下限较为合适。对于随访若干年后，无瘤生存的患者可维持 TSH 浓度在正常范围内。

分化型甲状腺癌 TSH 抑制治疗的原则：对于高危组，TSH ＜ 0.1mU/L；低危组，0.1mU/L ＜ TSH ＜ 0.5mU/L；多年低危组，TSH ＞ 0.3mU/L。

对于合并冠心病、心力衰竭或快速心律失常的患者，必须注意避免过量应用甲状腺素。注意进行甲状腺癌复发风险和甲状腺激素副作用风险双风险评估。

在妊娠期及哺乳期，需特别注意继续使用甲状腺素治疗，尤其是在胎儿前 3 个月，因为此时胎儿神经系统的发育需要甲状腺激素调节，孕妇体内甲状腺激素水平低下则会影响胎儿的生长发育。因此，服用甲状腺激素治疗尤其重要，建议每个月查 1 次 FT_3、FT_4、TSH，且妊娠期间的剂量可能增加，根据监测的甲状腺激素水平进行药量调整。

3. 风险及并发症的防治　甲状腺激素剂量过大时可出现甲状腺功能亢进症状，如心悸、多汗、神经兴奋、性欲增高及失眠等。严重者可有呕吐、腹泻及发热，甚至发生心绞痛、心力衰竭等。治疗期间应该保持 FT_3 水平在正常范围之内。即使 FT_3、FT_4 水平维持在正常范围，低 TSH 水平仍使患者长期处于亚临床甲状腺功能亢进状态，此时骨骼和心脏被认为是最易受损害的器官。有研究发现，低 TSH 水平可导致绝经后妇女骨质丢失，增加老年妇女的骨折发生风险，因此对长期 TSH 抑制治疗的患者，尤其是绝经后妇女，应保持钙（1200mg/d）和维生素 D（800U/d）足够的摄入量。长期在亚临床甲状腺功能亢进情况下，对心脏形态及功能也有影响，并影响生活质量，对于有心脏疾病和老年患者，更应仔细调节甲状腺素用量，必要时可使用 β 受体阻滞剂。

Ⅲ. 核素治疗

^{131}I 治疗分化型甲状腺癌（DTC）在国际上已

有60年历史，我国开展此项治疗已近50年。目前，国内各省、直辖市、自治区均已开展此项治疗，其成为治疗DTC最主要的方法之一。外科手术切除、^{131}I治疗与甲状腺激素抑制治疗的联合应用是国际上公认治疗DTC的理想方案。

^{131}I治疗包括DTC外科手术后的^{131}I清除术后残留甲状腺组织（清甲）治疗及复发、转移病灶的清灶治疗。临床实践证明，大多数乳头状癌和滤泡状癌对^{131}I敏感，临床疗效肯定。

1. 清甲的临床意义　^{131}I清除术后残留甲状腺组织对所有DTC患者均具有重要临床价值，具体表现如下。

（1）提高转移灶的^{131}I摄取率：甲状腺手术切除很少是完全的，即使肉眼认为完全切除，手术后^{131}I扫描通常仍可发现某些功能性甲状腺组织。去除残留甲状腺组织后，TSH水平提高，可诱发或增强转移灶和某些未能切除的原发灶的^{131}I摄取，以便对其进行敏感的探测和有效的治疗。

（2）降低复发率和死亡率：甲状腺癌，特别是乳头状癌常为多灶性的，据报道，在显微镜下，62.7%～87%患者的残留甲状腺和90%患者的同侧颈淋巴结可见残留或转移病灶，^{131}I清除剂量对此有直接破坏作用，故可明显降低复发率和死亡率。

（3）在^{131}I清除剂量下进行全身显像，可发现诊断剂量（3～5mCi）^{131}I全身显像不能发现的病灶（这种转移病灶一般较小，且很少是单一的），可起到诊断和治疗的双重作用。

（4）方便随访：甲状腺残留物对^{131}I的强烈摄取，可能发现隐匿功能性转移灶，清除残留甲状腺，可使转移灶^{131}I摄取增加，又去除了血清Tg产生的来源，因而有利于日后通过全身显像和血清Tg检测及时发现可能发生的转移或复发。

2. 清甲的适应证　根据中华医学会核医学分会临床治疗学组^{131}I治疗分化型甲状腺癌规范，其适应证如下。

（1）Ⅲ和Ⅳ期（TNM分期）分化型甲状腺癌患者。

（2）所有年龄小于55岁Ⅱ期分化型甲状腺癌患者。

（3）大多数年龄大于55岁Ⅱ期分化型甲状腺癌患者。

（4）选择性Ⅰ期分化型甲状腺癌患者，特别是肿瘤病灶多发、出现淋巴结转移、甲状腺外或血管浸润的患者。

（5）激进型病理类型的患者（高细胞、岛细胞或柱细胞类型）。

3. 清甲的禁忌证

（1）妊娠期和哺乳期妇女。

（2）甲状腺手术后伤口创面未完全愈合者。

（3）肝肾功能严重损害者。

（4）白细胞计数＜3.0×10^9/L者。

4. 治愈标准　分化型甲状腺癌手术后行放射性碘清除残余甲状腺组织的患者满足如下标准，被认为肿瘤治愈。

（1）没有肿瘤存在的临床证据。

（2）没有肿瘤存在的影像学证据。

（3）清甲治疗后^{131}I全身显像没有发现甲状腺床和床外组织摄取^{131}I。

（4）甲状腺激素抑制治疗情况下和TSH刺激情况下，在无TgAb干扰时，测不到血清Tg。

DTC患者经手术治疗和^{131}I完全去除甲状腺后，在接受甲状腺激素治疗情况下，血清Tg浓度低于2ng/ml可排除疾病。

清甲治疗后，随访中Tg≥10ng/ml（未服甲状腺激素状态下）或服用甲状腺素抑制TSH治疗时Tg＞5ng/ml，应行^{131}I全身显像以寻找可能存在的复发或转移灶。

Ⅳ. 靶向药物治疗

近年来，随着对甲状腺癌实验研究的深入开展，多个驱动基因在各型甲状腺癌中被相继发现，较为重要的包括*RET*、*BRAF*及*PI3KCA*。此外，作为一种富血供的肿瘤，甲状腺癌普遍存在血管内皮生长因子受体（vascular endothelial growth factor，VEGF）高表达，并且提示预后不良。针对VEGFR和RET的多靶点小分子酪氨酸激酶抑制剂（tyrosine kinase inhibitor，TKI），包括索拉非尼（sorafenib）、舒尼替尼（sunitinib）、凡德他尼（vandetanib）和莫特塞尼（motesanib）进行了临床试验，获得了可喜的疾病控制率和无进展生存期。

1. 甲状腺癌分子靶向药物治疗适应证

（1）进展期 ^{131}I 难治分化型甲状腺癌（RR-DTC）。

（2）甲状腺髓样癌（MTC）。

（3）低分化甲状腺癌（poorly differentiated thyroid cancer）。

（4）甲状腺未分化癌（ATC）。

2. 肿瘤靶向药物的作用机制　肿瘤细胞无限增殖的机制除细胞复制增殖信息传导通路异常活跃外，依赖于血管形成提供营养，促进生长，从而通过阻断肿瘤细胞增殖信息传导通路及新生血管生成可发挥控制肿瘤的作用。主要通路：干扰丝裂原活化蛋白激酶（MAPK）/ 细胞外信号调节激酶（ERK）和磷脂酰肌醇 3 激酶（PI3K）/ 蛋白激酶 B（PKB，AKT）等信号通路途径，并控制其增殖活动。

3. 应用于甲状腺癌的分子靶向药物

（1）作用于肿瘤信号通路：伊马替尼、司美替尼（MEK1/MEK2 抑制剂，下调 *KRAS* 基因）、维罗非尼、达拉非尼（BRAFV600E）。

（2）多靶点靶向药物：索拉非尼、凡德他尼、舒尼替尼、卡博替尼、帕唑帕尼、阿西替尼、莫特塞尼。

（3）抗血管生成：乐伐替尼、阿帕替尼。

（4）经美国 FDA 等批准为晚期甲状腺癌治疗的靶向药：凡德他尼、卡博替尼、索拉非尼、乐伐替尼。

总之，随着对甲状腺癌治疗靶点的加深理解和靶向药物的不断发展，分子靶向治疗毫无疑问将会成为难治性复发转移性甲状腺癌的主要治疗手段。

Ⅴ. 化学治疗

分化型甲状腺癌和甲状腺髓样癌均对化疗不敏感。甲状腺未分化癌侵袭性极强、预后极差，患者往往由于肿瘤快速进展而丧失手术机会，并且极易发生远处转移。虽然近年来含紫杉醇的化疗方案取得了一定的进展，但其中位生存期也仅为 3 ～ 4 个月。有报道血管阻断剂 fosbretabulin（combretastatin A4-phosphate，CA4P）联合紫杉醇 / 卡铂的联合化疗取得了显著优于单用化疗药物的结果。目前，多柔比星是唯一经美国 FDA 批准用于转移性甲状腺癌的药物，其对肺转移的疗效优于骨转移或淋巴结转移。

Ⅵ. 放射治疗

甲状腺癌分化越好对放射线的敏感性越差，放疗对甲状腺未分化癌有一定的疗效，局部的短期疗效尚可，不过缓解期较短，3 ～ 6 个月，最后患者仍将死于复发或远处转移。对于未分化癌，放疗虽然不能挽救生命，但能解除痛苦，改善生活质量，可作为姑息治疗方法。

总体来说，以下情况可考虑放疗：①以局部姑息治疗为目的；②有肉眼可见的残留肿瘤，无法进行手术和 ^{131}I 治疗；③疼痛性骨转移病灶；④位于特定部位、无法进行手术或 ^{131}I 治疗（如脊椎转移、中枢神经系统转移、某些纵隔或隆突下淋巴结转移、骨盆转移等）。

Ⅶ. 免疫治疗

对于碘抵抗难治性分化型甲状腺癌、甲状腺未分化癌、晚期髓样甲状腺癌等难治性甲状腺癌，通过传统干预措施治疗后预后较差，目前，难治性甲状腺癌主要采取传统的细胞毒性化疗和靶向药物治疗，但疗效欠佳。肿瘤的免疫治疗近年来逐渐成为研究热点，其中 PD-1/PD-L1 检查点抑制剂在多种恶性肿瘤中疗效显著。研究表明，PD-L1 在甲状腺癌中高表达，PD-1/PD-L1 通路成为治疗难治性甲状腺癌的潜在免疫治疗靶点。

采用免疫疗法治疗甲状腺癌，可增强患者的免疫功能，同时利用其固有的特异性，以最小的副作用杀死肿瘤细胞。

发挥作用主要通过以下两种形式：一种是增加肿瘤特异性免疫反应；另一种是对抗肿瘤的免疫抑制潜能。

主要免疫治疗方案：第一，肿瘤疫苗治疗，树突状细胞疫苗、溶瘤病毒疫苗；第二，免疫检查点抑制剂治疗，如细胞毒性 T 淋巴细胞相关蛋白 4（CTLA-4）抑制剂、PD-1/PD-L1 抑制剂；第三，过继性免疫细胞治疗；第四，单克隆抗体治疗；第五，巨噬细胞靶向疗法；第六，调节性 T 细胞靶向疗法。

要点小结

- 手术、内分泌治疗及核素治疗是分化型甲状腺癌常规的治疗方法。
- 对于碘难治性分化型甲状腺癌及未分化癌进行靶向药物治疗、免疫治疗的临床试验研究仍需进一步探索，尽可能延长患者生存期，提高生活质量。

【康复随访及复发预防】

（一）总体目标

根据国家卫生健康委员会发布的《甲状腺癌诊疗规范（2018年版）》，对甲状腺癌患者进行长期随访的目的在于：①对临床治愈者进行监控，以便早期发现复发肿瘤和转移；②对DTC复发或带瘤生存者，动态观察病情的进展和治疗效果，调整治疗方案；③监控TSH抑制治疗的效果；④对DTC患者的某些伴发疾病（如心脏病、其他恶性肿瘤等）病情进行动态观察。

（二）整合管理

甲状腺癌总体来说以手术治疗为主导，术后辅以内分泌和（或）核素治疗等，经过整合治疗，大部分甲状腺癌患者能回归社会，恢复正常的工作和生活，对患者整个机体免疫力和心态不会产生明显影响；少部分局部晚期行气管、喉、食管等创伤较大手术的患者术后应注意营养支持、心理疏导、人文关怀等，以提升患者的综合抗病能力。

国家卫生健康委员会发布的《甲状腺癌诊治规范（2018年版）》指出，中医治疗有较好的调理作用。甲状腺癌在中医学中属瘿瘤范畴，现代研究结合古代医家对本病的认识，认为情志因素是本病发病的主要原因，此外本病还与虚、痰、瘀、热、毒、饮食关系密切，临床常见虚实兼杂，多因素相杂共同致病。

中医对于甲状腺癌患者，一是配合手术、化疗、放疗，减轻化疗、放疗及术后的负荷，在减轻不良反应、提高体力、改善食欲、抑制肿瘤发展、控制病情等方面起到辅助治疗及终末期支持治疗作用；二是作为不接受手术和放化疗患者的主要治疗手段。适应人群：围术期，放化疗、靶向治疗期间，治疗后恢复期及晚期患者。

甲状腺癌根据临床表现大致可分为以下3种类型，即肝郁痰湿型（多见于初期）、阴虚肝旺型（多见于肿瘤累及喉返神经，或放疗、手术后）、气血双亏型（多见于后期，或放疗后复发者），分别给予口服汤药、中药制剂、中成药、其他中医疗法（外敷、针灸等）治疗。具体治疗方案如下：①正气亏虚常见于先天身体虚弱或手术、放化疗后正气损伤。代表方剂：八珍汤、当归补血汤、十全大补汤、补中益气汤加减。②阴虚火旺常见于放疗后或素体不足。代表方剂：知柏地黄丸加减。

（三）随访

1. 分化型甲状腺癌

（1）术后需要给予外源性甲状腺素抑制治疗：根据术后复发危险程度调整TSH抑制治疗的程度。每次调整口服外源性甲状腺素的剂量后，4～6周随访复查甲状腺功能，待达到理想的平衡点后可酌情延长随访间隔，3～6个月复查1次，如有不适，可随时检测甲状腺功能。

（2）对已清除全部甲状腺（手术和 ^{131}I 清甲后）的分化型甲状腺癌患者，应定期检测血清Tg水平，建议采用同种检测试剂。对血清Tg的长期随访从 ^{131}I 清甲治疗后6个月起开始，此时检测基础Tg（TSH抑制状态下）或TSH刺激后（TSH ＞ 30mU/L）的Tg。^{131}I 治疗后12个月，复查TSH刺激后的Tg。随后，每6～12个月复查基础Tg。复发者、高危者可在清甲治疗后3年内复查TSH刺激后的Tg。

（3）分化型甲状腺癌随访期间应定期进行颈部超声检查，评估甲状腺床和颈部中央区、侧颈部的淋巴结状态。术后首次超声检查建议：高危患者术后3个月，中、低危患者术后6个月。如发现可疑病灶，检查间隔可酌情缩短。对可疑淋巴结可行超声引导下穿刺活检和（或）穿刺针冲洗液的Tg检测。

（4）分化型甲状腺癌患者在手术和 ^{131}I 清甲治疗后，随访中发现Tg水平逐渐升高，或者疑有肿瘤复发，可行 ^{131}I 诊断性全身扫描（Dx-WBS）检查。CT、MRI、PET/CT 不作为分化型甲状腺癌随访中的常规检查项目，除非疑似远处转移，其可作为补充检查方法。

2. 甲状腺髓样癌　术后甲状腺功能的随访与分化型甲状腺癌一致，但不需要 TSH 抑制治疗。血清降钙素和癌胚抗原（CEA）对甲状腺髓样癌有较好的特异性，为随访复查时的必查项目。对于手术后血清降钙素和 CEA 水平恢复正常的患者，其随访期可参考低危分化型甲状腺癌；对于血清降钙素和 CEA 尽管没有恢复正常，但处于较低水平者，可参考高危分化型甲状腺癌患者；对于血清降钙素和 CEA 仍处于较高水平的患者，应密切随访，建议 3 ～ 6 个月复查超声，并根据血清降钙素和 CEA 上升的幅度，结合 CT 或 MRI 明确肿瘤范围，必要时行 PET/CT 检查。

（四）复发或转移的处理

甲状腺癌局部复发可发生于甲状腺残留组织、颈部软组织和淋巴结，远处转移可发生于肺、骨、脑和骨髓等。针对复发或转移病灶，可选择的治疗方案依次为手术切除（通过手术可能治愈者首选手术治疗）、^{131}I 治疗（病灶可以摄碘者）、外照射治疗、TSH 抑制治疗情况下观察（肿瘤无进展或进展较慢，并且无症状、无重要区域如中枢神经系统等受累者）、化疗和新型靶向药物治疗及获批的药物临床试验（疾病迅速进展的难治性 DTC 患者）。最终采取的治疗方案必须考虑患者的一般状态、合并疾病和既往对治疗的反应。

1. 甲状腺癌局部区域复发或转移的外科治疗

（1）局部晚期甲状腺癌，包括无远处转移的分化型癌、髓样癌和部分已有远处转移的分化型癌，多数学者认为只要外科能切尽病变组织，患者仍可取得比较理想的生存期。而对于分化型癌，即使仅能达到肉眼切尽，通过术后 ^{131}I 核素治疗，也可获得较长生存期（碘抗拒者除外）。笔者认为，对大部分局部晚期甲状腺癌不宜轻易放弃，应积极争取手术治疗。

局部晚期甲状腺癌由于侵犯位置千差万别，所以很难有标准的术式。甲状腺癌侵犯喉可考虑部分喉或全喉切除术；侵犯气管者可行气管部分切除或局部广切后皮瓣修复，累及气管范围广者则需行受累气管及全喉切除；累及食管较为少见，一般只需行受累肌层或部分食管壁切除后直接缝合，偶尔可发生食管全周受侵，此时常需行食管拔脱或受累区域切除后重建。甲状腺癌原发灶或转移淋巴结累及颈总动脉也时有发生，但极大部分可经细心解剖、剥离颈动脉外膜后分离切除。偶有侵犯严重者，可在术前充分评估和准备后行自体血管移植（如大隐静脉）或人造血管修复。

（2）对于孤立的局部浸润肺转移癌、孤立的局限性骨转移病灶也可以考虑手术治疗，尤其是对于不摄取 ^{131}I 者。

2. 复发及远处转移灶的核素治疗

（1）适应证

1）DTC 患者经手术切除原发灶，^{131}I 去除残留甲状腺组织以后，复发灶或转移灶不能手术切除，一般状况良好的患者。

2）残留甲状腺组织已被完全清除的 DTC 患者，其他检查方法（X 线检查、B 超检查等）未发现体内有 DTC 病灶，^{131}I 显像阴性，Tg ＞ 10ng/ml。对这类患者，可经验性给予 3.7 ～ 7.4GBq（100 ～ 200mCi）^{131}I 治疗；如治疗后 Dx-WBS 发现 DTC 病灶或血清 Tg 水平降低，可重复给予 ^{131}I 治疗，否则应停止 ^{131}I 治疗，以 TSH 抑制治疗为主。

（2）随访及重复治疗：患者体内残留 ^{131}I 剂量小于或等于 400MBq（10.8mCi）即可出院。一般应在 ^{131}I 治疗后 3 个月进行复查。DTC 转移患者在前一次 ^{131}I 治疗后 3 ～ 6 个月，如 ^{131}I 显像发现有异常浓聚灶，则应再次进行 ^{131}I 治疗，直到转移灶消失为止。如随访 ^{131}I 显像阴性，而血清 Tg 等于或大于 10ng/ml，高度提示体内有活动的 DTC 病灶，是再次治疗的指征。重复治疗确定 ^{131}I 剂量的原则与首次治疗相同。重复治疗的次数和累积接受 ^{131}I 总量没有严格限制，主要根据病情的需要和患者身体状况而定。

（五）积极预防

1. 三级预防　甲状腺癌发病率较高，已发病者可以通过早期诊断、正规治疗达到很好的疗效，最大限度降低复发和转移的可能，积极做好三级预防。

（1）一级预防：甲状腺癌的发病原因多样，甲状腺激素分泌异常、幼年时期受到X线辐射、TSH慢性刺激、性激素的作用、生甲状腺肿物质及其他甲状腺疾病都极容易导致甲状腺癌发生。因此，在甲状腺癌的一级预防中主要从调节甲状腺癌激素分泌做起，远离辐射，平时应该注意养成良好的生活习惯，保证营养均衡，经常锻炼身体等。

（2）二级预防：早期发现、早期诊断和早期治疗，对高发区及高危人群定期检查是较确切的可行方法，从中可以发现癌前病变以及时治疗。根据患者肿瘤的危险程度选择正规的、个体化的治疗方案。

（3）三级预防：改善生活质量，采取对症治疗和营养支持治疗，如对癌症的治疗，WHO提出癌症三级镇痛阶梯治疗方案，即三级预防措施。

要点小结

- 甲状腺癌总体预后良好，通过手术、内分泌和（或）核素治疗等整合治疗后，患者大多能回归社会，恢复正常生活。
- 甲状腺癌随访根据“双风险”评估和个体化动态评估。
- 对于复发或转移的甲状腺癌仍应积极面对，不宜轻易放弃，应积极争取手术治疗。

2. ^{131}I 难治性分化型甲状腺癌和甲状腺未分化癌　目前仍没有有效的治疗方法，分子靶向药物是碘难治性分化型甲状腺癌（RAIR-DTC）和甲状腺未分化癌治疗领域最令人关注的进展，全球实施开展了多个分子靶向药物的多中心临床研究，针对进展性RAIR-DTC，国际指南推荐的有索拉非尼和乐伐替尼。近年中国临床肿瘤学会（CSCO）甲状腺癌专业委员会已推出《复发转移性分化型甲状腺癌的专家诊治共识》，并在其中明确了RAIR-DTC的靶向治疗指征及终止治疗指征。

3. 甲状腺癌大数据　“智慧医疗”和“精准医疗”是医疗发展的两大趋势，其根本基础就是建立甲状腺癌的流行病学、三级预防、分子检测、临床诊治及随访资料全面的大数据。互联网远程医疗、健康大数据、人工智能、云计算等将助力甲状腺癌危险因素控制和筛查。大数据可以从不同层面进行研究和分析环境、生活习惯、遗传等诸多因素对甲状腺癌发病率的影响，还可帮助优化临床决策及随访策略。

【典型案例】

甲状腺乳头状癌侵犯气管伴肺转移整合性诊疗1例

（一）病例情况介绍

1. 基本情况　男性，52岁，6个月前开始无明显诱因出现胸闷、咳嗽，偶有咯血（痰中带血），反复发作并逐渐加剧，近1个月出现颈部轻微疼痛，为持续性钝痛，伴声音嘶哑等，无吞咽困难，无腹胀、腹痛，大小便正常，体重无明显改变。

2. 入院查体　生命体征平稳，神志清，双肺呼吸音粗，气管可闻及哮鸣音，腹平软，无压痛及反跳痛。专科检查：左甲状腺区可触及约3.5cm×2.5cm大小肿块，质地硬，随吞咽上下活动，无法左右推动，左颈Ⅳ区可触及2～3枚肿大淋巴结，最大者约3.0cm×3.5cm大小，质地偏硬，境界欠清，相互融合。

3. 辅助检查　B超检查：甲状腺左叶实质性占位，考虑癌，左颈多发淋巴结肿大，恶性可能。颈部CT：甲状腺癌伴气管浸润、淋巴结转移首先考虑，气管壁局部软组织增厚伴节段狭窄。胸部CT提示“双肺多发粟粒性转移灶，考虑为甲状腺乳头状癌转移”。穿刺细胞病理学诊断：（左甲状腺肿块）甲状腺乳头状癌。

4. 入院诊断　甲状腺恶性肿瘤（临床分期T3N1bM1 Ⅱ期）。

（二）整合性诊疗过程

1. MDT团队组成　头颈外科（甲状腺外科）、胸外科、耳鼻咽喉科、麻醉科、内分泌科、超声影像科、病理科、核医学科、护理部等。核心成员为头颈外科（甲状腺外科）2名或3名、核医学科 1 名、内分泌科 1 名、超声影像科 1 名、病理科 1 名等，参与人员应具有副高级以上职称，有独立诊断和治疗能力，并具有一定学识和学术水平。

2. 讨论意见　虽然该患者已出现肺转移病灶，但因分化型甲状腺癌的生物学行为较好，浸润性弱，手术切除概率较大，且分化型甲状腺癌的复发和转移灶如具有一定的摄取 ^{131}I 能力，可用 ^{131}I 对其进行内照射治疗，所以预后一般均良好，临床分期仍为Ⅱ期。

对于局部晚期的分化型甲状腺癌，多数学者认为即使仅能达到肉眼切尽，通过术后 ^{131}I 核素治疗，也可获得较长生存期（碘抗拒者除外）。数据显示，侵袭性甲状腺乳头状癌治疗后的 5 年、10 年、15 年生存率分别为 79%、63%、54%，并认为喉受累对生存率稍有影响；而食管及气管受累与否则与患者生存率有显著性关系，尤以气管受累更为显著。

局部晚期甲状腺癌由于侵犯位置千差万别，所以很难有标准的术式。根据文献及笔者单位的临床经验，笔者对局部晚期甲状腺癌的手术治疗提出如下建议：肿瘤累及气管壁浅层且范围局限的，分化型癌可行局部广切后用带蒂胸锁乳突肌骨膜瓣等加以修复，术后进行核素治疗。肿瘤累及气管壁全层者，可根据侵犯范围采用局部广切后用带蒂胸锁乳突肌骨膜瓣、胸大肌肌皮瓣或其他颈部皮瓣加以修复，或行气管袖式切除后直接拉拢缝合；甲状腺癌侵犯喉时，视侵犯情况可行部分喉切除或全喉切除术；甲状腺癌累及食管较为少见，如累及，也多局限于食管肌层，可切除受累肌层或部分食管壁直接缝合即可。偶尔可发生食管全周受侵，此时常需行食管拔脱或切除。甲状腺癌原发灶或转移淋巴结累及颈总动脉也时有发生，但绝大部分可经细心解剖后分离。偶有侵犯严重者，可在术前充分评估和准备后行自体血管移植（如大隐静脉）或人造血管修复。

3. MDT 团队制订治疗方案　该患者拟行在气管切开全身麻醉下行“左甲状腺癌扩大切除 + 冷冻切片 + 气管部分切除 + 气管成形造瘘术 + 右甲状腺腺叶切除 + 左颈改良根治性颈淋巴结清扫术”。术后行核素治疗及内分泌治疗，并终身随访。

4. 术中所见及术后病理情况　术中所见：左甲状腺肿块约 3.5cm×2.5cm 大小，质硬，侵犯气管 2 或 3 环左侧壁及部分膜部，长约 3cm，与食管肌层粘连，侵犯左侧喉返神经；左颈多发肿大淋巴结，最大约 3.0cm×3.5cm。手术中先行气管切开术，切开时避开甲状腺肿瘤，于气管前壁偏右侧低位切开气管。处理原发灶时，距气管肿瘤约 0.5cm 将气管左侧壁（1 ～ 4 环）和膜部连同甲状腺左叶、肿瘤及左Ⅵ区淋巴结完整切除。术中右甲状腺虽未见明显结节，但考虑患者处于局部晚期，术后需行 ^{131}I 治疗。遂切除甲状腺右叶，保留右侧喉返神经及甲状旁腺，并清扫右颈Ⅱ～Ⅴ区淋巴结。考虑患者伴肺转移灶，术后宜尽早行核素治疗，故未行游离皮瓣或骨瓣修复，而行上下对缝气管膜部，缩小气管缺损，将气管缺损周围与皮肤缝合，行气管造瘘。

术后病理报告：（左）甲状腺乳头状癌（瘤体 3.5cm×2.5cm×2cm）伴钙化，累及表面纤维、脂肪、横纹肌组织，侵及神经，累犯气管全层及软骨，转移至左颈Ⅱ区 0/5 只、左颈Ⅲ区 0/2 只、左颈Ⅳ区 1/6 只、左颈Ⅴ区 6/13 只、左颈Ⅵ区 3/3 只淋巴结；（右）结节性甲状腺肿。

术后病理分期为 pT3N1bM1 Ⅱ期。

5. 术后核素及内分泌治疗　第一次 ^{131}I 治疗 [初始剂量为 150mCi 的 ^{131}I 清除残余甲状腺（清甲）治疗] 后 7 天，全身显像，双肺明显摄碘（图 2-6-11）。第二次 ^{131}I 治疗（剂量为 200mCi）后 7 天，全身显像，双肺摄碘明显减少（图 2-6-12）。治疗后予以左甲状腺素钠片 100μg，口服，每天 1 次。每 3 个月随访。

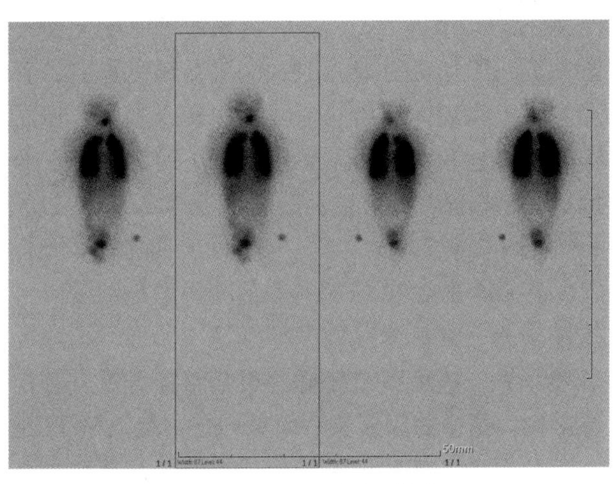

图 2-6-11　双肺明显摄碘

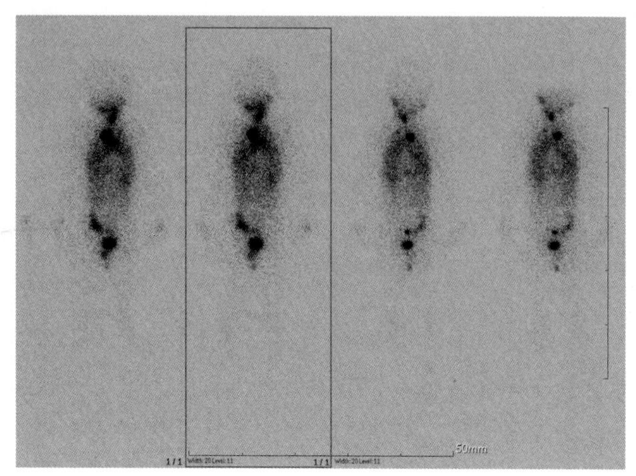

图 2-6-12　双肺摄碘减少

6. 随访　每次调整口服外源性甲状腺素的剂量后，4 ～ 6 周随访复查甲状腺功能，待达到理想的平衡点后可酌情延长随访间隔，1 年内每 3 ～ 6 个月复查 1 次，如有不适可随时检测甲状腺功能。该患者已采取 ^{131}I 清甲治疗，应定期检测血清 Tg 水平，从 ^{131}I 清甲治疗后 6 个月起开始，检测基础 Tg（TSH 抑制状态下）或 TSH 刺激后（TSH > 30mU/L）的 Tg。^{131}I 治疗后 12 个月，复查 TSH 刺激后的 Tg，随后，每 6 ～ 12 个月复查基础 Tg。对肺部病灶，每半年复查 1 次核素扫描或 CT 检查。

（三）案例处理体会

对大部分局部晚期甲状腺癌不宜轻易放弃，应积极争取手术治疗。当然，在尽量保证切缘安全的前提下，尽可能保留重要组织和器官的功能，以期提高生存率和生活质量也是必要。^{131}I 治疗包括 DTC 外科手术后的 ^{131}I 清除术后残留甲状腺组织（清甲）治疗和复发及转移病灶治疗，疗效肯定。

充分发挥 MDT 模式，从诊断、治疗到随访管理，将精准诊断，精准化、个体化、规范化思维相整合，形成整合医学的治疗方案，并落实到每一位患者，让每一位患者获益。

（葛明华　郑传铭）

参考文献

高明，葛明华，2018. 甲状腺肿瘤学 . 北京：人民卫生出版社 .

何高飞，章德广，高力，等，2019. 改良 Miccoli 腔镜辅助技术结合神经探测技术解剖保护喉上神经外支 . 中华普通外科杂志，3（34）：255-256.

刘绍严，刘杰，2017. 甲状腺癌上纵隔淋巴结转移外科治疗策略 . 中国实用外科杂志，37（9）：959-961.

孙辉，刘晓莉，2014. 甲状腺及甲状旁腺手术中神经电生理监测临床指南（中国版）——解读与进展 . 中华内分泌外科杂志，8（1）：1-3，11.

王平，燕海潮，2018. 腔镜甲状腺手术常见问题及其对策 . 腹腔镜外科杂志，23（4）：245-247.

章德广，陈剑，何高飞，等，2018. 腔镜上纵隔淋巴结清扫术在甲状腺乳头状癌治疗中的运用 . 中国普通外科杂志，27（12）：1583-1588.

章德广，高力，谢磊，等，2016. 改良 Miccoli 手术颈侧区淋巴结清扫术治疗甲状腺乳头状癌 130 例临床分析 . 中华外科杂志，54（11）：864-869.

赵群仔，王超仙，王勇，等，2018. 腔镜甲状腺手术专用器械临床应用 . 中国实用外科杂志，38（6）：690-693.

郑传铭，毛晓春，王佳峰，等，2018. 无充气腋窝入路完全腔镜下甲状腺癌根治术效果初步评价初期体会 . 中国肿瘤临床，45（1）：27-32.

郑传铭，徐加杰，蒋烈浩，等，2019. 无充气腋窝入路完全腔镜下甲状腺叶切除的方法——葛 - 郑氏七步法 . 中国普通外科杂志，11：1336-1341. DOI：10.7659/j.issn.1005-6947.2019.11.003.

中国抗癌协会头颈肿瘤专业委员会，中国抗癌协会甲状腺癌专业委员会，2019. 甲状腺外科 ERAS 中国专家共识（2018 版）. 中国肿瘤，28（1）：26-38.

中国卫生健康委员会，2019. 甲状腺癌诊治规范（2018 年版）. 中华普通外科学文献（电子版），13（1）：1-13.

中国医师协会外科医师分会甲状腺外科医师委员会，2015. 甲状腺手术中甲状旁腺保护专家共识 . 中国实用外科杂志，35（7）：731-736.

中国医师协会外科医师分会甲状腺外科医师委员会，中国研究型医院学会甲状腺疾病专业委员会，2017. 甲状腺外科能量器械应用专家共识（2017 版）. 中国实用外科杂志，37（9）：992-997.

中国医师协会外科医师分会甲状腺外科医师委员会，中国研究型医院学会甲状腺疾病专业委员会，海峡两岸医药卫生交流协会海西甲状腺微创美容外科专家委员会，等，2017. 经胸前入路腔镜甲状腺手术专家共识（2017 版）. 中国实用外科杂志，37（12）：1369-1373.

中国医师协会外科医师分会甲状腺外科医师委员会，中国研究型医院学会甲状腺疾病专业委员会，海峡两岸医药卫生交流协会台海甲状腺微创美容外科专家委员会，等，2018. 经口腔前庭入路腔镜甲状腺手术专家共识（2018 版）. 中国实用外科杂志，38（10）：1104-1107.

中国医师协会外科医师分会甲状腺外科医师委员会，中国研究型医院学会甲状腺疾病专业委员会，中国医学装备协会外科装备分会甲状腺外科装备委员会，2017. 甲状腺及甲状旁腺术中喉上神经外支保护与监测专家共识（2017 版）. 中国实用外科杂志，37（11）：1243-1249.

Aidan P，Arora A，Lorincz B，et al，2018. Robotic Thyroid surgery：current perspectives and future considerations. ORL J Otorhinolaryngol Relat Spec：1-9.

Berber E，Bernet V，Fahey TJ，et al，2016. American Thyroid Association Statement on remote-access thyroid surgery. Thyroid：official journal of the American Thyroid Association，26（3）：331-337.

CATO 中国抗癌协会甲状腺癌专业委员会，2016. 甲状腺微小乳头状癌诊断与治疗中国专家共识（2016 版）. 中国肿瘤临床，43（10）：

405-411.

Chaung K, Duke WS, Oh SJ, et al, 2017. Aesthetics in thyroid surgery: The patient perspective. Otolaryngol Head Neck Surg, 157（3）: 409-415.

Chen W, Zheng R, Baade PD, et al, 2016. Cancer statistics in China, 2015. CA Cancer J Clin, 66（2）: 115-132.

Dionigi G, Kim HY, Randolph GW, et al, 2015. Prospective validation study of Cernea classification for predicting EMG alterations of the external branch of the superior laryngeal nerve. Surgery Today, 46（7）: 1-7.

Du L, Wang Y, Sun X, et al, 2018. Thyroid cancer: trends in incidence, mortality and clinical-pathological patterns in Zhejiang Province, Southeast China. BMC Cancer, 18（1）: 291.

Haugen BR, Alexander EK, Bible KC, et al, 2016. 2015 American Thyroid Association Management Guidelines for adult Patients with thyroid nodules and differentiated thyroid cancer: The American Thyroid Association Guidelines Task Force on Thyroid Nodules and Differentiated Thyroid Cancer. Thyroid, 26（1）: 1-133.

Ito Y, Miyauchi A, Kihara M, et al, 2014. Patient age is significantly related to the progression of papillary microcarcinoma of the thyroid under observation. Thyroid, 24（1）: 27-34.

Ji YB, Song CM, Bang HS, et al, 2014. Long-term cosmetic outcomes after robotic/endoscopic thyroidectomy by a gasless unilateral axillo-breast or axillary approach. J Laparoendosc Adv Surg Tech A, 24（4）: 248-253.

Kandil E, Hammad AY, Walvekar RR, et al, 2016. Robotic Thyroidectomy Versus Nonrobotic Approaches: A Meta-Analysis Examining Surgical Outcomes. Surg Innov, 23（3）: 317-325.

Ohgami M, Ishii S, Arisawa Y, et al, 2000. Scarless endoscopic thyroidectomy: breast approach for better cosmesis. Surg Laparosc Endosc Percutan Tech, 10（1）: 1-4.

Song CM, Ji YB, Bang HS, et al, 2015. Postoperative pain after robotic thyroidectomy by a gasless unilateral axillo-breast or axillary approach. Surg Laparosc Endosc Percutan Tech, 25（6）: 478-482.

Sung ES, Ji YB, Song CM, et al, 2016. Robotic Thyroidectomy: Comparison of a Postauricular Facelift Approach with a Gasless Unilateral Axillary Approach. Otolaryngol Head Neck Surg, 154（6）: 997-1004.

Tae K, Song CM, Ji YB, et al, 2016. Oncologic outcomes of robotic thyroidectomy: 5-year experience with propensity score matching. Surg Endosc, 30（11）: 4785-4792.

Wang P, Zhao QZ, 2016. Endoscopic thyroid surgery: the past, the present, and the future. Zhonghua Wai Ke Za Zhi, 54（11）: 815-818.

Zhang D, Gao L, Xie L, et al, 2017. Comparison between video-assisted and open lateral neck dissection for papillary thyroid carcinoma with lateral neck lymph node metastasis: A Prospective Randomized Study. J Laparoendosc Adv Surg Tech A, 27（11）: 1151-1157.

Zhang De, Gao Li, He G, et al, 2018. Predictors of graft function after parathyroid autotransplantation during thyroid surgery. Head Neck, 40（11）: 2476-2481.

Zhang DG, Lei X, He GF, et al, 2017. A comparative study of the surgical outcomes between video-assisted and open lateral neck dissection for papillary thyroid carcinoma with lateral neck lymph node metastases. American Journal of Otolaryngology, 38（2）: 115-120.

第七节　头颈部肿瘤临床诊疗中的整合医学思考

1985 年，由李树玲、费声重、邱蔚六、屠规益等专家发起，由头颈肿瘤外科、耳鼻咽喉科和口腔颌面外科从事头颈肿瘤诊疗的 3 个专业联合成立了我国乃至世界上第一个三学科融合的学术团体——中国抗癌协会头颈肿瘤外科专业委员会，该学会的成立标志着我国头颈肿瘤外科学界的大联合，开创了三大学科共同组建统一学术组织的先河，也大大促进了我国头颈肿瘤学科的快速发展。经历 30 余年的发展，多学科整合诊疗的理念在头颈部肿瘤的诊疗过程中不断深入和快速发展，促进着学科间的交叉、互动，无论是学科的命名还是专业的内涵都在发生着翻天覆地的变化。2009 年，中国抗癌协会头颈肿瘤外科专业委员会也根据时代发展，顺应专业潮流，正式更名为“中国抗癌协会头颈肿瘤专业委员会”，将“外科”二字去掉，从而体现出多学科共同参与及互相促进的目的。时至 2020 年，头颈肿瘤专业委员会已成立 35 周年，从最早的三个专业联合协作，到不同亚专业的细化分组，最终形成头颈、口腔颌面及耳鼻咽喉的相互融合，取长补短，从而形成临床诊疗、科研转化的良好局面，无处不体现着“整合医学”的概念及优势。

头颈部肿瘤可以说是人体最复杂、肿瘤分类最繁多、诊疗方法最多样化的肿瘤，相比于其他部位的肿瘤而言，此部位肿瘤的研究虽历史稍短，但更能体现出多学科交融整合的进程，以及共同发展的成功路径。近年来头颈肿瘤学的整体及各个亚专业学科均在快速蓬勃发展，不仅体现在临床诊疗和基础研究方面，也体现在先进的诊疗设备和新型药物的研发、转化及临床应用方面，更加体现在综合治疗和个体化精准治疗相整合方面。

头颈部各类重要器官密集，肿瘤涉及部位繁多且部分较隐蔽，诊断及治疗往往不能由单一的手段或方法解决，因此整合多学科团队的优势以提高诊断准确率及治疗效果，降低复发 / 死亡率是必然趋势。除了头颈外科、口腔颌面外科和耳鼻咽喉外科三大专业外，近几十年来，头颈肿瘤专业已整合成包括整形外科、肿瘤内科、放疗科、核医学科及分子诊断、影像、病理等多学科联合诊治的专业学科。例如，一部分晚期下咽癌或喉癌患者经术前辅助应用分子靶向治疗与放化疗，避免了切除全喉的手术，在不降低生存率的同时使患者治疗后还能够进行日常的社会交流，很大程度提高了患者的信心。另外，通过整合医学的模式，我们将目前最先进的治疗手段、最新的药物应用于头颈部肿瘤的治疗，从而使一些晚期患者得到了有效治疗及生存的希望。目前，已经有很多种分子靶向药物在头颈部肿瘤中进行了临床试验或临床应用，显示了良好的疗效；最新的研究也显示，已有两种 PD-1 抑制剂获批用于复发 / 转移性头颈部肿瘤患者的二线治疗，这类药物有助于改善生存预后，带来持久应答，同时具有较好的安全性。在新技术方面，通过整合科技信息产业，如精准导航内镜技术、立体三维重建技术、质子重离子刀、机器人手术等均为头颈部肿瘤的诊断和治疗提供了更为精准和便利的方式，同时也增加了诊治疗效，减少了并发症。

总体来讲，“整合思维、去粗取精，取长补短”的整合医学诊疗模式为头颈部肿瘤患者搭建了最佳诊治平台，极大地提高了患者的生活质量及生存期。经过多年的磨合及临床应用可以发现，头颈部肿瘤专业整合诊疗模式不仅可以缩短从诊断到治疗的时间，经过多学科的会诊和讨论制订出个体化的精准治疗方案，还能够推动学科发展，促进不同学科间的交流，增进不同学科的相互了解和较全面的认识。整合医学在头颈部肿瘤中的贡献不仅仅是局限于制订临床诊疗方案，更有助于设计和实施临床研究计划、开展基础研究、将基础研究成果向临床应用转化，并且担负着医学教育功能。

与其他肿瘤类同，头颈部肿瘤也随着近年来专业精细化的观点逐渐向专科化发展，部分医院甚至开始探索以病种分科的新体系。这种方式虽然使得每个病种更加细化和深化，但是在横向综合发展方面存在一定的弊端，使得专业人士“只见树木，不见森林”的现象凸显。通过整合医学的理念，我们引申到头颈肿瘤专业的发展，一定要强调整合诊疗，强调“防”与“治”并重，无论从患者的有效治疗，还是国家医疗资源和经济角度考虑，在这里还要提出整合“防治”的重要性，强调“三早”，从而实现预防医学、实践诊疗及康复医学在头颈部肿瘤诊疗和防治过程中的立体发展，通过整合医学实现患者和社会的“最优化”、诊疗效果“最大化”。

（高　明　郑向前）

第3章
眼部肿瘤

第一节　视网膜母细胞瘤

第二节　葡萄膜黑色素瘤

第三节　结膜恶性肿瘤

第四节　眼睑恶性肿瘤

第五节　眼眶肌源性肿瘤

第六节　眼眶组织细胞来源肿瘤

第七节　眼眶神经源性肿瘤

第八节　泪器恶性肿瘤

第九节　眼附属器淋巴瘤

第十节　眼肿瘤临床诊疗中的整合医学思考

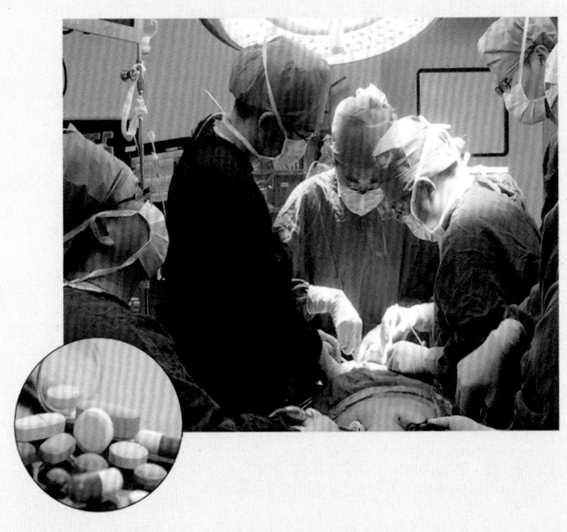

第一节　视网膜母细胞瘤

• 发病情况及诊治研究现状概述

视网膜母细胞瘤（retinoblastoma，RB）是一种起源于胚胎视网膜细胞的恶性肿瘤，其细胞来源可能是神经元、神经胶质细胞或视网膜祖细胞。视网膜母细胞瘤是儿童最常见的眼内恶性肿瘤，占儿童所有癌症的 2% ～ 3%，新生儿发病率为 1 ：（16 000 ～ 18 000）。2/3 的患者 3 岁以内发病，20% ～ 30% 为双眼发病。40% 的视网膜母细胞瘤属于遗传型，由患病或基因携带者父母遗传所致，或正常父母生殖细胞突变导致，为常染色体显性遗传。非遗传型占 60%，系患者视网膜母细胞发生突变所致，不遗传。*Rb* 基因突变是视网膜母细胞瘤重要的发病机制，*Rb* 基因是人类发现的第一个肿瘤抑制基因，定位于 13 号染色体长臂 1 区 4 带，编码具有 928 个氨基酸残基的 Rb 蛋白。Rb 蛋白是重要的细胞周期调节因子，参与细胞的生长分化，Rb 蛋白功能缺陷或丧失是很多肿瘤发生的基础。约 80% 的视网膜母细胞瘤患者可发现 *Rb* 基因突变，此外 Rb 蛋白表达降低、缺失或 Rb 通路异常均可能导致视网膜母细胞瘤发生、发展。

视网膜母细胞瘤发病率尚未发现有种族、地区、性别等差异，但在世界范围内其病死率和眼球保存率差距显著。在美国和欧洲等发达国家，生存率已超过 95%，而我国整体中、晚期患者比例大，生存率约 75%，眼球保存率则更低，不到 50%。

视网膜母细胞瘤总体治疗策略是以化疗为主的整合治疗，治疗原则已经由早期的保生命转为在不影响生存率的前提下保留眼球，进而挽救部分视力。但是，对于晚期患者，即使摘除眼球，肿瘤仍有较大概率沿视神经向颅内蔓延甚至眼外转移导致死亡。随着对视网膜母细胞瘤认识的加深，依靠规范化治疗的推广应用，提高视网膜母细胞瘤的早期诊断率，才能从根本上提高疗效。视网膜母细胞瘤整合治疗涉及眼科、儿科、放射介入科、化疗科等多个学科，如何根据患者的临床特点和肿瘤的生物学特征，合理有效地采用化疗、动脉介入、局部治疗和手术等措施，实现治疗的“个体化”和“精准化”，是视网膜母细胞瘤整合治疗所面临的挑战。

• 相关诊疗规范、指南和共识

- 儿童视网膜母细胞瘤诊疗规范（2019 年版），中华人民共和国国家卫生健康委员会
- 中国视网膜母细胞瘤诊断和治疗指南（2019 年），中华医学会眼科学分会眼底病学组和眼整形眼眶病学组联合中华医学会儿科学分会眼科学组组织联合发布
- 中国单侧眼内期视网膜母细胞瘤诊疗专家共识（2019 年），中华医学会眼科学分会眼整形眼眶病学组
- 选择性眼动脉化疗术治疗视网膜母细胞瘤中国专家共识，中国抗癌协会肿瘤介入分会儿童肿瘤专家委员会

【全面检查】

（一）病史特点

1. *视网膜母细胞瘤发病的相关高危因素* ①家族史，40%的患者是遗传型，约10%的视网膜母细胞瘤患者有家族史；②年龄，3岁以下幼儿出现视力下降、斜视、白瞳均要行视网膜母细胞瘤排查，不分性别；③一只眼确诊为视网膜母细胞瘤，另一只眼需定期检查直至成年后，20%～30%的患者为双眼发病，但双眼发病的时间可以间隔10年以上。

2. *视网膜母细胞瘤的相关症状* 由于绝大多数患儿为3岁以下幼儿，早期多无自觉症状。随着肿瘤不断增大，可出现下列表现：①白瞳症，即瞳孔区出现黄白色反光，如猫眼样，是视网膜母细胞瘤最常见的表现；②斜视，因视力低下出现知觉性外斜视；③眼部红痛，多是肿瘤引起的葡萄膜炎症样反应甚至继发青光眼所致，往往提示肿瘤已经存在较长时间，是预后不良的征兆；④眼球突出，多是肿瘤突破眼球壁向眶内蔓延所致，常见于晚期病例。

（二）体检发现

体检主要包括眼部专科检查，尤其是眼底检查，目前多采用新生儿数字化广域眼底成像系统（RetCam3）。患儿在全身麻醉下充分散瞳后，配合周边顶压可实现眼底各象限叠加可视角度超过200°，无损伤，最大限度避免漏诊和误诊。①眼底检查可见视网膜单个或多个实体性病灶，肿瘤有两种生长方式，即内生性和外生性。前者隆起突向玻璃体腔，肿瘤表面视网膜血管扩张、出血。后者沿脉络膜扁平生长，常伴有渗出性视网膜脱离，部分患者呈混合性，兼具两者特点。随着肿瘤不断增大，尤其肿瘤直径超过10mm时，肿瘤中心常会出现自发性出血、坏死或钙化。②部分患者可出现虹膜新生血管。③眼内炎表现，是由于肿瘤突破视网膜进入玻璃体腔或前房，前房可见灰白色的肿瘤细胞团块，玻璃体腔内漂浮肿瘤细胞。④眼压升高。⑤局部淋巴结肿大。这些体征不仅具有重要的诊断价值，而且是临床分期的基础，更是评估疗效及制订、调整治疗策略的重要依据。

（三）实验室检查

1. *常规检查* 血常规、尿常规、粪常规、肝功能、肾功能、凝血功能等。这些检查是患者整体状况评估、治疗方案制订所必需的。因绝大多数患者都需要化疗，故骨髓造血功能及肝功能、肾功能监测尤为重要。

2. *血液肿瘤标志物检测* 肿瘤标志物是指肿瘤细胞在人体生长和繁殖过程中，产生和分泌的一些物质。肿瘤特异性标志物不仅可用于早期筛查，而且可评估肿瘤患者手术、化疗、放疗后的疗效，对于监测肿瘤复发、转移及评判预后具有重要意义。目前已经开展有关视网膜母细胞瘤生物标志物的筛选研究。研究显示，视网膜母细胞瘤患者血清中糖类抗原（CA）125、CA19-9和神经元特异性烯醇化酶（neuron specific enolase，NSE）升高，对诊疗有意义；化疗后NSE水平下降相对较早，更有利于早期诊断视网膜母细胞瘤复发。而免疫监测点PD-L1、PD-1的表达与视网膜母细胞瘤的脉络膜浸润相关，进而影响整体生存率。

3. *眼内液检测* 视网膜母细胞瘤起源于眼内，肿瘤产生和分泌的物质除了能进入血液循环，还可以停留在眼球内，眼内组织液的检测（包括房水和玻璃体液）对肿瘤的诊断和评估有重要意义。眼内液中烯醇化酶（enolase）、NSE、血管内皮生长因子（vascular endothelial growth factor，VEGF）、乳酸脱氢酶（LDH）、存活蛋白（survivin）和转化生长因子β_1（transforming growth factor beta-1）等多种细胞因子均表达异常，并且与患者的临床特征相关，有望成为监测视网膜母细胞瘤病情发展、治疗反应和预后的生物标志物。当然，这些标志物的敏感度和特异度仍需要大量的临床研究证实。

（四）影像学检查

1. *B超检查* B超普及范围广，操作相对简单，可重复，无损伤，是排查视网膜母细胞瘤最便捷的方式。当肿瘤较大时，B超具有典型的表现，常表现为玻璃体腔内弱或中、强回声光团，

60%～80%有高反射伴声影，其为钙化灶。少数肿瘤因生长过快，中央有坏死液化，但无钙化，则表现为低反射。当肿瘤呈现为极为少见的弥漫型时，超声显示视网膜表面不规则增厚，无钙化。B超还可以显示肿瘤所伴发的视网膜脱离的程度和范围。对于很小的或位于周边的肿瘤，B超则有可能不显示。

2. CT检查　对视网膜母细胞瘤的诊断较为可靠，对钙化斑和眶骨受累识别优于B超。肿瘤表现为眼球内高密度肿块，肿块内可有钙化斑。高分辨率CT可以全面了解肿瘤的数目、大小、位置及与视神经的关系。如果出现视神经增粗、视神经孔扩大，则意味着肿瘤向颅内蔓延。

3. MRI检查　视网膜母细胞瘤在MRI表现为眼球内异常的软组织信号，增强扫描肿块可呈不均匀轻度增强，脂肪抑制后显示肿瘤向球外侵犯更清晰，但对钙化灶显示不敏感。由于对软组织分辨率高，MRI在显示肿瘤与眼球壁的关系及眼外蔓延方面优于CT。

（五）其他检查

1. 听力监测　由于大多数患儿需要化疗，其中药物卡铂具有耳毒性，故在整个治疗周期内应定期行听力检查。

2. 视觉电生理检查　化疗尤其是动脉介入化疗和玻璃体腔内注射，一方面提高眼球内药物浓度，增强疗效，降低全身毒副作用，另一方面较高的药物浓度会对视网膜组织尤其是感光细胞造成损伤，视觉电生理检查结果是评估治疗安全性的重要指标。

3. 荧光素眼底血管造影　动脉期肿瘤即可显影，静脉期增强，晚期出现渗漏，消退延迟。视网膜母细胞瘤的荧光素眼底血管造影表现不具有特异性，其一般不作为常规检查，主要用于与其他常见儿童眼底病如Coats病、早产儿视网膜病变鉴别。

4. 其他恶性肿瘤的监测　部分视网膜母细胞瘤患儿在接受治疗若干年后，其他部位出现原发性恶性肿瘤，称为第二肿瘤，以骨肉瘤最多见，约占1/3，常发生于放疗照射区域，其次是软组织肉瘤和恶性黑色素瘤。其发病机制主要是遗传易感性，遗传性患者更易发生眼外第二肿瘤，其次是放疗的影响，尤其是1岁以内接受放疗，在美国，第二肿瘤导致的死亡率甚至已经超过视网膜母细胞瘤本身的死亡率。故对于遗传性患者或接受大剂量放疗的高危患者，应加强第二恶性肿瘤的监测。

（六）病理学检查

迄今，病理学检查依然是肿瘤诊断的金标准。但视网膜母细胞瘤的诊断更多是依据临床特点，一般不进行穿刺活检，只有晚期患者或对治疗不敏感的患者，才行眼球摘除及病理学检查。

1. 标本的处理　眼球摘除时应尽量动作轻柔，避免挤压眼球，尤其要保证眼球完整。最关键的是视神经残端要足够长，至少要大于10mm，并标记好视神经残端。摘除的标本立即置于福尔马林固定液（10%）中，切取标本时应尽量保持眼球形态完整。

2. 病理报告内容及规范　病理学检查的目的除了明确诊断外，更重要的是进行病理高危因素评估，因此应包括以下内容。

（1）大体描述：包括标本的外观，肿瘤的数量、大小、位置，有无伴发出血、视网膜脱离等。

（2）主体肿瘤：结合石蜡切片HE染色和免疫组化染色，明确肿瘤细胞的组织学类型和分型。

（3）肿瘤侵犯范围：重点关注肿瘤是否侵犯视神经，包括筛板前、筛板、筛板后极视神经断端，以及肿瘤是否侵犯脉络膜、虹膜睫状体和房角，一旦这些部位病理阳性，则定义为视网膜母细胞瘤病理高危因素，此类患者眼球摘除后应进行全身辅助性化疗。

要点小结

- 视网膜母细胞瘤诊断主要依靠临床特点，包括患儿年龄、家族史、眼底表现和影像学检查，并以此进行分期诊断，指导制订临床治疗方案。
- 病理学检查仅限于行眼球摘除的患者，除了明确诊断外，更主要的是进行病理评估和分级，进而指导治疗。
- 血液和眼内液（房水和玻璃体液）中一些肿瘤生物标志物有助于视网膜母细胞瘤的诊断及疗效、预后的监测。

【整合评估】

（一）评估主体

视网膜母细胞瘤的MDT团队应该包括眼科（包括眼底病和眼肿瘤亚专业）、儿科、肿瘤内科、放射科、介入治疗科、病理科和影像科。相关成员均应具有独立处理本专业疾病的能力，并达到一定学术水平，团队内应进行相应的职能分配，定期进行会诊讨论。

（二）分期和分级评估

肿瘤分期对于治疗方案的设计、治疗反应的评估、预后的判断具有重要意义。视网膜母细胞瘤的分期标准也随着对疾病认识的加深不断细化。最初根据临床过程其分为眼内期、青光眼期、眼外期、全身转移期，这种分期较为粗略。20世纪60年代，Reese和Ellsworth首次根据肿瘤的位置、数量、大小将视网膜母细胞瘤分为5个大组、10个亚组，用于评估预后，简称R-E分级（表3-1-1）。到2003年，视网膜母细胞瘤国际专题会议上，提出了新的分期方法，将临床和病理相结合，根据显微镜下表现、眼外侵犯程度和是否发生转移来分期（表3-1-2）。随着视网膜母细胞瘤治疗重心由保生命转移到保眼球，上述分期已不能满足指导临床治疗的需要，故2005年Linn提出了眼内期视网膜母细胞瘤国际分期（intraocular international retinoblastoma classification，IIRC），将眼内期视网膜母细胞瘤分为A～E共5期，这也是目前应用最广泛的分期标准（表3-1-3）。

表3-1-1 视网膜母细胞瘤R-E分级

分类	亚类	肿瘤表现	预后
Ⅰ组	Ⅰa	单个肿瘤位于赤道或赤道后，＜4PD（6mm）	很好
	Ⅰb	多发性肿瘤位于赤道或赤道后，大小均＜4PD（6mm）	很好
Ⅱ组	Ⅱa	单个肿瘤位于赤道或赤道后，大小为4～10PD（6～15mm）	良好
	Ⅱb	多发性肿瘤位于赤道后，大小为4～10PD（6～15mm）	良好
Ⅲ组	Ⅲa	任何位于赤道前的肿瘤	可疑
	Ⅲb	单个肿瘤位于赤道后，＞10PD（15mm）	可疑

续表

分类	亚类	肿瘤表现	预后
Ⅳ组	Ⅳa	多发性肿瘤，有些＞10PD（15mm）	不良
	Ⅳb	任何扩大到锯齿缘的病灶	不良
Ⅴ组	Ⅴa	肿瘤范围超过一半视网膜	差
	Ⅴb	玻璃体腔内播散	差

表3-1-2 视网膜母细胞瘤国际分期（2003年）

分期	亚期	临床表现	备注
0期		肿瘤仅限于眼内	无局部或全身转移，患者有可能不需要摘除眼球
Ⅰ期		通过摘除眼球即可以完全切除肿瘤	另一只眼球可能存在肿瘤，摘除的眼球可能存在病理高危因素
Ⅱ期		眼眶内残存肿瘤	显微镜下肿瘤侵犯视神经残端
Ⅲ期	眼眶广泛受侵犯，耳前或颈部淋巴结转移	局部明显受侵犯	通过临床表现或神经影像学检查诊断累及眼眶或淋巴结
Ⅳ期	不伴有中枢神经系统病变的全身血源性播散	全身转移 只累及1个部位 累及多个部位	
	有中枢神经系统病变	视交叉病变 中枢神经系统肿块 软脑膜病变	

表3-1-3 眼内期视网膜母细胞瘤国际分期

分期		临床特点
A期		肿瘤最大直径≤3mm
B期		肿瘤最大直径＞3mm，或 与黄斑距离≤3mm 与视盘距离≤1.5mm 视网膜下积液与肿瘤边缘距离≤3mm
C期	肿瘤伴有	视网膜下种植距离肿瘤≤3mm 玻璃体腔种植距离肿瘤≤3mm 视网膜下种植和玻璃体腔种植均距离肿瘤≤3mm
D期	肿瘤伴有	视网膜下种植距离肿瘤＞3mm 玻璃体腔种植距离肿瘤＞3mm 视网膜下种植和玻璃体腔种植均距离肿瘤＞3mm
E期		肿瘤＞50%眼球体积，或 新生血管性青光眼

续表

分期	临床特点
	前房、玻璃体或视网膜下出血导致屈光间质混浊
	肿瘤侵犯筛板后视神经、脉络膜（> 2mm 范围）、巩膜、前房

（三）病理评估

1. 组织学分型　视网膜母细胞瘤病理学特征是，视网膜被大量肿瘤细胞浸润，这些细胞核质比高，细胞凋亡和核分裂明显，肿瘤组织内常出现大片坏死钙化灶。其分为未分化型与分化型两种。未分化型主要是由小圆形神经母细胞构成，较常见，恶性程度高；分化型主要由方形或低柱状细胞构成，仅见于部分病例，恶性程度较低。肿瘤细胞环绕一个圆形腔隙排列如菊花瓣状，在腔隙内有时可隐约见到类似视锥细胞或视杆细胞样的凸起，呈蔷薇花形。

2. 病理高危因素　对于视网膜母细胞瘤，病理学检查除了明确诊断外，更重要的是进行病理分级。2009 年国际视网膜母细胞瘤分期工作组（International Retinoblastoma Staging Working Group，IRSWG）将肿瘤侵犯视神经（包括筛板前、筛板、筛板后极视神经断端）及肿瘤侵犯脉络膜定义为视网膜母细胞瘤病理高危因素，建议此类患者眼球摘除后应进行全身辅助性化疗。

（四）其他评估

由于患者绝大多数是幼儿，基本都要接受化疗或手术治疗，从而治疗前应邀请麻醉科、儿科对患儿全身状况进行评估，判断是否能耐受全身麻醉及化疗的毒副作用。评估还应包括患儿家长对疾病的认识程度、预期疗效及后续治疗的依从性。

要点小结

- 评估需要多团队协作，涉及眼科、儿科、放射科、病理科等。
- 评估应该全面，在此基础上得出精确诊断，提出合适的治疗方案。
- 评估应该是个动态的过程，要关注患者在治疗过程中特殊反应，并做出相应调整。

【整合决策】

视网膜母细胞瘤治疗原则是在保存患儿生命的基础上，尽可能挽救患儿眼球和视力。治疗策略和方案则是以肿瘤的临床分期、分级为基准的整合治疗。

（一）化学治疗

化学治疗（简称化疗）已经取代外放疗和眼球摘除成为视网膜母细胞瘤的一线治疗方法，适用于眼内期 A ～ D 期患者，或者作为眼球摘除后有病理高危因素、肿瘤侵犯眼眶者的补充治疗。依据其给药途径，分为 3 种。

1. 静脉化疗　是最早，也是最经典的给药途径，目前采用的标准方案是长春新碱 + 依托泊苷 + 卡铂三联方案（VEC 方案），一般每 3 ～ 4 周 1 次，共 4 ～ 6 次。联合局部治疗，静脉化疗能够有效地抑制肿瘤，即使对于中晚期 D 期患者，眼球保存率也能达 60% 以上。但有玻璃体或视网膜下播散的病例对静脉化疗不敏感，而且静脉化疗停药后复发率较高。同时，此治疗存在全身不良反应，最常见的是骨髓抑制和消化系统症状，大多数停药后可以自行恢复，少数需要药物支持治疗。其中卡铂会引起耳毒性，依托泊苷可引起急性淋巴细胞白血病，治疗期间应注意观察。

2. 动脉化疗　是指利用导管导丝，经股动脉—颈内动脉—眼动脉直接将化疗药物灌注至眼内，所用药物主要为美法仑、卡铂和拓扑替康。一般每 3 ～ 4 周 1 次，共 2 ～ 4 次。相较于静脉化疗，动脉化疗更具“精准性”，肿瘤局部药物浓度高，杀伤效果强，而药物用量减少，全身不良反应也明显减轻。主要的不良反应为眼局部充血、眼外肌麻痹、视网膜毒性和眼内出血等。关于静脉化疗和动脉化疗疗效的优劣性仍有争论，总结近年来的文献分析后显示，动脉化疗可以提高 D 组患者眼球保存率，但在 A、B、C、E 各组并无差异。考虑到动脉化疗的技术难度和经济成本，如何选择还要结合当地的医疗和经济情况。

3. 玻璃体腔化疗　指将化疗药物直接注入玻璃体腔内，适用于伴有玻璃体肿瘤播散种植的患者，这部分患者往往对静脉化疗不敏感。注射的要点：适当降低眼内压，避免肿瘤部位进针，妥善处理进针穿刺点，可采用局部冷凝或局部结膜下注射化疗药物。长期临床观察后发现，玻璃体腔内化疗可以有效缓解玻璃体内肿瘤扩散（68%），除了局部结膜水肿外，未见眼球外播散等严重并发症。

（二）局部治疗

1. 光凝　适用于赤道后体积比较小的肿瘤，主要是A、B期患者，或作为辅助治疗。临床采用的激光波长为532nm、810nm和1064nm，利用激光的热凝固作用直接杀死肿瘤细胞，3～4周后可以重复。

2. 冷凝　适应证与激光相似，但更适合位于赤道前部的肿瘤。目前常用的冷凝源是二氧化碳，温度可达-80℃，3～4周后可以重复。

3. 经瞳孔温热疗法（transpupillary thermotherapy，TTT）　利用高温使肿瘤内的血管栓塞，进而诱导肿瘤萎缩。常采用波长810nm的半导体红外线激光，采用低强度、大光斑（2～3mm）、长时间照射（1min）模式，可以达到治疗范围内病灶缩小的效果。

（三）放射治疗

1. 巩膜敷贴放疗　将放射源置于毗邻肿瘤的巩膜表面，常用的放射性核素有钴-60、碘-125和铱-192等。其适用于较小的肿瘤，一般基底部不超过15mm，高度不超过10mm，或者早期A、B期患者。照射总量为45～50Gy，副作用一般局限于眼部，白内障和放射性视网膜视神经病变最常见。

2. 外放疗　适用于肿瘤较大没法完全手术摘除的患者，由于容易引起严重的颜面部发育障碍和畸形及诱发第二恶性肿瘤，目前临床已较少应用，仅作为晚期患者的辅助治疗。

（四）手术治疗

手术治疗适用于E期患者、影像学检查或临床症状提示肿瘤已向眼外蔓延扩展者或经整合治疗肿瘤仍然不能控制的患者。

1. 眼球摘除　手术中应保持眼球完整，避免医源性扩散。手术剪除视神经要尽可能长，至少1.0cm。术后要根据病理评估是否存在高危因素，包括视神经断端（包括筛板前、筛板后）和脉络膜是否有肿瘤侵犯。如果是阳性，则需要辅助外放疗或静脉化疗。考虑到存在肿瘤复发甚至远处转移的可能，目前一般不在眼球摘除的同时植入义眼座。为防止结膜囊狭窄，眼眶发育迟滞，可佩戴薄壳义眼刺激眼眶发育，等肿瘤完全稳定后再行二期义眼座植入术。

2. 眶内容摘除术　肿瘤已经突破眼球壁向颅内、眶内蔓延者应行眶内容摘除术，术后应联合化疗或外放疗，术后颜面部畸形可考虑行转移皮瓣或者赝复体修复。此类患者预后都较差，有学者提出序贯治疗方案：术前应用VEC方案行大剂量化疗（3～6个周期），然后进行手术，再辅以外放疗（总量45～50Gy），最后再行12个标准疗程化疗，可以降低3年内的复发率。

要点小结

- 视网膜母细胞瘤要采用整合治疗。
- 治疗方案的选择主要依据临床分期、分级。
- 早期患者（A、B期）以局部治疗为主；C、D期患者以化疗为主，辅以局部治疗；E期，尤其伴有临床高危因素者，首选眼球摘除，根据病理决定是否需要辅助化疗；侵犯眼眶的患者，手术切除，术前、术后辅以外放疗或化疗。
- 治疗方案并不一成不变，要根据患者对治疗的反应、肿瘤的控制情况随时调整。

【康复随访及复发预防】

视网膜母细胞瘤的治疗是一个长期的过程，在治疗周期结束后需要定期检查随访，以期能早期发现肿瘤复发或转移的征象，并及时给予干预治疗，以提高患者总体生存率。应根据病情分期和病理分级，为患者制订个体化随访方案，主要采取门诊随诊的方式。随访不仅能有效评估肿瘤的控制情况，检测病情的变化发展，同时为患者及其家属提供精神心理方面的疏导和支持，提高患者的生活质量。

（一）随访内容

1. 正在接受化疗的患者，应行2周1次血常规检查，检测骨髓抑制情况；记录患者全身或眼的不良反应；每次化疗前进行肝肾功能和听力检测。

2. 眼底检查，详细记录肿瘤大小，判断是否萎缩或钙化，是否出现眼部并发症，如出血、视网膜脱离等，并进行拍照保留影像学资料，这是评判治疗效果最直接的依据。

3. 其他眼部专科检查，如眼前节照相、视力检测（如果可以配合）、眼压检测、视觉电生理检查等。

4. 影像学检查：CT和（或）MRI，具体根据病情选择。

（二）随访期限

目前尚无确切的循证医学证据表明视网膜母细胞瘤合理随访期限，临床上至少要到成年后，而且双眼均要检查。

（三）常见问题处理

主要针对处于治疗周期内的患者，最常见的是化疗的副作用，具体如下。

1. 消化道反应，如食欲缺乏、恶心、腹泻等，饮食宜清淡易消化、少食多餐，要保证足够的蛋白质和营养摄入。如症状严重，需要儿科就诊用药。

2. 白细胞计数降低、血小板计数降低是常见的化疗引起的骨髓抑制表现，家长应加强护理，避免外伤、感冒等诱因，若白细胞、血红蛋白或血小板数量过低，需进行粒细胞集落刺激因子治疗或成分输血。

3. 接受局部治疗或手术的患儿常出现结膜充血、异物感、疼痛等，可以局部滴用抗生素和糖皮质激素眼药水，眼压高需滴用降眼压眼药水，注意局部卫生，禁忌揉眼等。

4. 大多数患儿在治疗期间都处于易激惹状态，低龄幼儿不会语言表达，都会影响治疗的依从性。家长要有足够的耐心，就诊环境要安静宽松，医护人员要掌握相应的沟通技巧。

要点小结

- 随访是视网膜母细胞瘤治疗不可或缺的一部分，目的是监测肿瘤复发和转移情况，并及时进行干预治疗，从而提高患者生存率和生活质量。
- 随访应该规范、完整，同时也要根据患者个体化特征而有所侧重和区分。

（四）积极预防

尽管视网膜母细胞瘤发病率低，属于罕见病，但我国人口基数庞大，每年新发患者超过1000例，遗憾的是我国患者总体就诊晚，失去了最佳治疗时机，导致眼球保存率和生存率与发达国家存在较大差异。预防措施：加强遗传咨询宣教，对于有遗传背景的患者及其父母进行基因检测，优生优育，减少患病儿童出生；开展早诊早治，逐步推广新生儿RetCam3眼底检查，能够发现非常早期无症状的患者，A、B期患者眼球保存率接近100%；开展多中心前瞻性随机对照临床研究，致力于临床诊疗规范的建立和推广，提高基层医院对视网膜母细胞瘤的临床诊疗水平；组织全国范围内视网膜母细胞瘤的临床大数据收集，掌握我国视网膜母细胞瘤的流行病学特征，建立样本库，包括血液、体液和实体肿瘤标本，并能够实现资源交流和共享；开展视网膜母细胞瘤的发病机制研究，寻找治疗靶点，实现靶向精准治疗。随着新的诊疗技术不断出现，新的药物被开发，视网膜母细胞瘤患者完全可以实现长期带瘤生存和零死亡率。

【典型案例】

视网膜母细胞瘤整合性诊疗1例

（一）病例情况介绍

1. 基本情况　女性，30个月（2.5岁），发现右眼黄白色反光2个月（图3-1-1）。家长2个月前无意中发现患儿晚间右眼转动时瞳孔区有黄白色反光。其间无红痛及全身不适，无家族史。

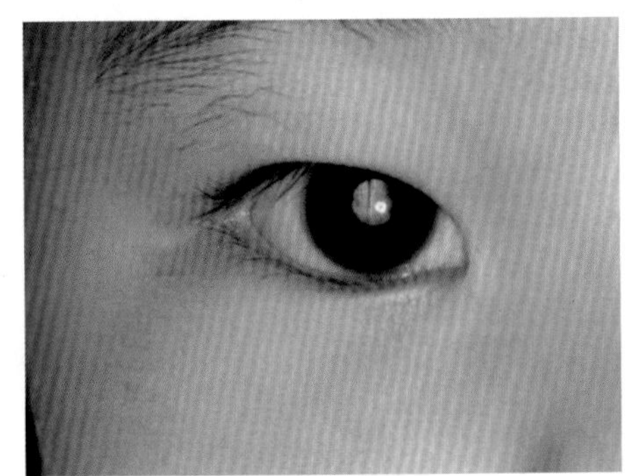

图 3-1-1 白瞳症

2. 入院体检 查视力不合作，角膜透明，前房深浅正常，瞳孔等大，直径3.5mm，直接对光反射灵敏。左眼底未见异常，右眼底照相显示可见黄白色肿块突入玻璃体腔内，视网膜表面血管扩张伴少量视网膜前出血（图3-1-2）。系统体格检查未见异常，浅表淋巴结未触及肿大。

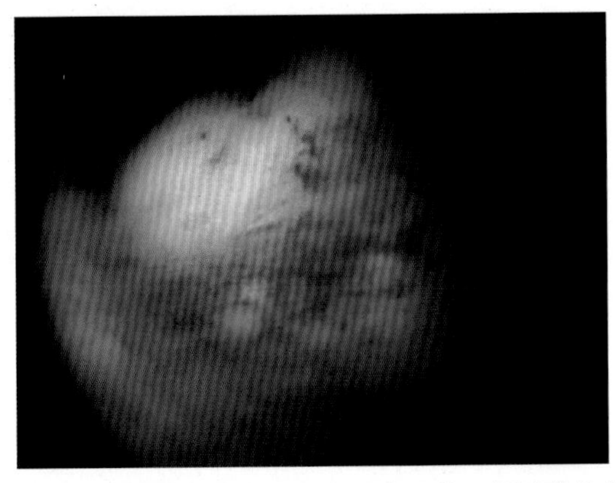

图 3-1-2 视网膜母细胞瘤患者眼底照片，视网膜黄白色肿块突向玻璃体腔

3. 辅助检查 B超显示右眼球内团块状中高回声，伴散在钙化（图3-1-3）；MRI显示右眼球内异常软组织阴影，眼环完整（图3-1-4）。

4. 入院诊断 视网膜母细胞瘤，D期。

（二）整合性诊治过程

1. 关于诊断及评估

（1）MDT团队成立：包括眼科、儿科、化疗和介入放射科。

（2）讨论意见：眼科，患者临床特点和影像

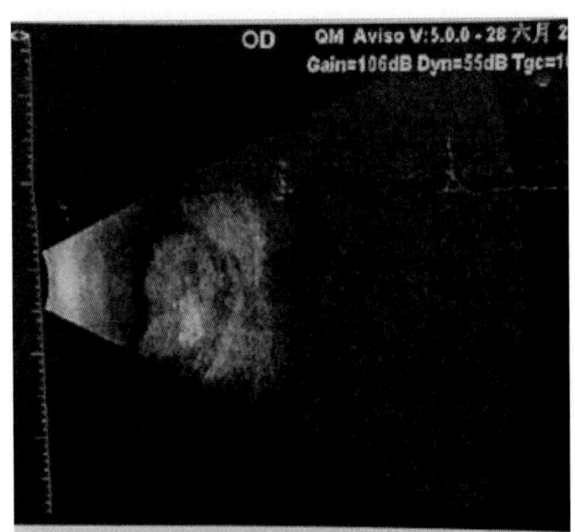

图 3-1-3 白瞳症超声检查

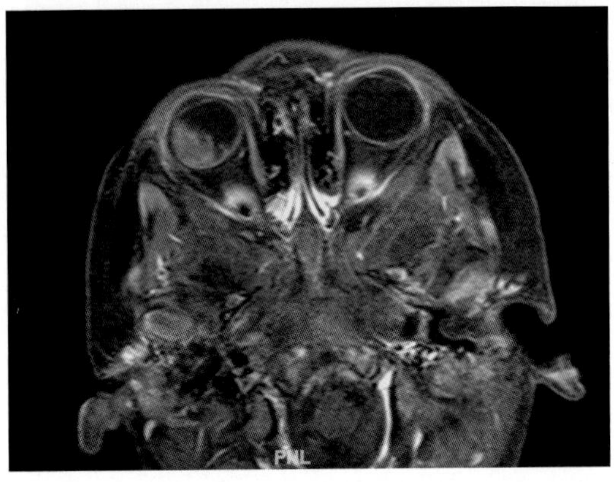

图 3-1-4 视网膜母细胞瘤患者MRI显示眼球内软组织占位灶

学检查提示肿瘤属于眼内期（D期），可先行保眼治疗。儿科和化疗科：患儿全身情况良好，无化疗禁忌。介入放射科：患儿已经2岁多，超选择性眼动脉插管成功率高，适合介入化疗。

2. 关于治疗方案 经MDT团队讨论，决定采取化疗和局部治疗相结合的整合治疗方案，考虑到动脉介入化疗对D期患者保眼率较高且全身毒副作用较小，采取介入化疗，药物为美法仑、卡铂和拓扑替康。动脉介入化疗共3次，局部冷凝2次。局部并发症为眼睑红肿、结膜充血，局部滴用眼药水后缓解，未见骨髓抑制等全身并发症。

3. 关于后续随访 患者目前肿瘤控制良好，眼底肿瘤已钙化萎缩（图3-1-5）。定期随访，每月1次，内容主要包括视力、眼压、眼底照相及必要时行影像学检查。

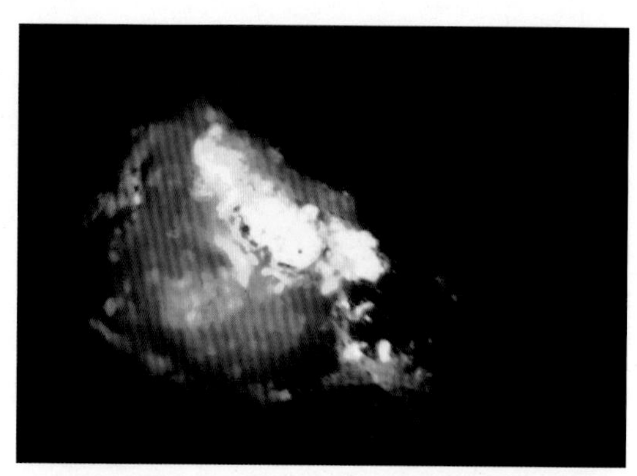

图3-1-5 视网膜母细胞瘤患者经动脉介入化疗和冷凝后，肿瘤钙化萎缩

（三）案例处理体会

本案例是1例典型的视网膜母细胞瘤患者，目前关于视网膜母细胞瘤的治疗原则是在不影响生存率的前提下保留眼球。该患者属于眼内期D期，无临床高危因素，符合保眼治疗条件。视网膜母细胞瘤的整合治疗涉及眼科、儿科、放射介入科等多个学科，在本案例的诊治过程中，MDT贯穿了诊断、评估及治疗方案的确定和实施等各个阶段，并取得较好的效果，是视网膜母细胞瘤整合诊治的典范。虽然目前患者肿瘤控制稳定，但仍需长期随访是否有复发或新发肿瘤的出现。

（徐晓芳　贾仁兵　范先群）

参考文献

刘智屏，李博，陈俐丽，等，2017. 视网膜母细胞瘤肿瘤标志物筛选研究 . 中国全科医学，18：2213-2217.

American Brachytherapy Society - Ophthalmic Oncology Task Force. Electronic address：paulfinger@eyecancer.com；ABS - OOTF Committee，2014. The American Brachytherapy Society consensus guidelines for plaque brachytherapy of uveal melanoma and retinoblastoma. Brachytherapy，13（1）：1-14

Broaddus E，Topham A，Singh AD，2009. Incidence of retinoblastoma in the USA：1975-2004. Br J Ophthalmol，93（1）：21-23.

Chantada G，Doz F，Antonelli CB，et al，2006. A proposal for an international retinoblastoma staging system. Pediatr Blood Cancer，47（6）：801-805.

Chen Q，Zhang B，Dong Y，et al，2018. Comparison between intravenous chemotherapy and intra-arterial chemotherapy for retinoblastoma：a meta-analysis. BMC Cancer，18（1）：486.

Ellsworth RM，1969. The practical management of retinoblastoma .Trans Am Ophthalmol Soc，67：462-534.

Fabian ID，Stacey AW，Johnson KP，et al，2017. Primary intravenous chemotherapy for group D retinoblastoma：a 13-year retrospective analysis. Br J Ophthalmol，101（1）：82-88.

Hadjistilianou T，Giglioni S，Micheli L，et al，2020. Analysis of aqueous humour proteins in patients with retinoblastoma. Clin Experiment Ophthalmol，40（1）：e8-e15.

Honavar SG，Singh AD，2005. Management of advanced retinoblastoma. Ophthalmol. Clin North. Am，18（1）：65-73.

Isgrò MA，Bottoni P，Scatena R，2015. Neuron-specific enolase as a biomarker：biochemical and clinical aspects. Adv Exp Med Biol，867：125-143.

Linn MA，2005. Intraocular retinoblastoma：the case for a new group classification. Ophthalmol Clin North Am，18（1）：41-53.

Moll AC，Imhof SM，Schouten-Van Meeteren AY，et al，2001. Second primary tumors in hereditary retinoblastoma：a register-based study，1945-1997：is there an age effect on radiation-related risk?，108（6）：1109-1114.

Sastre X，Chantada GL，Doz F，et al，2009. Proceedings of the consensus meetings from the international retinoblastoma staging working group on the pathology guidelines for the examination of enucleated eyes and evaluation of prognostic risk factors in retinoblastoma. Arch Pathol Lab Med，133（8）：1199-1202.

Shehata HH，Abou Ghalia AH，Elsayed EK，et al，2016. Clinical significance of high levels of survivin and transforming growth factor beta-1 proteins in aqueous humor and serum of retinoblastoma patients. J AAPOS，20（5）：444.e1-444.e9.

Singh L，Singh MK，Rizvi MA，et al，2020. Clinical relevance of the comparative expression of immune checkpoint markers with the clinicopathological findings in patients with primary and chemoreduced retinoblastoma. Cancer Immunol Immunother. doi：10.1007/s00262-020- 02529-4.

Suzuki S，Aihara Y，Fujiwara M，et al，2015. Intravitreal injection of melphalan for intraocular retinoblastoma. Jpn J Ophthalmol，59（3）：164-172.

第二节　葡萄膜黑色素瘤

• 发病情况及诊治研究现状概述

葡萄膜黑色素瘤（uveal melanoma，UM）是一种最常见的原发性眼内肿瘤，具有肝转移倾向。葡萄膜黑色素瘤占所有黑色素瘤的3%～5%，85%～90%是由脉络膜中的黑色素细胞形成，睫状体中为5%～8%，虹膜中为3%～5%。尽管通过手术或放疗对局部疾病进行管理可实现较高的局部控制率，但是，约50%的患者复发，主要是肝转移。通过使用临床病理特征和分子遗传学，可以相对准确地预测转移性疾病的风险。转移患者预后仍然很差，未接受积极治疗的患者中位生存期不到6个月。葡萄膜黑色素瘤诊断主要基于对肿瘤的超声生物显微镜检查、间接检眼镜检查及光学相干断层扫描。当出现色素沉着圆顶状经典外观时，可以做出葡萄膜后部黑色素瘤的临床诊断，B超检查，肿瘤表现为高回声、中空的眼内肿块。在过去的几十年中，葡萄膜黑色素瘤的诊断及局部和全身性治疗出现了很多进展，从摘除眼球转向保留眼球治疗方式，包括经瞳孔热疗法和放疗等。

葡萄膜黑色素瘤的发病率因性别、种族和地理位置不同而异。每年发病率为每百万2～8人，其褐色眼的种族中少见。男女人数相近，虹膜黑色素瘤通常出现在较年轻的年龄，出现时的年龄约为60岁。葡萄膜黑色素瘤的危险因素包括虹膜浅色先天性眼黑色素细胞增多症、黑色素瘤和神经纤维瘤病。阳光的作用尚不确定，家族性病例很少，但有些患者可能患有家族性非典型性葡萄胎和黑色素瘤综合征。在欧洲，发病率随纬度增加而增加，从西班牙和意大利的2/100万，到中欧的（4～6）/100万，以及丹麦和挪威的8/100万。韩国的发病率与美国的亚洲人相似，为0.42/100万。自20世纪70年代以来，葡萄膜黑色素瘤的发病率一直相对稳定，约为5/100万。同样，欧洲癌症注册机构的欧洲癌症患者的生存和护理研究的数据分析，包括1983～1994年确诊的6673例葡萄膜黑色素瘤患者，发病率为每年（1.3～8.6）/100万。

• 相关诊疗规范、指南和共识

- NCCN肿瘤临床实践指南：葡萄膜黑色素瘤（2019.V1），美国NCCN
- NCCN肿瘤临床实践指南：葡萄膜黑色素瘤（2018.V1），美国NCCN

【全面检查】

（一）临床表现与诊断

在原发性葡萄膜黑色素瘤患者中，最常见的症状是视物模糊（37.8%）。然而，许多患者在诊断时没有症状（30.2%）。其他常见症状包括闪光感（8.6%）、漂浮物（7%）、视野丧失（6.1%）、疼痛（2.4%）和视物变形（2.2%）。

（二）术前检查

1. 利用检眼镜、眼底照相和常规的眼部超声检查诊断葡萄膜黑色素瘤。

2. 睫状体黑色素瘤应进行超声生物显微镜（UBM）或眼前节光学相干断层扫描（AS-OCT）成像。

3. 如果采用上述技术后临床诊断不确定，则应考虑进行活检并评估手术的潜在风险。

4. 细针穿刺活检可采用直接经穿刺入路或经玻璃体入路进行。

（三）诊断方法

葡萄膜黑色素瘤的诊断主要基于 UBM 和间接检眼镜的临床检查。可以使用辅助检查，包括彩色眼底照相、超声检查（USG）、荧光素眼底血管造影（FFA）、吲哚菁绿血管造影（ICGA）、光学相干断层扫描（OCT）、眼底自发荧光成像（FAF）和 UBM 确认诊断。

当临床诊断不清楚时，可以进行肿瘤细针吸取细胞学检查（FNAB），并且可以通过经验丰富的眼科病理学家的评估明确诊断。

葡萄膜后部黑色素瘤（睫状体和脉络膜黑色素瘤）的典型外观是褐色的圆顶状肿块，但也可能以蘑菇形（20%）或弥漫性（5%）出现。55% 的肿瘤是有色素的，15% 无色素，30% 的肿瘤为混合性。虹膜黑色素瘤最常发生于下象限（45%），82% 的病例有色素沉着。虹膜黑色素瘤在临床检查时可以清楚地看到，而睫状体黑色素瘤可能隐藏于虹膜后面，难以检测，尤其是在很小时。同样，脉络膜黑色素瘤不进行仔细的检眼镜检查容易漏诊。因此，仔细的散瞳重复检测眼底非常必要。患者治疗后的随访期间，通过彩色眼底照相记录肿瘤的大小和位置对评估葡萄膜黑色素瘤有无恶性转化至关重要。

（四）影像学检查

1. *超声检查*　超声是临床上最常用于葡萄膜黑色素瘤诊断的辅助检查方法。小黑色素瘤可表现为扁平或圆顶状肿瘤。随着病程延长，黑色素瘤会使 Bruch 膜（布鲁赫膜）破裂，并形成蘑菇形，在超声上容易看到。如果布鲁赫膜破裂后肿瘤浸润了视网膜，玻璃体积血可能很明显。肿瘤通常在超声 A 模式上显示低至中内反射率，并在超声 B 模式上以中空的蘑菇形、圆顶状或者团块状出现。在 A 模式下，肿瘤的中低内反射率向着巩膜方向降低。这一特性可以区分血管瘤，在这种模式下血管瘤通常表现出高反射率。在 B 模式下，肿瘤表现为反射率比周围脉络膜低的高回声肿块，因此具有声学空心特征（脉络膜挖空征），也可能观察到眼眶阴影。超声也可用于评估眼外扩散；与正常眼眶组织相比，低反射区域被认为是肿瘤的眼眶扩展。

2. UBM　可用于评估源自睫状体的肿瘤。该技术对于评估肿瘤表面上的低反射性肿块很有帮助，还可以评估肿瘤特异性脉管系统，内部反射率及有无眼外扩散。前段 OCT 是一种用于虹膜和睫状体黑色素瘤成像的较新技术，但由于缺乏对深层组织的穿透性，产生的结果与超声相同。在没有这些辅助成像方法的情况下，透照和斜向生物显微镜检查可以在患者向病灶方向观察时直接观察到肿瘤，从而有助于睫状体黑色素瘤的诊断。

3. FFA　葡萄膜黑色素瘤具有内在的肿瘤循环及脉络膜循环。为了确定葡萄膜黑色素瘤的诊断，有时需要观察这种双循环模式或肿瘤血管的渗漏。这些特征使得 FFA 成为与其他病变鉴别诊断的一项重要技术。FFA 还可用于检测和随访近距离放疗后引起的并发症，如放射性视网膜病变和放射性黄斑病变。在 FFA 成像上，色素沉着的肿瘤表现出中度低自发荧光，而非色素沉着的肿瘤则表现出中度高自发荧光。由于覆盖在肿瘤上的橙色色素及玻璃疣和视网膜下液的存在，可以看到过度自发荧光区域。通过将这些过度自发荧光区域与在检眼镜检查中发现的可疑病变进行比较，可以确认橙色色素的存在。这种方法还可能显示视网膜色素上皮细胞的自发荧光缺陷，如增生、萎缩和纤维化，或自发荧光性脉络膜增生。

4. OCT　可在眼肿瘤学中作为诊断、治疗和评估治疗反应的辅助方法。光谱域 OCT（SD-OCT）可以详细评估脉络膜黑色素瘤中视网膜和视网膜色素上皮病变的变化。脉络膜黑色素瘤通常容易根据大小与脉络膜痣区分开，但是对于厚度小于

3mm的病变，可能很难区分。在这种情况下，OCT可对视网膜下液等特征进行检测，这是预测转化为黑色素瘤的高风险特征之一。通过新开发的成像方法（如增强深度成像），现在可以检查脉络膜和巩膜等较深的组织。OCT检测发现脉络膜痣表现为圆顶状或扁平病变，从而引起深层脉络膜阴影，并且和肿瘤的色素沉着相关。覆盖在肿块上的视网膜色素上皮可能萎缩或缺失，光感受器丢失。尽管脉络膜黑色素瘤可能表现出所有这些特征，但感光细胞丢失和视网膜下液可作为脉络膜黑色素瘤与痣和黑色素瘤的区别点。

5. CT和MRI检查　当通过检眼镜对葡萄膜黑色素瘤检查困难时，如对于患有白内障、玻璃体积血或视网膜脱离等介质不透明的患者，可以应用CT和MRI检查。特别是单侧白内障患者，应仔细评估葡萄膜黑色素瘤。当由于介质不透明而无法评估肿块时，超声是首选。如果仍无法进行鉴别诊断，则可利用CT和MRI。这些成像方法在眼外蔓延的评估中也具有重要作用。眼外蔓延表现在CT上是高密度肿块，具有轻度/中度对比度和明显的边界。在MRI上，肿瘤具有特征性反信号，即在T_1加权像上显示高信号，在T_2加权像上显示低信号。但是，这也可以在出血的亚急性期观察到，导致诊断难以鉴别。

（五）病理学检查

葡萄膜黑色素瘤的细胞学特征由Callender于1931年首次提出，所谓的“Callender分类”，即根据细胞形态分了5种葡萄膜黑色素瘤：梭形细胞A型；梭形细胞B型；上皮样细胞型；束状型；混合型。

1. 梭形A细胞　呈梭形，细胞连接紧密，细胞边界不明确。细胞核也呈梭形的，其中心褶皱在显微镜下为暗条纹，这种细胞类型可以在由痣恶变的葡萄膜黑色素瘤中观察到。

2. 梭形B细胞　也呈梭形，细胞连接紧密，边界不明确，但比梭形A细胞丰满。在梭形的核中检测到突出的核仁，这是脉络膜黑色素瘤中最常见的细胞类型。

3. 上皮样细胞　是具有明确细胞边界的非黏着性细胞，连接不紧密。圆形大核含有突出的核仁，这种细胞类型与不良预后相关，特别是与3号染色体单体相关，转移率和死亡率较高，因此预后最差。

4. 中间细胞（小的上皮样细胞）　是梭形B细胞和上皮样细胞之间的混合型，预后介于两者之间。

5. 有丝分裂评估　肿瘤细胞中每个高倍视野的有丝分裂数量评估，是脉络膜黑色素瘤病理学常规评估的一部分。它可检测细胞增殖活性的指标，因此是判断预后的参数之一。形态测定法（使用数字式纤度计测量最大的核仁）及通过Feulgen染色切片的图像细胞技术对核DNA倍性（DNA含量）进行测量，是建立患者长期生存标准的一种方法。但是已被最新的方法代替，如3号染色体状态和基因表达谱分析。

6. 免疫组化染色　葡萄膜黑色素瘤细胞表达的最重要的免疫组化学标志物为HMB45、S100、Melan A、MITF和酪氨酸酶。HMB45和Melan A是黑色素细胞标志物。虽然Melan A通常会在黑色素细胞表达，但HMB45主要在“活化的”黑色素细胞中表达，因此更提示恶性黑色素细胞病变。S100在包括黑色素细胞在内的不同类型的细胞中表达，并且经常与HMB45联合使用作为葡萄膜黑色素瘤的标志物，小眼症相关转录因子（MITF）对黑色素细胞的发育和存活至关重要，在包括葡萄膜黑色素瘤的各种黑色素细胞病变中表达。酪氨酸酶是一种参与葡萄膜黑色素瘤黑色素细胞新陈代谢的酶。如果不能根据组织学特征进行诊断，则至少应使用两种标志物（如HMB45和S100）诊断葡萄膜黑色素瘤。

7. Ki-67抗原　是细胞核中表达的增殖标志物，适用于检测肿瘤的增殖活性并具有预后相关性。磷酸化组蛋白H3 Ser10（PHH3）的免疫组化染色可能有助于检测葡萄膜黑色素瘤中的有丝分裂形态。

8. 电子显微镜　脉络膜黑色素瘤中的不同细胞类型（如梭形A细胞、梭形B细胞和上皮样细胞）也可以通过透射电子显微镜进行区分，但细胞类型之间的超微结构差异尚不明确。梭形A细胞呈细长形，并显示梭形核，带有明显的凹痕和不明显的核仁。在细胞质中，存在细胞器[如线粒体，相对少量的游离核糖体，表面粗糙的内质网（RER），黑色素颗粒］及许多细胞质细丝；梭形B细胞的形状与梭形A细胞相似，不同之处在于梭形B细胞较饱满。在上皮样细胞中可发现最大的核仁并显示网状结构。上皮样细胞的核仁可以有凹痕，但不如梭形细胞明显。总之，超微结构特征与目前的共识是一致的，即细胞恶性程度从梭形A细胞（痣细胞）、梭形B细胞到上皮样黑色素瘤细胞是逐渐增加的。细胞器数量增加（如线粒体、游离核糖体）、核仁大小增加也被认为是肿瘤活动的迹象。

9. 其他组织病理学特征及其与预后的关系　除细胞学特征外，“肿瘤血管和类血管结构”已引起广泛关注，可以分为9种不同的形态学模式：正常、无声、笔直、平行、交联平行、弧形、带分支的弧形和闭合的血管环等。这些血管样结构后来被证明反映了纤维血管间隔而不是微脉管系统，因此产生了术语血管生成拟态。这些血管外基质模式的存在，特别是环，与转移性葡萄膜黑色素瘤的死亡有关。微血管密度（MVD）本身已被确定与预后相关，肿瘤内血管中肿瘤细胞的存在也被认为是导致不良结果的因素。

免疫细胞浸润：大量的肿瘤浸润，肿瘤浸润淋巴细胞（TIL）导致的肿瘤浸润和肿瘤相关巨噬细胞（TAM）也发挥了重要作用。特别是，M2型巨噬细胞具有促血管生成和抗炎特性，与具有抗菌和抗血管生成功能的M1型巨噬细胞功能相反，M2型巨噬细胞常常伴随着微血管密度增加、睫状体受累、3号染色体单体等危险因素，因此预后更差。

色素沉着程度在不同葡萄膜黑色素瘤之间及在一个肿瘤内也不同。肿瘤细胞及色素沉着的巨噬细胞（通常比肿瘤细胞大）有助于判断色素沉着的程度，色素沉着大致可分为轻度、中度和重度。在重度和中度色素沉着的肿瘤中，必须进行漂白以分析细胞学特征。与其他特征相比，色素沉着程度仅具有较弱的预后价值。

葡萄膜黑色素瘤的特殊类型：弥漫性葡萄膜黑色素瘤，葡萄膜黑色素瘤的扩散生长模式定义为肿瘤高度＜5mm，至少占葡萄膜面积的25%，表现出水平而非垂直生长。与丘状或梭形生长方式相比，这种类型的葡萄膜黑色素瘤预后更差。

【整合评估】

（一）评估主体

葡萄膜黑色素瘤的MDT通常由眼科、影像科、病理科等参与。MDT可以采用多学科集中病例讨论、多学科门诊、多学科线上讨论等形式。每次MDT讨论需要由专门的MDT秘书记录讨论结果和过程，为后续的临床研究提供帮助。

（二）诊断方法

葡萄膜黑色素瘤的诊断主要基于生物显微镜和间接检眼镜的临床检查。可以使用辅助检查，包括彩色眼底照相、超声检查（USG）、荧光素眼底血管造影（FFA）、吲哚菁绿血管造影（ICGA）、光学相干断层扫描（OCT）、眼底自发荧光成像（FAF）和超声生物显微镜检查（UBM）确认诊断。

当临床诊断不清楚时，可以进行肿瘤FNAB，并且可以通过经验丰富的眼科病理学家的评估明确诊断。

葡萄膜后部黑色素瘤（睫状体和脉络膜黑色素瘤）的典型外观是褐色的圆顶状肿块，但也可能以蘑菇形（20%）或弥漫性（5%）出现。55%的肿瘤有色素，15%无色素，30%的肿瘤呈混合性。虹膜黑色素瘤最常发生于下象限（45%），在82%的病例有色素沉着。虹膜黑色素瘤在临床检查中可以清楚地看到，而睫状体黑色素瘤可能隐藏在虹膜后，难以检测，尤其是在很小时。同样，脉络膜黑色素瘤不进行仔细的检眼镜检查容易漏诊。因此，仔细散瞳重复检测眼底非常必要。患者治疗后的随访期间，通过彩色眼底照相记录肿瘤的大小和位置对评估葡萄膜黑色素瘤有无恶性转化至关重要。

（三）分期评估

分期应根据患者的具体情况而定，但分期不应延迟肿瘤的主要治疗。

尽管通过外科手术或放疗对原发灶的控制率极高，但仍有高达50%的患者最终发展为转移性疾病，最常见的初始部位是肝（60.5%）、肺（24.4%）、皮肤/软组织（10.9%）和骨骼（8.4%）。总生存率

5 年为 69%，15 年为 55%，25 年为 51%。研究发现转移性疾病和生存的各种预测因素有关，包括临床分期、细胞遗传学、*BAP1* 基因突变和基因表达谱。

对于葡萄膜黑色素瘤，根据临床、病理和遗传因素对疾病范围进行分类。小肿瘤是指最厚达 3mm 且基底部直径不超过 16mm，中等肿瘤是指厚 3.1 ～ 8.0mm 而基底部直径不超过 16mm，大肿瘤是指厚度大于 8mm 且基底部直径大于 16mm，通过 USG 测量，每增加 1mm 的肿瘤厚度，转移风险就会增加 5%。在美国癌症联合委员会（AJCC）最新肿瘤淋巴结转移分期系统中，对肿瘤的大小进行评估和定义为 T 类（T1 ～ T4），淋巴结受累为 N 类（Nx、N0、N1）和远处转移为 M 类（Mx、M0、M1a、M1b、M1c）（表 3-2-1，表 3-2-2）。对于葡萄膜后部黑色素瘤，根据肿瘤的基底宽度和厚度（T1、T2、T3、T4）进行分类，然后将其分为反映睫状体受累和肿瘤巩膜外延伸的亚组（a、b、c、d、e），本书主要提供葡萄膜黑色素瘤最新 TNM 分期标准（表 3-2-3）。研究表明，这种分期系统可以预测预后，患者的 5 年生存率估计随肿瘤分期增加而迅速降低。对于 T1 肿瘤，5 年、10 年和 20 年时的死亡率估计分别为 4%、8% 和 11%，对于 T2 肿瘤，分别为 8%、13% 和 24%，T3 肿瘤分别为 12%、27% 和 36%，T4 肿瘤分别为 30%、43% 和 51%。与 AJCC 的 Ⅰ 期疾病相比，Ⅱ 期疾病的转移 / 死亡率高 3 倍，Ⅲ 期疾病的转移 / 死亡率高 9 ～ 10 倍。

表 3-2-1 美国癌症联合委员会（AJCC）第 8 版葡萄膜黑色素瘤 T 分期、N 分期和 M 分期的定义

分期	定义
原发肿瘤（T）	
虹膜	
T1	肿瘤局限于虹膜
T1a	肿瘤局限于虹膜，≤ 1/4 圈
T1b	肿瘤局限于虹膜，＞ 1/4 圈
T1c	肿瘤局限于虹膜，伴随继发性青光眼
T2	肿瘤融合或延伸至睫状体或脉络膜，或两者同时受累
T2a	肿瘤延伸至睫状体，无继发性青光眼
T2b	肿瘤延伸至脉络膜，无继发性青光眼
T3	肿瘤融合或延伸至睫状体或脉络膜，或两者同时受累，扩展至巩膜

续表

分期	定义
T4	肿瘤巩膜外侵犯
T4a	肿瘤巩膜外侵犯，最大径≤ 5mm
T4b	肿瘤巩膜外侵犯，最大径＞ 5mm
注：若少于一半的肿瘤位于虹膜部位，肿瘤可能起源于睫状体，应该按照睫状体的黑色素瘤分期	
睫状体和脉络膜	
T1	肿瘤大小 1
T1a	肿瘤大小 1，无睫状体受累，无眼外延伸
T1b	肿瘤大小 1，睫状体受累
T1c	肿瘤大小 1，无睫状体受累，但有眼外延伸，最大径≤ 5mm
T1d	肿瘤大小 1，睫状体受累，伴眼外延伸，最大径≤ 5mm
T2	肿瘤大小 2
T2a	肿瘤大小 2，无睫状体受累，无眼外延伸
T2b	肿瘤大小 2，睫状体受累
T2c	肿瘤大小 2，无睫状体受累，伴眼外延伸，最大径≤ 5mm
T2d	肿瘤大小 2，睫状体受累，伴眼外延伸，最大径≤ 5mm
T3	肿瘤大小 3
T3a	肿瘤大小 3，无睫状体受累，无眼外延伸
T3b	肿瘤大小 3，睫状体受累
T3c	肿瘤大小 3，无睫状体受累，伴眼外延伸，最大径≤ 5mm
T3d	肿瘤大小 3，睫状体受累，伴眼外延伸，最大径≤ 5mm
T4	肿瘤大小 4
T4a	肿瘤大小 4，无睫状体受累，无眼外延伸
T4b	肿瘤大小 4，睫状体受累
T4c	肿瘤大小 4，无睫状体受累，伴眼外延伸，最大径≤ 5mm
T4d	肿瘤大小 4，睫状体受累，伴眼外延伸，最大径≤ 5mm
T4e	任何大小肿瘤，伴眼外延伸，最大径＞ 5mm
区域淋巴结（N）	
N1	区域淋巴结转移或有眼眶癌结节
N1a	1 个或更多区域淋巴结转移
N1b	无区域淋巴结阳性，但是发现眼眶癌结节，眼部肿瘤无延续
远处转移（M）	
M0	临床检测无远处转移
M1	有远处转移
M1a	转移灶最大径≤ 3mm
M1b	转移灶最大径为 3.1 ～ 8.0mm
M1c	转移灶最大径≥ 8.1mm

注：肿瘤大小后的数字含义见表 3-2-2。

表 3-2-2 美国癌症联合委员会（AJCC）第 8 版葡萄膜黑色素瘤大小的定义

肿瘤厚度	肿瘤基底最大径						
	≤ 3mm	3.1 ~ 6.0mm	6.1 ~ 9.0mm	9.1 ~ 12.0mm	12.1 ~ 15.0mm	15.1 ~ 18.0mm	> 18.0mm
> 15.0mm					4	4	4
12.1 ~ 15.0mm				3	3	4	4
9.1 ~ 12.0mm		3	3	3	3	3	4
6.1 ~ 9.0mm	2	2	2	2	3	3	4
3.1 ~ 6.0mm	1	1	1	2	2	3	4
≤ 3mm	1	1	1	1	2	2	4

表 3-2-3 美国癌症联合委员会（AJCC）第 8 版葡萄膜黑色素瘤 TNM 分期标准

TNM 分期	T 分期	N 分期	M 分期
Ⅰ期	T1a	N0	M0
Ⅱ期	T1、T2、T3	N0	M0
Ⅱ A	T1b ~ Td	N0	M0
Ⅱ A	T2a	N0	M0
Ⅱ B	T2b	N0	M0
Ⅱ B	T3a	N0	M0
Ⅲ期	T2、T3、T4	N0	M0
Ⅲ A	T2c ~ Td	N0	M0
Ⅲ A	T3b ~ Tc	N0	M0
Ⅲ A	T4a	N0	M0
Ⅲ B	T3d	N0	M0
Ⅲ B	T4b ~ Tc	N0	M0
Ⅲ C	T4d ~ Te	N0	M0
Ⅳ期	任何 T	N1	M0
Ⅳ期	任何 T	任何 N	M1a ~ Mc

眼内肿瘤可以通过几种方法进行活检。前部葡萄膜黑色素瘤（虹膜、睫状体）可通过房水取样、切开或切除活检来评估。后部葡萄膜黑色素瘤可以进行 FNAB（经巩膜、经玻璃体或经前房），玻璃体切除活检，切开或切除活检（内膜切除或巩膜切除），以评估眼后段眼内肿瘤。

（四）鉴别诊断

1. *色素痣* 区分葡萄膜黑色素瘤与良性色素痣有时很困难，并且由痣转化为葡萄膜黑色素瘤的比例很少（1/8000）。导致恶性转化风险增加相关的因素包括厚度增加，直径大于 2mm，视网膜下液，患者有症状，橙色色素，距视盘的肿瘤边缘小于 3mm，超声检查中空洞不足，周围无光晕。随后的研究估计需要诊断性细针穿刺活检的病例占病例的 1% ~ 9%。鉴别需要进行特殊的眼部成像，包括超声和荧光素眼底血管造影。可疑色素性病变的治疗取决于其转化为脉络膜黑色素瘤的危险因素，如生长速度、厚度增加等证据。

2. *假黑色素瘤* 是周围渗出性出血性脉络膜视网膜病变（偏心盘状变性）。除了黄斑外定位，这种情况类似于中央渗出性出血性脉络膜视网膜病变。这些病变中的大多数也可以通过其临床表现和荧光素眼底血管造影特征与恶性黑色素瘤区分开。

3. *视网膜色素上皮细胞肥大* 仅凭其临床表现就可将这种色素沉着、轮廓分明的扁平病灶与恶性黑色素瘤区分开，并且很少需要辅助检查帮助诊断。

4. *视网膜色素上皮的反应性增生* 与恶性黑色素瘤相反，该病灶通常更呈黑色，边缘不规则，通常发生于有眼部炎症或外伤史的患者中。

5. *脉络膜血管瘤* 区分脉络膜黑色素瘤和孤立性脉络膜血管瘤会比较困难，但超声检查、荧光素眼底血管造影有助于诊断。与脉络膜黑色素瘤一样，血管瘤在 T_1 加权像 MRI 中具有高强度信号，但是在 T_2 加权像上，信号值相对于玻璃体是等强度的。

【整合决策】

（一）原发性葡萄膜黑色素瘤的治疗

局部性葡萄膜黑色素瘤的治疗可分为保留眼球疗法或摘除眼球治疗。保留眼球疗法大致可分为放疗、手术治疗和激光疗法。

1. *放疗* 包括近距离放疗、基于光子的外部粒子束放疗和带电粒子放疗。

（1）近距离放疗：根据美国眼黑色素瘤协作研

究（collaborative ocular melanoma study，COMS）试验的结果，美国大多数原发性葡萄膜黑色素瘤病变均采用敷贴近距离放疗，该试验将中型脉络膜黑色素瘤患者随机分为^{125}I近距离放疗与摘除术组。在长达15年的随访中，两组之间的死亡率没有差异。近距离放疗包括将放射活性敷贴固定在巩膜上，以将固定剂量的局部放射线传递给肿瘤。使用的最常见的放射性核素为^{125}I和^{106}Ru。^{125}I释放γ射线，它比^{106}Ru穿透性更强。美国近距离放射治疗学会对于有眼外扩展、肿瘤基底直径较大、眼失明伴有疼痛且无视力的患者，建议不要进行近距离放疗。^{125}I放疗的局部复发率为7%～10%，^{106}Ru放疗的局部复发率为14.7%。尽管局部控制良好，但近距离放疗会出现以下并发症：放射诱发性视网膜病变（45%～67%）、白内障（44%）、新生血管性青光眼（28.3%）和黄斑水肿（24.5%）。这些并发症导致58%的患者出现中度视力丧失，视力下降（最佳矫正视力低于5/200）。而有研究报道，玻璃体内注射贝伐珠单抗可以改善治疗效果。近距离放疗后病灶会缩小或者稳定，需要多年的常规眼科检查监测并发症。

（2）带电粒子放疗：可用于治疗中大型肿瘤，包括近距离放疗不适合的患者。氦离子治疗与近距离放疗的脉络膜黑色素瘤的随机对照试验对比显示，两种疗法均可以使肿瘤局部控制情况得到改善。5年局部控制率分别为100%和84%，而12年局部控制率分别为98%和79%。5年时眼球摘除率分别为11%和22%，而12年时则分别为17%和37%。最近一项对质子束治疗的T3～T4脉络膜黑色素瘤患者的回顾性队列研究显示，其5年局部控制率为94%，眼球摘除率为19.5%，视敏度保持为20/200。一项回顾性病例研究显示对于所有阶段的肿瘤，质子束治疗达96.4%的局部控制率和95%的眼球保留率，中位随访时间为5年。

2. *激光疗法*　光动力激光光凝和经瞳孔温热疗法是引导能量破坏肿瘤血管供应并通过注射和激活光敏化合物和自由基来减少局部复发的方法。当敷贴治疗产生的放射剂量不足时，经瞳孔温热疗法已显示出一些治疗残余脉络膜黑色素瘤的功效，并作为近距离放疗后的辅助疗法。一项对有或没有经瞳孔温热疗法的钌近距离放疗的研究表明，使用经瞳孔温热疗法辅助治疗可使肿瘤消退，眼球保存和无复发生存率更高。但也有研究发现，使用经瞳孔温热疗法进行近距离放疗不能改善肿瘤控制，还会导致较差的视觉预后。

3. *手术*

（1）眼球摘除术：是早年对葡萄膜黑色素瘤进行的最常规的手术，适用于视力丧失、眼外大量生长、周围肿瘤浸润和大直径肿瘤的患者。而对眼球摘除患者进行术前外放疗未观察到益处，因此不推荐使用。COMS生活质量报告发现，接受眼球摘除术的患者比接受近距离放疗的患者患焦虑症的可能性更低。但是眼球摘除术并不能降低患者的转移率和生存率。

（2）其他的手术方式：包括经视网膜内和经巩膜切除肿瘤。对于不适合放疗并希望保留眼球的大肿瘤患者，可尝试进行经巩膜切除术。经巩膜切除术的好处是可以改善视力，这是一个复杂的手术过程。并发症包括视网膜脱离（21%）、高眼压（21%）、黄斑下出血（16%）和玻璃体视网膜重复手术（44%～70%）。低血压麻醉可最大限度减少出血，但会带来其他风险。与眼球摘除术或近距离放疗相比，经巩膜切除术的复发率更高。经巩膜切除术的大多数患者可同时接受辅助^{106}Ru/^{125}I敷贴治疗。而一项匹配的病例对照研究显示巩膜切除术与碘近距离放疗的结果相似，经巩膜切除术后视力保持改善，而且未观察到总死亡率改变，5年和10年局部肿瘤复发率分别为24%和32%。5年和10年的转移率分别为28%和44%。

（二）转移性葡萄膜黑色素瘤的治疗

患有肝转移的患者应考虑局部治疗肝转移性疾病（即转移仅限于单个或有限数量的器官），可能包括手术、立体定向放疗或其他形式的消融。在高转移风险的葡萄膜黑色素瘤患者中，以动脉内介入治疗作为辅助治疗也得到了广泛的关注，提示生存获益但尚未发现有统计学意义。

【康复随访及复发预防】

（一）严密随访

葡萄膜黑色素瘤倍增时间的研究表明，微转

移发生于诊断前几年。与皮肤黑色素瘤不同，葡萄膜黑色素瘤通过血液而不是淋巴系统扩散，除非肿瘤侵犯结膜。因此应该密切随访以监测肿瘤复发情况，一般每3个月随访1次。

（二）局部检查

可在随访期间，通过彩色眼底照相记录葡萄膜黑色素瘤的大小和位置，其对评估恶性转化的迹象至关重要，通常根据肿瘤的厚度对厚葡萄膜黑色素瘤进行分级。可疑性病变的随访：可疑色素性脉络膜病变发展为黑色素瘤的高危因素包括出现症状、肿瘤厚度大于2mm、存在视网膜下液体和橙色色素、视盘3mm以内的肿瘤边缘、超声检查的空心度和缺乏光环，一旦确诊应按照脉络膜黑色素瘤的标准进行治疗。

（三）缓和治疗

全身检查可以使用各种监视成像方式，包括胸部X线检查、腹部超声、MRI、CT和PET/CT。与仅进行肝功能检查相比，每6个月1次的MRI检查对转移灶的检测具有更大的预测价值，并且可能是其他成像方式的更有效、无辐射的替代方法，因为它还可以检测到可能遗漏的小病变。CT和RET/CT对患者的随访也很必要。根据预测的复发风险在3～12个月的间隔内进行检查，可以监测患者的早期转移。

（四）积极预防

与皮肤黑色素瘤不同，肝脏几乎是葡萄膜黑色素瘤转移的第一个部位。因此，针对肝的影像学检查和肝功能检查广泛用于葡萄膜黑色素瘤的分期。但是，通过血液检查发现转移灶具有低敏感度。

1. 肝功能检查　COMS报道了肝功能检测（LFT）异常（至少是正常上限的2倍）提示发生转移性疾病。至少一种肝酶异常在预测转移性疾病中的敏感度和特异度分别为15%和92%。碱性磷酸酶（ALP）被认为是诊断准确性最高的酶。并且，碱性磷酸酶和γ-谷氨酰转移酶（GGT）联合检测增加了发现转移性疾病的可能性。然而，也有研究表明，LFT仅具有＜50%的预测能力，在检测到转移性疾病之前6个月，50%患者的肝功能仍保持在正常范围内。建议联合使用肝显像和肝功能进行分期/筛查。

2. 腹部超声　超声是首选的成像方式，成本较低，且操作简单。如果肝脏超声中检测到异常，则使用CT或MRI进行进一步鉴定。Eskelin等建议腹部超声联合肝功能检查进行6个月一次筛查，以发现95%以上的无症状转移。研究发现，腹部超声在46例转移性疾病患者中有36例（78%）显示了明确的肝转移，其中12例（33%）的肝功能检查正常。Hickset等发现腹部超声检测转移性疾病的特异度为100%，阳性预测能力大于50%。

3. 腹部CT　有研究回顾了91例葡萄膜黑色素瘤诊断后1个月内进行CT检查的患者的记录，CT检测转移性疾病的敏感度、特异度、阳性预测值（PPV）和阴性预测值（NPV）分别为100%、91%、27%和100%。在对转移性疾病“高风险”患者的随访中，MRI被证明是一种最准确的方法，对肿瘤转移的分期和预后判断很有帮助。

对于某些孤立的转移性肿瘤患者，手术治疗是目前唯一可能长期控制肝转移的方法，特别是因为目前尚无针对葡萄膜黑色素瘤的系统性治疗方法。对中高危患者进行监测，目的是及早发现转移灶，以便切除或进行靶向治疗。研究表明，监测可以在出现症状之前及早发现转移灶。尽管尚未证明筛查明显提高生存率，但许多中心已对高风险葡萄膜黑色素瘤患者进行定期筛查。

近年来随着人们对葡萄膜黑色素瘤认识的增加，特别是在基因突变和染色体水平上的研究深入，使葡萄膜黑色素瘤的诊断水平获得很大的进步，同时也指导着葡萄膜黑色素瘤的治疗。尽管诊治手段在不断进步，但是生存率并未得到明显改善，对于转移性患者的诊治仍然是临床的难点。今后，仍需通过临床诊断、基因分析及功能影像学方面的技术进步，加深对葡萄膜黑色素瘤的生物学认识，进一步探索葡萄膜黑色素瘤的整合治疗模式和个体化治疗方法，改善此类疾病的预后。

【典型案例】

右眼脉络膜黑色素瘤整合性诊疗1例

（一）病例情况介绍

1. 基本情况　女性，65岁，右眼视物模糊1个月。

2. 入院查体　右眼结膜无充血，角膜透明，前房清，瞳孔圆，对光反射灵敏。晶状体轻度混浊，玻璃体少量混浊，眼底鼻上方见巨大占位，黄斑可见，视盘不可见。左眼未见异常。眼压：OD15/OS17；视力：OD0.3/OS0.9。B超：右眼玻璃体内高回声占位，伴局部视网膜脱离。

3. 入院诊断　右眼脉络膜黑色素瘤。

（二）整合性诊治过程

1. 关于诊断及评估

（1）脉络膜黑色素瘤的诊断需要MDT团队多学科一起协作评估：眼科诊断主要基于生物显微镜、间接检眼镜的临床检查及眼科影像学检查（包括彩色眼底照相、USG、FFA、ICGA等）；核医学科负责眼和上腹部MRI的检查，放射科负责胸部CT检查，明确病变范围和全身转移情况；病理科提供穿刺活检结果，以明确肿瘤性质（图3-2-1～图3-2-3）。

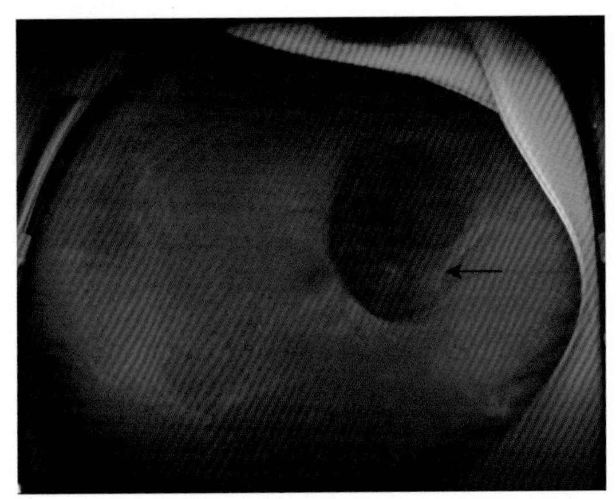

图3-2-1　术前葡萄膜黑色素瘤患者眼底照片，鼻上方视网膜黑色肿块凸向玻璃体腔（箭头所示）

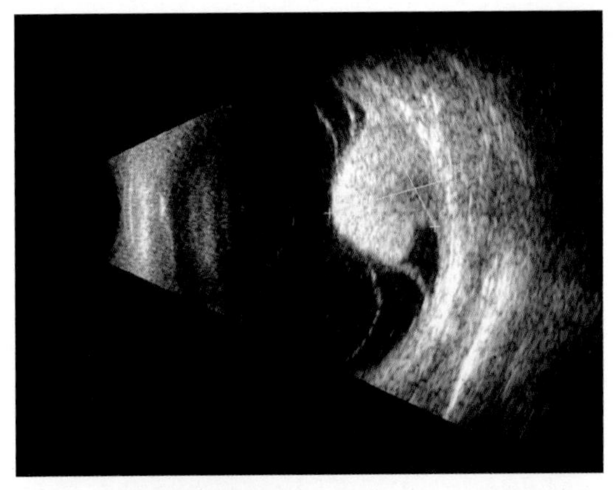

图3-2-2　术前葡萄膜黑色素瘤患者眼部B超显示球内中高回声占位，伴视网膜脱离

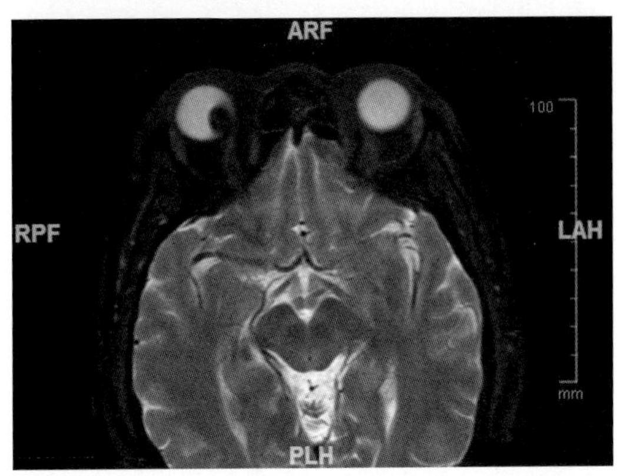

图3-2-3　葡萄膜黑色素瘤患者MRI显示球内软组织占位

（2）讨论意见：患者为右眼巨大脉络膜黑色素瘤，根据典型的影像学表现诊断明确。拟采用玻璃体切割+脉络膜肿物切除+巩膜外敷贴术行保眼治疗。术中根据肿瘤大小，选择放射剂量。

2. 关于治疗方案

（1）MDT团队：眼科联合放射科进行手术和放疗（玻璃体切割+脉络膜肿物切除+巩膜外敷贴术）；病理科负责肿瘤标本活检。

（2）讨论意见：手术的目的是保生命、保眼球，同时尽可能获得部分视力。术后病理评估肿瘤的转移风险。

3. 关于后续随访

（1）术后随访仍需MDT团队共同完成：眼科进行生物显微镜、间接检眼镜的临床检查及眼科影像学检查（包括彩色眼底照相和USG），核医学科负责眼和上腹部MRI检查，放射科负责胸部CT检查，明确治疗效果和全身情况变化。

（2）讨论意见：术后观察患者眼部肿瘤的大小，评估肿瘤消退情况。预防肿瘤复发，定期检测患者的肝功能和腹部B超或MRI，尽早发现远处肝转移（图3-2-4，图3-2-5）。

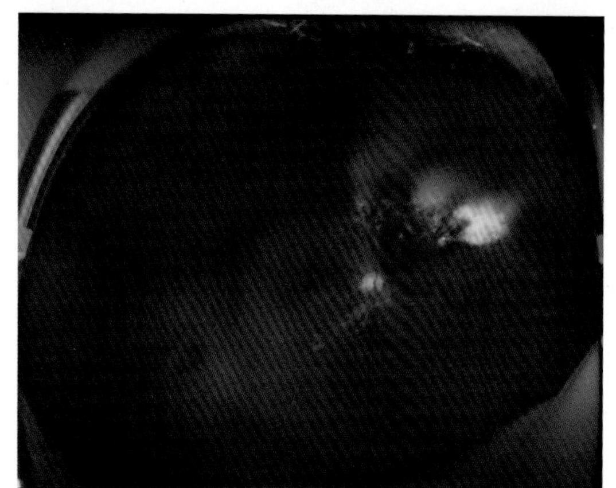

图3-2-4　葡萄膜黑色素瘤患者经玻璃体切割＋脉络膜肿物切除＋巩膜外敷贴术后3个月，无复发

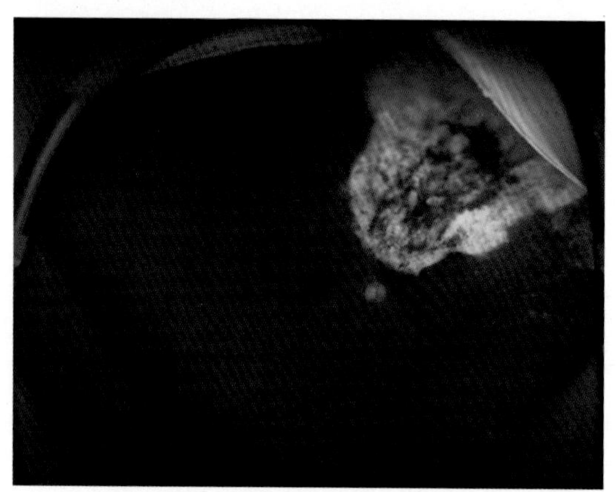

图3-2-5　葡萄膜黑色素瘤患者经玻璃体切割＋脉络膜肿物切除＋巩膜外敷贴术后9个月，无复发

（三）案例处理体会

患者脉络膜黑色素瘤诊断明确，根据COMS治疗原则，拟通过巩膜敷贴术进行局部放疗。考虑保眼治疗，术中联合采用玻璃体切割＋脉络膜肿物切除，术后监测患者的全身情况和眼部情况，积极预防肿瘤转移。

（汪朝阳　范先群）

参考文献

Abdel-Rahman MH，Christopher BN，Faramawi MF，et al，2011. Frequency，molecular pathology and potential clinical significance of partial chromosome 3 aberrations in uveal melanoma. Modern pathology：an official journal of the United States and Canadian Academy of Pathology，24（7）：954-962.

Bellerive C，Ouellet E，Kamaya A，et al，2018. Liver Imaging Techniques：Recognition of Uveal Melanoma Metastases. Ocul Oncol Pathol，4（4）：254-260.

Chang SH，Worley LA，Onken MD，et al，2008. Prognostic biomarkers in uveal melanoma：evidence for a stem cell-like phenotype associated with metastasis. Melanoma research，18（3）：191-200.

Char DH，Miller T，1995. Accuracy of presumed uveal melanoma diagnosis before alternative therapy. The British journal of ophthalmology，79（7）：692-696.

Chattopadhyay C，Kim DW，Gombos DS，et al，2016. Uveal melanoma：From diagnosis to treatment and the science in between. Cancer，122（15）：2299-2312.

Chen X，Wu Q，Tan L，et al，2013. Combined PKC and MEK inhibition in uveal melanoma with GNAQ and GNA11 mutations. Oncogene，33（39）：4724-4734.

Choudhary MM，Gupta A，Bena J，et al，2016. Hepatic Ultrasonography for Surveillance in Patients With Uveal Melanoma. JAMA Ophthalmol，134（2）：174-180.

Coupland SE，Lake SL，Zeschnigk M，et al，2013. Molecular pathology of uveal melanoma. Eye，27（2）：230-242.

Croce M，Ferrini S，Pfeffer U，et al，2019. Targeted Therapy of Uveal Melanoma：Recent Failures and New Perspectives. Cancers（Basel），11（6）：846.

Davanzo JM，Binkley EM，Bena JF，et al，2019. Risk-stratified systemic surveillance in uveal melanoma. The British journal of ophthalmology，103（12）：1868-1871.

Dono M，Angelini G，Cecconi M，et al，2014. Mutation frequencies of GNAQ，GNA11，BAP1，SF3B1，EIF1AX and TERT in uveal melanoma：detection of an activating mutation in the TERT gene promoter in a single case of uveal melanoma. British journal of cancer，110（4）：1058-1065.

El Filali M，van der Velden PA，Luyten GPM，et al，2012. Anti-angiogenic therapy in uveal melanoma. Dev Ophthalmol，49：117-136.

Ewens KG，Kanetsky PA，Richards-Yutz JA，et al，2014. Chromosome 3 Status Combined with BAP1 and EIF1AX Mutation Profiles are Associated with Metastasis in Uveal Melanoma. Investigative ophthalmology & visual science，53（8）：5160.

Field MG，Harbour JW，2014. GNAQ/11 mutations in uveal melanoma：is YAP the key to targeted therapy. Cancer Cell，25（6）：714-715.

Griewank KG，Murali R，2013. Pathology and genetics of uveal melanoma. Pathology，45（1）：18-27.

Harbour JW，Onken MD，Roberson ED，et al，2010. Frequent mutation of BAP1 in metastasizing uveal melanomas. Science，330（6009）：1410-1413.

Ho AL，Musi E，Ambrosini G，et al，2012. Impact of combined mTOR and MEK inhibition in uveal melanoma is driven by tumor genotype. PloS one，7（7）：e40439.

Jaradat I，Zewar A，Al Nawaiseh I，et al，2018. Characteristics， management, and outcome of patients with uveal melanoma treated by Iodine-125 radioactive plaque therapy in a single tertiary cancer center in Jordan. Saudi J Ophthalmol, 32（2）: 130-133.

Kastelan S, Antunica AG, Oreskovic LB, et al, 2019. Immunotherapy for uveal melanoma - Current knowledge and perspectives. Curr Med Chem, 27（8）: 1350-1366.

Komatsubara KM, Manson DK, Carvajal RD, 2016. Selumetinib for the treatment of metastatic uveal melanoma: past and future perspectives. Future oncology, 12（11）: 1331-1344.

Krantz BA, Dave N, Komatsubara KM, et al, 2017. Uveal melanoma: epidemiology, etiology, and treatment of primary disease. Clin Ophthalmol, 11: 279-289.

Mallet JD, Gendron SP, Drigeard Desgarnier MC, et al, 2014. Implication of ultraviolet light in the etiology of uveal melanoma: A review. Photochem Photobiol, 90（1）: 15-21.

Mariani P, Almubarak MM, Kollen M, et al, 2016. Radiofrequency ablation and surgical resection of liver metastases from uveal melanoma. Eur J Surg Oncol, 42（5）: 706-712.

McCarthy C, Kalirai H, Lake SL, et al, 2016. Insights into genetic alterations of liver metastases from uveal melanoma. Pigment cell & melanoma research, 29（1）: 60-67.

Mellen PL, Morton SJ, Shields CL, 2013. American joint committee on cancer staging of uveal melanoma. Oman J Ophthalmol, 6（2）: 116-118.

Nathan P, Cohen V, Coupland S, et al, 2015. United Kingdom Uveal Melanoma Guideline Development Working G. Uveal Melanoma UK National Guidelines. Eur J Cancer, 51（16）: 2404-2412.

Neupane R, Gaudana R, Boddu SHS, 2018. Imaging Techniques in the Diagnosis and Management of Ocular Tumors: Prospects and Challenges. AAPS J, 20（6）: 97.

Onken MD, Worley LA, Ehlers JP, et al, 2004. Gene expression profiling in uveal melanoma reveals two molecular classes and predicts metastatic death. Cancer research, 64（20）: 7205-7209.

Onken MD, Worley LA, Long MD, et al, 2008. Oncogenic mutations in GNAQ occur early in uveal melanoma. Investigative ophthalmology & visual science, 49（12）: 5230-5234.

Rodrigues MJ, Stern MH, 2015. Genetic landscape of uveal melanoma. Journal francais d' ophtalmologie, 38（6）: 522-525.

Royer-Bertrand B, Torsello M, Rimoldi D, et al, 2016. Comprehensive Genetic Landscape of Uveal Melanoma by Whole-Genome Sequencing. American journal of human genetics, 99（5）: 1190-1198.

Rundle P, 2014. Treatment of posterior uveal melanoma with multi-dose photodynamic therapy. The British journal of ophthalmology, 98（4）: 494-497.

Saakyan SV, Tsygankov AY, Amiryan AG, et al, 2016. Role of molecular and genetic factors in survival from uveal melanoma. Vestnik oftalmologii, 132（1）: 3-9.

Salmon RJ, Levy C, Plancher C, et al, 1998. Treatment of liver metastases from uveal melanoma by combined surgery-chemotherapy. Eur J Surg Oncol, 24（2）: 127-130.

Schmidt JC, Brieden-Azvedo S, Nietgen GW, 2001. Therapy of radiation resistant malignant uveal melanoma with endoresection by pars plana vitrectomy in two patients. Klin Monbl Augenheilkd, 218（12）: 800-804.

Seibel I, Cordini D, Rehak M, et al, 2015. Local Recurrence After Primary Proton Beam Therapy in Uveal Melanoma: Risk Factors, Retreatment Approaches, and Outcome. American journal of ophthalmology, 160（4）: 628-636.

Shoushtari AN, Carvajal RD, 2016. Treatment of Uveal Melanoma. Cancer treatment and research, 167: 281-293.

Tarlan B, Kiratli H, 2016. Uveal Melanoma: Current Trends in Diagnosis and Management. Turk J Ophthalmol, 46（3）: 123-137.

Triozzi PL, Aldrich W, Singh A, 2011. Effects of interleukin-1 receptor antagonist on tumor stroma in experimental uveal melanoma. Investigative ophthalmology & visual science, 52（8）: 5529-5535.

van de Nes JA, Nelles J, Kreis S, et al, 2016. Comparing the Prognostic Value of BAP1 Mutation Pattern, Chromosome 3 Status, and BAP1 Immunohistochemistry in Uveal Melanoma. The American journal of surgical pathology, 40（6）: 796-805.

Weis E, Salopek TG, McKinnon JG, et al, 2016. Management of uveal melanoma: a consensus-based provincial clinical practice guideline. Current oncology, 23（1）: e57-64.

Xu LT, Funchain PF, Bena JF, et al, 2019. Uveal Melanoma Metastatic to the Liver: Treatment Trends and Outcomes. Ocul Oncol Pathol, 5（5）: 323-332.

Xu X, Wei WB, Li B, et al, 2014. Oncogenic GNAQ and GNA11 mutations in uveal melanoma in Chinese. PloS one, 9（10）: e109699.

Yu FX, Luo J, Mo JS, et al, 2014. Mutant Gq/11 promote uveal melanoma tumorigenesis by activating YAP. Cancer Cell, 25（6）: 822-830.

第三节　结膜恶性肿瘤

• 发病情况及诊治研究现状概述

结膜肿瘤（conjunctival tumor）是眼部常见的肿瘤。其组织来源不单一，以上皮细胞、色素细胞及淋巴细胞多见，可表现为恶性、交界性或良性。肿瘤的类型及发生率受多种因素影响，包括人口特征（如年龄、人种等）、自身免疫状态、慢性暴露的危险因素及结膜不同部位等。近20年，国内尚缺乏结合病理的大样本临床病例或流行病学研究，国外的相关研究也不多见。新加坡曾有一项眼肿瘤的流行病学调查显示，发生率最高的眼肿瘤依次为视网膜母细胞瘤（53.6%）、恶性黑色素瘤（19.2%）、鳞状细胞癌（SCC）（11.2%）。其中15岁以上人群，恶性黑色素瘤（42.6%）最为常见。

根据细胞成分不同，结膜恶性肿瘤的分类也较丰富。美国Wills眼科医院近年对该院5002例结膜肿瘤进行回顾性分析发现，52%为良性，18%为交界性，其余30%为恶性。病例涉及了18个肿瘤大类的80种精确诊断，其中在所有年龄都比较高发的常见5种类型为结膜痣（23%）、眼表鳞状上皮瘤（ocular surface squamous neoplasia，OSSN）[14%，包括结膜上皮内瘤变（CIN）或结膜鳞状细胞癌（SCC）]、结膜原发性获得性黑变病（PAM）（12%）、结膜恶性黑色素瘤（12%）及结膜淋巴瘤[9%，包括良性反应性淋巴样增生（BRLH）或恶性淋巴瘤]。该研究还总结了结膜恶性肿瘤的类型，包括恶性黑色素瘤（12%）、鳞状细胞癌（9%）、淋巴瘤（7%）、卡波西肉瘤（＜1%）、转移癌（＜1%）、浆细胞瘤（＜1%）、白血病（＜1%）、突破巩膜的葡萄膜黑色素瘤（1%）及其他。鉴于儿童的结膜肿瘤中恶性比例不到3%，本书着重介绍成人中发病率高且最严重的3类结膜恶性肿瘤，包括鳞状细胞癌、恶性黑色素瘤（melanoma）及淋巴瘤（lymphoid tumor）。

结膜肿瘤的诊断主要依靠全面的眼部检查（包括裂隙灯、UBM、AS-OCT、IVCM等）、全身影像学检查（包括CT、MRI、PET/CT等）及病理组织学检查。从而判断肿瘤的大小、范围和深度及是否有淋巴结或其他器官转移。并依据AJCC第8版TNM分期、分级对肿瘤严重程度进行划分，进一步制订精确、个性化的整合治疗方案。

手术彻底切除为结膜OSSN和结膜恶性黑色素瘤的首选治疗方案，术中需遵守“零接触”原则，并切除部分周围正常组织。术中将标本送冷冻切片，确定切缘无肿瘤细胞后对切缘行冷冻治疗。为了尽量降低复发和转移率，可考虑围术期辅助化疗和（或）放疗。对部分病灶较小的癌前病变，如CIN等，可考虑化疗替代手术治疗，既对亚临床病灶有抑制作用，又能更好地保存眼表结构和功能的完整性。淋巴瘤治疗的首选方式为体外放疗，但需全面评估是否有双眼受累、其他器官病灶或远处转移等情况，酌情辅以化疗、免疫治疗、抗感染治疗等，以降低局部或远处的复发和转移率。

• 相关诊疗规范、指南和共识

- 恶性黑色素瘤诊疗指南（2019版），中国临床肿瘤学会（CSCO）
- 中国黑色素瘤规范化病理诊断专家共识（2017年版），《中国黑色素瘤规范化病理诊断专家共识（2017年版）》编写组
- NCCN肿瘤临床实践指南：皮肤黑色素瘤（2019.V3），美国NCCN
- NCCN肿瘤临床实践指南：脉络膜黑色素瘤（2019），美国NCCN
- 美国癌症联合委员会结膜鳞状细胞癌分期解读及评价，美国AJCC
- 美国癌症联合委员会结膜黑色素瘤分期解读及评价，美国AJCC
- 美国癌症联合委员会眼附属器淋巴瘤分期解读及评价，美国AJCC

【全面检查】

（一）流行病学特点

1. 结膜鳞状细胞癌　眼表鳞状上皮瘤（OSSN）是一组包含了非侵入性轻度上皮内瘤变/不典型增生至侵入性鳞状细胞癌（SCC）等结膜恶性肿瘤的临床统称。该病发生受环境及自身免疫状态等多种因素影响。目前的流行病学调查显示，OSSN发生率有较明显的人种及性别差异。美国及澳大利亚的研究显示，每年每10万人中有0.03～1.9人发病，其中SCC在男性白种人中的发生率比其他人种及女性高。近年丹麦有一项146例的回顾性分析认为其发生率的性别差异为，每年每10万人中男性0.1人，女性0.04人。较欧美裔白种人，非洲地区报道的发病率更高，其中津巴布韦最高，达每年每10万人3.4人（男）和3.0人（女）。可见性别差异不明显，且发病年龄较美国所见更早。这种差异可能和暴露的危险因素有关，包括日光直射时长、户外职业、人类免疫缺陷病毒（HIV）感染、HPV感染等。

遗憾的是，我国乃至亚洲尚缺乏权威的流行病学数据，这可能与黄种人发病率相对较低有关，且中文命名习惯未完全与国际接轨，导致临床上诊断名称不够统一，不少临床医师对该类疾病的认识也不充分。

2. 结膜黑色素瘤　该病最主要的癌前病变因素为结膜痣和PAM。组织病理学分析证实，74%源于PAM恶变，19%为新发，7%源于结膜痣恶变。有临床研究估算，每300例结膜痣中有1例会发生恶变。另一项大型队列研究估计，约11%的PAM会在10年内恶变；其中，不伴有或伴有轻度不典型增生的PAM未发生恶变，而伴有重度不典型增生的PAM中13%发生恶变。类似的一项小样本组织病理学队列研究显示，不伴有不典型增生的不发生恶变，而不典型增生的PAM恶变率达46%。

3. 结膜淋巴瘤（详细阐述请参考本章第九节）　淋巴样肿瘤有多样化的特点，包含低分化至高分化的各种程度，但它们都起源于淋巴细胞的单克隆扩增。肿瘤可发生于淋巴结内或淋巴结外组织。发生于眼球周围组织（如结膜、眼睑、眼眶等）的淋巴样肿瘤，则统称为眼附属器淋巴样肿瘤，包括良性反应性淋巴组织样增生症（benign reactive lymphoid hyperplasia，BRLH）及淋巴瘤。眼附属器淋巴样肿瘤的细胞成分，以B细胞多见，包括结外边缘区B细胞淋巴瘤（ENMZL）、滤泡性淋巴瘤（FL）、套细胞淋巴瘤（MCL）、弥漫大B细胞淋巴瘤（DLBCL）及浆细胞型等。浆细胞瘤、霍奇金淋巴瘤和T细胞淋巴瘤较罕见。

结膜淋巴样肿瘤表现为良性、恶性或交界性，且临床和病理表现有所交错。约20%的患者可伴随眼外淋巴瘤。60～70岁的中老年人好发，ENMZL（继往称为黏膜相关淋巴组织淋巴瘤）偏重女性（58%），MCL偏重男性（78%）。肿瘤可为原发并限于球周生长，或为远处淋巴结浸润后继发。总体来说，ENMZL和FL多为原发，DLBCL和MCL多为继发。

（二）主要危险因素

1. 结膜鳞状细胞癌　OSSN发生的主要环境危险因素为日光照射时长（紫外线B）和吸烟暴露。澳大利亚的研究认为，人种表型因素（如白皮肤、淡色虹膜、晒伤易感性等）、6岁以内在户外的活动时间超过50%、南北纬30°之间的定居生活等

都与该病进展有明显相关性。其他次要的环境因素包括维生素A缺乏、眼表损伤、接触石油制品及慢性病毒感染[如HIV、HPV、乙型肝炎病毒（HBV）和丙型肝炎病毒（HCV）感染]等。

自身危险因素主要取决于免疫系统状态。免疫缺陷的患者，尤其是HIV感染者发生OSSN的可能性更高，且预后最差。由于非洲地区HIV感染率较高，这一特点更明显，且侵袭性肿瘤的比例更大。其他免疫紊乱因素主要为医源性免疫抑制剂使用，包括器官移植后、哮喘/湿疹/变态反应性疾病、眼瘢痕性类天疱疮、着色性干皮病及其他自身免疫性疾病。

一般认为HPV感染是结膜上皮性肿瘤的重要发病原因，但仍存在少数争议。Gichuhi等详细分析了OSSN的病理生理学规律，认为其发生从上皮基底层起始，接着向结膜表面生长，最后突破基底膜侵入上皮下。紫外线破坏了上皮细胞DNA链上的嘧啶二聚体（胞嘧啶二聚体＞胸腺嘧啶二聚体），通过干扰抑癌因子TP53使细胞周期转变。这一过程，加上紫外线的光学免疫抑制作用使HPV（16和18型）病毒激活，最终导致细胞感染并诱发不典型分化。

现有研究显示，若干种癌症的发生机制都涉及端粒酶反转录酶（telomerase reverse transcriptase TERT）的基因突变，如皮肤恶性黑色素瘤、鳞状细胞癌、甲状腺癌、神经胶质瘤等。这一突变往往标志着癌症已较严重，且预后差。Scholz等研究了48例OSSN，发现其中44%产生了TERT催化物突变。该突变的特征进一步支持癌变的主要因素是紫外线诱导这一假说。但并未发现该突变与OSSN复发存在相关性。

2. 结膜黑色素瘤　如何鉴别结膜痣和恶性黑色素瘤仍有不少挑战。近年一项510例儿童结膜痣及恶性黑色素瘤的分析表明，大龄患儿中恶性者更常见，肿块更厚，基底更宽，可伴肿块出血，但无肿块内囊肿。这些特点被设定为恶性预测因素，用于临床上预估儿童结膜痣是否恶变的参考，即年龄较大、肿块更厚/基底更宽、无内囊肿、伴出血。

同样，通过临床表现鉴别PAM是否恶变也困难较大。一项针对1224例各年龄层PAM及恶性黑色素瘤患者的分析比较发现，恶性者的中位年龄更大，男性更多，位于穹窿及睑板的更多，肿块厚度及基底直径的中位数更大，瘤内囊肿更多，供养血管更多，瘤内血管明显更多，且出血更易发生。

因此，癌组织相关的生物标志物对评估良恶性尤为重要。有学者在110例结膜恶性黑色素瘤中发现，35%存在一种癌转移预测因素，即*BRAF*突变（单变量分析）。另一项关于结膜肿瘤中TERT激化酶突变的研究显示，41%的恶性黑色素瘤及8%伴不典型增生PAM存在该突变，而结膜痣和分化良好的PAM中则未见。还有研究发现，较良性者，恶性结膜痣明显存在热休克蛋白90高表达，且该肿瘤抑制磷酸酶和张力蛋白同源物（PTEN）表达明显丢失。肿瘤标志物的识别对系统性治疗及预防转移的方案制订很重要。如今盛行的靶向药物治疗基础正是生物标志物的确定，如维罗非尼这种药物针对的即*BRAF*突变。

3. 结膜淋巴瘤　详细阐述请参考本书第3章第九节。

（三）体检发现

1. 结膜鳞状细胞癌　常单眼发病，多位于日光暴露下的睑裂区角膜缘，且鼻、颞侧皆可见。典型表现为血管化的胶冻状新生物。较少见的表现有白斑样黏膜、扩张扭曲的供养血管、邻近角膜上皮的泡沫状浸润。侵入眼球或扩散至眼眶的结膜SCC极少见。在欧美地区，肿瘤多呈典型的黄粉色。而非洲地区，与肤色相关的黑色素细胞化则很常见。

CIN的常见形态有3类：①乳头状，多为不典型增生的细胞聚集，且不带蒂；②胶冻状，多由于棘化和不典型增生；③白斑样，多由于过度角化不全及角化不良。其可伴随轻度炎症和不同程度的血管化，若见粗大的供养血管，则提示向上皮基底膜下突破的可能性大。CIN通常发展缓慢，肿块中心总是位于角膜缘，并具有向周边组织包括角膜蔓延的可能。

SCC的常见形态是基底较宽的肿物，一般沿角膜缘分布。病灶易于向周边扩张，边缘锐利，可表现为白斑样。虽然病理上可见肿瘤组织突破上皮基底膜并向基质侵入，但多局限于眼球表面进展，罕见穿透巩膜或角膜前弹力层的情况。深肤色人群更易表现为肿瘤表面色素化。肿物周围常见充盈的结膜血管供养。

2. 结膜黑色素瘤　该病发生多数起始于球结膜或睑缘，少数来自睑结膜。色素化的程度不一，约 25% 可无色素。由于严重的肿瘤血管化常见，所以触之易出血。通常肿瘤呈结节样生长，可侵入眼球或眶内。提示预后较差的临床表现：肿物位于睑结膜、泪阜或穹窿；向深层组织侵袭；厚度＞ 1.8mm；累及睑缘；出现混合细胞成分。该病可发生多种转移，包括淋巴结（如同侧耳前或下颌下淋巴结）、脑、肺、肝或骨等。肿块厚度≤ 2mm 者，发生转移的可能性较小（相较于＞ 2mm）。肿物局部复发率可达 50%，转移率达 25%。侵入眼眶者，需考虑行眶内容摘除术。前哨淋巴结活检的必要性仍存在争议。

3. 结膜淋巴瘤　一般单侧发病，但 20% 发生于双侧。外观常表现为三文鱼肉样的粉色，病灶为位于结膜下具一定活动性的肿块，大多位于固有层，可有供养血管。弥散性病灶可伪装成慢性结膜炎表现。若为眼球表面巩膜包裹下的固定病灶，则提示为向巩膜外侵袭的葡萄膜淋巴样肿瘤。

肿物可位于穹窿结膜（44%）、中部球结膜（42%），泪阜（7%）或睑缘（7%）较少见。主要的自觉症状为肿块（30%）、刺痒（29%）、上睑下垂（8%）、溢泪（7%）、视物模糊（5%）、眼球突出（3%）、复视（3%）或无症状（15%）。肿瘤可不同程度浸润眼眶（15%）、眼睑（3%）、葡萄膜（4%）等。现有文献显示，临床表现和组织病理学诊断间不存在明显关联。

致病因素主要包括免疫缺陷、自身免疫性疾病、免疫功能障碍、病原体感染（幽门螺杆菌、鹦鹉热衣原体）、基因突变、免疫抑制药物等。BRLH 是潜在的淋巴瘤癌前病变，且在儿童中也偶有发现。一项关于 BRLH 和淋巴瘤的比较研究发现，淋巴瘤表现为基底范围更大、位置较弥散，且相对于鼻侧，上方或下方更多见，而 BRLH 表现为较小的位于鼻侧穹窿结膜的病灶。

（四）实验室检查

1. 常规检查　血常规、尿常规、粪常规、肝功能、肾功能、乙肝和丙肝相关检查、凝血功能等，以及 HIV、HPV 筛查在内的相关感染性筛查。这些检查是了解患者一般状况、制订治疗方案所必需的内容。

2. 血液学检查　关于淋巴瘤的诊断，需考虑血液学检查，详细叙述请参考本章第九节。

3. 液体活检　是指在被检者的血液或体液中提取循环游离 DNA（cfDNA）、循环肿瘤 DNA（ctDNA）或外泌体（exosomes）等代表机体特异性遗传信息的技术，通过异常现象或肿瘤突变达到获取肿瘤信息的目的。液体活检对于黑色素瘤的早期诊断、分子鉴定、临床治疗评价等具有一定的应用前景。

（五）眼科检查

1. 结膜鳞状细胞癌　包括肉眼观察、裂隙灯检查及淋巴结触诊。所有结膜面都应仔细检查、测量，记录数据，并摄影记录（包括上睑反转状态）。拍摄肿物时应关注病灶边缘，有否佩吉特样扩散、角膜上皮浸润及泪点受累。房角镜检查也应联合摄影记录（针对角膜缘处疾病），尤其怀疑眼球内侵袭时更应警惕。当发现泪点受累时，患侧鼻窦也应纳入评估检查范围。

眼前节超声影像学检查及光学相干断层扫描（OCT）可用于评价肿瘤的厚度及向附近组织的侵袭范围（如巩膜、葡萄膜、前段眼眶等）。若发现眼前段侵袭迹象，包括房角变钝及葡萄膜增厚，可行超声生物显微镜（UBM）检查以进一步评估。低频眼后段超声成像可排查脉络膜及眶部侵袭。

2. 结膜黑色素瘤　包括印迹细胞学检查（IC）、角膜共聚焦显微镜（IVCM）、眼前节 OCT、UBM 及基因标志物。其中，IC 对肿物表层细胞的获取和识别具有优势，对无色素的恶性黑色素瘤诊断有明显助益；IVCM 及眼前节 OCT 对肿物内部及深部探查有优势，可用于评估血管、内囊肿、浸入深度和范围等情况，有助于对肿块的良恶性进行初步推断；UBM 则对肿瘤向深部组织侵袭（如球内）的范围观察有较大优势；基因标志物并不常用，通常需结合病理诊断，但对靶向治疗方案的制订有重要指导意义。

3. 结膜淋巴瘤　对于典型的眼部病灶，可用 IVCM、眼前段 OCT 等评估肿瘤大小、位置及浸润范围。对不典型的临床表现，如伪装结膜炎等，则仅靠裂隙灯仔细检查辨别。目前除病理外，尚无可靠手段对肿物良恶性进行鉴别。

（六）影像学检查

影像学检查可用于局部侵袭及淋巴结受累的分级评估，包括 CT、MRI 及 PET/CT。器官转移情况的评估通常包含全面体格检查、血液学筛查及利用放射影像学对头、胸、腹的检查。

（七）病理学检查

1. 结膜鳞状细胞癌　病理组织学上最重要的评估是肿瘤是否包含在基底膜中（即上皮内或原位），或者肿瘤细胞是否穿过上皮基底膜并侵入基质。对于未突破基底膜的病变，可使用结膜上皮内瘤变（CIN）一词作为临床诊断。肿瘤可分为轻度、中度和重度，分类根据为细胞异型性的程度（尽管这种分级在预后方面不一定有临床实用价值）。在最严重的异型性病例中，可见上皮全层受累，常伴有鳞状漩涡或角蛋白卷状物。对于这些较晚期的病变，可使用“原位鳞状细胞癌”一词。然而，如果肿瘤细胞侵入了间质，则诊断应为“浸润性鳞状细胞癌”。临床上，CIN 这一术语已不受青睐，而更普遍的术语是 OSSN，因为在临床检查中无法确定是否发生了间质浸润。CIN 应被视为一个组织学术语，用于非侵袭性病变。

病理学检查是 OSSN 诊断的金标准。病理学分级的基本要求是尽可能完整地切下原发灶。为了获得最佳的组织病理学结果，需注意将结膜标本平铺在做好标记的滤纸上，并送至实验室检查。这些操作可防止标本卷曲，从而成功制作垂直于表面的切片，方便肿瘤侵入深度的评估。对肿瘤周边及深部切缘是否阴性的评价不可或缺。在送检定位的活检样本时，应分开放入单独容器内，并标注适当的来源解剖部位。前哨淋巴结活检可视情况而行。如前所述，OSSN 为基于临床表现的诊断，可包含良性病变，不适用于病理学诊断，故外科病理报告中应避免使用该术语。若行局部淋巴结活检，建议送检数不少于一个淋巴结。

2. 结膜黑色素瘤　病理学检查也是该病诊断的金标准，需手术完整切下病灶并联合切缘冷冻治疗后送检。尽可能避免对肿瘤活检，而选择手术一次性切除病灶，否则可造成肿瘤细胞播散。

3. 结膜淋巴瘤（详述请参考本章第九节）　病理诊断为金标准，建议尽可能于术前行肿瘤活检；除常规用于免疫组化鉴定，活检切取的新鲜肿瘤组织建议多制备两份，一份用于流式细胞检查，另一份用于基因重排研究。

要点小结

- 结膜恶性肿瘤的危险因素包括环境因素和自身因素，如长期户外工作、慢性病毒感染、免疫缺陷等。
- 诊断以病理学检查为金标准，除结膜黑色素瘤外，大部分可行活检；结膜淋巴瘤可考虑前哨淋巴结活检。

【整合评估】

（一）评估主体

OSSN 及结膜黑色素瘤的 MDT 团队包括眼科、皮肤科、神经外科、耳鼻喉科、化疗科、放射治疗科、诊断科室（病理科、影像科、超声科、核医学科等）、护理部、心理科、营养科等。

人员组成及资质：结膜淋巴瘤的评估主体请参考本章第九节。

1. 医学领域成员（核心成员）　眼科外科医师 2 名、化疗科医师 1 名、放射诊断科医师 1 名、组织病理学医师 2 名、其他专业医师若干名（根据 MDT 需要加入，如皮肤科、神经外科、耳鼻喉科等），所有参与 MDT 讨论的医师应具有副高级以上职称，有独立诊断和治疗能力，并有一定学识和学术水平。

2. 相关领域成员（扩张成员）　护师 1～2 名和协调员 1～2 名。所有 MDT 参与人员应进行相应职能分配，包括牵头人、讨论专家和协调员等。

（二）分期评估

1. 结膜鳞状细胞癌　美国癌症联合委员会（AJCC）于 2016 年发布了 AJCC 癌症分期手册第 8 版，该版本更新了继往版本中关于 SCC 及 CIN1 的分期。该分类系统根据原发肿瘤、淋巴结、转移（TNM）3个方面进行综合评估并分期。结膜上皮癌的临床分型依据包括肿瘤大小（≤5mm或＞5mm）和肿瘤侵袭深度[原位、固有层、邻近结构（穹窿、半月皱襞、泪阜、眼睑）、眼眶、骨、鼻窦及脑]。病例诊断则参考组织病理学分级。Shields等多位学者报道了依据AJCC分期（包括第7版）治疗OSSN患者后，大部分获得不错的疗效，因而认可并推荐该分期系统（表3-3-1）。

表3-3-1　AJCC癌症分期手册第8版中OSSN TNM分期和病理分级的定义

对原发肿瘤分期的定义（T）	
Tx	原发肿瘤无法评估
T0	检测不到原发肿瘤
Tis	原位癌
T1	肿瘤（最大径≤5mm）侵犯结膜基底层，未见邻近结构侵犯
T2	肿瘤（最大径＞5mm）侵犯结膜基底层，未见邻近结构侵犯
T3	肿瘤侵犯邻近组织*，还包括眼眶
T4	肿瘤侵犯眼眶，伴/不伴进一步扩散
T4a	肿瘤侵犯眶内软组织，不伴骨累及
T4b	肿瘤侵犯眶骨
T4c	肿瘤侵犯邻近鼻旁窦
T4d	肿瘤侵犯脑组织
对局部淋巴结分期的定义（N）	
Nx	局部淋巴结无法评估
N0	未见局部淋巴结转移
N1	可见局部淋巴结转移
对远处器官转移分期的定义（M）	
M0	未见远处器官转移
M1	可见远处器官转移
对组织病理学分级的定义（G）	
Gx	分级无法评估
G1	分化良好
G2	中度分化
G3	低度分化
G4	未分化

*邻近组织的范围包括角膜、穹窿结膜、睑结膜、睑板结膜、泪点和泪小管、结膜皱襞、泪阜、睑板前或后表面、睑缘和（或）眼球内腔。

2. 结膜黑色素瘤　第8版AJCC癌症分期手册提供了结膜恶性黑色素瘤的临床分级与分期方案。该系统分期根据癌症的累及范围（包括侵犯的结膜象限数）、肿物位置及侵袭特点。病理分型则依据肿物位置、固有层中的厚度及侵袭特点（表3-3-2）。Shields等依据AJCC分级（第7版）观察分析该病的治疗效果，发现其对预测预后很有帮助。该分期中T2和T3（较T1）者显示了明显更高的局部复发率、淋巴结转移率、远处转移率及死亡率。

表3-3-2　AJCC癌症分期手册第8版中结膜恶性黑色素瘤TNM分期和病理分级的定义

对原发临床肿瘤分期的定义（cT）	
Tx	原发肿瘤无法评估
T0	检测不到原发肿瘤
T1	球结膜肿瘤
T1a	＜1个象限
T1b	＞1个但＜2个象限
T1c	＞2个但＜3个象限
T1d	＞3个象限
T2	非球结膜区的结膜肿瘤（包括穹窿、眼睑、睑板、泪阜）
T2a	非泪阜区肿瘤，且＜1个象限的非球结膜区结膜肿瘤
T2b	非泪阜区肿瘤，且＞1个象限的非球结膜区结膜肿瘤
T2c	泪阜区肿瘤，且＜1个象限的非球结膜区结膜肿瘤
T2d	泪阜区肿瘤，且＞1个象限的非球结膜区结膜肿瘤
T3	伴局部侵犯的任意大小肿瘤
T3a	眼球
T3b	眼睑
T3c	眼眶
T3d	鼻泪管，和（或）泪囊，和（或）鼻旁窦
T4	伴神经系统侵犯的任意大小肿瘤
对局部淋巴结分期的定义（N）	
Nx	局部淋巴结无法评估
N0	未见局部淋巴结转移
N1	可见局部淋巴结转移
对远处器官转移分期的定义（M）	
M0	未见远处器官转移
M1	可见远处器官转移
对原发病理肿瘤分期的定义（pT）	
Tx	原发肿瘤无法评估
T0	检测不到原发肿瘤
Tis	肿瘤局限于结膜上皮
T1	球结膜肿瘤
T1a	肿瘤侵犯固有层厚度＜2mm
T1b	肿瘤侵犯固有层厚度＞2mm
T2	非球结膜区的结膜肿瘤
T2a	肿瘤侵犯固有层厚度＜2mm
T2b	肿瘤侵犯固有层厚度＞2mm
T3	伴局部侵犯的任意大小肿瘤
T3a	眼球
T3b	眼睑
T3c	眼眶
T3d	鼻泪管，和（或）泪囊，和（或）鼻旁窦
T4	伴神经系统侵犯的任意大小肿瘤

3. 结膜淋巴瘤（详细阐述请参考本章第九节） 目前结膜淋巴瘤的分级方案有数个，包括Ann Arbor分期、世界卫生组织分期及AJCC第8版分期。本书重点介绍第8版AJCC分期及Ann Arbor分期，其临床分类综合考虑了肿瘤位置、淋巴结和远处累及情况。病理分期则为每10个高倍视野下的中心母细胞数。这些是基于第7版AJCC分期内容按组织学亚型分期进行的改进。

（三）鉴别诊断

1. 结膜鳞状细胞癌 与良性结膜乳头状瘤等鉴别主要依靠病理诊断。其他可发生于角膜缘的肿物样疾病也需考虑鉴别，包括翼状胬肉、睑裂斑、角膜血管翳、化脓性肉芽肿、萨尔兹曼结节变性、结膜无色素恶性黑色素瘤。病史、临床表现、前节OCT、玫瑰染色及组织细胞学检查可辅助鉴别。

2. 结膜黑色素瘤 除了需与其他结膜恶性肿瘤相鉴别外，还应特别与该病的癌前病变区分，可参考表3-3-3所列结膜色素性病变的临床特征比较。

表3-3-3 多种结膜色素性病变临床表现的比较

病变	起病时间	大小/形态	位置	恶变潜力
结膜痣	青年	小；常单侧	结膜	有，但较低（结膜恶性黑色素瘤）
眼及眼部皮肤色素细胞增多症	先天	斑块状或弥散；常单侧	结膜下（巩膜表面/累及巩膜）	有（葡萄膜恶性黑色素瘤）
良性获得性黑变病（BAM）	青少年早期	斑块状或弥散；常双侧	结膜	无或极小
原发性获得性黑变病（PAM）	中年	弥散；常单侧	结膜，球结膜为主	有（结膜恶性黑色素瘤）

3. 结膜淋巴瘤 需与其他结膜肿瘤、慢性结膜炎等相鉴别。辅助检查有助于提高诊断准确性，肿瘤组织活检的鉴别能力最高。

（四）精确诊断

1. 定性诊断 通过体检、裂隙灯等眼科检查，并进行病变部位活检（怀疑黑色素瘤除外，易扩散，不建议活检）或切除后冷冻送检等明确病变是否为癌、肿瘤的分化程度及特殊分子表达情况等。

分期诊断：主要目的是在制订治疗方案之前充分了解疾病的严重程度及特点，为选择合理的治疗模式提供充分的依据。结膜恶性肿瘤的严重程度可集中体现在局部浸润深度、扩散范围、淋巴结转移程度及远处转移存在与否等方面，在临床工作中应选择合适的辅助检查方法以期获得更为准确的分期诊断信息。

2. 分子诊断 经组织病理学确诊后，可进行相关分子诊断，寻找可能存在的基因突变情况，以便更精准地实施靶向治疗等。例如，对于结膜黑色素瘤，BRAF抑制剂及免疫检查点抑制剂对降低转移率有效，因此*BRAF*突变的诊断对治疗方案选择有重要作用。

3. 伴随疾病诊断 虽不能作为诊断的依据，但是在制订诊治策略时，应充分考虑患者是否存在合并症及伴随疾病，这会对结膜恶性肿瘤的整合治疗措施产生影响。

要点小结

- 全面评估肿瘤的病灶范围、深度及是否存在淋巴结或远处转移，是治疗方案制订的关键。
- 目前分期依据AJCC癌症分期手册第8版中TNM及相关病理分期，分子诊断对靶向治疗的选择等有重要意义。

【整合决策】

（一）手术治疗

1. 结膜鳞状细胞癌 手术彻底切除病灶联合结膜切缘冷冻治疗是传统推荐的治疗方法，需联合术中“零接触”切除技术。术中使用玫瑰红或丽丝胺绿染色有助于确定肿块边界。

（1）CIN：应将肿瘤边界周围3～4mm范围内未受累组织一并切除。报道显示，CIN手术切除后的复发率较高。10年内，切缘阴性者约有1/3复发，阳性者约1/2复发。切缘处残留不典型增生细胞者较无残留者更快复发。因此，尽管近年兴起多种药物辅助化疗，但冷冻治疗作为术中辅助手段仍建议保留。

（2）SCC：应将肿瘤边界周围4mm范围内未

受累组织及肿瘤深层紧密相连的薄层巩膜组织瓣一并切除。切除后，巩膜创面需用无水乙醇清洗，并进行结膜切缘的冷冻治疗。切缘残留肿瘤细胞是复发的主要风险，一旦侵入眼内，肿瘤很可能疯狂生长。且虹膜与小梁网的血管网丰富并与全身连通，可能导致肿瘤发生眶内甚至远处转移。如果侵入眶内，需行眶内容物摘除术，必要时需联合放疗。

（3）创面处理：病灶切除后，若创面较小，可常规缝合结膜甚至不做缝合，使其愈合。对较大面积的缺损，需考虑联合羊膜覆盖，因为羊膜可促进上皮再生并减轻术后炎症反应。羊膜植片可略大于覆盖的缺损区，用 8-0 或更细的可吸收线，或 10-0 不可吸收线缝合固定。或用生物组织胶水替代缝线，黏附并稳定植片，由此可避免拆线及线结引起的刺激反应。若超过 2/3 深度的角膜缘被切除，则建议行角膜缘干细胞移植，防止角膜缘穿孔或假性胬肉等并发症。

2. 结膜黑色素瘤　目前推荐的主要治疗方法是手术切除病灶联合术中切缘冷冻治疗。同时，为了降低复发率及转移率，建议给予辅助化疗或放疗。对怀疑转移的患者，虽必要性仍有争议，但前哨淋巴结活检仍可在备选方案内。

（1）活检：一般建议避免肿瘤活检，因可能造成肿瘤细胞局部播散，但不会明显增加转移风险。前哨淋巴结活检需在肿物切除前进行，或许对判断预后有帮助。

（2）肿瘤切除：应将肿瘤边界周围 4mm 范围内未受累组织及肿瘤深层紧密相连的薄层巩膜组织瓣一并切除。切除后，巩膜创面需用无水乙醇清洗，并进行结膜切缘的冷冻治疗。部分医师会应用丝裂霉素 C 辅助处理切缘及创面。如果侵入球内或眶内，或作为极度严重患者的安慰性治疗，可考虑行眼球摘除或眶内容物摘除术。

（3）创面处理：同结膜鳞状细胞癌的创面处理。

3. 结膜淋巴瘤　单纯手术切除有较高局部或全身复发风险，不推荐为首选方案，具体详见相关章节。

（二）化学治疗

1. 结膜鳞状细胞癌　研究显示，OSSN 手术切除后的复发率可高达 5% ～ 53%。近年来，临床医师已尝试运用多种辅助治疗手段降低复发率，包括局部化疗和放疗。局部治疗的优势在于，可覆盖整个眼表区域，因而对亚临床病灶也有潜在抑制作用。对病灶较小的非侵袭性 OSSN，甚至尝试用化疗替代手术治疗，从而减少结膜瘢痕或角膜缘干细胞损伤，有助于维持眼表形态及功能完整。对有侵袭行为的 OSSN，或术中冷冻发现切缘阳性者，建议采用术中或术后辅助治疗。各治疗机构可根据实际条件及患者病情选择可行的方案。局部化疗药物对组织的穿透性较低，对大侵袭、微侵袭性病灶可考虑辅助化疗，常用的有丝裂霉素 C（mitomicin C，MMC）、氟尿嘧啶（5-fluororacil，5-FU）和干扰素（interferon，IFN）α-2b。术前、术中或术后皆有应用。目前常用的化疗剂量、方案及副作用可参考表 3-3-4。Siedlecki 等曾通过分析 1983 ～ 2015 年关于 OSSN 单纯手术切除对比干扰素 α-2b 辅助治疗的文献，发现对于切缘阳性的患者，干扰素 α-2b 在抑制肿瘤生长或复发方面起到最佳作用。近年关于这 3 种药物的疗效及对比研究很多，总体来说各有优劣。治疗者需综合考虑药物的疗效、副作用、使用和随访便利性等因素酌情选用。

表 3-3-4　OSSN 局部辅助化疗中常用药物的剂量、方案及副作用比较

常用药物	给药剂量及浓度	方案	副作用
干扰素 α-2b（IFNα-2b）	局部滴眼：1MIU*/ml（或 2 ～ 3MIU/ml） 结膜下注射：3MIU/0.5ml（或每月 10 MIU）	局部滴眼：每天 4 次连续冲洗 结膜下注射：每周 1 次，直至缓解（通常需 4 ～ 5 周） 4 次 / 天，持续 1 周后停 3 周（或 4 次 / 天，连用 2 天至 4 周）	眼部滴用很少出现明显不适，结膜下注射偶见流感样不适
氟尿嘧啶（5-FU）	局部滴眼：浓度 1%	每天 4 次，持续 1 周后停 2 ～ 3 周，直到眼部刺激反应消失	轻微疼痛、眼睑水肿、上皮病变
丝裂霉素 C（MMC）	局部滴眼：浓度 0.02% ～ 0.04%	通常进行 3 ～ 4 个循环可至缓解（或 7 ～ 14 天 1 个循环）	疼痛、角膜病变、泪点狭窄、角膜缘干细胞缺损

*MIU. million international units，百万国际单位。

2. 结膜黑色素瘤　传统化疗药物如 MMC、氟尿嘧啶、干扰素 α-2b 等，对减少复发或转移率的疗效并不确定。然而，近年兴起的靶向药物治疗为肿瘤患者带来了新希望。最新证据表明，BRAF 抑制剂及免疫检查点抑制剂对降低转移率有效。

3. 结膜淋巴瘤　对于眼部双侧受累或伴随全身应激反应的结膜淋巴瘤，应考虑全身治疗。推荐的方案为静脉输注利妥昔单抗，同时联合化疗或其他免疫药物治疗。常用的化疗药物为苯丁酸氮芥，并联合 CHOP（环磷酰胺 + 多柔比星 + 长春新碱 + 泼尼松）方案。交界性和高分化性结膜淋巴瘤放疗后的远处复发风险较高，故对于病情复杂或组织学侵犯亚型（MCL、DLBCL、T 细胞淋巴瘤等），建议行辅助化疗。

（三）放射治疗

1. 结膜鳞状细胞癌　对侵袭性病灶，可采用放疗，包括质子放疗、近距离放疗及电子束放疗。现有的报道认为放疗对降低复发率等有辅助作用，但不同方案疗效对比的研究依然不足，有待提供更多临床证据。

2. 结膜黑色素瘤　曾认为放疗或许能降低复发率和转移率，方法包括质子放疗、近距离放疗及电子束放疗等。然而其有效性仍存在争议，尚需更多研究和证据支持。

3. 结膜淋巴瘤　目前淋巴瘤治疗的金标准为外照射放疗（external beam radiation therapy，EBRT）。AJCC 癌症分期标准的 T1N0M0 或 T2N0M0 期，或 Ann Arbor 分期的 I 期，可单独行结膜放疗，或包含结膜的眼眶放疗。

（四）其他治疗

1. 结膜鳞状细胞癌　随着治疗研究的发展，近年出现多种其他治疗药物包括视黄酸（即维 A 酸）、芦荟液、抗病毒药（西多福韦）、抗 VEGF 抑制剂。但多为个案报道，其疗效及副作用有待进一步研究。

2. 结膜黑色素瘤　尚未发现明显有效的其他治疗手段，有待通过对发病机制的进一步探索寻求其他有效的方式，如靶向治疗、中医药治疗等。

3. 结膜淋巴瘤　其他被证明有效的辅助治疗包括免疫治疗和抗生素治疗。对于双侧眼部发病者，建议除 EBRT 外，增加定期全身治疗。曾有若干罕见病例报道，发现肿物切除活检后肿瘤自发缓解。姑息等待策略一般不建议，因该病有进展后致命、致失明风险。

要点小结

- OSSN：治疗首选手术切除，术中应遵守“零接触”原则，彻底扩大切除病灶，切缘进行冷冻治疗。围术期可考虑辅助化疗以降低复发率，常用药物有 IFNα-2b、MMC、5-FU。对部分病灶较小的癌前病变，如 CIN 等，可考虑化疗替代手术治疗，既对亚临床病灶有抑制作用，又能更好地维持眼表形态和功能完整。
- 结膜恶性黑色素瘤：尽量避免病灶活检，因其容易导致肿瘤播散。首选一次性彻底切除所有病灶后送病理检查，术中注意严格遵守“零接触”原则，并进行切缘冷冻治疗。已证实，BRAF 抑制剂等靶向治疗可有效降低复发率或转移率。
- 结膜淋巴样肿瘤：治疗的首选方式为体外放疗，但需全面评估是否存在双眼受累、其他器官病灶或远处转移等情况，酌情辅以化疗、免疫治疗、抗感染治疗等，以降低局部或远处复发率和转移率。单纯手术切除的复发率较高，故不推荐。

【康复随访及复发预防】

（一）总体目标

应常年定期规范随访，防止复发或转移，延长生存期，提升患者生活质量。应按照患者个体化和肿瘤分期的原则随访，为患者制订个体化、人性化的随访或监测方案。

（二）随访手段

1. 局部检查　每年定期行全面的眼部检查，包括视力、眼压、视野、裂隙灯、AS-OCT、

UBM、B超及其他眼部影像学检查等。局部淋巴结B超检查也建议每年至少进行1次。

2. 全身检查　定期行全身检查以监测肿瘤转移情况或及时发现第二肿瘤。可考虑每年至每2年进行一次全身体格检查、胸部透视、脑部MRI、血液检查（如肝肾功能等）及胸部/腹部CT等。

3. 其他指标　一些生物标志物的监测可有助于随访时及早发现转移或复发迹象。如近年发现，肿瘤抑制基因*p16INK4a*的过度表达被认为是OSSN弥漫性生长的标志。

（三）常见问题处理

定期随访、复查能够及时发现复发或转移病灶，从而进行针对性的早期干预和处理，以提高治疗疗效。对于复发转移病灶，需要及时按晚期肿瘤治疗原则积极处理。

对于放化疗出现的常见全身反应，首先在治疗前向患者充分告知，使其具有心理准备，然后及早发现，尽早采取措施。由于放化疗方案不同及患者个体差异，不良反应的轻重缓急不完全相同，但总的应对原则及方案是类似的，且通过积极处理，大部分可控可缓。绝大多数肿瘤内科医师均已熟练掌握了预防和处理化疗不良反应的技术。例如，化疗期间出现恶心、呕吐、食欲缺乏等胃肠道反应，患者就要少食多餐，饮食宜清淡、易消化，避免辛辣刺激、油腻食物，同时营养要充足，合理搭配膳食，要确保蛋白质、维生素、能量摄入。又如，化疗期间出现白细胞计数降低、血小板计数降低、贫血等血液学毒性，临床上已经有成熟的升白细胞、升血小板、补血等治疗措施，但要定期复查血常规，及时处理。

对眼局部的常见治疗不良反应或并发症，需要眼科医师在随访及治疗期间认真仔细检查，及时发现并进行相应处理，若危及视力，应及时与相关放化疗医师沟通，在不影响治疗效果的前提下，考虑适当调整治疗方案或更换药物。常见的并发症包括眼表损伤、角膜缘干细胞缺损、并发性白内障、泪点闭锁、泪道阻塞、眶周放射性皮炎、眼压升高、眼部非特异性炎症等。

（四）积极预防

1. 排查危险因素　目前所知的结膜恶性肿瘤常见危险因素有长期户外活动（紫外线损伤等）、慢性病毒感染（如HIV、HPV、HBV和HCV感染等）、其他免疫缺陷状态等。

2. 三级预防　有结膜色素类疾病史者，如色素痣、PAM等，应警惕其发生发展，定期随访监测，以免延误治疗时机。有肿瘤类疾病家族史或遗传史者，需早发现、早治疗结膜肿物类疾病。提倡合理饮食、养成健康生活习惯、注意个人卫生，对高危人群应重点普及相关防护知识。长期户外工作者应进行必要的紫外线防护措施，并定期体检，及早发现皮肤、结膜等相关损伤或疾病。

要点小结

- ◆ 常年定期规范随访，防止复发或转移，延长生存期，提高患者生活质量。应按照患者个体化和肿瘤分期的原则随访，为患者制订个体化、人性化的随访或监测方案。
- ◆ 对治疗及随访中发现的并发症，应积极处理，大多能获得满意结果。
- ◆ 对人群普及个人防护、健康生活及卫生习惯等科普知识，强调定期体检，尤其是已经发现结膜肿瘤的患者，应早查早治，定期随访，以免延误治疗时机。

【结膜恶性肿瘤诊疗展望】

结膜恶性肿瘤总体预后较良好，早期诊断及治疗对提高生存率及生活质量有明显益处，但晚期仍有转移、视力丧失及生命风险。目前针对OSSN及结膜黑色素瘤的诊治尚无指南或共识，可能和发病率较低有关，尤其亚洲人的发病率相对更低，故对该类疾病的认识和诊治仍待更多深入研究，展望如下。

1. 对危险因素进行科普，降低结膜恶性肿瘤患病风险。开展全民健康促进行动，利用互联网远程医疗、健康大数据、人工智能、云计算等先进手段，实现危险因素控制和筛查的广泛开展。联合基层医院，在试点地区开展机会性筛查，加强筛查后续诊疗和随访的连续性，提高筛查和早诊早治效果。

2. 组织制定适合我国国情及人种特点的结膜恶性肿瘤筛查和诊治技术指南或专家共识。

3. 进一步规范临床工作中 MDT 模式，利用整合医学理念整合多学科诊疗优势，形成常态，为患者制订个体化治疗方案。

4. 加强全国性结膜肿瘤治疗的临床大数据收集、分析平台的建设，完善临床标本库的建立，加强多中心临床医疗数据的交流与共建共享。

5. 用好传统药物的同时，积极探索进一步降低复发率及转移率的非手术治疗手段，如研发新型分子靶向药物、免疫治疗药物等新型抗癌药物，整合有效治疗药物进行优化治疗，成为提高疗效的关键。抗血管生成靶向药物与免疫检查点抑制剂的整合治疗在部分患者中展示出一定的前景。有必要积极参与国际多中心临床试验，在全国有条件的医疗中心更多地开展前瞻性多中心的随机对照研究，探索新的药物、新的治疗方法，建立中国结膜恶性肿瘤患者的整合治疗方案。

6. 整合诊疗和精准治疗急需探索。未来的整合诊疗研究热点可能包括：精准诊断，继续寻找优势通路和有驱动作用的靶点，进一步优化结膜恶性肿瘤的分子分型研究；精准治疗，进一步优化靶向治疗、放疗与化疗的最佳配伍方案；根据生物标志物建立疗效精准预测模型，富集精准治疗获益优势人群等。

7. 相信随着基础研究、转化研究与临床研究的不断深入，结膜恶性肿瘤的整合诊疗将会取得更大突破。我国在该领域的诊治研究平水及规范化也将实现质的飞跃，相关经验及成果也将成为国际同行的重要参考。

【典型案例】

结膜黑色素瘤整合性诊疗 1 例

（一）病例情况介绍

1. 基本情况　男性，60 岁，因“右眼结膜黑色素瘤术后 2 年，再发 1 个月”于 2017 年 2 月 4 日收入院。

2. 现病史　患者于 2 年前无明显诱因出现右眼睑肿物，否认眼红、眼痛，不伴视力下降，在当地医院就诊，诊断为右眼睑肿物，予以眼睑肿物手术切除，术后病理检查提示恶性黑色素瘤，伤口恢复良好。1 个月前发现肿物复发，于浙江省某眼科医院行右眼泪阜部 + 上睑肿物切除，其后患者自觉结膜及眼睑肿物再度增大，故来笔者所在科室就诊，为求进一步诊治，门诊拟“右眼结膜黑色素瘤”收入院。起病来精神食欲可，二便正常，睡眠可，体重无下降。

3. 入院查体　VOD：0.5，VOS：0.8，双眼矫正均无助。右眼上睑缘内侧隆起，皮肤表面黑色素沉着，上睑穹窿结膜及上方、鼻侧球结膜见片状色素样肿物，呈弥漫性生长，边界不清。鼻侧睑结膜和球结膜充血、不规则增生，表面不平，鼻侧睑结膜和球结膜粘连，睑结膜面可见黑色素沉积，角膜缘可见条状黑色素沉积，前房深清，瞳孔圆，直径约 3mm，光反应灵敏，晶状体混浊，眼底未见明显异常。左眼角膜透明，前房深清，瞳孔圆，直径约 3mm，光反应灵敏，晶状体混浊，眼底未见明显异常（图 3-3-1，图 3-3-2）。

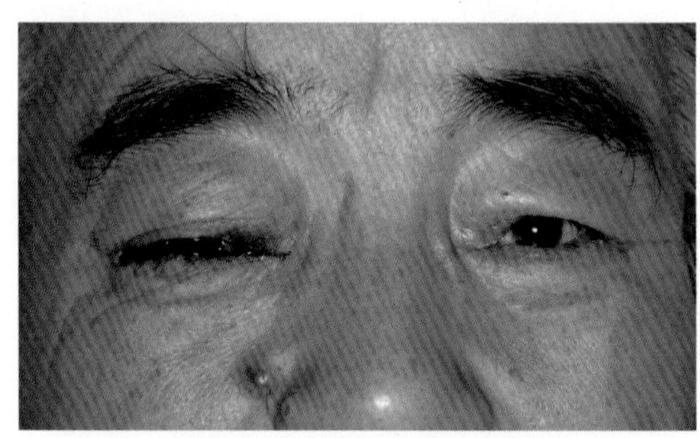

图 3-3-1　术前双眼外观
可见右眼睑水肿，上睑缘陈旧性瘢痕，色素细胞侵犯眼表及睑缘，边界不清，无破溃，无出血

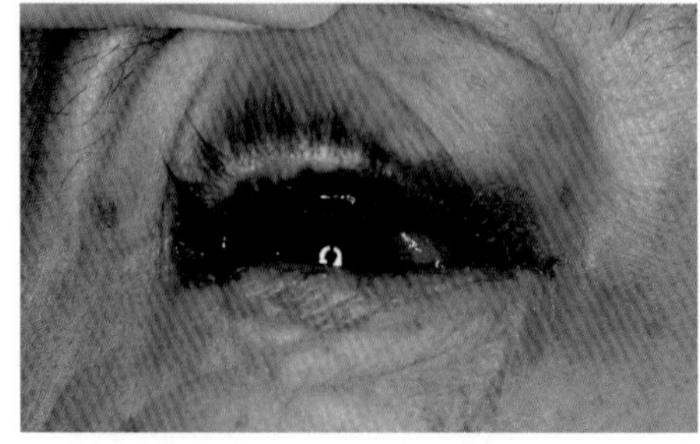

图 3-3-2　术前右眼外观
可见色素侵犯球结膜、睑结膜，上睑及内外眦睑缘受累明显，无明显出血或破溃，边界不清

4. 辅助检查　①腹部B超显示肝胆胰脾无明显异常。②胸部CT平扫未见异常。③淋巴结B超显示腮腺内回声分布欠均匀，腮腺内见数个淋巴结，较大者为5mm×4mm×5mm；彩超提示1：右侧颌下腺回声欠均匀，颌下区见数个淋巴结，较大者为9mm×7mm×8mm，部分淋巴门检测肿块欠清。彩超提示2：右侧颌下区淋巴结肿大，炎性可能。④眼眶CT：右侧眼球前方可见结节状异常密度灶，界尚清，最大者直径约1.6cm，密度尚均，C−，37HU，C+，58HU，增强轻度强化，视神经未见明显异常，累及右侧内直肌，相应部位眼球受压推移，邻近骨质未见异常，双侧颌下、颈深部可见多发直径小于1cm的淋巴结。诊断：右眼眶内占位，建议MR增强检查（图3-3-3）。

5. 入院诊断　右眼睑结膜黑色素瘤复发，右眼眶内占位。

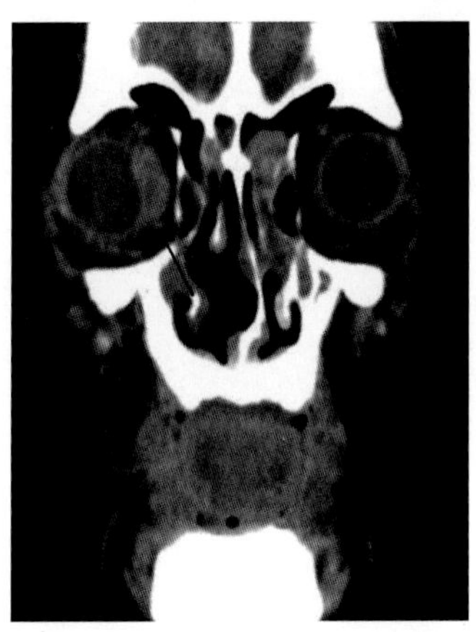

图3-3-3　术前头面部CT平扫

冠状位，箭头示右眼眶内眼球鼻侧大范围中高密度影，提示占位

（二）整合性诊治过程

1. 关于诊断及评估

（1）MDT团队组成：眼科医师2名、口腔科医师1名、神经外科医师1名、整形科医师1名、放射诊断医师1名、组织病理学医师1名、超声诊断医师1名，所有参与MDT讨论的医师应具有副高级以上职称，有独立诊断和治疗能力，并有一定学识和学术水平。

（2）讨论意见：患者右眼睑黑色素瘤术后复发，累及眶内可能性大，需术中冷冻切片进一步明确诊断，影像学检查尚未见明显淋巴结或远处器官转移，需及时手术彻底切除病变，以防转移或进一步扩散。具体切除方案以术中冷冻切片结果为依据。若眶内累及，则按AJCC分期为T3N0M0。

2. 关于治疗方案

（1）MDT团队组成：眼科医师2名、口腔科医师1名、整形外科医师1名、放疗科医师1名、化疗科医师1名，所有参与MDT讨论的医师应具有副高级以上职称，有独立诊断和治疗能力，并有一定学识和学术水平。

（2）讨论意见：术中冷冻切片报告右眼（1，4）恶性肿瘤，倾向黑色素瘤；右眼（2，3）上皮、真皮及皮肤附属器官内见黑色素细胞累及。送检（上、下、外、内、基底）切缘未见恶性肿瘤细胞。眶内浸润证据明确，遂予以右眼眶内容物摘除术+游离血管化穿支皮瓣移植修复术，术后情况稳定（图3-3-4）。并嘱术后于放疗、化疗科及眼科定期随访复查。

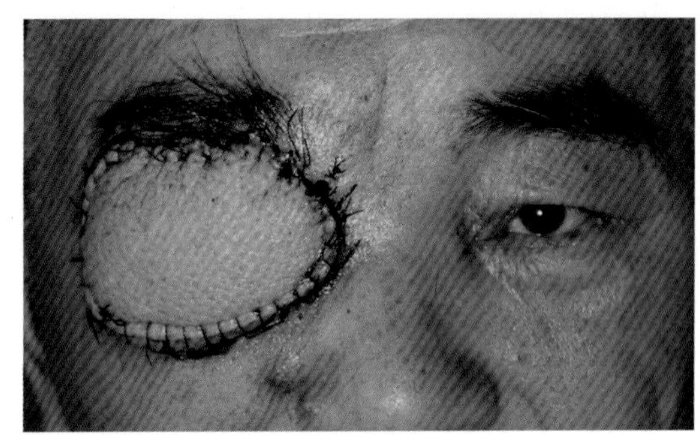

图3-3-4　术后第1天

右眼眶内容物摘除术+游离血管化穿支皮瓣移植修复术后第1天，皮瓣状态良好，伤口无渗出

病理报告：右眼球切除标本，右眼内眦部恶性黑色素瘤，浸润眶内纤维、脂肪及横纹肌组织，局灶浸润巩膜壁外侧，肿瘤累及角膜及上下眼睑。视神经切缘阴性（−）。免疫组化：S100阳性，SOX10阳性，HMB45阳性，Melan A阳性，CyclinD1部分阳性，P16、P53少量阳性，Ki-67 25%阳性。

3. 关于后续随访

（1）MDT团队组成：眼科医师2名、口腔科医师1名、整形外科医师1名、放射诊断医师1名、组织病理学医师1名、超声诊断医师1名、放疗科医师1名、化疗科医师1名。

（2）随访主要发现：术后约4个月时发现右眼眶晨起水肿，下午减轻，遂来笔者所在医院复查，门诊取局部组织病理检查显示恶性小圆细胞肿瘤，为进一步诊治，再次收入院复查。VOS：1.0，右眼球、眼睑缺如，代之圆形皮瓣，皮瓣眼眶内饱满隆起，下方内侧局部可见间断缝线存在；左眼角膜透明，前房中深，瞳孔圆，对光反射存在，晶状体透明，余未见明显异常（图3-3-5）。

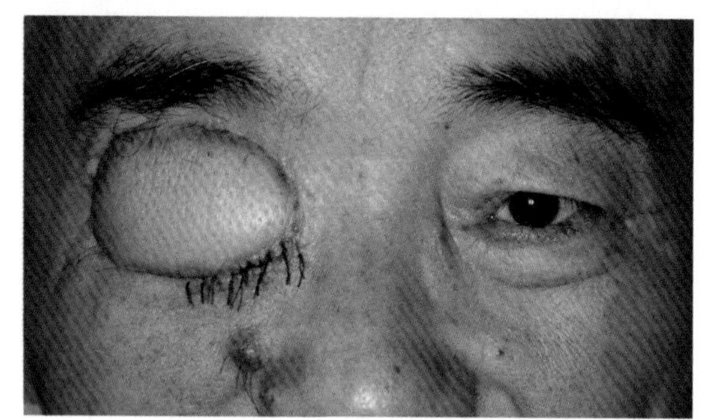

图 3-3-5　术后5个月双眼外观

皮瓣存活良好，但肿胀明显，疑其内肿瘤复发

头部增强MRI：右眼睑黑色素瘤切除后病史，右眼眶较对侧略膨隆，右眼球、眼肌、视神经未见，右眼眶充满软组织样信号，大小约3.2cm×2.7cm×3.3cm，形态欠规则，T_1低信号，T_2高信号，弥散加权成像（DWI）呈等信号，增强强化不明显，表观弥散系数（ADC）值约2.1，邻近皮下见平扫类似信号样结节，大者约2.1cm×0.8cm，增强见环形强化。双侧筛窦、右侧蝶窦黏膜增厚。左侧眼球大小、形态如常，左眼肌和视神经未见明显异常，增强未见明显异常强化。左眼眶诸骨骨质信号如常。诊断：右眶内异常改变，术后填充后？建议结合术后之前MRI检查对比；右眼眶外病变，恶性可能，建议行病理检查；鼻旁窦炎（图3-3-6，图3-3-7）。

（3）讨论意见：患者肿瘤位于眼眶植皮内，可能累及腮腺及有颈部淋巴结转移，第一次手术病理证实为恶性黑色素瘤，本次门诊病理组织检查提示小圆细胞恶性肿瘤，且患者血糖偏高，肺部CT有密度影，考虑远处转移，应做好全面会诊，排除转移，有手术指征，可行右眼眶肿物切除+眶内容物摘除+颈淋巴结清扫术，并请口腔外科联合行颈部淋巴结切除。

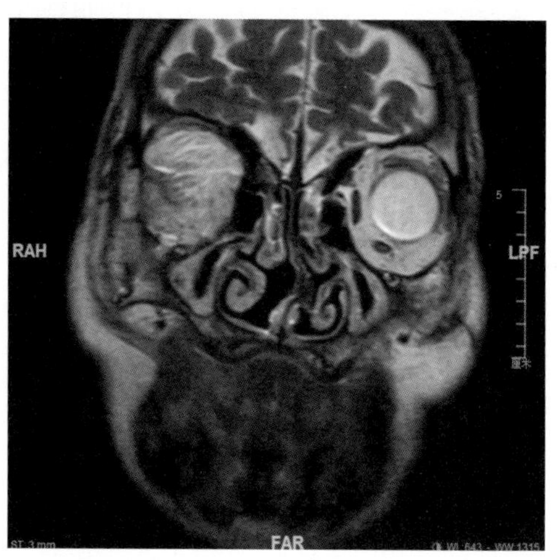

图 3-3-6　术后5个月眼眶增强MRI

冠状位T_2加权像，见右眼眶内充满软组织样信号，大小约3.2cm×2.7cm×3.3cm，形态欠规则

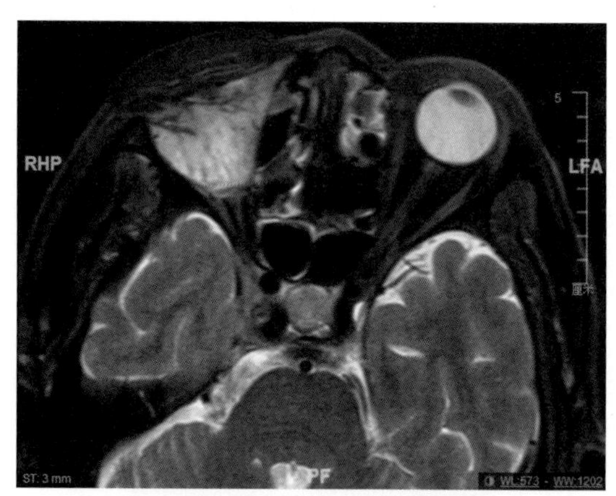

图 3-3-7　术后5个月眼眶增强MRI

水平位T_2加权像，右眶内异常软组织样信号，双侧筛窦、右侧蝶窦黏膜增厚

（三）案例处理体会

1. *诊断方面*　患者有两次当地眼科专科医院的手术切除史，第二次复发后就诊于笔者所在医院。考虑到黑色素瘤的易扩散和转移特性，诊断时需评估淋巴结和全身转移情况，通过MDT讨论，做出全面诊断，有利于完善治疗方案及随访，因而综合医院眼科更具有该类疾病的整合诊治优势，尤其需要成熟专业的眼肿瘤MDT团队。

2. *治疗方面*　患者笔者所在医院的两次手术及术后辅助治疗，均涉及MDT，除眼科本身，整形外科、口腔科、放疗科、化疗科、影像科，都缺一不可。唯有MDT诊疗模式可以实现该类疾病全方位的整合诊疗，在保证疗效的同时，也极大减轻了患者的经济和心理负担，是更优化、更精准的结膜黑色素瘤整合医学治疗模式。

3. *随访方面* 密切定期随访及影像学跟踪检查是及早发现复发或转移迹象的有效手段，该患者于第一次手术后4个月发现术区肿胀并及时就诊，门诊予以活检后确定肿瘤复发。故第二次手术联合了口腔科行颈淋巴结清扫。对如此复杂病情，MDT团队的即时合作与沟通是效率的保障。

（李一敏　贾仁兵　范先群）

参考文献

Arepalli S，Kaliki S，Shields CL，et al，2014. Plaque radiotherapy for scleral-invasive conjunctival squamous cell carcinoma：analysis of 15 eyes. JAMA Ophthalmol，132（6）：691-696.

Bayyat GA，Arreaza-Kaufman D，Venkateswaran N，et al，2019. Update on pharmacotherapy for ocular surface squamous neoplasia. Eye and Vision，6：24.

Cicinelli MV，Marchese A，Bandello F，et al，2018. Clinical Management of Ocular Surface Squamous Neoplasia：A Review of the Current Evidence. Ophthalmol Ther，7（2）：247-262.

Galor A，Karp CL，Oellers P，et al，2012. Predictors of ocular surface squamous neoplasia recurrence after excisional surgery. Ophthalmology，119：1974-1981.

Gichuhi S，Ohnuma S，Sagoo MS，et al，2014. Pathophysiology of ocular surface squamous neoplasia. Exp Eye Res，129：172-182.

Gichuhi S，Sagoo MS，Weiss HA，et al，2013. Epidemiology of ocular surface squamous neoplasia in Africa. Trop Med Int Health，18：1424-1443.

Lee SB，Au Eong KG，Saw SM，et al，2000. Eye cancer incidence in Singapore. Br J Ophthalmol，84：767-770.

Nanji A A，Mercado C，Galor A，et al，2017. Updates in ocular surface tumor diagnostics. Int Ophthalmol Clin，57（3）：47-62.

Ramberg I，Heegaard S，Prause JU，et al，2015. Squamous cell dysplasia and carcinoma of the conjunctiva. A nationwide，retrospective，epidemiological study of Danish patients. Acta Ophthalmol，93（7）：663-666.

Rebecca ET，Galor A，Dubovy SR，et al，2019. Classification，diagnosis，and management of conjunctival lymphoma. Eye and Vision，6：22.

Santoni A，Thariat J，Maschi C，et al，2019. Management of Invasive Squamous Cell Carcinomas of the Conjunctiva. Am J Ophthalmol，200：1-9.

Scholz SL，Thomasen H，Reis H，et al，2015. Frequent TERT promoter mutations in ocular surface squamous neoplasia. Invest Ophthalmol Vis Sci，56（10）：5854-5861.

Shields CL，Chien JL，Surakiatchanukul T，et al，2017. Conjunctival Tumors：Review of Clinical Features，Risks，Biomarkers，and Outcomes—The 2017 J. Donald M. Gass Lecture. Asia-Pac J Ophthalmol，6：109-120.

Shields CL，Manchandia A，Subbiah R，et al，2008. Pigmented squamous cell carcinoma in situ of the conjunctiva in 5 cases. Ophthalmology，115（10）：1673-1678.

Shields CL，Sioufi K，Alset AE，et al，2017. Conjunctival tumors in children. Features differentiating benign from malignant tumors. JAMA Ophthalmol，135（3）：215-224.

Shields CL，Alset AE，Boal NS，et al，2017. Conjunctival tumors in 5002 cases. Comparative analysis of benign versus malignant counterparts. The 2016 James D. Allen Lecture. Am J Ophthalmol，173：106-133.

Shields CL，Kaliki S，Kim HJ，et al，2013. Interferon for ocular surface squamous neoplasia in 81 cases：outcomes based on the American Joint Committee on Cancer classification. Cornea，32（3）：248-256.

Shields CL，Shields JA，Carvalho C，et al，2001. Conjunctival lymphoid tumors：clinical analysis of 117 cases and relationship to systemic lymphoma. Ophthalmology，108（57）：979-984.

Siedlecki AN，Tapp S，Tosteson ANA，et al，2016. Surgical versus interferon alpha-2b treatment strategies for ocular surface squamous neoplasia：a literature-based decision analysis. Cornea，35（5）：613-618.

Zhou C，Wang Y，Jia R，et al，2017. Conjunctival Melanoma in Chinese Patients：Local Recurrence，Metastasis，Mortality，and Comparisons With Caucasian Patients. Invest Ophthalmol Vis Sci，58（12）：5452-5459.

第四节　眼睑恶性肿瘤

• 发病情况及诊治研究现状概述

眼睑恶性肿瘤（eyelid carcinoma）是指起源于眼睑皮肤、腺体、结膜的罕见恶性肿瘤。其起源不一，种类繁多，临床表现和预后转归有显著差别。上皮源性肿瘤中，亚洲人以基底细胞癌最为常见，约占70%；其次为皮脂腺癌，约占25%；最后为鳞状细胞癌，约占5%。眼睑黑色素瘤起源于眼睑皮肤中的黑色素细胞，它与起源于神经内分泌细胞的梅克尔细胞癌占眼睑肿瘤的不到1%。我国民众和医务工作者对眼睑恶性肿瘤的认识不足，早期体征易被忽略而误诊。多数患者就医时已是复发肿瘤或进展期肿瘤。上皮源性肿瘤总体复发率为30%，转移率为10%，死亡率为10%，5年生存率为87%。黑色素瘤和梅克尔细胞癌的复发率接近70%，转移率为50%，死亡率为35%～50%。

眼睑恶性肿瘤治疗的总体策略是以手术为主，放化疗为辅，协同免疫治疗、靶向治疗的整合治疗。眼睑恶性肿瘤的诊断方式从过去简单的“病理读片看图说话”深入到“分子诊断基因缺陷”；手术切除从过去单纯的“扩大切除”转向“切缘控制下的Mohs法”；辅助治疗也从“放化疗一刀切”趋向“精准化靶向治疗”。但是，如何提高眼睑恶性肿瘤的诊断准确性，如何尽早制订合理的手术方案，如何有效整合多学科资源合理有序地开展整合诊疗，仍值得探讨。

• 相关诊疗规范、指南和共识

- 我国睑板腺癌临床诊疗专家共识（2017年），中华医学会眼科学分会眼整形眼眶病学组
- NCCN皮肤鳞状细胞癌临床实践指南（2018.V2）
- NCCN皮肤黑瘤临床实践指南（2019.V2）
- 中国黑色素瘤规范化病理诊断专家共识（2017版）
- 中国临床肿瘤学会恶性黑色素瘤诊疗指南（2019版）

【全面检查】

（一）病史特点

眼睑恶性肿瘤病史采集重点放在以下两部分。

1. 发病及不良预后相关高危因素　①年龄60岁以上，男女不限。②紫外线暴露，长期户外工作者。③长期免疫抑制状态，包括器官移植后服用免疫抑制剂，HIV感染者。④HPV感染：HPV16、HPV18感染者存在眼睑恶性肿瘤发生年轻化趋势。⑤癌前病变及皮肤损伤：一些交界性眼睑新生物是癌前病变，包括光化性角化病、雀斑样痣等；慢性皮肤病、局部烧伤瘢痕是鳞状细胞癌发生的危险因素。⑥淋巴瘤：鳞状细胞癌患

者可并发淋巴瘤，且预后更差。⑦复发病史：就诊前已有至少一次复发的患者，术后再复发率更高；病理分级为低分化的患者复发率更高。

2. 眼睑恶性肿瘤临床表现 ①肿瘤多见于60岁以上人群，常于数周至数月内迅速生长。②早期肿瘤因形态多样易误诊。上皮源性肿瘤形似睑板腺囊肿、结膜炎；色素性肿瘤形似色素痣、黑斑病或起源于雀斑样痣。此时行活检极易造成种植性播散和阳性切缘。③多数患者病灶无痛生长，约10%的患者因肿瘤侵犯眶上神经出现疼痛和局部感觉异常。④出血及溃疡：肿瘤生长过快可造成局部溃疡伴出血，在眼睑黑色素瘤患者中明显。⑤远处转移症状包括严重消瘦、发热、恶病质。眼睑基底细胞癌好发于下睑，其次为内眦，该病恶性程度较低，很少发生转移，起初，种植瘤呈黄豆样大小，后逐渐增大形成中央溃疡、周边隆起的特征性改变。眼睑皮脂腺癌早期类似睑板腺囊肿，以后在睑板弥漫性生长，睑结膜面有黄色不规则隆起，可伴黄色小结节。鳞状细胞癌早期表现为局部皮肤高起，以后肿瘤多呈侵袭性生长，近50%的患者向眶内浸润，常继发感染。眼睑恶性黑色素瘤恶性程度高，进展快，多数患者就诊时已中晚期，局部可形成卫星灶，伴出血；也有患者虽局部病灶小，但已出现淋巴结及远处转移。梅克尔细胞癌好发于上睑及眉弓部，表现为紫红色结节性隆起，表面有毛细血管扩张，较光滑。该肿瘤生长局限，但恶性程度高，转移率为3%。

（二）体检发现

早期恶性肿瘤体积小，形态多样，易被忽略。①基底细胞癌表现为边缘高起、质硬内卷的溃疡。生长方式包括结节型、表浅型、浸润型及混合型4种。②皮脂腺癌最好发于上睑，其次为下睑，表现为淡黄色质硬的浸润性肿块，有时孤立带蒂，有时边界不清；伴有佩吉特病样浸润的皮脂腺癌可呈跳跃性生长。③眼睑鳞状细胞癌局部进展快，易侵袭眶内，具有嗜神经性，约10%的患者表现为眶区疼痛。④黑色素瘤患者肿瘤呈特征性的ABCDE表现。即A，asymmetry，不对称；B，border irregularity，边界不规则；C，color variation，颜色不均一；D，diameter greater than 6mm，直径大于6mm；E，elevated，高出皮面的黑色肿物。⑤进展期乃至晚期患者可出现同侧耳前及腮腺淋巴结肿大。仔细检查这些体征，不但为分期预后提供诊断价值，同时也为诊治策略制订提供临床依据。

（三）实验室检查

1. 常规检查 血常规、肝功能、肾功能、乙肝和丙肝相关检查、凝血功能等。这些检查是了解患者术前一般状况、制订治疗方案所必需的内容。

2. 乳酸脱氢酶（LDH） 可以作为黑色素瘤患者一项独立的预后因素。LDH血清水平普遍偏高，LDH越高，提示预后不良的可能性越大。

3. 液体活检 对于中晚期肿瘤血液或体液中提取的循环游离DNA（cfDNA）捕捉遗传信息，获取肿瘤突变基因信息，对指导晚期眼睑恶性肿瘤的靶向治疗有应有前景。

（四）影像学检查

1. 常规检查 对临床怀疑淋巴结转移的患者行颈部CT增强检查可进一步明确诊断，MRI检查有助于判断晚期肿瘤侵犯眶内的状态，对于鳞状细胞癌晚期患者，肿瘤如有嗜神经特征，MRI可见三叉神经眼支异常增强信号，眼睑黑色素瘤患者呈现特征性T_1WI高信号，T_2WI低信号。B超检查主要用于排查远处转移，包括对肝、胆、胰等重要器官的排查。

2. 眼科特殊检查 除眼科常规视力、眼压、眼底照相外，可酌情使用眼前节照相，可记录眼睑肿瘤大小。肿瘤较大时可遮挡视轴，对眼球造成压迫。如果浸润睑缘或眼睑全层，则翻转眼睑记录肿瘤浸润范围，同时记录对眼球表面的侵犯情况。

（五）病理学检查

1. 病理报告内容及规范 眼睑恶性肿瘤的病理报告应分为非黑色素瘤性眼睑肿瘤和黑色素瘤性眼睑肿瘤两类。检查结果有助于指导患者的治疗并和预后相关，如标本类型，肿瘤部位、大小，分化程度，浸润眼睑深度（前层、睑缘、全层），病理分型，神经浸润（PNI），佩吉特样浸润，黑色素瘤应额外标明 Clark 分期、Breslow 分级、溃疡、分裂象百分位以示预后。临床应避免眼睑组织的诊断性活检，特别是眼睑黑色素瘤，原则上推荐一次性非接触切除性活检。病理报告的结尾应标注 pTNM 分期。

2. 前哨淋巴结活检　肿瘤引流的第一站淋巴结称为前哨淋巴结（sentinel lymph node，SLN），眼睑恶性肿瘤的前哨淋巴结为腮腺、耳前及下颌下腺淋巴结。前哨淋巴结活检的指征为临床怀疑有该处淋巴结转移，临床怀疑有多处淋巴结转移，或有微小转移灶并通过活检才可诊断的。通过临床触诊、影像学检查、细针穿刺活检或手术颈淋巴结清扫可以诊断的前哨淋巴结转移灶，不需要使用该技术。

（六）分子诊断

应用第二代测序技术，对眼恶性肿瘤发生和转移相关的常见致病基因全外显子区域进行测序分析，根据基因检测结果，结合临床症状分析，帮助临床医师对晚期患者制订合理的整合治疗方案。目前已确定的眼睑肿瘤致病基因包括 *BRAF*、*mTOR*、*HER2*、*NOTCH1*、*ZNF750* 等。

要点小结

- 眼睑恶性肿瘤种类繁多，表现多样。诊断主要依靠临床表现和病理学检查。手术治疗前的诊断手段主要包括眼科检查、影像学检查、前哨淋巴结活检。
- 病理学诊断是眼睑恶性肿瘤治疗和预后评估的主要依据之一，分子诊断为晚期患者个性化治疗方案的制订提供理论依据。

【整合评估】

（一）评估主体

眼睑恶性肿瘤的 MDT 团队组成包括眼科、整形外科、放射治疗科、肿瘤内科、病理科、分子诊断科、影像科、口腔颌面外科、神经外科等。人员组成及资质如下。

1. 医学领域成员（核心成员）　眼科医师 2 名、口腔颌面外科医师 1 名、病理学医师 1 名、神经外科医师 1 名、肿瘤内科医师 1 名。所有参与 MDT 讨论的医师应具有副高级以上职称，有独立诊断和治疗能力。

2. 相关领域成员（扩张成员）　临床护师 2 名、影像科医师 1 名。所有 MDT 团队参与人员应进行相应职能分配。

（二）分期评估

眼睑恶性肿瘤分期推荐第 8 版美国癌症联合会癌症分期，其中，眼睑鳞状细胞癌、皮脂腺癌和基底细胞癌按照眼睑恶性肿瘤进行分期（表 3-4-1，表 3-4-2），眼睑黑色素瘤按照皮肤黑色素瘤进行分期（表 3-4-3，表 3-4-4），眼睑梅克尔细胞癌按照神经内分泌肿瘤进行分期（表 3-4-5，表 3-4-6）。

表 3-4-1　第 8 版 AJCC 眼睑恶性肿瘤分期

原发肿瘤（T）分期	
Tx	原发肿瘤无法评估
T0	无原发肿瘤的证据
Tis	原位癌，上皮内肿瘤
T1	肿瘤最大直径≤ 10mm
T1a	不侵犯睑缘及睑板
T1b	侵犯睑缘或睑板
T1c	侵犯全层眼睑
T2	肿瘤最大直径＞ 10mm，≤ 20mm
T2a	不侵犯睑缘及睑板
T2b	侵犯睑缘或睑板
T2c	侵犯全层眼睑
T3	肿瘤最大直径＞ 20mm，≤ 30mm
T3a	不侵犯睑缘及睑板
T3b	侵犯睑缘或睑板
T3c	侵犯全层眼睑
T4	侵犯眼周、眶内或毗邻面部结构
T4a	侵犯眼周及眶内
T4b	破坏骨质，侵犯鼻窦、泪道系统、脑组织

续表

区域淋巴结（N）分期	
Nx	区域淋巴结无法评估
N0	区域淋巴结无转移
N1	单个单侧淋巴结有转移，最大直径≤ 3cm
N1a	临床和（或）放射影像学检查发现单侧单个转移
N1b	活检检查发现单侧单个转移
N2	单个单侧淋巴结有转移，最大直径> 3cm，或双侧 / 对侧淋巴结转移
N2a	临床和（或）影像学发现
N2b	活检发现
远处转移（M）分期	
M0	无远处转移
M1	有远处转移

表 3-4-2　第 8 版 AJCC 眼睑恶性肿瘤预后分期组合

临床 cTNM			
0 期	Tis	N0	M0
Ⅰ期	T1	N0	M0
Ⅰ B 期	T2a	N0	M0
Ⅱ A 期	T2d，T3	N0	M0
Ⅱ B 期	T4	N0	M0
Ⅲ A 期	任意 T	N1	M0
Ⅲ B 期	任意 T	N2	M0
Ⅳ期	任意 T	任意 N	M1

表 3-4-3　第 8 版 AJCC 皮肤黑色素瘤分期

原发肿瘤（T）分期	
Tx	原发肿瘤厚度无法评估
T0	无原发肿瘤证据
Tis	原位癌
T1	厚度≤ 1.0mm
T1a	厚度< 0.8mm，且无溃疡
T1b	厚度< 0.8mm，且有溃疡 或厚度为 0.8 ～ 1.0mm
T2	厚度> 1.0 ～ 2.0mm
T2a	无溃疡
T2b	有溃疡
T3	厚度> 2.0 ～ 4.0mm
T3a	无溃疡
T3b	有溃疡
T4	厚度> 4.0mm

续表

T4a	无溃疡
T4b	有溃疡
区域淋巴结（N）分期	
Nx	区域淋巴结无法评估
N0	无区域淋巴结转移证据
N1	1 个淋巴结或者无淋巴结转移，但是出现以下转移，移行转移、卫星结节和（或）微卫星转移
N1a	1 个临床隐性淋巴结转移（镜下转移，如经前哨淋巴结活检诊断）
N1b	1 个临床显性淋巴结转移
N1c	无区域淋巴结转移，但是出现以下转移，移行转移、卫星转移和（或）微卫星转移
N2	2 ～ 3 个淋巴结转移或 1 个淋巴结转移伴有移行转移、卫星转移和（或）微卫星转移
N2a	2 ～ 3 个临床隐性淋巴结转移（镜下转移，如经前哨淋巴结活检诊断）
N2b	2 ～ 3 个淋巴结转移中至少 1 个临床显性淋巴结转移
N2c	至少 1 个淋巴结转移（临床显性或隐性）伴移行转移、卫星转移和（或）微卫星转移
N3	4 个及以上淋巴结转移；或 2 个以上淋巴结转移伴移行转移、卫星转移和（或）微卫星转移；融合淋巴结，无论是否伴有移行转移、卫星转移和（或）微卫星转移
N3a	4 个及以上临床隐性淋巴结转移（镜下转移，如经前哨淋巴结活检诊断）
N3b	4 个及以上淋巴结转移中至少 1 个临床显性淋巴结转移或可见融合淋巴结
N3c	2 个及以上临床隐性淋巴结转移或临床显性淋巴结转移伴 / 不伴融合淋巴结且伴移行转移、卫星转移和（或）微卫星转移
远处转移（M）分期	
M0	无远处转移证据
M1	有远处转移
M1a	转移至皮肤、软组织（包括肌肉）和（或）非区域淋巴结转移
M1a(0)	LDH 正常
M1a(1)	LDH 升高
M1b	转移至肺伴或不伴 M1a 转移
M1b（0）	LDH 正常
M1b（1）	LDH 升高
M1c	非中枢神经系统的其他器官转移伴或不伴 M1a 或 M1b 转移
M1c(0)	LDH 正常
M1c(1)	LDH 升高
M1d	转移至中枢神经系统伴或不伴 M1a、M1b 或 M1c 转移
M1d（0）	LDH 正常
M1d（1）	LDH 升高

表 3-4-4　第 8 版 AJCC 皮肤黑色素瘤预后分期组合

	N0	N1a	N1b	N1c	N2a	N2b	N2c	N3a	N3b	N3c
Tis	0	–	–	–	–	–	–	–		
T0	–	–	Ⅲ B	Ⅲ B	-	Ⅲ C	Ⅲ C	–	Ⅲ C	Ⅲ C
T1a	Ⅰ A	Ⅲ A	Ⅲ B	Ⅲ B	Ⅲ A	Ⅲ B	Ⅲ C	Ⅲ C	Ⅲ C	Ⅲ C
T1b	Ⅰ A	Ⅲ A	Ⅲ B	Ⅲ B	Ⅲ A	Ⅲ B	Ⅲ C	Ⅲ C	Ⅲ C	Ⅲ C
T2a	Ⅰ B	Ⅲ A	Ⅲ B	Ⅲ B	Ⅲ A	Ⅲ B	Ⅲ C	Ⅲ C	Ⅲ C	Ⅲ C
T2b	Ⅱ A	Ⅲ B	Ⅲ B	Ⅲ B	Ⅲ B	Ⅲ B	Ⅲ C	Ⅲ C	Ⅲ C	Ⅲ C
T3a	Ⅱ A	Ⅲ B	Ⅲ B	Ⅲ B	Ⅲ B	Ⅲ B	Ⅲ C	Ⅲ C	Ⅲ C	Ⅲ C
T3b	Ⅱ B	Ⅲ C	Ⅲ C	Ⅲ C	Ⅲ C	Ⅲ C	Ⅲ C	Ⅲ C	Ⅲ C	Ⅲ C
T4a	Ⅱ B	Ⅲ C	Ⅲ C	Ⅲ C	Ⅲ C	Ⅲ C	Ⅲ C	Ⅲ C	Ⅲ C	Ⅲ C
T4b	Ⅱ C	Ⅲ C	Ⅲ C	Ⅲ C	Ⅲ C	Ⅲ C	Ⅲ C	Ⅲ D	Ⅲ D	Ⅲ D
M1a	Ⅳ	Ⅳ	Ⅳ	Ⅳ	Ⅳ	Ⅳ	Ⅳ	Ⅳ	Ⅳ	Ⅳ
M1b	Ⅳ	Ⅳ	Ⅳ	Ⅳ	Ⅳ	Ⅳ	Ⅳ	Ⅳ	Ⅳ	Ⅳ
M1c	Ⅳ	Ⅳ	Ⅳ	Ⅳ	Ⅳ	Ⅳ	Ⅳ	Ⅳ	Ⅳ	Ⅳ

表 3-4-5　第 8 版 AJCC 梅克尔细胞癌分期

T 分期	
Tx	原发肿瘤无法评估
T0	无原发肿瘤的证据
Tis	原位癌，上皮内肿瘤
T1	肿瘤最大直径≤ 2cm
T2	肿瘤最大直径＞ 2cm，≤ 5cm
T3	肿瘤最大直径＞ 5cm
T4	原发肿瘤侵犯筋膜、肌肉、软骨或骨组织
临床 N 分期	
Nx	区域淋巴结无法评估
N0	区域淋巴结无转移
N1	区域淋巴结有转移
N2	移行转移（与原发肿瘤不连续：位于原发肿瘤与引流区域淋巴结之间，或位于原发肿瘤的远侧）而无淋巴结转移
N3	移行转移（与原发肿瘤不连续：位于原发肿瘤与引流区域淋巴结之间，或位于原发肿瘤的远侧）而有淋巴结转移
病理 N 分期	
pNx	区域淋巴结临床无法评估(如既往因为其他原因而切除，或未切除做病理检查)
pN0	病理评估检查未发现区域淋巴结转移
pN1	区域淋巴结转移
pN1a(sn)	仅通过前哨淋巴结活检确定的临床隐性区域淋巴结转移
pN1a	淋巴结清扫后的临床隐性区域淋巴结转移
pN1b	临床和（或）放射影像学检查发现并经显微镜检查证实的区域淋巴结转移
pN2	移行转移（与原发肿瘤不连续：位于原发肿瘤与引流区域淋巴结之间，或位于原发肿瘤的远侧）而无淋巴结转移
pN3	移行转移（与原发肿瘤不连续：位于原发肿瘤与引流区域淋巴结之间，或位于原发肿瘤的远侧）而有淋巴结转移

续表

临床 M 分期	
M0	临床和（或）放射影像学检查未发现远处转移
M1	临床和（或）放射影像学检查发现远处转移
M1a	转移至远处皮肤、远处皮下组织或远处淋巴结
M1b	肺转移
M1c	所有其他远处部位转移
病理 M 分期	
M0	临床和（或）放射影像学检查发现并经显微镜检查证实的区域淋巴结转移
pM1	镜下证实远处转移
pM1a	转移至远处皮肤、远处皮下组织或远处淋巴结，镜下证实
pM1b	肺转移，镜下证实
pM1c	所有其他远处部位转移，镜下证实

表 3-4-6　第 8 版 AJCC 梅克尔细胞癌预后分期组合

临床 cTNM			
0 期	Tis	N0	M0
Ⅰ期	T1	N0	M0
Ⅱ A 期	T2 ～ 3	N0	M0
Ⅱ B 期	T4	N0	M0
Ⅲ期	T0 ～ 4	N1 ～ 3	M0
Ⅳ期	T0 ～ 4	任何 N	M1
病理 pTNM			
0 期	Tis	N0	M0
Ⅰ期	T1	N0	M0
Ⅱ A 期	T2 ～ 3	N0	M0
Ⅱ B 期	T4	N0	M0
Ⅲ期	T1 ～ 4	N1a（sn）或 N1a	M0
Ⅲ期	T0	N1b	M0
Ⅲ B 期	T1 ～ 4	N1b ～ 3	M0
Ⅳ期	T0 ～ 4	任何 N	M1

（三）病理评估

1. 组织形态学分型　①基底细胞癌：结节型，是最多见的类型，病灶呈高起结节状，质地硬，表面可见扩张的毛细血管；溃疡型，结节中央因肿瘤生长迅速而形成溃疡，边缘增厚；色素型，结节反复出血，导致含铁血黄素沉着；硬化型，病变内有大量纤维组织增生，肿块苍白质硬，有深层组织侵犯倾向。②睑板腺癌：小叶型，癌细胞组成大量的小叶，癌细胞呈现基底细胞样特征；粉刺型，大的小叶中心有坏死灶，细胞脂肪染色阳性；乳头型，肿瘤呈乳头样生长，有皮脂腺分化灶；混合型，上述类型的混合。③黑色素瘤：小痣恶性黑色素瘤，表现为扁平的斑块，边缘不规则，色素深浅不一；表浅扩散性黑色素瘤，扩散性的色素斑，可见丘疹或结节。显微镜下黑色素细胞呈单个或巢状分布，细胞异型性明显；发生于痣的黑色素瘤，由黑痣演变，数周内体积变大，颜色变深，可出现结痂、破溃。

2. 组织学分级　依据肿瘤的分化程度分为高分化、中分化和低分化（高级别、低级别）。多数眼睑恶性肿瘤呈中低分化。

3. 眼睑恶性肿瘤分期　推荐第8版美国癌症联合委员会（AJCC）分期。病理报告中必须包括的内容为肿瘤厚度、累及眼睑范围、黑色素瘤的有丝分裂率、是否伴有溃疡，是否有佩吉特样浸润、神经侵犯，这几个指标与T分期直接相关，也是判断预后的重要特征。

4. 分子分型　第二代测序（next generation sequ- encing，NGS）高通量分子谱研究有助于揭示相关基因突变、染色体变异、转录等改变，建议进展期患者治疗前都进行基因检测，目前成熟的靶点是BRAF、CKIT和NRAS，新发现的靶点包括NRAS、NOTCH1、HER2、GNAQ等，这些靶点与预后、分子分型和晚期治疗有关。

要点小结

- 进展期眼睑恶性肿瘤的预后评判和治疗需要MDT整合评估指导。
- 不同来源的眼睑恶性肿瘤评估体系不同，应加以区分。

【整合决策】

（一）外科治疗

1. 切除原则　①眼睑恶性肿瘤应整块完整切除，但不能过大切除，以免影响眼睑功能，再行同期或二期眼睑修复重建。②手术前必须查明眶内转移、局部转移和远处转移的情况。③无接触切除，防止医源性肿瘤播散。④切缘要求：不同肿瘤，不同分期，推荐的切除范围不同。对于早期上皮源性癌，推荐使用Mohs法，即术中冷冻控制切缘阴性，在完整切除肿瘤组织的同时，最大程度保留周边健康眼睑组织，对同期或二期行眼睑重建提供良好的基础；对于进展期睑板腺癌，推荐使用2mm切缘控制；对于早期眼睑黑色素瘤，即Breslow厚度小于1mm，切缘应控制在1cm，对于进展期眼睑黑色素瘤，即Breslow厚度大于1mm，切缘应控制在3cm；对于全身其他部位的梅克尔细胞瘤，若肿瘤＜2cm，推荐使用1cm作为切缘控制，若肿瘤＞2cm，切缘应在2cm范围，对于眼睑梅克尔细胞癌，推荐使用5mm冷冻切缘控制；对于浸润眼眶的上述眼睑恶性肿瘤，采用眶内容物全切术或部分切除术，若肿瘤侵犯泪囊、筛窦等组织，可考虑采用扩大切除术。

2. 眼睑重建原则　眼睑缺损的修复取决于缺损范围和睑缘累及情况，按照部位可分为上睑缺损、下睑缺损、睑缘缺损、内外眦缺损。按照深度可分为皮肤层缺损、睑板结膜层缺损和全层缺损。按照范围可分为轻度缺损（缺损横径＜1/4眼睑全长）、中度缺损（1/4＜缺损横径＜1/2）和重度缺损（缺损横径大于1/2眼睑全长）。①轻度上睑、下睑全层缺失由于缺损范围小，两侧尚存在正常组织，在伤口张力不大的情况下可将缺损区域修剪为五边形后，行分层直接缝合。必要时行反向外眦角切开滑行皮瓣术。②中度上睑、下睑全层缺损可选择Cutler-Beard皮瓣修补术、Mustarde旋转推进式皮瓣修复术、Tenzel皮瓣修复术。③重度上睑全层缺失需要兼顾前后两层的组织来源，如邻近组织滑行瓣、结膜瓣、硬腭黏膜组织，如眼睑缺损范围累及眼周组织，可考虑行颞浅动脉岛状皮瓣修复。④重度下睑全层缺损后层采用上睑的睑板及结膜修补，前层采用转移皮瓣修补。

3. 眶内容物切除及重建　对于侵犯眶内组织的眼睑恶性肿瘤，除眶内容物摘除术其他方法不能治疗的应考虑眶内容物切除。眶内容物切除是破坏性手术，依据病变侵犯程度可分为眶内容物部分切除、眶内容物全切除术和扩大切除术。①眶内容物部分切除术：适用于较局限的病变，在保证病变彻底切除的情况下，适当保留眶内组织。②眶内容物全切除术：眼睑恶性肿瘤不应保留眼睑，缝合睑裂，沿眶缘一周切除皮肤、皮下组织，剥离骨膜，沿骨膜下，游离眶内容物后摘除。③眶内容物扩大切除术：是指将眶内容物摘除后，再将肿瘤侵犯的骨壁、鼻窦等结构一起切除。扩大眶内容物切除术由于缺损较大，需要颞肌、额肌或带血管的组织瓣修复填补。④眶内容物切除后的整复：可采取局部性修复，行游离皮瓣移植填补缺损区域，为术后放疗提供有利条件；真皮脂肪瓣移植可部分矫正眶区凹陷，并为眼睑及结膜囊再造提供基础。但脂肪组织有萎缩和液化风险；也可采取邻近组织修复，颞肌瓣转位适用于保留眼睑的眶内容物切除术，颞肌邻近眼眶，血供丰富，手术操作相对方便，移植皮瓣相对较易存活。⑤赝复体可用于缺损大，手术难以修复，患者全身情况不佳不能承受皮瓣手术，或手术修复失败的病例。眼眶赝复体修复缺损，主要目的是恢复缺损区的形态，对患者精神上起到安慰作用。另外，赝复体安装对防止创面收缩和眶区萎缩起到支持作用，设计赝复体时，应考虑与健侧镜面对称，同时固定良好，脱戴方便。

4. *淋巴结清扫* 对于眼睑上皮源性肿瘤，若存在腮腺淋巴结显性或微转移，应在颈部引流区域进行淋巴结清扫的同时，行浅表腮腺切除术。如受客观条件所限仅行转移淋巴结切除，需利用超声或 CT、MRI 严密监测淋巴结复发情况。淋巴结清扫原则为区域淋巴结须充分清扫，受累淋巴结基部须完全切除。对于眼睑黑色素瘤，淋巴结清扫范围根据临床分期而定（表 3-4-7，表 3-4-8）。

表 3-4-7 早期皮肤黑色素瘤治疗推荐

分期	分层	Ⅰ级专家推荐	Ⅱ级专家推荐	Ⅲ级专家推荐
0 期	原位癌	手术切除，无须辅助治疗，切缘 0.5 ～ 1cm		慢 Mohs 显微描记手术
ⅠA 期	厚度＜ 0.8mm	手术切除，无须辅助治疗，切缘 1cm		
ⅠA 期	0.8mm ≤厚度＜ 1mm，且合并危险因素	手术切除，无须辅助治疗，切缘 1cm	原发灶手术 ± 前哨淋巴结活检	
ⅠB 期	T1b	原发灶手术＋前哨淋巴结活检，切缘 1cm		
ⅠB 期	T2a	原发灶手术＋前哨淋巴结活检，切缘 1 ～ 2cm		

表 3-4-8 进展期皮肤黑色素瘤治疗推荐

临床分期	分层	Ⅰ级专家推荐	Ⅱ级专家推荐	Ⅲ级专家推荐
ⅢA、ⅢB、Ⅲ期	经前哨淋巴结证实的淋巴结微转移	原发病灶扩大切除	区域淋巴结清扫或区域淋巴结密切监测	
Ⅲ期	淋巴结存在临床或影像学转移	原发病灶扩大切除＋区域淋巴结清扫		
Ⅲ期	卫星结节 / 移行转移灶（可切除）	原发病灶扩大切除＋移行转移 / 卫星结节切除	前哨淋巴结活检	其他转移灶瘤内局部治疗
Ⅲ期	无法手术	参见Ⅳ期系统性治疗	区域淋巴结清扫＋隔离肢体灌注或隔离肢体输注或溶瘤病毒瘤内注射	其他转移灶瘤内局部治疗

（二）放射治疗

鳞状细胞癌、基底细胞癌和梅克尔细胞癌患者对放疗敏感，可延缓肿瘤局部进展，延长患者生存时间。对于睑板腺癌患者，放疗作为辅助治疗手段常用于局部淋巴结转移颈淋巴结清扫后，但眼部病变切除后是否进行局部放疗存在争议。放疗的适应证：由于各种原因不能进行手术的患者；有高危因素的患者；作为手术后的辅助治疗。剂量为 3000 ～ 6000cGy（即 30 ～ 60Gy），放疗周期为 4 ～ 5 周。对于眼睑恶性黑色素瘤患者，一般考虑将放疗作为二线治疗手段。推荐剂量包括：50 ～ 66Gy/（25 ～ 33）f/（5 ～ 7）周；48Gy/20f/ 连续 4 周；30Gy/5f/2 周（每周 2 次或隔天 1 次）。应由有经验的放射肿瘤医师来确定淋巴结辅助外照射治疗的最佳方案。注意监测放疗的不良反应，包括晶状体混浊、玻璃体积血，皮肤红斑、溃疡、皮肤萎缩、色素沉积、泪道阻塞、干眼等。

（三）内科治疗

1. 化疗　适应证：①患者接受局部手术前，先接受化疗以降低肿瘤负荷；②存在全身性疾病不能耐受手术者；③已有全身转移患者。眼睑黑色素瘤术后辅助化疗方案：大剂量 IFNα-2b，剂量为 1500wIU/m^2，（d1 ～ 5）×4 周加 900wIU/m^2，每周 2 次 ×48 周，治疗持续 1 年；睑板腺癌患者化疗可采用眼表给药途径，0.2% ～ 0.4% 丝裂霉素，每天 4 次，持续 2 周，停药 2 周，维持 4 ～ 6 个周期。如存在局部淋巴结转移和远处转移，则应在肿瘤内科医师指导下联合使用氟尿嘧啶和顺铂。转移性梅克尔细胞癌采用联合依托泊苷、卡铂、环磷酰胺治疗。具体治疗见表 3-4-9 ～表 3-4-12。

表 3-4-9　眼睑基底细胞癌和鳞状细胞癌治疗推荐

肿瘤特征	推荐治疗方法
经验丰富的眼病理科医师	Mohs 显微手术切除
病变＞ 2cm	术中冷冻控制切缘
肿瘤累及内眦部	
肿瘤累及外眦部	
肿瘤边缘不规则	
复发肿瘤	
散发浅表肿瘤	光动力疗法（PDT）
浅表肿瘤	二氧化碳激光治疗 / 冷冻治疗
有手术相对禁忌证	外照射放疗（EBRT）
患者拒绝手术治疗	
肿瘤无法切除	化学治疗、靶向治疗、免疫治疗
巨大肿瘤	
多发肿瘤	
巨大肿瘤伴全身多发皮肤癌	α 干扰素治疗

表 3-4-10　眼睑皮脂腺癌的治疗推荐

所有肿瘤（佩吉特样浸润）	Mohs 显微手术治疗或术中冷冻控制切缘（结膜地图样活检）
残存结膜上皮内瘤变	切除性活检 + 术中辅助冷冻
眼眶浸润	眶内容物部分切除术 / 眶内容物全切除术 / 眶内容物扩大切除术

表 3-4-11　眼睑黑色素瘤的辅助治疗

病理分期	分层	Ⅰ级专家推荐	Ⅱ级专家推荐	Ⅲ级专家推荐
ⅡB、ⅡC 期		高剂量干扰素 α-2b×1 年 或 观察 或 临床试验	ⅡC 期携带 *BRAF V600* 突变：BRAF 抑制剂单药 1 年	
ⅢA、ⅢB、ⅢC、ⅢD 期	可切除的淋巴结转移、移行转移或卫星灶	PD-1 单抗 1 年 或 观察 或 临床试验	高剂量干扰素 α-2b×1 年 或 Ⅲ期携带 *BRAF V600* 突变：BRAF 抑制剂 +MEK 抑制剂 ⅢA、ⅢB 期携带 *BRAF V600* 突变：BRAF 抑制剂单药 1 年	CTLA-4 单抗 3 年 淋巴结区辅助放疗
Ⅳ期	单个转移病灶或多个转移病灶可完全切除	PD-1 单抗 1 年		

表 3-4-12　转移性眼睑黑色素瘤患者的治疗推荐

分期	分层	Ⅰ级专家推荐	Ⅱ级专家推荐	Ⅲ级专家推荐
转移性或不可切除Ⅲ或Ⅳ期患者的治疗	一线	PD-1 单抗单药 如携带 *BRAF V600* 突变： BRAF 抑制剂单药 或 达卡巴嗪 / 替莫唑胺 + 单药或联合恩度	PD-1 单抗 +CTLA-4 单抗 如携带 *BRAF V600* 突变： BRAF 抑制剂 +MEK 抑制剂 如肿瘤负荷偏大或减瘤为首要目的：紫杉醇 / 白蛋白紫杉醇 ± 铂类 ± 抗血管药物 如携带 *KIT* 突变：KIT 抑制	一般状况较差的患者可考虑采用最佳支持治疗

续表

分期	分层	Ⅰ级专家推荐	Ⅱ级专家推荐	Ⅲ级专家推荐
	二线	与一线治疗不同的药物治疗 紫杉醇/白蛋白紫杉醇 ± 铂类 ± 抗血管药物 若急需减瘤，二线首选靶向药物或化疗联合方案 福莫司汀		CTLA-4 单抗 + 溶瘤病毒瘤内注射

2. *靶向治疗*　上皮源性眼睑恶性肿瘤（包括基底细胞癌、鳞状细胞癌，眼睑黑色素瘤）的靶向治疗近年来有突破性进展。目前研究成功的靶向药物主要如下。

（1）Hedgehog 抑制剂：Hedgehog 信号通路对细胞早期生长和发展起关键的调节作用。在基底细胞癌中 Hedgehog 信号通路发生突变，出现即使缺乏配体的情况下仍能持续激活而刺激肿瘤细胞增殖。Hedgehog 抑制剂 vismodegib 成为由美国 FDA 批准的第 1 个靶向于 Hedgehog 信号转导通路的抑制剂，主要通过抑制 G 蛋白偶联受体样蛋白（SMO）抑制 Hedgehog 信号。采用口服给药，剂量为 150mg/d，适应证为不适合采用手术治疗，局部进展期，肿瘤最大直径大于 20mm 合并两项预后不良危险因素的患者。vismodegib 有效降低了进展期眼睑基底细胞癌患者的眶内容物摘除率。停药指征：临床观察肿瘤完全缩小；术前辅助治疗，肿瘤缩小至手术切除后可修复范围内；患者对药物产生副作用而不耐受或出现耐药。

（2）EGFR 抑制剂：两种主要的 EGFR 抑制剂类型是小分子抑制剂（如吉非替尼、厄洛替尼和拉帕替尼）和单克隆抗体（如西妥昔单抗和帕尼单抗），用于不能切除并且不能接受放疗的患者，以及出现远处转移的患者。超过 90% 的皮肤鳞状细胞癌患者肿瘤细胞表面表达表皮生长因子受体（EGFR），EGFR 通过 Ras-Raf 蛋白激酶通路调控细胞周期、细胞增殖、血管生成和转移。2006 年美国 FDA 批准其用于局限性或者局部晚期黏膜鳞状细胞癌，或者单独铂类药物治疗失败的复发性或转移性头颈部黏膜鳞状细胞癌。EGFR 抑制剂治疗眼睑鳞状细胞癌尚处于起步阶段，有报道 3 例眼眶浸润的复发性进展期鳞状细胞癌经厄洛替尼治疗后好转。目前国内正着力于开展多中心研究，进一步扩大适用人群，让更多患者从中获益。

（3）BRAF 抑制剂：中国眼睑黑色素瘤患者的 *BRAF* 突变率为 20% ～ 25%，针对 *BRAF V600* 突变的患者，国内目前获批维莫非尼，国外已获批达拉非尼 + 曲美替尼，国内于 2019 年批准联合方案适用于Ⅲ期不可切除患者及更晚期患者。针对进展期黑色素瘤，Ⅲ期患者推荐使用 BRAF 抑制剂联合 MEK 抑制剂，如存在脑转移，同时基因检测存在 *BRAF V600* 突变的，推荐使用 BRAF 抑制剂（表 3-4-13），推荐剂量为达拉非尼 150mg 每天 2 次联合曲美替尼 2mg 每天 1 次。

表 3-4-13　眼睑黑色素瘤脑转移患者治疗推荐

分期	分层	Ⅰ级专家推荐	Ⅱ级专家推荐	Ⅲ级专家推荐
存在脑转移的播散性（不可切除）Ⅳ期患者	PS 评分 0 ～ 2 分	局部治疗： 手术 立体定向和（或）全脑放疗 全身治疗： 替莫唑胺 或 抗 PD-1 单抗 或 如携带 *BRAF V600* 突变：BRAF 抑制剂单药	抗 PD-1+ 抗 CTLA-4 单抗 或 如携带 *BRAF V600* 突变： BRAF 抑制剂 +MEK 抑制剂 或 达卡巴嗪联合重组人血管内皮抑制素 或 紫杉醇 / 白蛋白紫杉醇 ± 铂类 ± 抗血管药物	
	PS 评分 3 ～ 4 分	最佳支持 / 姑息治疗		

（四）其他治疗

1. 冷冻疗法　术中冷冻是确保肿瘤切除手术操作过程中的重要环节。利用该技术，直接作用于组织，使细胞内形成结晶，对细胞内及胞膜结构达到破坏作用。冷冻导致血管先收缩，后舒张，继而增加通透性。在融化过程中，内皮细胞水肿，血液停滞，间接导致细胞缺氧，组织坏死。冷冻的适应证：基底细胞癌，尤其是肿瘤最大直径＜10mm，可用冷冻疗法治愈；一些经选择的眼睑鳞状细胞癌和睑板腺癌已经试用冷冻疗法治疗。梅克尔细胞癌和眼睑黑色素瘤不考虑冷冻疗法。冷冻的并发症：冷冻是相对安全的。治疗部位发生一过性水肿、冷冻区域睫毛缺失、瘢痕性倒睫是较常见的并发症，可通过手术矫正。

2. 光动力疗法（PDT）　主要适用于基底细胞癌和鳞状细胞癌。细胞内的血卟啉衍生物是强光敏剂，用630nm波长光照射，局部产生活性氧杀伤肿瘤细胞。光动力疗法适用于早期基底细胞癌和鳞状细胞癌，不能用于恶性黑色素瘤和梅克尔细胞癌治疗。

（五）顶层设计及整合治疗

眼睑恶性肿瘤的治疗已从单纯切除修复为主的时代过渡到外科手术联合放疗、化疗、靶向治疗的整合序贯治疗时代。整合治疗模式需要以眼肿瘤亚专业为中心，多学科、多层次积极配合完成。整合治疗模式的发展，为眼肿瘤的治疗提供了新的希望，也为学科整合提出了新的挑战。

要点小结

- 关注患者的肿瘤局部浸润范围和大小是非常重要的一环，这对切除方式的选择，乃至围术期辅助治疗方式的抉择起关键作用。对患者外观的修复，采用最合适的修复策略，尽量减少因容貌改变而导致的患者生活质量降低。
- 在抗肿瘤治疗的过程中，尤其是中晚期患者，进行多学科会诊讨论是必要的环节，眼肿瘤治疗应避免手术切除修复的单一模式，向多学科协作、多手段辅助治疗的整合医学模式转变。

【康复随访及复发预防】

（一）总体目标

眼睑肿瘤3年内复发转移率高，短期随访的主要目的是尽早发现复发病灶和转移病灶，并尽早干预；同时关注局部皮瓣存活、眼睑形态和眼部功能恢复情况，良好的术后护理能使伤口愈合更好。

（二）严密随访

早期术后随访的主要目的是观察伤口恢复情况，检查上睑提肌功能，眼表、视力、视功能恢复情况。伤口缝线应在手术后7～10天拆除，若为皮瓣缝合，则应观察2周后拆除，同时严密观察供区皮肤恢复状态，在无张力的情况下拆除缝线。对于眼表情况差，存在暴露性角膜炎风险患者，在无局部肿瘤复发的情况下可行二期修复。随访时间为术后1个月、3个月、6个月、1年，观察生存、复发、转移及眼表恢复情况。

（三）常见问题处理

眼部并发症包括睑内翻、睑外翻、上睑下垂、皮瓣坏死，定期随访能够及时发现上述问题，从而有针对性地进行手术干预。对于淋巴结转移患者，若随访发现需要及时行颈淋巴结清扫。对于远处转移患者，需要协同有关科室，及时按照晚期肿瘤治疗原则积极处理。

（四）积极预防

应做好病因预防、临床前期筛查和临床预防。病因预防主要针对高危人群，对致癌因素有高暴露风险的人群做好宣传工作。眼睑恶性肿瘤的主要危险因素包括长期紫外线照射、免疫抑制状态及有放疗和化疗史。二级预防的措施为早发现、早诊断、早治疗，针对就诊患者眼睑体征的判断对降低漏诊率和误诊率至关重要。三级预防为临床预防，对已确诊眼睑恶性肿瘤的患者，应更好地恢复视功能、眼表功能，尽量减少局部外观改变对患者产生的心理障碍，监督偏远地区患者做好术后长期随访，通过综合措施、远程医疗，提高生活质量。

要点小结

- 严密随访的主要目的是发现复发性眼睑肿瘤和转移性眼睑肿瘤。
- 积极预防，做好筛查，是降低眼睑恶性肿瘤发生率，减少肿瘤对患者生活质量影响的主要手段。

【诊疗展望】

眼睑恶性肿瘤是眼部最常见的恶性肿瘤之一，属于罕见肿瘤。但我国人口基数大、患者多，即使临床少见的眼肿瘤，患者的数量仍居世界前列。我国在眼肿瘤诊疗方面面临着地区水平差异大、方法不一的问题。由于人群普遍缺乏认知，早期误诊率高，多数患者确诊时已是中晚期，预后不佳。眼睑恶性肿瘤诊疗方面的展望如下。

1. 早期筛查　开展人群普查工作，组织制订眼睑恶性肿瘤统一规范的早诊早治方案，提高眼睑肿瘤的知晓率。利用互联网远程医疗技术指导基层医师对疑似病例进行筛查和转诊，加快加强后续诊疗连续性。为了做到规范诊疗，首先应推动对眼肿瘤的认识从局部疾病向系统疾病转变。对患者的常规诊断不仅应包括原发部位，而且要全面评估邻近组织、局部淋巴结及远处常见转移器官。

2. 规范化诊疗　我国眼睑恶性肿瘤治疗应与国际接轨，根据我国人种差异，并借鉴已有的成熟方案，采取个性化治疗手段。随着眼肿瘤诊疗新技术、新方法的不断出现，眼肿瘤的规范诊疗内容也在不断更新。对于显现出潜在应用前景的新技术和新药品，通过多中心临床试验研究，不仅可积极提高我国眼肿瘤临床的研究水平，而且更可推动规范诊疗的普及面和深度，最终进入整合型的规范诊疗过程，使广大患者获益。除此之外，开展学术会议讲座、继续教育课程和各种类型学习班等，也是促进眼肿瘤规范诊疗的有效途径。

3. 进展期多学科个性化治疗　对眼睑恶性肿瘤开展特异性生物标志物的筛选，有助于鉴定潜在药物靶点，促进传统药物新用，优化药物组合，提高进展期患者治疗疗效。在医疗资源允许的情况下，应积极参与开展前瞻性多中心的随机对照研究，整合多学科资源，依据患者疾病、地区、经济情况，建立中国特色的眼睑肿瘤整合治疗指南。

【典型案例】

睑板腺癌整合性诊疗 1 例

（一）病例情况介绍

1. 基本情况　左眼上睑新生物 9 个月，术后腮腺肿物 4 个月。患者 9 个月前无意中发现左眼上睑近外眦部新生物，伴轻度压痛及红肿，表面无破溃，无瘙痒，无出血，当时未予以重视，未就诊。5 个月前于笔者所在医院检查发现肿物大小为 20mm×8mm×8mm，累及眼睑全层（图 3-4-1），行术中冷冻控制切缘的眼睑肿物切除术并一期眼睑旋转皮瓣及硬腭黏膜修复重建术。石蜡病理：睑板腺癌，低分化。现眼睑形态尚可。患者于 4 个月前发现同侧腮腺肿物，不伴压痛。

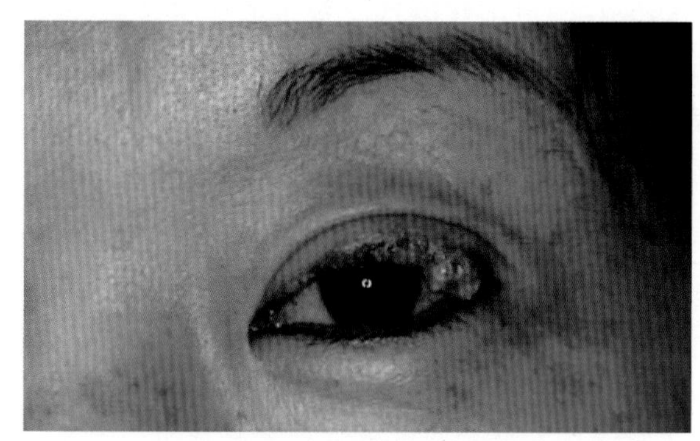

图 3-4-1　肿物外观表现

患者左眼上睑菜花状新生物，累及眼睑全层，大小为 20mm×8mm×8mm

2. 入院查体　左眼上睑硬腭黏膜植皮在位，颞侧 1/3 上下睑缘融合状态，下睑轻度倒睫，水平睑裂 20mm，垂直睑裂 7mm。左侧腮腺区初诊质硬肿块，边界不清。

3. 辅助检查　B超显示左侧腮腺低回声团块。颈部CT增强：扫及左侧腮腺浅叶多发结节状软组织密度影，最大者直径1.4cm，密度尚可。双侧颌下及颈深部未见明显肿大淋巴结。

4. 入院诊断　左侧睑板腺癌术后，左侧腮腺转移（图3-4-2）。

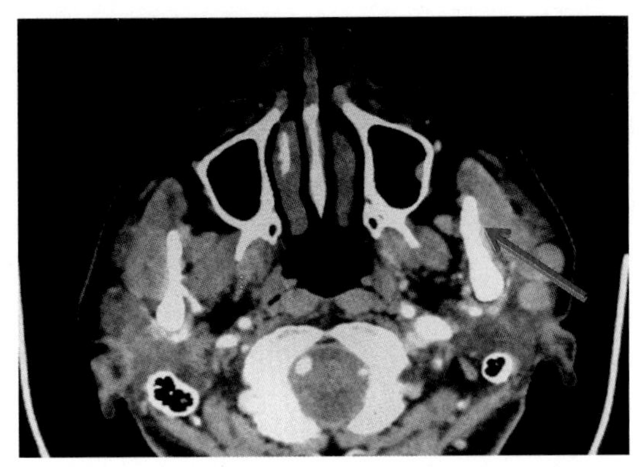

图3-4-2　患者增强CT表现
左侧腮腺淋巴结肿大，最大直径14mm

（二）整合性诊治过程

1. 关于诊断及评估

（1）MDT团队组成：请求会诊科室包括口腔颌面外科、影像科、放疗科、病理科、分子诊断科。

（2）讨论意见：结合患者病史及体征，组织相关科室进行多学科会诊，制订手术方案及术后辅助治疗方案。口腔颌面外科意见：该患者系睑板腺癌术后5个月，腮腺及颈部转移可能患者，增强CT示腮腺转移可能性大。病理科意见：患者5个月前石蜡切片提示低分化睑板腺癌，病理显示肿瘤细胞累及眼睑、睑缘及结膜面，即眼睑全层，提示预后不佳。放疗科：同意口腔科意见，考虑术后腮腺区放疗。眼科意见：患者原发部位目前皮瓣存活，硬腭黏膜瓣修复尚可，眼表功能无明显异常，结膜无红肿，无播散。无局部复发体征，暂不考虑进一步行眶内容物切除术。

2. 关于治疗方案

（1）MDT团队组成：请求会诊科室包括口腔颌面外科、影像科、放疗科、病理科、分子诊断科。

（2）讨论意见：经多学科讨论达成一致意见如下，建议全身麻醉下行腮腺切除及预防性颈淋巴结清扫。术中取腮腺送分子诊断，对癌组织进行靶基因全外显子测序，筛选靶向药物，术后给予60Gy放疗。术中冷冻切片：左侧腮腺皮脂腺癌转移，颈部各区淋巴结未见转移灶。

3. 关于后续随访　术后4周患者随访，颈部及腮腺区伤口愈合可，遂转诊放疗科。同时分子病理显示包括*PTEN*（p.G4G，p.R20M，p.G58W，p.P71T）、*NOTCH3*（p.V237M）、*MYCN*（p.R31FS*24）、*BCR*（p.A1104G）、*TP53*（p.Y220*）多个癌基因和抑癌基因存在突变，对于该患者的转移性病灶，后续辅助治疗的选择包括来那度胺、利妥昔单抗。并建议患者至肿瘤内科就诊。

（三）案例处理体会

眼睑恶性肿瘤早期起病隐匿，容易被患者忽视，错过了手术切除修复的最佳时间，增加了转移风险。一些眼睑恶性肿瘤，虽然原发灶较小，分期较早，但通过分子诊断可发现癌组织存在致转移性基因突变，应当选择性进行原发灶的分子诊断，即评估预后，分子诊断对系统治疗起到了指导作用。进展期，患者出现淋巴结转移，甚至远处转移，需要整合多学科资源，进行综合、续贯治疗和严密随访。

（许诗琼　贾仁兵　范先群）

参考文献

范先群，2009. 眼整形外科学. 北京：北京科学技术出版社，192-202.

范先群，2015. 推动我国眼肿瘤多学科协作、规范化诊疗及转化研究. 中华眼科杂志，51（8）：565-568.

中华医学会眼科学分会眼整形眼眶病学组，2017. 我国睑板腺癌临床诊疗专家共识（2017年）. 中华眼科杂志，53（6）：413-415.

Fay A，Dolman PJ，2017. Diseases and disorders of the orbit and ocular adnexa. Elsevier，419-446.

Helen M，Michelle TS，Dinesh S，et al，2014. Merkel Cell Carcinoma of the Eyelid：Management and Prognosis. JAMA Ophthalmol，132：197-204.

Larissa AH，Natalie W，Suzanne KF，et al，2019. Advances in Immunotherapy and Periocular Malignancy. Semin Ophthalmol，34：327-333.

Owen JL，Kibbi N，Worley B，et al，2019. Sebaceous Carcinoma：Evidence-Based Clinical Practice Guidelines. Lancet Oncol，20：e699-e714.

Sa HS，Rubin ML，Xu S，et al，2019. Prognostic Factors for Local Recurrence，Metastasis and Survival for Sebaceous Carcinoma of the

Eyelid：Observations in 100 Patients.Br J Ophthalmol，103：980-984.

Silverman N，Shinder R，2017. What' s New in Eyelid Tumors. Asia Pac J Ophthalmol（Phila），6：143-152.

Smeets NW，Krekels GA，Ostertag JU，et al，2004. Surgical Excision vs Mohs' Micrographic Surgery for Basal-Cell Carcinoma of the Face：Randomised Controlled Trial. Lancet，364：1766-1772.

Viraj JM，Jeanie L，Rachel K，2017. Review of Targeted Therapies for Periocular Tumors. Int Ophthalmol Clin，57：153-168.

Wu A，Sun MT，Huilgol SC，et al，2014. Histological Subtypes of Periocular Basal Cell Carcinoma. Clin Exp Ophthalmol，42：603-607.

Xu S，Yu H，Fu G，et al，2018. Programmed death receptor Ligand 1 expression in eyelid sebaceous carcinoma：a consecutive case series of 41 patients. Acta Ophthalmol，97：1-7.

Zhou CD，Wu F，Chai PW，et al，2019. Mohs Micrographic Surgery for Eyelid Sebaceous Carcinoma：A Multicenter Cohort of 360 Patients. Am Acad Dermatol，80：1608-1617.

第五节 眼眶肌源性肿瘤

• 发病情况及诊治研究现状概述

眼眶肌源性肿瘤是间叶性肿瘤的一种，由原始间叶干细胞异常分化导致。原始间叶干细胞是各种软组织的胚胎起源，具有多向分化潜能，因此间叶性肿瘤中同一种细胞可表现出多种功能状态。眼眶肌源性肿瘤包括平滑肌起源的平滑肌瘤和平滑肌肉瘤，以及骨骼肌起源的横纹肌瘤、横纹肌肉瘤（rhabdomyosarcoma，RMS）和恶性横纹肌瘤等。其中RMS是眼眶中最为主要的肌源性肿瘤，占眼眶肌源性肿瘤的97%。

RMS是最常见的儿童期眼眶恶性肿瘤，可发生于任何年龄，平均发病年龄为8岁，70%发生于10岁以下儿童，男性略多于女性，一般发生于单侧，偶见双侧眼眶。RMS既可原发于眼眶，也可由鼻窦侵袭至眼眶。RMS是一种高度恶性的肿瘤，具有侵袭邻近组织，血行转移至肺、骨、淋巴结、骨髓的倾向。随着新的诊断和治疗方法的出现，生存率在过去几年里发生了巨大的变化，从20世纪60年代的30%增至现在的90%。

• 相关诊疗规范、指南和共识

- 美国横纹肌肉瘤联合研究组（IRS）：IRS分期及治疗指南（2003）

【生物学特点和发病机制】

RMS是一种高度恶性的肿瘤，是儿童期最常见的头颈部软组织肉瘤，占儿童恶性肿瘤的4%，其中10%发生于眼眶，大多数发生于10岁以下儿童。眼眶RMS通常在数周内迅速增大导致眼球突出移位。眼眶RMS的转移性扩散是不常见的，但是如果未经治疗的RMS有转移到肺、骨和骨髓的倾向，主要通过血行扩散，因为眼眶淋巴管稀少。局部而言，眼眶RMS可侵犯眶骨并可向颅内扩散。

眼眶RMS并非起源于成熟的横纹肌细胞，而是起源于中胚叶未分化的多能间充质细胞，即眼眶RMS可发生于存在此类间充质细胞的解剖部位，如眶内、结膜、眼睑和葡萄膜等处。RMS多为散发病例，少数有家族倾向，也可见视网膜母细胞瘤放疗后诱发。

RMS存在一些特殊的遗传学改变，如t（2；13）和t（1；13）染色体易位、11p15. 5的杂合性丢失、胚胎型骨骼肌乙酰胆碱受体C亚基（AchR2C）的表达、癌基因和抑癌基因的改变等，这些遗传学改变为发病机制可能提供新的参考依据。

【全面检查】

（一）病史特点及体检发现

1. 眼眶RMS　因为RMS并非来源于成熟的

横纹肌细胞，而是来源于原始未分化的间充质细胞，所以原发性眼眶横纹肌肉瘤可发生于眼眶内的任何部位，甚至可发生于结膜等处，好发于眼眶内上象限。患者表现为单侧眼球突出、眼球移位，上睑下垂通常是内上象限肿瘤的首发表现，也可表现为结膜和眼睑肿胀，局部可触及肿块，疼痛较少见。突眼在婴儿中发展最快，在年龄较大的儿童和成人中，这一过程往往较慢。视力损害常发生于肿瘤进展快的病例。部分病例可引起鼻泪管阻塞，易误诊为泪道系统疾病。

2. 眼眶横纹肌瘤　是一种罕见的良性肿瘤，为分化良好的横纹肌肿瘤。发病缓慢，通常表现为眼球突出，骨质和视力不受影响。

3. 眼眶恶性横纹肌瘤　恶性横纹肌瘤多发生于婴儿或儿童期的肾脏，偶可发生于眼眶，眼眶恶性横纹肌瘤可见于儿童及成人，甚至出生时眼球表现为严重突出，也可发生于视网膜母细胞瘤放疗后，可侵及鼻窦及颅内。

4. 眼眶平滑肌瘤　平滑肌瘤是一种罕见的良性肿瘤，最常见于子宫和胃肠道，也可能发生于葡萄膜和眼眶。发病率男性是女性的 2 倍，平均年龄为 30 岁。葡萄膜平滑肌瘤是一种少见的眼内肿瘤，通常发生于虹膜和睫状体，眼眶平滑肌瘤可发生于眶前部、眶内和眶顶，通常表现为无痛性眼球突出或眼球移位，在数月或数年内进展缓慢。

5. 眼眶平滑肌肉瘤　可以表现为原发性或转移性眼眶肿瘤，也可以表现为放疗后的继发性肿瘤。大多数原发性平滑肌肉瘤发生于眼眶后部，但也有发生于前部、泪腺甚至结膜的病例，表现为严重眼球突出和眼球移位。

（二）实验室检查

1. 常规检查　血常规、尿常规、粪常规、肝功能、肾功能、乙肝和丙肝相关检查、凝血功能等及人类免疫缺陷病毒（human immunodeficiency virus，HIV）筛查在内的相关感染性筛查。这些检查是了解患者一般状况、制订治疗方案所必需的。

2. 骨髓穿刺　用于与白血病等相鉴别。

（三）影像学检查

常用的影像学检查方法包括超声检查、CT、MRI、全身核素骨显像和 PET/CT 等。

1. CT/MRI 检查　眼眶 RMS 在 CT 显示为边界清楚、不规则肿物，通常不累及眼外肌，与眼外肌等密度。病变进展可见骨侵蚀征象，甚至可蔓延至鼻旁窦、鼻咽和颅内等，但其骨侵蚀性不及朗格汉斯细胞组织细胞增生症和继发性神经母细胞瘤强。眼球通常不被侵犯。MRI 检查可见 T_1 加权像为中等强度信号，T_2 加权像与眼外肌及脂肪比为高信号，强化表现为高信号。肿块通常为非囊性，局部出血或坏死可出现类似囊性病变。

2. 全身核素骨显像　通过核素吸收浓聚部位和范围，判断骨受累的范围，以及骨再生情况。

（四）病理学检查

影像学检查怀疑眼眶横纹肌肉瘤时，必须进行组织取样以确定诊断。大多数病变首选开放式活检，以确保有足够的样本。对于技术上难以通过手术触及的深部肿瘤，可在 CT 引导下进行穿刺活检，风险和发病率最低。

1. 眼眶 RMS　按形态学分为 3 类，即胚胎型（包括葡萄状型）、腺泡型和多形型。60% 为胚胎型，20% 为腺泡型，其余为多形型等。免疫组化染色是主要的检查手段，结蛋白、肌肉特异性肌动蛋白和肌红蛋白表达均为阳性，但缺乏特异性，在其他肉瘤中也呈阳性表达。肌源性调节基因 MyoD 家族中 *MyoD1* 和 *myogenin* 特异性较高，在眼眶 RMS 诊断中有越来越重要的作用。

（1）胚胎型：由梭形、圆形、卵圆形细胞组成，这些细胞或紧密堆集，或疏松地散布于肌质样的背景中。成熟的横纹肌母细胞具有明亮的嗜酸性胞质和染色质密集的细胞核，表现为不同的形状，可呈蝌蚪状、球拍状和飘带状。仅有 50% ～ 60% 的病例可见横纹。

（2）腺泡型：该型具有特征性的纤维血管隔，并且形成腺泡样结构，其中包含呈游离分布的未分化细胞，这些细胞具有丰富的嗜酸性胞质，大小一致。多核巨细胞在该型中较为常见。本型多见于下眶内，预后最差。

（3）多形型：大多数标本表现为胚胎型和腺泡型的双重特征。

2. 眼眶横纹肌瘤　肿瘤细胞大小不一，有的细胞核居中，显示细胞不成熟。细胞缺乏核异型性，如染色质团簇、核大小不一或多核仁，没有有丝分裂，每个细胞的细胞质都很丰富。核异型性是横纹肌瘤与横纹肌肉瘤鉴别诊断的最重要标准。

3. 眼眶恶性横纹肌瘤　组织病理学显示其为低分化肿瘤，表面上类似于RMS，由多形性上皮细胞组成，核仁突出，胞质内含物较多。这些细胞通常对波形蛋白、细胞角蛋白和上皮膜抗原呈阳性反应，而对肌红蛋白、肌肉特异性抗原、结蛋白和HMB-45呈阴性反应。

4. 眼眶平滑肌瘤　肿瘤由大量梭形细胞组成，这些梭形细胞嵌入富含扩张窦状毛细血管的纤维基质中。肿瘤细胞核呈卵圆形，末端钝圆，部分细胞核突出，没有有丝分裂象。Masson三色染色显示肿瘤细胞呈强烈的紫红色。免疫组化显示平滑肌肌动蛋白、结蛋白和波形蛋白染色阳性。肌球蛋白、神经元特异性烯醇化酶（NSE）、CD-34、Leu-7、S100和HMB-45呈阴性。

5. 眼眶平滑肌肉瘤　表现为梭形细胞，胞质丰富，细胞核大小不等，异型性明显。细胞可呈席纹状排列，可有坏死。间变性梭形细胞对平滑肌抗原、结蛋白和波形蛋白呈阳性反应。平滑肌肉瘤的细胞不同于平滑肌瘤，它们具有更明显的核多形性、深染及更多的巨细胞和有丝分裂象。

要点小结

- 此类疾病的良性肿瘤通常缓慢发病、局限，不会有侵袭性表现。恶性肿瘤通常进展迅速，可局部浸润，也可全身转移，或者是其他部位远处转移至眼眶发病。对于高度怀疑恶性肿瘤的病例，需要尽早进行组织活检，明确诊断。

【整合评估】

（一）评估主体

MDT团队包括眼科、血液科、诊断科室（病理科、影像科、超声科、核医学科等）、护理部、心理科、营养科等。

人员组成及资质：①医学领域成员（核心成员）包括眼科医师2名、血液科医师1名、放射诊断医师1名、组织病理学医师2名、其他专业医师若干名（根据MDT需要加入），所有参与MDT讨论的医师应具有副高级以上职称，有独立诊断和治疗能力，并有一定学识和学术水平；②相关领域成员（扩张成员）：临床护师1～2名和协调员1～2名。所有MDT参与人员应进行相应职能分配，包括牵头人、讨论专家和协调员等。

（二）分期评估

美国横纹肌肉瘤联合研究组（IRS）根据活检或手术后肿瘤侵及范围将眼眶RMS患者分为4期（表3-5-1）。

表3-5-1　美国IRS分期

分期	描述
Ⅰ	病变局限，手术完全切除
ⅠA	局限于原发器官和肌肉
ⅠB	浸润范围超过原发器官和肌肉，病理标本大体检查和镜下检查均肯定完全切除，区域淋巴结未受侵犯
Ⅱ	局部切除，包括3种
ⅡA	在手术台上认为完全切除，而组织学病理检查发现标本边缘仍有肿瘤，区域淋巴结未受侵犯
ⅡB	区域淋巴结和邻近器官受侵犯，病变完全切除，镜下也未发现残余肿瘤
ⅡC	区域性病变伴淋巴结受侵犯，切除后镜下检查发现有残余肿瘤
Ⅲ	手术时即发现未完全切除或仅做活检
Ⅳ	诊断时即有远处转移

（三）准确诊断及鉴别

1. 诊断本病的要求　根据病史、眼部检查及CT、MRI等影像学检查可做出大致判断，准确诊断需要完善的病理学检查。

2. 需要鉴别的疾病

（1）骨膜下血肿：RMS可以在急性创伤的情况下被误诊。因为肿瘤可能被误认为骨膜下出血，潜在的骨质破坏可能归因于外伤。骨膜下血肿可能与急进突眼相关，在CT上可能被误认为肿瘤，导致不必要的活检。临床资料，如外伤史、凝血病史或抗凝史，对CT的正确诊断至关重要。对于 MRI，血肿特异性 T_1 与 T_2 反常信号可供鉴别。

（2）眼眶蜂窝织炎：最常见的原因是额窦或筛窦炎症局部扩散。临床表现包括突眼、发热和白细胞增多。在没有鼻窦炎或全身毒性的情况下，眼眶蜂窝织炎在非增强 CT 和 MR 检查上类似 RMS。虽然眼眶蜂窝织炎远比横纹肌肉瘤常见，但这种肿瘤样表现相对少见，偶尔有必要对眼眶蜂窝织炎患者进行活检。

（3）白血病和淋巴瘤：在眼眶肿瘤中，淋巴瘤和白血病占 10% 左右。其中最重要的可以类似 RMS 的病变是眼眶粒细胞肉瘤和非霍奇金淋巴瘤。肿块在 CT 上表现出与肌肉相似的衰减。大多数情况下，活检是确诊的必要手段。

（4）转移性神经母细胞瘤：神经母细胞瘤转移至眼眶的原发肿瘤来自肾上腺髓质、肾上腺外后部腹膜、后纵隔、颈部和骨盆。典型的表现是眼眶快速进展性肿块，常累及颅底。多发性病变的存在或原发性神经母细胞瘤的诊断有助于确诊，否则必须通过组织取样来确诊。

【整合决策】

（一）眼眶横纹肌肉瘤

如可疑眼眶 RMS，则应通过系统评估来排除转移性疾病，包括肺、淋巴结和其他部位。随后应立即行活检并组织病理学确诊。如果可能，整个肿瘤应该完整切除。在不损伤眼外肌或视神经的情况下很难做到这一点，因此只行部分切取活检。根据美国 IRS 制定的指南，Ⅰ期只需要化疗，其余各期患者均接受放疗和化疗，复发的肿瘤通常予以眶内容摘除术，辅以放疗和化疗，也可考虑靶向治疗。

（二）眼眶横纹肌瘤

眼眶横纹肌瘤很少恶变，主要采取手术切除，随访观察。

（三）眼眶恶性横纹肌瘤

手术切除，辅以放疗和化疗，但预后都不理想。且缺少大样本临床研究，无标准治疗方案。

（四）眼眶平滑肌瘤

尽可能手术完全切除。如肿瘤周围存在卫星结节，应将其移除以防止复发。如果不能完全切除，特别是眼眶尖附近的肿瘤，不能强求肿瘤完整切除，以避免损伤重要结构。通常，完整切除复发性眼眶平滑肌瘤的预后良好。其对放射不敏感，不建议不完全切除后的放疗，避免恶变可能。

（五）眼眶平滑肌肉瘤

尽可能将肿瘤完整切除，必要时行眶内容摘除术。通常放化疗对平滑肌肉瘤都不敏感，但对于病变范围较大的病例，仍需要辅以放化疗。

【康复随访及复发预防】

（一）总体目标

定期规范随访，减少复发，提高患者生活质量。

（二）严密随访

定期影像学复查，包括 CT、MRI、全身核素骨显像，判断疾病进展情况。影像学检查建议每 6 ～ 12 个月 1 次。

（三）积极预防

早期发现，早期诊断，早期治疗。目前对于此类疾病没有有效的预防措施。

此类疾病中 RMS 是最常见的疾病。RMS 是一种高度恶性的肿瘤，具有侵袭邻近组织，血行转移至肺、骨、淋巴结、骨髓的倾向。与发生于其他部位的 RMS 相比，原发于眼眶者被公认为预后最好。肿瘤的侵及范围是影响眼眶 RMS 预后最主要的因素。尽管眼眶 RMS 整体预后较好，但早期诊治仍是临床处理中的关键环节。发生于儿童且进展迅速的眼球突出和眼球移位，应考虑 RMS 的可能，对于可疑病例，应及时通过切除活检做出诊断，尽早采取整合治疗方案，定期临床随访。对于复发性和全身转移的 RMS，临床治疗仍缺乏有效手段，靶向治疗和免疫治疗有望为其提供新的方向。

【典型案例】

眼眶横纹肌肉瘤整合性诊疗 1 例

（一）病例情况介绍

1. 基本情况　男性，10 个月，发现右眼球高度突出、肿胀、淤血伴外斜 4 个月（图 3-5-1）。患儿 6 个月时家属发现患儿无明显诱因出现双眼大小不一，右眼球稍突出，于当地采取抗炎治疗，但症状一直未好转并逐渐加重，突出、红肿明显，同时出现右眼外斜，眼球运动受限，先后在当地就诊，予以血管瘤彩超、眼眶 MRI 检查。提示脉管畸形可能性大。予以甲泼尼龙对症治疗、普萘洛尔口服治疗，均未见明显好转。与患儿家长沟通手术，告知手术风险大，术后可能出现斜视甚至视力丧失，家长不同意手术出院，现患者为求进一步诊治来笔者所在医院门诊就诊。

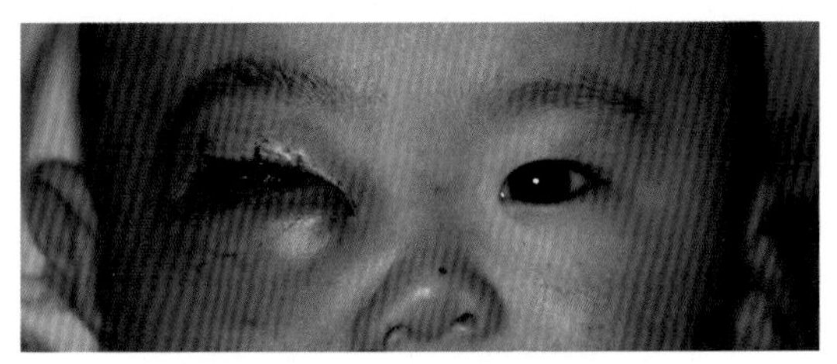

图 3-5-1　患儿外观表现
右眼睑肿胀隆起，结膜水肿，眼球突出移位

2. 入院查体　视力：检查视力不合作，遮盖患儿左眼，患儿烦躁反抗。右眼睑肿胀、淤血，右眼球高度肿胀、突出，向前外侧移位，右眼角膜尚透明，右眼球结膜高度水肿、充血，球结膜下少许出血。余检查不配合，右眼球运动受限，固定外上方。左眼球无凹陷、突出，左眼前后节均未见明显异常。

3. 辅助检查　眼眶 MRI 增强（图 3-5-2）：右眼眶内下 1/2 象限弥漫性肿物，边界欠清，局部伴未增强区，与眶内肌肉等结构边界不清，筛窦及上颌窦挤压凹陷。

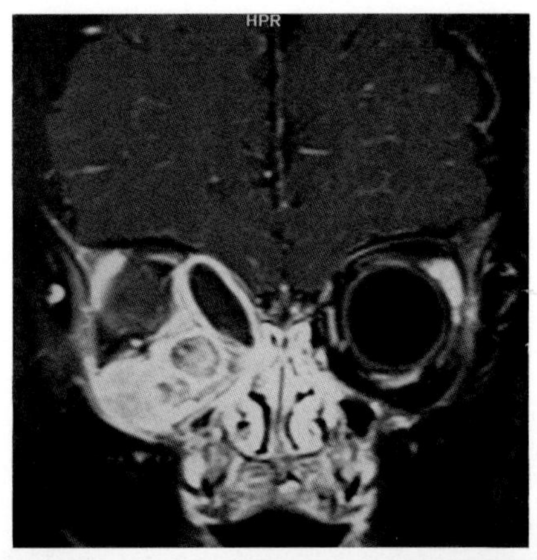

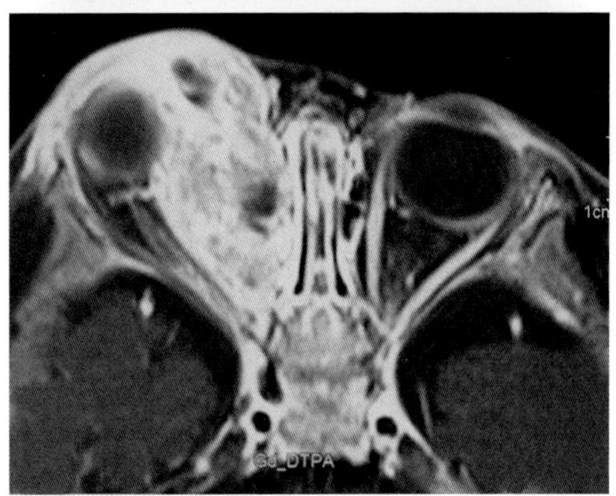

图 3-5-2　眼眶 MRI 表现
右眼眶内下方肿瘤弥漫性生长，伴不增强区域，与肌肉关系密切，筛窦、上颌窦骨质凹陷

4. 入院诊断　右眼眶占位。

（二）整合性诊治过程

1. 关于诊断及评估

（1）MDT 团队组成：眼科医师 4 名、血液科医师 1 名、耳鼻喉科医师 1 名、放射诊断医师 1 名。

（2）讨论意见：患儿发病急，眶内弥漫浸润，前期曾予以激素及普萘洛尔口服治疗，可排除炎症性疾病和血管瘤。在未进行骨髓穿刺的前提下，白血病不能排除。影像学检查与鼻旁窦无明确关联，可排除鼻源性肿瘤或感染。全身检查未见其他部位病变，考虑发病年龄较早，病情进展快，诊断倾向横纹肌肉瘤、组织细胞来源肿瘤、神经母细胞瘤等儿童期常见肿瘤。肿瘤局限于眼眶部位，讨论后一致认为可行肿物切除活检，根据病理结果制订进一步治疗方案。

2. 关于治疗方案

（1）MDT 团队组成：眼科医师 4 名、血液科医师1名、放疗科医师1名、组织病理学医师1名。

（2）讨论意见：患者入院后完善检查，于全身麻醉下行右眼眶内肿物切除术，术中可见肿瘤组织边界不清，包膜不完整，累及下斜肌肌鞘及周边筋膜组织。术中冷冻切片报告：右眼眶圆细胞恶性肿瘤，呈巢团状排列，术后免疫组化结果证实为眼眶横纹肌肉瘤。

患儿病变弥漫，术中未能完全切除肿瘤，根据美国IRS分期，患儿为Ⅲ期，建议患儿行局部放疗、全身化疗。

3. 关于后续随访

（1）MDT团队组成：眼科医师4名、血液科医师1名、放疗科医师1名。

（2）讨论意见：局部切除联合局部放疗及化疗治疗后，患儿病情稳定，随访期间未发现局部复发及全身转移。需要继续密切随访观察。

（三）案例处理体会

眼眶横纹肌肉瘤整体预后较好，早期诊治仍是临床处理中的关键环节。对于发生于儿童进展迅速的眼球突出和移位，要考虑横纹肌肉瘤的可能，应及时通过切除活检明确诊断，根据国际分期分级，与放疗科、血液内科、儿科等科室联合制订整合治疗方案。同时，密切随访，关注局部复发和全身转移。

（王业飞　贾仁兵　范先群）

参考文献

Amin MB, Edge S, Greene F, et al, 2017. AJCC Cancer Staging Manual. Berlin: Springer, 820-830.

Ayala Barroso E, Tapia Bahamondes A, Sánchez España JC, et al, 2018. Primary Intraocular Malignant Rhabdoid Tumor Without Extrascleral Compromise.J Pediatr Ophthalmol Strabismus, 55: e7-e9.

Chaugule SS, Putambekar A, Gavade S, et al, 2019. Primary Orbital Leiomyosarcoma in an Adult Male.Ophthalmic Plast Reconstr Surg, 35（2）: e27-e29.

Conneely MF, Mafee MF, 2005. Orbital rhabdomyosarcoma and simulating lesions.Neuroimaging Clin N Am, 15（1）: 121-136.

Cortes Barrantes P, Jakobiec FA, Dryja TP, 2019. A Review of the Role of Cytogenetics in the Diagnosis of Orbital Rhabdomyosarcoma.Semin Ophthalmol, 34（4）: 243-251.

Eftekhari K, Chambers CB, Goldstein SM, et al, 2015. Alveolar rhabdomyosarcoma masquerading as embryonal subtype: the value of modern molecular diagnostic testing.Ophthalmic Plast Reconstr Surg, 31（2）: e43-45.

Fernandes BF, Castiglione E, Belfort RN, et al, 2009. Orbital leiomyoma: histopathologic and immunohistochemical findings of a rare tumor. Ophthalmic Plast Reconstr Surg, 25（1）: 59-61.

Kook KH, Park MS, Yim H, et al, 2009. A case of congenital orbital malignant rhabdoid tumor: systemic metastasis following exenteration. Ophthalmologica, 223（4）: 274-278.

Lee YC, Hsu YH, Yang SH, et al, 2016. Congenital Eyelid Rhabdomyosarcoma.Ophthalmic Plast Reconstr Surg, 32（5）: 104-106.

Li YP, Nie L, Zang WX, et al, 2008. Rhabdomyoma of thc orbit.J Pediatr Ophthalmol Strabismus, 45（2）: 113-115.

Mu X, Wang H, Li Y, et al, 2014. Magnetic resonance imaging and DWI features of orbital rhabdomyosarcoma.Eye Sci, 29（1）: 6-11.

Mulay K, Honavar SG, 2014. Primary, orbital, malignant extra-renal, non-cerebral rhabdoid tumour. Orbit, 33（4）: 292-294.

Rasool N, Lefebvre DR, Latina MA, et al, 2017. Orbital leiomyosarcoma metastasis presenting prior to diagnosis of the primary tumor.Digit J Ophthalmol, 23（4）: 22-26.

Reilly BK, Kim A, Peña MT, et al, 2015. Rhabdomyosarcoma of the head and neck in children: review and update.Int J Pediatr Otorhinolaryngol, 79（9）: 1477-1483.

Sendul SY, Atilgan CU, Kabukcuoglu F, et al, 2017. Anterior orbital leiomyoma originating from the supraorbital neurovascular bundle. SAGE Open Med Case Rep, 5: 2050313X17740991.

Shields CL, Shields JA, Honavar SG, et al, 2001. Clinical spectrum of primary ophthalmic rhabdomyosarcoma. Ophthalmology, 108: 2284-2292.

Shields JA, Shields CL, 2003. Rhabdomyosarcoma: review for the ophthalmologist.Surv Ophthalmol, 48（1）: 39-57.

第六节　眼眶组织细胞来源肿瘤

• 发病情况及诊治研究现状概述

眼眶组织细胞增殖异常可导致器官损伤和肿瘤形成，可表现为孤立的良性炎性病变，也可表现为多系统累及的恶性病变。组织细胞性疾病由多种影响儿童和成人的疾病组成，根据组织细胞来源，主要有朗格汉斯细胞组织细胞增生症（Langerhans cell histiocytosis，LCH）、幼年黄色肉芽肿（juvenile xanthogranuloma，JXG）、成人黄色肉芽肿（adult xanthogranuloma，AXG）、坏死性黄色肉芽肿（necrotic xanthogranuloma，NXG）及朗格汉斯细胞肉瘤（Langerhans cell sarcoma，LCS）等。

其中LCH最为常见，但在眼眶肿瘤中仍属罕见，主要见于10岁以前的儿童，通常累及额骨和邻近组织。既往认为LCH由单克隆朗格汉斯细胞的异常增生引起，现在越来越多的研究发现LCH是一类骨髓来源的肿瘤，伴有明显的炎症成分，并且部分LCH伴有癌基因 *BRAF V600E* 的突变，靶向治疗对存在突变的LCH可能具有一定应用前景。

• 相关诊疗规范、指南和共识

- 国际组织细胞协会：LCH-Ⅲ（2002.V2），朗格汉斯细胞组织细胞增生症第三次国际会议制定的治疗方案

【生物学特点和发病机制】

LCH既可为急性，也可为慢性；既可局限于单侧眼眶，也可发生于双侧眼眶，甚至全身发病。LCH通常慢性起病，发病部位局限的病例预后较好，反之，全身急性起病，预后较差。目前认为免疫功能短暂障碍引起细胞因子介导的朗格汉斯细胞异常增生，位于额骨内的此类细胞，通过分泌IL-1和前列腺素 E_2 引起骨溶解，表现为骨质破坏和软组织增生。

早期的研究认为LCH不是一种真正的肿瘤，而是单克隆细胞群的非典型增生。然而，越来越多的证据表明，LCH是具有显著炎症成分的髓样肿瘤，部分单克隆朗格汉斯细胞伴有癌基因 *BRAF V600E* 突变，提示LCH是一种髓系肿瘤，推测LCH的病变是由朗格汉斯肿瘤细胞的增生引起的。

【组织细胞源性肿瘤分类】

1987年，国际组织细胞协会根据所涉及的组织细胞类型将这些疾病分为3组。第1组为树突状细胞性疾病，最常见的是LCH。树突状细胞性疾病还包括更罕见的非朗格汉斯细胞组织细胞病，包括幼年黄色肉芽肿（juvenile xanthogranuloma，JXG）和成人黄色肉芽肿（adult xanthogranuloma，AXG）等。第2组为巨噬细胞紊乱，主要包括噬血细胞性淋巴组织细胞增多症（HLH）和Rosai-Dorfman病。第3组为恶性组织

细胞增生症，包括某些类型的白血病和恶性肿瘤，如朗格汉斯细胞肉瘤（Langerhans cell sarcoma，LCS）等。

1. LCH　以前称为组织细胞增多症 X，包含 3 种病变，即嗜酸性肉芽肿、Hand-Schuller-Christian 病和 Letter-Siwe 病。嗜酸性肉芽肿占绝大多数，占 LCH 的 70% 左右。Letter-Siwe 病表现为急性播散性病变，预后差，其余两种表现为慢性起病，预后相对较好。

2. AXG　分为 4 个亚型，分别为成人发病的黄色肉芽肿、坏死性黄色肉芽肿（NXG）、Erdheim-Chester 病（ECD）及成人哮喘和眼周黄色肉芽肿（adult-onset asthma and periocular xanthogranuloma，AAPOX）。

要点小结

◆ 不同类型的组织细胞疾病具有不同的临床表现和预后。细胞来源不同是病理鉴别的重要依据，也是厘清此类疾病分类的重要基础。

【全面检查】

（一）病史特点及体检发现

1. LCH

（1）眼眶嗜酸性肉芽肿：通常为单一病灶，男性多于女性，好发于眶上缘，可能与额骨内骨髓在 20 岁以前都处于活跃状态有关。亚急性起病，通常视力不受影响，病灶局部隆起，皮肤红，局部疼痛。双侧眼眶发病少见，有时表现为多灶性病变，成人发病较少，主要累及蝶骨大翼。

（2）Hand-Schuller-Christian 病：为嗜酸性肉芽肿的多灶性病变。典型的三联征包括双侧突眼、尿崩症及颅骨的多个穿孔病变。

（3）Letter-Siwe 病：是一种以肝脾大、淋巴结肿大和骨缺损为特征的暴发性全身性疾病。眼眶受累很少以这种形式出现。

2. AXG

（1）NXG：最常见的临床表现是硬化的丘疹、结节或斑块，颜色可以是紫罗兰色、红橙色或黄色。丘疹通常会逐渐扩大到大块结节和斑块，伴有瘢痕、萎缩和毛细血管扩张。溃疡可能很广泛，超过 40% 的患者出现溃疡，斑块的大小为 0.3 ～ 25cm。最常见的受累部位是眶周（超过 80% 的病例有面部、躯干和四肢的其他部位受累）。眶周病变可累及单侧或双侧眼睑。20 ～ 85 岁的成年人易发病，没有明显的性别倾向。

（2）ECD：为特发性淋巴组织细胞在眼眶和其他组织器官的浸润，包括心脏、肺、腹膜后、骨骼和其他组织，通常表现为骨痛，全身症状包括发热、虚弱、体重减轻和盗汗。累及眼眶时，表现为眼球突出和眼睑黄瘤样病变。

（3）AAPOX：常表现为双侧黄橙色、隆起、硬结和非溃疡性黄瘤样眼睑和（或）眼眶占位，可延伸至眶前脂肪，有时累及眼外肌和（或）泪腺。男性发病率是女性的 2 倍。大多数患者在几个月内出现成人哮喘。

（4）成人发病的黄色肉芽肿：罕见疾病，是 AXG 中最不常见的类型，患者年龄为 38 ～ 79 岁，没有明显的性别倾向。其通常有自限性，而不需要激进的治疗。

3. Rosai-Dorfman 病　一种特发性良性假淋巴瘤性疾病，结外受累占 25%，眼眶受累占 10%。眼内浸润导致葡萄膜炎的临床症状。当累及眼眶时，患者通常表现为严重的颈部淋巴结病、轻度发热、单侧或双侧眼球突出和眼睑水肿。在眼眶的上部，通常在泪腺区域，也可发生双侧泪腺受累，伴或不伴颈部淋巴结病变。

4. LCS　表现出典型的恶性肿瘤特征，即快速生长、局部浸润、复发和转移能力。最常见的原发部位是皮肤，其次是淋巴结和骨，眼眶少见。其可全身转移，包括骨骼、肝、脾和肾。

（二）实验室检查

1. 常规检测　血常规、尿常规、粪常规、肝功能、肾功能、乙肝和丙肝相关检查、凝血功能等及人类免疫缺陷病毒（human immunodeficiency virus，HIV）筛查在内的相关感染性筛查。这些检测是了解患者一般状况、制订治疗方案所必需的。

2. 血清学检查

（1）IL-1β，特发性眼眶炎症相关指标。

（2）抗核抗体检测，其他自身免疫性疾病。

（3）免疫球蛋白 IgG、IgG_1、IgG_4、IgE、IgM 检查，用于与眼眶特发性炎症相鉴别，Rosai-Dorfman 病 IgG 会异常升高。

（4）抗中性粒细胞胞质抗体（ANCA）检测，与 ANCA 相关性血管眼眶综合征相关。

3. 骨髓穿刺　用于与白血病等相鉴别。

（三）影像学检查

常用的影像学检查方法包括超声检查、CT、MRI、全身核素骨显像（whole body bone scintigraphy）等。

1. 超声检查　腹部 B 超可发现腹膜后及肾等部位病变，心脏彩超可发现心脏病变，尤其适用于 ECD。眼眶 B 超可判断肿瘤性质及血流。

2. CT、MRI 检查　病变早期局限于颧骨和（或）额骨，影像学表现为不规则骨膨胀，病变突破骨皮质后表现为虫蚀样外观，软组织在 CT 和 MRI 图像上表现为一定程度的增强。与眼外肌相比 T_1 加权像上病变表现为等信号到高信号，T_2 加权像上病变表现为高信号，造影后显著增强。部分病例表现为不同程度的颅内蔓延和多灶性骨质破坏。

3. 全身核素骨显像　通过核素吸收浓聚部位和范围判断骨受累的范围，以及骨再生情况。

（四）病理学检查

确诊需要病理学检查，切开活检或针吸活检通常是确定诊断和指导治疗的必要手段。

1. LCH　病理表现为典型的大单核组织细胞增生，伴有多核巨细胞、嗜酸性粒细胞、淋巴细胞及部分骨组织增生。免疫组化染色显示 S100 蛋白阳性。朗格汉斯细胞在电镜下可表现为典型的球拍形或棒状结构。

2. AXG　所有 AXG 亚型都有共同的组织病理学特征，其特征是浸润轮匝肌和眼眶组织的单核泡沫组织细胞，伴随着不同数量的淋巴细胞分散和（或）聚集，浆细胞和巨细胞。这些浸润性黄色瘤细胞通常有小的圆形细胞核和丰富的透明或空泡状细胞质。除 NXG 患者外，其常有不同程度的纤维化，但无胶原坏死。免疫组化显示，泡沫组织细胞对 CD68、CD163 和因子 XⅢ a 呈强阳性，但通常对 CD21、CD35、S100 和 CD1a 呈阴性。

3. Rosai-Dorfman 病　病理学上，在淋巴结和眼眶软组织中，有一种特殊的多形性组织细胞浸润，通常吞噬红细胞、淋巴细胞或浆细胞，这种现象被称为“emperiplesis”。这些细胞对 S100 和 CD68 呈阳性，对 CD1a 和 OKT6 呈阴性。

4. LCS　通过细胞表面标志物和组织学表现相结合来诊断。LCS 细胞对 CD1a、S100、Langerin（CD207）和 CD68 呈阳性，LCS 的特征是恶性细胞学特征，如异型性和有丝分裂。CD1a、CD207 和 S100 蛋白免疫组化染色阳性证明其是朗格汉斯细胞来源。

要点小结

◆ 此类疾病表现多样，诊断困难。由于发病率极低，通常在排除常见病后才考虑此类疾病。不但局限发病，也会累及全身多部位和器官，不能忽略全身检查及全身表现。详细追问病史，如肾脏、脊柱、神经和心脏疾病，都有助于理解此病。

【整合评估】

（一）评估主体

MDT 团队包括眼科、血液科、诊断科室（病理科、影像科、超声科、核医学科等）、护理部、心理科、营养科等。

人员组成及资质：①医学领域成员（核心成员）包括眼科医师 2 名、血液科医师 1 名、放射诊断医师 1 名、组织病理学医师 2 名、其他专业医师若干名（根据 MDT 需要加入），所有参与 MDT 讨论的医师应具有副高级以上职称，有独立诊断和治疗能力，并有一定学识和学术水平；②相关领域成员（扩张成员）包括临床护师 1 ～ 2 名和协调员 1 ～ 2 名。所有 MDT 参与人员应进行相应职能分配，包括牵头人、讨论专家和协调员等。

（二）准确诊断及鉴别

1. 诊断本病的要求　根据病史、眼部检查及

CT、MRI 等影像学检查可做出大致判断，准确诊断需要完善的病理学检查。

2. 需要鉴别的疾病

（1）眼眶皮样囊肿破裂：临床有类似急性炎症表现，也伴有骨质破坏，但不具有软组织增生表现。

（2）泪腺炎：临床表现都有占位及炎症表现，但泪腺炎缺乏全身表现，骨质破坏不明显。

（3）眼眶非特异性炎症：不伴有骨质破坏，病理学检查可鉴别。

（4）神经母细胞：婴幼儿发病，可全身受累，临床表现类似，主要通过病理学检查鉴别。

【整合决策】

此类疾病由于发病率较低，临床尚没有统一的治疗标准。

（一）朗格汉斯细胞组织细胞增生症

LCH 有自愈倾向，对于较小的局限病变，随访观察。局限于骨内的单独病变，可采取手术刮除或局部切除联合病灶内激素治疗（曲安奈德 40mg/ml，4 周重复）。范围较大、多灶性病变或复发性病例可全身应用化疗药物长春新碱（0.2mg/kg，6 ～ 12 个月）或局部低剂量放疗（6 ～ 10Gy）。对于危及生命的病例可考虑应用 MAPK 通路抑制剂。

（二）成人黄色肉芽肿

激素、免疫抑制剂、放疗效果均不理想。干扰素 α、腺苷脱氨酶抑制剂（cladribine）在个例中效果明显。

（三）Rosai-Dorfman 病

Rosai-Dorfman 病常有自限性，激素、放疗和化疗可能会加速病变消退。化疗和激素联合治疗可逆转相关的压迫性视神经病变和气道阻塞。总体来说，预后良好，全身性受累很少导致死亡。

（四）朗格汉斯细胞肉瘤

最常见的治疗方法是化疗，其次为手术治疗。骨髓移植可作为辅助治疗方法，尤其是播散性疾病。

【康复随访及复发预防】

（一）总体目标

定期规范随访，减少复发，提高患者生活质量。

（二）严密随访

定期行影像学复查，包括 CT、MRI、全身核素骨显像，判断疾病进展情况。影像学检查建议每 6 ～ 12 个月 1 次。

（三）积极预防

早期发现，早期诊断，早期治疗。目前对于此类疾病没有有效的预防措施。

此类疾病是一类罕见的疾病，在临床实践中具有挑战性，主要通过相关的全身表现和独特组织病理学特征来诊断。目前主要的治疗方法是手术及应用激素和免疫抑制剂等。鉴于文献中报道的结果互相矛盾，需要循证医学给出答案，但由于这类疾病的罕见性，不太可能进行前瞻性随机对照研究。目前，越来越多针对 *BRAF* 突变的靶向药物应用于此类疾病，希望能够有效延长患者生存时间，提高生活质量。

【典型案例】

眼眶朗格汉斯细胞组织细胞增生症整合性诊疗 1 例

（一）病例情况介绍

1. 基本情况　男性，6 个月，患儿家长发现右眼眶肿胀 20 余天（图 3-6-1）。

2. 入院查体　眼科检查：视力检查不配合。右眼上睑颞侧高度肿胀、睁眼困难，上睑中央部位及颞侧可触及大小约 3cm×2cm 软性肿物，界线尚清，表面紫红色，扪及波动感，右侧额颞部也肿胀隆起，边界不清，无明显红肿，右眼上睑下垂，上睑缘达瞳孔上缘。双眼球各方向运动及上睑提肌肌力检查无法配合。双眼睑球结膜无充血，角膜透明，前房清，瞳孔圆，对光反射存在，余不合作。

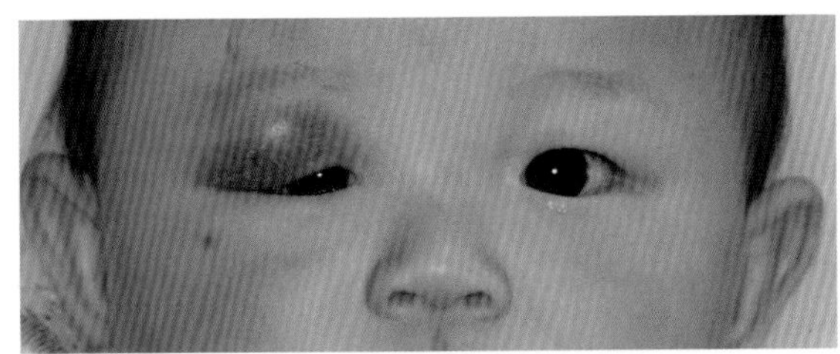

图 3-6-1　患儿外观表现
右眼睑肿胀隆起，上睑下垂，颞窝隆起

3. 辅助检查　外院B超：右眼上睑至右眼眶外侧软组织层探及42.6mm×18mm×27.8mm低回声区，内部回声不均，部分内见点片状高回声，后方声影不明显，形态不规则，边界欠清，内探及血流信号；其内周边未探及异常椭圆形低回声区；提示右上睑至右眼眶外侧软组织层实质不均匀占位，周边未见明显淋巴结肿大。眼眶MRI增强（图3-6-2）：右眼眶外侧壁、额骨骨质破坏伴周围（眶内及额颞部皮下）富血供占位；笔者所在医院眼眶CT（图3-6-3）：右眶外侧壁骨质吸收破坏，见软组织肿块，大小约47mm×23mm×26mm，内见点状高密度影，软组织肿块向眶内外生长，右侧眼球受推压移位，双眼外肌未见明显增粗，球后未见明显异常密度影，提示右眶外侧壁占位。

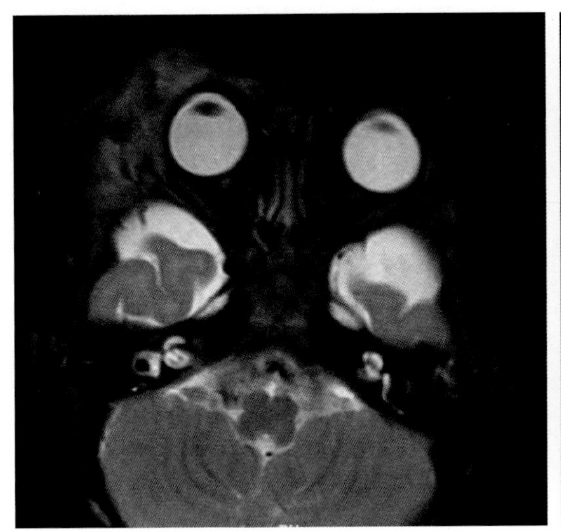

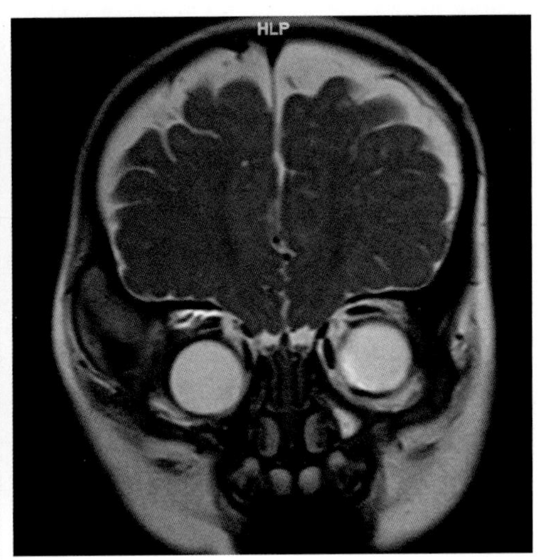

图 3-6-2　眼眶MRI表现
右眼眶外上缘骨质破坏伴软组织增生，颅内未见明显侵及

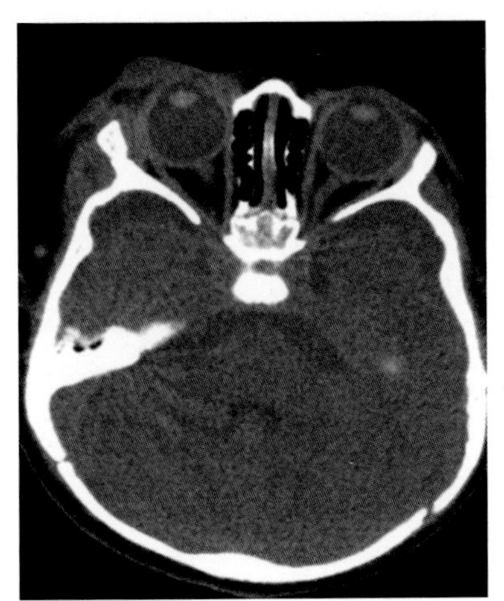

图 3-6-3　眼眶CT表现
右侧眶内、颞窝及眼睑软组织影，骨质边缘缩小

4. 入院诊断　右眼眶占位。

（二）整合性诊治过程

1. 关于诊断及评估

（1）MDT团队组成：眼科医师4名、血液科医师1名、神经外科医师1名、放射诊断医师1名。

（2）讨论意见：患儿发病急，局部眼眶伴有骨质破坏及新生物形成，颅脑未受侵及，虽然有局部炎症表现，但可排除眼眶感染及脓肿。在未做骨髓穿刺的前提下，白血病不能排除。全身检查未见其他部位病变，考虑发病年龄较早，病情进展快，诊断倾向组织细胞来源肿瘤、神经母细胞瘤或横纹肌肉瘤等儿童常见肿瘤。肿瘤局限于眼眶部位，讨论后一致认为可行肿物切除活检，尽可能全部切除肿物，根据术中冷冻切片结果，局部应用激素等治疗。术后根据石蜡切片病理及免疫组化结果制订进一步治疗方案。

2. 关于治疗方案

（1）MDT 团队组成：眼科医师 4 名、血液科医师 1 名、组织病理学医师 1 名。

（2）讨论意见：患儿入院后完善检查，于全身麻醉下行右眼眶内肿物切除术。术中切除肿物部分送检冷冻病理：肉眼所见组织一块，大小 1cm×0.6cm×0.2cm，灰红色，质软，结果（右眼上睑及眶部）见成片卵圆形及多边形细胞及散在小多核巨细胞，部分细胞有异型性，可见核分裂象，局部伴坏死，多量中性粒细胞及少量嗜酸性粒细胞浸润，首先考虑组织细胞来源肿瘤。术后免疫组化结果证实为 LCH。

患儿病变位于眶外壁，边缘不规则，病理见异型性及核分裂象，根据国际组织细胞协会制定的治疗指南，累及眼眶的病例，易于并发糖尿病性尿崩症，建议患儿预防性化疗。

3. 关于后续随访

（1）MDT 团队组成：眼科医师 4 名、血液科医师 1 名。

（2）讨论意见：局部切除联合预防性化疗后，患儿病情稳定，随访期间未发现局部复发及全身转移。需要继续密切随访观察。

（三）案例处理体会

儿童期发病的眼眶肿瘤较为少见，其中常见的有组织细胞增生症、横纹肌肉瘤、白血病、神经母细胞瘤等，多涉及血液科、放疗科、神经外科、病理科、儿科等科室。MDT 团队能够更加全面地对疾病进行评估，对术前检查、术中手术方案设计及术后后续治疗等，做出更加科学全面系统的整合医学诊疗方案。同时，密切结合目前国际上公认的分类和治疗方案，达到治疗的标准化和规范化。

（王业飞　贾仁兵　范先群）

参考文献

Campochiaro C，Dagna L，2016. BRAF Mutations in Erdheim-Chester Disease.Dermatol Clin，34（1）：xi-xii.

Cives M，Simone V，Rizzo FM，et al，2015. Erdheim-Chester disease：a systematic review.Crit Rev Oncol Hematol，95（1）：1-11.

Davies MJ，Whitehead K，Quagliotto G，et al，2017. Adult Orbital and Adnexal Xanthogranulomatous Disease.Asia Pac J Ophthalmol（Phila），6（5）：435-443.

Esmaili N，Harris GJ，2016. Langerhans cell histiocytosis of the orbit：spectrum of disease and risk of central nervous system sequelae in unifocal cases. Ophthal Plast Reconstr Surg，32：28-34.

Grumbine FL，Aderman C，Vagefi MR，et al，2015. Orbital MRI Pre-and Post-Vemurafenib Therapy for Erdheim-Chester Disease.Ophthalmic Plast Reconstr Surg，31（6）：e169.

Gündüz AK，Temel E，2018. Histiocytic lesions of the orbit：A study of 9 cases. Saudi J Ophthalmol，32（1）：40-44.

Gupta A，Yeganeh A，Rootman D，et al，2017. Vemurafenib（BRAF Inhibitor）Therapy for Orbital Erdheim-Chester Disease.Ophthalmic Plast Reconstr Surg，33（6）：e138-e139.

Howard JE，Dwivedi RC，Masterson L，et al，2015. Langerhans cell sarcoma：a systematic review.Cancer Treat Rev，41（4）：320-131.

Huang LC，Topping KL，Gratzinger D，et al，2018. Orbital and chorioretinal manifestations of Erdheim-Chester disease treated with vemurafenib. Am J Ophthalmol Case Rep，11：158-163.

Hutter C，Minkov M，2016. Insights into the pathogenesis of Langerhans cell histiocytosis：the development of targeted therapies. Immunotargets Ther，5：81-91.

Kerstetter J，Wang J，2015. Adult Orbital Xanthogranulomatous Disease：A Review with Emphasis on Etiology，Systemic Associations，Diagnostic Tools，and Treatment. Dermatol Clin，33（3）：457-463.

Ortiz Salvador JM，Subiabre Ferrer D，Pérez Ferriols A，2017. Adult Xanthogranulomatous Disease of the Orbit：Clinical Presentations，Evaluation，and Management. Actas Dermosifiliogr，108（5）：400-406.

Papo M，Emile JF，Maciel TT，et al，2019. Erdheim-Chester Disease：a Concise Review. Curr Rheumatol Rep，21（12）：66.

Singh S，Kaliki S，Reddy Palkonda VA，et al，2018. Langerhans cell histiocytosis of the orbit：A study of eight cases. Oman J Ophthalmol，11（2）：134-139.

Wang F，Cao X，Niu N，et al，2019. Multisystemic Imaging Findings in Chinese Patients With Erdheim-Chester Disease. Am J Roentgenol，213（6）：1179-1186.

Zhang Y，Qu Z，Fang F，2016. Langerhans cell sarcoma originating from left knee subcutaneous tissue：a case report and literature review. Oncol Lett，12：3687-3694.

第七节　眼眶神经源性肿瘤

• 发病情况及诊治研究现状概述

神经源性肿瘤是一类起源于神经外胚层和神经嵴非间质支持细胞的疾病。眼眶神经组织丰富、结构复杂，为神经源性肿瘤发生的解剖基础。眶内包括中枢神经、周围神经和神经纤维，由胚胎时的神经管及神经嵴分化而来。最主要的视神经属于中枢神经系统，外被3层脑膜。眼眶的运动神经、感觉神经、交感神经、副交感神经和睫状神经节均属于周围神经。上述神经结构均可发生肿瘤，统称为眼眶神经源性肿瘤。常见的眼眶神经源性肿瘤有视神经胶质瘤、脑膜瘤、周围神经鞘肿瘤（神经鞘瘤和神经纤维瘤），少见的有颗粒细胞瘤、腺泡状软组织肉瘤、化学感受器瘤、恶性黑色素瘤和外胚层间质瘤等。

在所有眼眶肿瘤中，视神经胶质瘤占1%～2%，视神经鞘脑膜瘤占2%，周围神经鞘肿瘤占4%，其中神经纤维瘤约占3.0%，神经鞘瘤（即施万细胞瘤）约占1%。

眼眶神经源性肿瘤治疗的总体策略是外科手术协同化疗、放疗、靶向治疗、免疫治疗等整合治疗。治疗的关键在于明确诊断、病变范围和视功能受累情况，并预测肿瘤的生物学特性。但是如何进行规范化、个性化的多学科整合治疗仍是值得深入研究的临床问题。

• 相关诊疗规范、指南和共识

- 脑胶质瘤诊疗规范（2018年版），国家卫生健康委员会医政医管局
- 眼部CT和MRI检查及诊断专家共识（2017），中华医学会放射学会分会头颈学组
- 2016 EANO指南：脑膜瘤的诊断和治疗

【全面检查】

（一）病史特点及体检发现

眼眶神经源性肿瘤在症状和体征上有共同特点，多表现为渐进性眼球突出和视力下降。

1. *视神经胶质瘤*　起源于视神经内胶质细胞，以星形胶质细胞为主，多为良性。病变可局限于视神经，也可累及视交叉、下丘脑等。视神经胶质瘤多发生于学龄前儿童，无明显性别倾向，病程进展缓慢。初期无症状，随病情进展逐渐出现无痛性、渐进性眼球突出，视力下降，视盘水肿或萎缩，瞳孔反射异常，视野改变和眼球运动障碍等。累及中枢神经系统者出现眼球震颤、视野缺损、癫痫、脑积水等。约39%的视神经胶质瘤患者伴有Ⅰ型神经纤维瘤病（图3-7-1）。

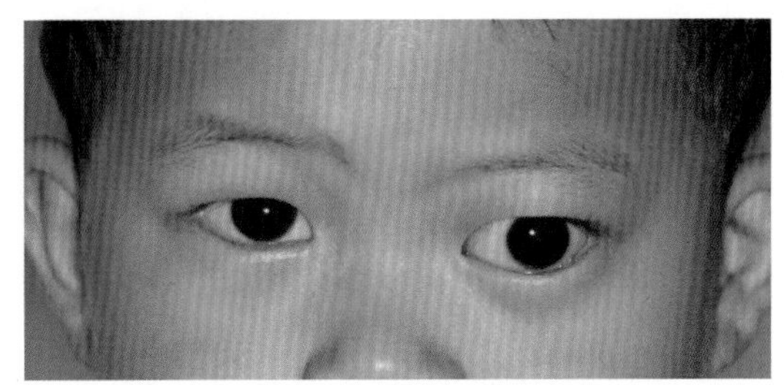

图 3-7-1 左眼视神经胶质瘤
左眼球突出并向颞下方移位

少数为恶性，多见于中年，起病急骤，短期内视力下降明显，可迅速致盲甚至致死。早期表现有单眼视力下降、疼痛等，进展期可出现全盲、偏瘫和下丘脑功能失调。病理学检查显示胶质母细胞瘤。

2. *眶内脑膜瘤* 根据来源部位不同，眶内脑膜瘤可分为视神经鞘脑膜瘤、蝶骨嵴脑膜瘤、眶骨膜脑膜瘤和异位脑膜瘤。视神经鞘脑膜瘤多为良性，起源于视神经外硬脑膜的蛛网膜成纤维细胞或内皮细胞；蝶骨嵴脑膜瘤可通过视神经孔和眶上裂蔓延至眼眶，从而侵犯眼眶后外侧壁和颞部；眶骨膜脑膜瘤多来源于视神经管内与脑膜结合的膜状结构；眼眶异位脑膜瘤则显示与视神经鞘、蝶骨嵴和骨膜均无直接联系。

视神经鞘脑膜瘤多发生于成年女性。患者可出现慢性无痛性眼球突出、视力下降、视盘苍白、眼睑水肿、眼球运动障碍、眶区疼痛和癫痫。其中视力下降、眼球突出、视盘水肿或萎缩及视神经睫状静脉被称为视神经鞘脑膜瘤四联征。脑膜瘤质地较硬，可妨碍视神经弯曲移动，从而发生眼球运动障碍，影响静脉回流，其所致眼睑和结膜水肿也是脑膜瘤的常见体征（图 3-7-2）。

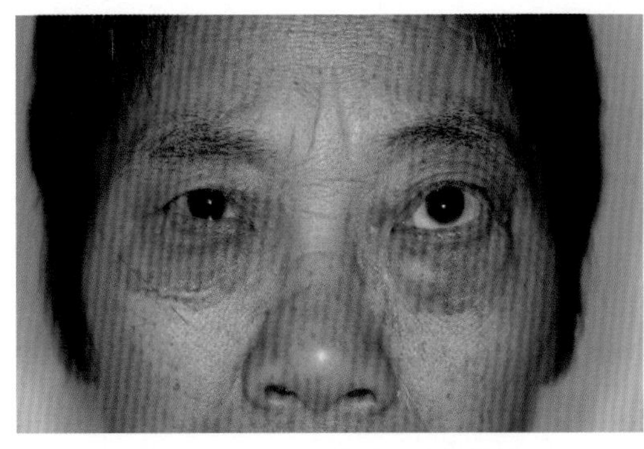

图 3-7-2 左眼视神经鞘脑膜瘤
左眼球突出并向上方移位

3. *神经鞘瘤* 眶内神经鞘瘤是施万细胞（即神经膜细胞）增殖形成的一种良性肿瘤，又称施万细胞瘤。眶内的动眼神经、滑车神经、展神经和眼神经、眶下神经及交感和副交感神经纤维的轴突均被覆鞘膜细胞，因而均可发生神经鞘瘤。神经鞘瘤生长缓慢，早期缺乏明显症状和体征。慢性渐进性眼球突出是最常见体征，可伴眼球移位。如肿瘤压迫眼外肌或发生于动眼神经、滑车神经和展神经，可引起复视和眼球运动障碍。起源于眶上神经者可有自发痛和触痛。靠近眶前部的肿瘤，眶缘处可扪及肿物，光滑，中等硬度，实体性或囊性感。位于眶尖的神经鞘瘤易沿眶上裂向颅内蔓延（图 3-7-3）。

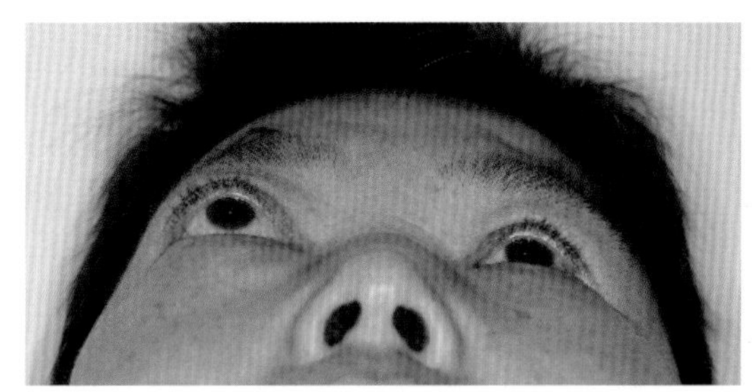

图 3-7-3 右眼神经鞘瘤
右眼球突出

4. *神经纤维瘤* 好发于青年人、中年人，生长缓慢，病程可长达十余年。眼眶神经纤维瘤分为 3 种亚型：局限型、丛状型和弥散型。

神经纤维瘤由于亚型不同，临床表现多样。局限型多发生于青年和中年人，发病晚于丛状神经纤维瘤，表现为孤立性眼眶占位、突眼、眼位下移等，也可累及泪腺、眼外肌、眶骨。丛状型和弥漫型表现相似，早期发病，肿瘤侵犯范围广，包括眼睑、眼球、眶内软组织、眶骨甚至脑部，表现为眼睑皮肤松软、皮下组织肥厚，可触及条索样或面团样肿块，上睑提肌受累后出现上睑下垂，眼球突出、移位，眼球搏动，角膜、虹膜面可见结节状肿物。睫状体、视网膜和视神经均可受累，导致继发性青光眼、视力下降和视神经萎缩。眼眶受累常见眶骨缺失，重者脑膜及脑组织疝入眶内（图 3-7-4）。

10% 的局限型和弥漫型患者及大多数丛状神经纤维瘤患者合并神经纤维瘤病，可有皮肤牛奶咖啡斑、腋下雀斑、皮肤神经纤维瘤等改变。神经纤维瘤病包含 7 种亚型，眼眶病变以 Ⅰ 型和 Ⅱ 型多见。Ⅰ 型发病基因位于 17 号染色体，最常见的眼部表现为虹膜 Lisch 结节、眼眶丛状神经纤

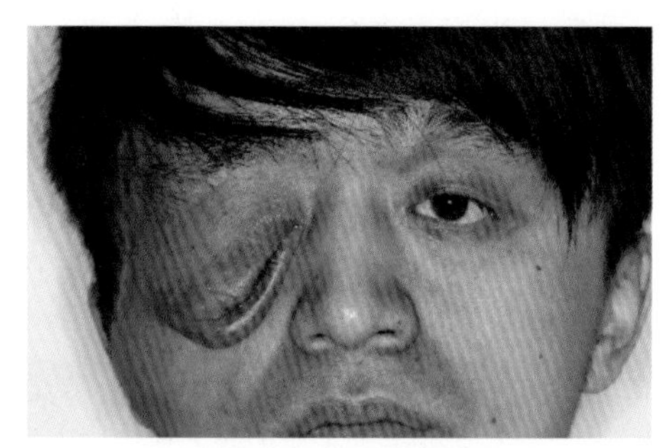

图 3-7-4　神经纤维瘤
右眼睑下垂

维瘤、蝶骨大翼缺失和视神经胶质瘤。符合以下两条或两条以上即可诊断：① 6 个以上皮肤牛奶咖啡斑，青春期前患者斑块最大直径大于 5mm，青春期后最大直径大于 15mm；② 2 个以上神经纤维瘤病灶或 1 个丛状神经纤维瘤；③腋窝或腹股沟斑块；④视神经胶质瘤；⑤ 2 个以上虹膜 Lisch 结节；⑥骨质破坏，如蝶骨翼缺失、长骨骨质菲薄，伴或不伴假关节病；⑦家族史。Ⅱ型发病基因位于 22 号染色体，典型表现为双侧听神经瘤。符合以下 1 条即可诊断：① CT 或 MRI 显示双侧听神经瘤；②有家族史，并且单侧听神经瘤，或满足以下任意两条，神经纤维瘤、脑膜瘤、胶质瘤、神经鞘瘤、青少年后囊下白内障。

（二）实验室检查

1. 常规检测　血常规、尿常规、粪常规、肝功能、肾功能、乙肝和丙肝相关检查、凝血功能等。这些检测是了解患者一般状况、制订治疗方案所必需的。

2. 眼部检查　采用国际标准视力表检查视力及矫正视力；询问患者眼部症状及有无头痛、恶心、呕吐等颅内症状；采用 Hertel 眼球突出计测量眼球突出度、检查眼球运动及眶周改变，散瞳，应用间接检眼镜检查眼底。

（三）影像学检查

眼眶神经源性肿瘤位置深，临床表现相似，影像学检查在诊断中占有重要地位。通过检查了解肿瘤的部位、大小、形态、边界、内部结构、钙化、与邻近组织关系等情况。

1. CT、MRI 检查

（1）视神经胶质瘤：CT 检查是诊断视神经胶质瘤的最主要方法，典型表现为视神经正常结构消失，神经梭形增粗，纡曲变形，边界清晰，骨质破坏少见，偶见微小钙化（图 3-7-5）。肿瘤较大时会压迫视神经周围蛛网膜下腔，使蛛网膜下腔扩大。肿瘤会沿视神经蔓延生长，如果视神经管扩大不明显，CT 诊断较困难，需行 MRI 检查确诊。MRI 检查可直接观察到眶内、管内和颅内段视神经病变。视神经胶质瘤 T_1WI 呈中低信号，而 T_2WI 呈高信号，可清楚显示被视神经胶质瘤侵犯的视神经呈管状、梭形、球状或偏心性增粗，而且视神经纡曲延长，增强扫描时呈明显强化（图 3-7-6）。若肿瘤同时累及眶内和视神经管内的视神经及视交叉，MRI 特征表现为“哑铃征”。

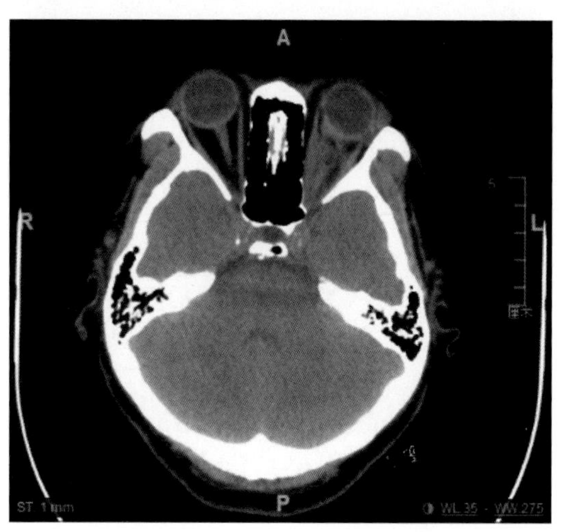

图 3-7-5　左眼视神经胶质瘤
CT 显示左球后斑片状软组织密度影，与视神经边界模糊

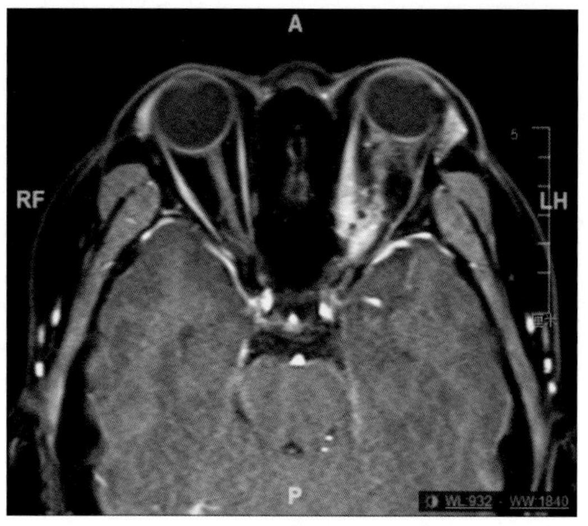

图 3-7-6　左眼视神经胶质瘤
MRI 显示左球后见斑片状软组织信号影，边界模糊，T_1WI 呈低信号，增强后不均匀强化。左眼内直肌近眶尖增粗明显，呈纺锤形，信号不均匀，增强后明显强化

（2）视神经鞘脑膜瘤：CT检查可见视神经呈管状或楔形增粗，肿块沿着神经呈梭形或偏心性生长，肿块密度增高，内部密度均匀，可见眶骨增生伴肿瘤内异常钙化，有时可见骨质破坏。“车轨征”是视神经鞘脑膜瘤的特征性影像学表现，是在致密、增粗的视神经中央存在透明区，为残余的视神经（图3-7-7）。眶骨膜脑膜瘤CT表现多为贴近眶壁生长，边缘不光滑的扁平高密度肿块影，邻近的骨质增生肥厚。异位脑膜瘤CT图像多呈中等密度，形状不规则，肿瘤生长的位置与视神经、眶骨壁和骨膜均无关系。

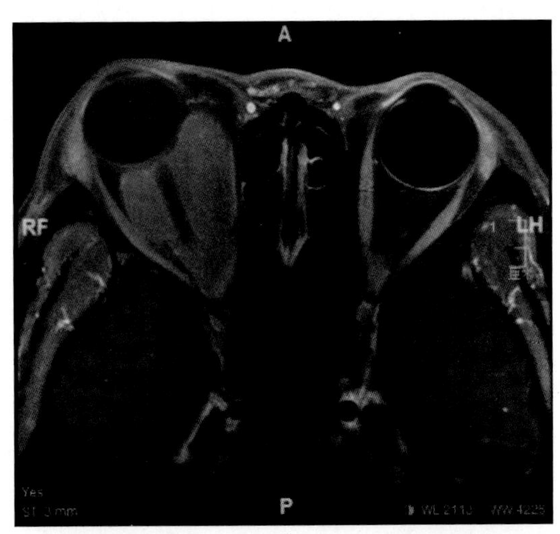

图3-7-7 右眼视神经鞘脑膜瘤MRI表现

右眼球后肌锥内围绕视神经周围见异常肿块影，边界清晰，T_1WI呈等信号，增强后可见强化

（3）神经鞘瘤：CT见病灶多位于眼眶中后段上方，形状多样，可为类圆形或椭圆形、葫芦形及梭形等，边界清楚，密度均匀。肿瘤发生囊变时有液化区，信号强度不一，液化区信号与玻璃体类似。也可见眶腔增大、视神经和眼外肌被压迫移位、球壁受压变平。MRI显示T_1WI呈中低信号，T_2WI呈高信号或中高信号，可明确显示肿瘤与视神经、眼外肌和眶上裂的关系及颅内侵犯情况（图3-7-8）。部分肿瘤末端可见神经与瘤体相连呈“鼠尾征”，为特征性改变。肿瘤较大者可见眶腔扩大，肿瘤通过眶上裂、眶下裂长入颅内，增强扫描后可见眶内、中间连接部位、颅内病灶三者呈“哑铃征”。

（4）神经纤维瘤：局限型神经纤维瘤影像学检查可见孤立的占位灶，沿神经束或在一侧生长，形状不规则，边界清楚。丛状型则表现为眼睑密度增高，颞部软组织肥厚，病变与眼眶相连，眼眶骨壁增厚或变薄，眶骨畸形，多数伴有眶骨缺失（图3-7-9）。大多T_1WI为中等信号，T_2WI为高信号。

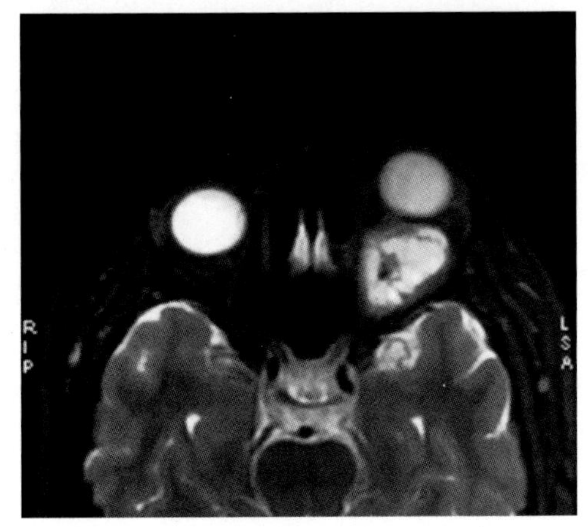

图3-7-8 左眼神经鞘瘤MRI表现

左眼球后肌锥内异常肿块影，边界清晰，T_2WI信号混杂

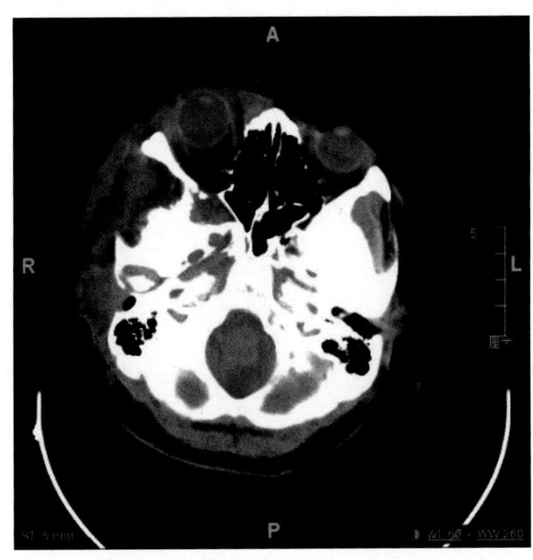

图3-7-9 右侧神经纤维瘤CT表现

右眼球突出，右侧眼眶外侧壁部分缺失，眶内外及颅底见软组织团块影，颌面颞部软组织增厚明显，密度不均，境界不清，局部突入眶颅内

2. 超声检查

（1）视神经胶质瘤：B超显示视神经梭形增粗，内回声弱，边界清楚。视神经可呈扭曲状态，有中度声衰。

（2）脑膜瘤：B超显示视神经管状增粗，边界清楚，内回声低且不均匀，增粗视神经内强回声或钙化，声衰明显。

（3）神经鞘瘤：B超显示类圆形肿物，边界清楚，内回声较少，透声性中或强，轻度可压缩。

（4）神经纤维瘤：B超局限型表现为类圆形或不规则肿块，边界清楚，内回声少，声衰显著。丛状型可见眼睑肥厚，边界不清的多回声病变，粗大的神经干附近出现条状回声或少回声区。

要点小结

◆ 眼眶神经源性肿瘤治疗前基本诊断手段主要包括临床症状和体征联合影像学检查，其用于肿瘤的定性诊断和定位诊断。

【整合评估】

（一）评估主体

眼眶神经源性肿瘤MDT团队组成包括眼科、神经外科、放射治疗科、诊断科室（病理科、影像科、超声科、核医学科）、护理部、心理科等。

人员组成及资质：①医学领域成员（核心成员），眼科医师2名、神经外科医师1名、放射诊断医师1名、组织病理学医师1名、其他专业医师若干名（根据MDT需要加入），所有参与MDT讨论的医师应具有副高级以上职称，有独立诊断和治疗能力，并有一定学识和学术水平；②相关领域成员（扩张成员），临床护师1～2名和协调员1～2名。所有MDT参与人员应进行相应职能分配，包括牵头人、讨论专家和协调员等。

（二）病理评估

1. *视神经胶质瘤*　肿瘤常为梭形，外表光滑，切面均匀质脆，呈浅黄色，有时见黏液区。光镜下见视神经胶质瘤以星形胶质细胞为主，少数为少突胶质细胞，可见Rosenthal纤维，为变性物质。本病可分为4级：Ⅰ、Ⅱ级为良性，Ⅲ、Ⅳ级为恶性。

2. *脑膜瘤*　肿瘤为灰白色，界线清晰。光镜下多为内皮细胞型，也有纤维型、砂粒体型。恶性脑膜瘤见肿瘤细胞异型性、核分裂象。

3. *神经鞘瘤*　肿瘤多为椭圆形，质脆易碎，切面细腻，可见囊性变区。光镜下见实体细胞区（Antoni A）和疏松黏液区（Antoni B）。S100在神经鞘瘤中呈强阳性，Leu-7、Vimentin和GFAP也有表达。

4. *神经纤维瘤*　局限型神经纤维瘤有假包膜，肿瘤细胞由周围神经鞘细胞构成。丛状神经纤维瘤由施万细胞、成纤维细胞、周围神经细胞组成。特殊染色示每一个肿瘤条索中均有神经轴突穿过。弥漫型神经纤维瘤缺乏神经周围鞘膜。S100蛋白、SOX10和CD34在神经纤维瘤中表达阳性。

（三）准确诊断及鉴别

1. *诊断本病的要求*　根据相应的临床表现、影像学检查及病理学检查进行眼眶神经源性肿瘤的诊断。完整的诊断内容包括肿瘤部位、分级、分期、分型及对视功能的威胁情况。

（1）定性诊断：根据临床表现可初步诊断眼眶占位，结合影像学检查及病理学检查可最终确诊。

（2）定位诊断：常用检查有CT、MRI、超声等，需明确肿瘤位于肌锥内/外，局限型/浸润型，与周围骨组织、肌肉等的关系。

（3）分级分期诊断：视神经胶质瘤分为Ⅰ～Ⅳ级，Ⅰ、Ⅱ级为良性，Ⅲ、Ⅳ级为恶性。

（4）视功能状态：根据视功能状态决定治疗方式。

（5）分型：眶内脑膜瘤按细胞形态分为脑膜上皮细胞型、纤维细胞型、过渡细胞型和砂粒体型。神经鞘瘤可分为Antoni A型和Antoni B型。神经纤维瘤病可分为Ⅰ型和Ⅱ型。

2. *需要鉴别的疾病*　诊断和鉴别眼眶神经源性肿瘤需要丰富的经验。2019年美国研究发现，2002～2017年71%的单侧视神经鞘脑膜瘤患者首诊时未确诊，平均延误62.6个月。最主要的原因为临床医师误诊，其次为影像报告错误。其最常被误诊为视神经炎。最终64%的患者视力预后不良。神经鞘瘤和海绵状血管畸形在临床表现和影像学特征上均类似，但神经鞘瘤“鼠尾征”和海绵状血管瘤渐进性强化的特点有助于鉴别。视神经胶质瘤和视神经鞘脑膜瘤患者存在眼底受压征，明显区别于神经鞘瘤和神经纤维瘤。

要点小结

- 评估要通过 MDT 团队合作完成，才能建立合理的眼眶神经源性肿瘤诊疗流程，有助于实现最佳、个体化的整合治疗。
- 组织病理学诊断是眼眶神经源性肿瘤确诊和治疗的依据；而术后系统组织病理学诊断，为明确眼眶神经源性肿瘤的组织学类型、全面评估疾病进展和判断患者预后、制订有针对性的个体化整合治疗方案提供必要的组织病理学依据。
- 完整的诊断内容包括肿瘤部位、分级、分期、分型及视功能状态。
- 不同神经源性肿瘤具有不同特点，需与相应部位其他常见肿瘤相鉴别。

【整合决策】

（一）手术治疗

多学科交叉及显微外科手术技术的发展极大地促进了眼眶神经源性肿瘤的治疗。对于神经鞘瘤和神经纤维瘤，手术切除是首选治疗方法。

1. 视神经胶质瘤　对于视神经胶质瘤的治疗，至今尚无统一看法，因为儿童视神经胶质瘤是一种良性肿瘤，进展缓慢，或到一定程度便停止进展。在视力良好情况下可以临床密切观察；肿瘤严重影响视力的情况下可考虑手术治疗。

2. 脑膜瘤　对药物治疗无明显反应，对放疗也不甚敏感，又因其进展缓慢，可在影像学检查监测下定期观察。对于老年患者，肿瘤位于视神经一侧，体积较小，局限于视神经前段，视力影响小，眼球突出不明显的患者，以观察为主，每年 1 次 CT 检查。儿童时期脑膜瘤发展快、侵袭性高，肿瘤接近视神经管和眶上裂，视力已丧失或眼球突出严重，瘤体体积巨大占据眼眶大部分或沿视神经向颅内发展者，均应尽早手术切除。根据肿瘤的位置、范围及与视神经和颅脑的关系决定手术入路，多采取外侧开眶或经颅开眶。脑膜瘤虽属良性肿瘤，但不易完整切除，术后极易复发，多在反复手术后丧失视力，有恶变可能。复发者往往缺乏症状和体征，易使患者丧失警惕。术后定期行增强 CT 或 MRI 随访观察非常重要。

3. 神经鞘瘤　对放化疗均不敏感，有效的疗法为手术切除。操作时要特别注意保护眶上神经、滑车神经、上斜肌和上睑提肌。神经鞘瘤完整手术切除后不再复发。但如肿瘤在眶尖部粘连较严重，因囊壁较薄易残留肿瘤组织引起复发，可采用外侧开眶的方法，在术野显露清晰的情况下进行手术，有助于完整摘除防止复发。

4. 神经纤维瘤　以手术治疗为主。局限型神经纤维瘤边界清楚，出血少，手术可完全摘除，复发也较少。眼眶丛状型和弥漫型纤维瘤侵犯范围广、无边界，术中易出血，手术难度大，术后易复发，且对放化疗均不敏感，治疗棘手。手术的目的主要是改善外形和功能，并修复肿瘤所引起的组织异常，如上睑下垂矫正、眼眶重建，常需多次手术。

（二）放射治疗

放疗曾用于治疗视神经胶质瘤，但会引起儿童严重的并发症，如第二肿瘤、闭塞性血管性疾病，目前仅用于 5 ～ 7 岁以上的进展期视神经胶质瘤儿童。

进展期视神经鞘脑膜瘤也可行放疗。在影像监控下采取放疗抑制肿瘤生长，尽可能保留有用视力。放射剂量为 40 ～ 60Gy。一旦有颅内蔓延的征象，应及时手术。位于眶尖、视神经管和向颅内蔓延的肿瘤，不适合手术或手术不能完全切除者，可考虑补充伽马刀治疗。

（三）化学治疗

尚无证据表明哪种单一的化疗药物对视神经胶质瘤起效，多种化疗药物联合应用仍作为视神经胶质瘤的疗法之一。Moreno 等对文献进行系统回顾，以确定 1990 ～ 2008 年儿童视神经胶质瘤化疗后的视力转归。通过分析 3 个（37.5%）单臂试验和 5 个（62.5%）回顾性系列研究，发现 174 名儿童中只有 25 名在化疗后视力得到改善（14.4%），认为化疗并不能改善大多数视神经胶质瘤儿童的视力。

（四）其他治疗

视神经胶质瘤、眼眶脑膜瘤、神经纤维瘤等肿瘤手术难度大、风险大、复发率高，以及传统放疗、化疗方案疗效不佳，加快了相关药物临床试验的进展。根据药物作用靶点的不同，此类药物可分为针对肿瘤微环境（如上皮细胞、成纤维细胞、肥大细胞、小神经胶质细胞）及针对肿瘤细胞分子调控机制两大类。

研究表明，视神经胶质瘤的发生与 *mTOR* 基因突变有关，相应的雷帕霉素（mTOR）阻断剂如依维莫司和西罗莫司有一定疗效。临床研究发现，脑室管膜下巨细胞星形细胞瘤患者应用依维莫司治疗后，肿瘤体积缩小 50% 以上，且 38% 的患者疗效维持了 6 个月。该药物在视神经胶质瘤中的疗效有待继续验证。

司美替尼是一种 MEK1/2 抑制剂，可选择性抑制 RAF/MEK/ERK 通路，从而抑制肿瘤生长。在针对分子调控机制的靶向药物临床试验中，2016 年 Dombi 等开展了司美替尼Ⅰ期药物临床试验，有效率达 71%，为神经纤维瘤的药物治疗带来了希望。

要点小结

- 手术是神经鞘瘤和神经纤维瘤的首选治疗方式。
- 对于视神经胶质瘤和脑膜瘤，不影响视力时以观察为主；病情发展快、视力影响大时可手术干预。

【康复随访及复发预防】

（一）总体目标

随访 / 监测的主要目的是发现肿瘤恶变、转移、复发，并及时干预处理，以提高患者的生存率和视力，改善生活质量。目前尚无高级别循证医学证据支持何种随访 / 监测策略为最佳。随访应按照患者个体化和肿瘤分期的原则，为患者制订个体化、人性化的随访 / 监测方案。

（二）严密随访

电话随访内容主要包括患者有无明显眼球突出、有无复视及眼球运动障碍、有无明显的视力下降。门诊随访的主要内容包括患者的眼部查体及相关影像学检查。

要点小结

- 随访 / 监测的主要目的是发现肿瘤恶变、转移、复发，及时干预处理，以提高患者生存率和视力，改善生活质量。
- 随访应按照患者个体化和肿瘤分期的原则进行。

（三）康复治疗

1. 开展眼眶肿瘤分子标志物研究，在试点地区定期进行体检和筛查，加强筛查后诊疗连续性。互联网远程医疗、健康大数据、人工智能、云计算等将有助于筛查。

2. 加强全国性的眼眶肿瘤治疗临床大数据收集、分析平台的建设，完善临床标本库的建立，加强多中心临床医疗数据的交流与共建共享。

3. 进一步规范临床工作中多学科整合诊疗模式，整合多学科诊疗优势，真正为患者制订最佳的个体化整合治疗方案。

4. 进一步研发新型分子靶向药物、免疫治疗药物等新的抗肿瘤药物，整合有效治疗药物进行优化治疗，成为提高疗效的关键。抗血管生成靶向药物与免疫抑制剂的整合治疗在眼眶肿瘤治疗中已展示出较好的前景。应积极参与国际多中心临床试验，在全国有条件的医疗中心更多地开展前瞻性多中心的随机对照研究，探索新药物、新治疗方法的疗效，总结中国眼眶肿瘤患者整合治疗经验。

5. 眼眶肿瘤的整合诊疗和精准治疗仍在探索中。未来的整合诊疗研究热点可能包括：精准诊断，继续寻找优势通路和有驱动作用的靶点，进一步优化眼眶肿瘤的分子分型研究；精准治疗，进一步优化靶向治疗、放疗与化疗的最佳配伍方案；根据生物标志物建立疗效精准预测模型，富集精准治疗获益优势人群等。

相信随着基础研究、转化研究与临床研究的不断深入，眼眶肿瘤的整合诊疗将会取得更大的突破。

【典型案例】

颅眶沟通性脑膜瘤整合性诊疗 1 例

（一）病例情况介绍

1. 基本情况　右眼突出伴视物模糊 1 年余。

2. 入院查体　患者右眼突出（图 3-7-10），矫正视力右眼 0.25，左眼 1.0。双眼前后节未见明显异常，各方向运动可。

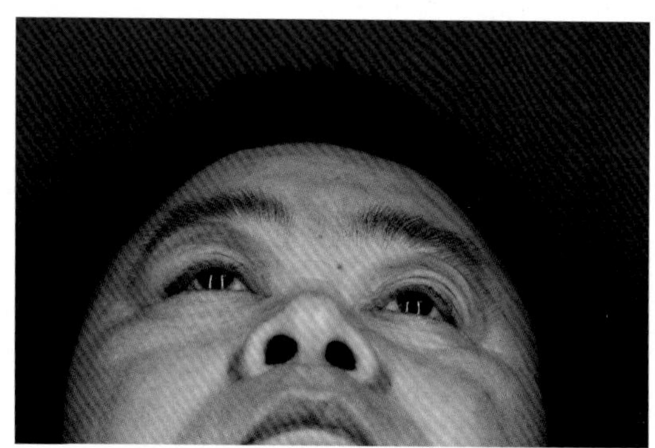

图 3-7-10　患者右眼突出

3. 辅助检查　MRI 显示右眶尖、海绵窦、颞底可见异常软组织增厚影，边界不清，呈 T_1WI 等信号、T_2WI 压脂高信号，增强后明显强化，病变累及右眼外直肌、上直肌，右侧卵圆孔增宽，右眶尖可见骨质吸收，颞底脑膜强化（图 3-7-11）。

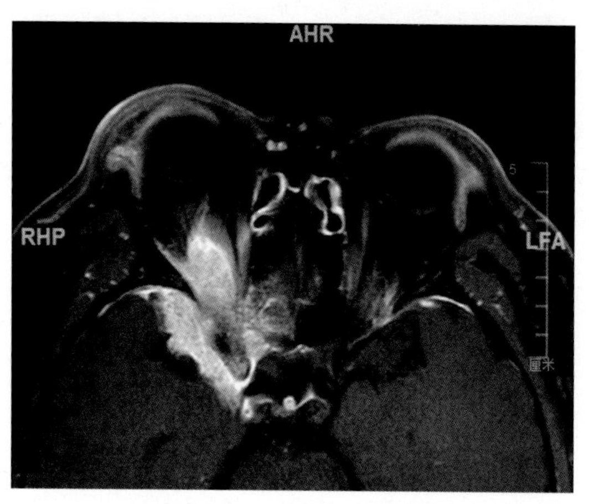

图 3-7-11　患者 MRI 表现
右眶尖、海绵窦、颞底可见异常软组织增厚影，边界不清，呈 T_1WI 等信号、T_2WI 压脂高信号，增强后明显强化，病变累及右眼外直肌、上直肌，右侧卵圆孔增宽，右眶尖可见骨质吸收，颞底脑膜强化

4. 入院诊断　右颅眶沟通性肿瘤。

（二）整合性诊治过程

1. 关于诊断及评估

（1）MDT 团队组成：眼科、神经外科、影像科、放疗科、病理科、分子诊断科。

（2）讨论意见：结合患者病史及体征，组织相关科室进行多学科会诊，制订手术方案及术后辅助治疗方案。神经外科意见：该病灶范围大、边界不清，海绵窦和颞底均受累，难以手术彻底切除。放疗科：同意神经外科意见，可考虑放疗。病理科意见：患者之前未行相关检测，病变性质尚不明确。眼科意见：可由眼眶入路先行活检，根据病理结果决定下一步治疗方式。

2. 关于治疗方案

（1）MDT 团队组成：眼科、神经外科、影像科、放疗科、病理科、分子诊断科。

（2）讨论意见：经多学科讨论达成一致意见，建议全身麻醉下行眼眶肿瘤活检。术中取肿瘤送分子诊断，对癌组织进行靶基因全外显子测序，筛选靶向药物，术后给予伽马刀治疗眶内及颅内病灶。术中冷冻示脑膜瘤（WHO Ⅰ级）。

3. 关于后续随访　术后 4 周患者随访，伤口愈合可，遂转诊放疗科。同时分子病理显示 Vim 阳性，EMA 阳性，PR 阳性，ER 阴性，S100 阴性，SOX10 阴性，SMA 血管阳性，KP1 阴性，CD34 血管阳性，Ki-67 2% 阳性，CD38 阴性，建议患者至放疗科就诊。

（三）案例处理体会

眼眶肿瘤位置深、起病隐匿，易被患者忽视，错过手术切除修复的最佳时间增加浸润和转移风险。眼眶通过眶上裂、眶下裂、视神经管等与颅内沟通，一些眼眶良恶性肿瘤，多通过上述孔裂蔓延至颅内，需要整合多学科资源，进行最佳的序贯整合治疗和严密随访。

（宋　欣　贾仁兵　范先群）

参考文献

中华医学会放射学会分会头颈学组，2017. 眼部 CT 和 MRI 检查及诊断专家共识 . 中华放射学杂志，51（9）：648-653.

Fay A，Dolman PJ，2017. Diseases and Disorders of the Orbit and Ocular Adnexa. Amsterdam：Elsevier：337-354.

Gutmann DH，Ferner RE，Listernick RH，et al，2017. Neurofibromatosis type 1. Nat Rev Dis Primers，3：17004.

Jeganathan VS，Wirth A，MacManus MP，2011. Ocular risks from orbital and periorbital radiation therapy：a critical review. Int J Radiat Oncol Biol Phys，79（3）：650-659.

Kahraman-Koytak P，Bruce BB，Peragallo JH，et al，2019. Diagnostic Errors in Initial Misdiagnosis of Optic Nerve Sheath Meningiomas. JAMA Neurol，76（3）：E1-7.

Meola A，Chang SD，2018. Bilateral Vestibular Schwannomas in Neurofibromatosis Type 2. N Engl J Med，379（15）：1463.

Midyett FA，Mukherji SK，2015. Orbital Imaging. Amsterdam：Elsevier，41-59.

Mombaerts I，Ramberg I，Coupland SE，et al，2019. Diagnosis of orbital mass lesions：clinical，radiological，and pathological recommendations. Surv Ophthalmol，64（6）：741-756.

Monroe CL，Dahiya S，Gutmann DH，et al，2017. Dissecting Clinical Heterogeneity in Neurofibromatosis Type 1. Annu Rev Pathol，12：53-74.

Moreno L，Bautista F，Ashley S，et al，2010. Does chemotherapy affect the visual outcome in children with optic pathway glioma? A systematic review of the evidence. Eur J Cancer，46（12）：2253-2259.

Narayan DS，Traber GL，Figueira E，et al，2018. Natural history of primary paediatric optic nerve sheath meningioma：case series and review. Br J Ophthalmol，102（8）：1147-1153.

Parker RT，Ovens CA，Fraser CL，et al，2018. Optic nerve sheath meningiomas：prevalence，impact，and management strategies. Eye Brain，10：85-99.

Ralph C，Eagle J，2017. Eye Pathology. Philadelphia：Wolters Kluwer，443-461.

Rootman J，2003. Dieases of the Orbit. Pennsylvania：Lippincott Williams & Wilkins，213-261.

Rootman J，2014. Orbit Surgery. Pennsylvania：Lippincott Williams & Wilkins，119-276.

Shields JA，Shields CL，2016. Eyelid，Conjunctival，and Orbital Tumors. Pennsylvania：Wolters Kluwer，549-594.

Sweeney AR，Gupta D，Keene CD，et al，2017. Orbital peripheral nerve sheath tumors. Surv Ophthalmol，62（1）：43-57.

第八节 泪器恶性肿瘤

• 发病情况及诊治研究现状概述

泪器（lacrimal apparatus）包括泪道和泪腺两部分。泪腺司分泌功能，泪道司排出功能。泪器肿瘤（lacrimal tumor）包括泪道肿瘤（lacrimal duct tumor）和泪腺肿瘤（lacrimal gland tumor）两大类。

临床上，泪道肿瘤比较少见，按照位置可分为泪小管、泪囊和鼻泪管肿瘤。其中，泪囊肿瘤占绝大多数，总体来说，55% 以上泪囊肿瘤为恶性。原发性泪囊恶性肿瘤发病率低，约占眼眶恶性肿瘤的 14%，倾向局部浸润，复发率很高。组织类型上，原发性泪囊恶性肿瘤可分为上皮来源性和非上皮来源性，以上皮来源性多见（55% ～ 86.5%），其中鳞状细胞癌（squamous cell carcinoma，SCC）居恶性泪囊上皮源性肿瘤首位，占 39% ～ 66%，其次是内翻性乳头状瘤恶变、未分化癌、基底细胞癌、腺癌及腺样囊性癌等。非上皮源性泪囊恶性肿瘤中淋巴瘤（lymphoma）发病率最高，约 50% 主要是非霍奇金 B 细胞淋巴瘤，泪道肿瘤约占 8%；其次是黑色素瘤，约占 30%，容易复发，第一年复发率高达 80%。泪小管和鼻泪管肿瘤发病率极低，临床极为少见。泪器肿瘤的另一大类是泪腺肿瘤。泪腺肿瘤是最常见的眼眶肿瘤之一，临床报道发病率不一，约占所有原发眼眶肿瘤的 10%。泪腺恶性肿瘤有一定的地域特征，各临床中心报道不一，有研究发现泪腺恶性肿瘤中泪腺腺样囊性癌（adenoid cystic carcinoma，ACC）是最常见的泪腺恶性上皮源性肿瘤，约占 61.6%，与其他泪腺癌亚型相比，泪腺腺样囊性癌的发病年龄偏小，平均年龄为 36 ～ 41 岁，常伴有明显疼痛，其次是泪腺多形性腺瘤（pleomorphic adenoma，PA），又称恶性泪腺混合瘤（18%），非上皮源性泪腺恶性肿瘤中淋巴瘤发病率为 15%。

近年来，各国流行病学调查显示泪器肿瘤的发病率呈明显上升趋势。泪器肿瘤是危害患者生命健康的疾病，目前病因不明。少数泪囊肿瘤与泪道长期慢性炎症密切相关，但患者临床症状缺乏特异性，易被误诊为慢性炎症。泪囊肿瘤患者误诊率、漏诊率居高不下，很多患者就诊时病期已较晚，错过了手术最佳时机，预后较差。而早期对本病进行准确诊断和动态观察将有利于治疗方案制订，对改善患者生活质量及提高生存率有重要临床意义。目前，泪器肿瘤治疗的总体策略是以外科为主，根据病理类型辅助放疗和化疗的整合治疗。随着肿瘤规范化治疗的推广应用，早期泪囊肿瘤受到极大关注，而且其治疗方法及治疗效果均有明显改进。随着对疾病认识的深入，泪器肿瘤治疗已逐步过渡到外科手术协同放疗、化疗、靶向治疗、免疫治疗的整合治疗时代。科学合理的多学科整合治疗仍是值得深入研究的临床问题。

• 相关诊疗规范、指南和共识

• 美国癌症联合委员会（AJCC）将肿瘤进行分期，在第8版肿瘤分期中，泪器系统并不是独立的解剖部位，使得泪器肿瘤分期极具挑战性。目前泪器肿瘤分期参照AJCC对鼻咽癌的分期。泪器淋巴瘤分期通常根据眼附属器淋巴瘤的AJCC分期方法。泪器黑色素瘤分期是参照头颈部黏膜黑色素瘤的AJCC分类分期方法。另外，AJCC以泪腺肿瘤分级标准为依据重新定位，将其分为四期，T1～T4期，T1～T3期主要是根据肿瘤大小区分，T4期是肿瘤侵犯眶外组织，同时根据肿瘤大小又进行了细分。

【全面检查】

（一）病史特点

1. 泪囊恶性肿瘤

（1）泪囊恶性肿瘤相关高危因素：①患者在各年龄段均可发病，但以中老年多见，男女不限；②持续或反复溢泪，反复内眦部结膜充血；③溢泪病程较长，长者可达10年以上；④泪囊鼻腔吻合术（DCR）术后炎症反应。

（2）泪囊恶性肿瘤相关临床表现：早期患者常无特异性症状，随着病情进展可出现泪囊炎的症状，具体如下。

1）溢泪、溢脓和（或）血性分泌物：早期可仅表现为溢泪，溢泪症状的出现率为57.8%。早期泪道可通畅，随着肿瘤增大，阻塞鼻泪管，可导致溢泪，溢出脓性分泌物，易误诊为慢性泪囊炎。部分患者泪小点溢出血性黏液，5.4%～9.8%的患者有血泪的临床表现。30%～38%的患者发生急性或复发性泪囊炎。

2）内眦部肿物：随着病情进展，可出现泪囊区隆起，57.8%的患者可触及肿块，一般位于内眦韧带以上。原发性泪囊肿瘤的临床表现主要以溢泪和内眦部肿块为主。因此，溢泪特别是血性溢泪、内眦部肿块等早期症状出现时，应高度警惕恶性泪囊肿瘤的可能。

3）鼻出血、眼球突出：若肿物继续增大，晚期可有鼻出血、眼球突出等并发症。临床上，约10%的患者出现鼻出血或明显的淋巴结转移。

4）疼痛、复视、视力下降：不是常见的临床症状，但可能发生在恶性程度高的肿瘤病例中。有研究发现，视力下降发生率约为9%。

5）筛窦炎症：对于累及筛窦者，详细追问病史，结合泪道造影及CT、MRI等影像学检查进行鉴别诊断。外科医师需高度警惕是否是恶性肿瘤，在实施DCR时必须仔细观察泪囊和鼻泪管部位，及时送病理，进行组织活检。

2. 泪腺恶性肿瘤

（1）泪腺恶性肿瘤相关临床表现：①单测泪腺区占位性病变，单眼进行性眼球突出及眼球向外下方移位，S形眼睑下垂。泪腺位于眼眶的外上方眉弓部，泪腺肿物增大，压迫眼球，导致眼球向外下方突出移位，外侧眼睑下垂，部分患者形成S形眼睑下垂。②局部疼痛。泪腺肿瘤种类较多，疼痛由于肿瘤类型不同发生率不一。其中泪腺腺样囊腺癌的疼痛发生率很高，高达85%。这是由于泪腺腺样囊腺癌嗜神经生长和浸润性生长，早期即可侵犯神经及邻近骨膜、骨壁引起疼痛，而泪腺其他恶性肿瘤疼痛比较少见。③眼球运动受限、复视、视力下降。泪腺肿瘤持续增大压迫眼球、眼外肌或浸润眼球导致眼球运动功能损害，进而导致复视或眼球移位，绝大多数泪腺肿瘤患者视力下降少见，并由于肿瘤类型不同，发生率不一。长期压迫会导致眼压升高，视力下降。

（2）泪腺恶性肿瘤亚型的临床表现

1）泪腺腺样囊性癌：多单眼发病，病史短，发展快，多在6个月内；发病年龄较其他泪腺恶性肿瘤小，40岁左右中青年女性多见；疼痛的发生率很高，可达85%；易复发。故在临床工作中，凡40岁左右，表现为单侧颞上方肿物，且伴有疼痛感的患者应考虑腺样囊性癌的可能。

2）多形性混合腺癌：可发生于多形性腺瘤的自发恶性转化或多形性腺瘤不完全切除。恶性转化期可以跨越数年，甚至数十年。临床症状和体征与泪腺腺样囊性癌相似，但疼痛少见。其可发生局部复发和远处骨转移。

3）泪腺非霍奇金淋巴瘤：无痛性肿物隐匿发

病，多累及双眼，双眼可同时或先后发病，表现为轻中度眼球突出和（或）眼球移位或复视。本病通常不影响视力和视神经功能，极少数发展迅速的病例或侵犯广泛的病变也可引起视力损害。本病多见于60～70岁中老年女性患者。与其他泪腺恶性肿瘤相比，泪腺淋巴瘤穹窿结膜部可见桃红色或粉红色鱼肉样肿物。部分初发的患者可有糖皮质激素依赖性，球周注射曲安奈德后肿块会有一定程度缩小，眼球突出等症状可有一定好转，但病程反复。此类患者术后还需根据组织病理学检查结果进一步复查全身情况，判断肿瘤是否累及全身其他组织和器官。

（二）体检发现

早期泪囊肿瘤，常无明显的体征，进展期乃至晚期患者可出现下列体征。

1. *泪囊恶性肿瘤*　仔细的体格检查应该包括肿块的触诊。泪囊恶性肿瘤在触诊中多质地较硬，活动度差，触痛不明显，边界不清或欠清。按压泪囊时观察泪点处的分泌物，分泌物可清亮或呈黏蛋白状、脓性或血性；通过泪道冲洗/泪道探查可大致评估泪道阻塞性质，泪道冲洗部分或完全阻塞，有或无液体（脓性）反流，从而判断是否有肿瘤；触诊耳部、腮部、颈部的淋巴结确认是否伴淋巴结病变。

2. *泪腺恶性肿瘤*　肿瘤在触诊中多质地较硬，活动度差，有或无触痛，边界不清或欠清；触诊耳部、腮部、颈部的淋巴结确认是否伴淋巴结病变。

（三）影像学检查

早期的影像学检查对于泪道肿瘤的诊治至关重要。高分辨率CT和MRI等影像学检查方法提高了肿瘤的诊断水平。PET/CT、超声、内镜等方式也是对泪道肿瘤进行定位、初步定性诊断的重要手段。

1. *CT、MRI检查*　近年来，CT、MRI等影像学检查已广泛应用于眼眶肿瘤的诊断。对于泪器肿瘤，CT、MRI影像学检查对明确肿瘤性质、部位及肿瘤侵犯范围具有重要的临床价值。CT比MRI对骨性鼻泪管的显像更清晰，MRI对软组织显像更清晰。CT泪道造影（computed tomographic dacryocystography，CT-DCG）能同时显示泪道堵塞情况，对泪道管腔内瘤状新生物更具诊断意义，但是对于向外的肿块和管腔内的小肿块敏感性较差。由于CT检查比较便利，部分医师提倡对泪道狭窄的患者均常规术前行CT-DCG。

（1）原发性泪囊恶性肿瘤：CT和MRI表现总结如下。①瘤体形态欠规则，可呈分叶状、类圆形或椭圆形。②可向鼻泪管内生长蔓延，导致骨性鼻泪管扩张。③肿瘤可破坏眼眶内侧壁及鼻泪管骨质向筛窦或鼻腔内生长，多见于侵袭性生长的鳞状细胞癌、移行细胞癌和未分化癌。④密度与信号，CT上肿瘤多呈较均匀的软组织密度，对小囊变和局灶性出血的显示不如MRI。MRI上大多数泪囊肿瘤信号与脑皮质信号相同或相近，呈T_1WI、T_2WI等信号，但也有例外，如黑色素瘤在T_1WI上呈稍高信号，淋巴瘤在T_2WI上可呈低信号。⑤MRI中的弥散加权成像（diffusion-weighted imaging，DWI）上，泪囊恶性肿瘤的平均ADC值为（0.91 ± 0.17）$\times10^{-3}$mm^2/s，符合眼眶恶性肿瘤的弥散特征。

（2）原发性泪腺恶性肿瘤：CT检查可见眼眶外上方不规则占位性病变，形状为扁平或梭形，沿眶外壁向眶尖生长，有明显增强现象；泪腺窝邻近的眶骨破坏者相当多见，表现为特征性的溶骨性改变。少数病例肿瘤内有钙化，这也是恶性肿瘤的特征。高分辨率CT对骨侵犯或溶骨性病变的诊断优于MRI。MRI在肿瘤的软组织检测及显示病灶与周围组织关系方面具有优越性。

2. *超声检查*　灰阶二维图像可以观察肿瘤位置、形态、边界、内部回声和肿瘤可压缩性，同时判断声衰减及与周围组织的关系；彩色多普勒血流显像（color Doppler flow imaging，CDFI）可以检测血流的丰富程度与形态，可用半定量方法对肿瘤血供进行分级。Ⅰ级：无血流信号；Ⅱ级：星点状血流信号；Ⅲ级：2～3处点条状血流信号；Ⅳ级：树枝状或网状血流信号。由于CDFI可反映肿瘤内部血流的丰富程度、分布情况及血流参数，对于良恶性泪腺上皮性肿瘤的鉴别具有重要价值；脉冲多普勒（pulse wave Doppler，PW）通过选择粗大平直、前后走行的肿瘤内部血流信号，检测收缩期血流峰值流速（peak systolic blood flow velocity，PSV）、舒张末期流速（end-diastolic velocity，EDV）。PSV反映了血管充盈及血流供应度，EDV反映了远端组织的血液灌注状况。

（1）原发性泪囊恶性肿瘤：超声表现无特异性，仅表现为泪囊区实性非均质肿物，形态不规则，边界模糊，无包膜，内部呈低回声，无明显声衰减。不同类型泪囊恶性肿瘤内部血流信号数量不等，均为实性非均质结节。部分可见泪囊扩张，结节内见点状血流信号，呈低速低阻力的动脉血流频谱一般鳞状细胞癌较少，低分化腺癌较多，甚至非常丰富，这可能与癌细胞分化程度有关。

（2）原发性泪腺恶性肿瘤：泪腺恶性肿瘤一般表现为实性非均质肿物，低回声，肿瘤由于无包膜或包膜不完整，与周围组织分界不清，多表现为不规则形，边界多不清楚及呈不可压缩性，部分病例还可显示肿瘤内部无回声区和点状强回声斑，为液化坏死和钙化的图像。早期局限于泪腺区，晚期可侵犯全眶，探头压迫眼球时眶区疼痛，肿物不变形，肿物内部可见丰富的血流信号。泪腺恶性肿瘤的PSV和EDV往往高于泪腺良性肿瘤。

3. PET/CT　PET采用正电子核素作为示踪剂，又称为“活体生化显像”，除了发现原发部位病变，还可发现全身各部位软组织器官及骨骼有无转移病变。PET/CT能够对治疗后肿瘤残留或复发进行早期诊断，并与治疗后纤维化、坏死进行鉴别。CT可以精确定位病灶及显示病灶细微结构变化。PET/CT融合图像可以全面发现病灶，精确定位及判断病灶良恶性，故能早期、快速、准确、全面发现病灶。

（四）病理学检查

病理组织学检查可明确肿瘤性质。长期以来，泪器肿瘤种类较多，早期诊断率偏低，规范化的病理诊断对患者的治疗具有重要的指导意义。肿瘤按照组织分类，分为鳞状细胞癌、腺癌、淋巴瘤、移行细胞或混合细胞病变等。结合细胞表面的标志物免疫组织化学染色，如在某些腺体和导管细胞上可表达细胞角蛋白标志物（34β、El2、细胞角蛋白7）和上皮膜抗原标志物；黑色素瘤细胞可通过标记HMB45和Melan A的免疫组化染色辨认判定；可利用流式细胞技术、免疫组化、分子生物学研究对淋巴瘤的类型进行分类，排除良性的多克隆淋巴细胞浸润或炎症。泪腺多形性腺瘤和腺样囊腺癌偶尔在组织学上难以区分，此时只能使用免疫组化进行区分，两种肿瘤在增殖标志物Ki-67、P53、PLAG1、Survivin、MYB癌蛋白表达方面存在显著差异。另有研究发现多形性混合腺瘤的恶性转化与*PLAG1*、*MYC*、*MDM2*、*HMGIC*、*HMGA2*和*MDM2*基因突变有关。泪道肿瘤最终的诊断需要依靠病理学检查，确诊肿瘤类型对于下一步的辅助放化疗及免疫治疗等意义重大。

【整合评估】

（一）评估主体

泪道肿瘤的MDT团队包括眼科、肿瘤内科、放射治疗科、诊断科室（病理科、影像科、超声科、核医学科等）、护理部、心理科、营养科等。

人员组成及资质如下。

1. 医学领域成员（核心成员）　眼外科医师2名、肿瘤内科医师1名、放射诊断医师1名、组织病理学医师1名、其他专业医师若干名（根据MDT需要加入），所有参与MDT讨论的医师应具有副高级以上职称，有独立诊断和治疗能力，并有一定学识和学术水平。

2. 相关领域成员（扩张成员）　临床护师1～2名和协调员1～2名。所有MDT参与人员应进行相应职能分配，包括牵头人、讨论专家和协调员等。

（二）分期评估

目前泪道肿瘤分期参照AJCC对鼻咽癌的分期。泪器淋巴瘤分期通常根据眼附属器淋巴瘤的AJCC分期方法。泪器黑色素瘤分期参照头颈部黏膜黑色素瘤的AJCC分类分期方法。联合委员会对泪腺肿瘤分级标准参照第8版美国癌症重新定位，将其分为4期，T1～T4期，T1～T3期主要是根据肿瘤大小区分，T4期是肿瘤侵犯眶外组织，同时根据肿瘤大小又进行了细分，见表3-8-1。

表 3-8-1　美国癌症联合委员会（AJCC）对泪腺肿瘤的 TNM 分级（2017 年）

	分期	界定
原发肿瘤（T）	T1	肿瘤最大径线≤ 2cm
	T2	2cm ＜肿瘤最大径线≤ 4cm
	T3	肿瘤最大径线＞ 4cm
	T1a ～ T3a	未侵犯眶骨膜或眶骨
	T1b ～ T3b	侵犯眶骨膜
	T1c ～ T3c	侵犯眶骨
	T4	肿瘤侵及周边组织
	T4a	肿瘤最大径线≤ 2cm
	T4b	2cm ＜肿瘤最大径线≤ 4cm
	T4c	肿瘤最大径线＞ 4cm
区域淋巴结（N）	Nx	淋巴结转移不确定
	N0	无淋巴结转移
	N1	有淋巴结转移
远处转移（M）	M0	无远处转移
	M1	有远处转移

（三）准确诊断及鉴别

1. 诊断本病的要求　根据相应的临床表现、影像学检查及病理学检查进行肿瘤诊断。完整的诊断内容包括肿瘤部位、分级、分期、分型。

2. 鉴别诊断

（1）泪囊肿瘤

1）泪囊炎：典型的急性泪囊炎通常伴有剧烈疼痛和严重软组织红肿，炎症的中心位于内眦韧带下方，可能会出现脓性分泌物甚至皮肤瘘管；泪囊恶性肿瘤需要与慢性复发性泪囊炎相鉴别。CT、MRI 等影像学检查可排除泪囊肿物存在。

2）泪囊囊肿：包括上皮细胞性囊肿、皮样囊肿和表皮样囊肿，可以根据肿块的形态、对周围组织的侵犯程度与泪囊实性肿瘤相鉴别。CT、MRI 上囊肿一般呈类圆形，对周围骨质压迫无破坏，边界清楚，增强后无强化，DWI 上无受限。

3）继发性泪囊肿瘤：泪囊转移性病变可起源于任何部位，可继发于眼睑和（或）结膜的皮肤病变，包括基底细胞癌和皮脂腺细胞癌，邻近鼻窦肿瘤及远处转移黑色素瘤。

（2）泪腺肿瘤

1）良性泪腺混合瘤：是最常见的泪腺良性肿瘤，多见于青壮年患者，无自发疼痛感，常见症状为单眼进行性眼球突出及眼球下移位，眶外上方可扪及硬性肿物，无触痛，多不能推动。该肿瘤组织结构复杂，成分多样，属良性肿瘤，但肿瘤细胞来源于多向分化潜能的细胞，肿瘤的生物学特性常不稳定，术后常复发或恶性变，病理学检查可以确诊。

2）泪腺炎性病变：泪腺为炎性假瘤好发部位之一。临床表现为眼睑肿胀、疼痛，有激素类药物治疗显示好转但反复发作病史。超声显示病变为扁平形，低回声。CT 检查显示病变形状大体如正常泪腺，呈半圆形或扁平形，并常合并其他 CT 征象，如眼环增厚，眼外肌肥大，病变常侵及睑部泪腺（这是与上皮性肿瘤区别要点之一）。

3）泪腺囊肿：包括皮样或表皮样囊肿，常发生于眶外上方泪腺区，CT 检查显示肿瘤多为低密度或有负值区，病变可向颅内或颞凹蔓延而呈哑铃形。

【整合决策】

（一）外科治疗

广泛手术切除是治疗泪器肿瘤的首选治疗方式。原发性泪器恶性肿瘤的治疗通常包括广泛的局部切除，术后根据组织病理学类型辅助放疗和（或）化疗。一般而言，对于泪囊肿瘤，小而恶性程度低的肿瘤可手术完全切除；未扩散至泪囊外者，连同泪囊一并摘除，辅以上颌骨内侧切除术，尽量切到鼻泪管上口，清除所有可疑组织，避免肿瘤残留，直至切缘阴性；侵犯眼眶者行眶内容摘除加眶内侧壁切除。一般情况，鼻腔骨管的骨性侵蚀并不预示预后不良，但它可能会决定骨性切除术的范围，除了上颌骨内侧切除术外，还应包括筛骨切除术。考虑到肿瘤切除的完整性及肿瘤的复发转移，一般不建议经鼻行鼻内镜下切除泪道肿瘤。

对于泪腺恶性肿瘤，尽量采取非接触式手术，完整摘除肿瘤甚至包括周围的正常组织，避免肿瘤组织播散转移，直至切缘阴性，并尽可能保留上睑提肌、上直肌、外直肌的功能，以避免上睑下垂、眼球运动障碍等并发症。根据肿瘤的形态和大小，可以经眉毛、眼眶边缘行前眶入路，也可以经外侧开眶入路。如果眼球或眶内肌已经受累，应该考虑眶内容物摘除术。可能导致局部肿瘤复发的因素包括年龄、组织病理学特征、神经周围浸润、骨侵犯、肿瘤大小等。一般病灶被完全切除时，预后良好，5 年后复发率小于 3%。在手术时，不完全的囊膜切除或囊内缺损有明显的高复发率。复发更难治疗，因为往往是多发性的，并渗透到正常的眼眶结构，在某些情况下，眼眶内容物摘除术是唯一的治疗选择。在非常罕见的情况下，未完全切除的患者有颅额顶区复发。

（二）放射治疗

近年来由于放疗技术的不断完善，新的放疗设备不断出现，泪器恶性肿瘤的治疗观念也随之发生了一定的转变。术前放疗能抑制肿瘤细胞增殖或减缓肿瘤发展，缩小肿瘤体积以利于手术，预防复发和转移。术后放疗可防止因术中切除范围不够造成肿瘤复发。放疗的效果取决于肿瘤的组织学类型、初次手术的范围和放疗的剂量。鳞状细胞癌和未分化癌均对放疗敏感，对一些年轻想保证治疗后生存质量的泪器肿瘤患者，可以选择保存器官功能（局部肿瘤切除术或扩大局部切除术 + 术后放疗）的手术方式。有研究证实，泪腺腺样囊性癌术后辅助放疗以每天 2Gy 到总剂量 60Gy 进行，能够有效改善患者的预后，患者 5 年生存率可显著提高。

（三）化学治疗

化疗是淋巴瘤的首选治疗方法，对于病理学检查确诊淋巴瘤者，应进行辅助化疗。以铂类为基础的化疗方案，如顺铂联合依托泊苷（EP）方案，是淋巴瘤的首选化疗方案。标准细胞毒性化疗在治疗腺样囊性癌中的作用有限。在局部晚期腺样囊性癌患者中，术后辅助化疗不被认为是一种标准治疗，但可以与辅助放疗同时进行，以提高放疗的疗效。另外，化疗可以作为肿瘤全身转移时的一种辅助治疗方式。

（四）全程管理及整合治疗

泪器肿瘤的治疗需要外科手术协同放疗、化疗、靶向治疗、免疫治疗的整合治疗，目前泪器肿瘤的治疗方式已开始向“精准化”方向发展。对泪器肿瘤生物学行为的深入认识，新的治疗靶点的发现及药物的研发，整合治疗模式的发展，为泪器肿瘤治疗水平的提高带来新的希望。总之，对于泪器肿瘤的治疗方式，应根据患者的年龄、机体状态、肿瘤分期、病理类型等合理选择，以提高患者生存时间。

【康复随访及复发预防】

（一）总体目标

随访 / 监测的主要目的是早发现肿瘤的复发转移，及时干预处理，提高生存率，改善生活质量。随访应按照患者个体化和肿瘤分期的原则，为患者制订个体化、人性化的随访 / 监测方案。

（二）整合管理

1. 建立完善的泪器肿瘤患者健康档案。

2. 制订泪器肿瘤患者诊疗标准。

3. MDT 团队与全科专家团队协作开展泪器肿瘤持续性管理。

4. 实行医院 – 社区 – 家庭三位一体照护。

5. 强化泪器肿瘤患者健康教育。

（三）严密随访

对于泪器恶性肿瘤，行根治性切除手术后，应根据肿瘤的病理类型进行辅助治疗，规律定期随访以监测肿瘤的复发可能。总体而言，第 1 年，建议每 3 个月随访；第 2 年，建议每 6 个月随访；第 3 年，建议每年随访，若出现症状，随时复查。对于影像学检查，建议每 6 个月 1 次，注意部分患者需根据病情缩短影像评估的间隔时间。目前的影像学检查包括 CT 泪道造影、MRI 和头颈 – 腹部淋巴结 B 超检查。对于年轻患者，优选 MRI，以减少辐射。如 CT、MRI 等影像学检查发现可疑复发病灶难以判断，必要时考虑行 PET/CT。在组织病理学随访中，如发现肿瘤转移复发或疾病快速进展，应对新发肿瘤病灶或快速增长的转移灶行病理活检，重新评估并排除其他继发性恶性肿瘤。

目前对于泪器肿瘤本身并没有有效的预防措施。一般而言，应贯彻“三级预防”理念，采取以“合理膳食和适度运动”为核心的健康生活方式，早发现，早治疗。时刻警惕早期的相关症状，当患者出现溢泪、溢脓及泪囊炎久治不愈时，要考虑是否存在泪器肿瘤可能；随着影像学筛查及诊断性活检的广泛推广，预计泪器肿瘤的检出率将越来越多。

近年来随着人们对泪器肿瘤认识的增加，泪器肿瘤的诊疗水平获得很大进步。然而，泪器肿瘤缺乏特异性，临床症状缺乏特异性，泪器肿瘤的早期诊疗仍是很大难题。今后，仍需通过临床诊断、基因分析及影像学技术的进步，加深对疾病的生物学认识，进一步探索泪器肿瘤最佳的整合治疗模式和个体化治疗方案，改善疾病预后。

【典型案例】

泪囊鳞状细胞癌整合性诊疗 1 例

（一）病例情况介绍

1. 基本情况　右眼流泪 1 年余，泪道置管术后 10 个月，泪囊区红肿 7 个月。患者 14 个月前右眼流泪，无红肿，无分泌物，无局部疼痛等其他不适，于当地医院行泪道冲洗后诊断为泪道阻塞，于2016年5月行泪道手术治疗，术后泪道置管，置管后 3 个月出现局部肿胀，无皮温升高、疼痛及其他不适，给予换管治疗仍无改善，于 2016 年 12 月给予泪道置管撤出后下泪管仍不通畅，经抗炎消肿治疗后仍无改善，后于笔者所在医院治疗（图 3-8-1）。

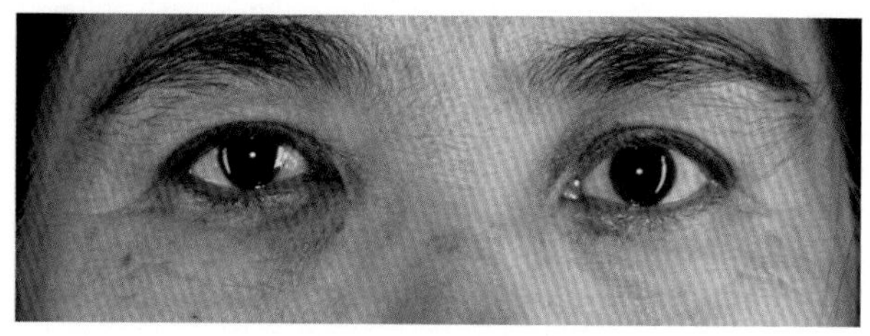

图 3-8-1　右眼睑泪囊肿瘤

右眼流泪，眼睑泪囊区隆起、红肿，无破溃；触及大小约 3cm×1cm 肿物，质韧，活动性差，边界不清

2. 入院查体　VOU：1.0，右侧内眦部明显隆起，可触及质韧、活动性差、边界不清的肿物，下泪点扩大，管壁结构消失，粘连阻塞，上泪点冲洗泪道不通，原路反流。左眼睑无红肿，泪点在位，泪道冲洗通畅，双眼前后节未见明显异常。

3. 辅助检查

（1）眼眶 CT：右眶内占位，右侧鼻泪管阻塞，右眶内象限偏下见不规则软组织密度影，大小约 3.1cm×1.3cm，边界欠清，右眼环稍受压，邻近右侧鼻泪管，其内未见造影剂密度。左眼球大小、形态正常，左眼环完整，双侧眼外肌及视神经未见明显异常，双眼眶构成诸骨骨质密度未见明显异常。

（2）眼眶 MRI：右侧眼眶、鼻泪管区占位。右眶内下侧及鼻泪管区见软组织肿块影，形态不规则，边界不清，约 27mm×32mm×25mm，T_1WI 呈等信号，T_2WI 及其压脂呈不均匀高信号，增强后明显不均匀强化。病变与下直肌分界欠清，双侧眼球对称、眼环清晰。颅底结构未见异常，颈部未见明显肿大淋巴结影（图 3-8-2）。

4. 入院诊断　右眼眶泪囊区肿物。

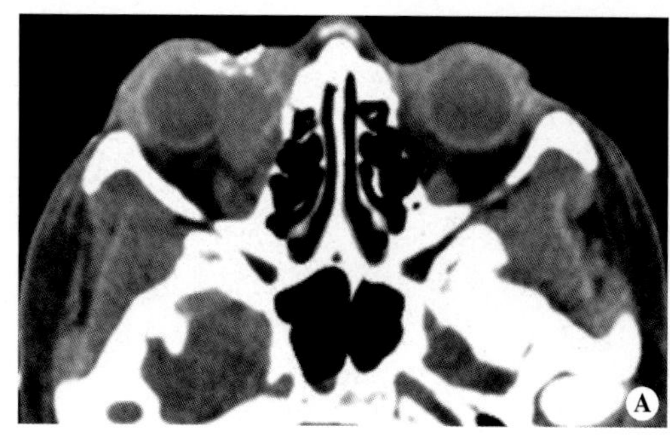

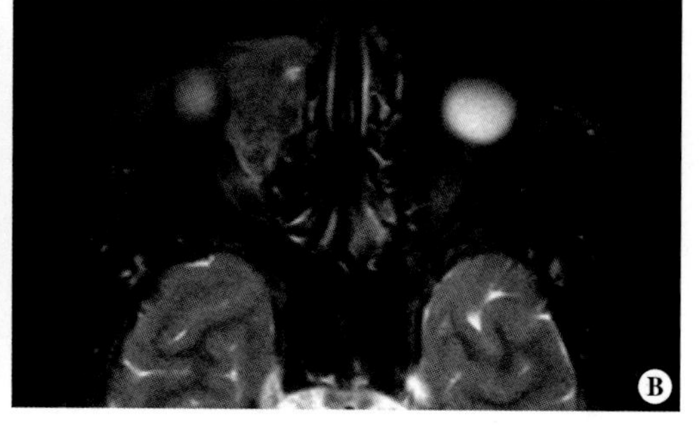

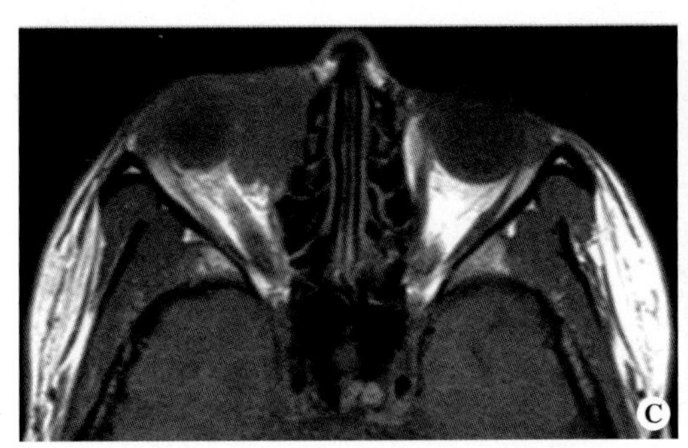

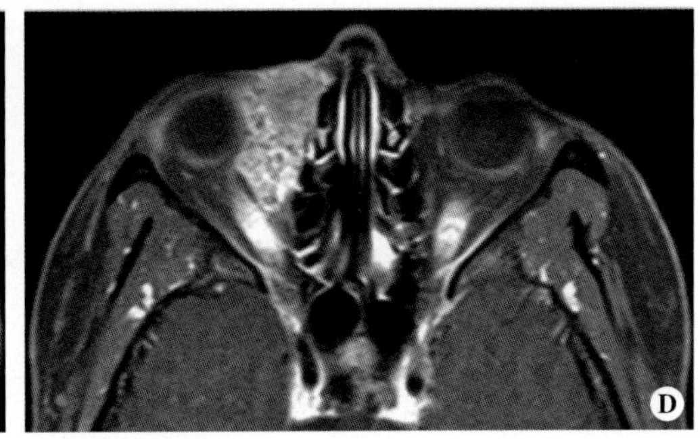

图 3-8-2 眼眶影像学检查

A. CT 泪道造影（水平位）显示右眼泪囊区不规则软组织密度影，大小约 3.1cm×1.3cm，边界欠清，双眼眶构成诸骨骨质密度未见明显异常；B. 眼眶 MRI（水平位 -T_2）：右眶内下侧及鼻泪管区见软组织肿块影，形态不规则，边界不清，T_2WI 及其压脂呈不均匀高信号；C. 眼眶 MRI（水平位 -T_1）：T_1WI 呈等信号；D. 眼眶 MRI（水平位 -T_1 增强）：增强后明显不均匀强化

（二）整合性诊治过程

1. 关于诊断及评估

（1）MDT 团队组成：眼科、耳鼻喉科、影像科、放疗科、病理科、分子诊断科。

（2）讨论意见：结合患者病史及体征，组织相关科室进行多学科会诊，制订手术方案及术后辅助治疗方案。耳鼻喉科意见：该患者系泪囊鼻泪管区肿瘤，肿瘤性质尚不明确，可能恶性而有复发及转移，需扩大切除肿瘤，保证术中切缘阴性。病理科意见：患者右侧眼眶内内翻性乳头状浸润性鳞状细胞癌，脉管内见癌栓，提示预后不佳。放疗科：同意各科室意见，根据肿瘤浸润程度，必要时行泪囊区鼻泪管区放疗。眼科意见：患者原发部位皮瓣修复尚可，眼表功能无明显异常，结膜无红肿，无播散，术中需要切除肿瘤，一旦恶性，需扩大切除直至切缘阴性，必要时行眶内容物摘除术。

2. 关于治疗方案

（1）MDT 团队组成：眼科、耳鼻喉科、影像科、放疗科、病理科、分子诊断科。

（2）讨论意见：经多学科讨论达成一致意见，建议全身麻醉下行泪囊鼻泪管区肿瘤切除术。术中取肿瘤送分子诊断，对癌组织进行靶基因全外显子测序，筛选靶向药物。术中冷冻切片示右侧眼眶内翻性乳头状浸润性鳞状细胞癌，脉管内见癌栓。

3. 关于后续随访　术后 4 周患者随访，伤口愈合可，遂转诊放疗科。同时分子病理显示 P63 阳性，P53 阳性，Ki-67 阳性（70%），CD31、D2-40 阳性（脉管内见癌栓），并建议患者至肿瘤内科就诊。

（三）案例处理体会

泪囊肿瘤发病率低，早期起病隐匿，常无明显体征，易被忽视，而错过早期完整手术切除的最佳时机，给转移增加风险。一些早期泪囊肿瘤，原发灶较小，但可通过早期眼眶 CT 检查进行鉴别诊断。早期眼眶 CT 检查对于泪道阻塞病因的探查及对于可疑泪道肿物判断具有重要意义。早发现、及时评估对整合治疗起到了指导作用。进展期，患者出现淋巴结转移，甚至远处转移，需要整合多学科资源，进行综合、序贯的整合治疗和严密的随访。

（张蕾蕾　贾仁兵　范先群）

参考文献

毕颖文，陈荣家，李霞萍，2007. 原发性泪囊肿瘤的临床病理分析 . 中华眼科杂志，43（6）：499-504.

蒋永强，王彬，李晓华，等，2019. 泪囊原发性恶性肿瘤 22 例临床病理学分析 . 中华眼外伤职业眼病杂志，41（2）：81-84.

牛昊，周军，谢海涛，2017. 原发性泪囊肿瘤的 CT 与 MR 表现 . 中国医疗器械信息，23（22）：37-39.

施颖芸，贾仁兵，范先群，2017. 眼眶淋巴瘤临床诊断与治疗进展 . 中华眼科杂志，53（8）：632-636.

陶涛，杨极，刘海，等，2019. 泪腺区占位性病变 91 例临床发病特点与组织病理学分析 . 中华眼科杂志，55（11）：842-846.

于慧敏，唐缨，武红涛，等，2017. 泪腺上皮性肿瘤的超声特征 . 中国医学影像学杂志，25（10）：742-744.

Amin MB, Greene FL, Edge SB, et al, 2017. The Eighth Edition AJCC Cancer Staging Manual: Continuing to build a bridge from a population-based to a more "personalized" approach to cancer staging. CA Cancer J Clin, 67（2）: 93-99.

Gündüz AK, Yeşiltaş YS, Shields CL, 2018. Overview of benign and malignant lacrimal gland tumors. Curr Opin Ophthalmol, 29（5）: 458-468.

Harrison W, Pittman P, Cummings T, 2018. Pleomorphic adenoma of the lacrimal gland: A review with updates on malignant transformation and molecular genetics. Saudi J Ophthalmol, 32（1）: 13-16.

Krishna Y, Coupland SE, 2017. Lacrimal Sac Tumors--A Review. Asia Pac J Ophthalmol（Phila）, 6（2）: 173-178.

Kumar VA, Esmaeli B, Anmeds, et al, 2016. Imaging Features of Malignant Lacrimal Sac and Nasolacrimal Duct Tumors. Am J Neuroradiol, 37（11）: 2134-2137.

Ahmad SM, Esmaeli B, Williams M, 2009. American Joint Committee on Cancer classification predicts outcome of patients with lacrimal gland adenoid cystic carcinoma. Ophthalmology, 116（6）: 1210-1215.

Song XM, Wang J, Wang SZ, et al, 2018. Clinical analysis of 90 cases of malignant lacrimal sac tumor. Graefes Arch Clin Exp Ophthalmol, 256（7）: 1333-1338.

Subramaniam SS, Anand R, Mellor TK, et al, 2017. Primary Lacrimal Sac Melanoma With Metastatic Cervical Disease: A Review of the Literature and Case Report. J Oral Maxillofac Surg, 75（7）: 1438-1441.

Verdijk RM, 2017. Lymphoproliferative Tumors of the Ocular Adnexa. Asia Pac J Ophthalmol（Phila）, 6（2）: 132-142.

Woo KI, Sagiv O, Han JS, et al, 2018. Eye-Preserving Surgery Followed by Adjuvant Radiotherapy for Lacrimal Gland Carcinoma: Outcomes in 37 Patients. Ophthalmic Plast Reconstr Surg, 34（6）: 570-574.

Woo KI, Yeom A, Esmaeli B, 2016. Management of Lacrimal Gland Carcinoma: Lessons From the Literature in the Past 40 Years. Ophthalmic Plast Reconstr Surg, 32（1）: 1-10.

第九节　眼附属器淋巴瘤

• 发病情况及诊治研究现状概述

眼附件淋巴瘤（ocular adnexal lymphoma，OAL）是指累及结膜、泪腺、眼睑或眼眶的淋巴瘤。大多数 OAL 是低度 B 细胞非霍奇金淋巴瘤，约 50% 的 OAL 是黏膜相关淋巴组织(mucosa-associated lymphoid tissue，MALT）淋巴瘤。眼眶淋巴瘤是成年人最常见的原发性眼眶恶性肿瘤，约占眼眶肿瘤的 55%，占所有眼肿瘤的 8%，男性和 60 岁左右老年人多见，双眼发病者占全部患者的 10%。

发生于人体眼眶的淋巴瘤多达 20 多种，其中 MALT 淋巴瘤、结外边缘区 B 细胞淋巴瘤、滤泡性淋巴瘤（follicular lymphoma，FL）、弥漫大 B 细胞淋巴瘤（diffuse large B cell lymphoma，DLBL）、套细胞淋巴瘤（mantle cell lymphoma，MCL）较常见，尤其是 MALT 淋巴瘤，占发病总数的 80% 以上，其他还有 NK/T 细胞淋巴瘤和伯基特淋巴瘤。

眼眶淋巴瘤必须通过手术采集足够的标本进行病理学检查，甚至进行免疫表型分析、分子生物学和基因重排检测等，方可做出确切判断。该肿瘤的鉴别诊断非常广泛，包括炎性反应、良性淋巴增殖性病变、上皮性肿瘤、任何转移性病变、泪腺炎、炎性反应引起的团块及其他良恶性肿瘤都要考虑与眼眶淋巴瘤鉴别。临床鉴别眼眶淋巴瘤主要依靠临床表现和影像学检查，但这只能作为高度怀疑淋巴瘤的依据，并不能明确淋巴瘤的组织学类型。

临床上常用 Ann Arbor 分期和 T（tumor）N（node）M（metastasis）分期对眼眶淋巴瘤进行分期，并以此制订合适的治疗方案。组织学类型和临床分期是影响预后的主要因素。眼眶淋巴瘤分期非常关键，因为眶外疾病的表现通常决定了治疗方案和预后情况。肿瘤分期的检查包括全血细胞计数、乳酸脱氢酶水平、骨髓活体检查及全身 CT 检查等影像学检查。

眼附属器淋巴瘤的治疗方案必须根据组织学类型、疾病分期、临床表现和视功能等情况整合制订。组织学类型、病变分期、原发灶位置是影响疾病进展和治疗结果的重要因素。由于大多数原发性眼眶淋巴瘤表现为局限性病灶，因此其在 Ann Arbor 分期系统下都被归为Ⅰ期或ⅠE 期。常规治疗包括手术、放疗、化疗和免疫治疗等。

• 相关诊疗规范、指南和共识

- 中国恶性淋巴瘤诊疗规范（2018. V.1），中国抗癌协会肿瘤临床化疗专业委员会
- 淋巴瘤诊疗规范（2018 年版），国家卫生健康委员会
- NCCN 肿瘤临床实践指南：B 细胞淋巴瘤（2020.V1），美国国家综合癌症网络（National Compr-ehensive Cancer Network，NCCN）

- 国际工作组共识：淋巴瘤疗效评价标准（2017版），国际肿瘤科相关专家小组
- ESMO 临床实践指南：边缘区淋巴瘤的诊断、治疗和随访（2020 版），欧洲肿瘤内科学会（European Society for Medical Oncology，ESMO）
- ILROG 指南：淋巴瘤放射治疗中影像学检查的最佳应用（2020 版），国际淋巴瘤放射学组（International Lymphoma Radiation Oncology Group，ILROG）
- JSH 实践指南：血液恶性肿瘤——淋巴瘤（2018 版），日本血液学会（Japanese Society of Hematology，JSH）
- NICE 指南：非霍奇金淋巴瘤的诊断和管理（NG.52），英国国家卫生与临床优化研究所（National Institute for Health and Clinical Excellence，NICE）
- BCSH 指南：弥漫大 B 细胞淋巴瘤的管理（2016 版），英国血液学标准委员会（British Committee for Standards in Haematology，BCSH）

【全面检查】

（一）病史特点

1. 发病相关高危因素

（1）微生物因素：与 OAL 的发病相关性很高。①病毒感染：EB 病毒与伯基特淋巴瘤，HBV 与非霍奇金淋巴瘤，特别是 DLBCL，HCV 与 POAL 发病相关。HBV 感染也被认为与淋巴瘤发病有一定相关性。我国为 HBV 高感染流行区，HBV 不仅有亲肝细胞的特性，还有嗜淋巴细胞的特性，而淋巴瘤占全球恶性肿瘤的 3% ～ 4%，并以每年 4% 的速度递增，两者之间的关系近年来受到广泛关注，伴 HBV 感染的淋巴瘤患者也成为不可忽视的群体。②幽门螺杆菌感染与胃 MALT 淋巴瘤有关，鹦鹉热衣原体可能与原发性 OAL 发病有关。

（2）此外自身免疫性疾病如甲状腺疾病、类风湿性关节炎、红斑狼疮、干燥综合征与 MALT 淋巴瘤有关。

（3）化学物品接触史：农药、染发剂、苯类化工产品也是 OAL 发病的高危因素。

2. 原发和继发性 OAL　因为原发性和继发性肿瘤的组织学特征和生存结果可能存在显著差异，所以区别原发性和继发性 OAL 至关重要。询问病史时需明确有无系统性淋巴瘤或血液病病史。原发性 OAL 被定义为无系统性淋巴瘤病史的患者眼部附件发生的淋巴瘤，无论在诊断眼眶或眼部疾病时全身受累的程度如何。继发性 OAL 被定义为无眼部附件部位淋巴瘤病史的眼部附件继发性淋巴瘤。绝大多数原发性 OAL 为低级别淋巴瘤（MALT 淋巴瘤和滤泡性淋巴瘤），大多数继发性 OAL 为高级别淋巴瘤（套细胞淋巴瘤和弥漫大 B 细胞淋巴瘤）。

3. 相关临床表现　眼眶淋巴瘤临床表现由于病变部位不同而有所差异，OAL 通常是单侧发病，仅 7% ～ 24% 的病例为双侧。50% 以上 OAL 病例累及眼眶，1/4 的病例累及泪腺，21% ～ 29% 的病例有结膜受累，8% ～ 9% 有眼睑受累。常见的临床表现如下：①患者有眼球突出和眼睑肿胀；②结膜水肿；③累及眼睑结膜或眼外肌者可出现上睑下垂、复视、视力损伤、眼球运动受限；④累及泪器及鼻泪道者可出现泪漏、泪囊炎、鼻泪道阻塞；⑤其他症状，患者可伴有疼痛、异物感和炎性反应。

大多数原发性 OAL 为低级别淋巴瘤，进展比较缓慢，而套细胞淋巴瘤和弥漫大 B 细胞淋巴瘤这类高级别淋巴瘤往往起病比较急，进展较快，眼部表现较重。

（二）体检发现

眼附属器淋巴瘤生长较为缓慢，根据病变部位及病理类型的不同，临床表现会各有特点。

眼睑结膜淋巴瘤：早期可见结膜水肿、眼睑组织肿胀，将上睑外翻有助于鉴别轻微的睑结膜受累，在明亮的光线下检查可见眼表“鲑鱼斑”样的结膜隆起病变。随着病情发展，淋巴瘤可沿组织间隙进行性向眶内侵犯（图 3-9-1）。

眼眶部原发淋巴瘤体检可发现病变侧眼球明显突出、上睑下垂、眼球移位、眼球运动受限、复视，病变压迫视神经可致视力损伤，因此，所有怀疑

OAL 的患者应接受彻底的眼科检查，包括视力测试、瞳孔检查、裂隙灯生物显微镜检查和扩张眼底检查（图 3-9-2）。

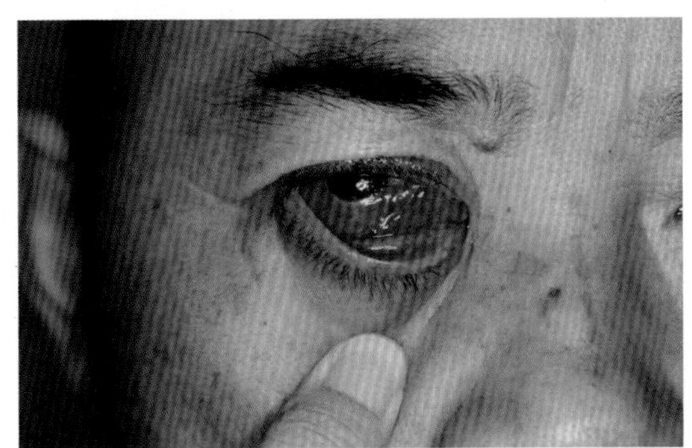

图 3-9-1 眼睑结膜淋巴瘤
可见结膜充血、红肿，包绕角膜

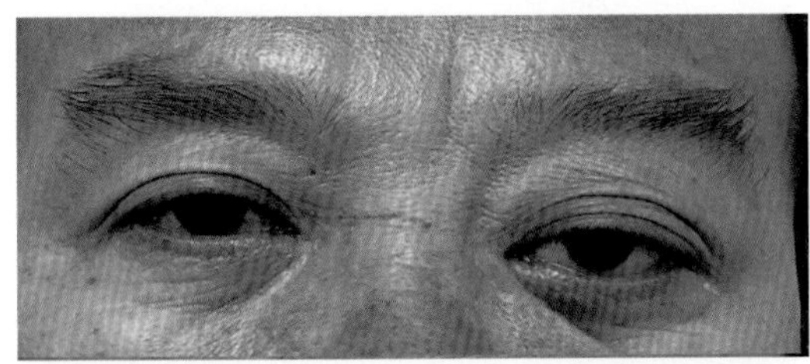

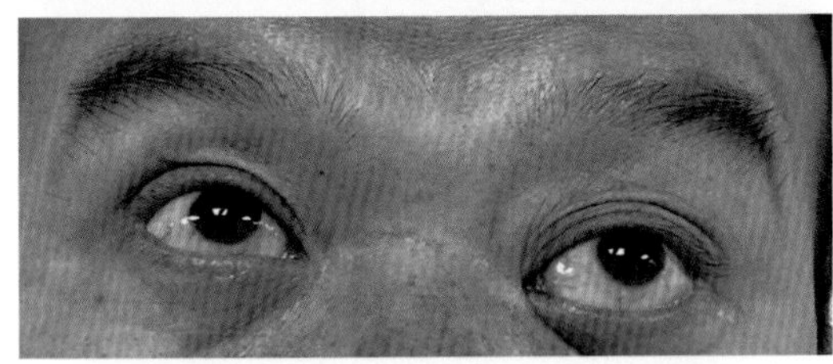

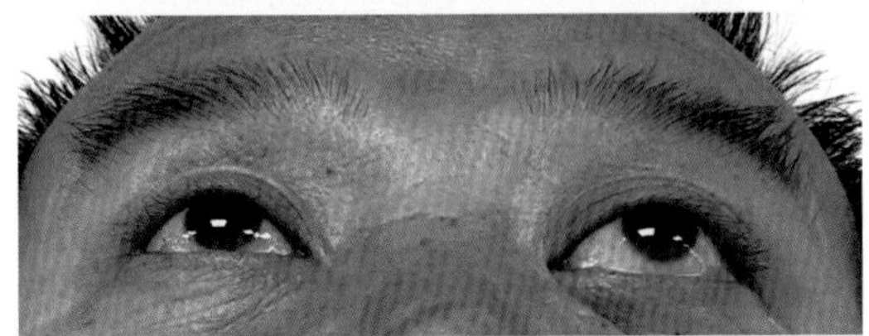

图 3-9-2 眼眶淋巴瘤（图右侧眼）
上睑下垂，眼球突出，眼球向上运动障碍

（三）化验检查

1. 常规检测 血常规、尿常规、粪常规、肝功能、肾功能、乙肝和丙肝相关检查、凝血功能及人类免疫缺陷病毒（human immunodeficiency virus，HIV）筛查在内的相关感染性筛查。这些检测是了解患者一般状况、制订治疗方案所必需的。

2. 血清学检查

（1）免疫球蛋白 IgG、IgG_1、IgG_4、IgE、IgM 检查，MALT 淋巴瘤与 IgG_4 相关。

（2）乳酸脱氢酶（LDH）检查，LDH 对于 OAL 的预后有提示作用。

（3）血 β_2 微球蛋白：非霍奇金 B 细胞性淋巴瘤预后的独立危险因素。

（4）此外本病与眼及眼附属器炎症性疾病的鉴别需做以下检查：ANCA 检测，ANCA 与相关性血管眼眶综合征相关。IL-1β，特发性眼眶炎症相关指标。抗核抗体检测，用于鉴别其他自身免疫性疾病。

（四）影像学检查

常用的影像学检查方法包括 CT、MRI、PET/CT。

CT 和 MRI 检查在淋巴瘤的诊断和放疗定位中起着非常重要的作用，是 OAL 首选的影像学检查方法。尤其是近年对眼眶淋巴瘤的 MRI 影像学研究，为眼部淋巴瘤的鉴别诊断提供了新的依据。此外对于眼眶淋巴瘤的 PET/CT 特点的分析研究也为临床判断病情、明确分期、判断预后及制订合理的整合治疗方案奠定基础，在可能的情况下推荐使用。

（1）CT 检查：CT 显示病灶常在眶隔前及眼睑、结膜等部位，常先发生于眼眶前上部，再向后累及眼眶其他结构。根据肿瘤侵及范围，眼眶淋巴瘤可分为局限型和弥漫型两种，以弥漫型多见（图 3-9-3）。①局限型病变局限于眼球周围或眶隔前区，根据 Lenke 眼眶区域划分标准，患者病变常局限于 1 个区域，病变边界模糊，可呈部分弥漫性增生，病灶密度较均匀，其中无明显钙化及坏死，周边组织可有不同程度受压推移，但侵犯常不明显。②弥漫型多累及 2 个以上眼眶区域，多见于眼眶原发淋巴瘤，多为 B 细胞来源非霍奇金淋巴瘤。其表现为肌锥内、外弥漫性软组织密度影，病变与眼外肌、视神经分界不清，典型表现为软组织包绕眼球呈较典型的肌锥铸型生长，球壁周围肿块常呈弓形或分叶状，机械性推移占位不明显，常沿邻近皮下组织向前蔓延，眼球壁多无明显增厚或凹陷改变。③低度恶性眼眶淋巴瘤的 CT 表现具有以下特点：多为局限性改变，病变局限于眶前区，眶骨常无异常，眼眶淋巴瘤引起的邻近骨质破坏出现较轻，主要表现为骨质明显吸收变薄，肿瘤密度一般较均匀。④高度恶

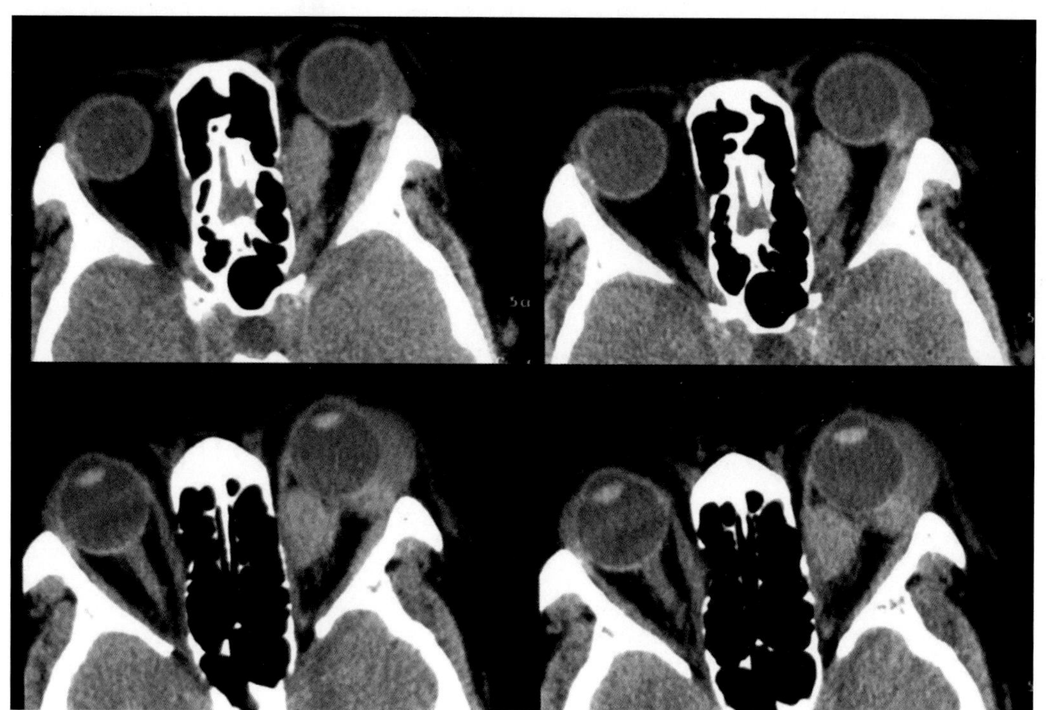

图 3-9-3 眼眶淋巴瘤 CT 表现
可见眶内淋巴瘤包绕眼球生长

性眼眶淋巴瘤 CT 表现：肿瘤多为弥漫型，肿瘤沿眼球、眼外肌、泪腺、视神经、眶隔等结构蔓延和包绕上述结构生长，边缘呈浸润性，密度和信号均匀，部分病例呈双侧眼眶发病。眼外直肌受侵犯可表现为不规则增粗，恶性程度较高（如 T 细胞淋巴瘤或 NK/T 细胞淋巴瘤），也可引起眶骨改变。

（2）MRI 检查

1）MRI 显示眼眶淋巴瘤信号特点：大多数眼眶淋巴瘤在常规 MRI T_1WI 上多呈等或稍低信号，T_2WI 上呈等或稍高信号，密度和信号均匀，强化较明显。强化程度与正常的泪腺及眼外肌相似，这可能与肿瘤细胞密度高、瘤体内毛细血管内皮细胞不完整、通透性高、内皮间质成分较少有关。MRI 增强时采用脂肪抑制技术，以消除眶内脂肪高信号对肿块边界显示的影响，使强化的眼眶淋巴瘤边界更清晰，有助于了解肿瘤的范围。增强后病变明显强化，且强化较均匀，少部分病变内有坏死液化，不强化。

2）MRI 有助于眼部淋巴瘤的鉴别诊断：眼眶淋巴瘤及炎性假瘤是眼眶最常见的 2 种淋巴增生性疾病，往往具有相似的临床及影像学表现，但治疗方法及预后不同，因此鉴别诊断十分重要。MRI 检查对软组织对比好，灵敏性强，对肿瘤与眼外肌和视神经的关系显示较清楚，与 CT 相比，在鉴别诊断中可能提供更多的有效信息。眼眶淋巴瘤 MRI 显示病变包绕眼球生长，可见典型的铸型改变，病变可位于眶内肌锥内外间隙，呈弥漫性分布，边界不清，此外可有不同程度的眼外肌受侵，亦可见视神经包绕、视神经移位甚至视神经受侵的情况（图 3-9-4）。

提取 T_1WI、脂肪抑制 T_2WI 及脂肪抑制 T_1WI 增强扫描图像中病变的纹理特征进行研究，结果显示，T_2WI 纹理分析可精确区分眼眶淋巴瘤及炎性假瘤，其最低误判率为 1.56%。原发眼淋巴瘤及眼眶炎性假瘤在 MRI 均表现为均匀的肿块，但炎性假瘤更为复杂的病理成分使其具有不均匀的图像纹理，这种纹理特点差异肉眼不能识别，而纹理分析技术可定量分析医学图像的像素灰度分布特征，提供肉眼无法识别的图像信息，可间接反映病变的病理特点。

（3）PET/CT：是目前除惰性淋巴瘤外，针对淋巴瘤分期与再分期、疗效评价和预后预测的最佳检查方法。对于下列情况，有条件者推荐使用 PET/CT：① PET/CT 可作为氟脱氧葡萄糖

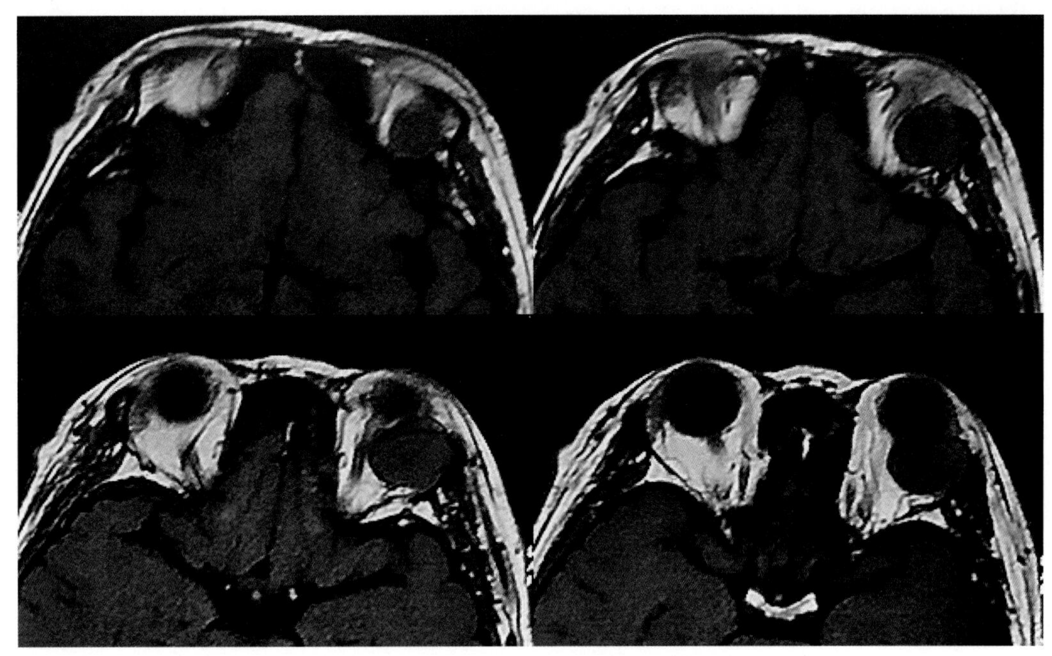

图 3-9-4 眼眶淋巴瘤 MRI 表现

可见左眶外上象限肌锥外不规则肿块，包绕外直肌生长，T_1WI 呈等信号

（fluorodeoxyglucose，FDG）亲和性高的非霍奇金淋巴瘤（non-Hodgkin lymphoma，NHL）亚型治疗前分期及再分期的常规检查，但对于 FDG 亲和性差的淋巴瘤亚型（如惰性淋巴瘤），治疗前的分期检查仍以增强 CT 为首选。②如果有影像学临床指征，PET/CT 可用于治疗中期疗效评价，但仍处于临床研究阶段，故根据中期 PET/CT 结果更改治疗方案仍需慎重。③对于霍奇金淋巴瘤和多数弥漫大 B 细胞淋巴瘤（diffuse large B cell lymphoma，DLBCL），如果 PET/CT 提示有明确的骨髓受累，则无须行骨髓活检。④ PET/CT 可以作为惰性淋巴瘤向侵袭性更强的病理类型转化时活检部位选择的依据。⑤ PET/CT 对于疗效和预后预测好于其他方法，可以选择性使用。

PET/CT 的最大标准化摄取值（SUVmax）反映了眼附属器 MALT 淋巴瘤的活动程度，^{18}F-FDG PET/CT 将功能显像和结构显像整合在一起，PET/CT 评估眼附属器 MALT 淋巴瘤患者的阳性率为 92.6%，与传统的增强 CT 相比，常上调淋巴瘤的分期，有时也会下调淋巴瘤的分期，可作为该类淋巴瘤的常规分期评估手段，能更准确地评估淋巴瘤的病情。

眼附属器淋巴瘤有原发性及继发性，因此对于患者全身情况的评估对该病的分期及治疗的确定非常重要。但由于检查方法本身的局限性，其往往发现不了身体内部小病灶、局限性病灶，导致不能准确评估淋巴瘤病情，甚至导致错误的分期。如果条件允许，一般推荐采用 PECT/CT 进行检查。

（五）病理学检查

准确的组织病理学评价是诊断 OAL 最关键的步骤。对怀疑淋巴瘤的眼眶肿块，切开活检或针吸活检通常是确定诊断和指导治疗的必要手段。

1. 病理学检查技术　淋巴瘤的病理诊断需整合应用形态学、免疫组织化学（immunohistochemistry，IHC）、遗传学和分子生物学技术及流式细胞技术等，尚无一种方法可以单独定义为“金标准”。

（1）形态学：在淋巴瘤病理诊断中非常重要，不同类型的淋巴瘤具有特征性和诊断性的形态学特点。

（2）IHC：可用于鉴别淋巴瘤细胞的免疫表型，如 B 或 T/NK 细胞，以及肿瘤细胞的分化及成熟程度等。通过整合相关的 IHC 标志物，进行不同病理亚型的鉴别诊断。

（3）荧光原位杂交（fluorescence in situ hybridization，FISH）检测技术：可以发现特定的染色体断裂、易位或扩增等，对特定染色体异常相关淋巴瘤的辅助诊断有指导意义，如伯基特淋巴瘤相关的t（8；14）易位、滤泡性淋巴瘤相关的t（14；18）易位、结外黏膜相关淋巴组织边缘区淋巴瘤相关的t（11；18）易位、套细胞淋巴瘤相关的t（11；14）易位及双打击或三打击高级别B细胞淋巴瘤相关的*MYC*（8q24）、*BCL-2*（18q21）和*BCL-6*（3q27）重排等。

（4）淋巴细胞抗原受体基因重排检测技术：淋巴细胞受体基因单克隆性重排是淋巴瘤细胞的主要特征，可用于协助鉴别淋巴细胞增殖的单克隆性与多克隆性，以及无法通过IHC诊断的淋巴瘤，是对形态学和IHC检查的重要补充。

（5）其他：包括第二代测序、流式细胞技术等，是常规病理学诊断方法的有益补充。

2. *标本类型及其固定*

（1）标本分为穿刺活检标本及手术活检标本。在收取眼部淋巴瘤组织病理标本时应注意避免过度挤压，需保持组织结构完整，组织应新鲜无菌操作送到病理科。应及时、充分固定，采用10%中性缓冲福尔马林固定液，应立即固定（手术切除标本尽可能30min内），固定液应超过标本体积的10倍以上，固定时间为6～72h，固定温度为正常室温。

骨髓穿刺标本组织的穿取及处理参见血液系统性淋巴瘤相关内容。

（2）取材及大体描述应该规范：取材时，应核对基本信息，如姓名、送检科室、床位号、住院号、标本类型，应描述肿物的位置，注明结膜、眼睑或眼眶，描述应包括肿瘤侵犯范围。

3. *病理报告内容及规范* 术中冷冻病理检查可初步判断肿瘤组织来源及大致恶性程度。恶性淋巴瘤的诊断是在标本中发现扩散排列的未成熟和有丝分裂活性淋巴细胞群。恶性淋巴瘤的组织学特征是由免疫组化研究证实的B细胞单克隆群，具有明显的核仁、核膜染色质边缘化、核膜不规则和细胞异型性。

准确的病理结果需要保留额外的新鲜组织用于进一步的免疫组化病理分析。

4. *免疫学标记* OAL分为黏膜相关淋巴组织（mucosa-associated lymphoid tissue，MALT）淋巴瘤、弥漫大B细胞淋巴瘤（diffuse large B cell lymphoma，DLBCL）、滤泡性淋巴瘤（follicular lymphoma，FL）、套细胞淋巴瘤（Mantle cell lymphoma，MCL）及NK/T细胞淋巴瘤。各类的免疫组化标记特点有所不同。

（1）多数病例为B细胞来源淋巴瘤，最常见的为眼附属器MALT淋巴瘤，典型的免疫表型为CD20阳性、CD10阴性、CD5阴性、CD23阴性、CyclinD1阴性，少数患者CD5阳性。

（2）DLBCL的主要病理特征是体积较大的异常淋巴样细胞弥漫性生长，破坏正常淋巴结结构。DLBCL包括多种变异型和亚型。诊断DLBCL常规IHC标志物包括CD19、CD20、PAX5、CD3、CD5、CD79α、CyclinD1、Ki-67；通常表现为CD19阳性、CD20阳性、PAX5阳性、CD3阴性。

（3）滤泡性淋巴瘤（follicular lymphoma，FL）：诊断FL应常规检测的IHC标志物包括CD19、CD20、PAX5、CD3、CD10、BCL-2、BCL-6、LMO2、CD21和Ki-67。

（4）套细胞淋巴瘤（mantle cell lymphoma，MCL）：光镜下可将MCL分为4种亚型，即小细胞型、边缘区样型、多晶型和母细胞化型。免疫组化检查可表达CD19、CD20、CD22、CD5、CD43、BCL-2和BCL-1（细胞周期蛋白D1）。SOX11作为一种新的鉴别标志物，在90%的MCL中有表达，可区别其他类型淋巴瘤。侵袭性较高的母细胞化型MCL可见*p53*基因突变。

（5）NK/T细胞淋巴瘤：可见大量非典型淋巴细胞浸润血管壁，免疫组化反应可见CD2阳性、CD56阳性、细胞质CD3阳性、肿瘤细胞内抗体1阳性、穿孔素阳性和粒酶B阳性。

【整合评估】

（一）评估主体

OAL的MDT团队包括眼科、血液科、放射治疗科、诊断科室（病理科、影像科、超声科、核医学科等）、护理部、心理科、营养科等。

人员组成及资质如下。

1. 医学领域成员（核心成员） 眼科外科医师2名、血液科医师1名、放射诊断医师1名、组织病理学医师2名、其他专业医师若干名（根据MDT需要加入），所有参与MDT讨论的医师应具有副高级以上职称，有独立诊断和治疗能力，并有一定学识和学术水平。

2. 相关领域成员（扩张成员） 临床护师1～2名和协调员1～2名。所有MDT参与人员应进行相应职能分配，包括牵头人、讨论专家和协调员等。

（二）分期评估

OAL的分期主要遵循血液系统疾病淋巴瘤的经典分型，以往临床淋巴瘤分期主要是Ann Arbor分期（表3-9-1）。因Ann Arbor分期系统没有考虑到OAL的确切解剖位置（如眼睑、眼眶和结膜）、多中心性或双侧性，所以对OAL而言，Ann Arbor分期系统对于原发性OAL这类惰性淋巴瘤较为适用。涉及继发性OAL时目前可采用OAL Ann Arbor分期（修订版）（表3-9-2）。

表3-9-1 Ann Arbor分期

分期	描述
ⅠE	结外区域累及（单/双眼）
ⅡE	横膈同侧，单个结外区域累及与一个或以上淋巴结区域累及
ⅢE	横膈两侧均存在淋巴结累及 ± 结外区域累及（或脾累及）
Ⅳ	两个以上结外区域累及或肝、骨髓侵犯

表3-9-2 Ann Arbor分期（修订版）

惰性淋巴瘤：EMZL、FCL、LPCL	
Ⅰ期	局限性病变（Ann Arbor分级Ⅰ、ⅠE、Ⅱ、ⅡE）
Ⅱ期	全身性病变（Ann Arbor分级Ⅲ、Ⅳ）
侵袭性淋巴瘤：DLBCL、MCL	
Ⅰ期	局限性病变（Ann Arbor分级Ⅰ、ⅠE）
Ⅱ期	2个或以上淋巴结区域侵犯；3个或以上结外区域侵犯
Ⅲ期	Ⅱ期及其他恶性预后因素

OAL中眼眶淋巴瘤占绝大部分，因此在治疗及预后的评估上需要考虑TNM分期的标准。美国癌症联合委员会（AJCC）为OAL建立了一个基于TNM的分期系统，首次发表在第7版AJCC癌症分期手册中，以便考虑已知的预后因素进行更详细的临床分期。OAL除了采用Ann Arbor分期作为治疗方案选择的依据，在放疗时还需参照第8版AJCC眼眶淋巴瘤TNM分期标准（表3-9-3）。

表3-9-3 第8版AJCC眼眶淋巴瘤TNM分期标准

T分期	标准
Tx	淋巴瘤侵犯区域不确定
T0	无淋巴瘤证据
T1	淋巴瘤累及结膜，无眼眶、眼睑侵犯
T2	淋巴瘤累及眼眶 ± 结膜侵犯
T3	淋巴瘤累及眶隔前眼睑（如眼睑真皮层、眶隔前间隙）± 结膜、眼眶侵犯
T4	淋巴瘤累及邻近结构（如骨、窦腔、脑）
Nx	淋巴结侵犯情况未评估
N0	无淋巴结侵犯证据
N1	眼眶回流区域淋巴结侵犯、纵隔上方淋巴结侵犯（包括耳前淋巴结、腮腺淋巴结、颌下淋巴结、颈部淋巴结）
N1a	纵隔上方单个淋巴结区域侵犯
N1b	纵隔上方2个或以上淋巴结区域侵犯
N2	纵隔淋巴结侵犯
N3	外周或中枢淋巴结区域弥漫性侵犯
M分期	**标准**
M0	无其他结外区域侵犯证据
M1a	眶外组织或器官非连续性侵犯（如腮腺、下颌下腺、肺、肝、脾、肾、乳腺）
M1b	淋巴瘤骨髓侵犯
M1c	同时存在M1a和M1b

（三）预后状态评估

治疗前需要对OAL的预后进行评判，目前OAL均采用1993年Shi等提出的NHL国际预后指标（international prognostic index，IPI）进行评判（表3-9-4）。

此系统依据5个独立的不良预后因素，即年龄＞60岁、Ⅲ～Ⅳ期、结外累及部位数目＞1、美国东部肿瘤协作组（Eastern Cooperative Oncology Group，ECOG）行为状态（performance status，PS）评分≥2分、血清LDH水平＞正常上限，每一个不良预后因素为1分。0～1分为低危组；2分为低中危组；3分为高中危组；4～5分为高危组。对于应用利妥昔单抗治疗的患者，可以采用修正的国际预后指数（revised IPI，R-IPI）（表3-9-5），此系统包含与IPI相同的5个独立不良预后因素，每一个不良预后因素为1分。0分为预后非常好；1～2分为预后好；3～5分为预后差。对于年龄≤60岁的患者，可以采用年龄调整的国际预后指数（age adjusted IPI，aaIPI），aaIPI有3个不良预后因素，包括分期Ⅲ～Ⅳ期、血清LDH水平>正常上限和ECOG行为状态评分≥2分，其中0分为低危、1分为中低危、2分为中高危、3分为高危（表3-9-6）。近年来在国际预后指数基础上将年龄和LDH进一步分层形成的NCCN-IPI预后系统，更能准确预测患者预后。NCCN-IPI也由上述5种不良预后因素构成，但年龄分为3个组，年龄>40岁而≤60岁，积1分，年龄>60岁而≤75岁，积2分，年龄>75岁，积3分；血清LDH水平分两组，>1倍至≤3倍，积1分，>3倍，积2分；结外受累定义为骨髓、中枢神经系统、肝、消化道或肺受累；ECOG行为状态评分≥2分；分期Ⅲ～Ⅳ期。最高积8分，NCCN-IPI评分0～1分为低危组；评分2～3分为低中危组；评分3～4分为高中危组；评分≥6分为高危组。

表3-9-4 国际预后指数（IPI）

因素	不良指标
年龄	>60岁
ECOG行为状态评分	≥2分
结外受累部位	≥2
LDH	>正常上限
分期	Ⅲ～Ⅳ期
危险度分组	积分
低危	0～1分
低中危	2分
高中危	3分
高危	4～5分

表3-9-5 修正的国际预后指数（revised IPI，R-IPI）

项目	0分	1分
年龄（岁）	≤60	>60
ECOG行为状态评分	0或1分	2～4分
临床分期	Ⅰ或Ⅱ期	Ⅲ～Ⅳ期
结外受侵部位数目	<2个	≥2个
LDH	正常	升高

表3-9-6 年龄调整的国际预后指数（age adjusted IPI，aaIPI）

项目	0分	1分
ECOG行为状态评分	0或1分	2～4分
临床分期	Ⅰ或Ⅱ期	Ⅲ～Ⅳ期
LDH	正常	升高

（四）病理评估

1. 术语定义

（1）反应性淋巴组织增生：淋巴细胞增生更活跃。

（2）淋巴组织不典型增生（atypical lymphoid hyperplasia，ALH）：增生的淋巴细胞出现生发中心外核分裂象，经组织形态学及相关辅助技术检测尚不能确定性质的、介于良恶性之间的淋巴组织增生。

（3）恶性淋巴瘤：由较单一的不成熟的淋巴细胞或明显异型性的淋巴细胞组成。

2. 病理学分级　非霍奇金淋巴瘤的病理分类比较复杂且分歧较大，2001年WHO制定了新的淋巴瘤分类方案（WHO分类方案），全球病理和临床专家首次在淋巴瘤分类上达成共识。目前根据最新WHO淋巴瘤分级，OAL主要分级见表3-9-7。

表3-9-7 OAL WHO分级

分级	淋巴瘤分型	免疫组化特征	分子生物学特征
低级别淋巴瘤	结外边缘区淋巴瘤（黏膜相关性淋巴瘤）	CD79a+，CD20+，CD43+/−，BCL-2+/−，IgM+，CD5−，CD10−，CD23−，CyclinD1−，IgD−	克隆性IgH、IgL重排IgH V区域突t（11；18）（q21；q21）（15%～40%）t（14；18）（q32；q21）（10%）t（1；14）（q22；q32）（5%）t（3；14）（q14.1；q32）
	滤泡性淋巴瘤	CD20+，CD10+，BCL-2+（90%），BCL-6+，IgM+（50%），IgG+（50%）	克隆性IgH、IgL重排t（14；18）（q32；q21）造成BCL-2表达（70%～95%），*P53*基因突变及*C-myc*基因重排在多数患者中可见

续表

分级	淋巴瘤分型	免疫组化特征	分子生物学特征
高级别淋巴瘤	弥漫大B细胞淋巴瘤	CD79a+，CD20+，70%的患者BCL-6+，25%～50%的患者CD10+，50%～75%的患者IgM＞IgG＞IgA	克隆性IgH、IgL重排IgV突变，*BCL-6*基因重排(＜40%)，*BCL-2*基因重排（20%～30%）
	套细胞淋巴瘤	CD20+，CD5+，CyclinD1+，SOX11+	克隆性IgH、IgL重排t（11；14）（q13；q32）造成*CCND1*（CyclinD1）过表达（几乎所有患者），*P53*基因突变及*C-myc*基因重排在多数患者中可见

+. 阳性；-. 阴性。

3. 病理学分型

（1）黏膜相关淋巴组织（MALT）淋巴瘤：为起源于淋巴结外MALT的低度恶性B细胞淋巴瘤，是非霍奇金淋巴瘤中边缘区B细胞淋巴瘤最常见类型。病理形态上常表现为小的淋巴细胞克隆性增生，引起边缘区增宽，生发中心萎缩，可见滤泡“植入”现象和淋巴上皮病变。MALT淋巴瘤常发生于胃、唾液腺、甲状腺及眼眶附属器等部位，其中发生于胃肠道的病例占全部MALT淋巴瘤的50%。

（2）弥漫大B细胞淋巴瘤（diffuse large B-cell lymphoma，DLBCL）：是最常见的非霍奇金淋巴瘤（non hodgkin lymphoma，NHL），占全部NHL的30%～40%。DLBCL的主要病理特征是体积较大的异常淋巴样细胞弥漫性生长，破坏正常淋巴结结构。DLBCL包括多种变异型和亚型。它可原发于淋巴结或结外器官和组织，也可从惰性淋巴瘤转化而来，如慢性淋巴细胞性白血病/小淋巴细胞性淋巴瘤、滤泡性淋巴瘤、边缘区B细胞淋巴瘤、淋巴浆细胞性淋巴瘤、结节性淋巴细胞为主型霍奇金淋巴瘤等。

（3）滤泡性淋巴瘤（follicular lymphoma，FL）：形态学上表现为滤泡中心细胞和中心母细胞的增生，多为滤泡样结节状生长。根据中心母细胞的数量，将FL分为3级。每个高倍镜视野0～5个中心母细胞为1级，6～15个为2级，15个以上为3级。FL 3级可以进一步分为3a级和3b级，其中3b级表现为中心母细胞呈片状分布且缺乏中心细胞。

（4）套细胞淋巴瘤：肿瘤细胞为形态一致的小至中大的淋巴细胞，细胞核表面略不规则，生长方式多样，包括套区性、结节性和弥漫性。因为预后差，所以鉴别诊断非常重要，需要与CLL/SLL、FL和MZL相鉴别。

（5）小淋巴细胞瘤（SLL）：典型的SLL细胞为单一性，弥漫性浸润，有假滤泡形成，细胞核染色质颗粒状是其特点，可见增殖中心。

（6）伯基特淋巴瘤（Burkitt lymphoma，BL）：经典型BL形态学表现为较均一的中等大小肿瘤性B细胞弥漫增生，核分裂象及凋亡很明显，常见星空现象。肿瘤细胞起源于生发中心。

（7）淋巴母细胞淋巴瘤（lymphoblastic lymphoma，LBL）：在细胞形态上，LBL主要表现为中等大小的肿瘤细胞呈弥漫性生长，细胞核圆形、不规则或扭曲，核仁不明显，胞质少，染色质细，核分裂易见。

（8）外周T细胞淋巴瘤：是成熟（外周）T细胞发育阶段的肿瘤。病理组织学为丰富的高内皮小血管增生、上皮样组织细胞增生及炎性细胞浸润的混合性背景。肿瘤细胞形态多样且变化大，可以由小、中等或大细胞组成，多数为中到大细胞，胞质淡染，胞核多形性，不规则，染色质多或泡状，核仁明显，核分裂象多见。

（9）NK/T细胞淋巴瘤　病理学特征为弥漫性淋巴瘤细胞浸润，呈血管中心性、血管破坏性生长，导致组织缺血坏死及黏膜溃疡。

要点小结

- 评估要通过MDT合作完成，然后才能建立合理的OAL诊疗流程，有助于实现最佳、个体化的整合治疗。
- 治疗方案的制订依赖于正确的分期评估，Ann Arbor分期系统及AJCC的TNM分期系统可用于判定OAL分期指导治疗。无论哪一种评估都要求全面、动态，在整合评估基础上更加关注患者的个体特殊性，以选择最佳的整合治疗策略。

【整合决策】

（一）外科治疗

因为多数眼眶淋巴瘤沿组织间隙弥漫性生长，手术无法完全切除，术后复发率高，所以手术本身并不是OAL的首选治疗方法。外科治疗多以穿刺活检或局部手术活检并行减容性手术切除病灶为主，手术首要目的为取得组织样本进行病理学诊断。手术治疗较多地应用于惰性淋巴瘤局限于结膜和眼眶的病变，如Ann Arbor分期为Ⅰ期的局限性结膜MALT淋巴瘤。

眼睑、结膜淋巴瘤活检手术：眼睑、结膜位置较为表浅，手术活检较好操作。对于位于眼眶部位的淋巴瘤，手术往往通过眼睑眉下切口或眼睑结膜切口入路进入眼眶，肿瘤往往与周边组织，也可与眼眶骨壁、眼外肌、泪腺等组织粘连，且常沿眼眶组织间隙向眶尖部生长。手术操作中应以切取足够做病理诊断的组织为前提，尽可能避免损伤眼眶部组织的基础上，分离切除尽可能多的肿瘤组织以达到减容目的，但应避免对眶尖部肿瘤组织的扰动以免损伤视神经，影响患者视力。

（二）放射治疗

1. *治疗原则* 放疗是淋巴瘤整合治疗的重要组成部分，实施中如何选择放射线束、射野和剂量，由具体病例的治疗目的和诊疗条件决定。可采用光子、电子和质子等射线束以达到对靶区的合理涵盖及正常组织的最大保护。根据放疗目的和作用，淋巴瘤放疗的适应证如下：①根治性治疗；②整合治疗的一部分；③化疗不能耐受或抗拒、残存病灶的挽救治疗；④姑息治疗。

2. *放疗射野的选择* 受累野照射（involved field radiotherapy，IFRT）仅照射化疗前受累淋巴结的整个淋巴结区域，受累野范围包括所有已知肿瘤的部位和邻近区域；随着影像学诊断和适形放疗技术的发展，IFRT在HL和侵袭性淋巴瘤治疗中，被更精准的累及淋巴结照射（involved-node radiotherapy，INRT）或累及部位照射（involved-site radiotherapy，ISRT）所替代。

ISRT靶区定义与勾画：

目前ISRT作为化疗敏感的NHL标准靶区勾画方法。计划需要以CT模拟为基础，整合其他现代显像手段如PET和MRI。ISRT的靶区主要目的是包括初诊时累及的淋巴结。射野包括化疗前或手术前最初的所有受累区域，但排除邻近的正常组织。OAL的放疗推荐使用复杂放疗技术如调强适形放疗（intensity modulated radiation therapy，IMRT）进行ISRT，有助于在以治愈为目的的同时减少对眼部正常组织的损伤，显著提高临床获益。

3. *放射剂量* 放疗仍是目前原发性OAL的主要有效治疗手段，原发性OAL对放疗敏感；放射剂量为18Gy时肿瘤已经出现消退，27～30Gy的照射剂量即可获得较好局部控制和长期生存。Ann-Arbor分期ⅠE期，低度恶性OAL一期放疗可达到局部控制率90%以上，对于原发性眼眶淋巴瘤，其分期、放疗射野和放疗剂量与治疗效果相关。低度恶性病变通常给予30Gy治疗；对于高度恶性的眼眶淋巴瘤，多数学者主张给予40Gy或更高剂量。通常弥漫大B细胞淋巴瘤的放射剂量要高于MALT淋巴瘤，平均为44Gy。此外研究者发现放疗射野过小可导致复发，不建议采用局部小野，放疗射野应足够大以减少复发。

4. *放疗并发症及预防处理* 大多数针对原发性OAL的放疗报道轻微的急性眼毒性效应，但长期随访可显示常见的眼毒性，患者放疗期间急性反应主要为放射性结膜炎、角膜炎，远期并发症如视力下降、白内障、角膜炎、视网膜病的发生率较低。其中最常见的急性并发症是结膜炎，白内障是最常见的远期并发症。视力下降的患者接受＞30Gy的放疗剂量，视力从1.0下降至0.2，多与放疗引起的视网膜变性有关。此外，较多患者会有干眼症，需要人工泪液替代治疗。每天辐射量小于2.25Gy的方案可降低辐射诱发并发症的发病率。16.5Gy或更高的累积剂量可能导致晶状体混浊。适当的防护可以降低白内障形成的风险和角膜表面的辐射量。然而，尽管有遮挡，泪膜不全和随后的干眼症在OAL放疗后很常见。建议放疗时采用调强适形治疗保证肿瘤的等剂量传输，同时保留不相关的邻近结构，可将放疗引起的眼毒性降至最低。

同时建议在放疗的同时加强眼科的干预治疗，如采用人工泪液治疗干眼症，有利于改善患者眼表情况。

（三）内科治疗

1. 化学治疗　OAL 多数为 MALT 淋巴瘤，较多为 FL 和 DLBL，MCL 和 NKT 少见。以下列举较多见病理类型的 OAL 化疗方案，部分恶性程度高的 OAL 化疗方案参照血液系统疾病中相同类别的淋巴瘤。

对于原发性 OAL，尤其是眼眶 MALT 淋巴瘤，通常局限于原发区域，化疗并非首选。化疗往往用于病变广泛转移的患者，包括 MALT 淋巴瘤Ⅱ期及以上患者或恶性程度很高的弥漫大 B 细胞淋巴瘤。OAL 多为非霍奇金淋巴瘤，经典的化疗方案为环磷酰胺、多柔比星、长春新碱和泼尼松联合使用（CHOP 方案）。目前用于侵袭性淋巴瘤的治疗一线化疗方案为联合利妥昔单抗的 R-CHOP 方案。利妥昔单抗是最常见的 B 细胞阳性单克隆抗 CD20 抗体，通过抗体引导破坏 CD20 阳性 B 细胞。利妥昔单抗可单独使用，并可联合化疗药物同时使用以增强疗效。对 CHOP 治疗失败或复发耐药的眼部非霍奇金淋巴瘤患者，可以考虑采用 EPOCH 方案。

（1）CHOP 方案：是中度恶性淋巴瘤的一线方案（表 3-9-8）。

表 3-9-8　CHOP 方案

药物	剂量及途径		时间及程序	
环磷酰胺（CTX）	750mg/m^2	Ⅳ	d1	q21d
多柔比星（ADM）	50mg/m^2	Ⅳ	d1	q21d
长春新碱（VCR）	1.4mg/m^2	Ⅳ	d1	q21d
泼尼松（Pred）	100mg/m^2	PO	d1～d5	q21d

CHOP 方案注意事项：ADM 使用前加灭菌注射用水溶解，出现外渗可引起组织溃疡和坏死，90% 发生脱发。CTX 可引起出血性膀胱炎，注意观察尿量变化。主要毒副作用是骨髓抑制、心脏毒性、末梢神经毒性、呕吐和脱发。使用顺序为先用 VCR、ADM，最后用 CTX。

（2）R-CHOP 方案：用于治疗初治、晚期中度恶性 B 细胞 NHL，近期疗效比单用 CHOP 好，是中度恶性淋巴瘤的一线方案（表 3-9-9）。

表 3-9-9　R-CHOP 方案

药物	剂量及途径		时间及程序	
利妥昔单抗	375mg/m^2	Ⅳ	d1	q21d×6 个周期
环磷酰胺（CTX）	750mg/m^2	Ⅳ	d1	q21d
多柔比星（ADM）	50mg/m^2	Ⅳ	d1	q21d
长春新碱（VCR）	1.4mg/m^2	Ⅳ	d1	q21d
泼尼松（Pred）	100mg/m^2	PO	d1～d5	q21d

R-CHOP 方案注意事项：利妥昔单抗加入生理盐水中静脉滴注，第一次开始 30min 内以每小时 50mg 的速度滴注，30min 后逐步增加滴速，最快不能超过每小时 400mg，用药前需用苯海拉明和退热药预防输注引起的过敏反应，用药期间行心电监护。主要副作用与输注相关，常发生于输注后 30min 至 2h，表现为寒战、发热、皮疹、支气管痉挛、呼吸困难、低血压、心律失常等。处理：马上停止利妥昔单抗输注，改用生理盐水，应用激素、苯海拉明和解热药，如反应严重，可用肾上腺素处理，反应消退后，可继续输注利妥昔单抗，但速度应缓慢。其余不良反应同 CHOP 方案。

（3）EPOCH 方案见表 3-9-10。

表 3-9-10　EPOCH 方案

药物	剂量及途径		时间及程序	
依托泊苷（VP-16）	50mg/（m^2·d）	Ⅳ	d1～d4	q21d
长春新碱（VCR）	1.4mg/（m^2·d）	Ⅳ	d1～d4	q21d
多柔比星（ADM）	50mg/（m^2·d）	Ⅳ	d1～d4	q21d
环磷酰胺（CTX）	750mg/m^2	Ⅳ	d6	q21d
泼尼松（Pred）	v60mg/（m^2·d）	PO	d1～d6	q21d

EPOCH 方案注意事项：本方案将 VP-16、VCR 和 ADM 3 种药物加入生理盐水混合后持续 96h 静脉滴注，主要副作用是骨髓抑制。ADM 持续 96h 静脉滴注可使心脏毒性降低。

2. 单克隆抗体局部靶向治疗　对于 Ann Arbor 分期ⅠE 期的眼眶淋巴瘤或复发的眼眶淋巴瘤，于肿瘤局部注射利妥昔单抗治疗，每 3 周 1 次，每平方米体表面积 375mg，共 6 次治疗后，可使患者病情得到控制。于结膜淋巴瘤病灶内注射利妥昔单抗也是一种耐受度良好的治疗方法，治疗时可加入自体血清增强药物活性。但利妥昔单抗也有不良反应，主要是血细胞计数减少和发热，少数会引起超敏反应和周围性溃疡性角膜炎。

3. *嵌合抗原受体T细胞*（chimeric antigen receptor T cell，CAR-T）*免疫治疗* 抗CD19抗原的嵌合抗原受体修饰T（CAR-T）细胞治疗已经彻底改变了复发难治性B细胞非霍奇金淋巴瘤（NHL）患者的治疗格局。目前有两种美国FDA批准的B细胞NHL的产品，还有一些其他的机构正在临床研究中。CAR-T细胞治疗安全性好，不良反应轻，并可显著控制肿瘤进展，但同时也存在杀伤肿瘤细胞后细胞因子风暴所引起的持续高热对神经系统产生影响，导致谵妄，还可能导致低血压等并发症。在治疗时进行密切监测患者生命体征变化，监测24h液体出入量等护理工作。

（四）其他治疗

1. *淋巴瘤的中医药治疗* 淋巴瘤常见中医证型虚实夹杂，多为两种或多种证候要素组成的复合证候；可分为气虚、阴虚、血虚、痰湿、血瘀、气滞6种证候；目前中医治疗淋巴瘤主要目的是减轻内科治疗和放疗后的不良反应，改善食欲、体力及免疫低下，发挥辅助治疗作用，对终末期患者起支持治疗作用。

适应证：内科治疗及放疗期间、治疗后恢复期及晚期患者。治疗方法：口服汤药、中成药、中成药制剂及外敷、针灸等其他中医疗法。

2. *冷冻疗法* 作用有局限性，不能完全消除病变组织，只能用于不能耐受其他治疗方法的眼眶淋巴瘤患者。

（五）顶层设计及整合管理

OAL的诊治首先应明确，该病是一个多学科协作才能完成规范有效的整合治疗方案制订的疾病，只有眼科、血液科、放射科医师相互合作才能避免头痛医头脚痛医脚的治疗误区。

OAL是发生于眼部的血液系统疾病，患者多因眼部疾病于眼科就诊，而且诊断必须依靠手术病理活检，因此该病的诊治多由眼科医师发起。但因为多数眼眶淋巴瘤弥漫性生长，术后复发率高，尤其出于对保留眼部功能的考虑，手术不作为首选治疗方法。所以OAL的治疗方案应更多地依靠血液科及放疗科医师制订。治疗期间除血液科医师进行淋巴瘤分期的评估外，还应该由眼科医师对眼部情况进行密切随访，对眼部并发症给予积极治疗。

因此对于该病，手术切除仅限于惰性淋巴瘤局限于结膜和眼眶的病变，适用于Ann Arbor分期Ⅰ期的局限性结膜MALT淋巴瘤。放疗是眼眶淋巴瘤的重要治疗方法，适用于各种分期和类型的眼眶淋巴瘤（尤其是MALT和Ann Arbor分期Ⅰ/ⅠE期的FL患者），质子和光子照射均可取得良好效果，放疗剂量根据肿瘤分期和类型决定。不同亚型的淋巴瘤对放疗的敏感度不同，所需剂量不同。化疗用于病变广泛转移的患者，包括MALT淋巴瘤Ⅱ期及以上患者。

要点小结

- 放疗是眼眶淋巴瘤的重要治疗方法，适用于各种分期和类型的眼眶淋巴瘤。
- 对于高度恶性的OAL，利妥昔单抗联合CHOP、R-CHOP方案为一线治疗方案。此外利妥昔单抗的局部注射治疗及CAR-T细胞免疫治疗可作为传统治疗方法的重要补充。

【康复随访及复发预防】

（一）总体目标

OAL治疗以放疗和化疗及整合治疗为主。该病属于可控可治的肿瘤，多数患者治疗后可达到缓解状态，但治疗后病情仍有可能缓慢进展，出现反复，因此需要定期随访，根据患者情况及时评估分期，判断治疗效果，及时调整并形成整合治疗方案极其重要。密切随访的目标是明确每个患者的个体化和肿瘤分期的原则，为患者制订个体化、人性化的随访/监测方案。

（二）治疗评价

OAL的治疗评价及术后的随访首先应严格按照血液疾病中淋巴瘤诊疗规范进行，对于复发或难治性OAL的随访和进一步治疗具体的操作参照血液系统疾病。本章节将从眼科医师角度针对OAL的特点对眼部相关的治疗及随访要点做介绍。

多学科整合治疗评价参照淋巴瘤诊疗规范评价系统（表3-9-11）。

表 3-9-11 OAL 治疗评价

	完全缓解（CR）	部分缓解（PR）	疾病稳定（SD）	疾病进展（PD）
较基线改变	所有靶病灶完全消失，所有淋巴结长径＜10mm 靶病灶长径总和下降＞30%，FDG-PET影像正常	靶病灶长径总和下降＞30%	靶病灶长径总和下降＜10%，升高≤20%	靶病灶长径总和升高＞20% 新发病灶 治疗后＜15mm的淋巴结增长5mm
FDG-PET	正常	阳性病灶减少	任意	任意
骨髓浸润	无	无或有	无或有	无或有
新发病灶	无	无	无	无或有

OAL的治疗评价中，相对于系统性淋巴瘤而言，主要是在“较基线改变”这一判断时需要由眼科手术医师一同参与进行评判。为了准确评价治疗效果，需要对淋巴瘤病灶的基线做一规范设定。需要眼科医师提供以下信息供参考：①手术前与手术后（放化疗前）的CT或MRI影像学资料；②手术活检中记录切除肿瘤的大小、肿瘤累及的病灶范围；③活检术前及放化疗前患者视力、眼球突出度、眼球运动、是否有斜视或复视、眼球位置、眼表情况。因为手术活检本身起到减少肿瘤体积的效果，如果仅以活检前的影像学资料作为评判标准，则会对治疗效果有超过实际的乐观评价，因此需要整合眼球突出度、眼球运动、是否有斜视或复视等变化作为辅助评判标准，如有眼球突出、眼球运动障碍加重情况发生，要考虑患者疾病可能存在进展或变化。

（三）术后随访眼科特殊检查

不同于系统性淋巴瘤的随访，OAL的随访中应加入眼科随访内容。建议参见表3-9-12。

表 3-9-12 OAL 随访记录表

随访指标	主要内容	随访时间节点
客观指标	生存情况 完全缓解率 部分缓解率 复发率 转移率 眼部并发症及不良事件*	1周、1个月、3个月、6个月
	全身系统随访检查内容：见血液疾病淋巴瘤部分	6个月后每6个月复查1次
	眼科随访检查内容：	
	视力、眼球突出度、眼球运动、是否有斜视或复视、眼球位置 眼前段检查：眼表情况（有无角膜溃疡、新生血管，有无结膜水肿、上皮化），晶体有无混浊，眼压情况 眼底检查：视网膜检查 视神经功能检查 影像学检查：头颈MRI	1周、1个月、2个月、3个月、6个月、1年

*治疗后眼部并发症及不良事件：干眼、视力下降、复视、眼痛、结膜水肿、角膜溃疡、上睑下垂、眼睑退缩、白内障、视网膜病、青光眼、眼球萎缩等推荐眼科相关检查应遵循无创原则，一般推荐检查如下。

（1）视力：治疗前后视力对比，如患眼视力呈进行性下降，应当考虑是否有放射引起的视网膜损伤、角膜病变及放射性白内障发生。

（2）眼球突出度：眼球突出计测量双眼球突出度，双眼对比突出度如差别大于3mm或持续加重，往往提示有病理原因存在。

（3）眼球运动、是否有斜视或复视、眼球位置：推荐眼科同时机检查，该检查量化判定眼球在各个运动方向上的情况及复视的改善或进展，如占位性病变引起的复视及眼球运动障碍往往随肿瘤体积缩小而相对改善，可作为治疗效果的参照指标。

（4）眼前段检查：裂隙灯下检擦眼表情况（有无角膜溃疡、新生血管，有无结膜水肿、上皮化），晶状体有无混浊。此部分检查主要针对可能出现的放疗并发症，由于放疗的眼部并发症往往会在治疗远期出现，从而推荐裂隙灯下眼前节照相保存资料以便前后对比，有助于眼科的相关对症治疗。

（5）眼底检查：常规由眼科医师行眼底视网膜检查，描述并记录视网膜色泽、视网膜血管情况、黄斑区反光、视杯/视盘比。如果有条件，建议行眼底视网膜光学相干断层成像（optical coherence tomography，OCT）。

（6）视神经功能检查：建议行视野检查，该检查适用于视力功能未受明显影响的患者，当肿瘤病变侵犯或压迫视神经，或病变未受控制进行性加重时往往会出现视野缺损改变。如果患者出现进行性视野缺损，应当考虑病变加重的可能性。此外放疗剂量和照射范围较大时，也易出现放射导致的视神经损伤，也可表现为视野进行性缺损。

（四）常见问题处理

定期的随访复查能够及时发现复发转移病灶，从而进行针对性地早期干预和处理，以提高疗效。对于复发转移，需要及时按高度恶性淋巴瘤治疗原则积极处理。放疗或化疗的毒性反应存在个体差异，但又无法完全避免。

通过一些手段积极处理，大部分的化疗反应可以控制和减轻，如恶心、呕吐、食欲缺乏等胃肠道反应，要少食多餐，饮食宜清淡、易消化，避免辛辣刺激、油腻食物，同时营养要充足，合理搭配膳食，要确保蛋白质、维生素、能量的摄入。又如，化疗期间出现白细胞计数降低、血小板计数降低、贫血等血液学毒性，临床上已有成熟的升白细胞、升血小板、补血等治疗措施，要定期复查血常规，及时处理。

较为特殊的是OAL患者放疗后常会出现眼睑、眼眶周围的放射性皮炎及角膜炎或放射性白内障等并发症，这类不适常被忽视，可能造成不可逆性视力损伤，长期影响患者的生活质量。眼科医师大多数已熟悉处理放化疗相关眼部不良反应的技术，在复查中要着重于患者眼部并发症的发现诊断和及时治疗，以保证患者在进行肿瘤治疗的同时避免视力的不必要牺牲。

要点小结

- ◆随访/监测的主要目的是及时发现复发转移病灶，从而进行针对性的早期干预和处理，以提高疗效。
- ◆在复查中着重于患者眼部并发症的发现诊断和及时治疗，以保证患者在肿瘤治疗的同时避免视力的不必要牺牲。

OAL对于放疗及化疗敏感，多数类型的OAL通过及时诊断和治疗，发展可以有效控制，因此鉴别诊断、正确病理学分型、准确的肿瘤分期对眼眶淋巴瘤的治疗至关重要。

OAL的鉴别诊断非常广泛，包括良性淋巴增生性病变、上皮性肿瘤、任何转移性病变、泪腺炎、炎性反应引起的团块及其他良恶性肿瘤，但目前影像学检查还是难以完全区分OAL和良性淋巴增生性疾病。有学者采用同类MRI动态增强定量分析联合弥散加权成像，发现有助于泪腺炎性假瘤及淋巴瘤的诊断和鉴别诊断，可以提高诊断正确率。随着医学大数据及人工智能诊断研究聚焦于医学影像学领域，如果能将足够数量的OAL的MRI动态增强定量分析联合弥散加权成像的资料数据整合人工智能研究方法，或许可以为OAL提供更有力的无创鉴别诊断工具。此外，在病理学诊断中传统的免疫组化也有其局限性，今后OAL的诊断还需整合细胞学和分子生物学检测手段，如对活体组织进行免疫表型和基因重排分析以提高病理诊断的准确性。随着影像学分析、病理学分析水平的提高，有望降低其对手术治疗、手术活检的依赖程度。

目前尚缺少完全适用于眼部淋巴瘤的肿瘤分期，OAL的治疗需参考不同的肿瘤分期系统，今后OAL的治疗将会在保生命的基础上，更进一步向保眼球，乃至保全正常的眼部功能发展。为此加强对该疾病的MDT整合诊疗模式，制订更具眼科特点的OAL随访方案引入从视功能这一维度来衡量治疗效果，十分必要，这将有助于制订OAL特有的肿瘤分期，也有助于制订更精准的整合治疗方案。

【典型案例】

眼眶淋巴瘤整合性诊疗1例

（一）病例情况介绍

1. 基本情况　男性，64岁。患者因“左眼球突出、胀痛1年”就诊（图3-9-5）。眼部超声、眼部CT及MRI检查发现左眼眶占位性病变。

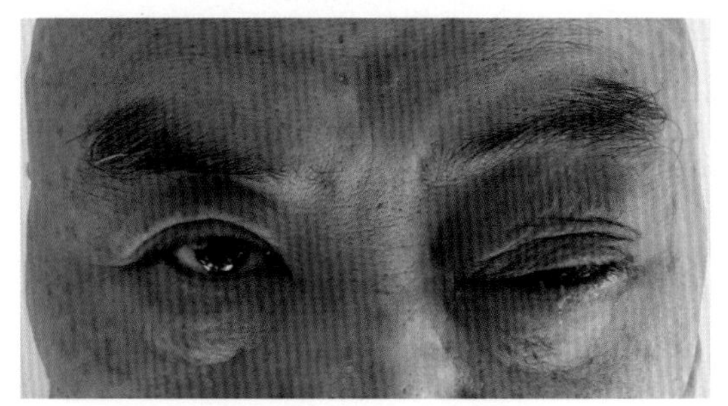

图3-9-5　患者外观表现

患者左眼（图右侧）眼睑肿胀，睁眼困难

2. 入院专科检查　视力右眼1.0，左眼0.08，左眼较右眼突出3mm，左眼睑肿胀，左眼上睑遮盖瞳孔 3mm，眼球向外下方移位。外斜下斜 15°，左眼球上下左右转动受限，上方眼球结膜充血，水肿，静脉纡曲，角膜透明，前房清，晶状体轻度混浊，眼底视网膜平伏，视盘界清，黄斑反光阳性，右眼前后节未见明显异常。

3. 辅助检查

（1）影像学检查：眼眶 MRI 影像学表现见图 3-9-6，影像学报告见表 3-9-13。

（2）实验室检查：血常规、凝血功能未见明显异常。肝炎指标呈小三阳：乙肝表面抗原（HBsAg）、乙肝 e 抗体（HBeAb）、乙肝核心抗体（抗 HBC）三项阳性。

（3）血清学检查：免疫球蛋白 IgG、IgG_1、IgG_4、IgE、IgM 检查未见异常，乳酸脱氢酶（LDH）检查未见异常；ANCA 检测未见异常；IL-1β 未见异常；抗核抗体检测未见异常。

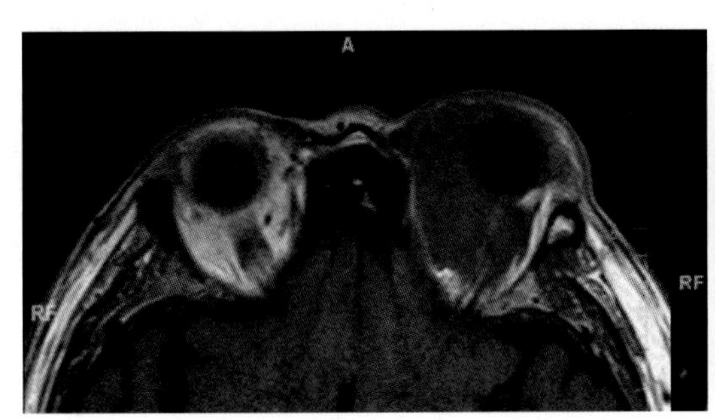

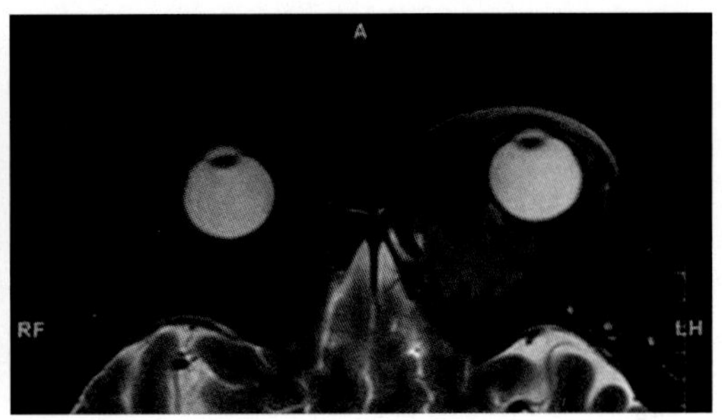

图 3-9-6 眼眶 MRI 表现

左眶内上象限肌锥外不规则肿块，包绕内直肌、上直肌，T_1WI 呈等信号，T_2WI 呈稍高信号

表 3-9-13 患者 MRI 影像学报告

项目	内容	备注
临床诊断	淋巴瘤	送检医师的要求：眼眶 MRI 增强
检查部位和名称	眼眶 MRI 增强	
检查方法	横断位 T_1WI、T_2WI、抑脂。T_2WI，冠状位 T_2WI 抑脂，矢状位 T_2WI 抑脂；静脉团注钆喷酸葡胺 30ml，造影剂注射速率 2.5ml/s，行横断位 T_1WI、冠状位 T_1WI 抑脂，矢状位 T_1WI 抑脂，层厚 4mm	
放射学表现	左眶内上象限肌锥外见不规则软组织肿块影，大小约 42mm×32mm×26mm，包绕左侧内直肌、上直肌，T_1WI 呈等信号，T_2WI 呈稍高信号、增强后强化较均匀，左侧眼球受压突出，眼环完整，视神经未见明显异常，双侧眼眶骨质未见明显异常。时间信号强度曲线呈Ⅲ型，ADC 值约 $0.6×10mm^2/s$	
放射学诊断	左侧眼眶占位，淋巴瘤可能	

4. 入院诊断　左眼眶淋巴瘤可能。

（二）整合性诊治过程

1. 诊断及评估

（1）MDT 团队组成：眼科医师 2～3 名，血液科医师 2 名，放射科医师 2 名，病理科医师 2 名。

（2）讨论意见：该患者眼球突出、眼球运动受限，有上睑下垂表现，按压眼球可感觉眶压增高，临床考虑淋巴瘤可能性大。结合放射科影像学资料，MRI T_1WI 呈稍低信号，T_2WI 呈稍高信号，密度和信号均匀，强化较明显。强化程度与正常的泪腺及眼外肌相似，考虑淋巴瘤可能性大。眼眶淋巴瘤的诊断需要手术活检进一步的病理分型确认。讨论结论：全身麻醉下行眼眶肿物活检（切除术）。

2. 治疗方案

（1）MDT 团队组成：眼科医师 2～3 名，血液科医师 2 名，放射科医师 2 名，病理科医师 2 名。

（2）活检病理学分子诊断学报告如下。

肉眼所见：灰白、灰褐色组织 2cm×1.8cm×0.3cm。

镜下所见

病理诊断：（左眼眶内肿物）结合 HE 形态及免疫酶标结果，符合黏膜相关淋巴组织结外边缘区 B 细胞淋巴瘤。注本例核增殖指数较高。

免疫组化结果：LCA 阳性，CD3 部分阳性，CD5 部分阳性，CD4 部分阳性，CD8 散在阳性，CD20 阳性，CD79a 阳性，BCL-2 阳性，BCL-6 阴性，CD21 滤泡中心阳性，CD23 滤泡中心阳性，CD138 少量阳性，VS38C 少量阳性，CD56 阴性，EMA 阴性，PGM1 阳性，Ki-67 阳性（30%），MUM1（部分阳性），Pax-5 阳性，CyclinD1、MYC、CD10 阴性。

基因重排检测结论：基于本次试验数据，检测结果发现该患者 T 淋巴细胞阴性，B 淋巴细胞基因重排阳性。文献报道，对于淋巴瘤的诊断，首先应依靠形态学检查，并辅以免疫组化结果，对于仍不能明确诊断的一小部分病例，可行基因重排检测。TCR 和 Ig 基因家族的单克隆重排是淋巴瘤细胞群的重要特征，用于辅助诊断淋巴瘤。需要强调的是，克隆性检测的结果应与临床、病理及免疫学等方面的数据整合进行综合判断，检测结果仅供参考。

（3）讨论意见：病理学确诊为眼眶淋巴瘤，分型为结外 MALT 型，属于低度恶性，手术中无法完全切除，该患者属于局灶性 MALT 淋巴瘤，考虑首选局部调强放疗。

3. 关于后续随访

（1）MDT 团队组成：眼科医师 2 名，血液科医师 1 名，放射科医师 1 名。

（2）讨论意见：该患者放疗后 1 周、1 个月、2 个月、3 个月、6 个月已完成随访，记录患者眼部的随访资料显示未见明显眼部放疗并发症。患者眼球活动、眼球突出程度较前好转。血液科 6 个月时行 PET/CT 检查和骨髓穿刺检查未见阳性结果，结合放射影像学检查，患者眼眶瘤体大小较治疗前缩小 60% 以上，提示患者目前病情达到部分缓解，无进行性改变。无须更改随访和治疗方案，继续按时随访。

（三）案例处理体会

该病例为较为典型的眼眶淋巴瘤病例。眼眶淋巴瘤中病理学分型为 MALT 的为大多数。MALT 淋巴瘤属于低度恶性，术中活检可在不损伤患者眼功能的情况下考虑切除较多体积的肿瘤，患者经血液科检查排除了全身系统性淋巴瘤后，确定为原发性眼眶 MALT 淋巴瘤，该肿瘤的治疗首先仍是局部放疗。按时随访和宣教对于预防该肿瘤复发有重要意义。

（周一雄　贾仁兵　范先群）

参考文献

郭鹏德，鲜军舫，陈光利，等，2015. 眼部淋巴瘤临床表现、病理及 MRI/CT 影像分析 . 中华医学杂志，095（011）：814-818.

刘忆南，魏文斌，2015. 眼内及眼附属器淋巴瘤的组织病理学表现 . 国际眼科纵览，39（6）：418-422.

任继亮，吴颖为，陶晓峰，2017. 常规 MRI 纹理分析鉴别诊断眼眶淋巴瘤与炎性假瘤 . 中国医学影像技术，33（7）：980-984.

施颖芸，贾仁兵，范先群，2017. 眼眶淋巴瘤临床诊断与治疗进展 . 中华眼科杂志，53（8）：632-636.

石远凯，孙燕，刘彤华，2015. 中国恶性淋巴瘤诊疗规范（2015 年版）. 中华肿瘤杂志，37（02）：148-158.

赵水喜，苏丹，徐阳，等，2019. Ⅰ E 期原发眼附属器黏膜相关淋巴组织淋巴瘤的放疗效果分析 . 中华放射肿瘤学杂志，28（2）：108-112.

中华人民共和国国家卫生健康委员会，2019. 淋巴瘤诊疗规范（2018 年版）. 肿瘤综合治疗电子杂志，5（4）：50-71.

Aronow ME，Hill BT，Singh AD，2014. Orbital and Adnexal Lymphoma. Clinical Ophthalmic Oncology. Heidelbeng：springer Berlin：123-139.

Cohen VML，2009. Treatment options for ocular adnexal lymphoma（OAL），3（3）：689-692.

Esmaeli B，Sniegowski M，2014. Orbital and Ocular Adnexal Lymphoma. New York：pringer.

Ma WL，Yao M，Liao SL，et al，2015. Chemotherapy alone is an alternative treatment in treating localized primary ocular adnexal lymphomas. Oncotarget，8（46）：81329-81342.

Ohga S，Nakamura K，Shioyama Y，et al，2015. Treatment Outcome of Radiotherapy for Localized Primary Ocular Adnexal MALT Lymphoma--Prognostic Effect of the AJCC Tumor-Node-Metastasis Clinical Staging System. Anticancer Research，35（6）：3591-3597.

Ombretta A，Francesca C，Chiara S，et al，2015. Rituximab as Single Agent in Primary MALT Lymphoma of the Ocular Adnexa. Biomed Research International，2015：1-8.

Rasmussen PK，Ralfkiaer E，Pranse Ju，et al，2015. Follicular lymphoma of the ocular adnexal region：A nation-based study. Acta Ophthalmologica，93（2）：184-191.

Savino G，Battendieri R，Gari M，et al，2013. Long-term outcomes of primary ocular adnexal lymphoma treatment with intraorbital rituximab injections. Journal of Cancer Research & Clinical Oncology，139（7）：1251-1255.

Wang C，Xia B，Ning Q，et al，2018. High prevalence of hepatitis B virus infection in patients with aggressive B cell non-Hodgkin's lymphoma in China. Ann Hematol，97（3）：453-457.

Yen MT，Bilyk JR，Wladis EJ，et al，2017. Treatments for Ocular Adnexal Lymphoma. Ophthalmology，125（1）：127-136.

Zhou X，Pan H，Yang P，et al，2019. Both chronic HBV infection and naturally acquired HBV immunity confer increased risks of B-cell non-Hodgkin lymphoma. BMC Cancer，19（1）：477.

第十节 眼肿瘤临床诊疗中的整合医学思考

肿瘤是多基因突变、多因素参与、多步骤演变、多系统交织、多学科参与、多维度评估的疾病。从这个意义上说，肿瘤是全身性、系统性疾病，眼肿瘤自然也不例外。因此，眼肿瘤的诊疗必须首先从整体、全局、宏观的角度进行思考。在此基础上，结合患者具体情况，因病诊治、因人诊治，既要防止一叶障目、不见森林，也要避免眉毛胡子一把抓，不分主次，才可能给出最优的整合诊疗方案。

一、眼肿瘤来自不同部位和组织，互相毗邻、互相关联、互相蔓延

眼部结构包括眼球、眼睑、眼眶、结膜和泪器，这些结构互相连接、移行、过渡，密不可分，形成完整的视觉功能单元和相邻结构。以这些结构为分类基础，眼肿瘤包括眼内肿瘤、眼睑肿瘤、眼眶肿瘤、结膜肿瘤和泪器肿瘤。

眼睑和结膜在睑缘处融合，并无明确分界，眼睑肿瘤可自然延伸越过睑缘，累及结膜，反之亦然，因此眼睑和结膜肿瘤可同时存在，如鳞状细胞癌、黑色素瘤等；眼睑和眼眶仅由菲薄的眶隔分开，病变容易互相穿透，尤其是眼睑肿瘤，几乎所有的眼睑恶性肿瘤都可突破眶隔，向眼眶内蔓延，如皮脂腺癌、鳞状细胞癌等。

泪器虽然是独立的结构功能系统，但泪小点、泪小管、泪总管大部分位于或走行于眼睑中，泪腺和泪囊分别位于眼眶的泪腺窝和泪囊窝中，鼻泪管起自泪囊，走行经过眼眶，开口于鼻腔，起源于泪道的肿瘤可以沿着行径路线侵犯眼眶和鼻腔等结构。

眼内肿瘤早期局限于眼球内，发展到一定阶段，可突破眼球进入眼眶，甚至突出于睑裂之外，或者沿视神经蔓延进入颅内。

眼眶居于颅颌面上中央，周围毗邻众多的组织结构，包括颅脑、鼻窦、鼻腔、颞窝、颞下窝、翼腭窝等，眼眶与这些区域或通过一系列的孔、裂形成沟通，或仅隔着菲薄、容易破坏穿透的骨壁。例如，眼眶通过眶上裂、眶下裂、视神经孔与颅内沟通，很多眼眶原发肿瘤，如神经鞘瘤、淋巴瘤、神经纤维瘤、炎性假瘤等可经过这些自然通道向中颅底蔓延。泪腺恶性肿瘤或其他位于眶上方的恶性肿瘤，可破坏眶顶骨壁，向前颅底进展。眶外侧的肿瘤，如泪腺腺样囊性癌、朗格汉斯细胞组织细胞增生症等可侵蚀破坏宽厚的眶外侧壁，向颞窝和颞下窝侵犯。眶内侧壁十分菲薄，最薄弱地方的厚度仅有 0.2mm，原发于泪囊的鳞状细胞癌、黑色素瘤或其他眶内侧恶性肿瘤，容易突破眶内侧壁，累及筛窦甚至鼻腔。眼眶骨或骨纤维组织来源的良性肿瘤，如骨化纤维瘤、骨纤维异常增生症，往往向骨壁两侧，即眼眶内外膨胀性生长，同时影响眶内外结构。眼眶骨或软骨起源的恶性肿瘤，大多在发病部位和眼眶内外不规则生长，如骨肉瘤、软骨肉瘤。一些起源

于骨缝或骨壁表面软组织的肿瘤，可造成所在部位的骨壁破坏，从而沟通眼眶内外，如眼眶骨瘤、皮样囊肿等。眼眶内很多组织结构与颅内组织结构类似或是互相移行的一部分，如视神经、脑膜等，因此视神经本身的肿瘤如胶质瘤、视神经周围或蝶骨嵴的脑膜瘤患者，相当比例同时存在颅内相同的肿瘤并互相连接。

二、眼肿瘤可以发生淋巴结和（或）远处转移，发展成系统性肿瘤

对于绝大多数肿瘤而言，没有转移就没有死亡，眼肿瘤也往往如此。因为眼部结构、组织来源、胚胎成分多样，眼肿瘤种类繁多，既包含眼部独有的肿瘤，如葡萄膜黑色素瘤等，也包含可发生于身体其他地方的肿瘤，如基底细胞癌、鳞状细胞癌等。这些纷繁复杂的眼肿瘤，很多可发生转移，包括淋巴结和血液转移。眼内肿瘤及其转移很有特点：①眼内肿瘤较少，其中视网膜母细胞瘤和葡萄膜黑色素瘤分别为儿童和成人最常见的眼内恶性肿瘤，两者加在一起占眼内肿瘤的90%以上。②视网膜母细胞瘤转移率比较低，但既可以分别出现局部转移和远处转移，也可以同时出现局部和远处转移。③葡萄膜黑色素瘤转移率高，而且以远处转移为主，很少出现局部转移，或者未出现明显局部转移的临床症状，即因远处转移死亡。眼睑和结膜恶性肿瘤中，基底细胞癌最多见，占眼睑恶性肿瘤的50%以上，但极少发生转移，即使是局部转移。眼睑和结膜黑色素瘤容易发生转移，包括局部和远处转移，其次是皮脂腺癌和鳞状细胞癌，但这两种肿瘤以局部转移为主，远处转移低于黑色素瘤。泪器主要恶性肿瘤中，泪囊黑色素瘤少见，但转移能力强。泪腺腺样囊性癌最多见，局部和远处转移能力均较强。眼眶肿瘤类型最多，包括3个胚层组织来源的肿瘤，转移能力和倾向性特点在不同肿瘤之间可高度类似，也可大相径庭。

眼肿瘤淋巴结转移具有路径依赖性和偏侧性。所谓路径依赖性，指眼肿瘤局部转移绝大多数首先转移到前哨淋巴结，即耳前等部位淋巴结，很少跳跃而先转移到其他淋巴结，即使就诊时发现颈部淋巴结明显增大，耳前淋巴结无临床诊断意义上的肿大，淋巴结清扫术后病理往往发现耳前淋巴结也存在转移，提示局部转移从耳前淋巴结开始，然后向下一级淋巴结继续转移，只不过前哨淋巴结和下一级淋巴结内转移灶生长速度存在差异。所谓偏侧性，是指眼肿瘤淋巴结转移以同侧为主，极少发生双侧转移，这是因为眼是全身对称性器官之一，其淋巴转移也左右对称存在。即使是已经发生全身广泛转移的患者，也鲜见对侧淋巴结转移。

不同的眼肿瘤远处转移呈现异位同质性、部位特异性等特点。眼睑皮肤是全身皮肤的一部分，起源于眼睑皮肤的恶性肿瘤，如基底细胞癌、鳞状细胞癌、黑色素瘤等，常见的远处转移部位与其他地方皮肤肿瘤基本一致，体现出转移的同质性。眼部特有组织结构来源的肿瘤，有时表现出向特定器官或部位转移的高度倾向，如葡萄膜黑色素瘤远处转移几乎无一例外是肝转移或首发肝转移，视网膜母细胞瘤颅内转移比例远高于许多其他眼内恶性肿瘤，即使是恶性程度高得多的黑色素瘤。

三、眼肿瘤有时是全身系统性肿瘤或肿瘤相关综合征的一部分

即使眼肿瘤没有发生局部侵袭和转移，也往往并非孤立存在，而是全身其他地方肿瘤转移而来，或是全身系统性肿瘤的一部分，或肿瘤相关综合征的表现之一。

截至目前，根据文献报道和临床观察，约有20种身体其他部位的肿瘤可以通过血液途径转移至眼部，包括肺癌、胃癌、乳腺癌、子宫癌、肾癌、肠癌、白血病、骨癌等重要器官或组织的恶性肿瘤。多数情况下，先发现原发肿瘤，再发现眼部转移，或原发肿瘤治疗后发生眼部转移，但有时也可因眼转移瘤首先出现症状就诊，通过全身评估才确定眼肿瘤转移自其他部位。因此，全身肿瘤未必需要进行详细的眼部检查，但对于眼恶性肿瘤，往往需要在追问病史和全身检查过程中，不仅要明确是否发生远处转移，也不可忽略判断是否由

远处肿瘤转移而来。

淋巴瘤是眼部常见的恶性肿瘤之一，好发于泪腺、结膜等眼部组织。作为淋巴造血系统来源的肿瘤，眼部淋巴瘤被视为系统性淋巴瘤的一部分，或者是结外淋巴瘤的表现之一。眼部淋巴瘤既可以首发出现，也可以是眼外淋巴瘤转移而来。据统计，即使初诊时没有在眼外部位发现淋巴瘤，约 30% 的眼部淋巴瘤 5 年将出现 1 处或多处眼外淋巴瘤。当然，对于初诊同时存在眼和眼外部位淋巴瘤的情况，很难确定眼部淋巴瘤是原发灶还是转移灶。

部分眼肿瘤实际上是相关肿瘤综合征的一部分，或者说是具有全身多样临床表现的综合病征的眼部表现。例如，脉络膜血管瘤是 Sturge-Webber 综合征的一部分，患者还可以有颜面部葡萄酒色斑、颅内血管畸形等表现。视网膜母细胞瘤可以出现于 PHACE 综合征患者，其他表现包括颅内血管瘤等。痣样基底细胞癌综合征患者可同时包括眼睑和身体其他多处皮肤的基底细胞癌。Goldhar 综合征的临床表现除了包括附耳、皮脂腺痣、眼睑缺损等，还常出现特征性结膜皮样脂肪瘤。这些看似不相干但具有相同遗传背景和发病机制的多样性改变，体现了眼肿瘤与其他病症的高度关联，诊疗时必须同时考虑。

四、眼肿瘤可以致盲、致残和致死，形成多重性、复合性的生命、功能和外观损害

眼肿瘤需要进行整合诊疗思考的原因还在于，其损害具有致盲、致残和致死的多重性和复合性。像其他肿瘤一样，眼肿瘤首先是致死性疾病。但眼肿瘤的特殊性在于，即使患者经过治疗生命无虞，但仍有相当比例的患者存在功能和（或）外观损害，严重影响患者生活质量。因此，任何诊疗方案的制订，既需要考虑肿瘤根治，保住患者生命，也需要最大限度保留特有的视觉功能和完整的外观。

眼是心灵的窗户，人对外界信息的获取，80% 以上依赖眼和视觉，因此在感觉体系中，视觉是最重要的沟通外界的通道。除了死亡，失去视觉是最让人痛苦的损害之一。很多眼肿瘤，尤其是眼内肿瘤，如视网膜母细胞瘤、葡萄膜黑色素瘤等，往往会造成严重的视力损害，甚至失明。如果肿瘤发生于视盘或黄斑部位，即使只是毫米级的微小瘤体，也可导致有用视力丧失。眼内肿瘤治疗也要有时以丧失视力为代价，如眼球摘除术，即使是非手术治疗，如激光治疗、冷冻治疗和巩膜敷贴放疗等，也可能导致视力下降甚至失明。

除了视力丧失，眼肿瘤还可导致眼球丧失或其他组织结构缺损，影响患者外观。对于伴有高危因素的视网膜母细胞瘤和大的葡萄膜黑色素瘤，不适合采用非手术的保眼治疗方法，必须行眼球摘除术。手术是大多数眼睑肿瘤最主要的治疗方法，但手术在切除肿瘤的同时，必然造成眼睑缺损，特别是眼睑肿瘤，不仅要切除原发灶，也要同时切除肿瘤周围部分正常组织，确保切缘阴性。眼睑肿瘤广泛侵犯眼眶，或原发眼眶肿瘤局部手术及放化疗无效，更需要采取更加激进、破坏性更大的手术，如眶内容摘除术，甚至扩大的眶内容摘除术，术后患者容貌严重损毁，身心承受巨大伤害。

五、眼肿瘤诊断需整合考虑部位特异性、临床特异性、年龄特异性、基因特异性

肿瘤诊断是个多维度整合的求证过程，线索包括病灶部位、疾病表现、年龄、发病原因等特征，这些特征在眼肿瘤中具有特异性或相对特异之处，有利于描绘出眼肿瘤的整体面貌，做出准确诊断。

说到部位特异性，不仅仅指眼及其附属结构的本身，更强调考虑对称性的器官特点，如单眼视网膜母细胞瘤需要与 Coats 病、PHPV、先天性白内障、眼内炎等很多疾病相鉴别，但如果双眼存在球内占位，则极大可能是视网膜母细胞瘤。再如双泪腺占位，则上皮来源的肿瘤，如泪腺多形性腺瘤、腺样囊性癌等可能性极小，基本可以排除。部位特异性还在于，眼球是个封闭的器官，眼球壁结构的完整性对于阻止眼内肿瘤进入球外空间非常重要，因此，若非万不得已，眼内肿瘤

禁忌活检诊断，避免医源性肿瘤播散。正因为如此，眼内肿瘤的治疗主要建立在临床诊断基础上，特别是对于需要保眼治疗的患者。部位特异性也体现在眼转移瘤的部位特点，多数眼转移瘤位于脉络膜或眼外肌，因为这两个地方血供极其丰富，容易积聚更多的循环肿瘤细胞。

疾病临床特异性，是指眼肿瘤存在一些极具特征的临床表现，单凭这些表现，即可对肿瘤定性做出初步临床诊断。如视网膜母细胞瘤的白瞳症、钙化症，眼睑基底细胞癌的珍珠样结节，眼睑鳞状细胞癌的感觉神经侵犯性疼痛，睑板腺癌的佩吉特样浸润，神经鞘瘤的囊变征，视神经鞘脑膜瘤的车轨征，神经纤维瘤的咖啡斑，泪囊肿瘤的血泪等。

肿瘤具有年龄特异性，即成人或儿童具有不同好发的肿瘤，这一点在眼肿瘤表现得尤为明显。如 90% 以上的视网膜母细胞瘤发生于 5 岁以前的儿童，成年发病仅有极其少见的个案报道。睫状体髓上皮瘤、眼眶横纹肌肉瘤、眼眶神经母细胞瘤、视神经胶质瘤、朗格汉斯细胞组织细胞增生症等主要见于 5 ～ 10 岁儿童。一些遗传性或先天性肿瘤，往往患儿出生或很小时即可出现临床表现，如视网膜母细胞瘤、神经纤维瘤、畸胎瘤、结膜皮样瘤等。一些眼部转移瘤也具有年龄特征，肺癌、乳腺癌、子宫癌等成人肿瘤眼转移自不待言，白血病、肾母细胞瘤等儿童常见肿瘤也可转移到眼眶，有时甚至是诊断原发病的第一特征，如白血病转移到眼眶形成的“绿色瘤”外观。

在眼肿瘤发病基因诊断方面，眼肿瘤也有其特殊之处，这当中最具代表性的是视网膜母细胞瘤。视网膜母细胞瘤是单基因突变引起的可遗传肿瘤，即 *RB1* 等位基因突变即可导致视网膜母细胞瘤，其中 1/3 左右突变发生于患者生殖细胞，其子代遗传该肿瘤的概率约为 50%。目前，基因检测和诊断逐步成为视网膜母细胞瘤诊疗过程的一部分，不仅有利于临床诊断，更可为遗传咨询和优生优育提供决策依据。其他眼肿瘤虽然不像视网膜母细胞瘤，致病基因指向如此明确，但也存在较为特异性的致病相关基因，如葡萄膜黑色素瘤中的 *GNAQ*/*GNA11*、*BAP1*，神经纤维瘤中的 *NF1* 等。

六、眼肿瘤治疗方案是综合的、序贯的、立体的有机整体

眼肿瘤虽然是“小”肿瘤，但其治疗方法的丰富性、多样性大于很多所谓的“大”肿瘤。眼肿瘤治疗方法包括手术、外放疗、化疗、介入治疗、激光治疗、冷冻治疗、巩膜敷贴放疗、局部化疗、免疫治疗和靶向治疗等。对于早期局限性眼肿瘤，大多单纯手术治疗即可根治。但更多病例，需要选择一种以上的治疗方法，对其进行高效整合，按照一定的顺序，形成治疗的有机整体，方能实现理想的治疗效果。眼内、眼睑、结膜、眼眶均有其特征性的整合序贯治疗模式。

眼内期视网膜母细胞瘤提倡力争保眼，采用化疗联合局部治疗，即首先使用化疗最大限度缩小肿瘤，起到化学减容的作用，在此基础上再给予局部治疗。伴高危因素进展期视网膜母细胞瘤，保眼导致死亡的风险增大，其治疗原则为先行眼球摘除手术，术后给予预防性化疗。

眼睑和角结膜形成半开放间隙，即结膜囊，为眼药水点眼这一特异而又便捷的局部用药方式创造了条件。侵袭性结膜鳞状细胞癌手术切除以后，及时给予局部化疗，可有效降低复发风险，将某些化疗药制作成眼药水点眼，即可达到局部化疗的效果。结膜黑色素瘤手术要求无接触操作，以防止肿瘤细胞种植，其整合序贯治疗流程一般为，先冷冻肿瘤周边组织，形成无活性肿瘤细胞存在的安全“净区”，在远离肿瘤一侧的冷冻区边缘，无接触完整切除肿瘤及其周边组织，术后再行局部化疗或免疫治疗。

眼睑肿瘤较为特殊，未发生转移以前，大多只需手术治疗，辅助放疗或预防性化疗并不能改善预后。例外的是，如果出现佩吉特样浸润，局部化疗有时可达到替代手术的治疗效果。

手术也是眼眶肿瘤治疗的主要方法，但与眼睑肿瘤不同的是，眼眶肿瘤边界往往不清，很难取得眼睑肿瘤意义上的手术根治，术后需要给予放疗等辅助治疗的比例远远高于眼睑肿瘤。即使部分良性眼眶肿瘤，如泪腺多形性腺瘤，多次复发或伴有溶骨性破坏，仍值得术后加以放疗巩固手术效果。

眼肿瘤术前如果发现局部淋巴结转移，在排除远处转移的情况下，应同期行原发灶根治和淋巴结清扫手术。对于快速进展，侵犯眼眶，需要行眶内容摘除的黑色素瘤，即使术前缺乏淋巴结转移的明确临床依据，有时也要积极考虑选择性清扫区域淋巴结。

与身体其他部分肿瘤一样，眼肿瘤一旦发生远处转移，化疗是治疗的第一选择。令人沮丧的是，大多数眼肿瘤属于罕见肿瘤，缺乏标准的化疗方案，转移期眼肿瘤患者死亡率普遍较高。靶向治疗、生物治疗等可提高部分眼肿瘤生存率，但总体作用仍然十分有限。

诸上所述，有待我们用整合医学的理念和实践去发现、分析现存的若干难题，去开辟最佳的整合医学模式，去解决人体肿瘤相同的和不同的难题。

（贾仁兵　范先群）

第 4 章
胸部肿瘤

第一节　食管癌

第二节　肺癌

第三节　胸腺肿瘤

第四节　胸膜间皮瘤

第五节　肺癌临床诊疗中的整合医学思考

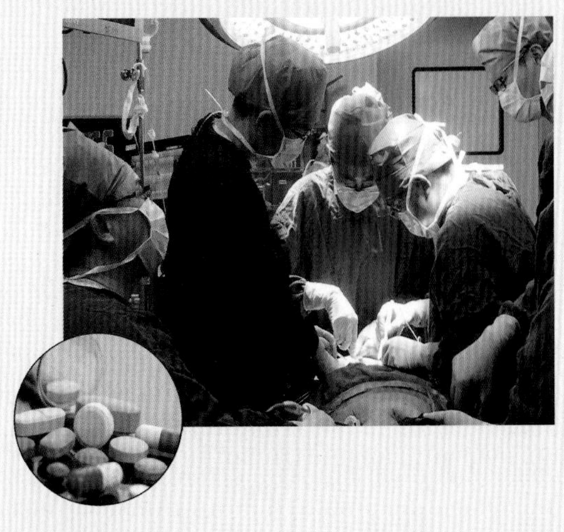

第一节 食 管 癌

• 发病情况及诊治研究现状概述

食管癌（esophageal carcinoma）是指原发于食管的上皮源性恶性肿瘤。2019 年中国肿瘤登记年报结果显示，我国 2015 年食管癌发病 24.6 万，发病率为 17.87/10 万，居各类恶性肿瘤第 6 位；死亡 18.8 万例，死亡率为 13.68/10 万，居第 4 位。我国食管癌的新发病例数约占全球发病总数的 54%。目前我国仍是食管癌发病率和死亡率最高的国家，年平均死亡率为 14.59/10 万。我国食管癌发病有明显的地区差异，高发区主要集中在太行山脉附近。农村食管癌发病率是城市的 1.5 倍，死亡率是城市的 1.4 倍。在性别分布上，男性发病率明显高于女性，男性是女性的 2.6 倍。我国食管癌组织学类型绝大多数为鳞状细胞癌，约占 95%。而在欧美等国家则以腺癌为主，约占 70%。

食管跨越颈胸腹 3 个区域，周围有较多重要组织器官伴行，包括气管、支气管、主动脉、奇静脉、胸导管、迷走神经干及双侧喉返神经等。食管黏膜下有丰富的淋巴管网纵横交错，一旦食管癌细胞侵及黏膜下层将出现食管引流区淋巴结转移。T3 期食管癌约 70% 的患者会出现淋巴结转移。在胸部以双侧喉返神经旁淋巴结转移最为常见，其次为肿瘤旁，在腹部以贲门旁、胃小弯和胃左动脉旁常见。颈部以双下颈食管旁常见。因此，食管癌治疗复杂且总体预后不佳，极具挑战性及争议性。目前食管癌的治疗仍为以手术为主的多学科整合治疗，规范化诊疗应遵循个体化整合治疗的原则，治疗前应有计划地、合理地完善各项检查并对疾病进行准确的分期，依据治疗前准确分期按期别，并结合患者的个体情况由多学科讨论后选择最佳的整合治疗手段。T1aN0 期食管癌推荐采用内镜下黏膜切除（EMR）或食管黏膜剥离术（ESD）治疗，T1bN0 期累及黏膜下层＜200μm 者可考虑 ESD，但如果有低分化、淋巴管 / 血管侵犯，切缘阳性者要考虑胸腹腔镜微创食管癌根治性切除手术。Ⅱ期以上可手术切除伴淋巴结转移者或局部肿瘤较大或可疑外侵者建议优先选择术前辅助放化疗，其次选择化疗 / 化疗 + 免疫治疗后再复查考虑是否手术切除治疗。局部晚期外侵严重不可切除或有多发多区域淋巴结转移的食管癌推荐以同期放化疗或序贯放疗 / 化疗为主的整合治疗模式。食管癌手术治疗历经以左胸为主开放食管大部分切除及食管胃胸内或颈部吻合术发展 30 余年后，在近 10 余年内逐渐转为以右胸为主的胸腹腔镜食管大部分切除及食管胃胸内或颈部吻合术。由不重视上纵隔淋巴结清扫逐步发展至现今腔镜下完全胸腹二野淋巴结清扫，尤其是双侧喉返神经链淋巴结清扫，使我国食管癌的微创治疗水平和预后达到国际先进水平。食管癌的外科治疗已经进入微创化和个体化相整合的时代，目前胸腹腔镜食管癌根治术仍是主流，但机器人辅助食管癌根治术和经颈腹的纵隔入路微创手术仍在不断探索和发展。随着科技和器械的不断发展，微创手术在追求微创和美观的同时，将更加注重肿瘤学治疗效果而促进围术期的快速康复。在精准医疗不断发展的大背景下，未来基于个体分子分型精准筛选其获益人群，将微创手术与放疗、化疗、免疫治疗、靶向治疗等治疗方式有机整合起来，探索出食管癌治疗的最佳个体化整合治疗模式，进一步提高疗效，将是未来主要努力研究和前进的方向。

• 相关诊疗规范、指南和共识

- 食管癌诊疗规范（2018 年版）
- 食管癌规范化诊治指南
- 中国临床肿瘤学会（CSCO）食管癌诊疗指南 2020
- 中国食管癌放射治疗指南（2019 年版）
- NCCN 肿瘤临床实践指南：食管癌和胃食管交界处癌（2019.V4）
- 2018 ASGE 指南：Barrett's 食管相关性发育不良以及黏膜内癌患者内镜下根除治疗
- 日本食管癌内镜切除治疗指南（2020）
- 日本食管癌指南（2017 版）
- 2010 ESMO 临床实践指南：食管癌
- ESMO 转移性食管癌临床实践指南
- 2019 STM 专家共识：胸段食管癌手术治疗方法的选择
- 2019 国际专家共识：食管癌切除术后胃导管排空延迟的诊断标准和症状分级
- Siewert Ⅱ型食管胃结合部腺癌腔镜手术治疗中国专家共识（2019 版）
- 机器人辅助食管切除术中国临床专家建议（2019 版）
- 2018 中国专家共识：食管癌放疗患者肠内营养 - 英文版
- 食管癌食管切除术纵隔淋巴结清扫中国专家共识（2017 版）
- 中国早期食管癌及癌前病变筛查专家共识意见
- 2018 ERAS 指南建议：食管切除术围术期护理
- 食管胃结合部腺癌外科治疗中国专家共识（2018 年版）
- 食管癌加速康复外科技术应用专家共识（2016 版）

【全面检查】

（一）病史特点

食管癌的病史采集重点放在两部分。

1. 食管癌发病相关高危因素　①食管癌高发地区人群；②年龄 40 岁以上；③长期饮酒或吸烟者；④直系家属有食管癌或恶性肿瘤病史；⑤具有食管癌前疾病或癌前病变者。符合上述第 1 条和 2 ～ 5 条中任一条者均应列为食管癌高危人群。

2. 食管癌相关临床表现　早期食管癌患者常无特异性症状，随着病情进展，可反复出现以下症状。①吞咽食物时有异物感或哽噎感；②胸骨后疼痛；③食欲缺乏、反酸、嗳气、呕吐、黑粪。进展期食管癌除上述症状外，常出现：①吞咽困难进行性加重；②胸痛、咳嗽、发热等提示恶性食管穿孔可能；③声音嘶哑、饮水呛咳提示喉返神经受累；④短期内体重迅速减轻。晚期食管癌患者可出现严重消瘦、水肿等恶病质表现。

（二）体检发现

一般早期食管癌查体时无明显相关阳性体征。进展期乃至晚期食管癌患者可出现下列体征：①颈部或锁骨上区淋巴结肿大；②呼吸音异常，肿瘤或转移淋巴结压迫导致气管、支气管狭窄、阻塞，或者恶性穿孔形成消化道 - 呼吸道瘘导致肺部感染，听诊呼吸音异常；③喉鸣音，提示转移性淋巴结侵犯双侧喉返神经可能；④胸腔积液，单侧胸腔积液可能由肿瘤穿孔、胸腔感染所致，双侧胸腔积液则可能与严重营养不良有关；⑤舟状腹，可见于食管癌晚期患者。

（三）实验室检查

1. 常规检测　血常规、尿常规、粪常规、肝功能、肾功能、电解质、凝血功能、乙肝和丙肝相关检查及梅毒、艾滋病等抗原抗体化验等。这些检测是了解患者一般状况、制订诊疗方案所必需的。需要警惕的异常指标包括：①丙氨酸氨基转移酶、天冬氨酸氨基转移酶、谷氨酰转肽酶、乳酸脱氢酶或胆红素升高提示肝转移可能；②碱性磷酸酶或血钙升高提示骨转移可能；③存在严重营养不良的患者，前白蛋白及白蛋白水平明显降低。

2. 血液肿瘤标志物检测　常用于食管癌辅助诊断、预判断后、监测疗效的肿瘤标志物包括癌胚抗原（CEA）等。上述标志物与影像学诊断联合应用可提高中晚期食管癌诊断和预后判断及随访观察的准确度。目前应用于食管癌早期诊断的肿瘤标志物尚不成熟。

3. 液体活检　包括血液或体液中循环游离DNA（cfDNA）、循环肿瘤DNA（ctDNA）、循环肿瘤细胞（CTC）及外泌体等检测分析技术，通过比较分析体细胞突变信息以达到辅助诊断及疗效预测的目的，对于食管癌诊断鉴别、治疗策略制订、疗效预测、治疗后随访监测等具有一定的应用前景。

（四）辅助检查

食管癌辅助检查按照检查的目的可以分为定性检查、分期检查及心肺功能检查。定性检查可以确定食管肿瘤位置、大体类型及病理类型，主要手段为上消化道气钡双重对比造影和上消化道内镜检查及活检。分期检查是食管癌治疗策略制订的基石，包括初始分期检查和诱导治疗后再分期检查。一般情况检查是为了评估患者对抗肿瘤治疗的耐受程度及治疗风险，对治疗策略的选择十分重要。下面将逐一进行叙述。

1. 定性检查

（1）上消化道内镜检查：是确诊食管癌的必需的检查手段，可确定肿瘤位置，获取组织标本明确病理诊断并了解食管替代器官胃的情况。为了确保不遗漏多原发病灶，食管癌上消化道内镜检查范围应包括从下咽食管入口至十二指肠的全部上消化道黏膜，并对白光下可疑区域进行色素内镜、电子染色内镜及放大内镜等特殊检查，以帮助了解病变范围、浸润深度和病理类型，提高活检检出率，指导治疗方案选择。

早期食管癌及其癌前病变的内镜下分型与肿瘤浸润深度相关，目前采用的分型标准依照的是2002年巴黎分型标准和2005年巴黎分型标准更新版（图4-1-1），它将表浅型食管癌及其癌前病变分为隆起型病变（0-Ⅰ）、平坦型病变（0-Ⅱ）和凹陷型病变（0-Ⅲ）。0-Ⅰ型又分为有蒂型（0-Ⅰp）和无蒂型（0-Ⅰs）。0-Ⅱ型根据病灶轻微隆起、平坦、轻微凹陷分为0-Ⅱa、0-Ⅱb和0-Ⅱc 3个亚型。黏膜内癌通常表现为0-Ⅱb型、0-Ⅱa型和0-Ⅱc型，病灶表面光滑或呈规则的小颗粒状；黏膜下癌通常为0-Ⅰ型和0-Ⅲ型，病灶表面呈不规则粗颗粒状或凹凸不平小结节状。应用上述标准，可初步预测病变所达层次。

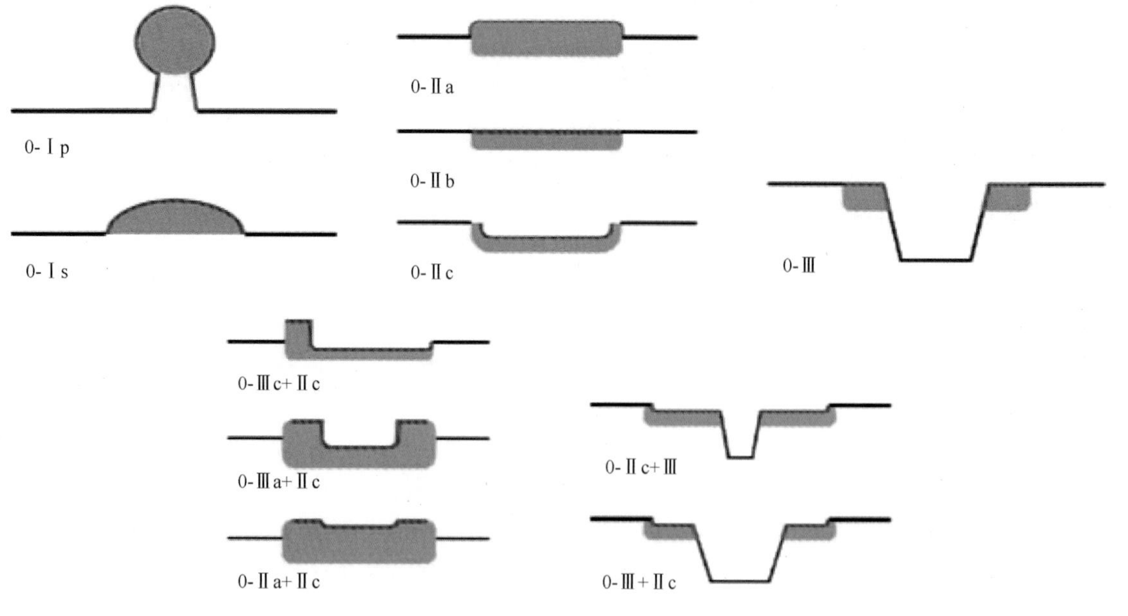

图4-1-1　早期食管癌内镜下分型（巴黎分型，2005年）

中晚期食管癌内镜下表现为结节状或菜花样肿物，表面食管黏膜充血水肿、糜烂或苍白发僵，触之易出血，还可见溃疡，肿物挤压造成不同程度的管腔狭窄。若肿瘤位于胸中上段或颈段，与气管膜部或左主支气管关系密切，应同时行纤维支气管镜检查，以观察气管、支气管是否受侵。

（2）上消化道气钡双重对比造影：在不能开展上消化道内镜检查的基层医院，造影是初步筛查食管癌的可靠方法，简便、经济，能够清晰、直观地展现食管癌的位置、长度及肿瘤部位的狭窄程度，特别是对于颈段食管癌，能够较准确地测量肿瘤上缘与食管入口的位置，判断手术安全切缘。同时，它能够准确发现中晚期食管癌肿瘤破溃至周围结构形成的瘘，还能帮助外科医师术前了解食管替代器官胃的情况。

2. 分期检查　食管癌的分期诊断包括对T、N、M分期的分别评价，检查包括CT、食管超声内镜（EUS）、MRI、PET/CT、颈部B超等检查及其各种组合。

（1）临床T分期检查方法：CT检查作为一种非创伤性检查手段，是对食管癌分期及预后判断较好的方法之一，在了解食管癌外侵程度、是否有纵隔淋巴结转移及判断肿瘤可切除性等方面具有重要意义。CT诊断食管癌的主要依据为食管管壁不规则增厚。正常食管管壁厚度约为3mm，若管壁厚度超过5mm，则提示异常。CT诊断优势主要是根据食管周围脂肪层是否消失以判断食管癌是否外侵，判断其与周围重要器官的关系以鉴别T4期病变，进行最初的可切除性评估；但CT检查仅从食管厚度来判断肿瘤情况，对正常组织及肿瘤组织的分辨率有限，特别是很难发现早期食管癌，也不能够准确分辨食管癌的浸润深度，对T分期的准确率较低。文献报道CT对T分期的敏感度为58.0%～69.0%，特异度为40.0%～80.0%，准确率为43.0%～68.0%。

EUS通过观察食管壁在超声下的分层表现，能够准确判断早期食管癌的T分期，特别是T1的精确分期以帮助指导内镜下治疗，但同时由于其对15%～30%食管重度狭窄的患者无法窥及食管病变全貌，从而其对此类局部晚期食管癌T分期帮助有限。常用的EUS管径为12.7mm，当食管管腔重度狭窄时，EUS镜身难以通过，可通过非光学食管探针或食管扩张术解决，相比于可通过食管狭窄的EUS，不可通过食管狭窄的EUS对T分期的准确率显著地降低了（33.3% vs. 82.8%，P=0.001）。另一项选择为食管扩张术，但是可能干扰EUS对于局部晚期病灶分期的准确率。而且扩张需要在数天内连续多次进行，仅单次扩张并不能收效满意。EUS在T分期中作为一种辅助手段，仅在食管重度狭窄患者中，判断食管肿瘤侵犯气管、支气管壁情况，其准确率达91%。

MRI无放射性辐射，组织分辨率高，可以多方位、多序列成像，特别是高场强磁共振设备的不断普及和发展，使MRI扫描速度大大加快，可以和CT一样完成薄层、多期相动态增强扫描，对病变侵犯范围、与周围器官的关系及淋巴结的检出率均有所提高。胸部MRI同胸部CT一样，存在对早期食管癌T分期判断效力不足的问题，对T1、T2肿瘤诊断准确率仅为33.0%～58.0%。但由于血管特征性的“流空”现象，不需要显影剂即可清楚显示血管腔及壁的情况，且由于MRI对脂肪信号的高度敏感度，其可清楚显示食管周围脂肪层是否存在，从而判断肿瘤是否存在外侵，因此，对T3、T4的诊断率高达96.0%～100.0%，特别是对肿瘤是否侵犯主动脉、气管及支气管等重要结构准确性优于其他检查。

（2）临床N分期检查方法：对于食管癌N分期的诊断，虽然检查方式较多，但没有任何一个检查能够准确判断全部食管癌常见淋巴结转移区域。

高分辨率CT可清晰显示食管周围及腹腔淋巴结。临床上通常将胸腔及腹腔内短径超过1cm的淋巴结定为肿大淋巴结，但并非所有肿大淋巴结均存在癌转移，同时正常大小的淋巴结也可能发生转移。因此，仅依靠大小及径线比判断淋巴结转移，灵敏度不高，仅为42.0%～84.0%，特异度稍好，为67.0%～92.0%，准确率为58.0%～66.0%。因此，即便是CT发现了疑似转移的肿大淋巴结，仍需要病理诊断证实，才能获得准确分期。

FDG-PET/CT在食管癌分期中的角色不断演变。尽管PET/CT并不适用于早期浅表型食管癌的临床分期，并存在假阳性，但其在CT结构学的基础上增加了功能代谢学的指标，对N分期的判断好于单纯CT，有报道其灵敏度、特异度、准确率、阳性预测率和阴性预测率可达 93.9%，92.1%、92.4%、75.5% 和 98.3%。

EUS 对食管旁、胃周、腹腔干淋巴结显示良好，是判断这些区域淋巴结转移的较好方法。对 N 分期的灵敏度为 79% ～ 89%，特异度为 53% ～ 67%，准确率为 67% ～ 81%。借助纵轴 EUS 检查技术，对食管邻近淋巴结进行 EUS 引导下细针穿刺活检（endoscopic ultrasound guided fine-needle aspiration biopsy，EUS-FNA），可以取得病理诊断，其准确率可达 93.0%。但是，由于对瘤旁淋巴结穿刺过程中细针常需贯穿原发病灶，则活检阳性病理难以判定来源。此时行支气管内镜超声（EBUS）-FNA 则可避免针道污染引起的误判和可能的种植。目前认为通过 EUS 与其他检查手段的整合（包括 CT、PET/CT、EBUS），能够提供更准确的 N 分期。

颈部淋巴结（包括颈段食管旁淋巴结与锁骨上区淋巴结）是食管癌常见的转移区域，由于其位置浅表，B 超能够方便、快捷地整合分析其大小、形状、边界、内部回声等信息，并能够借助穿刺获取病理诊断，是判断颈部淋巴结常规的检查方式。

（3）临床 M 分期检查方法：食管癌常见远处转移部位包括非区域淋巴结、肝、肺、骨、脑等。目前，判断食管癌远处转移最好的检查仍是 PET/CT，在常规检查阴性的患者中，PET 可以发现 15% ～ 20% 的远处转移患者。

（4）诱导治疗后再分期检查：食管癌新辅助治疗后的临床再分期一直进展缓慢，实体肿瘤治疗评效常用的 RECEIST 标准是否适用于食管癌等空腔器官肿瘤疗效判定仍存在争议。而通过影像学检查获得新辅助治疗后临床分期的降级降期与病理缓解的符合率不高。其原因包括：①新辅助治疗后肿瘤坏死、退缩等形成的局部组织瘢痕纤维化对 EUS 判断肿瘤浸润深度及范围造成干扰；②新辅助治疗引起的局部水肿影响肿瘤大小的测量。因此，CT、MRI 及 EUS 等常规分期检查对新辅助治疗后再分期的准确率都较低，也不能给予准确的疗效评估，特别是 cCR 者，术后仍有相当比例病理证实癌残留。PET/CT 能够通过肿瘤治疗前后体积、代谢变化整合评估治疗效果，同时，能够在新辅助治疗后早期发现治疗无效者，并更改治疗方案，避免无效治疗。

3. 心肺功能检查

（1）心电图：术前筛查患者是否有心律失常及心肌梗死史。

（2）肺功能：术前筛查患者肺容量和肺通气功能及弥散功能。

（3）运动心肺功能：当上述检查不能判断患者的心肺功能是否可以耐受手术时，推荐行运动心肺功能检查进一步判断。

（4）超声心动图：对于既往有心脏病史的患者，推荐超声心动图检查，明确患者的心脏结构改变和功能状况。

（5）心脏冠状动脉 CT 及造影：对高龄和有冠心病史者推荐行心脏冠状动脉 CT 筛查，对于 CT 检查显示存在冠状动脉可疑重度狭窄者或近期心绞痛发作者应进一步行冠状动脉造影检查，以明确患者的心脏供血状况和评估手术风险。

【整合评估】

（一）评估主体

食管癌特别需要 MDT 团队讨论评估，其组成包括胸外科、肿瘤内科、消化内科、放射治疗科、诊断科室（病理科、影像科、超声科、核医学科等）、内镜中心、护理部、心理科、营养科等。

人员组成及资质：①医学领域成员（核心成员）：胸外科医师 2 名、肿瘤内科医师 1 名、消化内科医师 1 名、放射诊断医师 1 名、组织病理学医师 1 名、其他专业医师若干名（根据 MDT 需要加入），所有参与 MDT 讨论的医师应具有副高级以上职称，有独立诊断和治疗能力，并有一定学识和学术水平；②相关领域成员（扩张成员）：临床护师 1 ～ 2 名和协调员 1 ～ 2 名。所有 MDT 参与人员应进行相应职能分配，包括牵头人、讨论专家和协调员等。

（二）分期评估

食管癌分期推荐 AJCC 和国际抗癌联盟（UICC）联合制定的 TNM 分期（表 4-1-1），还可以根据需要采用临床分期（表 4-1-2，表 4-1-3）、病理分期（表 4-1-4，表 4-1-5）和新辅助治疗后分期（表 4-1-6，表 4-1-7）。

表 4-1-1 食管癌 TNM 分期

原发肿瘤（T）
Tx 原发肿瘤不能评价
T0 没有原发肿瘤的证据
Tis 高级别上皮内瘤变 / 异型增生
T1 肿瘤侵及黏膜固有层、黏膜肌层或黏膜下层
T1a 肿瘤侵及黏膜固有层或黏膜肌层
T1b 肿瘤侵及黏膜下层
T2 肿瘤侵及固有肌层
T3 肿瘤侵及食管纤维膜
T4 肿瘤侵及邻近结构
T4a 肿瘤侵及胸膜、心包、奇静脉、膈肌或腹膜
T4b 肿瘤侵及其他邻近结构如主动脉、椎体或气管
区域淋巴结（N）
Nx 区域淋巴结不能评价
N0 无区域淋巴结转移
N1 1～2 个区域淋巴结转移
N2 3～6 个区域淋巴结转移
N3 ≥ 7 个区域淋巴结转移
远处转移（M）
M0 无远处转移
M1 有远处转移

表 4-1-2 食管鳞状细胞癌临床 TNM 分期（cTNM）预后分组

分期	TNM
0	Tis（HGD）N0 M0
Ⅰ	T1 N0～1 M0
Ⅱ	T2N0～1 M0 T3 N0 M0
Ⅲ	T3 N1 M0
ⅣA	T1～3 N2 M0 T4 N0～2 M0
ⅣB	任何 T N3 M0 任何 T 任何 N M1

表 4-1-3 食管腺癌 / 食管胃交界部腺癌临床 TNM 分期（cTNM）预后分组

分期	TNM
0	Tis（HGD）N0 M0
Ⅰ	T1 N0 M0
ⅡA	T1 N1 M0
ⅡB	T2 N0 M0
Ⅲ	T2 N1 M0 T3 N0～1 M0 T4a N0～1 M0
ⅣA	T1～4aN2 M0 T4b N0～2 M0 任何 T N3 M0
ⅣB	任何 T 任何 N M1

表 4-1-4 食管鳞状细胞癌病理 TNM 分期（pTNM）预后分组

分期	TNM	组织学分级	部位
0	Tis（HGD）N0 M0		任何部位
ⅠA	T1a N0 M0	高分化	任何部位
	T1a N0 M0	分化程度不确定	任何部位
ⅠB	T1a N0 M0	中或低分化	任何部位
	T1b N0 M0	任何分化	任何部位
	T1b N0 M0	分化程度不确定	任何部位
	T2 N0 M0	高分化	任何部位
ⅡA	T2 N0 M0	中或低分化	任何部位
	T2 N0 M0	分化程度不确定	任何部位
	T3 N0 M0	任何分化	下段食管
	T3 N0 M0	高分化	上或中段食管
ⅡB	T3 N0 M0	中或低分化	上或中段食管
	T3 N0 M0	分化程度不确定	任何部位
	T3 N0 M0	任何分化	部位不确定
	T1 N1 M0	任何分化	任何部位
ⅢA	T1N2 M0	任何分化	任何部位
	T2 N1 M0	任何分化	任何部位
ⅢB	T2 N2 M0	任何分化	任何部位
	T3 N1～2 M0	任何分化	任何部位
	T4a N0～1 M0	任何分化	任何部位
ⅣA	T4a N2 M0	任何分化	任何部位
	T4b N0～2 M0	任何分化	任何部位
	任何 T N3 M0	任何分化	任何部位
ⅣB	任何 T 任何 N M1	任何分化	任何部位

表 4-1-5 食管腺癌 / 食管胃交界部腺癌病理 TNM 分期（pTNM）预后分组

分期	TNM	组织学分级
0	Tis（HGD）N0 M0	
ⅠA	T1a N0 M0	高分化
ⅠA	T1a N0 M0	分化程度不确定
ⅠB	T1a N0 M0	中分化
	T1b N0M0	高或中分化
	T1b N0M0	分化程度不确定
ⅠC	T1 N0 M0	低分化
	T2 N0 M0	高或中分化
ⅡA	T2 N0 M0	低分化
	T2 N0 M0	分化程度不确定
ⅡB	T1 N1 M0	任何分化
	T3 N0 M0	任何分化

续表

分期	TNM	组织学分级
ⅢA	T1 N2 M0	任何分化
	T2 N1 M0	任何分化
ⅢB	T2 N2 M0	任何分化
	T3 N1 ～ 2 M0	任何分化
	T4a N0 ～ 1 M0	任何分化
ⅣA	T4a N2 M0	任何分化
	T4b N0 ～ 2 M0	任何分化
	任何 T N3 M0	任何分化
ⅣB	任何 T 任何 N M1	任何分化

表 4-1-6　食管癌新辅助治疗后病理分期（ypTNM）预后分组（食管鳞状细胞癌与食管腺癌 / 食管胃交界部腺癌相同）

分期	TNM 分期
Ⅰ	T0 ～ 2 N0 M0
Ⅱ	T3 N0 M0
ⅢA	T0 ～ 2 N1 M0
ⅢB	T3 N1 M0 T0 ～ 3 N2 M0 T4a N0 M0
ⅣA	T4a N1 ～ 2 M0 T4a Nx M0 T4b N0 ～ 2 M0 任何 T N3 M0
ⅣB	任何 T 任何 N M1

表 4-1-7　食管癌 WHO 组织学类型（参照 2010 版消化系统肿瘤 WHO 分类）

组织学类型	ICD-O 编码
鳞状细胞癌	8070/3
特殊亚型：疣状癌	8051/3
梭形细胞鳞状细胞癌	8074/3
基底细胞样鳞状细胞癌	8083/3
腺癌	8140/3
黏液表皮样癌	8430/3
未分化癌	8020/3
神经内分泌瘤（NET）	
NET G1	8240/3
NET G2	8249/3
神经内分泌癌（NEC）	8246/3
小细胞神经内分泌癌	8041/3
大细胞神经内分泌癌	8013/3
混合性腺神经内分泌癌	8244/3

（三）营养代谢状态评估

推荐使用 PG-SGA 联合 NRS-2002 进行营养风险筛查与评估。NRS-2002 ≥ 3 分或 PG-SGA 评分为 2 ～ 8 分的患者，术前应给予营养支持；NRS-2002 ≥ 3 分，PG-SGA 评分≥ 9 分的择期手术患者给予 10 ～ 14 天的营养支持后手术仍可获益。免疫增强型肠内营养应同时包含 ω-3PUFA、精氨酸和核苷酸三类底物。单独添加上述 3 类营养物中的任意 1 ～ 2 种，其作用需要进一步研究。首选口服肠内营养（EN）支持。

中晚期食管癌患者常合并吞咽困难，部分患者有营养不良、消瘦、脱水表现，术前应注意患者的近期体重变化及白蛋白水平，体重下降＞ 5kg 常提示预后不良，白蛋白＜ 30g/L 提示术后吻合口瘘风险增加。若无须紧急手术，则应通过静脉高营养和鼻饲胃肠营养改善患者营养状况后再行手术治疗，以减少术后相关并发症。预期术后 7 天以上仍然无法通过正常饮食满足营养需求的患者，以及经口进食不能满足 60% 需要量 1 周以上的患者，应给予术后营养治疗。

术后患者推荐首选肠内营养；鼓励患者尽早恢复经口进食，对于能经口进食的患者推荐口服营养支持；对不能早期进行口服营养支持的患者，应用管饲喂养，食管癌患者推荐使用鼻空肠管行肠内营养。

补充性肠外营养（SPN）给予时机：NRS-2002 ≤ 3 分或 NUTRIC 评分≤ 5 分的低营养风险患者，如果肠内营养未能达到 60% 目标能量及蛋白质需要量超过 7 天时，才启动 SPN 支持治疗；NRS-2002 ≥ 5 分或 NUTRIC 评分≥ 6 分的高营养风险患者，如果肠内营养在 48 ～ 72h 无法达到 60% 目标能量及蛋白质需要量，推荐早期实施 SPN。当肠内营养的供给量达到目标需要量 60% 时，停止 SPN。

（四）疼痛评估

患者的主诉是疼痛评估的金标准，镇痛治疗前必须评估患者的疼痛强度。临床常用的疼痛评估方法如下。

1. 数字评价量表（numerical ratings scale，NRS）　用 0 ～ 10 代表不同程度的疼痛：0 为无痛，1 ～ 3 为轻度疼痛（疼痛尚不影响睡眠），4 ～ 6 为中度疼痛，7～9为重度疼痛（患者不能入睡或睡眠中痛醒），10为剧痛。应询问患者疼痛的严重程度，做出标记，或者让患者自己圈出一个最能代表自身疼痛程度的数字。

2. 语言评价量表（verbal description scale，VDS） 可分为4级。

0级：无疼痛。

Ⅰ级（轻度）：有疼痛但可忍受，生活正常，睡眠无干扰。

Ⅱ级（中度）：疼痛明显，不能忍受，要求服用镇静药物，睡眠受干扰。

Ⅲ级（重度）：疼痛剧烈，不能忍受，需用镇痛药物，睡眠受严重干扰，可伴自主神经紊乱或被动体位。

3. 视觉模拟评分（visual analogue scale，VAS） 在纸上画一条长线或使用测量尺（长为10cm），一端代表无痛，另一端代表剧痛。让患者在纸上或尺上最能反映自己疼痛程度的位置画“×”。评估者根据患者画“×”的位置估计患者的疼痛程度。

疼痛的评估不但在患者静息时进行，对使用镇痛药物的患者还应在运动时进行，只有运动时疼痛明显减轻，才更有利于患者的功能锻炼和防止并发症。VAS虽在临床广泛使用，但仍存在缺点。

（1）不能用于精神错乱或服用镇静药的患者。

（2）适用于视觉和运动功能基本正常的患者。

（3）需要由患者估计，医师或护士测定。

（4）如果照相复制长度出现变化，则比较原件和复制品测量距离时有困难。

4. Wong-Baker面部表情疼痛量表 该评价量表采用6种面部表情（从微笑至哭泣）表达疼痛程度，最适用于3岁及以上人群，没有特定的文化背景和性别要求，易于掌握。其尤其适用于急性疼痛者、老年人、小儿、表达能力丧失者、存在语言文化差异者。

5. McGill调查问卷（MPQ） 主要目的在于评价疼痛的性质，它包括一个身体图像指示疼痛的位置，有78个用来描述各种疼痛的形容词汇，以强度递增的方式排列，分别为感觉类、情感类、评价类和非特异类。此为一种多因素疼痛调查评分方法，它的设计较为精密，重点观察疼痛性质、特点、强度、伴随状态和疼痛治疗后患者所经历的各种复合因素及其相互关系，主要用于临床研究。

疼痛评估首选数字评价量表，评估内容包括疼痛的病因、特点、性质、加重或缓解因素及疼痛对患者日常生活的影响、镇痛治疗的疗效和副作用等，评估时还要明确患者是否存在肿瘤急症所致的疼痛，以便立即进行相应治疗。

（五）病理评估

临床上采用AJCC和国际抗癌联盟（UICC）食管分段标准（第8版），以原发肿瘤中心所在部位进行判定。①颈段：自食管入口至胸骨切迹，距门齿约20cm。②胸段：从胸骨切迹至食管裂孔上缘，长约25cm，又分为上、中、下三段。胸上段从胸骨切迹至奇静脉弓下缘，距门齿约25cm；胸中段从奇静脉下缘至下肺静脉下缘，距门齿约30cm，胸下段从下肺静脉下缘至食管裂孔上缘，距门齿约40cm。③腹段：为食管裂孔上缘至胃食管交界处，距门齿约42cm。

胸中段食管癌较多见，下段次之，上段较少。高发区（如我国）以鳞状细胞癌为主，占80%以上，非高发区（美国和欧洲）的腺癌已超过鳞状细胞癌，占70%以上。胃食管交界部癌可向上延伸累及食管下段，肿瘤中心距离胃食管交界≤2cm则按食管癌分期，如距离胃食管交界＞2cm则按胃癌进行分期。

早期病变多局限于黏膜（原位癌），表现为黏膜充血、糜烂、斑块或乳头状，少见肿块。中晚期癌肿增大，逐渐累及食管全周，肿块突入腔内，还可穿透食管壁全层，侵及纵隔和心包。

食管癌组织学类型见表4-1-7。按病理形态，临床上食管癌可分为5型：①髓质型，管壁明显增厚并向腔内外扩展，使肿瘤的上下端边缘呈坡状隆起。多数累及食管周径的全部或绝大部分。切面呈灰白色，病灶为均匀致密的实体肿块。②蕈伞型，瘤体呈卵圆形扁平肿块状，向腔内呈蘑菇样突起。隆起的边缘与其周围的黏膜境界清楚，瘤体表面多有浅表溃疡，其底部凹凸不平。③溃疡型，瘤体的黏膜面呈深陷而边缘清楚的溃疡。溃疡的大小与外形不一，深入肌层，阻塞程度较轻。④缩窄型，瘤体形成明显的环行狭窄，累及食管全部周径，较早出现阻塞症状。⑤腔内型，较少见，肿瘤呈息肉样向食管腔内突出。

新辅助治疗后根治术标本的病理学评估：新辅助治疗后病理学改变的基本特征如下。肿瘤细胞退变、消减，大片坏死；纤维组织增生、间质炎性细胞浸润、钙盐沉积等。鳞状细胞癌新辅助治疗后可能出现仅有角化物而无癌细胞残存，腺癌新辅助治疗后可能出现大的黏液湖而无癌细胞残存，均不能将其认为是肿瘤残存。

（六）其他评估

1. 心血管功能评估　心功能Ⅰ～Ⅱ级，日常活动无异常的患者，可耐受食管癌手术，否则需进一步检查及治疗。患者若有心肌梗死、脑梗死病史，一般在治疗后 3～6 个月手术比较安全，抗凝药如阿司匹林和硫酸氢氯吡格雷等应至少在术前 1 周停服。术前发现心胸比＞0.55，左心室射血分数＜0.4，需治疗纠正后再评估。对于轻中度高血压患者，经药物治疗控制可，手术风险较小，降压药物可口服至术晨。对于既往有器质性心脏病、心肌梗死患者，建议行超声心动图检查，有严重心动过速、房室传导阻滞、窦房结综合征等严重心律失常的患者，建议行 24h 动态心电图检查和相应药物治疗后再手术。

2. 肺功能评估　肺功能正常或轻中度异常者（VC%＞60%、FEV_1＞1.2L、FEV_1%＞40%、D_LCO＞40%），可耐受食管癌手术，但中度异常者，术后较难承受肺部并发症。必要时可行动态心肺功能检查或爬楼试验做进一步检测，食管癌开胸手术一般要求前者 VO_2max＞15ml/（kg·min），后者要求患者连续爬楼 3 层以上。

3. 肝功能、肾功能评估　肝功能评估参照 Child-Pugh 分级评分表，5～6 分时，手术风险小；8～9 分时，手术风险中等；＞10 分时，手术风险大。肾功能评估主要参考术前尿常规及血尿素氮、血肌酐水平，轻度肾功能受损者可耐受食管手术，中重度受损者建议专科医师会诊。食管癌手术一般对肝功能、肾功能无直接损伤，但是围术期用药、失血、低血压可影响肝肾器官，当此类因素存在时，应注意术后监测。

4. 血栓栓塞评估　每一例患者入院时应进行静脉血栓栓塞症（VTE）风险评估，特别是 VTE 高风险科室的住院患者。对手术患者建议采用 Caprini 评分量表，对非手术患者建议采用 Padua 评分量表。相应的评估方案可以根据各中心的特点及不同的临床情况进行调整。

（七）精确诊断

1. 定性诊断　采用内镜检查进行病变部位活检及病理检查等方法明确病变是否为癌、肿瘤的分化程度及特殊分子表达情况等与食管癌自身性质和生物行为学特点密切相关的属性和特征。除常规组织学类型，还应该明确 Lauren 分型及 HER2 表达状态。

2. 定位诊断　常用手段有 CT/MRI 检查、内镜及超声内镜检查、PET/CT、上消化道造影等。

3. 分期诊断　食管癌的分期诊断主要目的是在制订治疗方案之前充分了解疾病的严重程度及特点，以便为选择合理的治疗模式提供充分的依据。食管癌的严重程度可集中体现在局部浸润深度、淋巴结转移程度及远处转移存在与否 3 个方面，在临床工作中应选择合适的辅助检查方法以期获得更为准确的分期诊断信息。

4. 分子诊断　食管癌经组织病理学确诊后，需进行相关分子检测，根据分子分型指导治疗，所有经病理诊断证实为食管腺癌的病例均有必要进行 HER2 检测。对于新辅助治疗后的原发病灶及复发或转移病灶，如能获得足够标本，建议重新进行 HER2 检测。

5. 伴随诊断　不能作为诊断食管癌的依据，但是在制订诊治策略时，应充分考虑患者是否存在合并症及伴随疾病，伴随诊断会对食管癌的整合治疗措施产生影响。

要点小结

- ◆ 评估要通过 MDT 团队合作完成，才能建立合理的食管癌诊疗流程，有助于实现最佳、个体化的整合治疗。
- ◆ 评估包括分期、营养状态、疼痛、病理及血栓栓塞等方面，在此基础上得到精确的诊断。
- ◆ 无论哪一种评估都要求全面、动态，在整合评估基础上更加关注患者的个体特殊性，以选择最佳的整合治疗策略。

【整合决策】

（一）外科治疗

1. *手术治疗原则* 食管癌的治疗仍以外科手术为主。其手术步骤包括原发肿瘤和引流区淋巴结切除及消化道重建两个方面。因此手术范围可能涉及胸腔、腹腔及颈部。手术方式的选择除了术者的经验和偏好外，还取决于肿瘤位置，以及可供重建使用的消化道。

2. *根据 cTNM 分期，执行以外科为主的整合治疗流程图* 见图 4-1-2。

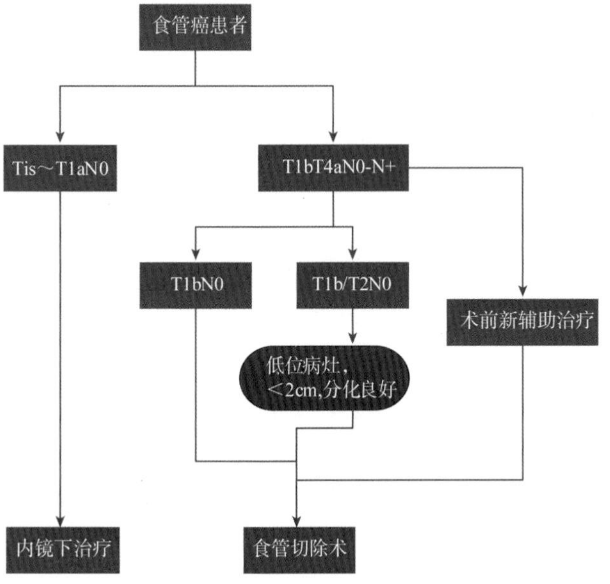

图 4-1-2 根据 cTNM 分期的食管癌治疗流程图

3. *安全切缘的要求* 肿瘤完整切除长度应在距肿瘤上缘、下缘 5 ～ 8cm 以上。但在外科实践中，尽管距肿瘤 7cm 切除食管标本，术中采用 Lugol 液染色法检查切缘及冷冻切片检查残端阴性，但术后病理报告仍有 10% ～ 15% 的病例残端阳性。此外，近年来很多学者主张整块切除，切除范围包括胸膜、纵隔脂肪、奇静脉、胸导管及心包等以保证环周切缘阴性。

4. *手术入路选择*

（1）经左胸食管癌根治术（Sweet 手术）：此术式又包括左胸一切口及左胸、左颈两切口食管癌根治术。手术多采取左侧后外切口，经第 6 肋或第 7 肋间进胸，必要时可延长切口，切断肋弓，成为胸腹联合切口。如需保证上切缘安全，有时需要游离食管至主动脉弓上并行弓上吻合；或行颈部吻合，以确保切缘阴性。除位于主动脉弓水平（距门齿 22 ～ 25cm）的食管癌患者均可采用本术式，但以距主动脉弓下缘 10cm 以远的食管下段癌及食管胃结合部癌为佳。该术式对肿瘤切除及游离胃均较为方便，因无须变换体位，手术时间短。但因需切断膈肌，因此对于呼吸功能影响较大，同时其上纵隔淋巴结清扫效率较低。

（2）Ivor Lewis 食管癌根治术：此术式又称两切口术式，包括经腹部正中切口游离胃，然后翻身至左侧卧位，经右胸切除食管后行胃食管胸内吻合。该术式最大的优点为食管显露良好，尤其对于位于食管中上段的肿瘤，手术切除率高，便于清扫腹腔、隆突区及上纵隔包括左右喉返旁淋巴结。国内目前多用于肿瘤位于隆突及以下的患者。该术式也可在微创手术下进行，先经腹腔镜游离胃，后变换体位于胸腔镜下切除食管并行食管胃吻合。

（3）McKeown 食管癌根治术：此术式又称三切口术式，先打开胸腔切除肿瘤并清扫淋巴结，然后变换体位打开腹腔游离胃并清扫腹腔淋巴结，再做颈部切口，行食管胃颈部吻合，必要时再行颈淋巴结清扫术。该术式是食管中段、上段食管癌的主流术式。优点为可先行探查胸腔食管癌情况。缺点为手术创伤大及手术时间长。此外，该术式胃上提途径可选择食管床与胸骨后。当肿瘤或淋巴结无法完整切除时，胸骨后路径能够减少其后放疗带来的副损伤。该术式也可在腔镜下进行。

（4）经裂孔食管癌根治术：开腹后扩大食管裂孔，直视下经食管裂孔游离食管至隆突或接近主动脉弓水平；行左颈部切口，向下游离上段食管；最后盲视下分离主动脉至隆突水平食管。该术式适用于食管下段及食管胃交接处肿瘤。优点为可用于心肺功能较差而不能耐受开胸手术的患者。但由于此手术在盲视下进行，患者易出现大出血或器官撕裂。

5. *淋巴结清扫* 淋巴结转移是食管癌患者的独立预后因素，有效的淋巴结清扫对于增加食管癌根治术的疗效有重要帮助。但目前国内外对于淋巴结清扫的范围尚无统一的意见。目前常用的淋巴结分区系统有美国癌症联合委员会联合国际抗癌联盟标准及日本食管协会标准。中国抗癌协会食管癌专业委员会也根据国际通用情况及我国临床现状制定了我国的淋巴结分组标准。美国国家综合癌症网络指南建议对于接受食管癌切除术的患者，应清扫至少15枚以上淋巴结以充分实现淋巴结分期。经过术前新辅助治疗的患者也推荐相似数目的淋巴结清扫数。目前常用的淋巴结清扫范围包括标准两野淋巴结清扫、扩大两野淋巴结清扫及三野淋巴结清扫。完整的淋巴结清扫虽然增加了淋巴结检出数目，同时也带来手术时间长、喉返神经损伤而增加呼吸道及吞咽功能障碍的并发症。根据我国食管癌根治术胸部淋巴结清扫专家共识，除数目要求，建议胸部清扫包括C201～209组淋巴结。

6. *消化道重建*

（1）胃代食管：消化道重建为食管癌根治术中重要步骤，关键在于选择合适的器官替代食管。其中胃代食管在食管癌手术中应用最广泛。具有操作简单、吻合口血供丰富等优点。但也因胃解剖及生理改变，术后常出现反流，甚至误吸性肺炎等并发症。也因此，近年来管状胃逐步代替全胃及次全胃，已获得更好的手术疗效及良好的术后生活质量。管状胃的直径通常为3～5cm。此外也有部分学者认为直径小于4cm的细管状胃较粗管状胃具有更好的血供、更少的术后反流及更佳的术后生活质量。

（2）结肠代食管：因胃部有病变或既往行胃大部切除术的患者无法行胃代食管，可采用结肠代食管。因结肠系膜较长，血供较丰富，并且可以根据血供情况采取右半结肠、中结肠及左半结肠代食管，同时吻合时以顺结肠蠕动方向为佳。

（3）空肠代食管：也可采用空肠代食管，但因空肠管弯曲较多，血管蒂张力较大，高位移植会引起肠管末端坏死，一般很少采用。

7. *吻合方式* 食管胃吻合为消化道重建中重要步骤，吻合口的安全是确保食管癌患者术后生活质量及生存的重要影响因素。目前吻合方式可分为手工吻合及机械吻合。不同方式下吻合各有利弊，临床效果也存在争议。

（1）手工吻合：为利用手术缝线进行食管胃手工操作吻合。根据不同的吻合方式还可分为全层吻合、分层吻合、连续缝合和间断缝合。主要优点为吻合口狭窄率较低，但吻合口瘘发生率比较高，且手术时间较长。

（2）器械吻合：该方式的发明推动了食管癌手术技术的发展，根据吻合器的不同可分为圆形器械吻合及直线器械吻合。其中圆形器械吻合主要的吻合方式为端-侧吻合，该吻合方式为目前较为常用的方式之一。直线器械吻合多为侧-侧吻合，又包括T形吻合及三角吻合等方式。相对于手工吻合，器械吻合操作简单、操作时间短，吻合口瘘发生率较低。但圆形吻合器易造成吻合口狭窄，直线器械吻合可以克服该缺点。

8. *内镜治疗手术* 早期食管癌常用的内镜切除技术主要包括内镜下黏膜切除术（endoscopic mucosal resection，EMR）、内镜黏膜下剥离术（endoscopic submucosal dissection，ESD）等。内镜下切除主要用于治疗淋巴结转移风险低且可能完整切除的食管癌病变。目前国内较为公认的绝对适应证为食管黏膜重度异常增生及病变层次局限于上皮层或黏膜固有层（M1-2）；相对适应证为病变浸润黏膜肌层或黏膜下浅层（M3、SM1），未发现淋巴结转移的临床病例；禁忌证为明确发生淋巴结转移的病变。内镜下切除优点为创伤小、完全保留上消化道生理结构，但术中易发生出血、穿孔，术后易发生狭窄等并发症。对于基底阳性的患者，可行根治性外科手术或放化疗。

9. *腔镜治疗手术* 胸腹腔镜技术近年来日趋成熟，大量的随机对照试验已证实与常规开放手术相比，可以明显减少手术并发症，尤其是呼吸道并发症。近年来随着扩大淋巴结清扫的实施，腔镜技术在纵隔淋巴结清扫中效率也明显增高，同时更有利于器官及神经保护。根据我国现行的食管癌诊疗规范推荐，T1～3N0～1M0分期患者适用于腔镜手术。目前推荐经右胸的胸腹腔镜根治术，如腔镜Ivor Lewis食管癌根治术及腔镜辅助下McKeown食管癌根治术。

10. *机器人治疗手术* 达·芬奇机器人手术系统近来引入了食管微创手术中，该手术方式突破了传统腔镜手术的二维手术视野，同时因其灵活的关节操作原理及滤抖功能，有效增加了手术操作的灵活性及稳定性。进而使学习曲线得到明显缩短。同时因其三维成像系统，以及多角度的操作空间，其在胸腔淋巴结清扫中的效率已超过传统腔镜手术。

11. 麻醉方式　全身麻醉为食管癌根治术的主要麻醉方式。开放手术时建议行双腔气管插管；当行腔镜手术时，建议配合胸腔正压气胸结合单腔管插管以增加上纵隔左喉返神经旁淋巴结术野显露，有条件的单位可增加封堵管以降低术中因单腔插管肺复张的风险。

（二）围术期管理

1. 常见并发症

（1）吻合口瘘：食管胃吻合口瘘为食管癌术后严重的并发症之一。发生率为3%～10%。根据术式不同其分为胸内瘘与颈部瘘。其一般多在术后5～7天发生。胸内吻合口一般多合并严重的中毒症状，临床表现为体温增高、脉搏加快、胸痛及呼吸困难等。通畅引流为处理该型吻合口瘘的重要治疗方式，包括胸腔闭式引流、介入下鼻纵隔引流等。颈部瘘中毒症状较轻，通常切开引流即可。

（2）喉返神经损伤：因声带麻痹而患者出现术后声音嘶哑、饮水呛咳，通常影响术后咳嗽、咳痰，进而加重肺部并发症的发生。为避免术后误吸性肺炎，对于神经损伤较重的患者应尽早行气管切开以减少肺部并发症。近年来，随着双侧喉返神经旁淋巴结清扫术的实施，该并发症发生率有所增加，发生率为6%～20%。但气管插管引起的杓状软骨脱位也可以有类似的临床表现，故应尽早行声带检测与其区分。

（3）肺部并发症：食管癌手术因其创伤大、时间长，肺部并发症发病率也较高，其发生率为15%～20%。通常在术后24～72h发生，胸部X线检查及血气分析有助于该并发症的诊断。一经诊断，除加强抗感染治疗外，还应重视咳嗽排痰，并使用雾化吸入支气管解痉剂和化痰药。必要时给予鼻导管吸痰、纤维支气管镜吸痰，以及时清除呼吸道分泌物。如患者发生呼吸衰竭，应及时行气管插管及呼吸机辅助通气。

（4）乳糜胸：中上段食管癌手术因肿瘤局部侵犯容易造成胸导管损伤。临床表现为胸闷、气急等，胸部引流可引出淡黄色或白色牛奶状液体，经乳糜试验即可确诊。当术中伤及胸导管主干时，往往因为淋巴结清扫后无法形成有效侧支循环而自愈概率降低，因此如若非手术治疗无效，应尽早行手术治疗。术前2～3h口服高脂类流食以增强术中对于瘘口的辨认，如无法发现破口，可根据胸导管解剖位置，在膈肌上方胸椎体前奇静脉与主动脉间隙行胸导管双重结扎。

2. 围术期营养　食管是生理状态下经口摄入营养、获取食物的唯一通道，当其发生肿瘤时，恶病质的发生率高达60%～80%，同时因食管癌手术治疗创伤大、应激及消化道重建等因素，往往进一步加重营养不良的发生。围术期营养治疗途径通常包括肠内营养与肠外营养。肠内营养中包括空肠造瘘术及鼻肠管等。而肠外营养通常包括中心静脉及外周静脉途径。目前大部分学者的观点为术后早期开始肠内营养，同时肠外营养作为其重要的补充。近年来随着新辅助治疗的大量实施，术前营养治疗也为围术期营养治疗的重要组成部分，同时因考虑患者仍需手术治疗，术前肠内营养建议行鼻肠管、鼻胃管等相对无创方式进行。

3. 快速康复外科　近年来，快速康复外科理念越来越受到广大学者重视。其目的为术前让患者做好身体及心理上的准备，最大程度减少治疗所带来的应激反应，阻断神经应激传导。近年随着微创技术的广泛使用，快速康复外科在食管癌术后应用得以顺利开展。重视术前宣教，优化术前肠道准备，术中适当控制液体输入量，避免术中低温，术后充分镇痛，提前拔除引流管、尿管及胃肠减压管成为食管癌快速康复外科中重要的治疗措施。

要点小结

- 手手术切除仍是食管癌的主要治疗手段。
- 早期食管癌，可首选内镜治疗，推荐采用ESD切除。
- 微创手术安全性已得到证实，其远期疗效不亚于开放手术。
- 新辅助治疗目前已获得较高级别的临床证据，对于局部晚期食管癌建议行新辅助治疗后再行手术治疗。

（三）内科治疗

1. *化疗* 食管癌的整合治疗中，对术前临床分期ⅡB期以上的患者，推荐术前新辅助同步放化疗，化疗方案可选顺铂加氟尿嘧啶或紫杉醇加氟尿嘧啶的方案。大量研究证明，食管癌术前治疗优于术后辅助治疗，术后辅助治疗无标准治疗方案，对淋巴结阳性的患者可考虑顺铂、氟尿嘧啶、紫杉醇为主的方案。化疗常作为不可切除的或复发转移性食管癌患者的重要治疗手段，虽然缺乏大规模的临床研究证明化疗在晚期食管癌患者可以延长生存期，但单药或整合治疗的有效率已被广泛证实，化疗可以作为晚期食管癌的标准治疗方法。

（1）一线治疗：单药氟尿嘧啶、铂类、紫杉类、长春碱类药物治疗有效率可达15%～40%，中位生存期为3～10个月，整合治疗的有效率高于单药治疗，可达20%～60%，两药整合方案经常被纳入多数的Ⅱ期临床研究，最常见的搭配为顺铂和氟尿嘧啶，也可以选择奈达铂代替顺铂。铂类联合氟尿嘧啶的方案被认为是晚期食管癌一线标准治疗方案。三药联合中紫杉类药物的加入可以提高化疗的有效率，最高可达60%，但对于生存期的延长尚无可靠证据。

（2）二线治疗：在二线治疗中，若患者在铂类及氟尿嘧啶类的方案治疗后出现疾病进展，目前尚无标准方案可以延长患者生存期，在选择二线治疗药物时需要平衡有效率与毒性之间的关系，单药方案可选择多西他赛、紫杉醇、伊立替康、吉西他滨等药物，整合方案可选择伊立替康联合替吉奥方案治疗。

2. *放疗* 是食管癌的重要治疗手段之一。基于现有的循证医学证据，对于可手术的局部晚期食管癌，新辅助放化疗联合手术已成为标准的治疗方案。对于不能手术或拒绝手术的局部晚期食管癌，同期放化疗则是目前的首选治疗方法。

（1）放疗适应证

1）新辅助放疗：详见本章第三节。

2）根治性放疗：①未发生远处转移的颈段食管癌或拒绝手术的非颈段食管癌患者；②cT4bN0～3患者；③发生锁骨上区或腹膜后淋巴结转移的胸段食管癌患者；④经多学科会诊，不能耐受手术或手术风险较大的患者。

3）辅助性放疗：①未接受新辅助放疗或新辅助放化疗的R1/R2切除患者；②未接受新辅助放疗或新辅助放化疗的R0切除腺癌，淋巴结阳性或pT2～4a淋巴结阴性患者；③未接受新辅助放疗或新辅助放化疗的R0切除鳞状细胞癌，淋巴结阳性或pT3～4a淋巴结阴性患者，可考虑行辅助放（化）疗。

4）姑息性放疗：①已发生远处转移的晚期患者，可考虑照射原发灶或转移灶，缓解梗阻、压迫或疼痛，以提高生活质量；②不能耐受根治性放疗的患者。

5）挽救性放疗：食管癌根治术后局部和（或）区域复发患者。

（2）放疗禁忌证

1）患者一般状况差，呈恶病质状态者。

2）发生食管大出血的患者。

3）出现食管穿孔且合并严重感染者。

4）合并重要器官系统严重疾病，不能耐受放疗者。

（3）放疗计划制订

1）体位固定：仰卧位，胸段食管癌采用真空袋或发泡胶固定，颈段食管癌采用面颈肩一体化热塑面膜固定。

2）CT：轴位螺旋CT，推荐层厚3mm，扫描范围根据病变范围确定。推荐使用四维CT技术进行呼吸运动管理。

3）靶区定义

A. 大体肿瘤体积（gross tumor volume，GTV）：包括食管原发肿瘤GTVp和阳性淋巴结GTVn。对于R0术后行辅助性放疗患者，无GTV。

B. 临床靶体积（clinical target volume，CTV）：GTVp前后左右方向外扩0.5～1.0cm，鳞状细胞癌头足方向外扩3cm，腺癌头足方向外放5cm，GTVn各方向均外放0.5～1.0cm。若采用选择性淋巴区域照射，根据原发肿瘤的部位，CTV需相应包括淋巴结转移率较高的淋巴引流区域。颈段食管癌可考虑行颈部和上纵隔淋巴引流区域的预防性照射。胸上段食管癌可考虑行锁上区域的预防性照射。胸下端食管癌可考虑行腹腔淋巴结的预防性照射。

对于辅助性放疗，CTV建议包含吻合口。

C. 计划靶体积（planning target volume，PTV）：CTV外扩5～8mm，具体数据可根据各医院摆位质控数据和图像引导方式制订。

4）危及器官勾画：包括脊髓、双肺、心脏、气管、肝、胃等。危及器官的剂量限值可参考QUANTEC标准：脊髓≤45Gy，肺V_{20}≤30%，V_5＜65%，D_{mean}＜20Gy；心脏D_{mean}≤26Gy，V_30≤46%；肝D_{mean}≤28Gy；胃D_{1cc}≤50Gy。

5）处方剂量

A. 新辅助放疗：总剂量为40～50.4Gy，常规分割。目前尚无充分的循证医学证据显示低剂量与高剂量新辅助放疗的临床疗效是否具有差异。

B. 根治性放疗：总剂量为50～60Gy，常规分割。前瞻性对照研究显示低剂量与高剂量放疗组的局部控制率、生存率均无统计学差异，但部分回顾性研究和小型的前瞻性研究提示高剂量放疗有利于改善食管鳞状细胞癌的局部控制率，不过存在争议。

C. 辅助性放疗：R1/R2术后50～60Gy，R0术后45～50.4Gy，常规分割。

6）放疗技术：可选择三维适形放射治疗（three-dimensional conformal radiotherapy，3DCRT）、调强放射治疗（intensity-modulated radiotherapy，IMRT）、质子/重离子放疗等技术。剂量学研究证实，与3DCRT相比，IMRT可更好地保护心脏、肺、脊髓等正常器官。多个回顾性临床研究显示，IMRT较3DCRT可降低心肺并发症的发生率并可能改善生存。因此，近年IMRT已逐渐替代3DCRT成为目前食管癌放疗的主流技术。与光子治疗相比，质子治疗可进一步减少心肺的受照剂量并有可能转化为临床获益，目前国际上多项前瞻性临床研究正在开展中。

3. 新辅助治疗　在我国，手术是治疗食管癌的主要手段，但局部晚期食管癌患者的预后不尽如人意，ⅡA～Ⅲ期的食管鳞状细胞癌单纯手术切除治疗的5年生存率仅为20.6%～34.0%，多数患者在手术后3年内出现转移或局部复发。中晚期食管癌单纯手术的不良预后促使临床在治疗方案中加入放疗、化疗或放化疗。从目前的研究结果显示，新辅助治疗，包括新辅助化疗与新辅助放化疗，都可能改善局部晚期食管癌患者的预后，是当前国内外学者关注的整合治疗模式。

新辅助治疗有以下优点：①肿瘤血供完整，有利于保持靶病灶局部化疗药物强度和氧浓度；②术前患者耐受性较好，对比术后辅助治疗，术前新辅助治疗更容易完成；③可降低肿瘤病期，提高R0切除率；④早期消灭亚临床远处转移灶；⑤减少术中肿瘤种植转移；⑥术前放化疗还具有互相增敏的协同作用；⑦可作为肿瘤对化疗药物体内敏感性的评价。Sjoquist等的Meta分析显示，术前化疗与术前放化疗均可使食管癌患者的死亡相对危险度减少，使食管癌患者的2年生存率增加。进一步分层分析显示，术前化疗仅能使食管腺癌患者的预后获益（HR 0.83；95% CI 0.71～0.95；P=0.01），而鳞状细胞癌患者的预后获益在统计学上无显著性（HR 0.92；95% CI 0.81～1.04；P=0.18）；术前放化疗使食管鳞状细胞癌（HR 0.80；95% CI 0.68～0.93；P=0.004）与腺癌（HR 0.75；95% CI 0.59～0.95；P=0.02）的预后均可获益。在围术期死亡率方面，该Meta分析的结果显示术前放化疗（P=0.84）或术前化疗（P=0.82）均未增加术后30天死亡率。Chan等的网络Meta分析比较了新辅助放化疗与新辅助化疗的疗效，纳入了来自31个RCT研究的5496例食管癌患者，结果显示，新辅助放化疗优于新辅助化疗（HR 0.83；95% CI 0.70～0.96）。傅剑华等自2007年开展NEOCRTEC5010研究，合作中心包括中山大学肿瘤防治中心、上海交通大学附属胸科医院、上海复旦大学附属肿瘤医院、天津肿瘤医院、汕头大学附属肿瘤医院、浙江省肿瘤医院、浙江省台州医院和四川省肿瘤医院。该研究入组ⅡB、Ⅲ期胸段食管鳞状细胞癌患者，随机分组为试验组（术前放化疗组）与对照组（单纯手术组）。入组ⅡB、Ⅲ期胸段食管鳞状细胞癌患者（第6版AJCC分期），随机分组为试验组（术前放化疗组）与对照组（单纯手术组）。试验组术前放化疗方案：去甲长春碱联合顺铂化疗，同期采用常规分割放疗2.0Gy/d，每周5天，总量40Gy。放化疗结束6～8周后，施行三切口食管癌切除术。对照组患者直接接受手术。2007年7月至2014年12月，共入组患者451例，随机分组为试验组224例，对照组227例。结果显示，试验组的R0切除率高于对照组（98.4% vs. 91.2%，P=0.002），病理完全缓解率为43.2%。结果显示，对比单纯手术组，术前放化疗的中位生存期（100.1个月vs. 66.5个月，P=0.025）、无瘤生存期（100.1个月vs. 41.7个月，P＜0.001）均显著延长。结果证实，术前放化疗联合手术可延长局部晚期食管癌的总生存期。在术后并发症方面，试验组的心律失常发生率高于对照组（13.0% vs. 4.0%，P=0.001），其他并发症两组无差异，吻合口瘘发生率为试验组8.6%、对照组12.3%（P=0.228）。围治疗期死亡率，试验组（5例）与对照组（1例）差异没有统计学意义（2.2% vs. 0.4%，P=0.212）。术前放化疗联合手术治疗的安全性令人满意。目前，对于局部晚期食管鳞状细胞癌，推荐新辅助放化疗；对于局部晚期食管腺癌，推荐新辅助放化疗或化疗。

（1）新辅助放化疗

1）适应证：可切除的局部晚期胸段食管癌患者，根据第8版UICC分期，治疗前临床分期为T1～4aN1～3M0或T4aN0M0的患者。

2）放化疗方案

A. 放疗方案

放射源：采用6～8MV直线加速器。

计划设计：等中心照射，适形调强放疗计划设计（IMRT/VMAT），对于原发肿瘤较长的病例，推荐5野IMRT设计。

靶区定义：GTV包括食管原发肿瘤GTVnx和阳性淋巴结GTVnd；CTV包括GTVnx周围0.5～1.0cm及其纵轴上下3cm正常食管、GTVnd外扩0.5～1.0cm，不做淋巴引流区预防性照射；PTV为CTV/GTV各方向外扩0.5～0.8cm（若使用四维CT模拟定位，则在ITV的基础上外扩3～5mm作为PTV）。若PTV上界超过胸骨上切迹，则应尽量降低颈段食管受照射剂量，有利于预防术后吻合口瘘。对于腹腔淋巴结，如贲门旁或胃左淋巴结存在转移，可以包括在放射野内，不会影响术后吻合口愈合。

为尽量缩小放射野，控制放疗毒副作用，允许不连续的放射野设计，如胸下段食管癌伴右喉返淋巴结转移，可以设计为不连续的上下两个射野，对于不考虑转移的隆突下淋巴结等淋巴引流区，不进行预防性照射。

处方剂量：PTV-CTV总剂量为40～45Gy，每次1.8～2.0Gy；1次/天，5天/周。

B. 化疗方案：同期化疗，化疗方案可选择铂类（顺铂、奈达铂、草酸铂）、氟尿嘧啶、卡培他滨、长春瑞滨、紫杉醇/多西紫杉醇，两药联合，3周重复1次，共2个疗程，或采用每周方案。

放化疗期间注意营养支持，及时评估营养状态，对于营养不足（NRS-2002评分＜3分）的患者及时干预，可采用口服营养粉、静脉营养、留置营养管肠内营养等手段。

3）手术方案

A. 手术时机：放化疗结束后6～8周，白细胞及血小板、肝肾功能等恢复正常后方可施行手术，术前评估与治疗前评估相同。

B. 手术方法

a. 采用McKeown或Ivor Lewis术式，可采用胸腹腔镜辅助、机器人辅助或常规开胸手术。

b. 淋巴结清扫范围：采取现代二野淋巴结清扫，尤其是两侧喉返神经旁淋巴结。术前放化疗后，仍有约30%的患者存在区域淋巴结转移，甚至10%～15%的患者为pT0N+M0，所以，高质量的区域淋巴结清扫是保证该整合治疗模式疗效的关键之一。

C. 建议术中经鼻放置空肠营养管或行空肠造瘘术放置营养管，术后早期采用肠内营养。

（2）新辅助化疗

1）适应证：可切除的局部晚期胸段食管腺癌患者，根据第8版UICC分期，治疗前临床分期为T1～4aN1～3M0或T4aN0M0的患者。

2）化疗方案：氟尿嘧啶类+奥沙利铂、氟尿嘧啶+亚叶酸+奥沙利铂+多西他赛（FLOT）、氟尿嘧啶+顺铂，2～3个疗程。

3）手术方案

A. 手术时机：化疗结束后3～6周，白细胞及血小板、肝肾功能等恢复正常后方可施行手术，术前评估与治疗前评估相同。

B. 手术方法

a. 采用McKeown或Ivor Lewis术式，可采用胸腹腔镜辅助、机器人辅助或常规开胸手术。

b. 淋巴结清扫范围：采取现代二野淋巴结清扫，尤其是两侧喉返神经旁淋巴结。

建议术中经鼻放置空肠营养管或行空肠造瘘术放置营养管，术后早期采用肠内营养。

（3）新型治疗（免疫 + 靶向）：在食管癌的药物治疗中，以 PD-1 抗体为代表的药物已成为一种新的治疗选择，多项临床研究分别在食管鳞状细胞癌、食管腺癌及食管胃结合部腺癌的治疗中得到初步的探索结果，为晚期食管癌的诊疗规范提供了新的证据。治疗食管癌主要的 PD-1 抗体药物包括国外的 pembrolizumab、nivolumab 及国内的卡瑞丽珠单抗等。

目前，晚期食管鳞状细胞癌二线及以后的研究证据较多，其中 Keynote-028 研究首次证实 pembrolizumab 在晚期食管癌中的疗效及安全性，该研究纳入 PD-L1 表达阳性的食管或食管胃交界部癌患者 23 例，以 pembrolizumab 治疗，其中食管鳞状细胞癌 17 例。总体客观有效率为 30%，中位持续缓解时间为 15 个月；中位无进展生存期和总生存期分别为 1.8 个月和 7.0 个月。日本的 Attraction-01 是一项单臂的Ⅱ期研究，针对 nivolumab 用于经氟尿嘧啶类 / 铂类 / 紫杉类药物治疗失败或不可耐受的晚期食管鳞状细胞癌患者，在 64 例可评估的患者中，客观有效率为 17.2%，中位总生存期及无进展生存期分别为 10.78 个月和 1.51 个月。由中国医学科学院肿瘤医院黄镜等研究者开展的卡瑞利珠单抗治疗晚期二线及以上食管鳞状细胞癌的Ⅰ期研究中，共有 30 例患者，结果显示有效率为 33.3%，中位无进展生存期达 3.6 个月，无剂量限制性毒性。近期报道的 Keynote-181 是 pembrolizumab 单药对比化疗治疗晚期或转移性食管癌或食管胃交界部癌Ⅲ期临床研究，该研究在全球共入组 628 例患者，在 PD-L1 CPS 评分≥ 10 分的人群中达到了主要研究终点，pembrolizumab 组的中位总生存期达 9.3 个月，而化疗组为 6.7 个月。因此，美国 NCCN 食管癌指南推荐 pembrolizumab 用于晚期二线 CPS 评分＞ 10 分的食管鳞状细胞癌患者。该研究在 2019 年 ESMO 大会更新了中国食管鳞状细胞癌队列共 123 例患者的数据，结果提示 pembrolizumab 组和化疗组的中位总生存期分别为 8.4 个月和 5.6 个月，1 年的生存率分别为 36.3% 和 16.7%。2019 年 ESMO 大会还公布了针对不可切除或转移性食管鳞状细胞癌的 ATTRACTION-3 的Ⅲ期研究结果，nivolumab 组对比化疗的中位总生存期明显提高，分别为 10.9 个月和 8.4 个月，生存时间延长 2.5 个月，疾病死亡风险降低 23%，1 年的总生存率分别为 47.0% 和 34%。国内的一项卡瑞利珠单抗对比化疗治疗局部晚期或转移性食管鳞状细胞癌的Ⅲ期（ESCORT）研究在 2019 年 OESO 大会报告，入组的 457 例患者卡瑞利珠单抗组对比化疗组的总生存期分别为 8.3 个月和 6.2 个月，疾病死亡风险降低 29%，卡瑞利珠单抗组对比化疗组的客观缓解率分别为 46% 和 14%。针对 PD-L1 CPS 评分≥ 1 分的患者，卡瑞利珠单抗组对比化疗组的总生存期分别为 9.2 个月和 6.3 个月。卡瑞利珠单抗组中≥ 3 级不良反应的发生率仅为化疗组的 1/2（19.3% vs. 39.5%）。PD-1 抗体联合化疗在晚期食管鳞状细胞癌一线治疗的报道较少，目前由中国医学科学院肿瘤医院开展的卡瑞利珠单抗对于联合紫杉醇脂质体及奈达铂和阿帕替尼治疗用于晚期食管鳞状细胞癌一线治疗的疗效的Ⅱ期研究，在 2019 年的美国临床肿瘤学会（ASCO）年会上报告初步结果，入组 30 例患者，客观缓解率达 80%，包括 4 例 CR 患者。不良反应主要有 3 ～ 4 级的骨髓抑制，最终的研究数据结果值得期待。

针对晚期食管及食管胃结合部腺癌的临床研究证据也已有初步的探索，Keynote-059 研究是 pembrolizumab 单药或联合化疗治疗晚期胃或食管胃结合部腺癌患者的Ⅱ期多队列研究。队列 1 是 pembrolizumab 单药二线及以上治疗，入组 259 例患者，客观有效率为 11.6%，其中 PD-L1 表达阳性的患者有效率为 15.5%，中位持续缓解时间为 16.3 个月；而 PD-L1 表达阴性患者客观有效率为 6.4%，中位持续缓解时间为 6.9 个月。因此，美国 FDA 批准 pembrolizumab 用于三线治疗 PD-L1 阳性（CPS 评分≥ 1 分）的复发性局部晚期或转移性胃或食管胃结合部腺癌患者。队列 2 是 pembrolizumab 与氟尿嘧啶 + 顺铂或卡培他滨联合的一线治疗，结果总体人群的有效率达 60%，中位总生存期为 14 个月，其中 PD-L1 阳性及阴性患者的有效率分别为 73% 及 38%。队列 3 是 pembrolizumab 单药针对 PD-L1 表达阳性（即 CPS 评分≥ 1 分）的患者，共 31 例患者，有效率达 25.8%。Attraction-2 是一项 nivolumab 针对晚期二线后的胃 / 胃食管结合部腺癌的Ⅲ期研究，入组 493 例患者，结果显示，nivolumab 组和安慰剂组的中位总生存期分别为 5.26 个月和 4.14 个月。3 ～ 4 级不良反应方面，nivolumab 组和安慰剂组分别有 10% 及 4% 的发生率。由此，日本批准 nivolumab 用于化疗后进展的不可切除性晚期或复发性胃或食管胃结合部腺癌的三线治疗。KEYNOTE-061 研究是 pembrolizumab 治疗经含铂及氟尿嘧啶方案治疗失败的 PD-L1 阳性（CPS 评分≥ 1 分）的晚期胃或食管胃结合部腺癌的Ⅲ期临床研究，该研究是阴性结果，pembrolizumab 对比单纯化疗没有获得总生存期及无进展生存期的延长。入组 592 例患者，按照 1 ∶ 1 比例随机分为 pembrolizumab 组及紫杉醇化疗组。该研究中位随访时间为 7.9 个月时，PD-L1 阳性（CPS 评分≥ 1 分）的患者中，两组的中位总生存期分别为 9.1 个月及 8.3 个月，差异不具有统计学意义，中位无进展生存期分别为 1.5 个月和 4.1 个月，pembrolizumab 组比化疗组更低。2019 年美国临床肿瘤学会（ASCO）年会报告了 KEYNOTE-062 研究的结果，pembrolizumab 单药或联合化疗或化疗用于一线治疗晚期胃或食管胃结合部腺癌，该研究也为阴性结果。研究对象是 PD-L1 CPS 评分≥ 1 分的患者，按 1 ∶ 1 ∶ 1 的比例随机分入 pembrolizumab 单药、pembrolizumab 联合化疗、化疗组（顺铂联合氟尿嘧啶或卡培他滨），中位随访时间为 11.3 个月。结果提示在 PD-L1 CPS 评分≥ 1 分的患者中，单药 pembrolizumab 非劣效于化疗组，而 CPS 评分≥ 10 分患者中，单药 pembrolizumab 的总生存期较化疗组延长。在 CPS 评分≥ 1 分和 CPS 评分≥ 10 分患者中，联合用药组和化疗组的总生存期均没有显示出有效性，两组的无进展生存期在 CPS 评分≥ 1 分患者中没有显著性延长。在安全性方面，pembrolizumab 单药、pembrolizumab 联合化疗、化疗组的 3 ～ 5 级不良反应发生率分别为 17%、73% 和 69%。

综上，免疫治疗已成为一种具有潜力的治疗新策略，随着研究的不断深入，未来单药免疫治疗及整合治疗方式或将为晚期食管癌患者带来更多的希望。

【康复随访及复发预防】

（一）总体目标

随访 / 监测的主要目的是掌握疾病进展情况，尽早发现还可以接受潜在根治为目的治疗的复发转移和新发肿瘤，并及时进行干预处理，以延长患者的总生存期，改善生活质量。目前尚没有高级别循证医学证据支持何为最佳的随访 / 监测策略。随访应根据患者的初始治疗方式和肿瘤的分期，制订个体化的随访 / 监测方案。

（二）整合管理

1. 营养支持　食管癌患者常合并营养不良，对于手术患者容易引起术后并发症，如吻合口瘘、胸腔积液等。同时接受放化疗的患者会产生不同程度的毒副作用，如食管黏膜炎、反酸、食欲缺乏、疼痛等，加剧患者营养不良的程度，进而导致患者对抗肿瘤治疗的耐受性下降，影响疗效和生存预后。使用 NRS-2002 或 PG-SGA 对患者进行营养风险评估，选择个体化营养支持方案，帮助患者尽快度过不良反应恢复期，改善患者的临床结局。

2. 心理支持　食管癌给患者带来的不仅仅是身体上的严重影响，还有巨大的心理压力。在患者接受治疗的过程中，包括肿瘤造成的疼痛、放化疗的毒副作用和高昂的费用等多方面因素给患者带来巨大的心理痛苦，导致患者容易产生恐惧、抑郁、焦虑、绝望等不良心理，影响治疗的效果和康复，甚至促进疾病恶化与复发。因此，缓解患者的不良情绪对改善患者的预后显得尤为重要。在做好患者心理支持的基础上，同时要做好患者家属的心理护理，避免家属的不良情绪给患者带来负面影响。

3. 健康教育　许多患者对食管癌的疾病认识水平不高，甚至存在错误认知，对治疗效果产生一定的影响。可以通过诊室教育、线上教育平台、公众号知识普及等多种方式对食管癌患者的心理、饮食结构、生活习惯、治疗后随访等方面进行强化教育。敦促患者戒烟戒酒、适当锻炼、清淡饮食、早睡早起，建立良好的生活习惯，改善患者的生活质量。

（三）严密随访

食管癌治疗后的随访 / 监测主要目的：①尽早发现和治疗复发的食管肿瘤和新发肿瘤，延长患者的总生存期；②系统管理和了解治疗后患者的营养状况、心理健康情况等，改善患者的生活质量。目前尚没有高级别循证医学证据支持何为最佳随访 / 监测策略，如果患者身体状况不允许接受一旦复发而需要的抗癌治疗，则不主张对患者进行常规肿瘤随访 / 监测。食管癌治疗后的随访方案主要取决于初始治疗的方式和初始治疗时肿瘤的分期。

食管癌内镜切除术后局部复发通常发生在初始治疗后 1 年内，也有一部分发生在治疗后 2 ～ 3 年，而淋巴结转移或远处转移通常发生在 2 ～ 3 年后，因此需要定期的长期随访 / 监测。主要采用上消化道内镜检查加碘染色及活检、血常规、血肿瘤标志物、胸腹部增强 CT 等检查，必要时可行超声内镜、PET/CT、HER2 检测。内镜下不完整切除及有多处碘不染色区域的患者发生局部复发的风险很高，因此需要更严格地进行上消化道内镜检查。根治性手术后的复发转移和根治性放化疗后原发灶残留复发或淋巴结转移多数发生在治疗后的 1 ～ 2 年。通常采用上消化道内镜、CT、上消化道造影、血常规、肿瘤标志物、颈部和腹部超声等检查，临床高度怀疑复发而其他影像学检查阴性时可行 PET/CT 检查。不推荐 PET/CT 作为食管癌随访的常规检查手段。随访的具体频率及方法详见表 4-1-8。

表 4-1-8　食管癌治疗后随访要求及规范

目的		基本策略
Ⅰ期食管癌内镜术后	随访频率	内镜切除后的第 1 ～ 2 年：每 3 ～ 6 个月复查 1 次 内镜切除术后的 3 ～ 5 年：每 6 ～ 12 个月复查 1 次，若无残留复发，此后每年复查 1 次 必要时提高随访频率
	随访内容	病史及体格检查 血常规、血肿瘤标志物 胸部、腹部增强 CT 上消化道内镜检查、碘染色及活检 必要时增加检查：超声内镜、PET/CT、HER2 检测
T1 ～ 4a 食管癌术后	随访频率	T1：每 6 个月 1 次，共 5 年 T2 ～ 4a：每 3 ～ 6 个月 1 次，共 3 年；然后每 6 个月 1 次，至术后 5 年；5 年后每年 1 次随访 必要时提高随访频率
	随访内容	病史及体格检查 血常规、血肿瘤标志物 上消化道造影 （颈）胸部、腹部增强 CT 颈部超声 上消化道内镜检查 必要时增加检查：腹部超声、PET/CT
T1 ～ 4a 食管癌放化疗后	随访频率	T1：每 6 个月 1 次，共 5 年 T2 ～ 4a：每 3 ～ 6 个月 1 次，共 3 年；然后每 6 个月 1 次，至术后 5 年；5 年后每年 1 次随访 必要时提高随访频率
	随访内容	病史及体格检查 血常规、血肿瘤标志物 食管气钡双重对比造影 （颈）胸部、腹部增强 CT 颈部超声 上消化道内镜检查 必要时增加检查：腹部超声、PET/CT

（四）常见问题处理

定期随访 / 监测能够及时发现复发转移病灶和新发肿瘤，从而有助于了解疾病的变化，及早进行干预和处理，以提高治疗效果。食管癌患者在治疗过程中常出现术后并发症、放疗 / 化疗药物相关的不良反应，具体的症状根据患者的自身情况有所差异，医师在处理过程中需要根据患者的详细病史及具体的治疗方案选择合适的处理措施。

1. 放化疗引起的胃肠道反应和骨髓抑制　化疗药物治疗的毒性反应是不可避免的，由于患者个体耐受差异及化疗方案的不同，每个患者的毒性反应存在差异，如化疗期间可能出现恶心、呕吐、食欲缺乏等胃肠道反应，也可能出现白细胞计数降低、血小板计数降低等骨髓抑制反应。但

是通过一些积极的治疗手段后，大部分化疗反应是可以控制和减轻的，如化疗药物的预处理、止吐、升白细胞、升血小板等治疗措施。

2. 吞咽困难　是食管癌患者最常见的症状，如术后吻合口狭窄、局部晚期食管癌引起的梗阻等。目前对于治疗吞咽困难的最佳治疗方法仍存在争议，建议对食管癌相关吞咽困难进行个体化治疗。吻合口狭窄的患者可以考虑行上消化道内镜下吻合口扩张或切开术。不适合手术治疗的吞咽困难患者，可以考虑上消化道内镜下放置鼻肠营养管或支架，减轻相关症状。

3. 便秘或腹泻　食管癌患者术后容易引起便秘或腹泻，需评估便秘或腹泻原因及严重程度，排除其他原因后，可给予缓泻剂、胃肠动力药物或止泻药物进行治疗，积极调整饮食结构，改善饮食习惯。

4. 疼痛　有癌症相关疼痛的患者应该根据成人癌症疼痛指南进行评估和治疗，积极改善患者的癌痛。

（五）积极预防

积极贯彻“三级预防”理念，以提高肿瘤患者的治愈率、生存率和生活质量为目标，为患者提供规范化、个体化整合诊治方案，促进患者康复。对患者进行生理、心理、营养等方面的指导，尽可能使其逐步恢复，帮助他们回归社会。

1. 病因预防　避免吸烟、重度饮酒、进食高温食物、食用富含亚硝胺类物质的食物等不良生活习惯。

2. 复查随访　严格按照医嘱进行个体化复查随访，尽早发现还可以接受潜在根治为目的治疗的转移复发和新发肿瘤，及早干预处理。

要点小结

- 随访/监测的主要目的是掌握疾病进展情况，尽早发现还可以接受潜在根治为目的治疗的转移复发和新发肿瘤，及时干预处理，以延长患者的总生存期，改善患者生活质量。
- 随访应按照患者个体化和肿瘤分期的原则进行。

【典型案例】

食管癌整合性诊治 1 例

（一）病例情况介绍

1. 基本情况　男性，53 岁，汉族，已婚，自由职业。

2. 入院查体　体温 36.8℃，脉搏 70 次 / 分，呼吸 20 次 / 分，血压 129/82mmHg。发育正常，营养中等，神志清楚，应答切题，检查合作。皮肤弹性好，无黄染、皮疹、肝掌及蜘蛛痣。左侧锁骨上可触及大小约 1.5cm×2.0cm 肿大淋巴结，活动度差，其余浅淋巴结未触及肿大。头颅无畸形，五官对称，巩膜无黄染，瞳孔等大正圆，对光反应灵敏，眼睑无下垂，眼球活动自如，角膜正常，结膜无充血。咽部不充血，扁桃体不肿大。颈软，颈静脉不怒张。甲状腺正常，气管居中。胸部见胸科情况。腹平软，无压痛，肝、脾未扪及，肝浊音上界在右锁骨中线第 5 肋间，无移动性浊音。外阴、肛门无异常。脊柱四肢无畸形，活动好。各关节无红、肿、压痛。双下肢无水肿。生理反射存在，病理反射未引出。

专科情况：胸廓对称、无畸形，两侧呼吸运动对称，不受限，未见手术瘢痕及胸壁静脉曲张。双侧语音震颤正常，胸膜摩擦感未触及，双肺叩诊清音，呼吸音清，未闻及干、湿啰音。心尖搏动在左第 5 肋间锁骨中线内 0.5cm 处，无震颤，心界不大，心率 70 次 / 分，律齐，各瓣膜听诊区未闻及病理性杂音。

3. 辅助检查

（1）上消化道内镜检查：食管入口距门齿 15cm，距门齿 25 ～ 30cm 查见马鞍状新生物呈半环状生长，中央凹陷溃烂呈浸润样，管腔狭窄，距门齿 25cm 处取活检。病理：低分化鳞状细胞癌。超声内镜：病灶处食管壁见低回声病变，内部回声不均匀，已侵及外膜，病灶旁未见明显肿大淋巴结，胸主动脉及周围重要器官未受侵犯。

（2）胸部、腹部增强 CT：食管胸中段管壁不均匀增厚，较厚处约 1.4cm，增强后不均匀中度强化，局部管腔狭窄，符合食管癌表现。左侧颈根部增大淋巴结，大小约1.9cm×1.7cm，考虑淋巴结转移可能。纵隔内数个小及稍大淋巴结，主肺动脉窗较大者短径约为0.5cm，双肺纹理清晰，双肺未见明显斑片、结节影。心脏未见增大。心包及双侧胸腔未见积液。肝脏、胆囊、胰腺及脾脏未见异常，右肾小囊肿，径约0.5cm。

（3）颈部彩超：左侧颈根部（Ⅳ区）血管旁查见一较大者约18mm×19mm淋巴结，皮髓质分界不清，内可见点条状血流信号，余双侧颈部未见明显肿大淋巴结。B超引导下淋巴结穿刺活检结果为倾向鳞状细胞癌转移。

（4）纤维支气管镜、肺功能、心电图、心脏彩超、血常规、生化检查、血气分析、大小便常规、肿瘤标志物等未见明显异常。

4. *入院诊断* 食管胸中段鳞状细胞癌cT3N1M0。

（二）整合性诊治过程

1. *诊断及评估*

（1）MDT团队组成：胸外科、内镜中心、放射治疗科、医学影像科及病理科。

（2）讨论意见：患者中年男性，一般情况可，无声音嘶哑，无慢性病史，无肿瘤病史，有长期吸烟饮酒史。根据患者术前胸部、腹部增强CT及上消化道内镜、超声内镜、颈部彩超和穿刺活检等检查结果，患者食管胸中段鳞状细胞癌诊断明确，未见其他远处器官转移征象，治疗前分期为cT3N1M0，转移淋巴结位于左侧颈根部（Ⅳ区）血管旁；目前临床分期Ⅲ期。

2. *治疗方案*

（1）MDT团队组成：胸外科、内镜中心、放射治疗科、医学影像科及病理科。

（2）讨论意见：患者临床分期为cT3N1M0，Ⅲ期，转移淋巴结位于左侧颈根部（Ⅳ区）血管旁。根据目前NCCN食管癌及胃食管结合部癌诊疗指南及CSCO食管癌诊疗指南，推荐采用新辅助治疗联合手术治疗方案。讨论决定采用新辅助放化疗。方案：卡铂+紫杉醇（3周方案）联合40Gy放疗总剂量，新辅助治疗结束后4～6周评估，确定手术治疗时间。

3. *新辅助治疗后评估*

（1）上消化道内镜检查：食管距门齿25～30cm管腔四壁呈放化疗后瘢痕样改变，表面光滑，未见明显新生物（较前对比，明显好转）（图4-1-3A，图4-1-3B）。

（2）胸部、腹部增强CT：食管胸中段管壁不均匀增厚，较前减轻，较厚处约0.8cm，增强后不均匀中度强化，相应层面管腔狭窄，周围脂肪间隙模糊。左侧颈根稍大淋巴结，边缘模糊，大小约0.8cm×0.6cm，较前缩小，紧贴血管。纵隔内数个小及稍大淋巴结影，主肺动脉窗较大者短径约为0.5cm，双肺纹理清晰，双肺未见异常密度影。心影不大，心包及双侧胸腔未见积液。肝脏、胆囊、胰腺及脾脏未见确切异常，右肾小囊肿，同前相似（图4-1-3C，图4-1-3D）。

4. *手术治疗及术后病理结果* 新辅助放化疗后第41天行胸腹腔镜联合三切口食管癌根治术+三野淋巴结清扫术。术后十二指肠营养管肠内营养支持，第8天行上消化道内镜检查，吻合口未见明显异常，予以流质饮食，术后第10天出院。

术后病理报告：食管癌新辅助放化疗后根治标本，食管壁慢性炎细胞浸润，鳞状上皮增生，新辅助放化疗治疗反应为无肿瘤细胞残留（完全缓解，0分）。贲门及部分胃未见癌累及。食管残端及“胃切缘”未见癌。淋巴结转移情况：左侧颈部食管旁淋巴结和锁骨上淋巴结（0/7）；右侧颈部食管旁淋巴结和锁骨上淋巴结（0/9）；左侧喉返神经旁淋巴结（0/10）；右侧喉返神经旁淋巴结（0/3）；上段食管旁淋巴结（0/1）；中段食管旁淋巴结（0/3）；下段食管旁淋巴结（0/5）；隆突下淋巴结（0/9）；贲门旁淋巴结（0/1）；胃左动脉旁淋巴结（0/4）。

5. *后续随访*

（1）随访团队组成：食管癌数据库随访团队、病案信息科。

（2）讨论意见：症状观察及记录从术后转回胸外科普通病房随即开始，跟踪记录患者主观症状和术后并发症发生情况。出院后前2年每3个月随访1次，第3～5年每6个月随访1次，电话随访及门诊采集信息，内容包括存活状态、症状学及生活质量。

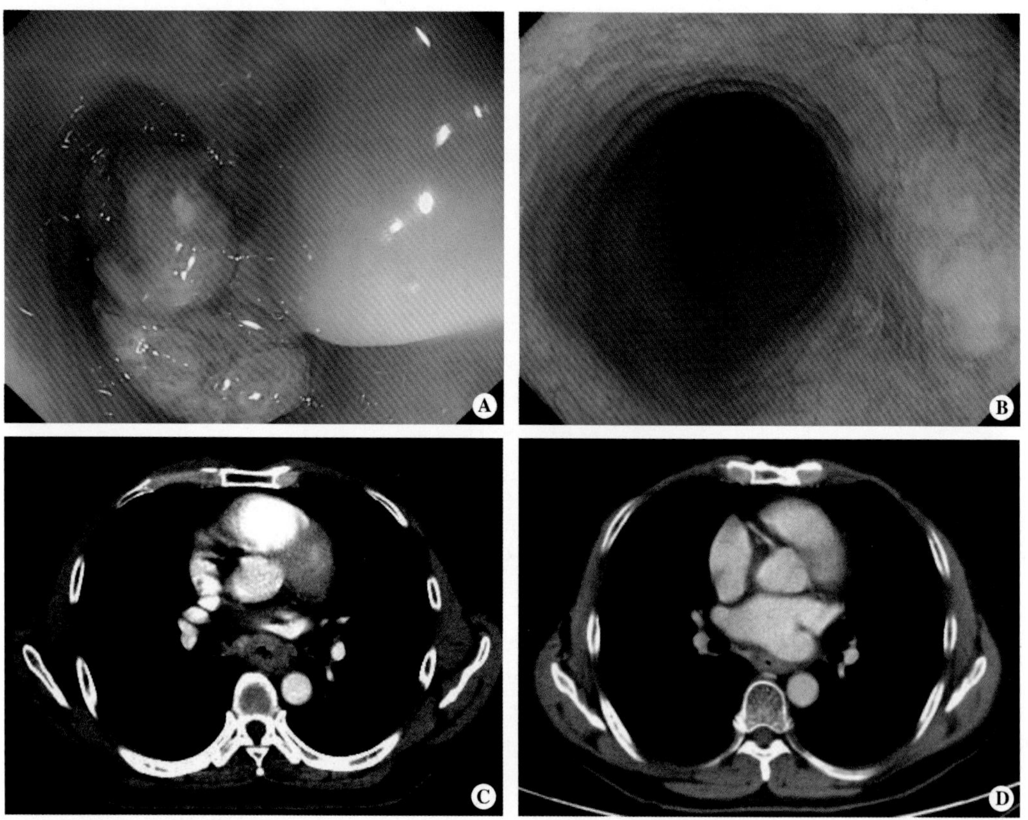

图 4-1-3 新辅助放化疗前、后上消化道内镜及增强 CT 对比

（三）案例处理体会

1. 局部晚期食管鳞状细胞癌治疗前应进行上消化道内镜确诊，联合超声内镜、颈部彩超、胸部和腹部增强 CT 对疾病进行临床分期，分期为 T2N0M0 以上无远处转移潜在可切除的患者推荐先进行新辅助治疗。

2. 新辅助治疗的方案：同步放化疗优于单纯化疗或放疗，可以提高手术 R0 切除率。患者接受同步放化疗安全、可耐受，不会显著增加手术难度及术后并发症发生。但放疗会导致肿瘤周围局部组织间隙层次欠清晰，对术者要求较高。

3. 新辅助治疗后术前评估临床完全缓解（cCR）较困难，可采用 PET/CT 联合上消化道内镜等检查手段协助评估原发病灶及转移淋巴结。

4. 新辅助放化疗后微创食管切除术仍然是首选手术方式。胸上段食管鳞状细胞癌或明确有颈部淋巴结转移的胸中段、下段食管鳞状细胞癌建议行系统性三野淋巴结清扫术。胸中段、下段食管癌可行系统性二野淋巴结清扫术。

5. 管状胃代食管依然是首选推荐，胃部有病变的患者可选择结肠、空肠代食管术式。消化道重建可根据各医疗中心和术者经验选择经纵隔或胸骨后进行。建议术中采用荧光显像技术对食管替代器官进行血供评估，从而降低吻合口瘘发生率。吻合方式可以采用机械吻合或手工吻合。

6. 术后病理淋巴结阳性患者仍有较高的复发、转移风险，可考虑给予辅助化疗。

7. 术后随访建议：前 2 年每 3 个月复查 1 次，第 3 ～ 5 年，每 6 个月复查 1 次。

（毛友生 陈克能 刘俊峰 于振涛 弓 磊 巴 一 习 勉 傅剑华 祁 玲 黄 镜 韩泳涛）

参考文献

国际食管疾病学会中国分会（CSDE）食管胃结合部疾病跨界联盟，中国医师协会内镜医师分会腹腔镜外科专业委员会，中国医师协会外科医师分会上消化道外科医师专业委员会，等，2018. 食管胃结合部腺癌外科治疗中国专家共识（2018 年版）. 中华胃肠外科杂志，21（9）：961-975.

国家消化内镜专业质控中心，国家消化系统疾病临床医学研究中心(上海)，国家消化道早癌防治中心联盟，等，2019. 中国早期食管癌及癌前病变筛查专家共识意见(2019年，新乡). 中华消化内镜杂志，36(11)：793-801.

郑民华，臧潞，马君俊，等，2019. Siewert Ⅱ型食管胃结合部腺癌腔镜手术治疗中国专家共识(2019版). 中国实用外科杂志，39：1129-1135.

中国抗癌协会食管癌专业委员会，2011. 食管癌规范化诊治指南. 北京：中国协和医科大学出版社.

中国抗癌协会食管癌专业委员会，2019. 机器人辅助食管切除术中国临床专家建议(2019版). 中华外科杂志，57(9)：641-649.

中国医师协会放射肿瘤治疗医师分会，中华医学会放射肿瘤治疗学分会，中国抗癌协会肿瘤放射治疗专业委员会，2019. 中国食管癌放射治疗指南(2019年版). 国际肿瘤学杂志，46(7)：385-398.

中国医师协会胸外科分会快速康复专家委员会，2016. 食管癌加速康复外科技术应用专家共识(2016版). 中华胸心血管外科杂志，32(12)：717-722.

中华人民共和国国家卫生健康委员会，2019. 食管癌诊疗规范(2018年版). 肿瘤综合治疗电子杂志，5(2)：50-86.

Chan KKW，Saluja R，Delos Santos K，et al，2018. Neoadjuvant treatments for locally advanced，resectable esophageal cancer：A network meta-analysis. Int J Cancer，143(2)：430-437.

Ishihara R，Arima M，Li Zuka T，et al，2020. Endoscopic Submucosal Dissection/Endoscopic Mucosal Resection Guidelines for Esophageal Cancer. Dig Endosc，32(4)：452-493..

Kim J，Bowlby R，Mungall A，et al，2017. Integrated genomic characterization of oesophageal carcinoma. Nature，541(7636)：169-175.

Kitagawa Y，Uno T，Oyana T，et al，2019. Esophageal cancer practice guidelines 2017 edited by the Japan Esophageal Society：part 1-2. Esophagus，16(1)：1-24.

Konradsson M，Van Berge Henegouwen MI，Bruns C，et al，2019. Diagnostic criteria and symptom grading for delayed gastric conduit emptying after esophagectomy for cancer：international expert consensus based on a modified Delphi process. Dis Esophagus，33(4) doz074.

Lagergren J，Smyth E，Cunnngham D，et al，2017. Oesophageal cancer. Lancet，390(10110)：2383-2396.

Li H，Fang WT，Yu ZT，et al，2018. Chinese expert consensus on mediastinal lymph node dissection in esophagectomy for esophageal cancer (2017 edition). Journal of Thoracic Disease，10(4)：2481-2489.

Loe DE，Allum W，De Manzoni G，et al，2019. Guidelines for Perioperative Care in Esophagectomy：Enhanced Recovery After Surgery (ERASR) Society Recommendations. World J Surg，43(2)：299-330.

Lordick F，Mariette C，Haustermans K，et al，2016. Oesophageal cancer：ESMO Clinical Practice Guidelines for diagnosis，treatment and follow-up. Ann Oncol，27(5)：v50-v57.

Lyu JH，Li T，Xie C，et al，2019. Enteral nutrition in esophageal cancer patients treated with radiotherapy：a Chinese expert consensus 2018. Future Oncol，15(5)：517-531.

Mariette C，Markar SR，Dabakuyo-Yonlt TS，et al，2019. Hybrid Minimally Invasive Esophagectomy for Esophageal Cancer. N Engl J Med，380：152-162.

Mao Y，Yu ZT，You B，et al，2019. Society for Translational Medicine Expert consensus on the selection of surgical approaches in the management of thoracic esophageal carcinoma. J Thorac Dis，11(1)：319-328.

Muro K，Lordick F，Tsushima T，et al，2019. Pan-Asian adapted ESMO Clinical Practice Guidelines for the management of patients with metastatic oesophageal cancer：a JSMO-ESMO initiative endorsed by CSCO，KSMO，MOS，SSO and TOS. Ann Oncol，30(1)：34-43.

Sjoquist KM，Burmeister BH，Smithers BM，et al，2016. Survival after neoadjuvant chemotherapy or chemoradiotherapy for resectable oesophageal carcinoma：an updated meta-analysis. Lancet Oncol，12(7)：681-692.

Smyth EC，Lagergren J，Fitzgerald RC，et al，2017. Oesophageal cancer. Nat Rev Dis Primers，3：17048.

Wani S，Qumseya B，Sultan S，et al，2018. Endoscopic eradication therapy for patients with Barrett's esophagus-associated dysplasia and intramucosal cancer. Gastrointestinal Endoscopy，87(4)：907-931.

Yang H，Liu H，Chen Y，et al，2018. Neoadjuvant Chemoradiotherapy Followed by Surgery Versus Surgery Alone for Locally Advanced Squamous Cell Carcinoma of the Esophagus (NEOCRTEC5010)：A Phase Ⅲ Multicenter，Randomized，Open-Label Clinical Trial. J Clin Oncol，36(2)：2796-2803.

第二节 肺 癌

• 发病情况及诊治研究现状概述

肺癌（lung cancer）是世界范围内最常见的恶性肿瘤，也是排名第一的肿瘤死因。在2018年全球癌症统计数据中，肺癌新发病例数约为210万例（占所有肿瘤的11.6%），死亡例数为176万例（占所有肿瘤死亡病例的18.4%），均居于所有肿瘤的首位。美国癌症数据显示，由于实行控烟，吸烟率稳步降低，肺癌发病率也呈逐渐下降趋势。1990～2017年，男性肺癌死亡率下降了51%，2002～2017年女性肺癌死亡率降低了26%。在我国，2015年新发肺癌病例约为78.7万例，发病率为57.26/10万，死亡人数约为63.1万例，死亡率为45.87/10万，均居恶性肿瘤的首位。

肺癌按照病理类型大体分为非小细胞肺癌（NSCLC，约占85%）和小细胞肺癌（SCLC，约占15%）。由于肺癌在疾病早期阶段几乎无症状，故61%的NSCLC患者在确诊时即为Ⅲ期或Ⅳ期，仅有21%的患者为Ⅰ期。SCLC的侵袭性强、易复发和转移，5年生存率为6%左右，治疗手段以化疗、放疗为主，免疫靶向药物、多靶点小分子抗血管生成药物等新药也是SCLC的可选治疗药物，只有极少的SCLC患者有机会接受手术治疗。就NSCLC而言，Ⅰ期NSCLC患者的5年生存率为57%，Ⅳ期患者仅为4%左右。

NSCLC治疗的总体策略是采取以外科、内科、放疗科为主的整合治疗手段。近年来，随着肺癌早期筛查技术的完善和推广，更多的患者能被早期发现并及时进行干预和治疗。此外，驱动基因的逐步发现、分子诊断等创新技术的应用及精准靶向药物、免疫靶向药物的成功研发，引领肺癌进入精准诊疗时代，使得肺癌患者的生存期显著延长。随着治疗手段的增多，如何合理选择药物、排兵布阵、优化方案已成为目前研究的热点，多学科协作是治疗肺癌最佳的且个体化的整合诊疗模式，建议贯穿从早期筛查到晚期治疗及康复的全过程。

• 相关诊疗规范、指南和共识

- 原发性肺癌诊疗规范（2018年版），国家卫生健康委员会
- 原发性肺癌诊疗指南（2019年版），中国临床肿瘤学会
- NCCN肿瘤临床实践指南：非小细胞肺癌（2020.V2），美国NCCN
- NCCN肿瘤临床实践指南：小细胞肺癌（2020.V2），美国NCCN
- 2020泛亚地区局部晚期不可切除非小细胞肺癌ESMO临床实践指南，KSMO-ESMO倡议，得到CSCO、ISMPO、JSMO、MOS、SSO和TOS的支持联合发布
- 2018 ESMO转移性非小细胞肺癌的诊断、治疗与随访临床诊疗指南，欧洲ESMO

- 2017 ASCO Ⅳ期非小细胞肺癌诊疗指南，美国临床肿瘤学会（ASCO）
- 2018肺癌患者选择接受TKI抑制剂治疗的分子检测指南，美国ASCO病理医师学会（CAP）/国际肺癌研究协会（IASLC）/美国分子病理医师学会（AMP）
- 2019 亚洲胸部肿瘤研究组对Ⅲ期非小细胞肺癌最佳治疗的专家共识，亚洲胸部肿瘤研究组（ATORG）
- 2019肺癌筛查与管理中国专家共识，中国肺癌防治联盟，中华医学会呼吸病学分会肺癌学组，中国医师协会呼吸医师分会肺癌工作委员会
- Ⅲ期非小细胞肺癌多学科诊疗专家共识（2019版），中国抗癌协会肺癌专业委员会、中华医学会肿瘤学分会肺癌学组
- 2019早期肺癌围术期治疗专家共识，CSCO、中国抗癌协会肺癌专业委员会
- 肺癌骨转移诊疗专家共识（2019版），北京医学奖励基金会肺癌青年专家委员会，中国胸外科肺癌联盟
- 中华医学会肺癌临床诊疗指南（2018版），中华医学会
- 2018中国间变性淋巴瘤激酶阳性、ROS1阳性非小细胞肺癌诊疗指南，CSCO肿瘤标志物专家委员会
- 中国肺癌脑转移诊治专家共识（2017年版），中国医师协会肿瘤医师分会，中国抗癌协会肿瘤临床化疗专业委员会

【全面检查】

（一）病史特点

肺癌的病史采集重点放在两部分。

1. 肺癌发病相关病史　主要包括：①年龄；②吸烟指数；③肿瘤史。其中年龄≥ 55岁，吸烟指数≥ 30包年是肺癌的高危因素。

2. 肺癌相关临床表现　肺癌的症状与肿瘤的位置、大小及疾病发展阶段、有无并发症和转移密切相关，早期肺癌患者多无症状，常在筛查或因为其他疾病检查时发现。患者有以下四大类常见症状。

（1）原发肿瘤局部生长引起的症状

1）咳嗽：是最常见的早期症状，常表现为无痰或少痰的阵发性刺激性干咳。

2）咯血或痰中带血：是最具有提示意义的肺癌症状。

3）呼吸困难或气促。

4）发热。

（2）肿瘤侵犯邻近器官引起的症状

1）胸痛。

2）声音嘶哑。

3）胸腔积液/心包积液引起的胸闷或呼吸困难。

4）上腔静脉阻塞综合征引起的上肢颜面部水肿等。

5）霍纳综合征：包括患侧眼睑下垂、瞳孔缩小、眼球内陷、同侧额面部与胸壁无汗或少汗。

6）其他：压迫或侵犯食管导致的吞咽困难等。

（3）肿瘤远处转移引起的症状

1）中枢神经系统转移引起的头晕、头痛、恶心、呕吐、偏瘫、癫痫发作等。

2）骨转移引起的骨痛和病理性骨折。

3）肝转移引起的腹痛、黄疸等。

4）其他部位转移引起的症状，如黑粪、血尿等。

（4）伴癌综合征：如杵状指、四肢关节肿大疼痛、肿瘤相关异位激素分泌综合征及黑棘皮病、皮肌炎、硬皮病、皮肤过度角化等皮肤改变。

（二）体格检查

常规检查体表淋巴结时，应特别注意锁骨上淋巴结是否肿大。

胸部体检时注意呼吸音情况。

（三）化验检查

1. 常规检测　血常规、尿常规、粪常规、肝功能、肾功能、电解质、乙肝和丙肝相关检查、凝血功能、如果考虑免疫治疗还需要检测甲状腺功能、胰腺功能等。这些检测是了解患者一般状况、制订治疗方案所必需的检测内容。

2. 血液肿瘤标志物检测　肿瘤标志物检测有助于肺癌的早期诊断、监测复发或转移及判断

预后。得到公认的指标是CEA，另外NSE、CY-FRA21-1、SCC-Ag也有一定价值。

3. *液体活检* 是目前研究的热点，特别适用于晚期肺癌组织标本活检困难时，但敏感度和特异度不如组织标本，对于早期肺癌，由于血液中的循环肿瘤DNA（ctDNA）含量非常低，敏感性比较差，还需要进一步提高检测技术或检测其他指标，如miRNA、甲基化等。除血液标本外，脑脊液、胸腔积液和尿液进行液体活检也显示出良好的应用前景。

（四）影像学检查

1. *胸部X线检查* 是早期筛选肺癌最常用的方法之一，具有经济、射线量小、无创等优点，在诊断肺癌方面特异度较高，但灵敏度低，不易检出肺隐蔽部位病灶和微小病灶，尤其是直径< 1cm的磨玻璃密度结节。

2. *低剂量螺旋CT（LDCT）* 在肺癌早期筛选中应用广泛，因其比普通CT扫描速度更快，剂量更低，对于肺部微小病灶比胸部X线检查更敏感，可检出直径将近2mm的肺部结节。LDCT正逐渐成为肺癌筛选最主要和最有效的手段，高危人群应每年进行LD CT筛选，我国肺癌高危人群的定义为年龄≥40岁且具有以下任一危险因素者：①吸烟≥20包/年（或400支/年），或曾经吸烟≥20包/年（或400支/年），戒烟时间< 15年；②有环境或高危职业暴露史（接触石棉、铍、铀、氡等者）；③合并慢性阻塞性肺疾病、弥漫性肺纤维化或既往有肺结核病史者；④既往罹患恶性肿瘤或有肺癌家族史者。对于LDCT检查发现的肺结节应定期随访。近年一项回顾性研究分析结果显示，基线CT筛选结果为阴性患者（阳性患者定义：发现直径大于或等于4mm的任何非钙化结节、纵隔肿块、胸膜疾病或一个或多个肺叶肺不张）比基线CT筛选结果为阳性患者的肺癌发生率更低（0.34% vs. 1.02%）。另一项类似研究也提示首次CT筛查阴性患者[定义：检查无结节，结节< 15mm^{3}或先前检测到的结节在两次扫描之间的增长（体积变化）< 25%或≥25%，但增长时间> 600天的患者]比首次CT筛选结果为阳性患者的肺癌发生率更低（0.6% vs. 1.6%）。因此可以建议此类患者不需每年进行LDCT筛选以减轻患者心理负担，同时减少社会医疗支出。但如果发现结节为磨玻璃样或半实质样，应适当延长随访时间以排除一些惰性腺癌。

3. *高分辨CT（HRCT）* 磨玻璃结节在HR CT的肺窗上表现为局限性云雾状高密度影，能清楚显示磨玻璃样结节（GNN）的分叶、毛刺、棘突、胸膜凹陷、空泡、蜂房、血管集束征和支气管改变等形态、边缘及内部结构特征。通常纯磨玻璃样结节以良性及原位癌为主，混合密度磨玻璃结节则90%以上为恶性病变。有研究显示，一些磨玻璃样结节在3年随访提示稳定后开始增长，所以2017年Fleischner学会指南将磨玻璃样结节最短随访时间从3年延长至5年。2018年肺结节诊治中国专家共识则认为对磨玻璃样结节的随访应超过2年或更久，目前对于磨玻璃样结节的最佳随访时间仍在研究中。

4. *增强CT* 胸部增强CT检查可确定病变累及范围，清晰显示颈根部、锁骨下、腋下、两侧肺门及纵隔淋巴结情况，有助于淋巴结分期。

5. *PET/CT* 适用于评估肺部孤立性小结节、肺癌的分期与再分期、疗效评价、预后评估等。PET/CT对直径小于8～10mm的结节敏感性不佳，且在原位癌、类癌、黏液性腺癌患者的应用中会出现假阴性；在有炎症反应患者（结节病等）或感染状态患者（真菌或分枝杆菌感染）的应用中出现假阳性。

6. *MRI* 颅脑MRI有助于排查脑转移及肺癌治疗后的再分期。

7. *全身骨显像* 常用于肺癌患者骨转移的筛查。

（五）内镜检查

1. *纤维支气管镜* 适用于不明原因的慢性咳嗽、血痰或咯血者；痰涂片示癌细胞阳性，但影像学检查未发现病灶者；肺不张、肺部结节、阻塞性肺炎、纵隔淋巴结肿大等患者。纤维支气管镜有助于肺癌的诊断和淋巴结分期，对于中央型肺癌，可以直接窥见病变。结合支气管肺泡灌洗术，收取肺泡表面灌洗液，可用于周围型肺癌的诊断。对于镜下直视病灶，经支气管刷检联合钳夹可提高疾病诊断准确率，是支气管镜下可见病灶诊断的最佳策略。经支气管镜针吸活检术（TBNA）可抽吸取得肺部细胞或组织标本，明确肺部病灶的病理诊断，同时也可穿刺气管或支气管旁的淋巴结和肿块获取活检标本，明确淋巴结分期。

2. 超声支气管镜　有助于肺癌的定性诊断、其他手段难以明确的纵隔淋巴结分期诊断及肺癌术前病灶位置评估。超声引导下经支气管针吸活检术（EBUS-TBNA）可实时穿刺胸内病灶、淋巴结转移灶及纵隔肿物，比支气管镜针吸活检术更安全、更微创、更可靠。目前在临床上逐渐成为明确纵隔淋巴结分期的新选择。

3. 纵隔镜　既往用于肺癌的定性诊断和区域淋巴结分期诊断，现在临床上运用逐渐减少，只有在其他手段仍难以确定纵隔淋巴结是否转移并且影响治疗决策时才可以考虑采用纵隔镜检查结合活检明确病理诊断。

4. 胸腔镜　对于运用 CT 引导下肺穿刺活检或 TBNA 等各种方法后仍无法明确病理诊断 / 获取细胞或者组织标本，但临床上高度怀疑肺癌的患者，可以考虑采用胸腔镜明确诊断。

5. 电磁导航　是以 CT 为路标进行导航，是周围病灶的靶向导航工具。与 CT 引导下肺活检相比，电磁导航引导下肺活检的敏感率与其相似，但安全性更好，且与虚拟超声支气管镜联合可提高诊断率。

（六）病理学检查

1. 标本类型　日常工作中常见的标本类型包括如下几种

（1）细胞学标本：痰液、胸腔积液、腹水、心包积液、脑脊液、支气管镜刷检涂片、支气管肺泡灌洗液、穿刺涂片等。

（2）活检标本：支气管黏膜活检、经支气管镜肺活检、TBNA、EBUS TBNA、支气管镜下冷冻活检、纵隔镜淋巴结活检等，以及各种转移灶活检标本（胸膜、远处淋巴结、肝转移灶、骨转移灶等）。

（3）手术标本：肺楔形（肺段）切除、肺叶切除及一侧全肺切除的标本。

2. 标本固定

（1）应及时、充分固定：使用 10% 中性缓冲福尔马林固定液，避免使用含有重金属的固定液，固定液量应大于等于所固定标本体积的 10 倍，常温固定。标本从离体到固定时间不宜超过 30min。活检标本直接放入固定液，活检标本的固定时间为 6 ～ 24h，手术切除标本的固定时间为 12 ～ 48h。

（2）细胞学标本：细胞学标本制片固定应采用 95% 乙醇固定液，时间不宜少于 15min，或采用非妇科液基细胞学固定液，固定时间和方法可按说明书进行操作；所有细胞学标本应尽量制作福尔马林固定石蜡包埋细胞学蜡块，当需制成细胞学蜡块时，将细胞学标本离心沉淀置于包埋盒中，离心后细胞团块与组织固定程序相同，采用 10% 中性缓冲福尔马林固定液固定，时间≥ 2h，后续操作同组织学标本制作蜡块流程。

（3）活检标本：标本离体后，应由活检医师或助手用小拔针将活检钳（针）上的组织立即取下，并用小拔针将其展平，取小块滤纸，将展平的组织平贴于滤纸上，立即放入固定液中固定。

（4）手术标本：肺叶或全肺切除标本可从支气管注入足量固定液，也可插入探针沿着支气管壁及肿瘤切开肺组织进行固定。尽快（离体 30min 内）完全浸入固定液中。

3. 取材及大体描述　取材时，应核对基本信息，如姓名、送检科室、床位号、住院号、标本类型等。

（1）细胞学标本

1）标本采集：胸腔积液、腹水、心包积液、脑脊液等由临床医师采集，胸腔积液、腹水、心包积液等需要量至少 10ml；脑脊液标本量需至少 1ml；支气管肺泡灌洗液标本量需至少 1ml。

痰脱落细胞学检查需收集患者晨起清水漱口后用力咳出的深部痰。

上述液态标本需装入无污染有盖容器 2h 内送检（如未及时送检可存放于 4℃冰箱，但不超过 48h），容器外粘贴与病理申请单对应的标签。

气管镜刷片及穿刺涂片细胞学检查是由临床医师对患者病变部位进行气管镜下刷检后涂片或穿刺检查后涂片，涂片制备后应立即用 95% 乙醇溶液固定 10 ～ 15min 后送至病理科。

2）描述及记录：要求精确记录细胞学标本离

体时间。记录标本类型、穿刺部位、液体标本量、涂片数量等，并打印标签，分别贴于申请单上及标本袋 / 标本瓶 / 刷片上。

3）取材：体液标本脱落细胞学需取离心后的细胞悬液涂片，每份标本制片 6～8 张，固定，经苏木精 - 伊红染色，显微镜下观察细胞类型。所有细胞学标本应尽量制作福尔马林固定石蜡包埋细胞学蜡块。将细胞学标本离心沉淀置于包埋盒中，后续操作同组织学标本制作蜡块流程。细胞学标本在制作蜡块时，描述和记录经离心后细胞块的大小、颜色等，结合细胞学涂片结果描述和记录可疑肿瘤细胞的数量或比例。

（2）活检标本

1）描述及记录：记录活检部位、活检方法、标本类型等，描述送检组织的大小及数目。

2）取材：送检活检组织全部取材，应将组织标本粘于滤纸中以免丢失。大小相差悬殊的要分开放入不同脱水盒，防止小块活检组织漏切或过切。包埋时需注意一定要将展平的组织立即包埋。建议每张玻片含 6～8 个连续组织片，便于连续观察。

（3）手术标本

1）局部肺切除标本

A. 大体检查及记录：记录标本的大小（上下径、左右径、前后径及距缝合钉长度）及胸膜表面的情况。记录异常区域距离缝合钉的距离，异常区域的面积、颜色、硬度和厚度等。紧邻缝合钉边缘将缝合钉及缝合钉处的一条肺组织剪去，用墨汁标记离断面。垂直切缘切取肺实质组织块，描述肿块的大小、切面情况（有无出血、坏死、空洞形成）及其与胸膜和肺实质的关系，以及肿块边缘与切缘的距离。

B. 取材：根据病变的部位和大小切取肿瘤、肿瘤与胸膜、肿瘤与肺实质切缘等部位，当肿瘤＜ 3cm 时需将瘤体全部取材。同时切取非肿瘤部位肺组织。

2）肺叶切除标本

A. 大体检查及记录

a. 检查肺的五大基本结构：气道、肺实质、胸膜、血管和淋巴结。测量大小（上下径、左右径、前后径），以肺门给标本定位，并标记好支气管断端。

b. 取支气管切缘、血管切缘及肿瘤与胸膜最近处，或与其他肺叶的粘连处。

c. 按照肿瘤的部位和状态可有 2 种选择：一是沿着支气管壁及肿瘤切开肺组织（可借助于插入气管内的探针）的标本，打开支气管及其分支，以便更好地显露病变与各级支气管及周围肺组织的结构关系；二是对主支气管内注入甲醛的标本，每隔 0.5～1.0cm 切开，切面应为额平面，垂直于肺门。

d. 描述肿瘤在肺叶和肺段内的位置，肿瘤大小、颜色、质地、切面情况（有无出血、坏死、空洞形成），肿物距支气管断端的距离和距胸膜的最近距离，与周围肺组织、胸膜和支气管的关系，病变范围（局灶或转移），以及远端或局部继发性改变。

e. 还需观察和测量：周围有无卫星结节，记录大小及数量、颜色、质地等情况；肿瘤区域外肺组织切面有无实变、出血、梗死等；支气管情况，气道全程是否有管壁增厚区域，气道内是否有占位性病变，有无异常分泌物。

f. 如支气管管腔内占位，应试探性插入探针，切忌强行将探针插入而破坏肿瘤主体，原则上仍应沿支气管打开肺组织。观察并记录：支气管腔内肿物的大体类型，是腔内生长型，还是管壁浸润型，管腔有无闭塞，管壁受累长度、直径，管周肺组织有无浸润，测量病灶大小。

g. 查找肺门淋巴结及支气管周围淋巴结，将各组淋巴结分离，测量大小并观察切面情况，包括颜色、质地。

B. 取材：取材块数依据具体病变大小（＜ 3cm 的肿瘤应全部取材）、具体部位、是否伴随病变而定（与临床分期相关），应包含肿瘤与胸膜、肿瘤与叶或段支气管（以标本情况不同而不同）、肿瘤与周围肺或继发病变、肿瘤与肺断端或支气管断端、卫星结节等；跨叶标本取材还应包括肿瘤与所跨叶的关系部分。肺切除标本中肺门及支气管周围的淋巴结、临床送检同侧纵隔淋巴结（N2）或其他部位淋巴结应全部计数取材。推荐取材组织块体积不大于 2.5cm×1.5cm×0.3cm。

4. 病理报告内容及规范

（1）小活检标本及细胞学标本：临床信息包括姓名、性别、年龄、病历号、送检科室、病变部位、活检方式或手术方式、相关肿瘤史和治疗史。大体描述内容包括标本类型、肿瘤大小、与支气管或胸膜的关系、其他伴随病变或多发病变等。诊断内容包括肿瘤部位、组织学类型。

对于小活检标本及细胞标本，首先确定是癌还是其他病变，其次鉴别是小细胞癌还是非小细胞癌，如是非小细胞癌，需区分是腺癌还是鳞癌，对于晚期肺癌患者的小活检病理诊断，应减少或不宜诊断为“非小细胞癌”，应借助免疫组化染色尽可能判断出腺癌或鳞癌亚型分类。对于抗肿瘤治疗后行再次活检的小活检标本，可仅鉴别是否是癌，以保留更多肿瘤组织标本用于后续基因检测。

（2）肺癌的手术病理报告应包括与患者治疗和预后相关的所有内容。

1）临床信息包括姓名、性别、年龄、病历号、送检科室、病变部位、手术方式、相关肿瘤史和治疗史。

2）大体描述：内容包括标本类型、肿瘤部位、肿瘤大小、与支气管或胸膜的关系、其他伴随病变或多发病变、切缘。

3）主体肿瘤：诊断内容包括肿瘤部位、病理组织分型（含相应亚型）及生长方式、累及范围（支气管、胸膜、脉管、神经、伴随病变类型、肺内播散灶）、切缘[支气管切缘、血管切缘、肺切缘（局部肺切缘标本）]、其他病理所见（如阻塞性肺炎）等。

4）区域淋巴结（包括支气管周、肺门及单独送检淋巴结）的总数及受累数目。

5）治疗相关改变（新辅助治疗的病例）。

6）远处转移、其他受累组织 / 器官。

7）必要的特殊染色、免疫组化结果或分子病理检测结果。

8）包含的信息应满足临床分期的需要，并给出 pTNM 分期。

9）对于多发肺癌应根据各个病灶的形态学特征尽可能明确病变性质，即肺内转移癌或多原发癌。

5. 免疫组化、特殊染色和分子病理检测

（1）免疫组化和特殊染色：腺癌与鳞癌鉴别的免疫组化标志物宜选用 TTF-1、Napsin-A、p63、P40 和 CK5/6，若组织不够，可只选取 TTF-1 和 P40；神经内分泌肿瘤标志物宜选用 CD56、Syn、CgA、Ki-67 和 TTF-1，在具有神经内分泌形态学特征基础上，至少有一种神经内分泌标志物明确阳性，阳性细胞数应＞ 10% 肿瘤细胞数才可诊断神经内分泌肿瘤；细胞内黏液物质的鉴别宜进行黏液卡红染色、阿利新蓝－高碘酸希夫（AB-PAS）染色；可疑累及胸膜时应进行弹性纤维特殊染色确认。

非小细胞肺癌 PD-L1 表达水平与 PD1/PD-L1 抑制剂治疗的疗效相关。PD-L1 检测标本类型可分为手术切除和活检标本，目前推荐采用免疫组化法检测 PD-L1 表达。美国 FDA 批准的 PD-L1 试剂盒包括 Dako 公司研发的 22C3 和 28-8 及 Ventana 公司研发的 SP263 和 SP142。中国尚缺乏 PD-L1 检测的指南或共识，国家药品监督管理局（National Medical Products Administration，NMPA）批准上市的 PD-L1 检测试剂盒是 Dako 公司生产的 PD-L1 IHC 22C3 检测试剂盒。

（2）分子病理检测

1）对于Ⅱ～ⅢA 期 NSCLC、N1/N2 阳性的非鳞癌患者可进行肿瘤组织表皮生长因子受体（epidermal growth factor receptor，*EGFR*）突变检测。对于晚期 NSCLC 患者，推荐非鳞非小细胞肺癌患者、小活检标本诊断或不吸烟的鳞癌患者，在病理诊断的同时常规检测 *EGFR* 基因突变、间变性淋巴瘤激酶（anaplastic lymphoma kinase，*ALK*）融合基因及 *c-ros* 原癌基因 1 酪氨酸激酶（c-ros oncogene 1 receptor tyrosine kinase，*ROS1*）融合基因。有条件者可进行鼠类肉瘤病毒癌基因（kisten ratsarcoma riral oncogene homolog，*KRAS*）、鼠类肉瘤滤过性毒菌致癌同源体 B（v-raf murine sarcoma viral oncogene homolog B，*BRAF*）基因 *V600E* 突变及人类表皮生长因子受体 2（human epidermal growth factor receptor 2，*HER2*）基因突变、*RET* 融合基因、*MET* 基因高水平扩增及 *MET* 基因 14 号外显子跳跃缺失突变等分子检测。

检测 *EGFR* 基因突变最常用的方法是直接测序法和扩增阻遏突变系统（amplification refractory mutation system，ARMS）。*ALK* 融合基因的检测方法主要有荧光原位杂交（fluorescenceinsitu hybridization，FISH）、Ventana 免疫组化和反转录聚合酶链反应（reverse transcriptiong-polymerase chain reaction，RT-PCR）等；*ROS1* 融合基因的检测方法可采用 FISH 和 RT-PCR 方法。近年来，随着高通量测序技术的发展，多项研究采用 NGS 对

NSCLC 的肿瘤组织进行多基因检测，NGS 的应用节省了检测样本，提高了临床检测效率，可更加精准地指导 NSCLC 的治疗。但由于成本较高、技术相对复杂，同时缺乏 NGS 质控和行业规范等因素限制了该技术的临床常规使用。

对于不能获得组织的晚期 NSCLC 患者，血液可以作为组织的替代进行 EGFR 检测，可选择高灵敏度的 ARMS 或数字 PCR 等检测方法。

推荐对 EGFR TKI 耐药患者进行 EGFR T790M 检测。组织学检测为金标准，在组织不可获取时，血液 DNA（circulating tumor DNA，ctDNA）EGFR T790M 检测可作为有效补充。

2）进行分子病理检测时，肿瘤组织标本的处理和质量控制均应由有经验的病理科医师负责，所有标本均应在尽量短的时间内进行检测，在进行切片时应有措施避免不同病例的病理组织间的交叉污染。

3）检测报告应包括患者的基本个人信息、病历号、病理诊断、标本类型、肿瘤细胞含量（如肿瘤细胞数量或百分比）、检测方法和检测结果，同时标明标本接收日期和报告日期，由检测员和另一位有经验的医师审核并出具报告。

要点小结

- 肺癌治疗前基本诊断手段主要包括病理诊断和影像学检查评估，用于肺癌的疾病诊断和临床分期诊断。
- 组织病理学诊断是肺癌确诊和治疗的依据，晚期肺癌患者可通过多种方式获取病理；能够手术的患者，术后系统组织病理学诊断为明确肺癌的组织学类型、全面评估肺癌疾病分期和判断患者预后、制订有针对性的个体化整合治疗方案提供必要的组织病理学依据。
- 胸腹部 CT 检查、头颅增强 MRI、全身骨扫描或 PET/CT 是治疗前临床评估分期的基本手段，影像学报告应提供涉及 cTNM 分期的征象描述，并给出分期意见，指导后续治疗。
- 包括 *EGFR* 突变、*ALK* 重排等检测在内的分子病理检测对于晚期非小细胞肺癌的治疗策略有重要的决定作用，需要尽可能完善，PD-L1 的检测也需要更积极的探索。

【整合评估】

（一）评估主体

肺部肿瘤 MDT 团队组成包括胸外科、肿瘤内科、呼吸内科、放射治疗科、介入治疗科、诊断科室（病理科、影像科、超声科、核医学科等）、内镜中心、护理部等。

人员组成及资质：①医学领域成员（核心成员），胸外科医师 2 名、肿瘤内科（肺部肿瘤专业方向）或呼吸内科（肺部肿瘤专业方向）医师 1 名、放射治疗科医师 1 名、影像诊断科医师 1 名、病理科医师 1 名、其他专业医师若干名（根据 MDT 需要加入），所有参与 MDT 讨论的医师应具有副高级以上职称，有独立诊断和治疗能力，并有一定学识和学术水平；②相关领域成员（扩张成员），临床护师 1～2 名和协调员 1～2 名。所有 MDT 参与人员应进行相应职能分配，包括牵头人、讨论专家和协调员等。

（二）分期评估

由于非小细胞肺癌（NSCLC）和小细胞肺癌（SCLC）在临床特征、治疗方法及预后方面存在较大差异，因此在分期系统上，也分为两种分期体系，非小细胞肺癌使用国际肺癌研究协会（IASLC）制定的 TNM 分期系统（表 4-2-1），而小细胞肺癌除 TNM 分期外，更为广泛使用的是美国退伍军人事务部肺癌研究组（VALSG）制定的退伍军人分期系统（表 4-2-2，表 4-2-3），将分期系统简化，并对预后有着较大意义。

表 4-2-1 肺癌 TNM 分期（第 8 版）

原发肿瘤（T）	
Tx	原发肿瘤无法评估，或通过痰细胞学或支气管灌洗发现癌细胞，但影像学及支气管镜无法发现
T0	无原发肿瘤证据
Tis	原位癌
T1	肿瘤最大径≤ 3cm，周围包绕肺组织或脏胸膜，支气管镜见肿瘤侵犯未超出叶支气管（未侵及主支气管）
T1ami	微浸润性腺癌：肿瘤最大径≤ 3cm，以贴壁为主及浸润灶最大径≤ 5mm

续表

T1a	肿瘤最大径≤ 1cm。肿瘤浅表、任何大小、侵犯局限于支气管壁的，可延长至近主支气管，也可归类于 T1a，但是这些肿瘤罕见
T1b	1cm ＜肿瘤最大径≤ 2cm
T1c	2cm ＜肿瘤最大径≤ 3cm
T2	3cm ＜肿瘤最大径≤ 5cm；或有以下特征任意之一：
	侵犯主支气管，但未侵及隆突
	侵及脏胸膜
	累及肺门的阻塞性肺炎或部分或全肺不张
T2a	3cm ＜肿瘤最大径≤ 4cm
T2b	4cm ＜肿瘤最大径≤ 5cm
T3	5cm ＜肿瘤最大径≤ 7cm；或侵及以下任何一个组织器官，包括胸膜、胸壁、膈神经、心包；或者同一肺叶出现孤立性癌结节
T4	肿瘤最大径＞ 7cm；或者无论大小，侵及以下任何一个或多个组织器官，包括纵隔、心脏、大血管、主气管、喉返神经、食管、椎体、膈肌；或者同侧不同肺叶出现孤立性癌结节
区域淋巴结（N）	
Nx	区域淋巴结转移无法评估
N0	无区域淋巴结转移
N1	转移至同侧支气管周围淋巴结和（或）同侧肺门及肺内淋巴结，包括原发肿瘤的直接侵犯
N2	转移到同侧纵隔和（或）隆突下淋巴结
N3	转移到对侧纵隔、对侧肺门、同侧或对侧斜角肌或锁骨上淋巴结
远处转移（M）	
M0	无远处转移
M1	有远处转移
M1a	原发肿瘤对侧肺叶内有孤立性癌结节；胸膜播散（胸膜结节或恶性胸腔积液或心包积液）
M1b	远处单个器官单发转移（包括单个非区域淋巴结的转移）
M1c	多个器官或单个器官多处转移

表 4-2-2 小细胞肺癌退伍军人分期系统

隐匿癌	Tx	N0	M0
0 期	Tis	N0	M0
ⅠA1 期	T1mi	N0	M0
	T1a	N0	M0
ⅠA2 期	T1b	N0	M0
ⅠA3 期	T1c	N0	M0
ⅠB 期	T2a	N0	M0
ⅡA 期	T2b	N0	M0

续表

ⅡB 期	T1a ～ c	N1	M0
	T2a	N1	M0
	T2b	N1	M0
	T3	N0	M0
ⅢA 期	T1a ～ c	N2	M0
	T2a ～ b	N2	M0
	T3	N1	M0
	T4	N0	M0
	T4	N1	M0
ⅢB 期	T1a ～ c	N3	M0
	T2a ～ b	N3	M0
	T3	N2	M0
	T4	N2	M0
ⅢC 期	T3	N3	M0
	T4	N3	M0
ⅣA 期	任何 T	任何 N	M1a
	任何 T	任何 N	M1b
ⅣB 期	任何 T	任何 N	M1c

表 4-2-3 小细胞肺癌退伍军人分期

局限期	肿瘤局限于同侧的半侧胸部及区域淋巴结，可纳入同一个可耐受的放疗野中（对应 TNM 分期的Ⅰ～ⅢB 期）
广泛期	肿瘤超出局限期疾病范畴，包括远处转移、恶性心包积液或胸腔积液及对侧锁骨上和对侧肺门受累

（三）疼痛评估

癌症疼痛评估是合理、有效进行镇痛治疗的前提，应当遵循“常规、量化、全面、动态”的评估原则。

1. 常规评估原则　医护人员应常规评估癌症疼痛的状态及程度，并进行相应的病历记录。对于有癌痛的患者，需将疼痛评估列入护理常规监测和记录的内容；对于非癌性疼痛，应寻找病因进行相应处理。

2. 量化评估原则　对于疼痛的量化评估有助于指导镇痛药物的使用。一般采用疼痛程度评估量表等量化标准来评估患者疼痛的主观感受程度，重点评估最近 24h 内患者最严重和最轻的疼痛程度，以及通常情况的疼痛程度。癌痛量化评估通常使用数字分级评分法（NRS），表达困难的患者可使用面部表情疼痛评分量表。

（1）数字分级评分法（NRS）：使用疼痛程度数字分级评分法（图 4-2-1）对患者疼痛程度进行评估。将疼痛程度用 0 ～ 10 个数字依次表示，0 表示无疼痛，10 表示最剧烈的疼痛。由患者自己选择一个最能代表自身疼痛程度的数字。或由医护人员询问患者：你的疼痛有多严重呢？由医护人员根据患者对疼痛的描述选择相应的数字。按照疼痛对应的数字将疼痛程度分为轻度疼痛（1～3）、中度疼痛（4～6）和重度疼痛（7～10）。

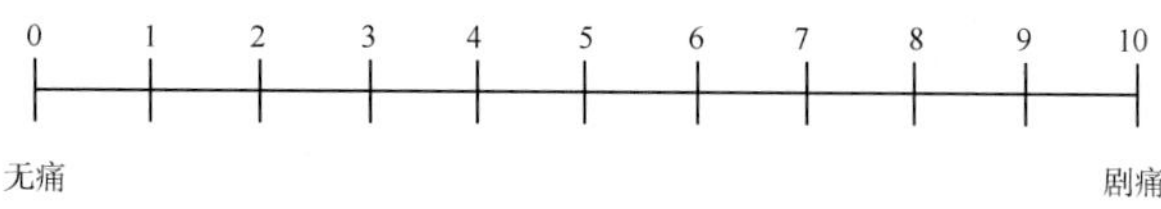

图 4-2-1 疼痛程度数字分级评分法

（2）面部表情疼痛评分量表：由医护人员根据患者疼痛时的面部表情状态，对照面部表情疼痛评分量表（图 4-2-2）进行疼痛评估，适用于表达困难的患者，如儿童、老年人及存在语言或文化差异或其他交流障碍的患者。

（3）主诉疼痛程度分级法（VRS）：根据患者对疼痛的主诉，将疼痛程度分为轻度、中度、重度三类。

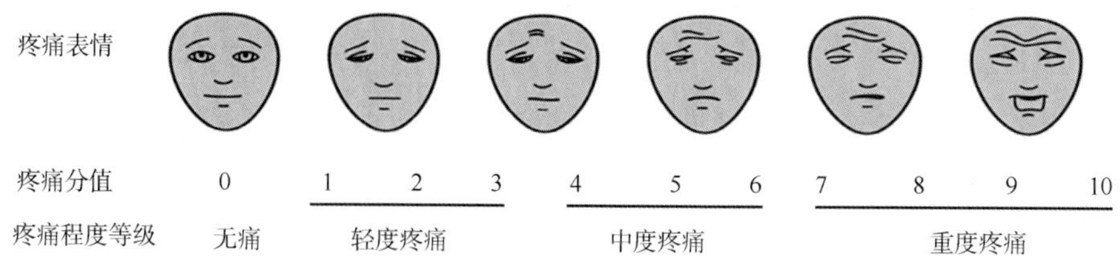

图 4-2-2 面部表情疼痛评分量表

1）轻度疼痛：有疼痛但可忍受，生活正常，睡眠无干扰。

2）中度疼痛：疼痛明显，不能忍受，要求服用镇痛药，睡眠受干扰。

3）重度疼痛：疼痛剧烈，不能忍受，需用镇痛药，睡眠受严重干扰，可伴自主神经紊乱或被动体位。

3. *全面评估原则* 癌痛全面评估是指对癌症患者疼痛病情及相关病情进行全面评估，包括疼痛病因及类型（躯体性、内脏性或神经病理性）、疼痛发作情况（疼痛性质、加重或减轻的因素）、镇痛治疗情况、重要器官功能情况、心理精神情况、家庭及社会支持情况及既往史（如精神病史、药物滥用史）等。癌痛的全面评估应包括首次评估及镇痛治疗后评估，原则上不少于每月 2 次。癌痛全面评估建议使用简明疼痛评估量表（BPI）（表 2-4-3）。对于神经病理性疼痛，可使用神经病理性疼痛筛查（ID Pain）量表等作为辅助诊断（表 4-2-4），ID Pain 量表评分≥ 2 分，考虑存在神经病理性疼痛。

4. *动态评估原则* 持续、动态评估癌痛患者的疼痛状态变化有助于镇痛药的剂量确定，并及时调整镇痛治疗策略，包括评估疼痛程度及性质的变化情况、暴发性疼痛发作情况、疼痛减轻和加重的因素，以及镇痛治疗的不良反应等。在镇痛治疗期间，应当记录用药种类及剂量滴定、疼痛程度及病情变化。

表 4-2-4 ID Pain 量表

自测题	评分	
	是	否
您是否出现针刺般疼痛	1	0
您是否出现烧灼样疼痛	1	0
您是否出现麻木感	1	0
您是否出现触电般疼痛	1	0
您的疼痛是否会因为衣服或床单的触碰而加剧	1	0
您的疼痛是否只出现在关节部位	–1	0
总分：最高分 5 分，最低分 1 分		

结果分析							
总分	–1	0	1	2	3	4	5
分析	基本排除神经病理性疼痛		不完全排除神经病理性疼痛	考虑患神经病理性疼痛		高度考虑患神经病理性疼痛	

（四）病理评估

1. *术语和定义* 肺癌（lung cancer/carcinoma），又称支气管肺癌（bronchogenic carcinoma），是发生于肺部的恶性肿瘤，多数起源于支气管黏膜上皮，分为腺癌、鳞状细胞癌、大细胞癌、神经内分泌肿瘤等。

（1）肺腺癌（lung adenocarcinoma）：是一种具有腺分化或黏液分泌功能的恶性上皮性肿瘤，为肺癌常见的类型之一，多起源于较小的支气管。其通常发生于肺的周围部分，有些伴有中央纤维化和胸膜皱褶，也可位于中央或弥漫性分布。大多数均表达 TTF-1 和 Napsin-A 等标志物。组织学上主要分为原位腺癌、微浸润性腺癌和浸润性腺癌。

1）非典型腺瘤样增生（atypical adenomatous hyperplasia，AAH）及原位腺癌（adenocarcinoma in situ，AIS）：AAH 为沿着肺泡壁或小气道生长的不连续的实质病变，其组织学来源尚不清晰，目前认为AAH是来源于外周小支气管的祖细胞（如 Clara 细胞及Ⅱ型肺泡上皮细胞），呈局限性生长，病灶直径≤ 0.5cm。组织学上可以见到由圆形、立方形或低柱状细胞构成的细胞间隙。细胞核深染，常有胞核增大和多核的表现。AIS 通常情况下直径≤ 3cm，且＞ 0.5cm，病理学表现为单纯的附壁生长，没有浸润性生长的表现，细胞核异型性较 AAH 明显。AIS 绝大多数为非黏液型（起源于Ⅱ型肺泡上皮或 Clara 细胞），罕见黏液型（癌细胞呈高柱状，细胞核位于基底部，胞质富含黏液，有时可类似杯状细胞）。肺泡壁可因成纤维细胞和少许淋巴细胞浸润轻微增厚。

2）微浸润性腺癌（minimally invasive adenocarcinoma，MIA）：是以附壁型生长方式为主，直径＞ 0.5cm，且≤ 3.0cm，浸润灶最大径≤ 0.5cm 的孤立性腺癌。MIA 和 AIS 一样，常见的细胞学类型为非黏液型，罕见黏液型。MIA 无肿瘤坏死、淋巴血管侵犯和胸膜侵犯等表现。

3）浸润性腺癌（invasive adenocarcinoma）：绝大多数浸润性腺癌为混合性组织学模式，主要组织学模式为附壁生长型、腺泡型、乳头型、微乳头型和实体型。其他次要成分应按照从多到少的顺序、以 5% 的增量进行半定量记录并报告每种亚型的占比，其中实体型和微乳头型占比不足 5% 也要报出。

（2）鳞状细胞癌（squamous cell carcinoma）：为肺癌常见类型之一，起源于段及段以上支气管的上皮细胞，通常发生于肺的中央部分，较大时可形成空腔。组织学上其可分为角化型、非角化型和基底细胞样型。在显微镜下，角化型鳞状细胞癌通常特征性地表现出角化和细胞间桥，并表现出巢状生长模式。通常细胞核深染，核仁不明显，胞质丰富，细胞间桥清晰可见。此型可以表现为单个肿瘤细胞角化，也可以表现为多个角化鳞状细胞形成角蛋白珠，集中置于癌巢内。而非角化型鳞状细胞癌无角化现象，其细胞间桥也很难见到。基底细胞样亚型癌细胞较小、胞质少，似基底细胞样，且癌巢周边的癌细胞呈栅栏状排列。各种鳞状细胞癌亚型均表达 p40 和 CK5/6。

鳞状上皮不典型增生（squamous dysplasia，SD）和原位癌（carcinoma in situ，CIS）：支气管黏膜的假复层纤毛柱状上皮在炎症及其他有害因素的作用下，可发生鳞状上皮化生（鳞化）。在此基础上，可进一步形成不典型增生。如不典型增生的鳞化上皮累及上皮全层的 1/3 以内，为轻度不典型增生；如累及上皮全层的 1/3 ～ 2/3，为中度不典型增生；如不典型增生累及上皮全层 2/3 以上，但未累及全层，称重度不典型增生；若不典型增生累及或几乎累及上皮的全层，即可诊断原位癌，通常伴有明显的细胞学异型性，其是最常见的发生早期肺鳞状细胞癌的基础。

（3）大细胞癌（large cell carcinoma，LCC）：缺乏腺癌、鳞状细胞癌或神经内分泌癌的形态学和免疫组化证据（无免疫表型）。LCC 通常位于肺的周围部分，常表现为坏死。肿瘤细胞体积大，呈多边形，细胞核呈多形性、泡状。肿瘤细胞常形成片状或巢状。

（4）神经内分泌肿瘤（neuroendocrine tumor）：是一组相对常见的肺部肿瘤，其共同的形态学、免疫组化和结构特征使其有别于其他肺部肿瘤。这些特征包括器官样形态、细颗粒样或“椒盐样”染色质、共同的神经内分泌标志物等。常见的神经内分泌标志物包括嗜铬粒蛋白（chromogranin）、突触素（synaptophysin）和 CD56。神经内分泌肿瘤还可分为典型类癌、不典型类癌、小细胞癌和大细胞神经内分泌癌，弥漫性特发性肺神经内分泌细胞增生属于其浸润前病变。

1）弥漫性特发性肺神经内分泌细胞增生（diffuse idiopathic pulmonary neuroendocrine cell hyperplasia，DIPNECH）：该病变逐渐证明是一

种少见的与肺典型类癌和不典型类癌有关的浸润前病变。DIPNECH 主要位于支气管壁内或周围，通常最长径＜ 0.5cm，且未侵犯周围组织。其主要表现为散在瘤样增生的细胞结节（神经内分泌小体）或岛状细胞团，细胞大小一致、核深染、核仁不明显、染色质细腻，核分裂象罕见且无坏死。当该增生区域侵入基底膜且≥ 0.5cm 时即可诊断为类癌，若侵入基底膜且＜ 0.5cm 时可诊断为微小瘤。

2）典型类癌（typical carcinoid）：细胞较小、形态均匀，直径≥ 0.5cm，核分裂象＜ 2 个 /2mm^2，无坏死。具有神经内分泌分化的形态学生长模式，细胞通常排列为器官样、小梁状、岛状、栅栏状、缎带样或花环样结构。通常 Ki-67 增殖指数≤ 5%。

3）不典型类癌（atypical carcinoid）：与类癌的形态特点相似，但其核分裂象为 2 ～ 10 个 /2mm^2，或出现点灶状坏死（常强调），或两者均出现。通常 Ki-67 增殖指数≤ 20%。

4）小细胞癌（small cell carcinoma，SCC）：细胞小，染色质细腻，核仁不明显，胞质稀少。核分裂象较常见，＞ 10 个 /2mm^2，中位数为 80/2mm^2。常有大片坏死，通常 Ki-67 增殖指数为 50% ～ 100%。

5）大细胞神经内分泌癌（large cell neuroendocrine carcinoma，LCNEC）：细胞大，核质比较低，核空泡状，染色质粗细不等，常可见核仁，细胞质丰富。核分裂比率较高，＞ 10 个 /2mm^2，中位数达 70 个 /2mm^2，常有大片坏死，通常 Ki-67 增殖指数为 40% ～ 80%。

2. 病理诊断分型、分级和分期方案

（1）织学分型：参照 2015 版 WHO 肺部肿瘤组织学分型（表 4-2-5）。

表 4-2-5　WHO 肺部肿瘤组织学分型

组织学分型和亚型	ICDO 编码
上皮源性肿瘤	
腺癌	8140/3
附壁状腺癌	8250/3
腺泡状腺癌	8551/3
乳头状腺癌	8260/3
微乳头状腺癌	8265/3
实体状腺癌	8230/3
浸润性黏液腺癌▲	8253/3
浸润性黏液 / 非黏液混合型腺癌▲	8254/3
胶样型腺癌▲	8480/3
胎儿型腺癌▲	8333/3
肠型腺癌▲	8144/3
微浸润性腺癌	
非黏液型	8256/3
黏液型	8257/3
浸润前病变	
非典型腺瘤性增生	8250/0
原位腺癌	
非黏液型	8250/2
黏液型	8253/2
鳞状细胞癌	8070/3
角化型鳞状细胞癌	8071/3
非角化型鳞状细胞癌	8072/3
基底样型鳞状细胞癌	8083/3
浸润前病变	
原位鳞状细胞癌	8070/2
神经内分泌肿瘤	
小细胞癌	8041/3
复合性小细胞癌	8045/3
大细胞神经内分泌癌	8013/3
复合性大细胞神经内分泌癌	8013/3
类癌	
典型类癌	8240/3
不典型类癌	8249/3
浸润前病变	
弥漫性特发性肺神经内分泌细胞增生	8040/0
大细胞癌	8012/3
腺鳞癌	8560/3
多形性癌	8022/3
梭形细胞癌	8032/3
巨细胞癌	8031/3
癌肉瘤	8980/3
肺母细胞瘤	8972/3
其他未分类癌	
淋巴上皮样癌	8082/3

续表

组织学分型和亚型	ICDO 编码
NUT 癌	8023/3
唾液腺型肿瘤	
黏液表皮样癌	8430/3
腺样囊性癌	8200/3
上皮肌上皮癌	8562/3
多形性腺瘤	8940/0
乳头状瘤	
鳞状上皮乳头状瘤	8052/0
外生性	8052/0
内翻性	8053/0
腺性乳头状瘤	8260/0
混合性鳞状细胞和腺样乳头状瘤	8560/0
腺瘤	
硬化性肺细胞瘤	8832/0
肺泡性腺瘤	8251/0
乳头状腺瘤	8260/0
黏液性囊腺瘤	8470/0
黏液腺腺瘤	8480/0
间叶组织肿瘤	
肺错构瘤	8992/0
软骨瘤	9220/0
血管周上皮样细胞肿瘤	
淋巴管平滑肌瘤病	9174/1
血管周上皮样细胞肿瘤，良性	8174/0
透明细胞肿瘤	8005/0
血管周上皮样细胞肿瘤，恶性	8174/3
先天性支气管周肌成纤维细胞瘤	8827/1
弥漫性肺淋巴管瘤病	
炎性肌成纤维细胞瘤	8825/1
上皮样血管内皮细胞瘤	9133/3
胸膜肺母细胞瘤	8973/3
滑膜肉瘤	9040/3
肺动脉内膜肉瘤	9137/3
伴 EWSR1-CREB1 基因易位的肺黏液样肉瘤	8842/3
肌上皮肿瘤	
肌上皮瘤	8982/0
肌上皮癌	8982/3
淋巴组织细胞肿瘤	
MALT 淋巴瘤	9699/3
弥漫大 B 细胞淋巴瘤	9680/3

续表

组织学分型和亚型	ICDO 编码
淋巴瘤样肉芽肿病	9766/1
血管内大 B 细胞淋巴瘤	9712/3
肺朗格汉斯细胞组织细胞增生症	9751/1
Erdheim-Chester 病	9750/1
异位起源性肿瘤	
生殖细胞肿瘤	
成熟畸胎瘤	9080/0
未成熟畸胎瘤	9080/1
肺内胸腺瘤	8580/3
黑色素瘤	8270/3
脑膜瘤，非特指型	9530/0
转移性肿瘤	

▲浸润性黏液腺癌（包括混合性黏液非黏液性腺癌）、胶样腺癌、胎儿型腺癌和肠型腺癌均属于腺癌亚型中的细胞学变异型。

（2）组织学分级：世界卫生组织（WHO）2015 版 WHO 胸部肿瘤病理分类指南认为大细胞癌、多形性癌、大细胞神经内分泌癌和小细胞癌为高级别，典型类癌为低级别，不典型类癌为中级别。除此之外，其他的大部分肺癌亚型没有公认明确的分级系统。在手术标本中，腺癌多根据其形态结构或细胞核进行分级。大多数研究显示附壁状腺癌为低级别，腺泡状和乳头状腺癌为中级别，实体状和微乳头状腺癌为高级别。对于手术切除的鳞状细胞癌标本而言，有研究证实核直径为预后较差的独立预后因子。根据有无角化珠形成还可将角化型鳞状细胞癌分为高分化和中分化。总之，肺癌的组织学分级标准仍需更多研究提供依据。

（3）肺癌分期：推荐 AJCC 和 UICC 联合制定的第 8 版肺癌分期（其中 T 分期以术前 CT 中显示的最大径为参考，而非浸润深度或术后病理标本大小）。脏胸膜侵犯（visceral pleural invation，VPI）是使肺癌 T 分期从 T1 提高到 T2 的重要因素之一，也是肺癌 TNM 分期从 ⅠA 期（T1N0M0）提升至 ⅠB 期（T2aN0M0）的关键因素，因此准确判断脏胸膜侵犯对患者的精确诊断和治疗极其重要。脏胸膜可被确切地识别为 4 层，从外向内分别为间皮层、间皮下结缔组织层、弹性纤维层、厚度不等的结缔组织层。2009 年国际肺癌研究协会（International Association for the Study of Lung Cancer，IASLC）第 7 版肺癌 TNM 分期方案提出了“改进的 Hammar 分级标准”（表 4-2-6），根据肿瘤侵犯胸膜的程度将胸膜侵犯分为 PL0 ～ PL3 4 级，侵犯胸膜类别未知的被定义为 PLx。并且，IASLC 第 7 版 TNM 分期方案将脏胸膜侵犯正式定义为肿瘤侵犯超过脏胸膜弹性纤维层（PL1）及侵袭脏胸膜表面（PL2）。

表 4-2-6 改进的 Hammer 分级及对应的非小细胞肺癌 T 分期划分

胸膜侵犯分级	定义	T 分期
PL0	肿瘤位于胸膜下肺实质内，或仅浅表地侵入脏胸膜弹力纤维层之下的结缔组织层内	需通过其他特征进行分期
PL1	肿瘤侵犯超过脏胸膜弹性纤维层，但尚未累及脏胸膜表面（间皮层）	T2
PL2	肿瘤侵犯脏胸膜表面（突破脏胸膜间皮层），未累及壁胸膜	T2
PL3	肿瘤侵犯壁胸膜的任意解剖结构	T3
PLx	PL 类别未知	未知

（4）分子分型：随着基因检测和靶向治疗的进展，NCCN 和中国临床肿瘤学会（Chinese Society of Clinical Oncology，CSCO）将非小细胞肺癌分为 *EGFR* 突变型 NSCLC、*ALK* 融合型 NSCLC、*ROS1* 融合型 NSCLC、无驱动基因非鳞型 NSCLC 及无驱动基因鳞癌 5 种亚型，并针对已失去手术指征的不同临床分期及分子分型的肺癌患者提出了相对应的药物治疗方案。对于已失去手术指征，尤其是Ⅳ期非小细胞肺癌的患者，明确其分子分型对于延长生存期及改善生活质量尤为重要。肺癌分子分型的推广不仅促进了一系列新的靶向药物的研发与应用，同时也促进了针对不同药物的联合应用疗效的探索。

（5）免疫标志物分析：随着精准医疗的发展，免疫学分析得到了越来越多的重视。TTF-1、Napsin-A 对于腺癌的诊断有重要意义，其中 TTF-1 在原发性肺腺癌的绝大多数非黏液型腺癌中具有免疫反应性，而在肺转移性腺癌中几乎呈阴性（恶性甲状腺肿瘤除外）。此外，pCEA、Claudin4 对腺癌的检出也有较高的敏感性和特异性。对于鳞状细胞癌的检出，p40、p63、cytokeratin 5/6 的地位突出。在所有缺乏腺分化或特定病因的低分化癌中，均应考虑 NUT 的检测，以辅助诊断肺 NUT 癌，特别是对于非吸烟患者和年轻患者。神经内分泌肿瘤的标志物包括 CgA、突触素（synaptophysin）、NCAM（CD56）和嗜铬粒蛋白（chromogranin）。除此之外，在活检小标本中 Ki-67 可以将高级别的小细胞肺癌和大细胞神经内分泌癌从类癌中分离出来。间皮细胞瘤的标志物包括 calretinin、WT-1、CK5/6 和 D2-40。CD31、CD34 和 FLI1 对上皮样血管内皮瘤的鉴别有重要意义；而 pCEA、Claudin4、TTF-1、Napsin-A 的阴性结果对恶性胸膜间皮瘤有提示作用。在肺癌细胞中有时还可以见到 *TP53* 突变及 p53、MDM2 蛋白的堆积。此外，最新的数据显示，PD-L1 的表达及肿瘤组织的突变负荷（TMB）可能与免疫治疗的疗效相关。

（五）其他评估

1. 血栓栓塞评估　每例患者入院时应进行静脉血栓栓塞症（VTE）风险评估，对于肺癌患者，有效的 VTE 预防不仅可以降低 VTE 的发生危险，也可以改善患者长期生存和降低医疗费用。美国胸科医师学会（American College of Chest Physicians，ACCP）非骨科外科患者 VTE 预防临床实践指南第 9 版（ACCP-9）推荐在外科患者中使用 Caprini 和 Rogers 评估量表。美国波士顿医学中心改良 Caprini 评分量表被认为更符合胸外科的情况。改良 Caprini 评分量表将危险度分为 3 个量级，0 ～ 4 分为低风险，5 ～ 8 分为中风险，＞ 9 分为高风险（表 4-2-7）。

表 4-2-7 改良 Caprini 评分量表

高危评分	项　目
1 分 / 项	年龄 41 ～ 59 岁
	肺功能异常
	肥胖（BMI ＞ 30kg/m^2）
	充血性心力衰竭（1 个月内）
	炎症性肠病病史
	大手术史（1 个月内）
	不明原因死产、习惯性流产（≥ 3 次），早产伴有新生儿毒血症或发育受阻

续表

高危评分	项目
	口服避孕药或激素替代治疗
	败血症（1个月内）
	严重的肺部疾病，含肺炎（1个月内）
	下肢肿胀
	计划小手术
2分/项	年龄60～74岁
	需要卧床＞72h
	恶性肿瘤（既往或现在）
	中心静脉置管
	大手术（＞45min）
3分/项	年龄≥75岁
	深静脉血栓/肺栓塞病史
	血栓家族史
	化疗
	抗心磷脂抗体阳性
	狼疮抗凝物阳性
5分/项	急性脊髓损伤（瘫痪）（1个月内）
	大手术（＞6h）
总分	

2. 肺功能评估　由于肺部手术的特殊性，拟行肺切除的患者除了需要进行常规的术前评估外，还需要针对肺功能进行评估。术前肺功能评估的主要目的：预测患者接受根治性手术后围术期并发症的风险及远期生存风险，为外科手术切除范围决策提供依据。根据评估结果，采取有效防治措施，从而降低相关并发症发生率，提高远期生活质量。评估方法包括肺通气功能测定、肺弥散功能测定、低科技运动功能试验和心肺运动功能试验。

肺通气功能的测定：主要指标为第1秒用力呼气容积（FEV_1）和预测术后第1秒用力呼气容积（PPO-FEV_1）。采用FEV_1占预计值比例（FEV_1%）这一指标，能够更好地排除个体差异带来的影响——PPO-FEV_1%＜40%，提示围术期并发症发生率升高。

PPO-FEV_1计算公式如下。

（全肺切除患者）PPO-FEV_1=术前检测FEV_1×（1-所切除侧肺功能所占功能比例）

（肺叶切除患者）PPO-FEV_1=术前检测FEV_1×（1-具有功能并将被切除的肺段数量/具有功能的肺段数量）

肺弥散功能的测定：弥散功能的评估主要通过检测肺一氧化碳弥散量（D_LCO）来实现。

PPO-D_LCO计算公式如下。

（全肺切除患者）PPO-D_LCO=术前检测D_LCO×（1-所切除侧肺功能所占功能比例）

（肺叶切除患者）PPO-D_LCO=术前检测D_LCO×（1-具有功能并将被切除的肺段数量/具有功能的肺段数量）

实际情况比较复杂时，如切除肺组织部分或非手术切除部分肺组织存在功能不一致（有无效区域或者非均质病变，尤其是对于伴有非均质分布的肺部弥漫性疾病的患者），可以借助CT或核素肺灌注-通气扫描检查评估有效肺单位的数量，从而更精准地预测PPO-FEV_1和PPO-D_LCO。

低科技运动功能试验：临床上还有一些常用的低科技运动功能试验可以对患者的肺功能进行一个初步的评估，如登楼试验、往返步行试验和6分钟步行试验等。

心肺运动功能试验：需要对患者运动时的心电图、运动负荷心率、每分通气量和每分钟氧摄取进行实时记录，可以获得VO_{2max}，是一项更为精确的手术风险评估指标。

PPO-VO_{2max}计算公式如下。

（全肺切除患者）PPO-VO_{2max}=术前检测VO_{2max}×（1-所切除侧肺功能所占功能比例）

（肺叶切除患者）PPO-VO_{2max}=术前检测VO_{2max}×（1-具有功能并将被切除的肺段数量/具有功能的肺段数量）

美国胸科医师学会（American College of Chest Physicians，ACCP）推荐术前肺功能评估流程见图4-2-3。

（1）肺切除术前患者应先接受初步心脏评估，若患者心血管风险较高，则应进行心内科会诊，对患者进行进一步评估和治疗。若患者心血管疾病病情稳定且能够耐受手术，则继续进行肺功能评估和心肺运动功能试验以综合判断患者状态。

（2）出现以下任意一种情况应视为高风险。

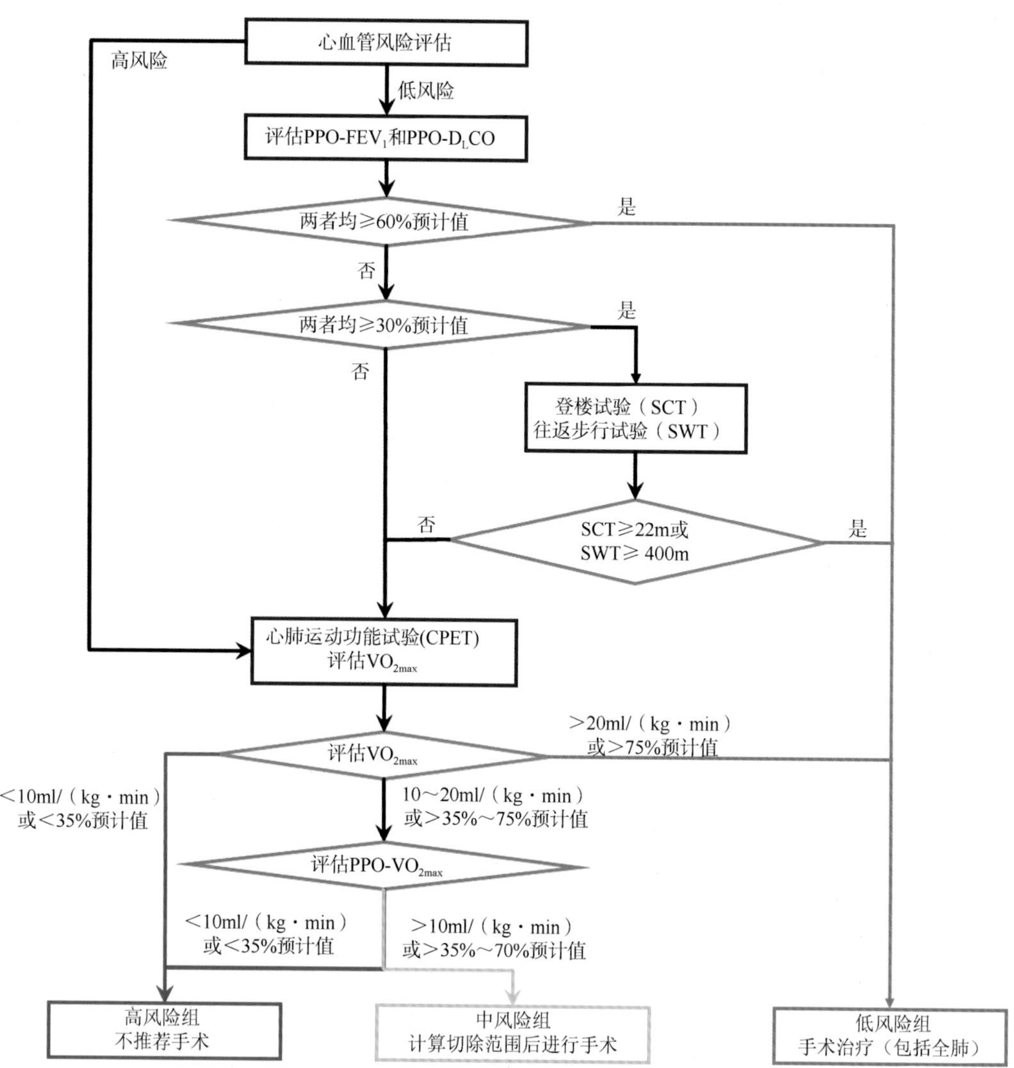

图 4-2-3 肺切除手术患者术前肺功能评估流程

1）胸科心脏风险指数（thoracic revised cardiac risk index，ThRCRI）≥ 2 分。①全肺切除术，1.5 分；②脑血管疾病，1.5 分；③心血管疾病，1.5 分；④血清肌酐＞ 2mg/dl，1 分。

2）任何需要药物治疗的心脏病。

3）任何可疑的心脏病表现。

4）无法爬上 2 层楼。

（六）精确诊断

1. 定性诊断　采用经皮穿刺肺活检、胸膜穿刺活检、经支气管镜肺活检及 EBUS-TBNA，或利用纵隔镜、胸腔镜等技术进行病变位置活检及病理检查，明确病变是否为肿瘤和肿瘤类型，病理诊断应根据 2015 版 WHO 分型中基于活检小标本和细胞学的分类标准尽可能地进行亚型分类，尽量减少使用非小细胞肺癌组织学亚型不明确（NSCLC-NOS）这一术语。对于形态学不典型的病例需结合免疫组化染色，并尽量留取组织进行分子检测。

2. 分期诊断　肺癌的分期诊断主要目的是在制订治疗方案之前充分了解疾病的严重程度及特点，以便为选择合理的治疗模式提供充分的依据。在肺癌的治疗策略选择上，分期诊断尤其重要。肺癌的严重程度可集中体现在肿瘤大小和对周围器官及神经的侵袭程度（T 分期）、淋巴结转移程度（N 分期）及远处转移存在（M 分期）与否 3 个方面：针对 T 分期，在临床中可以通过胸部 CT 肺窗下测量最大径及观察与周围组织器官的邻近程度进行评估；N 分期可以通过胸部 CT 纵隔窗下有无异常增大淋巴结，结合 EBUS-TBNA 结果进行初步评估；M分期可在术前行头颅MRI、骨扫描、腹部彩超、CT或PET/CT检查进行评估。

3. 分子诊断　组织病理学确诊后，还应根据分子分型实现精准诊疗。CSCO指南建议所有含有腺癌成分的NSCLC，无论其临床特征如何都应常规进行*EGFR*突变、*ALK*融合基因检测；对于晚期肺癌失去手术指征的部分患者还应选择相对应的基因检测方式检测*KRAS*突变、*HER2*突变、*ROS-1*融合、*BRAF V600E*突变、*RET*融合、*MET*扩增和*MET14*外显子跳跃突变等具有临床意义的目标靶点变异。对在接受靶向治疗时肿瘤仍积极进展的患者行进一步检测，可以为下一步的治疗措施提供参考。如对EFGR TKI耐药患者应进行EGFR T790M检测。常见的基因检测方法有ARMS、Super ARMS、cobas、高通量二代测序等。对于不适合进行侵入性检测的患者或未保存足够的标本进行分子诊断的患者可以考虑使用液体活检技术，如检测循环肿瘤DNA（circulating tumor DNA，ctDNA）等。分子检测全程应严格按照NCCN临床实践指南和CSCO原发性肺癌诊疗指南等指南或专家共识建议的操作规范执行。

4. 免疫诊断　根据某些免疫标志物的检测可以确定患者是否适合免疫治疗，有条件的患者建议进行PD-L1、TMB等免疫检测。针对PD-L1的免疫检测可以用来识别最有可能对一线抗PD-1/PD-L1药物产生反应的患者。目前针对PD-L1的检测抗体有多种，检测结果的定义取决于所用抗体及其研发平台。TMB是一种新兴的生物标志物，可能有助于患者进行免疫治疗的选择。但TMB的检测方式及应用尚缺少共识。

5. 多原发肺癌的诊断　多原发肺癌（multiple primary lung cancers，MPLC）是指在同一患者肺内同时或先后发生2个或2个以上的原发性恶性肿瘤。在临床处理策略的选择上，需要将MPLC和肺内转移癌、肺癌复发相鉴别。

ACCP关于MPLC的诊断推荐2003年修订的Martini和Melamed标准：①组织学类型相同，解剖学位置不同，癌灶位于不同肺叶，无N2、N3转移，无全身转移；②组织学类型相同，发病时间不同，癌灶时间间隔≥4年，无全身转移；③组织学类型不同，或分子遗传学特征不同，或分别由不同的原位癌发展而来。

对于多原发肺癌的诊断应在准确把握上述原则的情况下，根据标准的流程来执行，从而避免疏漏。

临床判断应仔细分析其影像学特征。原发肺癌大多表现为边缘不完整、密度欠均匀的孤立性类圆形结节影，可伴有毛刺和分叶征，肿瘤倍增时间较长。转移癌则常表现为边缘光滑、密度较均匀的球形阴影，少见毛刺及分叶征，多位于肺周围的浅表层，肿瘤倍增时间较短。但影像学鉴别往往困难，多原发肺癌的诊断主要依据病理学特征。若多原发肺癌的组织学类型不同，则可判定这些病变是独立起源的，而非由一个病灶转移形成。然而若多原发肺癌的组织学类型相同，鉴别多原发灶或转移灶就非常困难。研究显示，综合病理评估可以更准确地区分多原发肺癌及肺内转移，需要病理科专家对组织标本的不同组织学亚型的相对比例、分级、细胞学和基质特征等进行更详细的评估，详细流程见图4-2-4。

随着基因测序技术的发展，有学者从分子遗传学的角度进一步鉴别多原发肺癌及肺内转移。其理论基础在于前者的肿瘤来源于不同克隆变异，而后者的肿瘤具有相同克隆起源，包括单一基因/多靶点/全外显子测序等针对基因突变的检测，以及比较染色体拷贝数变异、杂合性缺失等染色体结构变异的研究均有文献报道。尽管多原发肺癌的分子生物学诊断可以提高诊断准确性，但检测方案尚未统一，多数方法较为复杂且成本较高，限制了临床普及和常规应用，故仍需进一步的研究探索。

综上所述，多原发肺癌的诊断需要整合影像学、病理学、分子遗传学等多学科的特点进行全面评估。准确的鉴别出多原发肺癌的患者，对于其治疗方式的选择具有重要的意义。

6. 伴随诊断　在肺癌的诊断时需关注患者是否合并患有肺结核、免疫性疾病等可导致肺部良性结节的疾病，部分肺癌患者可能还合并其他部位肿瘤、慢性肺部疾病、脑血管疾病、糖尿病等其他疾病，这些合并症会对肺癌的整合治疗措施及预后产生影响。因此制订诊疗策略时，应充分考虑患者的整体情况。

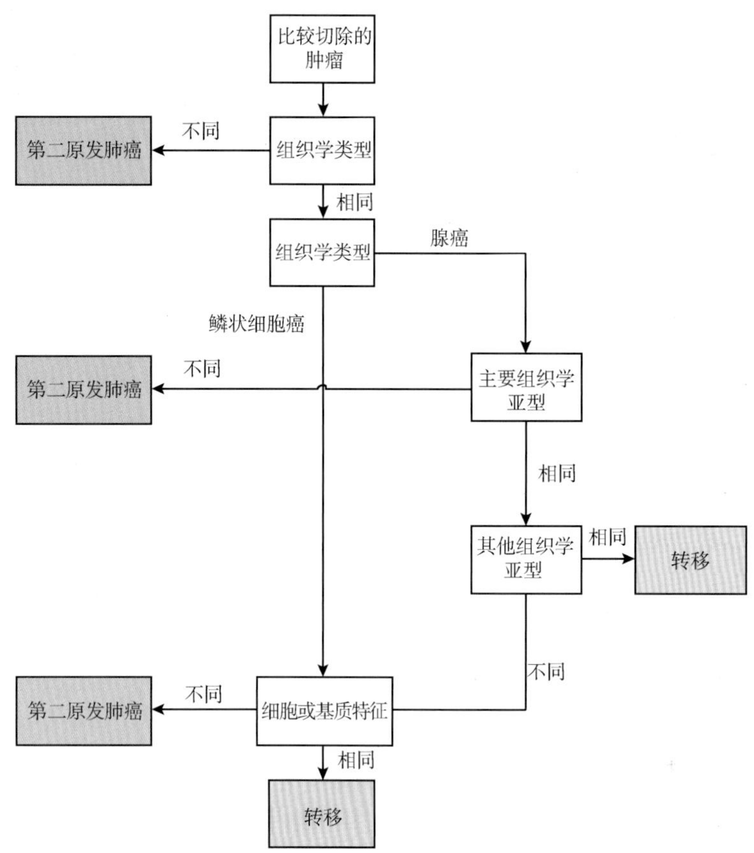

图 4-2-4 综合病理评估流程

【整合决策】

（一）外科治疗

1. 手术治疗原则 外科手术中的解剖性肺切除术仍是目前早中期肺癌的主要治疗手段，也是目前临床治愈肺癌的重要方法。根据手术切除的彻底程度和性质，肺癌手术分为完全性切除、不完全性切除、不确定性切除和开胸探查术。应力争完全性切除，以期达到最佳的、彻底的肿瘤切除，减少肿瘤转移和复发，并进行最终的病理 TNM 分期，力争精准地进行分子病理分型，指导肺癌患者的术后整合治疗。

（1）完全性切除（R0）：目前临床上除完整切除原发病灶外，还需进行系统性肺门和纵隔淋巴结清扫。NCCN 指南对于肺癌完全性切除（completely resection）做了专门的定义：① 所有切缘包括支气管、动脉、静脉、支气管周围组织和肿瘤附近的组织为阴性；② 行系统性或叶系统性淋巴结清扫，必须包括 6 组淋巴结，其中 3 组来自肺内（叶、叶间或段）和肺门淋巴结，3 组来自包括隆突下淋巴结在内的纵隔淋巴结；③ 分别切除的纵隔淋巴结或肺叶边缘淋巴结不能有结外侵犯；④切除的最高淋巴结必须是镜下阴性。只有同时满足上述条件才能列为完全性切除。

（2）不完全性切除（姑息性切除术）：有肿瘤残留证据。①切缘肿瘤残留；②淋巴结结外侵犯；③淋巴结阳性但不能切除；④胸腔积液或心包积液癌细胞阳性。

（3）不确定性切除：指没有肿瘤残留证据，但手术达不到完全性切除标准的情况，即所有切缘镜下阴性，但出现下列 4 种情况之一者。①淋巴结清扫没有达到上述要求；②切除的最高纵隔淋巴结阳性；③支气管切缘为原位癌；④胸腔冲洗液细胞学阳性。

（4）开胸探查术：指仅切开胸廓但肿瘤没有切除的手术或主要以诊断为目的的活检手术。

2. 肺癌手术适应证

（1）Ⅰ期、Ⅱ期和部分经过选择的Ⅲ期（T3N1M0；T4N0 ～ 1M0；T1 ～ 3N2M0）

NSCLC及Ⅰ期（T1～2N0M0）SCLC。

（2）部分孤立性转移的Ⅳ期（T1～3N0～1M1）NSCLC，如对侧肺或同侧肺其他肺叶的孤立结节，单发的脑转移或肾上腺转移，目前尚处于肺癌探索性手术适应证。

（3）临床高度怀疑肺癌的肺内结节，但又无法得到病理定性诊断，不宜长期观察随访，且病变组织能完整切除者，可行手术探查。

3. 肺癌手术禁忌证

（1）肺癌病期超出手术适应证范围，如心脏、大血管、食管等广泛受侵者，多器官出现远处转移，广泛纵隔淋巴结转移融合，区域淋巴结N3分期等。

（2）全身状况不佳，存在恶病质不能耐受手术者。

（3）严重心肺功能损害，6周之内发生急性心肌梗死者。

（4）伴有严重肝肾疾病、出血性疾病。

（5）80岁以上高龄患者需行全肺切除术。

（6）患者拒绝手术治疗。

4. 淋巴结清扫　准确、彻底的淋巴结解剖性切除对肺癌病理分期非常重要。如果缺乏准确的分期，则术后无法给予恰当的整合治疗。越来越多的研究已经证实系统性淋巴结清扫有利于提高患者术后的5年生存率，延长患者的生存期，因此目前肺癌手术行系统性淋巴结清扫已是肺癌完全性切除不可或缺的部分。肺癌胸内淋巴引流途径通常遵循一定的规律进行，即由近向远、由上向下、由肺内经肺门向纵隔引流，绝大多数患者是一站一站地顺序转移，但也有小部分呈跳跃式转移，即越过N1各组淋巴结转移至N2各组淋巴结。鉴于上述的肺癌发生时伴有的淋巴结转移规律，同时目前还没有好的技术方法应用于临床进而准确地判定肺门及纵隔肿大的淋巴结是否为真正的转移，因此，力争行肺癌完全性切除术时，应尽量行系统性淋巴结清扫并完整切除，建议右胸淋巴结清扫范围为2R、3a、3p、4R、7～9组纵隔淋巴结及其周围脂肪组织、3组来自肺内（叶、叶间或段）和肺门淋巴结，左胸淋巴结清扫范围为4L、5～9组纵隔淋巴结及其周围脂肪组织、3组来自肺内（叶、叶间或段）和肺门淋巴结，最新的回顾性研究显示左胸肺癌术中行包含4L组纵隔淋巴结清扫患者的5年生存期较不清扫4L组纵隔淋巴结患者长。在肺癌手术中，根据淋巴结清扫的范围和程度，除上述标准的系统性淋巴结清扫之外，尚有选择性淋巴结活检、系统性采样、肺叶特异性系统性淋巴结清扫、扩大性淋巴结清扫等分类。

5. 肺癌手术方式的选择　目前肺癌的外科治疗越来越趋向于精准化和个体化，临床上常需针对不同患者的具体身体状况、肿瘤位置、临床分期等因素，采用最佳的肺癌手术方式。

（1）解剖性肺段切除术或肺楔形切除术：在《原发性肺癌诊疗规范（2015年版）》中规定解剖性肺段切除术或肺楔形切除术的指征如下。①患者高龄或低肺功能，或有行肺叶切除术的主要风险。②CT提示肺内周围型病变（指位于肺实质外侧1/3），病变直径≤2cm，并具备以下一个特征。病理证实为腺癌；CT随诊1年以上高度可疑癌；CT提示磨玻璃样影中实性成分≤50%。③切除肺组织切缘距离病变边缘≥2cm或切缘距离≥病变直径，术中快速病理为切缘阴性。④在决定亚肺叶切除之前，应对肺门和纵隔淋巴结进行系统采样。目前，对于早期肺癌行解剖性肺段切除术或肺楔形切除术尚处于临床研究探索阶段，期待其研究结果能够阐明周围型Ⅰ期NSCLC的手术切除范围。

（2）肺叶切除术、复合肺叶切除术、支气管和（或）血管袖状肺叶切除或全肺切除术：通常所说的肺癌切除术主要指完全切除手术。肺癌完全切除的标准手术一般指肺叶切除和系统性淋巴结清扫。肺叶切除的手术关键是解剖肺叶之间的肺裂，通常情况下，术中应依次处理肺静脉、肺动脉，最后离断和闭合肺叶支气管，或依据术中实际情况决定处理顺序。有时为保证完全性切除，须行复合肺叶切除、袖状肺叶切除或全肺切除。复合肺叶切除，即切除包含肿瘤的1个以上的肺叶，主要为右肺的中叶、下叶切除术和上叶、中叶切除术。对于部分中央型肺癌，当肺叶切除支气管切缘有肿瘤残存或距离肿瘤过近时，为最大限度地保留残余肺功能，可以考虑袖状肺叶切除，从而避免行全肺切除。全肺切除最常见的原因是肺动脉受侵。临床上通常是左侧全肺切除。由于右肺占55%呼吸功能，右侧全肺切除后患者的肺功能损伤较多，导致其术后生活质量低，而且接受辅助治疗的耐受性较差，临床上很少采用。

（3）肺癌扩大切除手术：主要指合并切除肿瘤直接侵犯的器官组织的肺癌切除术，如肿瘤侵犯胸壁时的扩大切除术、肿瘤侵犯血管或心脏时的扩大切除术或者Pancoast瘤的扩大切除术。肺癌扩大切除术比较复杂，风险较大，预后并不很好，因此目前对肺癌的扩大切除仍有较大争议，多数患者还是以整合治疗为主。

6. 肺癌手术操作入路的选择

（1）开胸手术：近年来，传统开胸手术并未因电视胸腔镜手术（VATS）的应用而完全退出肺癌外科手术的舞台。对于部分局部晚期肺癌患者，进行VATS操作的难度较大，此时常规的开胸手术依然是最佳选择。相较于以往传统经典的后外侧较大切口为入路的开胸手术，目前经改良的后外侧小切口开胸手术，因切口较小，在临床中的使用越来越广泛。

（2）VATS：20世纪90年代初，以VATS为主的微创胸外科的兴起是近20年来胸外科技术的最大进步和发展之一，使肺癌外科的治疗技术水平得到了极大提升。从四孔到单孔胸腔镜肺癌切除术不断发生演变，越来越多的研究证实，与传统开胸手术相比，VATS具有创伤小、术后恢复快的优势，并且长期生存效果与开放手术相似。随着VATS成像系统的不断改良，可旋转镜头的出现，手术器械的不断改进，从而手术更加精细、安全，VATS在肺癌外科中的作用越来越受重视。目前关于VATS适应证尚有部分争议，这可能与所在单位开展VATS的早晚、外科手术医师的个人倾向和技术熟练程度有关。

（3）达·芬奇机器人手术（RATS）：是21世纪初研发的新一代微创外科手术系统，于2000年被美国FDA批准应用于临床，并逐渐在胸外科等手术中得到应用，现已成为肺癌切除术的可行微创手术方法。机械操作能保证手术操作的稳定性、精确性和安全性。近年来，许多国内和国外的研究报道RATS在手术出血量、操作时间方面均可与VATS手术取得类似的效果，部分甚至优于VATS，同时淋巴结清扫范围也可以达到开放手术的效果。相信在未来的一段时间，随着RATS系统的不断完善升级，手术设备费用的降低，RATS将会在胸外科等微创外科治疗中得到广泛应用，更多地造福于患者。

7. 新技术的辅助应用　近些年，一些外科新技术的辅助应用促进了微创胸外科的发展，如气管组织工程的三维打印技术，磁导航支气管镜对肺内小结节的定位，三维CT模拟技术辅助完成解剖性亚肺段切除术等。新技术的不断兴起与日趋完善，将更加有利于实施精准规范的胸外科手术切除。

8. NSCLC的分期治疗策略

（1）Ⅰ期NSCLC患者的整合治疗：①首选解剖性肺叶切除术加系统性肺门和纵隔淋巴结清扫术；②对于高龄或肺功能差的部分ⅠA期NSCLC患者，不能耐受肺叶切除术时，可以考虑行解剖性肺段或楔形切除术加系统性肺门和纵隔淋巴结清扫术或采样术；③因各种原因不能耐受手术或拒绝行手术治疗的患者可考虑SBRT；④完全性切除的患者术后不推荐行辅助化疗、放疗等治疗；⑤对于切缘阳性的患者可推荐再次手术，各种原因无法再次手术切除治疗的患者，推荐术后行化疗联合放疗。

（2）Ⅱ期NSCLC患者的整合治疗：①首选解剖性肺叶切除术加系统性肺门和纵隔淋巴结清扫术。②对于高龄或肺功能差的部分患者，不能耐受肺叶切除术时，可以考虑行解剖性肺段或楔形切除术加系统性肺门和纵隔淋巴结清扫术或采样术。③对于部分T3患者，肿瘤侵犯胸壁时应行整块胸壁切除。手术切除范围至少距病灶最近的肋骨上缘、下缘各2cm，并且受侵肋骨切除长度应距肿瘤至少5cm。④完全性切除的患者倾向于术后行辅助化疗。⑤对于切缘阳性的患者可推荐再次手术，各种原因无法再次手术切除治疗的患者，推荐术后行化疗联合放疗。

（3）Ⅲ期NSCLC患者的整合治疗：多学科整合治疗是Ⅲ期NSCLC的最佳选择。

1）可切除的局部晚期NSCLC：①T3N1的患者可首选手术切除+辅助化疗；②对于T4N0～1的患者可选手术切除+辅助化疗，也可酌情考虑新辅助化疗；③N2期肺癌患者行手术切除治疗尚存争议，对于术前影像学检查发现单组纵隔淋巴结肿大或2组纵隔淋巴结肿大但没有融合，估计能完全切除的患者，推荐行术前纵隔镜、EBUS-TBNA或超声内镜引导下细针穿刺活检（EUS-FNA）检查，明确诊断后行术前新辅助化疗或新辅助放化疗，然后行手术治疗；④基于最新的ADJUVANT和EVAN两项临床研究中术后行辅助靶向药物治疗可获益的数据，推荐对于Ⅱ～ⅢA期可手术切除的非鳞NSCLC、N1～2患者进行*EGFR*突变检测。

2）不可切除的局部晚期NSCLC：①术前影像学检查提示纵隔团块状融合肿大的淋巴结，纵隔镜等检查证实为阳性的NSCLC；②T4N2～3和N3分期的患者；③推荐治疗为同步放化疗，对于部分不能耐受同步放化疗的患者，可采用晚期NSCLC的化疗方案，序贯放疗。

（4）Ⅳ期NSCLC患者的整合治疗：Ⅳ期NSCLC的主要治疗策略是全身治疗，治疗目的是更好地改善患者生活质量、延长生存期。

孤立性转移性Ⅳ期肺癌的治疗：①孤立性脑转移而肺部病变又可切除的NSCLC患者，脑部病变可手术切除或采用SBRT，胸部原发病变则按分期治疗原则进行；②孤立性肾上腺转移而肺部病变又可切除的NSCLC患者，肾上腺病变可考虑手术切除，胸部原发病变则按分期治疗原则进行；③对侧肺或同侧肺其他肺叶的孤立结节，可分别按两个原发瘤各自的分期进行治疗。

9. SCLC的分期治疗策略

（1）T1～2N0局限期SCLC患者：治疗方案推荐手术+辅助化疗（EP/EC方案，4～6个周期）。术后推荐行预防性脑照射（PCI）。

（2）超出T1～2N0局限期SCLC患者：化疗、放疗联合，经过规范治疗达到疾病控制（完全缓解或部分缓解）者，推荐行PCI。非肿瘤所致的功能状态（PS）评分为3～4分：原则上给予最佳支持治疗。

（3）广泛期SCLC患者：采取化疗为主的整合治疗以期改善生活质量。一线推荐化疗方案：EP或EC、IP、IC，化疗4～6个周期。①对于有局部症状的广泛期SCLC患者，应在一线化疗的基础上择期对有症状的情况进行局部治疗，如伴上腔静脉综合征或骨转移的患者应予以局部姑息放疗，必要时还可对有骨折高危的部位进行局部骨科固定；②对于伴有脑转移的患者，应除一线全身化疗外，还建议进行全脑放疗；③非肿瘤所致的PS评分为3～4分：给予最佳支持治疗。

（二）围术期药物治疗

1. 抗菌药物

（1）预防性使用：肺癌手术的切口属Ⅱ类切口，可能污染的细菌为革兰氏阴性杆菌，链球菌属，推荐选择的抗菌药物种类为第一代、第二代头孢菌素，或头孢曲松；对β-内酰胺类抗菌药物过敏者，可用克林霉素+氨基糖苷类。预防性抗生素的应用，一般应在手术野或切口受到污染前或污染后的短时间内使用，要求在细菌侵入组织时，组织中的抗生素已达到有效浓度。可于皮肤、黏膜切开前0.5～1h或麻醉开始时静脉给予。抗菌药物的有效覆盖时间应包括整个手术过程。如手术时间超过3h或失血超过1500ml，术中应追加1个剂量或应用半衰期更长的抗菌药物。Ⅱ类切口手术的预防用药一般不超过48h。过度延长用药时间并不能进一步提高预防效果，且预防用药时间超过48h可能增加耐药菌感染概率。

（2）治疗使用：根据患者的病情、感染部位、感染严重程度和病原菌种类及抗菌药物特点制订具体的抗菌治疗方案，包括抗菌药物的种类、药物剂量、给药次数、途径、用药疗程及联合用药等。一般宜用至体温正常、感染症状消退后3～4天。

2. 围术期呼吸道管理　围术期呼吸道管理是预防肺部并发症的最有效措施之一，可以有效缩短住院时间、降低患者围术期死亡风险、减少医疗费用。围术期呼吸道感染的患者可根据《抗菌药物临床应用指导原则（2015年版）》使用抗菌药物。糖皮质激素、支气管舒张剂、糜蛋白酶多联合使用，经雾化吸入，每天2～3次，可湿润呼吸道黏膜，稀释痰液以利于排出，解除呼吸道痉挛，改善肺通气功能等。围术期常用黏液溶解剂为盐酸氨溴索，静脉给药，不建议雾化吸入。对于肺功能差或合并慢性阻塞性肺疾病（COPD）等疾病的肺癌患者，建议术前预防性应用直至术后。

3. 疼痛的处理　术后切口疼痛不仅影响休息，更重要的是影响患者呼吸的质量和深度，不利于术后咳嗽排痰和余肺组织的气体交换，致使痰液阻塞造成肺不张等并发症。因此术后镇痛十分重要，应选择合理镇痛药达到镇痛效果。常用方法：肌内注射哌替啶或吗啡，但此类药物长期使用易成瘾，剂量大时还可抑制呼吸；肋间神经阻滞，镇痛效果较好，但镇痛时间短暂；胸段硬膜外麻醉，镇痛效果比较确切，可明显减少呼吸道并发症，对中枢神经系统及消化系统均无影响，是目前胸部手术后最佳镇痛方法，但须由麻醉医师处理，限制了它在临床中的广泛应用；周围静脉持续输入镇痛药，常用药物为氟比洛芬酯、芬太尼等；口服阿片类药物或非选择性非甾体抗炎药，由于阿片类药物不良反应较大，包括头晕、恶心、呕吐等，严重时有呼吸、循环及中枢抑制，应尽量避免或减少阿片类镇痛药物的应用。

4. 术后恶心呕吐的处理　术后恶心呕吐（PONV）一般发生在术后 24h 之内，以术后 24h 内最明显，少数发生在术后 48h 之内，发生率一般为 20%～30%。Apfel 等设计了简化的风险评分，主要根据以下 4 个 PONV 的预测因素，即女性、术后使用阿片类镇痛药、不吸烟、有 PONV 史或晕动病史，具备 0、1、2、3、4 个预测因素的患者出现 PONV 的概率分别为 10%、20%、40%、60%、80%。

预防 PONV 时应采用多角度联合治疗。只要确认患者具有 PONV 相关的风险因素，就应减少或避免致吐性刺激，如应用镇静药物（苯二氮䓬类）、足量输液、预防性应用止吐药物（5-HT_3 受体拮抗剂、地塞米松和氟哌利多）、有效镇痛、辅助吸氧和非药物措施（如针灸等）。

PONV 的治疗：对于患者离开麻醉恢复室后出现持续的恶心呕吐，在排除药物或机械性原因后，应进行止吐补救治疗。对于未接收预防性止吐治疗的患者，应开始小剂量应用 5-HT_3 受体抑制剂治疗，通常为预防剂量的 1/4。也可给予地塞米松 2～4mg，氟哌利多 0.625mg 或异丙嗪 6.25～12.5mg。如患者已接受预防性用药，则治疗时应换用其他类型止吐药物。对于术后 6h 后出现 PONV 的患者，可考虑重复给予 5-HT_3 受体拮抗剂和氟哌利多，剂量可以同前。不推荐重复应用地塞米松。

5. 围术期液体管理　是外科患者治疗的重要组成部分，目的在于维持患者体内电解质平衡，纠正液体失衡和异常分布等，并且能够影响肺癌切除手术患者预后。对于围术期患者，既应避免因低血容量导致的组织灌注不足和器官功能损害，也应注意容量负荷过多导致的组织水肿和心脏负荷增加。临床上，应对肺癌术后患者制订个体化液体治疗方案，根据患者不同的治疗目的、病情阶段进行不断调整。

要点小结

- 手术切除是肺癌的主要治疗手段。
- 对于可切除肺癌的治疗应该依据病理类型和 TNM 分期进行选择。
- 对于早中期肺癌，首选完全性切除手术，即 R0 切除。
- 对于 T1～2N0 局限期 SCLC，推荐手术＋辅助化疗（EP/ EC 方案，4～6 个周期），术后行预防性全脑放疗（PCI）。

（三）内科治疗

1. 化学治疗　可分为姑息性化疗、辅助化疗和新辅助化疗。应当严格掌握适应证，排除禁忌证，并在肿瘤内科医师的指导下施行。化疗应整合患者肿瘤组织学类型、病理分期、机体器官功能、体力状况、不良反应及患者意愿等多方面考虑。化疗期间需要定期复查、评估疗效，密切监测和防治不良反应，并酌情调整药物和（或）剂量。评价疗效按照 RECIST 疗效评价标准，不良反应评价及剂量调整标准参照 NCI-CTCAE 标准。

（1）姑息性 / 根治性化疗：姑息性化疗可控制并改善晚期肺癌患者的临床症状及延长生存期，适用于 Ⅰ～Ⅱ 期不宜手术和 Ⅲ～Ⅳ 期不可手术的驱动基因阴性的 NSCLC 患者。

常用的化疗药物：培美曲塞、吉西他滨、长春瑞滨、多西他赛、紫杉醇 / 紫杉醇脂质体、依托泊苷、伊立替康、顺铂 / 卡铂 / 奈达铂。PS 评分 0～1 分的晚期 NSCLC 患者一线经典方案为含铂双药化疗。方案包括：顺铂/卡铂联合培美曲塞（AP）、吉西他滨（GP）、长春瑞滨（NP）、多西他赛（DP）、紫杉醇（TP）、紫杉醇脂质体（LP）。不同的组织学类型化疗方案存在差异，培美曲塞主要适用于非鳞非小细胞肺癌患者，奈达铂+多西他赛的化疗方案也推荐用于晚期肺鳞癌患者。对于PS评分2分的患者，多项临床研究证实，单药化疗较最佳支持治疗能延长生存期并提高生活质量，可选的单药化疗药物包括吉西他滨、长春瑞滨、紫杉醇、多西他赛或培美曲塞（非鳞癌）。对于不能耐受铂类化疗患者，非铂类双药方案如吉西他滨联合多西他赛或吉西他滨联合长春瑞滨可作替代方案。局限期SCLC一线化疗方案包括依托泊苷+顺铂（EP）、依托泊苷+卡铂（EC），且采用放疗结合化疗的整合治疗模式；广泛期SCLC一线化疗方案除EP、EC外，还包括伊立替康+顺铂（IP）、依托泊苷+卡铂（IC）。

化疗的注意事项如下。

1）体力状态评分差（PS评分≥3分）、重要器官功能不全等是化疗的禁忌证，不应该进行化疗。但对于SCLC患者，如果PS评分≥3分是肿瘤导致，建议接受化疗。

2）选择一线含铂双药化疗方案应根据肿瘤组织学类型、机体状态、经济水平等整合考虑。晚期非鳞NSCLC可优先选择AP方案，且4～6周期后无进展患者可继续接受培美曲塞单药维持治疗直到疾病进展或出现不可耐受的不良反应。

3）顺铂/卡铂的选择主要基于不良反应。顺铂不良反应为肾毒性及恶心、呕吐等胃肠道反应，而卡铂则为骨髓抑制。因此，对于老年、体能状态较差且合并基础疾病的患者，建议使用卡铂，而对于骨髓功能低下的患者，可选择顺铂。

4）化疗周期推荐4～6个周期，21天为1个周期。化疗期间需要定期复查，评估疗效，治疗过程中如果出现临床症状，应该对相应部位行增强/平扫CT检查以判断是否出现疾病进展。

5）对于一线或维持治疗后进展的PS评分0～2分的晚期NSCLC患者，可选二线化疗方案包括多西他赛及培美曲塞（非鳞癌），SCLC的二线化疗药物可考虑拓扑替康等。

（2）辅助化疗：适用于完全切除术后且病理分期为Ⅱ期及Ⅲ A-N2期NSCLC患者和局限期（T1～2，N0）SCLC患者。ⅠA期NSCLC不建议辅助化疗，ⅠB期NSCLC（包括有高危因素的肺癌），由于缺乏高级别证据的支持，不常规推荐辅助化疗。NSCLC辅助化疗方案推荐含铂双药化疗，具体包括长春瑞滨/紫杉醇/多西他赛/吉西他滨/培美曲塞（非鳞癌）+顺铂/卡铂。局限期SCLC辅助化疗具体方案为依托泊苷+顺铂/卡铂。

辅助化疗的注意事项如下。

1）辅助化疗周期为3～4周期，并根据患者的身体状况及疗效调整。关于辅助化疗的最佳时机尚无明确推荐，一般建议术后3～8周进行辅助化疗，患者无显著围术期并发症及体力状况评分良好的状态下开展。

2）近年来研究显示，老年Ⅲ A-N2期NSCLC患者有从辅助化疗中获益的趋势。关于老年人使用辅助化疗的决定，临床医师应该根据患者身体状况个体化考虑。

3）目前许多探寻预测Ⅲ A-N2期NSCLC患者化疗效果的生物标志物的研究正在进行中，但常规应用于临床的时机还不成熟。

（3）新辅助化疗：是可完全性手术切除的Ⅲ A-N2期NSCLC患者的可选治疗策略。新辅助化疗方案可选择含铂双药、2～3个周期的术前新辅助化疗，应当及时评估疗效，并注意判断不良反应，避免增加手术并发症。手术一般在化疗结束后2～4周进行。术后辅助治疗应当根据术前分期及新辅助化疗疗效选择，有效者延续原方案，或根据患者耐受性酌情调整治疗方案，无效者则更换方案。目前已有多项探讨各种新辅助治疗联合手术模式对比传统根治性放化疗随机对照研究（EORTC 08941、INT0139、SAKK、ESPATUE），但最佳的新辅助整合治疗模式（单纯化疗、序贯放化疗、同步放化疗、化疗后同步放化疗）仍待进一步研究确认。建议根据临床实践情况，在多学科合作的基础上，评估手术的价值与风险、放疗的时机和意义及化疗药物的选择等，并与患者及其家属充分沟通。

要点小结

- 含铂双药化疗是无手术机会或无驱动基因突变转移性NSCLC患者的主要治疗手段。
- 各期SCLC均要进行化疗，局限期SCLC采用化疗联合放疗的整合治疗模式。
- 完全切除术后病理分期为Ⅱ期及Ⅲ A-N2期NSCLC患者和局限期（T1~2，N0）SCLC患者均可进行术后辅助化疗。
- 可完全手术切除的Ⅲ A-N2期NSCLC患者可选择新辅助化疗，但治疗模式尚待进一步优化。

2. 靶向治疗 以肿瘤驱动基因分子分型指导的精准靶向治疗是近十多年来晚期NSCLC治疗的重大突破，显著延长患者生存期，并提高患者生活质量。目前研究成功并在国内外上市的靶向药物主要分为以下几类。

（1）EGFR抑制剂：*EGFR*突变阳性晚期NSCLC患者一线治疗的多个随机对照研究显示EGFR酪氨激酶抑制剂（EGFR-TKI）吉非替尼、厄罗替尼、埃克替尼、阿法替尼相比于化疗具有更好的疗效和安全性。现有多种EGFR-TKI获批用于临床，其中包括第一代EGFR-TKI吉非替尼、厄洛替尼、埃克替尼，第二代TKI阿法替尼、达可替尼，以及第三代TKI奥希替尼。EGFR-TKI的选择要根据疗效、毒副作用、获得性耐药、价格等因素综合考虑。LUX Lung7和ARCHER 1050研究分别对比第二代TKI阿法替尼、达可替尼相比第一代TKI有更好的疗效，但达可替尼因3～4级不良反应的发生率高，大部分患者因为毒性反应需要进行剂量调整。FLAURA研究显示第三代TKI奥希替尼对比第一代EGFR-TKI明显具有更好的疗效和安全性，但亚裔患者生存时间无明显差距。虽然*EGFR*突变NSCLC起初对TKI敏感，但获得性耐药的发展是不可避免的，第一代/第二代EGFR-TKI治疗后，约50%发生*T790M*突变。AURA3研究已证实奥希替尼可有效治疗EGFR-TKI治疗进展伴*T790M*突变患者，因此EGFR-TKI耐药后进行T790M检测阳性者均推荐奥希替尼。目前国产的第三代TKI奥美替尼和艾氟替尼也在研发当中，疗效可观。

（2）ALK抑制剂：PROFILE 1014研究证实一线克唑替尼治疗*ALK*融合阳性晚期NSCLC的疗效明显优于标准含铂化疗。而ALEX及ALESIA研究显示，阿来替尼的疗效明显优于克唑替尼。因此克唑替尼和阿来替尼被NMPA批准用于Ⅲ B/Ⅳ期*ALK*融合患者的一线治疗，且阿来替尼优先推荐。ALUR研究显示，在克唑替尼及至少一次化疗治疗失败的患者中，与化疗相比，阿来替尼显著降低疾病进展风险达85%。ASCEND-2研究显示塞瑞替尼治疗克唑替尼耐药后的ALK阳性NSCLC也具有较好的疗效。因此阿来替尼及塞瑞替尼均被NMPA批准用于第一代ALK-TKI耐药后的二线治疗。目前研究表明，布加替尼和劳拉替尼在第一代、第二代TKI耐药后的后线治疗中也展现出较好的疗效，但国内尚未批准。

（3）ROS1抑制剂：基于PROFILE1001和OO1201两项研究展现出的良好疗效和安全性，克唑替尼被NMPA批准用于*ROS1*融合基因阳性晚期NSCLC的一线治疗。综合Ⅱ期STARTRK-2研究、Ⅰ期STARTRK-1研究、Ⅰ期ALKA-372-001研究数据显示，恩曲替尼对*ROS1*融合阳性晚期NSCLC具有良好疗效，美国FDA批准其为治疗*ROS1*融合NSCLC一线适应证，但尚未在国内上市。

（4）BRAF抑制剂：基于BRF113928研究，美国FDA批准BRAF抑制剂达拉非尼联合MEK抑制剂曲美替尼用于*BRAF V600E*突变的转移性NSCLC，但国内尚未批准其适应证。

（5）NTRK抑制剂：整合STARTRK-2研究、STARTRK-1研究、ALKA-372-001研究数据显示，恩曲替尼对NTRK融合阳性晚期NSCLC具有良好疗效，美国FDA批准其为治疗*NTRK*融合NSCLC一线适应证。基于NCT- 02122913、NCT-02637687、NCT 02576431研究数据，美国FDA批准拉罗替尼为治疗*NTRK*融合NSCLC一线适应证。国内尚未有NTRK抑制剂获批上市。

（6）其他：多种罕见驱动基因（如*HER2*、*RET*、*MET*、*KRAS*）靶向药物的临床研究已获得初步临床疗效，后续研究在进行中。AMG-510治疗 KRAS^{G12C} 突变 NSCLC 患者的 I 期临床研究，BLU-667 治疗 *RET* 融合阳性晚期 NSCLC 患者的 I 期临床研究，tepotinib/capmatinib 治疗 MET14 外显子突变 NSCLC 患者的 II 期临床研究，以及 TAK788/Pyrotinib 治疗 HER2 外显子突变 NSCLC 患者的 II 期临床研究都展现了罕见驱动基因靶向药物的希望。

要点小结

- 应用靶向药物是 *EGFR* 突变 /*ALK* 融合 /*ROS1* 融合 NSCLC 患者的标准一线治疗方案。靶向药的选择要整合多种因素个体化考虑。
- BRAF、NTRK 抑制剂获美国 FDA 批准上市，国内尚未上市。
- 多种罕见驱动基因（如 *HER2*、*RET*、*MET*、*KRAS*）靶向药物的临床研究已获得初步临床疗效，后续研究在进行中。

3. 免疫治疗　目前肺癌的免疫治疗主要是免疫检查点阻断疗法。PD-1/PD-L1 抑制剂通过阻断肿瘤与 T 细胞间的免疫抑制信号，从而恢复机体的抗肿瘤免疫应答。免疫治疗已经成为驱动基因阴性晚期 NSCLC 患者的标准治疗方案，在局部晚期 NSCLC 巩固治疗，可手术 NSCLC 新辅助治疗及广泛期 SCLC 治疗中也显现出疗效。

（1）局部晚期 NSCLC 免疫治疗：PACIFIC 研究显示，度伐利尤单抗（Durvalumab）用于无法切除 III 期 NSCLC 患者同步放化疗后的巩固治疗，相比于安慰剂，PFS 延长 11.6 个月（中位 17.2 个月 vs. 5.6 个月），3 年 OS 率达到 57%，而安慰剂组只有 43.5%。基于此，美国 FDA 已经批准 Durvalumab 用于局部晚期 NSCLC 患者同步放化疗后的巩固治疗。Durvalumab 在中国也即将上市。

（2）早期肺癌辅助和新辅助免疫治疗：目前新辅助和辅助免疫治疗应用于可切除 NSCLC 患者的尝试探索方案包括免疫单药治疗和联合治疗。新辅助免疫单药治疗代表性研究包括了 CheckMate 159 研究和 LCMC3 研究等。CheckMate 159 研究是免疫治疗在 NSCLC 新辅助治疗领域最早开展的研究，显示 Nivolumab 单药新辅助治疗取得不错的疗效，MPR 率达 45%，pCR 率达 5%。LCMC3 研究显示 Atezolizumab 单药新辅助治疗 MPR 率达 19%，pCR 率达 5%。新辅助免疫联合治疗研究包括了免疫联合化疗及双免联合治疗方案。NADIM 研究显示 Nivolumab 联合紫杉醇 + 卡铂化疗新辅助治疗 MPR 率高达 83%，pCR 率达 71.4%，且安全性良好。NEOSTAR 研究显示 Nivolumab+Ipilimumab 双免疫联合治疗相比 Nivolumab 单药 MPR 率（单药组 vs. 联合组为 17% vs. 33%）和 pCR 率（单药组 vs. 联合组为 9% vs. 29%）更高。多项免疫新辅助治疗的 III 期临床研究（Checkmate816、IMpower030、Keynote671、AEGEAN）正在开展。辅助免疫治疗进展缓慢，目前在研的研究包括 ANVIL、Impower010、PEARLS、Keynote091、IFCT-1401 等。未来期待更多证据证实新辅助和辅助免疫治疗的疗效。

（3）晚期 NSCLC 及广泛期 SCLC 免疫治疗

1）免疫单药治疗：NMPA 批准 Pembrolizumab 为单药用于驱动基因突变阴性转移性 NSCLC 中 PD-L1 TPS ≥ 50% 及 TPS 为 1% ～ 49% 人群一线治疗适应证。主要证据来源包括 KEYNOTE-024 研究及 KEYNOTE-042 研究。KEYNOTE-024 研究显示 Pembrolizumab 单药在 PD-L1 TPS ≥ 50% 驱动基因突变阴性转移性 NSCLC 的一线治疗中，相比于化疗显著延长 PFS（中位 10.3 个月 vs. 6.0 个月，$P < 0.001$），总生存获益达 40%。KEYNOTE-042 研究进一步将入组标准扩大至 PD-L1 TPS ≥ 1%，中国亚组的分析结果提示 Pembrolizumab 单药相比化疗，TPS ≥ 50% 和 TPS 为 1% ～ 49% 的患者 OS 均显著提升。基于 CheckMate 078 研究，NMPA 批准 Nivolumab 二线治疗适应证，用于化疗进展或不可耐受的局部晚期或转移性 NSCLC 的治疗，Nivolumab 相较化疗，降低死亡风险 42%（HR 0.58，P=0.000 6），明显延长 OS（中位 12.0 个月 vs. 9.6 个月）。

2）免疫联合治疗：Pembrolizumab 联合化疗进一步扩大了获益人群。KEYNOTE-189 研究显示中位随访 18.7 个月后，无论患者的 PD-L1 TPS 分组，Pembrolizumab 联合化疗相比于单纯化疗 OS（中位 22.0 个月 vs. 10.7 个月，$P < 0.000\ 01$）和 PFS 均显著获益（中位 9.0 个月 vs. 4.9 个月，$P < 0.000\ 01$）。基于此，NMPA 批准 Pembrolizumab

联合培美曲塞和铂类化疗一线治疗无 *EGFR/ALK* 突变的转移性非鳞 NSCLC。SHR-1210-303 研究提示卡瑞利珠单抗联合培美曲塞加卡铂是一线治疗晚期或转移性非鳞 NSCLC 的可选方案。此外，IMpower150 研究提示阿特珠单抗（Atezolizumab）联合贝伐珠单抗及紫杉醇 + 卡铂可能成为驱动基因突变阴性晚期 NSCLC 新的一线治疗方案。对于肺鳞癌患者，KEYNOTE-407 研究结果也显示 Pembrolizumab 联合化疗在肺鳞癌的一线治疗中相比于单纯化疗，PFS 和 OS 均明显延长，Pembrolizumab 联合紫杉醇和铂类获批鳞癌一线适应证。对于 SCLC 患者，CASPIAN 研究显示，Durvalumab 联合 EP 化疗方案可显著改善广泛期 SCLC 的 OS，联合组的中位 OS 达到 13 个月，且同时保证了健康相关生活质量。IMpower133 研究提示 Atezolizumab+ 依托泊苷 + 卡铂一线治疗广泛期 SCLC 的可选方案。许多免疫整合其他抗血管生成药物及双免疫药物的临床研究也正在开展，期待更多免疫整合治疗方案。

要点小结

- Durvalumab 可用于局晚期 NSCLC 患者同步放化疗后的巩固治疗。
- 早期肺癌新辅助免疫治疗的病理缓解率初显疗效，期待更多Ⅲ期临床研究证据。
- PD-1 抗体 Pembrolizumab 及 Nivolumab 免疫单药获批用于晚期NSCLC的一线、二线治疗。
- Pembrolizumab 整合化疗可作为晚期 NSCLC 的标准一线治疗方案。
- 免疫治疗整合化疗在广泛期 SCLC 中也展现出希望。

4. 抗血管新生治疗　是肺癌治疗中的一大重要策略。目前用于肺癌的抗血管生成药物主要包括大分子单克隆抗体及小分子酪氨酸激酶抑制剂（VEGFR-TKI）两大类。

（1）贝伐珠单抗：多项研究（ECOG4599、AVAiL、BEYOND）表明，贝伐珠单抗联合化疗较单纯化疗显著延长中位 PFS，疾病进展风险下降，中位 OS 显著延长，显著提高了客观缓解率（ORR）和疾病控制率（DCR），不良反应可以接受。QL1101 研究评估贝伐珠单抗类似物安可达与贝伐珠单抗安维汀的临床有效性及安全性类似。因此贝伐珠单抗（安维汀、安可达）整合含铂双药化疗被 NMPA 批准用于驱动基因阴性晚期 NSCLC 的一线治疗。JO25567 及 NEJ026 研究均显示 A+T 策略（抗血管生成治疗联合 TKI）可显著延长 *EGFR* 突变阳性晚期 NSCLC 患者的 PFS。CTONG1509 研究验证了贝伐珠单抗整合厄洛替尼一线治疗 *EGFR* 突变阳性晚期 NSCLC 患者在中国人群的疗效和安全性，但尚未获批一线适应证。另外，ECOG1505 研究探索了贝伐珠单抗术后辅助治疗早期 NSCLC 的疗效，结果令人失望，贝伐珠单抗整合化疗和单纯化疗相比，两组的 OS 和 DFS 均无明显差异。

（2）小分子酪氨酸激酶抑制剂（VEGFR-TKI）：针对 VEGF 通路的小分子酪氨酸激酶抑制剂也在不断研发中，盐酸安罗替尼、甲磺酸阿帕替尼都是我国自主研发的新药。ALTER0303 研究显示，安罗替尼相比安慰剂能够显著延长 PFS（中位 5.4 个月 vs. 1.4 个月，HR 0.25，$P < 0.000\ 1$）和 OS（中位 9.6 个月 vs. 6.3 个月，HR 0.68，P=0.001 8），亚组分析显示，鳞癌和非鳞癌均能从治疗中获益。NMPA 批准安罗替尼用于既往至少接受过 2 种系统化疗后出现进展或复发的局部晚期或转移性 NSCLC 患者的治疗。基于 ALTER 1202 研究，安罗替尼也获批用于三线及以上的 SCLC 治疗。阿帕替尼单药三线治疗晚期 NSCLC 的Ⅱ期临床研究结果显示，与安慰剂相比，阿帕替尼治疗组 PFS 延长 2.80 个月（中位 4.7 个月 vs. 1.90 个月；HR 0.278，$P < 0.000\ 1$）。一项阿帕替尼一线整合吉非替尼治疗 *EGFR* 突变ⅢB～Ⅳ期非鳞 NSCSC 的Ⅰ期临床研究达到了预期疗效且安全性较好。一项阿帕替尼整合卡瑞利珠单抗治疗二线及以上驱动基因阴性非鳞 NSCLC 的Ⅱ期研究结果显示，ORR 达 30.8%、DCR 达 82.4%、中位 PFS 达 5.9 个月，且患者的整体耐受性良好，提示抗血管生成治疗整合免疫治疗的可能性。阿帕替尼单药及联合靶向药物、联合免疫抑制剂治疗晚期 NSCLC 的Ⅲ期临床研究正在开展。

要点小结

- 贝伐珠单抗及其生物类似物整合化疗是驱动基因阴性晚期NSCLC的标准一线治疗方案。
- A+T策略有望成为*EGFR*突变阳性晚期NSCLC患者的标准一线治疗方案。
- 安罗替尼获批用于局部晚期或转移性NSCLC患者的三线治疗及SCLC患者的三线及以上的后线治疗。
- 阿帕替尼单药及联合靶向药物或免疫抑制剂治疗晚期NSCLC初见疗效，Ⅲ期临床研究正在开展。

（四）放射治疗

非小细胞肺癌（NSCLC）占所有肺癌患者的80%～85%，小细胞肺癌（SCLC）占15%～20%。

放疗在所有分期的NSCLC中均有治疗作用，无论是以根治为目的，还是以姑息为目的。对不能耐受手术的早期非小细胞肺癌患者可考虑根治性放疗；对于肿瘤没有获得根治性切除或纵隔淋巴结阳性的SCLC患者术后需要追加辅助放疗；对于局部晚期NSCLC患者可考虑行根治性同步放化疗。晚期肺癌放疗主要目的是减轻症状，减少并发症，并改善患者的生活质量。

放疗在所有分期的SCLC中均有潜在的治疗作用，可作为根治性治疗或姑息治疗的一部分。在提倡多学科整合治疗模式的时代，应在所有患者确定整合治疗方案的最初阶段就考虑放疗科医师的建议。

1. 非小细胞肺癌（NSCLC）

（1）放疗指征

1）因全身状况无法耐受手术或拒绝手术的早期肺癌患者。

2）所有Ⅲ期NSCLC患者，可选择根治性放化疗。

3）序贯化疗/放疗或单纯放疗适合用于无法耐受同步治疗的体弱患者。

4）术后N_2或切缘阳性的患者需进行辅助放疗。

5）术前同步化疗/放疗是ⅢA期可切除肿瘤（至少为N_2）及肺上沟瘤的治疗选择。

6）Ⅳ期患者姑息性放疗。

（2）放疗技术

1）放疗靶区：见表4-2-8。

表4-2-8 放疗靶区

CTV1	GTV外扩6mm或8mm（鳞癌6mm，腺癌、小细胞癌及其他病理类型8mm）
CTV2	包括阳性淋巴结所在区域的引流间隙，无明显证据显示有血管、食管等周围正常组织侵犯者，边界均以引流间隙为外界 如隆突下淋巴结或纵隔淋巴结受侵，应包括同侧肺门 右中下叶、左舌叶或左下叶病变，如纵隔淋巴结受侵，应包括隆突下淋巴结 左上叶病变，如纵隔淋巴结包括隆突下淋巴结受侵，应包括5区淋巴结 没有进行足够纵隔淋巴结探查，应包括同侧肺门及同侧纵隔淋巴结

2）放疗剂量：见表4-2-9。

表4-2-9 放疗剂量

早期NSCLC	SBRT，60Gy/20Gy/3f，等效生物剂量（BED）＞100Gy 立体定向消融放疗（SABR）：54Gy/3次或48Gy/4次
NSCLC术后(pN2)	R0切除，给予50～54Gy 淋巴结包膜外侵犯或镜下残留54～60Gy
局部晚期NSCLC（ⅢA、ⅢB）	单纯放疗，60～70Gy；放化疗，60～66Gy
ⅢA期可切除肿瘤（至少为N2）及肺上沟瘤	术前放疗的标准剂量为45～54Gy，分割为每次1.8～2Gy

3）照射技术：根据医院的放疗设备进行选择。现代放疗的关键目标是最大限度控制肿瘤并最大限度地减少治疗毒性，最低技术标准是根据CT计划的三维适形放疗。更先进的技术包括（但不限于）四维CT和（或）PET/CT模拟、IMRT/容积旋转调强放疗（VMAT）、影像引导放射治疗技术（IGRT）、运动管理及质子治疗。先进技术与原有技术的非随机对照研究显示，先进技术可减少毒性并改善生存。

应用原则如下。①模拟定位：CT，合适的固定装置。对于中央型肿瘤或淋巴结转移患者推荐使用增强剂以更好地勾画靶区/器官。② PET/CT

能够明显改善靶区的准确性，特别对存在明显肺不张或有 CT 增强禁忌的患者。③如果呼吸运动明显，应该控制呼吸运动。这些方法包括（但不限于）腹部压迫强迫浅呼吸、加速器射线束呼吸周期门控、实时肿瘤跟踪、主动呼吸控制（ABC）或辅导 / 生物反馈技术等。④当应用 SABR、3D-CRT/IMRT 和质子治疗等技术，若危及器官（OAR）非常靠近高剂量区或应用复杂运动控制技术时，推荐使用影像引导放疗。

（3）与放疗联用的化疗方案：同步化疗 / 放疗方案（表 4-2-10）。

表 4-2-10 与放疗联用的化疗方案

首选方案（非鳞癌）
卡铂 AUC 5，第 1 天，培美曲塞 500mg/m^2，第 1 天，每 21 天为 1 个周期，共 4 个周期；同步放疗*, †, ‡
顺铂 75mg/m^2，第 1 天，培美曲塞 500mg/m^2，第 1 天，每 21 天为 1 个周期，共 3 个周期；同步放疗*, †, ‡ ± 额外 4 个周期的培美曲塞 500mg/m^2†
紫杉醇每周 45 ～ 50mg/m^2；卡铂 AUC2，同步放疗*, †, ‡ ± 额外 2 个周期的紫杉醇 200mg/m^2 和卡铂 AUC 6†, §
顺铂 50mg/m^2，第 1、8、29 和 36 天；依托泊苷 50mg/m^2，第 1 ～ 5、29 ～ 33 天；同步放疗*, †, ‡
首选方案（鳞癌）
紫杉醇每周 45 ～ 50mg/m^2；卡铂 AUC 2，同步放疗*, †, ‡ ± 额外 2 个周期的紫杉醇 200mg/m^2 和卡铂 AUC6†, §
顺铂 50mg/m^2，第 1、8、29 和 36 天；依托泊苷 50mg/m^2，第 1 ～ 5、29 ～ 33 天；同步胸部放疗*, †, ‡
Durvalumab 10mg/kg，静脉滴注，每 2 周 1 次，共至 12 个月（Ⅰ类证据）。用于无法切除的Ⅲ期 NSCLC、PS 评分 0 ～ 1 分，且在根治性放化疗后没有出现疾病进展的巩固治疗

* 方案可用作术前 / 辅助化疗 / 放疗。

† 方案可用作根治性同步化疗 / 放疗。

‡ 对于符合适应证的患者，Durvalumab 可在上述任何同步化疗 / 放疗方案之后使用。

§ 如果使用 Durvalumab 患者在放疗时未同步接受全剂量化疗，则不建议再额外进行 2 个周期的化疗。

2. 小细胞肺癌（SCLC）

（1）放疗指征

1）已经接受肺癌根治性切除术的临床 cT1 ～ 2N0M0 的患者，若术后病理发现淋巴结阳性，对于术后 pN2 的患者，建议行术后辅助放疗，对于术后 pN1 的患者，可考虑行术后辅助放疗。放疗与化疗可以序贯进行或者同步进行。

2）未接受手术治疗的选择性Ⅰ～ⅡA 期（T1 ～ $2N_0M_0$）SCLC 患者，可能适合行原发肿瘤立体定向消融放疗（SABR），然后行辅助性全身治疗。SCLC 的 SABR 原则与 NSCLC 相似。

3）系统性治疗后 CR 或接近 CR 的广泛期 SCLC 患者，可行巩固性胸部放疗。

4）PCI 用于初始抗肿瘤治疗效果好的局限期 SCLC 患者，或者经系统性化疗后病情控制良好的广泛期 SCLC 患者，不推荐用于全身状况差或存在认知功能障碍的患者。

（2）放疗技术

1）放疗剂量：见表 4-2-11。

表 4-2-11 放疗剂量

常规放疗	每天放疗 1 次的患者，每次剂量为 2.0Gy，qd，总剂量达到 60 ～ 70Gy
超分割放疗	每天放疗 2 次的患者，每次 1.5Gy，总剂量 3 周达到 45Gy，两次照射应至少间隔 6h
巩固性胸部放疗	范围在 30Gy/10f（qd）～ 60Gy/30f（qd）
PCI	PCI 的首选剂量为 25Gy/10f（qd） 短程方案（如 20Gy/5f）可能适用于一些选择性的广泛期患者 行 PCI 时，考虑在放疗期间和放疗后加用美金刚，已有证据显示美金刚可减少脑转移患者全脑放疗（WBRT）后发生认知功能障碍的概率。RTOG0614 研究中的美金刚用法如下：第 1 周（在 WBRT 的第 1 天开始给药），每天早上口服 5mg；第 2 周，每天早晚各口服 5mg；第 3 周，每天早上 10mg，每天晚上 5mg；第 4 ～ 24 周，每天早晚各 10mg

2）靶区勾画：见表 4-2-12。

表 4-2-12 靶区勾画

GTV	化疗后患者，包括化疗后残留的肿瘤区域即可 GTV 外扩 8mm，淋巴结以化疗前的受侵区域范围而定，将肿瘤和受累淋巴结作为放疗靶区，进行累及野照射
CTV	局限期治疗达 CR，建议预防性全脑放疗 临床上未受累的锁骨上淋巴结一般不包含在靶区中

3）SCLC 放疗原则

A. 同步放化疗是标准的治疗方案，优于序贯放化疗。

B. 在 1 个周期或 2 个周期全身治疗后应尽早开始放疗。

C. PET/CT 能更好地指导靶区勾画，建议最好在放疗前4周内进行PET/CT检查，最早的PET/CT检查时间不能早于放疗前8周。PET/CT检查时的体位应与治疗时的体位一致。

（3）放射技术：与NSCLC类似。

（4）与放疗联用的化疗方案

1）首选方案

顺铂（60mg/m²，化疗第1天）和依托泊苷（120mg/m²，第1、2、3天）；或顺铂（80mg/m²，化疗第1天）和依托泊苷（100mg/m²，化疗第1、2、3天）。

2）其他方案

顺铂（25mg/m²，化疗第1、2、3天）和依托泊苷（100mg/m²，化疗第1、2、3天）；或卡铂（AUC 5～6，化疗第1天）和依托泊苷（100mg/m²，化疗第1、2、3天）。

以上方案放疗期间每21～28天重复1次。

3. 肺癌放疗危及器官限量　见表4-2-13。

表4-2-13　肺癌放疗危及器官限量

脊髓	最大≤45Gy
双肺	肺癌单纯放疗：双肺 V_{20}≤30%，V_5≤60%，MLD≤20～23Gy
	肺癌同步放化疗：双肺 V_{20}≤28%，V_5≤60%
	肺癌术后放疗：肺叶切除 V_{20}＜20%，全肺切除 V_{20}＜10%
	肺癌同步放化疗+手术，V_{20}＜20%，V_{10}＜40%，V_{15}＜30%
心脏	最小≤30Gy，V_{30}≤40%，V_{40}≤30%
食管	V_{50}＜50%
肝	V_{30}＜30%
肾	V_{20}＜40%
臂丛神经	≤66Gy

（五）姑息治疗

WHO对姑息治疗的定义：姑息治疗医学是对治愈性治疗不反应的患者所采用的积极、完全的主动治疗和护理。对疼痛和有关症状及心理问题、社会问题和精神问题的控制是首要的。其目的是为患者及其家属赢得更好的生活质量。由此可见，姑息治疗是一个积极的治疗理念，并非消极的措施。姑息治疗是包括癌症在内的疾病的一种特殊的治疗方式，通过控制疼痛、缓解症状及提供精神与社会方面的支持，使罹患疾病而面临死亡威胁的患者及其家属提高和改善生活质量。

2010年，《新英格兰医学杂志》发表的Temel等关于早期姑息治疗在晚期NSCLC中的价值的论文，被美国临床肿瘤学会（ASCO）评为当年肿瘤治疗领域的十大进展之一。这项来自麻省总医院单中心的研究，仅仅纳入了151例晚期NSCLC患者。这么小的一项研究为什么取得了如此高的评价呢？此项研究把151例NSCLC患者分两组进行对照性研究，一组采用标准的化疗方法，另一组采用化疗加早期姑息干预（控制症状、心理支持、营养支持、认知教育等）的方法。两组的最终结果令人大吃一惊，与采用标准化疗的患者相比，加入早期姑息干预治疗的患者，对医疗的满意度明显提高，生活质量得到明显改善，住院时间缩短，医疗花费减少，而且生存时间平均延长了近3个月。其疗效甚至超过了很多新药，让世界为之一振。其后，多项研究均证实了姑息治疗在肺癌等肿瘤中的重要价值。

姑息治疗对提高患者生活质量、延长患者生存时间起到重要作用，姑息治疗应该作为标准治疗贯穿整个肺癌诊疗的全过程。国内外的指南和共识均将姑息治疗作为肿瘤诊疗的重要部分推荐。

（六）中医药治疗

中医认为肺癌是由正气内虚、邪毒外侵引起的，以痰浊内聚，气滞血瘀，蕴结于肺，以致肺失宣发与肃降为基本病机，以咳嗽、咯血、胸痛、发热、气急为主要临床表现的一种恶性疾病。总体上，肺癌的中医治疗以扶正祛邪、标本兼治为基本原则。采用辨证论治的个体化治疗原则。目前对肺癌的辨证分型国内尚无统一标准，但临床以肺脾气虚、气阴两虚、气滞血瘀、气滞痰阻4型为多见。临床多采用辨证分型治疗和以基本方为主随症加减治疗两大类。

目前化疗、靶向治疗等治疗方法是肺癌重要的治疗手段，但是，存在不良反应较严重，对机体免疫力影响较大的问题。中西医整合治疗，可以互相取长补短，充分发挥各种治疗方法在疾病各阶段中的作用。做到在提高机体免疫力的前提下，最大限度抑制或消灭癌细胞。中西医整合治疗可起到提高疗效或减毒增效的作用，以改善症状，提高生活质量，延长生存期。

（七）局部治疗

局部治疗是肺癌重要的治疗手段，在控制肿瘤局部增殖、控制肿瘤急症等方面发挥了重要的作用。常用的局部治疗手段包括介入治疗、粒子植入、射频消融等治疗模式等。

针对肺癌的局部治疗包括血管性和非血管性两种，前者是通过支气管动脉造影，证实肺癌的供血动脉后，进行肺癌的化疗灌注和栓塞治疗；后者是在CT或DSA定位下，经皮穿刺肺癌，注入无水乙醇等治疗。肺癌的介入治疗是指通过直接灌注针对肺癌的血管化疗药物，微球栓塞，其他的治疗手段还包括冷冻治疗、热疗等，均显示出一定的治疗效果。

随着支气管镜在临床应用的日益普及，对不能手术和放疗的患者，以下局部治疗手段可作为治疗选择，如各种支气管镜介导的激光、高频电刀、射频消融、氩等离子体凝固术（argon plasma coagulation，APC）、微波、激光、光动力治疗、冷冻、气道支架、球囊扩张、黏膜下或瘤体内药物注射等技术，实施支气管腔内介入治疗必须严格掌握适应证，明确治疗目的，客观评估拟采用的某项治疗技术能否实现预期目标，并在有条件的医院开展治疗。

（八）全程管理及综合治疗

目前肺癌位居所有恶性肿瘤发病率和死亡率首位。严重威胁人类健康。近些年来肺癌的治疗手段越来越多，已经从单一的外科治疗过渡到外科手术协同化疗、放疗、靶向治疗、免疫治疗的整合治疗时代。近期正在如火如荼开展的免疫治疗，特别是免疫治疗在新辅助及局部晚期肺癌巩固治疗中的研究结果为进一步探索多学科整合治疗在不同分期肿瘤中的临床应用提供了重要的参考。同时，在整个治疗过程中，治疗之外患者的各种姑息管理也是全程管理不可或缺的重要部分。如何做好各种治疗手段的“排兵布阵”，做好全程管理，最大优化发挥各种治疗手段的作用，对于提高患者的总体生存率具有重要的作用。

【肺癌康复随访与复发预防】

（一）总体目标

肺癌康复治疗的主要目标是通过整合调理措施改善肺癌患者肺功能、营养状态、心理状态，提高患者生活质量。肺癌随访/监测需根据患者的具体情况和肿瘤分期，为患者制订个体化、人性化的整合医学方案，以更早地发现肿瘤进展、复发或原发第二肿瘤，并及时处理，提高患者生存预后。

（二）整合管理

1. *肺康复治疗* 肺康复（pulmonary rehabilitation）的主要目的是以多学科和个性化的方式改善肺部症状，是将锻炼与教育相整合的一种个体化治疗方案。其主要包括运动训练、健康教育、营养支持和心理干预，核心是运动训练。合理的肺康复训练能提高肺癌患者运动耐力、改善肌力、缩短住院时间、降低术后并发症、改善生活质量。

（1）运动形式：根据锻炼的部位主要分为3种。上肢运动：两上肢绕圈，爬墙运动，上肢负重上举（如举哑铃等）。上肢运动通过改善机体对上肢运动的适应能力，提高运动耐力，同时肩带肌的运动对呼吸肌有辅助强化作用。下肢运动：步行、骑自行车、爬楼梯、游泳、慢跑等，下肢运动可增强下肢肌群肌肉功能，改善行走能力、运动耐力和心肺功能。呼吸肌运动：缩唇/腹式呼吸、瑜伽体操、吹气球等，呼吸肌运动可改善患者呼吸肌功能，减轻呼吸困难的症状。

（2）运动强度：无论是连续训练还是间歇训练，有氧运动的起始强度为最大心率或最大运动能力的60%～80%，每次有氧运动至少30min，目前推荐的肺癌患者肺康复运动方法是从每周2天，每次10min的中低强度的有氧运动训练开始，逐步达到每周3～5天、每次30min的中高强度的有氧运动训练，持续4～12周。

（3）康复治疗时间与疗程：肺癌根治术后的

患者多建议术后 3 个月后开始肺康复治疗，但具体疗程尚未确定。肺癌根治术前最佳肺康复启动时间和持续时间尚未统一，多数研究者建议术前肺康复训练时间为 4 ～ 8 周，每周 3 ～ 5 次。放化疗的肺癌患者一般建议先进行拉伸运动，最后以放松运动结束，持续 4 ～ 8 周。

（4）评价手段：客观评价方法包括心肺功能运动试验、静态肺功能试验、6 分钟步行试验、运动平板试验。主观评价方法包括健康生活质量评价（36 条简明健康问卷、圣乔治呼吸问卷、肺癌相关生存质量）和呼吸困难指数评价（Brog 评分、BODE 指数）。

2. 营养治疗　晚期肺癌患者在化疗中或化疗后常出现比化疗前更为明显的消瘦和营养不良，严重时可出现恶病质，因此，临床医师需要正确评定患者的营养状况，及时给予营养支持治疗。

（1）营养状态评估：首先是对患者进行病史采集和体格检查，了解患者膳食情况时发现营养不良的相关体征（如肌肉萎缩、毛发脱落、皮肤损害、水肿）。目前常用的临床指标包括体重、体重指数、皮褶厚度与臂围、握力测定等，生化指标有血浆总蛋白、白蛋白、前白蛋白、转铁蛋白、视黄醇结合蛋白等。同时还可以进行营养状态评估、营养风险筛查，包括患者参与的主观全面评定（PG-SGA）、主观全面评定（SGA）、微型营养评定（MNA）、营养风险筛查量表 -2002（NRS-2002）等，其中 PG-SGA 专门为肿瘤患者所设计，简便而准确，是一个比较适合肺癌患者进行营养风险筛查的量表。

（2）营养干预方式：如饮食建议、治疗影响食物摄入的消化道症状，以及提供口服营养补充剂等，当经口进食摄入营养不足时，建议补充肠内营养，一般是鼻饲管，不建议肠外营养作为放疗中的常规治疗，只有在不可能有足够的口服 / 肠内营养时，如在严重的放射性肠炎或严重的疾病时，才建议应用肠外营养。

（3）营养摄入推荐：如果不单独测量癌症患者的总能量消耗，则假定其与健康受试者相似，一般为 25 ～ 30kcal/d。蛋白质建议摄入量应在 1g/（kg · d）以上，最高可达 1.51g/（kg · d）。脂肪和碳水化合物的最佳摄入比例尚未确定，若患者体重减轻且合并胰岛素抵抗，建议适当增加脂肪能量与碳水化合物能量的比例。建议提供的维生素和矿物质的数量约等于推荐的日摄食量，在没有特定缺陷的情况下不使用高剂量的微营养素。

3. 心理、行为治疗

（1）肺癌患者中，抑郁、焦虑、恐慌、社交障碍是较常见的心理问题，这些心理问题可以加重呼吸困难，并与患者的社会问题和生活质量差有关。

（2）首先应对照临床实践指南，进行心理疾病的严重程度评估和管理。肺康复中的心理和行为干预可以包括教育培训、认知行为治疗和心理咨询师支持治疗，重点是压力管理和渐进肌肉放松。这些干预患者的好处包括更好地了解与肺癌有关的生理和心理变化，更好地自我管理和坚持治疗计划，积极参与治疗。

4. 戒烟指导

（1）心理社会干预：如以热线的形式进行的电话咨询、团体咨询、个人咨询等。

（2）药物疗法：适用于正在吸烟或不能戒烟的患者，可增加 50% ～ 70% 的戒烟率，目前最常用的药物疗法是尼古丁替代疗法（nicotine replacement therapy，NRT），长效 NRT 是应用缓慢释放尼古丁的透皮贴片，短效 NRT 包括使用口香糖、氯硝唑、鼻喷雾器和吸入器、含片等。其他的药物包括尼古丁受体部分激动剂、精氨酸和半胱氨酸、抗抑郁药、安非他酮和去甲替林等。

（3）电子烟：是将加热的尼古丁输送给患者，但不含有与香烟相同水平的致癌物质，建议患者使用电子烟逐渐代替香烟。

（三）严密随访

肺癌患者随访的主要目的是评估疗效，及时发现肺癌转移或复发、第二肿瘤，监测手术、放化疗或靶向治疗后的不良反应。随访常用的影像学检查是胸腹部 CT、腹部彩超、颅脑 MRI、骨扫描，PET/CT 虽然特异性和敏感性较高，但由于费用较高，一般不作为常规随访手段。每次随访均需仔细询问病史，进行体格检查，同时劝说患者戒烟。具体随访方法及频率如下。

（1）Ⅰ～Ⅱ期和可手术切除的Ⅲ A 期 NSCLC

R0 切除或 SRBT 治疗后，无临床症状或症状稳定者：①治疗结束后前 2 年，每 6 个月随访 1 次，建议复查胸部 CT 平扫或增强扫描、腹部 CT 或彩超；②治疗结束后第 3 ～ 5 年，每年随访 1 次，建议复查胸部 CT 平扫、腹部 CT 或彩超；③治疗结束后 5 年以上，每年随访 1 次，建议复查胸部 CT 平扫、腹部 CT 或彩超。

（2）局部晚期 NSCLC（不可手术的ⅢA 期和ⅢB 期和ⅢC 期）放化疗后，无临床症状者或症状稳定者：①治疗结束后前 3 年，每 3 ～ 6 个月随访 1 次，推荐行胸腹部（包括肾上腺）CT 增强扫描；②治疗结束后第 4 ～ 5 年，每 6 个月随访 1 次，推荐行胸腹部（包括肾上腺）CT 增强扫描；③治疗结束后 5 年以上，每年随访 1 次，推荐行胸腹部（包括肾上腺）CT 增强扫描。

（3）Ⅳ期 NSCLC 患者全身治疗后：①无临床症状或症状稳定者，每 6 ～ 8 周随访 1 次，需要行胸腹部（包括肾上腺）CT 增强扫描，对于伴有脑、骨转移者需要复查颅脑 MRI 和全身骨扫描；参加临床研究者，随访应遵循临床研究方案进行。②临床出现新的症状和（或）症状加重者，立即随诊，是否行 CT、MRI 检查由临床医师决定。

（四）常见问题处理

定期的随访复查能够及时发现复发转移病灶，从而进行针对性地早期干预和处理，以提高治疗疗效。对于复发转移，需要及时按晚期肿瘤治疗原则积极处理。

肺癌患者无论是放化疗、靶向治疗、免疫治疗，治疗的毒性反应是不可避免的，每个患者的不良反应具有异质性，化疗期间通过一些辅助药物治疗可以避免严重的不良反应，对于一些较轻的不良反应，大多数患者在门诊就诊时可以得到解决。常见的不良反应是消化道症状，如化疗期间和化疗后、靶向药物治疗后出现恶心、呕吐、食欲缺乏、腹泻、便秘等反应，此时应鼓励患者少食多餐，饮食宜清淡、易消化，避免辛辣刺激、油腻食物，同时营养要充足，合理搭配膳食，必要时予以改善食欲、止呕、止泻、通便等药物治疗，同时需监测肝肾功能，排除药物引起肝肾功能不全导致的消化道症状。此外，铂类药物引起骨髓抑制也是常见的不良反应，可出现中性粒细胞减少、血小板计数降低、贫血等血液学毒性，可予以升白细胞、升血小板、升红细胞等治疗措施，随访期间定期复查血常规，及时处理。

其他症状的处理如下。

皮疹：使用靶向药物（TKI）治疗后很容易出现皮疹，首先需要对皮疹进行分级，对于皮疹 1 ～ 2 级的患者可外用抗炎软膏，皮疹 3 级的患者除外用抗炎药物外，还需口服抗生素治疗，对于全身性、严重皮疹患者，需减量或停用 TKI 治疗，同时予以激素治疗。

（五）积极预防

肺癌的康复治疗、随访监测是三级预防，有助于减少术后复发，防止肿瘤转移，稳定瘤灶，提高生活质量，延长生存期，其最终目标是促进患者康复，尽可能达到肿瘤完全缓解，心理、生理和体能完全恢复，并能胜任各项工作，回归社会。因此值得患者本人、临床医师的关注和重视，这对于降低肺癌的发病率和病死率也具有深远的意义。

要点小结

- 肺癌康复治疗的主要目标是通过改善肺癌患者的肺功能、营养状态、心理状态，提高生活质量，改善患者生存预后。
- 肺癌随访/监测需根据患者的具体情况和肿瘤分期，为患者制订个体化、人性化的整合方案。

（六）肺癌治疗展望

肺癌是恶性肿瘤中的“第一杀手”。在我国男性和女性恶性肿瘤中的发病率分别为第一位和第二位，死亡率均居第一位。近年来，肺癌的筛查、诊断和各种治疗手段都有了长足进步，如何合理运用这些技术手段至关重要。在肺癌的诊疗方面可有如下展望。

1. 低剂量螺旋 CT（LDCT）技术已日趋成熟，扫描辐射剂量明显低于常规 CT，目前尚无研究提示每年 1 次（多数项目为 3 年 1 次）的 LDCT 会给人体带来明显危害，因此成了目前肺癌筛查最有效的手段。需要指出，肺癌的筛查状况在东西方人群中存在显著差异。例如，由于政府医保覆盖的问题，肺癌筛查对象在美国主要为中重度吸烟的老年人群，而在中国其覆盖的人群更广，从而导致了国内一些年轻、女性、不吸烟这些传统的“低危人群”可能也成了“高危人群”的现象。可以预见，未来对肺癌的病因学研究在多学科合作的基础上会因筛查人群的扩大而有进一步的发现。

2. 随着肺癌筛查的普及，肺小结节的检出率越来越高，所带来的另一个问题就是如何对肺癌进行早期诊断。当然，诊断的“金标准”依旧是病理，但 CT 引导下的肺穿刺由于其本身的侵入性和对于某些病灶，如纯磨玻璃结节中相对较高的假阴性率，使其在部分人群中的应用受限。令人期待的是，目前影像组学、人工智能及外周血的相关检测技术正在蓬勃发展，相信在未来能为早期肺癌的无创性诊断提供重要帮助。

3. 肺癌的治疗方面，分期治疗和多学科整合治疗是所有恶性肿瘤治疗的最基本原则，肺癌也不例外。因此，肺癌领域专家会进一步规范并推广多学科整合诊疗模式，整合多学科的特点和优势，给患者制订真正个体化的整合医学治疗方案。

4. 手术治疗是肺癌的重要治疗手段，但传统的手术方式几乎千篇一律。近年来，随着免疫治疗的兴起，手术方式对于患者器官功能和整体免疫功能的影响也受到了更多的关注。有越来越多的证据提示，对于某些早期患者，亚肺叶切除，以及高选择区域性淋巴结清扫抑或不进行淋巴结清扫是可行的，且有利于患者生活质量的提高。未来，有关个体化手术方式的研究和应用也将越来越普遍。

5. 对于因医学或个人原因不能或不愿意接受手术切除治疗的肺癌非晚期患者，放疗作为根治性治疗手段的地位会得到进一步提高。当然，在国内不同中心的放疗技术和实施规范性差异很大，但在未来，通过各地质控中心及上下级医院的指导合作，有望进一步提高放疗技术的质量控制和规范使用。此外，一些新的放疗技术，如质子、重粒子治疗也处于进一步开发和应用中，有望给部分患者带来获益。

6. 对于晚期肺癌患者，全身药物治疗是主要的治疗手段。肺癌的药物治疗已从过去的单纯化疗，发展到目前的靶向治疗和免疫治疗。基因检测的普及性和准确性正逐步增强。未来，更多的治疗靶点及针对这些靶点的药物将会被发现和使用，针对不同机制的免疫治疗药物会不断涌现，同时，对于免疫治疗合适人群的选择也将更加明确，国内优秀医药企业的发展更会进一步提高药物的可获得性。另外，有越来越多的证据提示局部治疗在晚期肺癌患者中的应用价值，期待在将来的临床实践中能为晚期肺癌患者带来更多的生存获益。

【典型案例】

肺恶性肿瘤整合性诊疗 1 例

（一）病例情况介绍

1. 基本情况　男性，50 岁，农民，因“咳嗽 1 周”于 2015 年 8 月 17 日入院。患者 1 周前无明显诱因出现咳嗽，咳白痰，无发热，无胸闷气急，无声音嘶哑。当地医院胸部 CT 提示存在右上肺肿物。既往史无特殊。吸烟史 400 支 / 年。

2. 入院查体　ECOG 评分 0 分。查体无特殊。

3. 辅助检查　2015 年 8 月 18 日胸部增强 CT：①右上肺占位，考虑周围型肺癌，局部见胸膜牵拉；②纵隔及两肺门多发小淋巴结显示；③双上肺肺气肿。上腹部 CT、支气管镜、全身骨显像、颅脑 MRI、颈部 + 锁骨上超声、肺功能均未见明显异常。

4. 入院诊断　右肺癌，周围型，cT2N0M0，ⅠB 期。

（二）整合性诊治过程

Ⅰ. 初诊

1. 关于诊断及评估

（1）MDT 团队组成：胸外科、胸内科、胸部放疗科。

（2）讨论意见：胸外科，根据患者影像学检查，确定目前临床分期为ⅠB期，NCCN指南对于周围型T2N0M0，纵隔淋巴结阴性，建议手术，手术探查及切除术+纵隔淋巴结清扫或系统淋巴结取样。胸内科、胸部放疗科，根据术后分期决定术后放化疗的选择。

2. 关于治疗方案

（1）MDT团队组成：胸外科、胸内科、胸部放疗科。

（2）讨论意见：患者于2015年8月25日行胸腔镜右上肺癌根治术（右上肺叶切除+淋巴结清扫）。手术及恢复过程顺利。术中探查未见胸腔积液及胸膜转移结节，可见脏胸膜凹陷。术中冷冻切片：（右上）肺腺癌。术后常规病理：①（右上）肺结节型（瘤体3cm×2.5cm×2cm）浸润性腺癌（腺泡状生长为主，部分为实性、乳头及微乳头状生长），侵及脏胸膜。②（第2组）3个、（第4组）3个、（第7组）5个、（第8组）1个、（第10组）2个、（第11组）2个、（第12组）2个淋巴结慢性炎症伴部分淋巴结内炭末沉着。检测到*EGFR 21L858R*突变。术后诊断：肺腺癌pT2aN0M0 ⅠB期。

胸外科及胸内科：目前的共识一致认为完全切除的ⅠA期患者不推荐辅助化疗，Ⅱ～Ⅲ期患者应常规行辅助化疗，对于ⅠB期患者术后辅助治疗，存在争议。CSCO指南：完全切除的ⅠB期患者，不推荐常规应用术后辅助化疗，包括具有高危险因素的ⅠB期患者。ESMO指南：ⅠB期肿瘤＞4cm可考虑行辅助化疗。NCCN：推荐ⅠB期含有以下危险因素的患者需行辅助化疗。低分化（包括肺神经内分泌肿瘤）、血管侵犯、肿瘤直径＞4cm、脏胸膜受累、楔形切除、淋巴结情况不明（Nx）等。考虑该患者侵及脏胸膜，可选择含铂双药辅助化疗。患者于2015年9月至2015年11月进行培美曲塞联合顺铂化疗4个周期。患者无淋巴结转移，术后无须行辅助放疗，进入定期随访。

3. 关于后续随访

（1）MDT团队组成：胸外科、胸内科。

（2）讨论意见：术后辅助化疗后需定期复查，肺癌术后2年内每3个月复查，该患者于2016年4月1日复查胸部增强CT：右肺术后改变，两肺未见明显实性结节。2016年4月2日CEA：9.07ng/ml（术前为8.85ng/ml，术后为5.38ng/ml，化疗后降至3.02ng/ml）。

胸外科：为排除其他是否存在复发病灶，故于2016年4月6日行全身PET/CT：右肺上叶切除术后，术区纤维灶，右肺斜裂增厚；右肺门旁结节样FDG代谢异常增高灶（SUV 5.85），首先考虑复发灶。其余部位未见明显异常。支气管镜检未见明显异常。无复发生存期（DFS）7.5个月。

Ⅱ. 第一次复发

1. 关于诊断及评估

（1）MDT团队组成：胸外科、胸内科、胸部放疗科。

（2）讨论意见：PET/CT显示右肺门旁结节样FDG代谢异常增高灶（SUV 5.85），首先考虑复发灶。可行TBNA或EBUS检查明确，但与患者沟通后遭到拒绝。因此根据肺癌患者局部复发的处理进行讨论评估。

2. 关于治疗方案

（1）MDT团队组成：胸外科、胸内科、胸部放疗科。

（2）讨论意见：胸外科、胸部放疗科，因考虑患者目前为肺门淋巴结复发，其余地方未见病灶，根据NCCN指南指出局部复发为可切除复发，优选再切除，也可考虑外放疗或SBRT。如局部复发为纵隔淋巴结复发，若既往未做过同步放化疗，还可考虑同步放化疗；若既往做过同步放化疗，考虑全身治疗。不管是肺癌术后复发还是余肺第2次原发性肺癌“包括切除边缘淋巴结的癌侵”，只要有根治性切除的可能，无远处转移的临床证据，心肺功能和全身状况许可，特别是临床分期较早的患者，原则上应积极争取手术治疗。2008年国际肺癌研究学会：NSCLC合并同侧肺寡转移接受手术治疗后预后较好，同肺叶卫星灶患者的5年生存率为28%，同侧不同肺叶病灶患者的5年生存率为21%，优于单纯性姑息性全身治疗。但是，我们还需要考虑患者的R0切除概率、肺功能FEV_1＞60%（该患者为60%），全肺切除后后续治疗困难，以及病例类型（鳞癌再切除率高于腺癌）。该患者肺功能较差，右肺全切后的术后恢复，以及腺癌的病理类型，综合考虑下，可选择肺门及纵隔淋巴引流区根治性放化疗。患者于2016年4月19日开始行放疗。GTV，右肺门旁软组织影，PGTV剂量6160cGy/28f。同期于2016年4月20日至2016年5月18日行紫杉醇+奈达铂化疗5个周期。疗效评价为SD。

3. 关于后续随访

（1）MDT团队组成：胸内科、胸部放疗科。

（2）讨论意见：术后辅助化疗后，根治性放化疗后需定期复查，2年之内仍每3个月复查，患者于2017年8月29日胸部增强CT示右下肺斜裂胸膜旁结节，考虑转移瘤。右侧胸膜结节伴少量胸腔积液，考虑转移瘤。右侧胸膜局部略厚。颅脑MRI、全身骨显像等未见明显异常。无进展生存期（PFS）：16.6个月。

Ⅲ. 第二次复发

1. 关于诊断及评估

（1）MDT团队组成：胸内科、胸部放疗科。

（2）讨论意见：患者从2014年初诊经历术后，术后化疗，复发后再行根治性放化疗，历时2年，现在出现肺及胸膜复发转移，重新明确病理类型及基因是下一步治疗的关键。因此，于2017年8月30日行CT引导下右肺肿块穿刺。常规病理：右肺肿块纤维组织内见腺癌。CK阳性，TTF-1阳性，CK7阳性，P40阴性，CgA阴性，Syn阴性，CD56阴性，Ki-67 30%阳性。检测到*EGFR 21L858R*突变（NGS：Ex21L858R突变、EGFR扩增、TP53突变）。诊断：右肺腺癌术后右肺、胸膜复发rT0N0M1a，ⅣA期。

2. 关于治疗方案

（1）MDT团队组成：胸内科、胸部放疗科。

（2）讨论意见：胸内科，目前该患者ⅣA期伴*21L858R*突变，为晚期敏感突变肺癌患者的处理。对于晚期*EGFR*敏感突变患者，可考虑EGFR-TKI单药治疗或联合化疗或联合抗血管生成药物，NEJ026、NEJ009、RELAY等研究均表明EGFR-TKI联合抗血管生长药物或化疗的一线模式PFS获益超过TKI单药。和患者沟通后，选择EGFR-TKI单药治疗。患者于2017年9月4日开始埃克替尼（凯美纳）125mg每天3次治疗。2017年9月30日复查CT：①右肺胸膜旁病灶较前明显缩小；②右侧胸膜转移瘤较前缩小，右侧胸腔积液较前减少。疗效评价PR。

3. 关于后续随访

（1）MDT团队组成：胸内科、胸部放疗科。

（2）讨论意见：患者凯美纳靶向治疗过程中，每2个月复查1次，在凯美纳治疗5个月后患者出现右侧胸痛，影响睡眠，NRS评分4分。2018年2月12日复查CT：右肺癌治疗后复查。对照前片：①右肺胸膜旁转移瘤较前增大。②右侧胸膜增厚，较前明显；右侧胸腔积液，较前增多。颅脑MRI、全身骨显像等未见明显异常。PFS 5.3个月。

Ⅳ. 一线治疗进展

1. 关于诊断及评估

（1）MDT团队组成：胸内科、胸部放疗科。

（2）讨论意见：患者一线凯美纳治疗5个月后疾病进展，根据EGFR-TKI耐药模式，临床进展模式评估参考标准，疾病控制≥3个月，肿瘤负荷快速增加，症状评分2分，为快速进展型。此时建议明确基因情况，在病灶可取和患者意愿下，可再次穿刺。患者于2018年2月27日右侧肿块穿刺病理：（右肺）符合低分化癌，倾向腺癌。CK阳性，TTF-1阳性，CK7阳性，P40阴性，CgA阴性，Syn阴性，CD56阴性，Ki-67 60%阳性。第二代测序检测提示*EGFR 21L858R*突变（丰度15.9%）、*MET*扩增2.4倍、*TP53*突变（18.8%），外周血NGS示*EGFR 21L858R*突变（丰度0.6%）、*TP53*突变（0.4%）。

2. 关于治疗方案

（1）MDT团队组成：胸内科、胸部放疗科。

（2）讨论意见：胸部内科，该患者为EGFR-TKI药物的快速进展，肺内多发病灶进展。对于耐药机制而言，一代EGFR-TKI治疗后的患者约5%的耐药机制为*MET*扩增，可能从克唑替尼治疗中获益。对于T790M阴性的患者，CSCO指南推荐含铂双药化疗，也可联合贝伐珠单抗，所以建议患者行含铂双药化疗加或不加贝伐珠单抗，参加临床试验。

最终根据患者既往治疗方案、经济等因素，停用凯美纳，2018年2月28日至2018年5月3

日多西他赛 + 顺铂 + 贝伐珠单抗治疗 4 个周期，后贝伐珠单抗维持治疗 2 个周期。疗效评价 SD。

3. 关于后续随访

（1）MDT 团队组成：胸内科、胸部放疗科。

（2）讨论意见：贝伐珠单抗维持治疗 2 个周期，患者出现头晕、乏力症状；2018 年 7 月 5 日颅脑 MRI 示脑内多发转移瘤。2018 年 7 月 7 日胸部增强 CT：右肺及右侧胸膜多发转移瘤较前增大；右侧胸腔积液较前增多。PFS 4.2 个月。

Ⅴ. 二线治疗进展及后续治疗

1. 关于诊断及评估

（1）MDT 团队组成：胸内科、胸部放疗科。

（2）讨论意见

1）胸部放疗科：明确患者颅内多发转移数目为 3 个，均小于 2cm，可考虑 SRS 治疗。

2）胸内科：肺部进展可再行穿刺明确基因状态，故 2018 年 7 月 10 日行右肺下胸膜结节穿刺，提示腺癌，胸腔积液找到腺癌细胞，NGS 示组织标本 *EGFR 21L858R* 突变丰度 20.3%、*MET* 扩增 3.3 倍和 *TP5* 突变丰度 20.2%；胸腔积液中 *EGFR 21L858R* 突变丰度 7.9%、*EGFR T790M* 突变丰度 0.3% 和 *TP53* 突变丰度 17.8%。

2. 关于治疗方案

（1）MDT 团队组成：胸内科、胸部放疗科。

（2）讨论意见

1）胸内科：研究表明胸腔积液上清突变图谱特征与组织具有高度一致性，胸腔积液上清敏感性及突变检出率优于胸腔积液细胞沉渣，胸腔积液上清检测不受胸腔积液中肿瘤细胞数量及血细胞污染的影响。另外，研究表明，NGS 中丰度与疗效并没有直接的相关性。而且肿瘤存在明显的异质性，组织标本和胸腔积液中的基因突变情况可能存在差异。因此，综合考虑，该患者可选择奥希替尼联合 MET 抑制剂。

2）胸部放疗科：脑部病灶可行 SRS 或伽马刀治疗。

与患者沟通后，患者于 2018 年 7 月 14 日开始奥希替尼 80mg 口服，每天 1 次治疗，同时行脑转移瘤伽马刀治疗。奥希替尼治疗 3 个月后复查，右肺病灶均较前增大，右侧锁骨上淋巴结肿大，脑转移瘤治疗后改变。疗效 PD。PFS：3 个月。2018 年 10 月 23 日右锁骨上穿刺病理示腺癌，NGS 示 *EGFR 21L858R* 突变丰度 23.1%、*MET* 扩增 12.5 倍和 *TP53* 突变丰度 67.4%。PFS 3.3 个月。患者于 2018 年 10 月 27 日开始奥希替尼联合克唑替尼治疗，2018 年 11 月 21 日复查胸部 CT 提示右肺及右侧胸膜多发转移瘤部分较前缩小，右侧胸腔积液较前减少。疗效评价 SD。2019 年 3 月 25 日复查 CT 示右肺及右侧胸膜多发转移瘤较前增多增大，左肺新见多发小结节灶，考虑转移，疗效评价 PD。脑部病灶较前相仿。PFS 5 个月。

3. 关于后续随访　患者决定回当地医院对症治疗，未再接受其他抗肿瘤治疗，于 2019 年 5 月因疾病进展去世，OS 42 个月。

（三）案例处理的体会

本例为最初分期ⅠB 期的患者，手术切除接受术后辅助化疗后 7 个月左右出现肺门淋巴结复发，此时进行了 MTD 讨论。根据 NCCN 指南提出，局部复发为可切除复发，优选再切除，也可考虑外放疗或 SBRT。同时需要考虑患者的 R0 切除概率、肺功能 $FEV_1 > 60\%$（该患者为 60%），全肺切除后后续治疗困难，以及病例类型（鳞癌再切除率高于腺癌）。因此，整合考虑选择肺门及纵隔淋巴引流区根治性放化疗。16.6 个月后患者再次出现复发胸膜转移。通过 MDT 整合诊疗模式，患者可以在恰当的时机得到针对性的治疗，使得治疗效果更佳。

该患者在复发转移后，基因状态为 *EGFR 21L858R* 突变，因此接受埃克替尼靶向治疗，遗憾的是 PFS 仅 5 个多月，快速进展未出现 *EGFR T790M* 突变，但发现伴有 *MET* 扩增，根据当时的指南和方案证据级别，随后接受二线含铂双药化疗整合贝伐珠单抗抗血管生成治疗，PFS 仍仅 4 个月，疾病进展同时出现脑转移，再次进行基因检测发现 *EGFR T790M* 突变、*MET* 扩增 2.4 倍，再次进行 MDT 讨论，包括全身治疗的选择和局部脑转移治疗的选择，因为患者伴有头晕脑转移症状，所以在全身治疗的同时考虑局部治疗，脑放疗的选择根据转移灶数目和大小进行方案制订，故三线奥希替尼靶向治疗整合脑部 SRS 治疗，3 个月后患者脑部病灶控制稳定，但肺部病灶仍在进展，所以对于该患者来说，肿瘤的异质性非常大，前期不论化疗或EGFR-TKI治疗效果均欠佳，在没有标准方案的情况下，四线治疗选择为奥希替尼联合克唑替尼治疗，该方案持续了5个月，患者总生存期达到了42个月。

综上所述，该病例在早期肺癌术后非常短的时间内复发，经历多线治疗后达到3年半的生存，得益于多学科整合医学治疗模式。通过MDT模式，在患者每一次需要各学科医师对病情进行全面的讨论及评估时，及时做出更为客观、准确的治疗手段选择，能够最大限度地发挥不同专业的优势，对患者个体化、规范化治疗具有重要意义，同时还能促进学科交流，使临床医师在诊治患者时思考得更为全面，这将是未来疾病诊治的趋势。

（柳菁菁　廖日强　卢红阳　徐　燕　王志杰　陈克终　岳东升　任胜祥　褚　倩　宋正波　李　敏　李　丽　朱正飞　陆　舜　虞永峰　王文娴）

参考文献

白冰，黄云超，2016. 肺癌外科治疗现状及进展. 中华临床医师杂志（电子版），40（14）：2141-2144.

陆舜，虞永峰，等，2009. 非小细胞肺癌. 北京：人民卫生出版社：124-175.

中华人民共和国国家卫生健康委员会，2018. 原发性肺癌诊疗规范（2018年版），中华人民共和国国家卫生健康委员会官网.

Bray F，Ferlay J，Soerjomataram I，et al，2018. Global cancer statistics 2018：GLOBOCAN estimates of incidence and mortality worldwide for 36 cancers in 185 countries. CA：A Cancer Journal for Clinicians，68（6）：394-424.

Detterbeck FC，et al，2016. The IASLC Lung Cancer Staging Project：Background Data and Proposed Criteria to Distinguish Separate Primary Lung Cancers from Metastatic Foci in Patients with Two Lung Tumors in the Forthcoming Eighth Edition of the TNM Classification for Lung Cancer. J Thorac Oncol，11（5）：651-665.

Fehlmann T，Kahraman M，Ludwig N，et al，2020. Evaluating the use of circulating micro RNA profiles for lung cancer detection in symptomatic patients. JAMA Oncol，6（5）：714.

Guibert N，Pradines A，Favre G，et al，2020. Current and future applications of liquid biopsy in nonsmall cell lung cancer from early to advanced stages. Eur Respir Rev，29（155）：190052.

Miller KD，Nogueira L，Mariotto AB，et al，2019. Cancer treatment and survivorship statistics. CA Cancer J Clin，69（5）：363-385.

Rolfo C，Mack PC，Scagliotti GV，et al，2018. Liquid Biopsy for Advanced Non-Small Cell LungCancer（NSCLC）：A Statement Paper from theIASLC. J Thorac Oncol，13（9）：1248-1268.

Siegel RL，Miller KD，Jemal A，2020. Cancer statistics. CA Cancer J Clin，70（1）：7-30.

Travis WD，Brambilla E，Burke AP，et al，2015. WHO Classification of Tumours of the Lung，Pleura，Thymus and Heart，Volume 7. Lyon：International Agency for Research on Cancer：412.

Wang YN，Yao S，Wang CL，et al，2018. Clinical Significance of 4L Lymph Node Dissection in Left Lung Cancer. J Clin Oncol，36（29）：2935-2942.

Yue DS，Xu S，Wang Q，et al，2018. Erlotinib versus vinorelbine plus cisplatin as adjuvant therapy in Chinese patients with stage Ⅲ A EGFR mutation-positive non-small-cell lung cancer（EVAN）：a randomised，open-label，phase 2 trial. Lancet Respir Med，6（11）：863-873.

第三节 胸腺肿瘤

• 发病情况及诊治研究现状概述

胸腺肿瘤（thymic tumor）主要指来源于胸腺上皮细胞的肿瘤，包括胸腺瘤、胸腺癌，以及起源于神经内分泌细胞的胸腺神经内分泌肿瘤。胸腺肿瘤发病率低，占所有肿瘤的比例不足 1%，但在纵隔肿瘤中却占 21% ～ 47%。美国医疗保险监测、流行病学和最终结果（surveillance，epidemiology，and end results，SEER）数据库显示，胸腺肿瘤发病率约为 2.14/100 万，在亚裔中的发病率约 3.74/100 万。近年来随着检查手段的提高，尤其是我国肺癌筛查项目的普及，胸腺肿瘤的发病率有增加趋势。

手术、放疗和化疗是胸腺肿瘤主要的三种传统治疗方法，新近发展的有靶向治疗和免疫治疗等。其中，手术是治疗胸腺肿瘤的基石，是最有效的治疗方法，对于可切除的胸腺肿瘤，应限期行手术切除。对于合并症，如重症肌无力、纯红细胞再生障碍性贫血等，亦需积极治疗。手术完全切除是治愈最重要的因素，但对于晚期胸腺肿瘤的患者，强调的是整合治疗，单纯手术不是最有效治疗，完全切除率仅为 30% ～ 40%，5 年生存率为 40% ～ 78%。有研究发现，未完整切除的胸腺肿瘤患者未能从手术获益。当前，肿瘤的靶向治疗及其靶点的研究是全球的热点，非小细胞肺癌、乳腺癌、结肠癌等肿瘤的靶向治疗已取得了较好的临床疗效，同时与靶向治疗相关的生物预测因素也日益明确。近来一些研究报道了胸腺肿瘤的靶向治疗实践，但临床效果不确切，仍需进一步研究。有研究报道免疫治疗在胸腺癌的治疗方面有明显效果，但仍缺乏大样本的临床数据。

• 相关诊疗规范、指南和共识

- NCCN 肿瘤临床实践指南：胸腺瘤与胸腺癌（2020.V1），美国国家综合癌症网络（NCCN）
- 胸腺肿瘤的诊疗：基于中国胸腺肿瘤协作组多中心回顾性研究的共识，中国胸腺肿瘤协作组（ChART）
- 2016 JLCS 医学实践指南：胸腺肿瘤，日本肺癌学会（JCLS）
- 2015 ESMO 临床实践指南：胸腺上皮肿瘤的诊断、治疗与随访，欧洲肿瘤内科学会（ESMO）
- 2014 ITMIG 关于胸腺瘤和胸腺癌的 WHO 组织学分类的共识声明：精练定义，组织学标准和报告，国际胸腺肿瘤利益集团（ITMIG）

【全面检查】

（一）病史特点

胸腺瘤和胸腺癌是成人最常见的胸腺来源肿瘤。胸腺肿瘤占纵隔肿瘤的 21% ～ 47%。在中国，胸腺肿瘤发病率约为 3.93/100 万，是肺癌的1/100，食管癌的1/25。大多数胸腺瘤患者为40～60岁，男女发病率大致相近，部分研究表明胸腺瘤患者中男性居多。目前没有证据表明环境或感染因素在胸腺瘤发生发展中的作用。

胸腺瘤可伴发多种自身免疫性疾病，尤其是重症肌无力（myasthenia gravis，MG），可见于15%～33%的患者。超过90%的重症肌无力患者伴有胸腺异常，其中15%患者伴有胸腺瘤。同期伴发的MG症状常有助于肿瘤的早期检测。2/3伴有MG的胸腺肿瘤患者术后病理分期为Ⅰ期和Ⅱ期肿瘤；即便是在进展期（Ⅲ期和Ⅳ期）肿瘤中，伴有MG的患者组织学类型的恶性程度也较低（胸腺瘤，而非胸腺癌或胸腺类癌）。这有助于解释为何伴发MG的患者具有显著较佳的10年OS。不伴发MG的Ⅰ期胸腺瘤患者具有更好的生存状况，表明MG仍为一种不良预后因素。

胸腺瘤患者中1/3表现为无症状的前纵隔肿物，多在影像学检查时发现；另1/3的患者表现为局部症状，如咳嗽、呼吸困难、胸痛、咯血、吞咽困难、声音嘶哑、上腔静脉综合征、膈神经麻痹等；还有1/3的患者表现为副瘤综合征，最多见的为重症肌无力。就诊时胸腺肿瘤患者出现转移并不常见，最常见的转移部位是胸膜，胸腔外转移不足10%，转移部位有肾、淋巴结、肝、脑、肾上腺、甲状腺、骨。与胸腺瘤不同，胸腺癌侵袭性强，就诊时转移常见，转移部位有骨、肺、肝、胸膜和淋巴结，极少伴有副瘤综合征。

（二）体检发现

一般胸腺肿瘤尤其是早期胸腺肿瘤，常无明显的体征，进展期乃至晚期胸腺肿瘤患者可出现下列体征：①胸痛，一般表现为胸骨后疼痛，常为肿瘤侵犯胸骨导致。②咳嗽、喘鸣、反复发作的呼吸道感染、呼吸困难、吞咽困难、声音嘶哑等症状，通常为瘤体侵犯或压迫邻近纵隔结构所引起的胸部局部症状。③上腔静脉综合征：若肿瘤侵犯上腔静脉导致静脉阻塞，由于通过上腔静脉回流到右心房的血流部分或完全受阻相互影响，会导致患者出现急性或亚急性呼吸困难和面颈肿胀，进而发展为缺氧和颅内压增高，需要紧急处理。④晚期患者若出现胸腔播散，可出现胸腔积液，导致刺激性咳嗽、胸闷等症状。⑤锁骨上淋巴结肿大等。其中，锁骨上淋巴结肿大、胸腔积液等提示患者已处于晚期胸腺肿瘤阶段。体检时应仔细鉴别，不仅可为患者治疗方向提供思路，也能为临床诊断提供证据。

（三）化验检查

1. 常规检测　血常规、尿常规、粪常规、肝功能、肾功能、凝血功能、血清感染抗体等，这些检测主要了解患者一般情况，为制订治疗方案所必需。

2. 血清肿瘤标志物检测　肿瘤标志物广泛应用于临床，肿瘤标志物的联合检测、动态检测可以协助诊断胸腺瘤，对于分析病情、指导治疗、判断预后等均有意义。目前胸腺肿瘤暂无特异性肿瘤标志物，建议常规检测CEA、Cyfra 21-1、SCC、NSE、CA125，而常规检测AFP和β-HCG可与生殖细胞肿瘤行鉴别诊断。

（四）影像学检查

1. 胸部X线检查　正位胸部X线片可发现较大的胸腺瘤，一般表现为纵隔轮廓异常或肿物，但容易漏诊。

2. 胸部CT检查　随着CT的普及，偶然发现的胸腺瘤呈现增多趋势。当CT平扫发现前纵隔肿物时，胸部增强CT是诊断的首选影像学检查方法，不仅能显示病变大小、密度、边缘，而且能提示病变与胸腔内周围器官包括大血管、肺、心包、心脏、胸膜等的关系，如肿块内钙化、出血、坏死常提示肿瘤侵袭性高。

3. 胸部MRI检查　MRI对评价病变性质及是否侵犯血管更有优势。在CT和MRI影像上，与低危（A型、AB型、B1型）和高危（B2型、B3型）胸腺瘤相比，胸腺癌多表现为不规则轮廓、坏死或囊变、不均匀强化、淋巴结肿大及大血管受侵。MRI影像上，与高危胸腺瘤和胸腺癌相比，包膜完整、分隔、均匀强化，在低危胸腺瘤更常见，MRI在显示包膜、分隔或瘤内出血方面优于CT。一些早期研究提示，MRI有助于鉴别胸腺瘤、生殖细胞肿瘤及部分淋巴瘤。

4. PET/CT检查　PET/CT也是评估胸腺瘤的

重要方法，特别是合并胸内或胸外转移的患者，同时，有研究显示 PET/CT 能够区分胸腺增生和胸腺瘤，也可区分胸腺瘤和胸腺癌，胸腺癌的标准吸收值明显高于胸腺瘤。并且有研究提示，PET 摄取值与 WHO 分类相关，但不能评估肿瘤的外侵程度，也不能鉴别胸腺瘤和淋巴瘤。

（五）病理学检查

当发现前纵隔肿物且怀疑是淋巴瘤或胸腺瘤时，应行活检以明确诊断。创伤最小的是 CT 引导下细针抽吸活检（fine needle aspiration，FNA），但这种方法只能提供细胞学标本，难以明确胸腺瘤的组织学分型，更不能鉴别胸腺瘤和淋巴瘤，因此，FNA 一般不用于胸腺瘤的诊断。CT 或 B 超引导下芯针活检是确诊纵隔肿物的首选方法，它能获取足够的组织进行组织学及免疫组化检查，从而做出准确诊断，尤其是可鉴别胸腺瘤和淋巴瘤，也比较安全，建议行经胸带芯穿刺活检，采用 19G（或更粗）穿刺针，以获取足够多的标本，另外，关于行经胸带芯穿刺活检需要的最少组织条数目前还没有统一的指南明确，对于大多数患者至少需要 3 条组织才能获得足够的标本。如果不能进行芯针活检或未确诊时，可考虑行胸骨旁切口活检，尽量不采用电视辅助胸腔镜手术（video-assisted thoracic surgery，VATS）活检，以避免导致胸膜腔播散。晚期胸腺肿瘤患者可出现颈部淋巴结转移，体检时应仔细检查浅表淋巴结，肿块伴周围淋巴结肿大在淋巴瘤亦较多见，可行淋巴结活检确诊。对于手术切除标本，胸腺瘤的多点活检在胸腺瘤的正确诊断中起着非常重要的作用。胸腺瘤的形态和亚型在肿瘤内部可呈连续的不均一性，胸腺瘤和胸腺癌可混合存在一个肿瘤中。经多点活检取材可以避免囊性退化区域或坏死区域对诊断的影响。

要点小结

- 胸腺瘤与重症肌无力和其他副肿瘤综合征有很强的关联。
- 胸腺瘤常用的血清学标志物有 CEA、Cyfra 21-1、SCC、NSE、CA125。
- 常用影像学诊断方式有 CT、MRI、PET/CT 等，MRI 对评价病变性质及是否侵犯血管更有优势。
- 穿刺活检和病理学检查是诊断胸腺瘤的金标准，首选 CT 或 B 超引导下芯针活检。

【整合评估】

（一）评估主体

胸腺瘤特别需要多学科 MDT 团队讨论评估，其组成多包括胸外科、肿瘤内科、呼吸内科、神经内科、放射治疗科、诊断科室（病理科、影像科、超声科、核医学科等）、护理部及心理学专家等。

人员组成及资质：①医学领域成员（核心成员）：胸外科医师 2 名、肿瘤内科医师 1 名、呼吸内科医师 1 名、放射科医师 1 名、放疗科医师 1 名、组织病理学医师 1 名、其他专业医师若干名（根据 MDT 需要加入），所有参与 MDT 讨论的医师应具有副高级以上职称，有独立诊断和治疗能力，并有一定学识和学术水平。②相关领域成员（扩张成员）：临床护师 1 ～ 2 名和协调员 1 ～ 2 名。所有 MDT 参与人员应进行相应职能分配，包括牵头人、讨论专家和协调员等。

（二）分期评估

目前最为广泛接受的胸腺瘤分期体系为 Masaoka-Koga 分期，由 Masaoka 于 1981 年制订，后于 1994 年由 Koga 进一步修订。修改后的胸腺瘤 Masaoka 分期系统（亦称 Masaok-Koga 分期）（表 4-3-1）的定义：Ⅰ期，肿瘤局限在胸腺内，肉眼及镜下均无包膜浸润。Ⅱ期，Ⅱ a 期是镜下有包膜浸润；Ⅱ b 期是肉眼可见周围脂肪组织浸润，但局限于纵隔胸膜内。Ⅲ期，侵犯周围器官，Ⅲ a 期不侵犯大血管，Ⅲ b 期侵犯大血管。Ⅳ期，Ⅳ a 期为胸膜或心包浸润；Ⅳ b 期为淋巴或血行转移。Ⅰ期为非侵袭性胸腺瘤，Ⅱ期及以上为侵袭性胸腺瘤。

表 4-3-1　胸腺瘤的 Masaoka-Koga 分期

分期	描述
Ⅰ期	肿瘤明显位于包膜内及显微镜下观察肿瘤并未突破包膜
Ⅱa 期	显微镜下肿瘤突破包膜
Ⅱb 期	肉眼可见肿瘤侵犯胸腺或纵隔脂肪组织，或与心包及纵隔胸膜组织粘连紧密，但尚未突破心包及纵隔胸膜
Ⅲ期	肿瘤侵犯周围脏器（心包、大血管或肺）
Ⅳa 期	胸膜或心包浸润
Ⅳb 期	淋巴或血行转移

由 UICC 和 AJCC 提出的肿瘤 - 淋巴结 - 远处器官转移的肿瘤 TNM 分期系统一直是被广泛接受的评估患者预后及指导临床诊治的重要依据。目前至少有 15 种以上不同肿瘤的 TNM 分期系统，其中包括非小细胞肺癌和小细胞肺癌、食管癌等恶性肿瘤的 TNM 分期系统。尽管 TETs 的 Masaoka 及 Masaoka-Koga 分期系统已得到广泛应用，然而它们均未得到 UICC 和 AJCC 等国际组织的认可。2009 年国际肺癌研究协会（IASLC）和 ITMIG 认识到建立统一的 TETs 的 TNM 分期系统的重要性，至 2015 年已形成初步的 TETs 的 TNM 分期系统，并已于第 8 版 TNM 肿瘤分期系统发布时正式公布 TETs 的 TNM 分期系统（表 4-3-2）。

表 4-3-2　IASLC/ITMIG 推荐的 TETs 的 TNM 分期系统

分期	描述
T	
T1a	包膜完整或浸润至前纵隔脂肪组织
T1b	直接侵犯纵隔胸膜
T2	侵犯心包
T3	侵犯下列组织结构：肺、无名静脉、上腔静脉、胸壁、膈神经
T4	侵犯下列组织结构：主动脉、心包内肺动脉、心肌、气管、食管
N	
N0	无淋巴结转移
N1	前纵隔淋巴结（胸腺周围淋巴结）转移
N2	胸内深部淋巴结或颈部淋巴结转移
M	
M0	无远处转移
M1a	单个的胸膜或心包转移结节
M1b	肺内转移结节或远处器官转移

（三）病理学评估

胸腺瘤的组织学分类很重要，对判断其恶性程度及预后都有重要的指导意义。胸腺瘤有多种分类方法，这些分类方法从不同角度反映出胸腺瘤的生物学行为及病理组织学特点。WHO 发布的胸腺上皮性肿瘤的组织学分类最为常用。

1999 年，WHO 根据胸腺瘤的组织学将其分为 A、B、C 共 3 大类型（表 4-3-3），含有 A 型和 B 型区的 AB 型，其中 B 型进一步分为 B1、B2、B3 型；A 型细胞呈梭形或椭圆形，细胞核正常，有少量或未见淋巴细胞；AB 型在兼有 A 型胸腺瘤特点上，富含有淋巴细胞区，两种细胞有明显的分界；B1 型与皮质为主型类似，上皮细胞核呈圆形或卵圆形，核仁较小，致密排列的小至中等大淋巴细胞常掩盖细胞突起；B2 型中肿瘤上皮细胞散在分布，细胞核呈泡状，核仁明显，淋巴细胞散在分布于血管周围及肿瘤内；B3 型以上皮细胞为主，细胞核呈圆形或多边形，有轻度异型，含有少量的淋巴细胞；C 型为胸腺癌。

表 4-3-3　1999 版胸腺瘤的 WHO 分类系统

类型	内涵
A	髓质型或梭型细胞胸腺瘤
AB	混合型细胞胸腺瘤
B	按照逐渐增加的上皮细胞 / 淋巴细胞及核异型上皮细胞比例又分为 3 个亚型
B1	富含淋巴细胞的胸腺瘤、淋巴细胞型胸腺瘤、皮质为主型胸腺瘤或类器官胸腺瘤
B2	皮质型胸腺瘤
B3	上皮型、非典型、类鳞状上皮胸腺瘤或分化好的胸腺癌
C	即胸腺癌，组织学上此型较其他类型的胸腺瘤更具有恶性特征

WHO 分类系统于 2004 年得到修改，取消了 C 型胸腺瘤作为胸腺癌的同义词，将胸腺神经内分泌肿瘤列入胸腺癌，是目前应用最广泛的胸腺肿瘤病理分类系统，亦称 WHO 分型系统。根据肿瘤上皮细胞形态将胸腺瘤分为 A 型、B 型、AB 型，A 型由梭形或椭圆形肿瘤上皮细胞组成，B 型由圆形或多边形上皮样细胞组成，具有二者混合表现的为 AB 型。按照淋巴细胞的比例和上

皮细胞的异型程度将 B 型分为 B1 型、B2 型和 B3 型 3 个亚型，B1 型富含淋巴细胞，有少量上皮细胞；B2 型的淋巴细胞与上皮细胞比例接近；B3 型以上皮细胞为主，淋巴细胞稀少。胸腺癌根据其分化而命名，如鳞状细胞癌、黏液表皮样癌、肉瘤样癌、神经内分泌癌等，将原有的 C 型胸腺瘤剔除。强调 A 型及 AB 型预后好。

2015 年 WHO 发布了新版胸腺上皮性肿瘤组织学分类（表 4-3-4）。该版本补充加入了临床症状、肿瘤大体改变、免疫组化、遗传学特征和预后等数据，比旧版更多地关注了鉴别诊断。A 型胸腺瘤以往被认为是良性或生物学行为未定的肿瘤，现在直接归入低度恶性肿瘤范畴，因其也会发展为进展期肿瘤甚至发生转移。同时引入不典型 A 型胸腺瘤的概念，即 A 型胸腺瘤伴有不同程度的细胞异型性，发生复发转移的风险升高。B 型胸腺瘤仍保留原来的 B1、B2、B3 型胸腺瘤的分型，因为这是一组连续并有特征的形态学谱系，但它们之间模糊的边界导致诊断重复性差，所以相应的组织学诊断标准更加细化，而微小结节胸腺瘤、化生型胸腺瘤及其他罕见类型胸腺瘤改动不大（表 4-3-5）。

表 4-3-4　2015 年版 WHO 胸腺上皮性肿瘤组织学分类

	形态	免疫组化
A	梭形或卵圆形上皮细胞，缺乏核异型性，缺乏或仅有稀少的未成熟 TdT（+）T 淋巴细胞	CK19+，CD20+，p63+
不典型 A 型	相比于 A 型，细胞异型性增加，伴有局灶坏死	
AB	梭形或卵圆形上皮细胞，淋巴细胞分布不均，TdT+ T 淋巴细胞＞ 10%	CK14+，CD20+，p63+，CD3+
B1	具有正常胸腺结构，有髓质岛，皮质区上皮细胞簇不可见，缺乏 A 型区域	CK19+，CK20–，p63+，PAX8+，CD3+，CD4+，CD8+，CD34–
B2	肿瘤性上皮增多，呈多角形，散在或簇状分布于丰富的未成熟淋巴细胞中，髓质岛少见。低倍镜下蓝染	CK19+，TdT+，CD5/CD117+
B3	片状、巢状排列的上皮细胞为主，轻中度异型，伴少量非肿瘤性未成熟 T 淋巴细胞。低倍镜下粉染	CK19+，CK5/6+，CK7+，CK8+，CK10+，CK20–，CD57+，p63+，PAX8+，TdT+，TTF1–，CD20–，CD5/CD117–
微结节型	多发、散在的巢状、小梁状肿瘤细胞，淋巴间质丰富，细胞呈梭形或卵圆形	CK19+，CK5/6+，CD20–，CD1a+/langer–in+
化生型	呈双相性，由上皮细胞形成的岛状或小梁状结构组成，伴有片状形态温和的梭形细胞	CK+，p63+，CD5–，CD20–，CD34–，CD117–，Ki-67 ＜ 5%，TdT–
胸腺癌	类似于胸腺外的其他恶性肿瘤，典型分化、异型性大、器官样结构缺失。常见为鳞状细胞癌，上皮高度异型，缺乏 TdT+T 淋巴细胞，浸润性生长	CK+，p63+，PAX8+，CD5/CD117+，GLUT1+，MUC1+
胸腺神经内分泌肿瘤		

表 4-3-5　2015 版 WHO 胸腺上皮性肿瘤 ICD 编码

组织学分类	ICD 编码
胸腺瘤	
A 型，包括不典型 A 型	8581/3
AB 型	8582/3
B1 型	8583/3
B2 型	8584/3
B3 型	8585/3
伴有淋巴间质的微结节型	8580/1
化生型	8580/3
其他罕见胸腺瘤	
显微镜下胸腺瘤	8580/0
硬化型胸腺瘤	8580/3
脂肪纤维腺瘤	9010/0
胸腺癌	
鳞状细胞癌	8070/3
基底样细胞癌	8123/3
黏液表皮样癌	8430/3
淋巴上皮瘤样癌	8082/3
透明细胞癌	8310/3
肉瘤样癌	8033/3
腺癌	
乳头状腺癌	8260/3
伴腺样囊性特征的胸腺癌	8200/3
黏液腺癌	8480/3
腺癌，非特指型	8140/3
NUT 癌	8023/3
未分化癌	8020/3
其他罕见胸腺癌	
腺鳞癌	8560/3
肝样腺癌	8576/3
胸腺癌，非特指型	8586/3

续表

组织学分类	ICD 编码
胸腺神经内分泌癌	
类癌	
典型类癌	8240/3
不典型类癌	8249/3
大细胞神经内分泌癌	8013/3
复合型大细胞神经内分泌癌	8013/3
小细胞癌	8041/3
复合型小细胞癌	8045/3

（四）重症肌无力评估

在重症肌无力患者中，胸腺可表现为肉眼和显微镜下没有明显异常或滤泡性增生或胸腺瘤。胸腺瘤可能在肌无力患者的观察期间诊断，肌无力也可能发生在胸腺瘤切除术后数月或数年。如果肌无力患者为男性和（或）在 50 岁以后出现症状，则更可能患有胸腺瘤。这类肿瘤为恶性的概率与不伴有肌无力症状者相似，伴有肌无力症状的胸腺瘤几乎总是具有星形或立方形上皮细胞，而不是具有梭形上皮细胞，但仅有部分具有上述形态学特征的胸腺瘤伴有肌无力。

重症肌无力在发病早期可单独出现眼外肌、咽喉肌或肢体肌肉无力；脑神经支配的肌肉较脊神经支配的肌肉更易受累。经常从一组肌群无力开始，逐渐累及其他肌群，直至全身肌无力。部分患者短期内出现全身肌肉收缩无力，甚至发生肌无力危象。

骨骼肌无力表现为波动性和易疲劳性，晨轻暮重，活动后加重，休息后可减轻。眼外肌无力所致对称或非对称性上睑下垂和（或）双眼复视是重症肌无力最常见的首发症状，见于 80% 以上的重症肌无力患者；还可出现交替性上睑下垂、双侧上睑下垂、眼球活动障碍等。瞳孔大小正常，对光反射正常。面肌受累可致鼓腮漏气、眼睑闭合不全、鼻唇沟变浅、苦笑或呈肌病面容。咀嚼肌受累可致咀嚼困难。咽喉肌受累出现构音障碍、吞咽困难、鼻音、饮水呛咳及声音嘶哑等。颈肌受累，以屈肌为著，出现头颈活动障碍、抬头困难或不能。肢体各组肌群均可出现肌无力症状，以近端为著。呼吸肌无力可致呼吸困难、无力，部分患者可出现肌无力危象，需行人工辅助通气。

重症肌无力一般使用下述 Osserman 分型。

Ⅰ型：眼肌型，病变仅局限于眼外肌，两年之内其他肌群不受累。

Ⅱ型：全身型，有一组以上肌群受累。

Ⅱ A 型：轻度全身型，四肢肌群轻度受累，伴或不伴眼外肌受累，通常无咀嚼、吞咽和构音障碍，生活能自理。

Ⅱ B 型：中度全身型，四肢肌群中度受累，伴或不伴眼外肌受累，通常有咀嚼、吞咽和构音障碍，生活自理困难。

Ⅲ型：重度激进型，起病急、进展快，发病数周或数月内累及咽喉肌；6 个月内累及呼吸肌，伴或不伴眼外肌受累，生活不能自理。

Ⅳ型：迟发重度型，隐袭起病，缓慢进展。两年内逐渐进展，由Ⅰ、Ⅱ A、Ⅱ B 型进展，累及呼吸肌。

Ⅴ型：肌萎缩型，起病 6 个月内可出现骨骼肌萎缩、无力。

重症肌无力的评估主要通过实验室检查和肌电图检查，主要方法如下所述。

（1）甲基硫酸新斯的明试验：成人肌内注射新斯的明 1.0 ～ 1.5mg，如有过量反应，可予以肌内注射阿托品 0.5mg，以消除其 M 胆碱样不良反应；儿童可按 0.02 ～ 0.03mg/kg，最大用药剂量不超过 1.0mg。注射前可参照重症肌无力临床绝对评分标准。选取肌无力症状最明显的肌群，记录一次肌力，注射后每 10 分钟记录 1 次，持续记录 60min。以改善最显著时的单项绝对分数，依照公式计算相对评分作为试验结果判定值。相对评分 =（试验前该项记录评分 – 注射后每次记录评分）/ 试验前该项记录评分 ×100%，作为试验结果判定值。其中相对评分≤ 25% 为阴性，＞ 25% ～＜ 60% 为可疑阳性，相对评分≥ 60% 为阳性。如检测结果为阴性，不能排除重症肌无力的诊断。

（2）肌电图检查

1）低频重复神经电刺激（RNS）：指采用低频（2 ～ 5Hz）超强重复电刺激神经干，在相应肌肉记录复合肌肉动作电位。常规检测的神经包括面神经、副神经、腋神经和尺神经。持续时间为 3s，结果判断用第 4 或第 5 波与第 1 波的波幅相比较，波幅衰竭 10% 以上为阳性，称为波幅递减。服用胆碱酯酶抑制剂的重症肌无力患者需停药 12 ～ 18h 后做此项检查，但需要充分考虑病情。与突触前膜病变鉴别时需要进行高频 RNS（10 ～ 20Hz）检测，结果判断主要依据波幅递增的程度（递增 100% 以上为异常，称为波幅递增）。

2）单纤维肌电图（SFEMG）：使用特殊的单纤维针电极通过测定“颤抖”（Jitter）研究神经－肌肉传递功能，“颤抖”通常 15 ～ 35μs；超过 55μs 为“颤抖增宽”，一块肌肉记录 20 个“颤抖”中有 2 个或 2 个以上大于 55μs 则为异常。检测过程中出现阻滞也判定为异常。SFEMG 并非常规的检测手段，敏感度高。SFEMG 不受胆碱酯酶抑制剂影响。SFEMG 主要用于眼肌型重症肌无力或临床怀疑重症肌无力但 RNS 未见异常的患者。

（3）相关血清抗体的检测

1）骨骼肌乙酰胆碱受体（AChR）抗体：为诊断重症肌无力的特异性抗体，50% ～ 60% 的单纯眼肌型重症肌无力患者血中可检测到 AChR 抗体；85% ～ 90% 的全身型重症肌无力患者血中可检测到 AChR 抗体，结合肌无力病史，如抗体检测结果阳性则可以确立重症肌无力诊断。若检测结果为阴性，不能排除重症肌无力诊断。

2）抗骨骼肌特异性受体酪氨酸激酶（抗 -MuSK）抗体：在部分 AChR 抗体阴性的全身型重症肌无力患者血中可检测到抗 -MuSK 抗体，其余患者可能存在抗 LRP-4 抗体、某些神经肌肉接头未知抗原的其他抗体或因抗体水平和（或）亲和力过低而无法被现有技术手段检测到。抗 -MuSK 抗体阳性率，欧美国家患者较亚洲国家患者高。

3）抗横纹肌抗体：包括抗 Titin 抗体、抗 RyR 抗体等。此类抗体在伴有胸腺瘤、病情较重的晚发型重症肌无力或对常规治疗不敏感的重症肌无力患者中阳性率较高，但对重症肌无力诊断无直接帮助，可以作为提示和筛查胸腺瘤的标志物。抗横纹肌抗体阳性则可能提示重症肌无力患者伴有胸腺瘤。

（4）胸腺影像学检查：20% ～ 25% 的重症肌无力患者伴有胸腺瘤，约 80% 的重症肌无力患者伴有胸腺异常；20% ～ 25% 胸腺瘤患者可出现重症肌无力症状。纵隔 CT，胸腺瘤检出率可达 94%，部分重症肌无力患者的胸腺瘤需行增强 CT 扫描或 MRI 才能被发现。

（五）其他自身免疫病评估

由于胸腺瘤常伴随着免疫调节的缺陷，所以很多自身免疫性疾病与胸腺瘤有关。相关的其他自身免疫病包括风湿性关节炎、单纯红细胞再生障碍性贫血等，发生率约 5%；胸腺瘤患者合并自身免疫性甲状腺疾病的比例约为 10%，体内常伴有抗甲状腺相关抗体。

有报道显示，胸腺瘤可同时伴发弥漫性毒性甲状腺炎、重症肌无力和抗利尿激素分泌失常。也有文献报道其他免疫介导的血液相关疾病，如血小板减少症和中性粒细胞减少症与胸腺瘤伴发。其他自身免疫性疾病如胸腺瘤相关的自身免疫性大疱性皮肤病——自身免疫性疱疹（包括寻常型天疱疮、副肿瘤性的天疱疮和大疱性的副天疱疮），以及自身免疫性脑炎、边缘性脑炎、神经性肌强直、肌强直性营养不良、多发性肌炎和肌病、心肌炎、移植物抗宿主病等，其他较少见的疾病还有溃疡性结肠炎、小肠假性梗阻、高丙种球蛋白血症、皮肌炎、硬皮病、恶性贫血、自体免疫溶血性贫血、干燥综合征、混合性结缔组织病等。

由于胸腺瘤容易伴发自身免疫病，而且肿瘤切除后也会发生某些自身免疫病，故对发现胸腺瘤的患者及胸腺瘤术后的患者均应密切随访，以便早期发现自身免疫病。

要点小结

- 胸腺瘤的评估需要通过 MDT 团队合作完成，充分的评估可建立合理的整合治疗方案。
- 评估包括分期、肿瘤病理类型、合并重症肌无力等自身免疫病的情况等诸多方面。
- 不论哪方面评估都力求精确、具体、动态，且根据患者个人特殊性选择最佳的整合治疗方法。

【整合决策】

手术、放疗和化疗是胸腺瘤主要的三种传统治疗方法，还有新近发展的有靶向治疗和免疫治疗等。其中，手术是治疗胸腺瘤的基石，是最有效的治疗方法，对于可切除的胸腺瘤，应限期行手术切除。对于无法根治性切除的胸腺瘤，推荐进行整合治疗为主的多学科诊疗。对于合并症，如重症肌无力、纯红细胞再生障碍性贫血等，亦需积极治疗。

（一）外科治疗

1. 手术治疗原则

（1）术前应充分评估和讨论，对于局部进展期及不可切除的患者，应多学科讨论后决定后续治疗方案。

（2）术前临床及影像学考虑为胸腺瘤时，应避免进行胸腺瘤活检。

（3）胸腺瘤活检应避免经胸膜途径，以防胸膜播散。

（4）术前应评估有无重症肌无力，并在控制平稳后才可手术。

（5）手术应尽可能完整切除病灶，并行全胸腺切除。

（6）当肿瘤有外侵时，应尽可能切除侵犯的结构，如心包、膈神经、肺甚至大血管。至少保留一侧膈神经以免引起双侧膈肌麻痹导致呼吸衰竭。

（7）术中可在肿瘤残留或邻近部位放置金属夹，指导术后放疗。

（8）术中应仔细探查胸腔，如果发现有胸膜种植病灶，应尽可能切除肉眼可见病灶。

（9）微创手术方式（电视胸腔镜、机器人辅助胸腔镜）在胸腺瘤的长期疗效并未得到证实，标准术式认为是胸骨正中切口的开放手术。不过在高体量的医疗中心，微创手术可被推荐为Ⅰ期和Ⅱ期胸腺肿瘤的标准手术方式。

2. 手术方式的选择

（1）开放手术：手术入路包括胸骨正中切口、胸骨旁切口、前外侧肋间切口及后外侧肋间切口。胸骨正中切口是经典的胸腺瘤入路，前纵隔及双侧胸膜腔显露良好，可同时探查肿瘤外侵情况及双侧胸腔有无胸膜播散。在此切口下行全胸腺切除及受侵结构的切除甚至大血管重建，都相对简便易行。但该术式创伤较大，术后恢复时间较长，存在术后胸骨感染及不愈合的风险。单侧肋间切口可用于胸腺瘤明显偏于一侧胸腔的情况，但此切口下全胸腺切除较难实现，如有大血管侵犯，血管重建也较难实施。

（2）微创手术：近二十年来微创手术在胸部手术中发展迅速。广义的微创胸腺切除术是指任何不进行胸骨切开术（包括部分胸骨切开术）或者带有肋骨撑开的开胸术并达到肿瘤完整切除的手术方式。胸腺的微创切除包括多种手术方法，如颈部切口、胸腔镜手术及机器人手术。尽管经颈部切口直视下切除胸腺具有创伤更小的优势，但其应用具有一定的局限性，仅适用于肿瘤较小且位置偏高时采用，不能适用于大部分的胸腺瘤手术，因此目前临床上最常采用的胸腺肿瘤微创手术为胸腔镜手术及机器人手术，显著特点是均通过显示器观察手术视野。对于胸腺瘤，虽然没有高级别临床证据支持微创手术的长期肿瘤学疗效，但其围术期结果明显优于开放手术。这使得微创手术在Ⅰ期和Ⅱ期胸腺瘤中广泛开展。

3. 手术切除范围　胸腺对于成年人来说已经基本丧失了原有的免疫功能，切除胸腺不会造成患者的功能损失，因此经典的胸腺瘤手术切除范围是包括肿瘤在内的全胸腺切除。随着微创胸腺手术的开展，这一观念开始受到挑战，目前的胸腔镜、机器人等微创手术大多经一侧胸腔入路（剑突下入路除外），与经典的正中胸骨切开入路相比，此种入路对于显露胸腺上极和对侧胸腺有一定困难，虽然在腔镜视野和器械的帮助下可以达到和正中切口相似的切除范围，但同样存在一定的操作难度和无名静脉意外损伤造成出血和中转的风险。虽然近年来有报道腔镜下行部分胸腺切除可能获得与全胸腺切除相似的效果，但这些研究都是单中心小病例组报道，且随访时间较短，对于相对恶性程度较低的胸腺瘤而言难以证实部分胸腺切除的肿瘤学效果。鉴于Masaoka-Koga Ⅰ期（包膜完整）和Ⅱ期肿瘤（显微镜下包膜浸润或纵隔脂肪局部侵犯）无论是术前影像学检查还是术中肉眼观察均无法区别，加之胸腺瘤还是存在多原发或多病灶的可能性，所以依目前的证据来看，无论开放手术还是微创手术均应遵循外科学解剖切除和肿瘤学根治性切除的原则，推荐行全胸腺切除以保证手术治疗的效果。

对于合并重症肌无力的胸腺瘤患者，手术是首选治疗，不仅切除了肿瘤，同时也对重症肌无力症状有缓解及改善作用。对于没有重症肌无力的患者行完整的胸腺切除术即可，而对合并有重症肌无力的患者应该进行扩大的胸腺切除术，即在行完整胸腺切除的同时切除邻近的双侧纵隔胸膜、纵隔和心包周围的脂肪组织，以及主肺动脉窗脂肪组织。有些医师认为超根治胸腺切除术还应该包括在胸骨上提下进行颈部淋巴结清扫。若肿瘤侵犯周围肺、大血管、心包等器官，术中需要将侵犯组织一并完整切除。在患者功能允许的情况下一侧膈神经受累可予以切除，若双侧膈神经均已受累则至少应予以保留一侧，避免术后发生严重并发症。

4. 淋巴结的处理 以往普遍认为胸腺瘤很少发生淋巴结转移，故手术切除时很少提及淋巴结清扫或采样，但近年来淋巴结转移的问题得到越来越多的重视。由于各文献有关胸腺瘤淋巴结转移的研究程度不尽相同，得出的结果也颇为混乱，胸腺瘤淋巴结转移的真实发生率目前并不清楚，受数据库的影响极大。因此，ITMIG 推荐胸腺切除术中切除任何可疑转移淋巴结；对于 Masaoka-Koga Ⅰ期和Ⅱ期胸腺瘤，推荐行邻近和前纵隔淋巴结清扫；对于 Masaoka-Koga Ⅲ期胸腺瘤，推荐行系统性的前纵隔淋巴结清扫和对胸内特定部位系统性淋巴结采样，如气管旁、主肺动脉窗、隆突下等部位；对于胸腺癌，如果术前怀疑或明确有前纵隔、胸腔内、锁骨上和下颈部淋巴结等部位淋巴结转移，至少应行系统性淋巴结采样。微创手术中淋巴结的清扫策略同样应当遵循开放手术的标准，对于任何邻近的前纵隔的淋巴结或可疑的淋巴结都应该常规清扫，对分期较晚者需要广泛的淋巴结评估，即对胸内部位的淋巴结进行系统性采样或清扫（即肺门、气管旁、主动脉肺动脉窗）。事实上，标准的全胸腺切除过程中已包括前纵隔淋巴结的切除，外科医师应在处理标本时将相应部分淋巴结单独标记并送检。

（二）化学治疗

胸腺肿瘤对化疗相对敏感，目前胸腺瘤的标准方案是以铂类为基础的联合方案。临床实践证实，对于不可切除疾病，放化疗整合优于单一治疗，对有残留肿瘤者也应考虑多学科整合治疗。对于局部晚期患者，尤其是Ⅲ期患者，术前化疗后行手术、术后行放疗或化疗是可行的，多学科整合治疗能够提高Ⅲ期或Ⅳa 期胸腺肿瘤患者的手术切除率和生存期。新辅助化疗的推荐方案为含顺铂的联合方案，术前治疗已成为局部晚期患者治疗方案中重要的组成部分。对于晚期无法切除、切除后复发或者转移的胸腺瘤，生物靶向治疗以其针对性强、副作用小等优势，逐渐走上肿瘤治疗的舞台，并使部分患者临床获益。近年来一些研究报道了胸腺瘤的靶向治疗实践，但临床效果不确切，仍需要进一步研究。有研究报道显示，免疫治疗在胸腺瘤的治疗方面有明显效果，但仍缺乏大样本的临床数据。

与胸腺瘤相关的基因有表皮生长因子受体（EGFR）、Kit、K-ras、Bcl-2、血管内皮生长因子（VEGF）和肿瘤侵袭因子（基质金属蛋白酶和金属蛋白组织抑制剂）等，为靶向治疗提供了分子基础。

1. 化疗原则

（1）诱导化疗是局部进展期不可切除胸腺瘤的标准治疗之一，推荐以铂类为基础的联合方案（胸腺瘤：铂类 + 蒽环类；胸腺癌：铂类 + 紫杉醇类）。

（2）诱导化疗 2 ～ 4 个周期后重新进行影像学检查，评估肿瘤完整切除的可能性。

（3）诱导化疗后评估肿瘤可完整切除者，应予以手术治疗，术中必要时应扩大切除肿瘤可能侵犯的组织结构。

（4）胸膜腔温热灌注化疗、胸膜全肺切除术在Ⅳa 期胸腺肿瘤的治疗中仍有争议。

（5）手术未完整切除者，术后应进行辅助放化疗。

（6）在进展期、不可切除、无法放疗及有转移的胸腺瘤中，根治性化疗可作为单一的治疗方式。

（7）根治性化疗可缩小肿瘤体积，减轻肿瘤相关症状，但尚无证据可延长生存。

（8）多药联合方案及含蒽环类方案可能疗效

较好。

（9）胸腺癌可选择使用卡铂 + 紫杉醇方案。

2. 化疗方案

（1）一线方案

1）胸腺瘤：CAP 方案，顺铂 50mg/m^2 iv 第 1 天，多柔比星 50mg/m^2 iv 第 1 天，环磷酰胺 500mg/m^2 iv 第 1 天，每三周为 1 个疗程。

2）胸腺癌：紫杉醇 + 卡铂，卡铂 AUC 6，紫杉醇 200mg/m^2，每三周为 1 个疗程。

3）其他方案：① CAP+ 泼尼松：顺铂 30mg/m^2 iv 第 1 ～ 3 天，多柔比星 20mg/（m^2·d）iv 第 1 ～ 3 天，环磷酰胺 500mg/m^2 iv 第 1 天，泼尼松 100mg/d iv 第 1 ～ 5 天，每三周为 1 个疗程；② ADOC：顺铂 50mg/m^2 iv 第 1 天，多柔比星 40mg/m^2 iv 第 1 天，长春新碱 0.6mg/m^2 iv 第 3 天，环磷酰胺 700mg/m^2 iv 第 4 天，每三周为 1 个疗程；③ PE：顺铂 60mg/m^2 iv 第 1 天，依托泊苷 120mg/（m^2·d）iv 第 1 ～ 3 天，每三周为 1 个疗程；④依托泊苷 75mg/（m^2·d），第 1 ～ 4 天，异环磷酰胺 1.2g/m^2 iv 第 1 ～ 4 天，顺铂 20mg/m^2 iv 第 1 ～ 4 天，每三周为 1 个疗程。

（2）二线方案

1）胸腺瘤：依维莫司、奥曲肽、培美曲塞、紫杉醇、吉西他滨、5-FU、依托泊苷、异环磷酰胺。

2）胸腺癌：依维莫司、奥曲肽、培美曲塞、紫杉醇、吉西他滨、5-FU、Pembrolizumab、Sunitinib。

（三）放射治疗

胸腺瘤对放疗敏感，放疗在胸腺瘤的治疗中起重要作用，包括术后辅助治疗、局部晚期、不可切除及复发疾病等的治疗。放疗主要用于术后，以降低纵隔复发风险。然而，根治性放疗也可用于其他临床情况，如肿瘤不可切除或经过术前化疗后仍然不可切除的患者。由于这些肿瘤大多数局限在胸腔，放疗范围应包括一个或多个胸腔结构，如纵隔、胸膜和心包，主要目的是控制肿瘤和消除肿瘤。然而，在复发病例中，放疗剂量和治疗目的可能不同，如对旨在改善症状而非根除肿瘤的患者可使用低剂量。因此，需要明确说明临床情况、放疗目的和范围，这样使不同研究之间的比较更有意义，以便于判断胸腺瘤的放疗疗效和制订进一步的治疗方案。

1. 放疗原则

（1）放疗策略应由具有胸腺瘤治疗经验的医师制订。

（2）根治性放疗的指征：局部进展期肿瘤术后放疗、手术无法切除的肿瘤、未完整切除的侵袭性胸腺瘤或胸腺癌。

（3）放疗科医师应与外科医师沟通术中情况，以便制订放疗方案；同时应与病理科医师沟通组织学类型、分期及切缘情况。

（4）术前及术后影像学表现有助于制订放疗方案。

2. 放疗剂量

（1）放疗剂量和分割计划取决于放疗指征及手术是否完整切除。

（2）对于手术无法切除的肿瘤，放疗总剂量应达到 60 ～ 70Gy。

（3）作为术后辅助治疗，R0 切除者应给予 45 ～ 50Gy，R1 切除者应给予 54Gy，R2 切除者应给予 60 ～ 70Gy（等同于无法切除者）；一般给予每日剂量 1.8 ～ 2.0Gy。

（4）在姑息治疗的案例中，考虑到胸腺瘤相对较长的自然病史（即使是Ⅳ期），典型的姑息剂量（如 8Gy/1fx、20Gy/5fx、30Gy/10fx）到局部控制更持久的根治剂量和有限体积转移的高度一致性技术可能是合适的。

3. 放疗体积

（1）肿瘤总体积应包含所有肉眼可见的肿瘤。术中放置的金属夹显示的残余肿瘤位置应包含在术后辅助放疗体积内。

（2）术后辅助放疗的临床靶体积（clinical target volume，CTV）应包括整个胸腺区域（部分切除病例）、手术金属夹和任何可能有残留肿瘤的部位。临床靶体积应与胸外科医师共同制订。

（3）由于胸腺瘤区域淋巴结转移并不常见，不推荐广泛性淋巴结照射（extensive elective nodal irradiation，ENI）作为常规治疗，该放疗方案的照射野包括整个纵隔及双侧锁骨上淋巴结区域。

（4）计划目标体积（planning target volume，PTV）应考虑靶区移动和每日设置误差。PTV 边界应基于个体患者的运动、模拟技术（包括和不包括运动）及每个治疗中心每日设置的可重复性。

4. 放疗技术

（1）强烈推荐基于CT的放疗计划。应在治疗部位进行CT扫描，扫描时手臂举过头部。尽可能鼓励模拟目标运动。当更复杂的技术如4D-CT、门控CT或主动呼吸控制不可用时，CT扫描可以在自然吸气、呼气结束时进行。目标运动应根据NCCN非小细胞肺癌指南中的放射治疗原则进行管理。在不可切除的情况下，静脉注射对比剂有助于放疗方案的制订。

（2）应根据PTV的形状布置辐射束，以便将主要的剂量集中在目标上，而尽量减少对邻近重要结构的照射。每个计划都需要仔细检查心肺的剂量－体积图。

（3）放疗应采用三维适形技术，以减少对周围正常组织（如心、肺、食管、脊髓）的损伤。调强放疗（intensity modulated radiotherapy，IMRT）可进一步改善正常组织的剂量分布，降低正常组织的照射。应用IMRT时应严格遵守ASTRO/ACR IMRT指南。

（4）除了遵循NCCN指南非小细胞肺癌放疗指南推荐的正常组织剂量约束原则外，建议进行更严格的剂量限制，使得所有正常结构的剂量体积最小化。因为这些患者年龄较小，大多预期生存时间较长，心脏的平均总剂量应尽可能低，以尽可能达到长期生存。

（5）研究证实质子束疗法（proton beam therapy，PBT）在保护正常器官方面效果优于IMRT8。此外，PBT在局部控制和毒性方面都取得了良好的结果。基于这些数据，特定案例中可以考虑使用PBT。

（四）全程管理及整合治疗

胸腺瘤标准的诊疗模式尚未建立，目前对于原发性胸腺肿瘤的治疗，多数学者倾向整合治疗。整合治疗方式应遵循分期治疗原则。临床诊断Ⅰ、Ⅱ、Ⅲa期胸腺瘤患者首选手术切除，应彻底切除肿瘤与周围受累组织，包括全部胸腺组织、纵隔脂肪、淋巴结、部分胸膜、心包、肺及膈神经。临床诊断Ⅲb期胸腺瘤患者，若能完全切除则首选手术治疗，手术时需将肿瘤和受累组织、器官一并彻底切除，必要时进行人工血管置换，术后给予辅助治疗。若不能完全切除，应先予以活检明确组织学类型，然后行以放化疗为主的新辅助治疗，然后判断肿瘤是否缩小、降期。若诱导治疗后部分缓解，可以完全切除则给予手术治疗。若化疗后肿瘤稳定，或者部分缓解但不能完全切除，则继续化疗或联合放疗。临床诊断为Ⅳa或Ⅳb期胸腺瘤患者则给予全身系统性化疗。单纯放疗或化疗难以在短期内使肿瘤明显缩小、症状改善，有学者认为即使胸腺肿瘤直径较大、已有广泛外侵，姑息性手术也是有益的，能减少肿瘤负荷，明显缓解肿瘤造成的气道受阻、上腔静脉综合征，术后再辅以放疗和（或）化疗以延长患者的生存期。

要点小结

- 根治性手术是胸腺肿瘤的首选治疗方式。
- 胸腺瘤普遍对放化疗敏感，整合治疗对于胸腺瘤的治疗尤为重要。根据不同分期和病理类型制订合适的整合治疗方案有助于改善胸腺肿瘤患者预后。
- 靶向治疗应用于胸腺瘤治疗仍处于临床试验阶段，疗效尚待证实，靶向治疗是胸腺肿瘤治疗今后发展的重要方向。

【康复随访及复发预防】

（一）总体目标

定期规范随访，及时发现复发转移，及早干预，改善复发转移患者的预后，提高患者的生活质量。

（二）整合调理

胸腺肿瘤患者治疗以外科治疗为主，对于外科术后的患者，一方面要告知最终病理结果，并根据病理结果与MDT团队制订整合治疗方案，为患者制订完善的随访计划；另一方面要对患者进行康复指导，包括身体指导和心理指导，使得患者放松心态，有利于术后恢复。而对于无手术指征的晚期患者，应通过对症处理和心理指导帮助患者减轻疾病带来的身心影响，提高患者生活质量，同时与社区中心、家庭成员沟通，建立医院－社区－家庭三位一体的整合管理体系，对患者进行全方位关怀。

（三）严密随访

对于R0切除患者，术后病理显示为胸腺瘤且无包膜侵犯的或Ⅰ期胸腺癌，术后2年内每6～12个月随访1次胸部增强CT，以后每年进行一次胸部增强CT随访共5年（胸腺癌）和10年（胸腺瘤）。对于R1和R2切除的患者，术后应进行辅助治疗，治疗结束后使用胸部增强CT检测复发情况，每6个月1次共进行2年，以后每年进行1次共5年（胸腺癌）和10年（胸腺瘤）。

随访项目除了胸部增强CT外，还可进行腹部和颈部B超，以及血清肿瘤标志物检测，以帮助医师初步判断有无复发转移，对于怀疑全身转移的患者，可进行PET/CT或骨扫描等核医学检查以帮助诊断。

（四）常见问题处理

复发转移是胸腺瘤治疗后随访过程中出现的常见问题，对于复发性胸腺瘤，治疗方式主要分为再手术治疗、放疗和化疗3种方法。

1. *再手术治疗*　手术是治疗复发胸腺瘤的主要方法，患者能否进行再次手术，不仅与病灶是否能被完全切除有关，还必须考虑患者对手术的耐受情况。不能接受再次手术的情况包括单侧病灶广泛手术无法切除、双侧病灶、患者拒绝再手术或身体条件不允许、胸腔外病灶、双肺多发病灶、颈淋巴结转移等。

2. *放射治疗*　复发部位局限于纵隔和（或）单侧胸部的复发性胸腺瘤患者，单纯放疗可作为继手术之后的又一治疗方案。大剂量放疗在复发性胸腺瘤常规治疗无效的情况下，可作为一种尝试治疗方法，适用范围为残留肺功能尚可，对放疗敏感且局限在单侧胸腔的复发性胸腺肿瘤患者，同时需注意放射性心、肺损伤。

3. *化学治疗*　对于复发性胸腺瘤的标准化疗方案，至今仍无定论，但可以肯定化疗在复发性胸腺瘤中有重要作用。目前化疗主要应用于复发性胸腺瘤无法手术切除，尤其是伴有全身转移的患者。推荐化疗方案为以铂类为基础的联合化疗，关于复发患者应用原先初始化疗方案的有效性，各研究结果略有不同，有学者建议无瘤间歇期大于12个月的复发性胸腺肿瘤患者，继续使用初始以铂类为主的整合化疗方案，依然能改善患者预后。

（五）积极预防

胸腺瘤本身并无有效的预防措施，提倡健康的生活习惯加定期体检加以预防。对于发现前纵隔小结节的患者，应每1～2年进行一次胸部增强CT随访，若出现小结节增大并且排除胸腺囊肿可能性，应考虑外科介入；对于有自身免疫性疾病的患者，应进行胸部增强CT检查以排除胸腺瘤合并自身免疫性疾病可能。随着低剂量螺旋CT的普及，胸腺瘤的检出率也越来越高。

要点小结

- 胸腺瘤相对较惰性，且病程较长，对于胸腺瘤建议治疗后随访观察10年。
- 对于复发患者治疗方式仍然首选手术治疗，无法手术的患者可考虑放疗和化疗。
- 胸腺瘤无特别预防措施，建议定期进行胸部CT检查排除早期胸腺肿瘤可能，对于发现前纵隔小结节的患者，应定期随访。

胸腺恶性肿瘤是一组较为罕见的惰性肿瘤，具有独特的临床病理特点。在胸腺瘤诊治方面有如下展望。

（1）所有胸腺瘤均为恶性，尽管从组织学和临床表现而言多数胸腺瘤的恶性程度相对较低。诊治胸腺瘤时既要避免治疗过度也要避免治疗不足。

（2）在制订治疗方案时，应充分考虑肿瘤的分期和组织学类型。在术前、术后决策时必须有多学科的专业人员参与。手术治疗时应尽力实现根治性切除；对于已处于进展期的恶性程度较高的胸腺肿瘤，有可能通过整合治疗实现较好的预后；特别是通过准确的术前分期、组织学诊断和有效的诱导治疗（以期获得降期），来增加肿瘤完整切除的机会。

（3）常规应用辅助放疗和传统化疗药物的效

果一直不能令人满意。应注意选择那些复发风险高而更有望从辅助疗法中获益的患者进行术后辅助治疗。应针对胸腺瘤进一步探讨更有效的整合治疗方式并研发新的药物。

目前，胸腺恶性肿瘤的诊疗仍有许多问题有待解决。鉴于胸腺瘤较罕见且相对惰性，在临床研究中应加强协作，以更深入地认知这一疾病。当前亟须加强不同区域间多个中心之间的协作，以组织大规模的临床研究来解决现有的问题，并为进一步改进临床实践铺平道路。基于基因组学、蛋白组学等基础研究的胸腺瘤的整合诊疗和精准治疗仍在探索中，相信随着基础研究、转化研究与临床研究的不断深入，胸腺肿瘤的整合诊疗将会取得更大突破。

【典型病例】

胸腺肿瘤整合性诊疗 1 例

（一）病例情况介绍

1. 基本情况　患者女性，39 岁。因“咳嗽半个月”于外院就诊，胸部 CT 显示右前中纵隔占位，最大径约 8cm。

2. 入院查体　一般情况可，双侧锁骨上未及肿大淋巴结，双肺呼吸音清，未闻及干、湿啰音。

3. 辅助检查

（1）血常规、凝血功能、肝肾功能、电解质无殊；LDH（-）、AFP（-）、β-HCG（-），肿瘤标志物未见异常。

（2）胸部增强 CT：右上纵隔软组织肿块，横截面最大径 8.1cm，考虑恶性病变可能，左右无名静脉、上腔静脉受侵图 4-3-1。

（3）胸部增强 MRI：2017 年 7 月 12 日胸部增强 MRI（图 4-3-2）：中纵隔偏右、上腔静脉后方、气管右前方及部分前纵隔见一较大占位，大小约 79mm×57mm×89mm，占位与周围血管分界不清，包埋左右头臂静脉及上腔静脉、右侧乳内静脉，并致其管腔变窄。

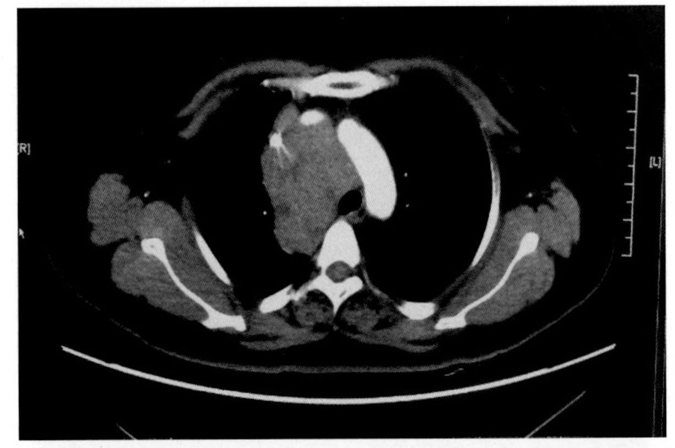

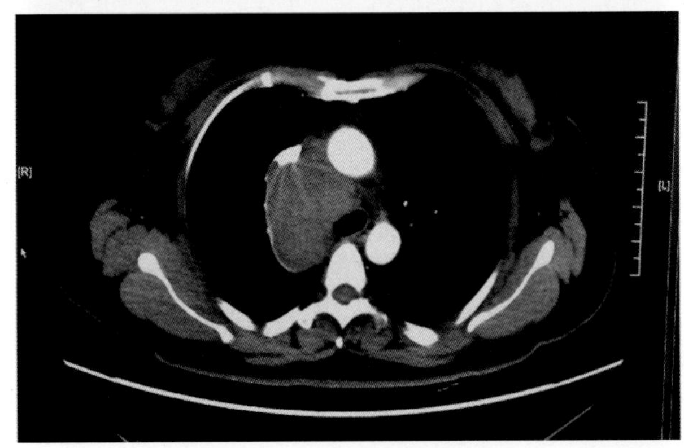

图 4-3-1　治疗前胸部增强 CT

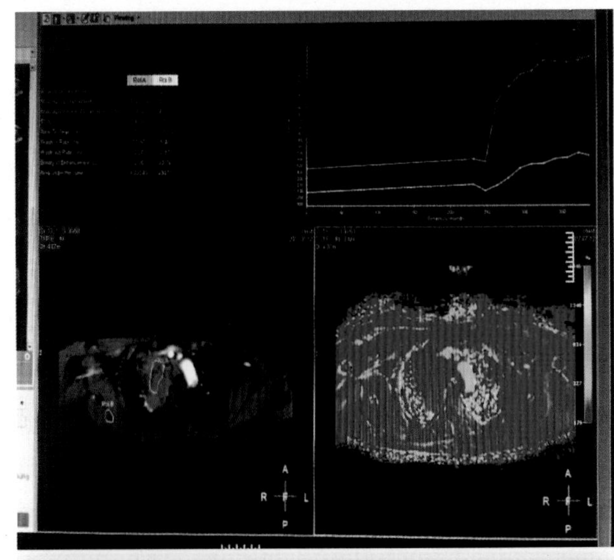

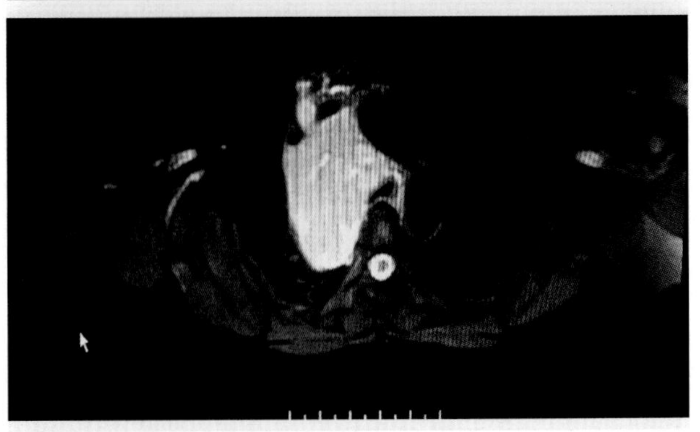

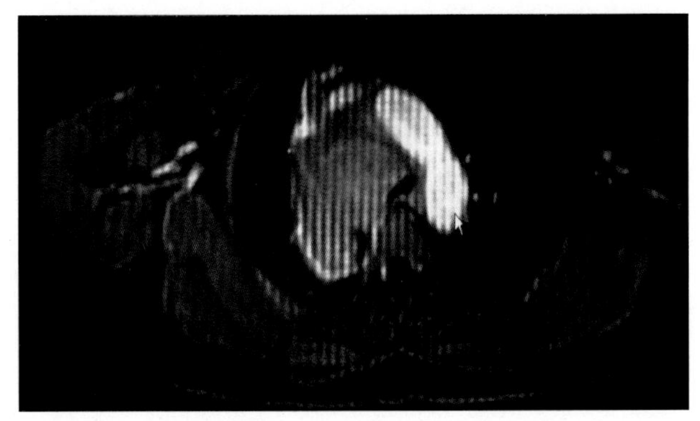

图 4-3-2　治疗前胸部增强 MRI

（4）核医学肿瘤代谢显像：前纵隔软组织肿块，FDG 代谢增高，T/NT 最大值约为 6.40，考虑胸腺来源肿瘤。

4. 入院诊断　纵隔肿物，右前中纵隔。

（二）整合性诊治过程

1. 关于诊断及评估

（1）MDT 团队组成：胸外科医师 2 名、肿瘤内科医师 1 名、放射科医师 1 名、放疗科医师 1 名、组织病理学医师 1 名。

（2）讨论意见：根据各科医师讨论，患者入院诊断为右前中纵隔肿物，可疑侵犯上腔静脉、左右无名静脉、右侧膈神经、右肺上叶。好发于此处的纵隔肿瘤以胸腺瘤可能性最大，但是不能排除淋巴瘤、生殖源性肿瘤的可能性。因此，应首先进行组织病理学检查明确病理类型，以选择下一步治疗方案，组织病理学检查首选粗针穿刺活检，可于 B 超或 CT 引导下完成。

2. 穿刺活检病理　B 型胸腺瘤。

3. 修正诊断　胸腺瘤，B 型，右前中纵隔，T3N0M0（Ⅲa 期），T3- 上腔静脉、左右无名静脉、右侧膈神经、右肺上叶。

4. 关于治疗方案

（1）MDT 团队组成：胸外科医师 2 名、肿瘤内科医师 1 名、放射科医师 1 名、放疗科医师 1 名、组织病理学医师 1 名。

（2）讨论意见：经过 MDT 讨论，目前诊断明确为 B 型胸腺瘤，属于局部进展期胸腺瘤，应行手术为主的整合治疗，由于患者肿瘤外侵明显，如果直接手术，可能需要进行人工血管置换，手术创伤较大。经过 MDT 讨论，建议患者先行术前诱导放化疗，期待肿瘤缩小或降期后手术，以获得更好的治疗效果。术前诱导序贯放化疗，先行两个疗程紫杉醇 + 卡铂方案治疗，评估治疗效果后对前纵隔瘤床进行 36 ～ 40Gy 诱导放疗。诱导治疗结束后 3 ～ 4 周评估诱导效果，进行手术治疗。手术结束后根据手术情况与最终病理结果，对患者进行术后辅助治疗。

（3）患者化疗期间未出现明显化疗不良反应，化疗结束后 3 周复查胸部增强 CT（图 4-3-3），临床评估疗效 SD（基线病灶长径总和有缩小，但未达 PR，或有增加但未达 PD）。

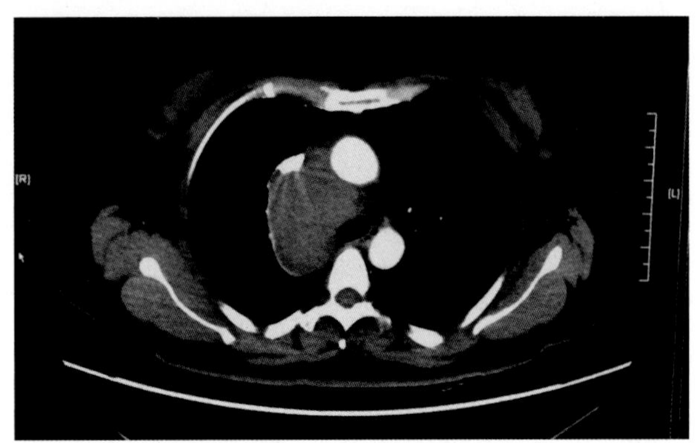

图 4-3-3　化疗后胸部 CT

（4）随后行术前诱导放疗，针对肿瘤设野，4 野 IMRT，DT：36Gy/18fx，放疗期间未见明显放疗不良反应，放疗结束后 3 周复查胸部增强 CT（图 4-3-4），临床评估疗效 PR（基线病灶长径总和缩小）。

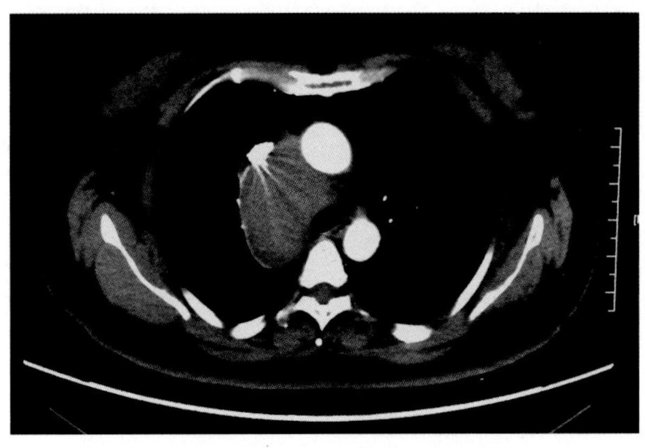

图 4-3-4　放疗后胸部 CT

（5）术前评估：患者经诱导序贯放化疗后肿瘤较前明显缩小，临床疗效 PR，且复查心肺功能、实验室检查未见明显异常，术前诊断为胸腺瘤放化疗后，B 型，右前中纵隔，ycT3N0M0（Ⅲa 期），拟于胸骨正中切口行纵隔肿瘤切除术，术中力争完整切除肿瘤，以获更好的疗效。

5. 关于后续随访

（1）MDT 团队组成：胸外科医师 2 名、肿瘤内科医师 1 名、放射科医师 1 名、放疗科医师 1 名、组织病理学医师 1 名、临床协调员 1 名。

（2）讨论意见：患者诱导治疗后经胸部正中切口行肿瘤切除术，术中见肿瘤侵犯右侧纵隔胸膜、心包、右侧膈神经、左无名静脉、上腔静脉，术中合并切除受侵右侧纵隔胸膜、心包、右侧膈神经、左无名静脉，上腔静脉侧壁成形，实现肿瘤的完整切除，术后病理诊断为：纵隔胸腺瘤，B2 型，大小 6cm×6cm×4cm，肿瘤侵犯纵隔胸膜、左无名静脉及上腔静脉侧壁。心包未见累及。放化疗后。周围检出淋巴结 2 枚（0.3 ～ 0.7cm），未见肿瘤转移。送检"前纵隔"淋巴结 $2^+/3$ 个（0.4 ～ 1cm）见肿瘤转移。最终诊断为胸腺瘤放化疗后，B2 型，右前中纵隔，ypT3N1M0（Ⅳa 期），经 MDT 团队讨论，患者局部外侵明显且合并前纵隔淋巴结转移，需行术后辅助放化疗，放疗区域为前纵隔，补充根治放疗剂量，因紫杉醇 + 卡铂化疗效果欠佳，故更改术后辅助化疗方案。患者术后 1 个月开始针对瘤床设野，4 野 IMRT，DT：16Gy/8f，放疗完成后行 CAP（顺铂 + 多柔比星 + 环磷酰胺）方案化疗 2 个疗程，术后辅助治疗结束后 6 个月 1 次随访，持续 3 年，后续如无特殊每年随访 1 次，直至术后 10 年。

（三）整合医学思维诊治体会

本例患者以咳嗽发病，无其他特殊症状，胸腺瘤已发展至局部进展期，虽然初诊时即可外科手术治疗，但直接手术可能会导致无法完整切除、手术创伤较大等风险，因此对此病例进行 MDT 讨论后，得出进行术前诱导治疗，然后再行手术切除这一整合治疗方案。最终事实证明这一整合治疗方案是有效的，患者对诱导治疗反应良好，肿瘤得到缓解，后续手术切除完整且成功保留了上腔静脉，避免人工血管置换。后续根据手术情况及病理结果，其后选择进行术后辅助放化疗，以求获得更好的临床治疗效果。因此，对于外侵较严重的中晚期胸腺瘤，MDT 讨论多学科整合医学治疗是有必要且十分有效的。

（方文涛　茅　腾　谷志涛　关树彬　章雪飞
王常禄　赵怡卓　沈　艳　朱　蕾）

参考文献

方文涛，傅剑华，沈毅，等，2016. 胸腺肿瘤的诊疗：基于中国胸腺肿瘤协作组多中心回顾性研究的共识 . 中国肺癌杂志，19（7）：414-417.

Agatsuma H，Yoshida K，Yoshino I，et al，2017. Video-Assisted Thoracic Surgery Thymectomy Versus Sternotomy Thymectomy in Patients With Thymoma. The Annals of Thoracic Surgery：S0003497517305106.

Armato SG 3rd，Nowak AK，2018. Revised modified response evaluation criteria in solid tumors for assessment of response in malignant pleural mesothelioma（version 1.1）. J Thorac Oncol，13：1012-1021.

Bluthgen MV，Boutros C，Fayard F，et al，2016. Activity and safety of oral etoposide in pretreated patients with metastatic or recurrent thymic epithelial tumors（TET）：A single-institution experience. Lung Cancer，99：111-116.

Burt BM，Yao X，Shrager J，et al，2017. Determinants of Complete Resection of Thymoma by Minimally Invasive and Open Thymectomy：Analysis of an International Registry. journal of thoracic oncology official publication of the international association for the study of lung cancer，12（1）：129.

Byrne MJ，Nowak AK，2014. Modified RECIST criteria for assessment of response in malignant pleural mesothelioma. Ann Oncol，15（2）：257-260.

Cho J，Kim HS，Ku BM，et al，2019. Pembrolizumab for patients with refractory or relapsed thymic epithelial tumor：An open-label phase Ⅱ trial. J Clin Oncol，37：2162-2170.

Eisenhauer EA，Therasse P，Bogaerts J，et al，2009. New response evaluation criteria in solid tumours：Revised RECIST guideline（version 1.1）. European Journal of Cancer，45（2）：0-247.

Fornasiero A，Daniele O，Ghiotto C，et al，1991. Chemotherapy for invasive thymoma. A 13-year experience. Cancer，68：30-33.

Friedant AJ，Handorf EA，Su S，et al，2016. Minimally invasive versus open thymectomy for thymic malignancies：systematic review and meta-analysis. J Thorac Oncol，11：30-38.

Gbolahan OB，Porter RF，Salter JT，et al，2018. A phase Ⅱ study of pemetrexed in patients with recurrent thymoma and thymic carcinoma. J Thorac Oncol，13：1940-1948.

Giaccone G，Ardizzoni A，Kirkpatrick A，et al，1996. Cisplatin and etoposide combination chemotherapy for locally advanced or metastatic thymoma. A phase Ⅱ study of the European Organization for Research and Treatment of Cancer Lung Cancer Cooperative Group. J Clin Oncol，14：814-820.

Giaccone G，Kim C，Thompson J，et al，2018. Pembrolizumab in

patients with thymic carcinoma：a single-arm，single-centre，phase 2 study. Lancet Oncol，19：347-355.

Girard N，Ruffini E，Marx A，et al，2015. Thymic epithelial tumours：ESMO Clinical Practice Guidelines for diagnosis，treatment and follow-up. Annals of Oncology，26（suppl 5）：v40-v55.

Gomez D，Komaki R，2010. Technical advances of radiation therapy for thymic malignancies. J Thorac Oncol，5：S336-S343.

Gomez D，Komaki R，Yu J，et al，2011. Radiation therapy definitions and reporting guidelines for thymic malignancies. J Thorac Oncol，6：S1743-S1748.

Hartford AC，Palisca MG，Eichler TJ，et al，2009. American Society for Therapeutic Radiology and Oncology（ASTRO）and American College of Radiology（ACR）Practice Guidelines for Intensity-Modulated Radiation Therapy（IMRT）. Int J Radiat Oncol Biol Phys，73：9-14.

Highley MS，Underhill CR，Parnis FX，et al，1999. Treatment of invasive thymoma with single-agent ifosfamide. J Clin Oncol，17：2737-2744

Huang J，Detterbeck FC，Wang Z，et al，2011. Standard outcome measures for thymic malignancies. Thorac Oncol，6（7）：S1691-S1697.

Johnson DH，Greco FA，Strupp J，et al，1990. Prolonged administration of oral etoposide in patients with relapsed or refractory small-cell lung cancer：a phase Ⅱ trial. J Clin Oncol，8：1613-1617.

Kim ES，Putnam JB，Komaki R，et al，2004. Phase Ⅱ study of a multidisciplinary approach with induction chemotherapy，followed by surgical resection，radiation therapy，and consolidation chemotherapy for unresectable malignant thymomas：final report. Lung Cancer，44（3）：369-379.

Yokoi K，Kondo K，Fujimoto K，et al，2017. JLCS medical practice guidelines for thymic tumors：summary of recommendations. Jpn Clin Oncol，47（12）：1119-1122.

Lemma GL，Lee JW，Aisner SC，et al，2011. Phase Ⅱ study of carboplatin and paclitaxel in advanced thymoma and thymic carcinoma. J Clin Oncol，29：2060-2065.

Liu TJ，Lin MW，Hsieh MS，et al，2014. Video-assisted thoracoscopic surgical thymectomy to treat early thymoma：a comparison with the conventional transsternal approach. Ann Surg Oncol：322-328.

Loehrer PJ Sr，Jiroutek M，Aisner S，et al，2001. Combined etoposide，ifosfamide，and cisplatin in the treatment of patients with advanced thymoma and thymic carcinoma：an intergroup trial. Cancer，91：2010-2015.

Loehrer PJ Sr，Wang W，Johnson DH，et al，2004. Octreotide alone or with prednisone in patients with advanced thymoma and thymic carcinoma：an Eastern Cooperative Oncology Group Phase Ⅱ Trial. J Clin Oncol，22：293-299.

Manoly I，Whistance RN，Sreekumar R，et al，2014. Early and mid-term outcomes of trans-sternal and video-assisted thoracoscopic surgery for thymoma. Eur J cardiothorac Surg，45：e187-e193.

Marx A，Ströbel P，Badvess，et al，2014. ITMIG Consensus Statement on the Use of the WHO Histological Classification of Thymoma and Thymic Carcinoma：Refined Definitions，Histological Criteria，and Reporting. J Thorac Oncol，9：596-611.

Moran JM，Dempsey M，Eisbruch A，et al，2011. Safety considerations for IMRT：executive summary. Med Phys，38：5067-5072.

Mornex F，Resbeut M，Richaud P，et al，1995. Radiotherapy and chemotherapy for invasive thymomas：a multicentric retrospective review of 90 cases. The FNCLCC trialists. Federation Nationale des Centres de Lutte Contre le Cancer. Int J Radiat Oncol Biol Phys，32：651-659.

Myojin M，Choi NC，Wright CD，et al，2000. Stage Ⅲ thymoma：pattern of failure after surgery and postoperative radiotherapy and its implication for future study. Int J Radiat Oncol Biol Phys，46（4）：927-933.

Hess NR，Sarkaria IS，Pennathur A，et al，2016. Minimally invasive versus open thymectomy：a systematic review of surgical techniques，patient demographics，and perioperative outcomes. Ann Cardiothorac Surg，5（1）：1-9.

Loehrer PJSR，Kim K，Aisner SC，et al，1994. Cisplatin plus doxorubicin plus cyclophosphamide in metastatic or recurrent thymoma：final results of an intergroup trial. The Eastern Cooperative Oncology Group，Southwest Oncology Group，and Southeastern Cancer Study Group. J Clin Oncol，12（6）：1164-1168.

Palmieri G，Buonerba C，Ottaviano M，et al，2014. Capecitabine plus gemcitabine in thymic epithelial tumors：final analysis of a phase Ⅱ trial. Future Oncol，10：2141-2147.

Palmieri G，Merola G，Federico P，et al，2010. Preliminary results of phase Ⅱ study of capecitabine and gemcitabine（CAP-GEM）in patients with metastatic pretreated thymic epithelial tumors（TETs）. Ann Oncol，21：1168-1172.

Parikh RR，Rhome R，Hug E，et al，2016. Adjuvant proton beam therapy in the management of thymoma：a dosimetric comparison and acute toxicities. Clin Lung cancer，17：362-366.

Pennathur A，Qureshi I，Schubert MJ，et al，2011. Comparison of surgical techniques for early stage thymoma：feasibility of minimally invasive thymectomy and comparison with open resection. J Thorac Cardiovasc Surg，141：694-701.

Ruffini E，Mancuso M，Oliaro A，et al，1997. Recurrence of thymoma：analysis of clinicopathologic features，treatment，and outcome. J Thorac Cardiovasc Surg，113：55-63.

Safieddine N，Liu G，Cuningham K，et al，2014. Prognostic factors for cure，recurrence and long-term survival after surgical resection of thymoma. J Thorac Oncol，9：1018.

Sakamaki Y，Oda T，Kanazawa G，et al，2014. Intermediate-term oncologic outcomes after video-assisted thorascopic thymectomy for early-stage thymoma. J Thorac Cardiovasc Surg，148：1230-1237.

Thomas A，Rajan A，Berman A，et al，2015. Sunitinib in patients with chemotherapy-refractory thymoma and thymic carcinoma：an open-label phase 2 trial. Lancet Oncol，16：177-186.

Thomas CR，Wright CD，Loehrer PJ，1999. Thymoma：state of the art. J Clin Oncol，17：2280-2289.

Umemura S，Segawa Y，Fujiwara K，et al，2002. A case of recurrent metastatic thymoma showing a marked response to paclitaxel monotherapy. Jpn J Clin Oncol，32：262-265.

Vogel J，Berman AT，Pechet TT，et al，2016. Prospective study of proton beam radiation therapy for adjuvant and definitive treatment of thymoma and thymic carcinoma：early response and toxicity assessment. Radiother Oncol，118：504-509.

Wang H，Gu Z，Ding J，et al，2016. Perioperative outcomes and long-term survival in clinically early-stage thymic malignancies：video-assisted thoracoscopic thymectomy versus open approaches. J Thorac Dis，8（4）：673-679.

Yamamoto N，Tsurutani J，Yoshimura N，et al，2006. Phase Ⅱ study of weekly paclitaxel for relapsed and refractory small cell lung cancer. Anticancer Res，26：777-781.

Ye B，Tantai JC，Ge XX，et al，2014. Surgical techniques for early-stage thymoma：ideo-assisted thorascopic thymectomy versus transsternal thymectomy. J Thorac Cardiovasc Surg，147：1599-1603.

Zucali PA，De Pas TM，Palmieri G，et al，2018. Phase Ⅱ study of everolimus in patients with thymoma and thymic carcinoma previously treated with cisplatin-based chemotherapy. J Clin Oncol，36：342-349.

第四节　胸膜间皮瘤

• 发病情况及诊治研究现状概述

恶性胸膜间皮瘤（malignant pleural mesothelioma，MPM）是一种源于胸膜间皮细胞、以局部侵袭为主、恶性度较高的罕见疾病。恶性胸膜间皮瘤的诊断非常困难，因为这种疾病可能在接触石棉后的30～40年后发病。为获得恶性胸膜间皮瘤早期和可靠的诊断，指南推荐，除有手术禁忌证和胸膜粘连的病例外，所有可疑患者均应接受胸腔镜检查。在约10%的病例中，标准染色方法不能获得满意的效果，故在胸膜活检时，应使用特异性免疫组化标志物。

尽管最近技术上的进步和对该病有了更多的了解，但患者预后仍然很差。未经治疗的患者中位总生存期为6～9个月。主要治疗方法是手术、化疗和放疗相结合的整合诊疗策略。两种主要外科手术方法是胸膜外肺切除术（EPP）和全胸膜切除术/去皮膜切除术。化疗通常由以铂类（如顺铂）为基础的化疗药物组成，通常与叶酸类抗代谢物（如培美曲塞）联合使用。恶性胸膜间皮瘤对化疗有高度耐药性，且仅有部分患者可接受根治性手术。最近，免疫治疗已成为可能的治疗策略。有证据表明，单一治疗方式不是有效治疗方法。对于多模式治疗方法如何整合可以有效改善预后较差的问题，目前仍然没有确切的答案。

• 相关诊疗规范、指南和共识

- NCCN 肿瘤临床实践指南：恶性胸膜间皮瘤（2019.V2），美国国家综合癌症网络（NCCN）
- 2019 恶性胸膜间皮瘤放疗共识声明，美国国家癌症研究所（NCI）胸部恶性肿瘤指导委员会、国际肺癌研究协会以及间皮瘤应用研究基金会联合发布
- 2018 恶性胸膜间皮瘤 ASCO 临床实践指南，美国临床肿瘤学会（ASCO）
- 2018 BTS 指南：恶性胸膜间皮瘤的调查和管理，英国胸科协会（BTS）
- 恶性胸膜间皮瘤诊疗共识（试行），浙江省抗癌协会肺癌专业委员会胸壁（膜）、纵隔肿瘤学组
- 2015 ESMO 临床实践指南：恶性胸膜间皮瘤的诊断，治疗和随访，欧洲肿瘤内科学会（ESMO）
- 2013 恶性胸膜间皮瘤的诊断和治疗指南，国外肿瘤科相关专家小组（统称）
- 2010 恶性胸膜间皮瘤诊疗指南，欧洲呼吸协会（ERS）与欧洲胸外科医师（ESTS）学会联合发布

【全面检查】

（一）病史特点

胸膜间皮瘤患者通常起病隐匿，且临床表现

同其他胸膜疾病相比不具有特异性，因此病史采集重点在发病相关高危因素方面。

1. 胸膜间皮瘤发病相关高危因素　①石棉接触史：石棉是恶性胸膜间皮瘤已明确的致病因素，也是国际癌症研究中心（IARC）确定的致癌物，职业环境长期接触石棉者发病率显著高于一般人群，主要见于石棉矿工和石棉制造业者，职工家属及船舶汽车制造、铁路、建筑和机械制造等行业从业者也有长期通过环境接触石棉的可能。②其他天然纤维或人造纤维接触史：毛沸石、氟浅闪石、玻璃、岩石、陶瓷、滑石和氧化铝等矿物纤维长期接触史。③年龄：以 40 ～ 70 岁中老年人多见。④性别：职业接触石棉引起的胸膜间皮瘤男性发病率明显高于女性，环境接触石棉致病的男女发病比例没有明显差异。⑤胸膜间皮瘤患者一级亲属。⑥既往有胸膜斑检出史。⑦既往接受胸部放疗史。⑧其他危险因素（猿猴空泡病毒 40 感染、*p53* 基因失活、接触放射性物质、*BAP1* 基因突变等）。

2. 胸膜间皮瘤发病相关临床表现　胸膜间皮瘤患者起病隐匿，早期多表现为胸痛或胸腔积液，随着疾病进展可出现消瘦、疲乏等全身症状，这些表现无特异性，易与结核性胸膜炎、胸膜转移性肿瘤混淆。主要临床表现：①胸痛，多为持续性钝痛，不会随积液减少而缓解，且镇痛药物效果欠佳。②胸腔积液，以一侧性胸腔积液多见。③呼吸困难，常由胸腔积液导致，疾病进展到晚期出现胸膜增厚会引起限制性通气功能障碍。④咳嗽、咳痰，严重时出现咯血。⑤全身症状：包括发热、乏力、消瘦等，多见于恶性胸膜间皮瘤患者，到晚期会出现恶病质的表现。⑥其他症状如胸壁肿块、肩背痛、肋间神经痛、膈肌麻痹和心包积液等，多与肿瘤浸润侵犯或压迫周围组织和血管神经有关。

（二）体检发现

胸膜间皮瘤起病初期常无明显体征，随着疾病进展和肿瘤生长转移，患者可出现以下体征：①胸腔积液的表现。少量胸腔积液时无明显体征，有时可见患侧呼吸动度减弱；胸腔积液量增大时，可有患侧胸廓饱满，呼吸音减弱或消失，叩诊浊音，气管及心尖搏动移向健侧。②胸壁肿块。有时可在胸壁触诊时扪及肿物，可能与肿瘤侵犯转移至胸壁有关。③膈肌麻痹表现。有时肿瘤侵犯膈神经，会引起不同程度的呼吸困难表现，左侧膈神经受累时会出现消化系统症状。④少数患者会出现杵状指等肺功能受损体征。胸膜间皮瘤患者体征隐匿且特异性低，仅靠临床症状和体征难以确诊，还需进一步结合实验室和影像学检查结果。

（三）化验检查

1. 常规检查　包括血常规，尿、粪常规，凝血功能，肝、肾功能等常用生化检测项目等，用来了解患者的一般状况及疾病进展相关。

2. 肿瘤标志物检测　循环肿瘤标志物检查被广泛应用于各项癌症的早期诊断及后续的疗效判断当中，但其中对胸膜间皮瘤有诊断意义的指标很少。对于组织学和细胞学检查无法确诊的可疑患者，建议检查 CEA，相较其他恶性肿瘤，胸膜间皮瘤患者的 CEA 水平不会升高，因此这一指标可在临床上用作排除指标。骨桥蛋白、间皮素、细胞角蛋白 21-1、Fibulin-3 等指标特异度低，无诊断意义，一般不建议检查。

3. 胸腔积液检测　胸腔积液是胸膜间皮瘤的常见首发症状，对于有胸腔积液的患者，建议行胸腔穿刺取胸腔积液进行细胞学检查，同时检测胸腔积液性质作为与其他胸膜疾病鉴别的依据。胸腔积液中检测到间皮细胞水平在 5% 以上的患者可以确诊为胸膜间皮瘤。但该方法检出率很低，且误诊率高，部分胸膜间皮瘤患者胸腔积液细胞学检查结果呈阴性，因此胸腔积液检测不能作为唯一的确诊指标。

4. 其他检查　部分指南建议可检查可溶性间皮素相关肽（soluble mesothelin-related peptide，SMRP）水平，胸膜间皮瘤患者该指标升高，且 SMRP 的水平高低可反映疾病进展情况，具有一定的诊断价值。

（四）影像学检查

1. 胸部 X 线检查　是较为简便的检查方法，能发现患者的胸膜异常表现，对后续的诊断治疗有指导意义。胸膜间皮瘤在 X 线检查中主要表现有大量胸腔积液、胸膜增厚、单发或多发的胸膜结节或胸膜肿物等，对疾病诊断有指导意义，但X线结果对胸膜增厚和胸腔积液的鉴别能力有限，胸腔积液量较大时常会掩盖胸膜或肺部的其他病变，也不能明确肿瘤分期，仅靠胸部X线片无法检出较小的恶性病灶。因此在检查出胸膜异常表现后，应进一步选择CT或病理学检查明确诊断。

2. B超检查　检测胸腔积液的敏感度优于胸部X线，能更好地区分胸腔积液和胸膜增厚，并且可以定量检测胸腔积液量和胸膜增厚的厚度，仅可作为明确患者胸膜异常的协助诊断方式。B超下引导的胸腔穿刺可以更精确地对胸腔积液进行定位。

3. CT检查　CT是明确诊断及分期的首选检查手段，能全面评估肿瘤的原发部位、侵袭范围和转移情况。对于无增强CT对比剂禁忌证的初诊患者建议行增强扫描，扫描范围从肋尖到肋膈角，对于有上腹部症状或怀疑有多处转移者应加做上腹部CT检查。

胸膜间皮瘤在CT检查中主要表现：①胸腔积液，在CT上表现为大量的液体样密度影，部分病例可见叶间积液。积液量较大时可见肺组织被压缩，纵隔移向健侧。增强扫描时，积液无强化，而增厚的胸膜和胸膜结节会被明显强化，可同积液区分开。②胸膜增厚，表现为沿胸壁的带状软组织影，多见于单侧，依据病情进展不同可为结节性或弥漫性，表现多样，可为椭圆形、驼峰状、结节状、波浪状和环状增厚，增厚大于1cm时有诊断意义，超过2cm多与恶性疾病相关。胸膜肿块在CT中表现为与胸壁相连的软组织密度肿块。良性胸膜间皮瘤的特征是肿瘤多为局限性、圆形或椭圆形的肿块，边界清楚，增强扫描时肿瘤内密度均匀。恶性胸膜间皮瘤的图像中，多见胸膜弥漫性增厚，还可见胸膜处多发结节或胸膜肿块，形态不规则，增强扫描时可见肿瘤组织内有囊变或坏死。增强扫描下还可以进一步确定胸膜增厚的程度、病变部位的血供状态和对周围正常组织的侵袭状况，对判断良恶性、明确肿瘤的临床分期有帮助。③“冰冻纵隔”征，见于肿瘤在纵隔内播散者，由于纵隔内肿瘤浸润，导致纵隔固定，使患侧胸腔狭窄，最终影响患者的呼吸运动，弥漫性胸膜增厚的患者多见此征。④其他表现，胸膜间皮瘤有淋巴结转移者，可于CT影像中观察到纵隔、肺门等部位出现肿大淋巴结；肿瘤侵袭心包者可见心包积液；肿瘤侵袭至骨组织者可观察到肋骨、胸椎等处的骨质破坏；部分患者可观察到胸膜斑，可能与长期接触石棉有关；肿瘤转移至上腹部者，会出现腹水等侵袭表现。

4. 胸部MRI检查　不属于胸膜间皮瘤诊断中的常规检查，但MRI在判断是否有胸壁及肌肉组织转移时的敏感度优于CT，并且能更清晰地显示肿瘤与周围组织的关系。建议增强CT对比剂过敏的患者或需要行外科手术切除肿瘤的患者进行MRI检查。

5. PET/CT检查　在明确肿瘤分期和周围脏器转移情况方面较CT更具有优越性，也能用于评估疗效，了解患者的复发和预后情况。但PET/CT不能单独用于诊断胸膜间皮瘤，仅建议有条件或需要的患者进行检查。

（五）内镜检查

胸腔镜检查　胸腔镜是确诊胸膜间皮瘤的首选检查手段，通过胸腔镜可以对病变部位组织进行活检，全面了解病变范围和周边情况，是确诊疾病、明确分期的重要途径之一。胸腔镜检查还可判断胸膜间皮瘤对胸壁、横膈及心包表面的侵袭情况，明确病变部位和周围组织的关系，对于后续进行手术治疗也具有指导意义。同时在进行胸腔镜检查的过程中需要抽取病变部位胸腔积液，对于存在胸腔积液的患者同时也是一种治疗手段。

常规检查排除禁忌证后，行胸腔B超检查确定穿刺点，并在术前行胸腔穿刺术抽取一定量胸腔积液。之后再建立人工气胸，此时可以通过胸部X线片了解人工气胸建立的情况及选择合适的插镜点。插胸腔镜时，患者常取健侧卧位，插镜点选择患侧腋前线至腋后线第5～7肋间。检查过程中如遇胸腔积液，应抽尽积液，视情况适当补充气体，同时应观察胸腔积液的一般性状和颜色等特征，并予以记录。进镜检查时尽量全面、仔细，从内前方开始，按照内、前、上、后、侧、下的顺序，依次检查脏层、壁层、膈胸膜和切口周围胸膜，注意观察胸膜颜色、质地、光滑度，以及是否有增厚、胸膜上结节或肿物的数量和大小、病变范围及其与周边组织的关系。胸膜间皮瘤在样本获取和鉴别诊断方面存在一定困难，因此建议胸腔镜下取活检时在可疑病变区域行多部位活检，包括在胸腔镜肉眼观察下无异常表现的病变周边区域，避免出现漏诊或误诊。术毕取出胸腔镜后，一般在原位置入胸腔引流管接闭式引流瓶，以引流胸腔内残余的积液或气体。

胸膜间皮瘤患者在胸腔镜下的常见表现：①胸腔积液，量多，多为血性胸腔积液。②胸膜增厚，多数患者表现为弥漫性增厚，镜下可见表面有纤维素样沉着物。③胸膜结节或肿物，恶性胸膜间皮瘤患者可在镜下观察到多发的、大小不一的胸膜结节散在分布，结节表面粗糙，呈菜花样或葡萄串样改变，有时可见结节或肿物表面有坏死。单发结节较少见。

（六）病理检查

1. 标本类型及取材送检

（1）标本类型：包括胸腔积液脱落细胞标本、细针穿刺活检标本、经皮胸膜活检、胸腔镜引导下胸腔活检标本、胸腔镜手术标本、开放手术标本等。

（2）取材：胸膜间皮瘤取材有一定难度，病变范围广且分散，在镜下的表现具有多种组织学病理学特点，少量取得的组织可能代表性差，易与胸膜转移瘤混淆，因此取材时应进行多部位活检。

（3）送检：在送检样本时应提供患者的相关信息，包括肿瘤相关病史和影像学检查结果。

2. 常用病理标本

（1）脱落细胞标本：胸膜间皮瘤患者的首发症状多为胸腔积液，因此胸腔积液细胞学检测通常是首选的诊断检查。但细胞学检查的结果与采集积液的位置有关，缺乏准确性，抽取胸腔积液进行细胞学检查不能作为确诊胸膜间皮瘤的唯一证据，即使胸腔积液细胞学检测结果提示恶性肿瘤，仍需要进一步的胸膜组织活检才能明确诊断。细针穿刺活检结果也依赖于采集的标本是否具有代表性，诊断的敏感度不高，因此不推荐使用。细胞学检验结果都需要与其他诊断手段联合，才能提高诊断的可靠性。有些指南指出，间皮瘤的复发和转移可以单独采用细胞学来确定。

（2）胸膜活检标本：胸腔镜是获得胸膜病理标本的重要途径，也是较可靠的确诊方式。通过活检判断肿瘤组织是否侵袭周围组织，能为恶性胸膜间皮瘤的诊断提供重要依据。建议无禁忌证和胸膜粘连的患者行胸腔镜检查以明确诊断。胸腔镜取活检时应进行多部位活检，取得足量的组织进行病理学观察以提高诊断的准确性，建议同时采集病变及正常部位的组织进行检查。对于已确诊的恶性胸膜间皮瘤应同时诊断其病理亚型。对于无法行胸腔镜检查的患者，可以选择超声引导下粗针活检作为替代方案来取得胸膜组织。

（3）手术标本：胸膜间皮瘤的手术标本可从胸腔镜手术和根治性手术两种途径中获取。对于术中取得的样本尽快处理，制成冷冻切片以进行快速诊断。手术标本有助于明确肿瘤的病理分型、播散范围和对周围组织的浸润程度，但术中冷冻切片确诊率不高，因此不推荐单独应用冷冻切片来诊断胸膜间皮瘤。

3. 免疫组化标志物　免疫组化在胸膜间皮瘤的诊断中发挥重要作用，通过免疫组化可以检测胸腔积液样本中形态不典型的细胞性质，有利于同其他疾病鉴别及判断间皮瘤的良恶性。建议无禁忌证的患者均应进行免疫组化检查以辅助诊断。支持恶性胸膜间皮瘤诊断的免疫组化标志物，包括钙网膜蛋白（calretinin）、Wilms 肿瘤基因 1（WT-1）、平足蛋白（podoplanin，D2-40）和细胞角蛋白（cytokeratin，CK）5/6。另有一些恶性肿瘤标志物可区分恶性间皮瘤和腺癌，同样应用于检测，其中包括癌胚抗原（CEA）、甲状腺转录因子（TTF-1）、B72.3、Bg8、BerEP4 和 MOC-31。一些国外的指南建议在免疫组化中要至少用到两项支持间皮瘤诊断的标志物，以及 TTF-1 和另外两项支持腺癌诊断的标志物，但要注意，肉瘤样胸膜间皮瘤通常不表达常见的间皮瘤相关标志物。

一些具有器官特异性的标志物也可纳入检查中，可以排除胸膜肿瘤为其他部位原发肿瘤转移的情况，如 TTF-1 和天冬氨酸蛋白酶 A（Napsin A），雌激素受体（estrogen receptor，ER）、孕酮受体（progesterone receptor，PR）、乳腺球蛋白等指标异常可提示有肺腺癌，但检查时应注意排除在间皮瘤患者中也有可能呈阳性的部分标志物。

4. 分子病理检测　一些分子病理学的检测手段也可用于胸膜间皮瘤的辅助检查，用以检测与该病相关的基因改变情况。胸膜间皮瘤患者中最常见的突变基因是 *BAP1*。*BAP1* 是一种抑癌基因，恶性胸膜间皮瘤患者的该基因常出现点突变或染色体缺失，最终引起 *BAP1* 活性丧失而致病。国内的指南建议无石棉暴露史的患者进行 *BAP1* 基因检测以进一步确定诊断。

另一个与恶性胸膜间皮瘤发生相关的基因是 *p16*。*p16* 也是一种抑癌基因，主要作用是调控细胞周期及参与细胞增殖的负调控，在恶性胸膜间皮瘤患者中这一基因常出现缺失，但在良性胸膜间皮瘤患者中这一基因表达正常。因此利用 FISH 技术检测 *p16* 表达缺失可以一定程度上判断胸膜间皮瘤的良恶性，但并不是所有类型的胸膜间皮瘤都有该基因的异常，这一指标诊断恶性胸膜间皮瘤的敏感度与患者的病理类型有关，尚不能作为鉴别良、恶性的唯一指标。

要点小结

- 石棉等矿物纤维接触史是胸膜间皮瘤患者重要特征，尤其对于出现胸膜受累症状的患者，在采集病史时应注意询问患者及家属的职业接触史，避免漏诊。
- 胸膜间皮瘤的主要诊断手段包括胸部增强CT、胸腔积液细胞学检测和胸膜组织病理活检，通过以上检查可初步判断胸膜间皮瘤的位置、良恶性、病理学类型及分期，为制订后期的整合诊疗方案提供依据。
- 胸腔镜检查能明确患者的病变情况、判断肿瘤转移情况及评估肿瘤分期，在胸腔镜下取活检标本进行病理学检查也是确诊胸膜间皮瘤的主要手段。胸腔镜下所见及组织病理学的检查结果能为患者制订整合治疗方案提供重要依据。
- 免疫组化检查在胸膜间皮瘤的诊断中起着重要作用，选择合适的免疫标志物进行检测能为影像学表现不典型的患者提供新的诊断依据。

【整合评估】

（一）评估主体

胸膜间皮瘤 MDT 团队的学科组成包括胸外科、呼吸内科、肿瘤内科、放射治疗科、诊断科室（病理科、影像科、超声科、核医学科等）、护理部、心理学专家等。

人员组成及资质如下。

（1）医学领域成员（核心成员）：胸外科医师 2 名、呼吸内科医师 1 名、肿瘤内科医师 1 名、放射治疗科医师 1 名、放射诊断医师 1 名、组织病理学医师 1 名、其他专业医师若干名（根据 MDT 需要加入），所有参与 MDT 讨论的医师应具有副高级以上职称，有独立诊断和治疗能力，并有一定的学识和学术水平。

（2）相关领域成员（扩张成员）临床护师 1 ～ 2 名和协调员 1 ～ 2 名。所有 MDT 参与人员应进行相应职能分配，包括牵头人、讨论专家和协调员等。

（二）分期评估

恶性胸膜间皮瘤分期推荐美国癌症联合会（AJCC）和国际抗癌联盟（UICC）联合制订的分期（表 4-4-1，表 4-4-2）。

表 4-4-1　AJCC/UICC 第八版 TNM 分期（2018）

T 原发肿瘤	
Tx	原发肿瘤无法评估
T0	无原发肿瘤证据
T1	局限于同侧的壁胸膜，侵犯或不侵犯：①纵隔胸膜；②膈胸膜；③脏胸膜
T2	侵及同侧胸膜表面一个部位（胸膜顶、纵隔胸膜，膈胸膜，脏胸膜），并具备至少一种以下特征：①侵及膈肌；②侵及脏胸膜下的肺实质
T3	局部晚期但有潜在切除可能的肿瘤。侵及同侧胸膜表面的所有部位（胸膜顶、纵隔胸膜，膈胸膜，脏胸膜），并具备至少一种以下特征：①侵及胸内筋膜；②侵及纵隔脂肪；③侵及胸壁软组织的单个、可完整切除的病灶；④非透壁性心包浸润
T4	不可切除的局部晚期肿瘤。侵及同侧胸膜表面的所有部位（胸膜顶、纵隔胸膜，膈胸膜，脏胸膜），并具备至少一种以下特征：①胸壁的弥漫性浸润或多个病灶，有或没有肋骨破坏；②直接经膈肌侵入腹腔；③直接侵及对侧胸膜；④直接侵及纵隔器官；⑤直接侵及脊柱；⑥穿透心包的内表面，有或没有心包积液，或侵犯心肌

续表

N 区域淋巴结转移	
Nx	淋巴结转移情况无法评估
N0	无区域淋巴结转移
N1	转移至同侧支气管肺或肺门淋巴结、同侧纵隔或隆突下淋巴结，包括同侧的内乳、膈旁淋巴结、心包周围淋巴结和肋间淋巴结
N2	转移至对侧肺内、肺门或纵隔淋巴结，同侧或对侧锁骨上淋巴结
M 远处转移	
M0	无远处转移
M1	远处转移

表 4-4-2 恶性胸膜间皮瘤的分期（AJCC 2018）

	T	N	M
Ⅰ A	T1	N0	M0
Ⅰ B	T2/3	N0	M0
Ⅱ	T1	N1	M0
Ⅱ	T2	N1	M0
Ⅲ A	T3	N1	M0
ⅢB	T1 ～ T3	N2	M0
ⅢB	T4	AnyN	M0
Ⅳ	AnyT	AnyN	M1

临床分期只对不适合手术的患者进行。但临床上很难用 CT 或 MRI 对患者进行分期，因此，针对术后的 MPM 患者分期精确度更高。

（三）疼痛评估

1985 年美国疼痛学会提出疼痛是继心率、血压、脉搏和呼吸之后的第五大生命体征。晚期疼痛是癌症患者最常见和难以忍受的症状之一，严重影响癌症患者的生活质量。初诊癌症患者的疼痛发生率约为 25%，而晚期癌症患者的疼痛发生率可达 60% ～ 80%，其中 1/3 的患者为重度疼痛。

1. 癌痛的原因

（1）肿瘤相关性疼痛：因为肿瘤直接侵犯、压迫局部组织，或者肿瘤转移累及骨、软组织等所致。

（2）抗肿瘤治疗相关性疼痛：常见于手术、创伤性操作、放疗、其他物理治疗及药物治疗等抗肿瘤治疗所致。

（3）非肿瘤因素性疼痛：由于患者的其他合并症、并发症及社会心理因素等非肿瘤因素所致的疼痛。

2. 癌痛评估原则　癌痛评估是合理、有效进行镇痛治疗的前提，应当遵循“常规、量化、全面、动态”的原则。

（1）常规评估原则：癌痛常规评估是指医护人员主动询问癌症患者有无疼痛，常规性评估疼痛病情，并且及时进行相应的病历记录，一般情况下应当在患者入院后 8h 内完成。对于有疼痛症状的癌症患者，应当将疼痛评估列入护理常规监测和记录的内容。进行疼痛常规评估时应当注意鉴别疼痛暴发性发作的原因，如需要特殊处理的病理性骨折、脑转移、合并感染及肠梗阻等急症所致的疼痛。

（2）量化评估原则：癌痛量化评估是指采用疼痛程度评估量表等量化标准来评估患者疼痛主观感受程度，需要患者的密切配合。量化评估疼痛时，应当重点评估最近 24h 内患者最严重和最轻的疼痛程度，以及平常情况的疼痛程度。量化评估应在患者入院后 8h 内完成。癌痛的量化评估方法有下述几种。

1）数字评分法（numerical rating scale，NRS）：用 0 ～ 10 代表不同程度的疼痛，0 为无痛，1 ～ 3 为轻度疼痛（疼痛尚不影响睡眠），4 ～ 6 为中度疼痛，7 ～ 9 为重度疼痛（不能入睡或睡眠中痛醒），10 为剧痛。应该询问患者疼痛的严重程度，做出标记，或者让患者自己圈出一个最能代表自身疼痛程度的数字。

2）主诉疼痛程度分级法（VRS）可分为四级。

0 级：无疼痛。

Ⅰ级（轻度）：有疼痛但可忍受，生活正常，睡眠无干扰。

Ⅱ级（中度）：疼痛明显，不能忍受，要求服用镇静药物，睡眠受干扰。

Ⅲ级（重度）：疼痛剧烈，不能忍受，需用镇痛药物，睡眠受严重干扰，可伴自主神经紊乱或被动体位。

3）视觉模拟评分（visual analogue scale，VAS）法：是在纸上画一条长线或使用测量尺（长为 10cm），一端代表无痛，另一端代表剧痛。让患者在纸上或尺上最能反映自己疼痛程度的位置画“×”。评估者根据患者画“×”的位置估计患者的疼痛程度。疼痛的评估不但在患者静息时进行，对使用镇痛药物的患者还应在运动时进行，只有运动时疼痛明显减轻，才更有利于患者的功能锻炼和防止并发症。VAS 虽在临床广泛使用，但仍存在缺点：

a. 不能用于精神错乱或服用镇静药的患者。

b. 适用于视觉和运动功能基本正常的患者。

c. 需要由患者估计，医师或护士测定。

d. 如果照相复制长度出现变化，则比较原件和复制品测量距离时有困难。

4）Wong-Baker 面部表情疼痛量表：该评估量表采用了 6 种面部表情，从微笑至哭泣表达疼痛程度，最适用于 3 岁及以上人群，没有特定的文化背景和性别要求，易于掌握。该量表尤其适用于急性疼痛者、老年人、小儿、表达能力丧失者、存在语言文化差异者。

5）McGill 调查问卷（MPQ）：主要目的在于评价疼痛的性质，它包括一个身体图像指示疼痛的位置，有 78 个用来描述各种疼痛的形容词汇，以强度递增的方式排列，分别为感觉类、情感类、评价类和非特异类。此为一种多因素疼痛调查评分方法，它的设计较为精密，重点观察疼痛性质、特点、强度、伴随状态和疼痛治疗后患者所经历的各种复合因素及其相互关系，主要用于临床研究。

3. 全面评估原则　癌痛全面评估是指对癌症患者的疼痛及相关病情进行全面评估，包括疼痛病因和类型（躯体性、内脏性或神经病理性），疼痛发作情况（疼痛的部位、性质、程度、加重或减轻的因素），镇痛治疗情况、重要器官功能情况、心理精神情况，家庭及社会支持情况，以及既往史（如精神病史，药物滥用史）等。应当在患者入院后 8h 内进行首次评估，并且在 24h 内进行全面评估，在治疗过程中，应实施及时、动态评估。

癌痛全面评估，通常使用简明疼痛评估量表（BPI），评估疼痛及其对患者情绪、睡眠、活动能力、食欲、日常生活、行走能力及与他人交往等生活质量的影响。应当重视和鼓励患者表达对镇痛治疗的需求和顾虑，并且根据患者病情和意愿，制订患者功能和生活质量最优化目标，进行个体化的疼痛治疗。

4. 动态评估原则　癌痛动态评估是指持续性、动态地监测、评估癌痛患者的疼痛症状及变化情况，包括疼痛病因、部位、性质、程度变化情况、暴发性疼痛发作情况、疼痛减轻和加重因素，镇痛治疗的效果及不良反应等。动态评估对于药物镇痛治疗中的剂量滴定尤为重要。在镇痛治疗期间，应当及时记录用药种类、剂量滴定、疼痛程度及病情变化。

（四）病理评估

1. 术语和定义

（1）胸膜间皮瘤（malignant pleural mesothelioma）：是一种少见的胸膜原发肿瘤，性质大多数为恶性；胸膜间皮瘤起源于脏层、壁层、纵隔及横膈胸膜；可发生于任何年龄，常见于 40 ～ 60 岁，男性比女性多 2 倍，右侧胸腔比左侧胸腔多见；胸膜间皮瘤一般分为局限性和弥漫型两种，局限性间皮瘤约 70% 发生在脏胸膜，性质多为良性；弥漫型间皮瘤好发于壁胸膜，多为恶性。

（2）反应性非典型间皮增生（reactive atypical mesothelial hyperplasia）：是一种良性增生。诊断恶性间皮瘤时需要与其加以区别。目前已有较为详细的诊断标准（表 4-4-3）。

表 4-4-3　反应性非典型间皮增生与恶性间皮瘤的区分

组织学特征	反应性非典型间皮增生	恶性间皮瘤
主要诊断标准		
基质浸润	无	有（越深越明确）
细胞结构	局限在胸膜表面	致密，与间质融合
乳头	简单，按单细胞层排列	复杂，具有细胞分层
生长模式	表面生长	膨胀性结节，复杂和紊乱的模式
分区	越深入胸壁，细胞结构越不明显	无明显分区，常随远离积液的方向，细胞结构越明显
血管生成	毛细管垂直于表面	不规则和杂乱
次要诊断标准		
细胞异型性	局限于积液区域	任何部位
坏死	罕见	肿瘤区域坏死通常是恶性肿瘤的征兆
有丝分裂	多	少见（但非典型有丝分裂则倾向恶性肿瘤）

（3）腺瘤样瘤（adenomatoid tumor）：是间皮良性肿瘤，胸膜少见，好发于腹膜。常为孤立、实性结节。镜下肿瘤细胞为立方状、嗜酸性细胞，呈腺样、小管状排列。腺瘤样瘤需要与上皮样型恶性间皮瘤相鉴别，后者个别区域也可呈现腺瘤样瘤样形态。与发生在生殖道的腺瘤样瘤相似，仅在肿瘤边缘可见局灶间质浸润。

（4）高分化乳头状间皮瘤（well differentiated papillary mesothelioma）：胸膜少见，好发于女性腹膜。可呈局限性结节，也可呈多结节生长。镜下呈乳头状结构，突出胸膜表面，由单层立方间皮细胞和黏液样纤维血管轴心构成，无明显间质浸润。少数高分化乳头状间皮瘤病例可见局灶间质浸润，应诊断为高分化乳头状间皮瘤伴侵袭性结节（invasive foci）。弥漫性上皮样型恶性间皮瘤的局部区域也可呈现高分化乳头状间皮瘤的形态。因此小活检标本诊断高分化乳头状间皮瘤需十分谨慎。

（5）恶性胸膜间皮瘤：根据组织学特点主要分为上皮样型、肉瘤样型和双相型 3 种形态学类型。

上皮样间皮瘤（epithelioid mesothelioma）：约占 60%，肿瘤细胞为多边形、圆形或立方细胞，鉴别诊断包括转移性癌（来源于肺、乳腺、卵巢、肠的腺癌或鳞状细胞癌，肾细胞癌）和其他上皮样肿瘤和间皮反应性增生。其预后较其他病理类型好。另外，上皮样间皮瘤按形态学的不同也分成很多亚型，如管状乳头样、微乳头样、腺泡样等，其中多形性的上皮样间皮瘤其预后最差。

肉瘤样间皮瘤（sarcomatoid mesothelioma）：约占 10%，肿瘤由纤维母细胞样梭形细胞构成，需要鉴别疾病有恶性纤维组织细胞瘤、平滑肌肉瘤、滑膜肉瘤等。

双相型间皮瘤（biphasic mesothelioma）：约占 30%，是含上皮样和肉瘤样成分的混合亚型，且每种成分均大于 10%。如果任一成分小于 10%，则诊断为肉瘤样为主或上皮样为主。鉴别诊断包括滑膜肉瘤和其他双相型或混合型肿瘤等。

2. 病理诊断分型和分期方案

（1）组织学分型：参照 2015 版 WHO 胸部肿瘤病理分类标准及最新循证医学研究进展，将间皮瘤分类如下（表 4-4-4，表 4-4-5）。

表 4-4-4 胸膜间皮肿瘤病理学分类

分类	生物学行为
腺瘤样瘤	良性 9054/0
高分化乳头状间皮瘤	不明确 9052/1
局限性恶性间皮瘤	
上皮样间皮瘤	恶性 9052/3
肉瘤样间皮瘤	恶性 9051/3
双相型间皮瘤	恶性 9053/3
弥漫性恶性间皮瘤	
上皮样间皮瘤	恶性 9052/3
肉瘤样间皮瘤	恶性 9051/3
促结缔组织增生性间皮瘤	恶性 9051/3
双相型间皮瘤	恶性 9053/3

表 4-4-5 恶性间皮瘤的组织学亚型和类型 [a]

上皮样型恶性间皮瘤
管状乳头样
微乳头样
腺泡样
腺瘤样
实体样
透明细胞样
蜕膜样
腺样囊性
印戒细胞样
小细胞样
横纹肌样
多形性
肉瘤样型恶性间皮瘤
传统的梭形细胞样
促结缔组织增生样
异源性分化（骨肉瘤样，软骨肉瘤样等）
淋巴组织细胞样（也可能归为上皮样）
双相型 / 混合型恶性间皮瘤

a 亚型必须在诊断中给出；组织学类型可以用于讨论或镜下描述。

（2）恶性间皮瘤的组织学分级：建立在组织学类型的基础上，上皮样恶性间皮瘤预后最好，级别高；其次是双相型及肉瘤样型，为低级别。

（3）免疫标记物分析：免疫组化在间皮瘤的鉴别诊断中起了非常重要的作用。最常见情况是免疫组化可帮助鉴别恶性间皮瘤的上皮样病变与其他转移至胸膜的癌。

支持间皮瘤的标记：钙网膜蛋白、CK5/6、

EMA、vimentin、GLUT-1、HBME-1、p53、CAM5.2、Wilms肿瘤基因1（WT-1）和平足蛋白（D2-40）等。

支持腺癌的标记：TTF1、BAP1、MOC3l、BerEP4、单克隆癌胚抗原（CEA）、血型相关抗原8（BG8/Lewis Y）、MOC-31、Leu-1、CD15和B72.3等。

支持肉瘤的标记：CD34、HMB45、Melan A、CD99、Bcl-2等见表4-4-6。

表4-4-6 上皮样恶性间皮瘤的免疫组化

支持间皮瘤的标记	钙网膜蛋白、CK5/6
腺癌（阳性上皮的标记）	MOC3l、BerEP4、单克隆癌胚抗原（CEA）、血型相关抗原8（BG8/Lewis Y）和B72.3等
肺（器官特异性标记）	TTF1（8G7G3/1）、Napsin A
乳腺（器官特异性标记）	GCDFP15、Mammaglobin、ER、PR
肾（器官特异性标记）	CD15（LeuM1）、RCC、PAX2、PAX8

用于恶性间皮瘤鉴别诊断的免疫组化检查，分两个阶段进行。第1阶段，在形态学的基础上可选用3个间皮瘤标志物和3个其他肿瘤标志物，如果结果一致，可确定诊断。第2阶段，如果结果不一致，则应扩大抗体组合。报告格式参照间皮瘤病理报告所需条目及报告模板。

（4）分子病理检测：FISH检测P16/CDKN2A缺失可用于鉴别良恶性间皮增生。*BAP1*是恶性间皮瘤中最常见的突变基因。胚系*BAP1*突变与葡萄膜黑色素瘤、肾细胞癌和其他恶性肿瘤相关，统称为“BAP1肿瘤综合征”。推荐无石棉暴露史的患者进行*BAP1*基因检测。

（5）细胞学检查：不推荐仅使用细胞学样本进行恶性间皮瘤的病理诊断与组织学分型。细胞腊块与免疫组化的整合可提高细胞学诊断恶性间皮瘤的准确性。

（五）其他评估

血栓栓塞评估：每例患者入院时应进行VTE风险评估，特别是VTE高风险科室的住院患者。对手术患者建议采用Caprini评分量表（表4-4-7），对非手术患者建议采用Padua评分量表（表4-4-8）。相应的评估方案可以根据各中心的特点及不同的临床情况进行调整。

表4-4-7 静脉血栓栓塞症的风险评估及预防建议

高危评分	VTE高危评分（基于Caprini模型）		
	病史	实验室检查	手术
1分/项	年龄41～60岁 肥胖（BMI ≥ 25kg/m²） 异常妊娠 口服避孕药或激素替代治疗 卧床的内科患者 炎症性肠病病史 下肢水肿 静脉曲张 严重的肺部疾病，含肺炎（1个月内） 肺功能异常，COPD 急性心肌梗死 充血性心力衰竭（1个月内） 败血症（1个月内） 大手术（1个月内） 其他高危因素		计划小手术
2分/项	年龄61～74岁 石膏固定（1个月内） 患者需要卧床时间大于72h 恶性肿瘤（既往或现患）		中心静脉置管 腹腔镜手术（> 45min） 大手术（> 45min） 关节镜手术

续表

高危评分	VTE 高危评分（基于 Caprini 模型）		
	病史	实验室检查	手术
3 分 / 项	年龄≥ 75 岁 深静脉血栓 / 肺栓塞病史 血栓家族史 肝素引起的血小板减少（HIT） 未列出的先天或后天血栓形成	抗心磷脂抗体阳性 凝血酶原 G20210A 阳性 Leiden V因子阳性 狼疮抗凝物阳性 血清同型半胱氨酸酶升高	
5 分 / 项	脑卒中（1 个月内） 急性脊髓损伤（瘫痪）（1 个月内）		选择性下肢关节置换术 髋关节，骨盆或下肢骨折多发性创伤（1 个月内）
总分			
合计			
评分			

表 4-4-8 内科住院患者静脉血栓栓塞症风险评估表（Padua 评分表）

危险因素	评分
活动性恶性肿瘤，患者先前有局部或远端转移和（或）6 个月内接受过化疗和放疗	3
既往静脉血栓栓塞症	3
制动，患者身体原因或遵医嘱需卧床休息至少 3d	3
已有血栓形成倾向，抗凝血酶缺陷症，蛋白 C 或蛋白 S 缺乏，Leiden V因子阳性、凝血酶原 G20210A 突变、抗磷脂抗体综合征	3
近期（≤ 1 个月）创伤或外科手术	2
年龄≥ 70 岁	1
心脏和（或）呼吸衰竭	1
急性心肌梗死和（或）缺血性脑卒中	1
急性感染和（或）风湿性疾病	1
肥胖（BMI ≥ 30kg/m^2）	1
正在进行激素治疗	1

低危 = 0 ～ 3 分；高危≥ 4 分。

（六）精确诊断

1. 定性诊断　胸腔积液脱落细胞标本免疫组化染色是 MPM 的筛查试验，提示恶性则建议进一步做活检确诊，除非无法获得活检标本；胸腔镜手术标本、开放手术标本、CT 引导下粗针活检标本、超声引导下粗针活检标本、VAT 引导下胸腔活检标本及细针穿刺细胞标本等方法获取组织标本并用免疫组化检查鉴别诊断良、恶性病变。可分两个阶段进行：第 1 阶段，在形态学的基础上可选用 3 个间皮瘤标志物和 3 个其他肿瘤标志物，如果结果一致，可确定诊断。第 2 阶段，如果结果不一致，则应扩大抗体组合，至少需要两个“间皮”标记和两个“腺癌”标记。报告格式参照间皮瘤病理报告所需条目及报告模板。送检样本时需要提供详细信息，如环境接触石棉病史，有关影像学检查表现，肿瘤史，治疗情况。

2. 分期诊断　主要目的是在制订治疗方案之前充分了解疾病的严重程度及特点，以便为选择合理的治疗模式提供充分的依据。严重程度可集中体现在胸内、胸外浸润转移程度，以及远处转移存在与否等方面。为获得准确的分期诊断信息，在临床工作中应选择合适的辅助检查方法，包括胸部 CT、胸部 X 线、胸部 MRI、超声检查、PET/CT 等。

3. 分子诊断　可伴有 *BAP1* 等基因突变；血清间皮素相关蛋白（SMRP）为可溶性间皮素，是诊断恶性胸膜间皮瘤最好的标志物；SMRPP16/CDKN2A 缺失可用于鉴别良恶性间皮增生。

要点小结

- 评估要通过 MDT 团队合作完成，才可能建立合理的胸膜间皮瘤整合诊疗流程，有助于实现最佳、个体化的整合治疗。
- 评估包括分期、疼痛、病理及血栓栓塞等方面，在此基础上得到精确的诊断。
- 无论哪一种评估都要求全面、动态，在整合评估基础上更加关注患者的个体特殊性，以选择最佳治疗策略。

【整合决策】

1. *外科治疗* 外科医师、肿瘤科医师、呼吸科医师、放射科医师、放射肿瘤学医师多学科团队制订个体化治疗方案，由胸外科医师手术。

手术目的：肉眼下完全切除肿瘤组织，若发现多个站点胸壁侵犯，手术终止。

手术方式的选择：①胸膜切除 / 剥外皮术（P/D）与纵隔淋巴结取样是指胸膜和所有肿瘤完整切除；②胸膜外的肺切除术（EPP）是指切除全部胸膜、患侧肺、膈肌和心包。纵隔淋巴结取样应该包括至少 3 站淋巴结。

胸膜切除 / 剥外皮术和胸膜外的肺切除术都是合理的手术治疗方式，应根据不同患者选择合适的治疗方案。

肉瘤样恶性胸膜间皮瘤是不良预后因子，为胸膜外肺切除术的禁忌证。早期（证实肿瘤局限于胸膜，无 N2 淋巴结转移）和有较好组织学类型（上皮样）的恶性胸膜间皮瘤患者行胸膜切除 / 剥外皮术比胸膜外的肺切除术更安全。

N2 淋巴结转移或者肿瘤组织学确诊为混合型恶性胸膜间皮瘤患者，手术（或其他治疗方案）治疗效果较差。

术后患者需要根据术前的新辅助治疗情况及术后病理类型等决定相应的辅助治疗。

2. *围术期药物管理* 首先应对每例患者进行以下表现的筛选，然后评估并予以治疗。

胸腔积液处理：首选无菌滑石粉胸膜固定术；无效或术后进展的患者可予以胸腔引流，热灌注化疗，血管生成抑制剂治疗等。

胸闷气急：原发病的抗肿瘤治疗为基础，积液引流，抗生素和激素的应用，肺栓塞的抗凝治疗等。

疼痛的治疗：常规筛查，评估后予以 WHO 三阶梯癌痛治疗为基础的镇痛治疗，并注意密切观察不良反应的发生。

3. *内科治疗*

（1）化疗

1）一线化疗：晚期恶性胸膜间皮瘤一线化疗优先推荐培美曲塞或雷替曲塞联合铂类（顺铂或卡铂），共 4 ～ 6 个周期化疗。

ECOG PS 评分 0 ～ 1 分的老年患者若无明显的合并症可考虑化疗。

2）二线化疗：对既往未接受含培美曲塞方案化疗的患者，推荐单药培美曲塞化疗。

患者一线含培美曲塞方案化疗后进展患者，鼓励患者参加临床试验。

患者一线含培美曲塞方案化疗后无进展生存（PFS）≥ 6 个月，也可考虑单药培美曲塞治疗。

（2）新辅助化疗：优先推荐培美曲塞联合铂类（顺铂或卡铂），建议 3 ～ 4 个周期。

（3）辅助化疗：非上皮型患者，以及淋巴结阳性患者建议术后 4 个周期培美曲塞联合铂类（顺铂或卡铂）辅助化疗。

（4）靶向治疗：贝伐珠单抗加入培美曲塞 / 顺铂方案中可显著改善 PFS 及总生存（OS）。

（5）免疫治疗：是恶性胸膜间皮瘤的重要研究方向，针对间皮素的免疫治疗显示出了较好的应用前景。

4. *放射治疗*

（1）切口预防性照射：检查后的 42d 内接受 21Gy/3f 放疗。

（2）放疗是整合治疗的重要组成部分

1）放疗最合适的时间点需要在 MDT 团队讨论后决定。

2）对于可切除的恶性胸膜间皮瘤患者，新辅助化疗后接受胸膜外肺切除术的患者，辅助放疗被推荐给其中“高度选择性患者”（PS 评分好，上皮型）来提高局部控制率。

3）放疗仅被用于符合以下标准的患者：ECOG PS ≤ 1，FEV_1 ＞ 80%，良好的肺功能状态，肾功能正常，无对侧胸部疾病。

4）胸膜外肺切除术术后辅助放疗剂量应为 50 ～ 54Gy（1.8 ～ 2Gy/d）；有任何肉眼可见的残余肿瘤或切缘阳性者剂量为 54 ～ 60Gy，局部推量至 60Gy。

5）IMRT 需在有经验的中心开展并建议用于临床试验。残余肺的照射剂量需要被严格控制，否则致死性放射性肺炎的发生率很高。

6）对残留的病灶，专家推荐近距离放疗或与术中同步外照射。

7）胸膜外肺切除术术后放疗的临床靶区

（CTV）：应该包括整个胸膜表面（单侧胸的整个手术范围）和任何部位镜下可见的残余病灶。

8）肿瘤靶区（GTV）：应包括可见肿瘤和术中标记提示总的残余肿瘤；不推荐选择性的淋巴结（区域淋巴结）照射。

9）计划靶区（PTV）：应考虑靶区移动及日常误差，扩大的边缘根据各中心实际评估数据。

10）胸膜切除 / 剥外皮术术后的辅助放疗（保护肺的半胸 IMRT）不常规推荐，但可考虑用于危重器官剂量严格控制的前瞻性临床试验。

（3）姑息性放疗

1）放疗可用于减轻胸痛，以及肿瘤累及呼吸道或食管梗阻或由恶性胸膜间皮瘤所致症状的缓解。缓解症状的大分割放疗剂量为 20 ～ 40Gy，与＜ 4Gy/f 相比，≥ 4Gy/f 被证实能更好地控制继发性胸部疼痛。

2）多发骨转移或脑转移姑息剂量为 30Gy/10f，需要详细评估患者的临床特点，考虑治疗与急性毒性反应的相关性。

5. 其他治疗

（1）心理疏导：患者及家属均应常规筛查和评估，协助患者及家属做出各种决策。

（2）临终关怀：对于临终患者，应当预立治疗计划书，评判医疗支持，维持生命的可行性和必要性；尊重患者及家属文化宗教背景及各种决策。

（3）中医中药治疗：中医药在姑息治疗中主要体现在改善患者的常见症状和减轻放化疗相关毒性。

【康复随访及复发预防】

（一）总体目标

随访的主要目的是发现和处理某些治疗带来的副作用及可接受潜在根治治疗的转移复发病灶。以提高患者的总生存，改善生活质量。

（二）严密随访和整合调理

从疾病中恢复并适应治疗后的生活对每个人来说是不同的，治疗前患者的临床特点和肿瘤的生物特性影响着患者预后，如肿瘤的分期、病理分型、治疗方式和患者的体力状态等。目前尚无共识支持胸膜间皮瘤采取何种随访策略为最佳。患者的随访可根据肿瘤的特点及所接受的治疗方式，可能出现的相关副作用等，由主管医师调整为更加个体化随访方案，而正在参与临床研究的患者需按照实验方案的规定进行。随访的内容大致包括如下几方面。

1. 体格检查　在随访过程中详细的询问病史和全面的体格检查是发现复发或转移的重要措施。

2. 对肿瘤状态的评估　包含影像学检查（CT 或 MRI，PET/CT），超声检查和实验室检查；CT 扫描是方便价廉的随访期监测方式。超声检查可定量测量胸腔积液、心包积液和胸膜的厚度。对于复发分期影响治疗方案的患者可采用 MRI。PET/CT 能更好地发现淋巴结及远处转移，在怀疑转移时，可推荐应用。术后的患者常规应在 4 ～ 6 周后进行 1 次随访，之后每 3 个月 1 次。放化疗后的患者治疗结束后每 2 个月随访 1 次，评估方法参照改良 RECIST-CT 标准（测量垂直于胸壁短直径），后期如果患者希望减少就诊频率，提供定期电话随访，而在出现胸部疼痛或者加剧，咳嗽或气短增加等相关症状时需要及时回访。同时需注意第二原发癌的发生。

间皮瘤的复发和转移可以单独采用细胞学确诊。目前尚无特异性血清标志物用于恶性胸膜间皮瘤复发的早期诊断及预后评估。常用肿瘤标志物特异度及敏感度均较低，可溶性间皮素相关肽（SMRP）假阳性率高，特异度较低，但可作为检测上皮型恶性胸膜间皮瘤术后复发参考指标。常规的血常规及生化检查可以发现一些提示预后不良的指标，如血红蛋白和血小板下降，中性粒细胞与淋巴细胞比率（NLR）及乳酸脱氢酶（LDH）水平提高均提示不良预后。治疗前 PET/CT 病灶糖酵解总量（TLG）也可能为独立的预后标志物。目前使用的预后评分系统包含（表 4-4-9）：①欧洲癌症研究与治疗组织（EORTC）预后评分；②癌症与白血病组（CALGB）评分；③改良格拉斯哥预后评分（mGPS）；④ LENT 评分（如果出现胸腔积液）；⑤决策树预后分析（图 4-4-1）。其中以决策树预后分析最为常用。

表 4-4-9 恶性胸膜间皮瘤预后评分系统

EORTC	CALGB	mGPS	LENT
EPS = 0.55（白细胞＞ 8.3×10^9/L）+ 0.6（PS=1 或 2）+ 0.52（组织学诊断可能）+ 0.67（肉瘤型）+ 0.6（男性） EPS ≤ 1.27 预后好 EPS ＞ 1.27 预后差	PS 评分为 0；年龄＜ 75 岁；无胸痛；血小板计数＜ 400×10^9/L；乳酸脱氢酶＜ 500IU/L 预后好，反之预后差	血清 C 反应蛋白（CRP）＞ 10mg/L 且白蛋白≤ 35g/L 为 2 分 CRP ＞ 10mg/L 且白蛋白≥ 35g/L 为 1 分 CRP ≤ 10mg/L 且白蛋白≥ 35g/L 为 0 分	胸腔积液乳酸脱氢酶含量＞ 1500IU/L：1 分 ECOG 评分（1：1 分；2：2 分；3 ～ 4：3 分） NLR ＞ 9：1 分 低风险：0 ～ 1 中风险：2 ～ 4 高风险：5 ～ 7

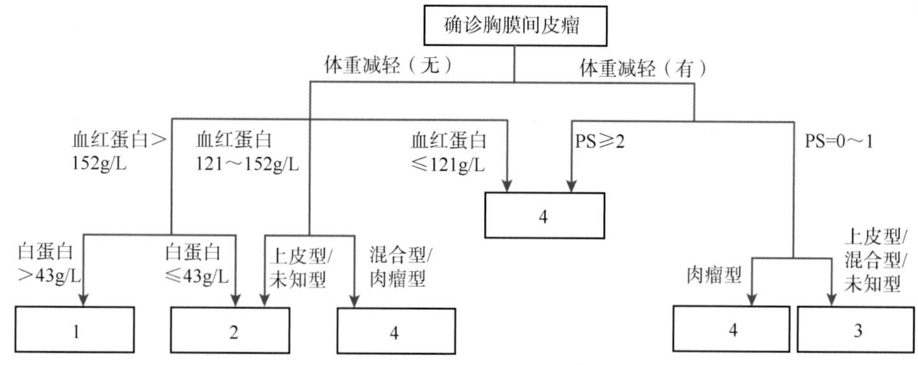

图 4-4-1 决策树预后分析

各风险组中位（四分位差）生存期：1. 34.0（22.9 ～ 47.0）个月；2. 17.7（11.6 ～ 25.9）个月；3. 12.0（6.0 ～ 20.6）个月；4. 7.4（3.3 ～ 11.1）个月

引自 Brims F J H，et al. Journal of Thoracic Oncology，2016

3. 营养、锻炼，戒烟和心理相关的健康生活建议　长期卧床会增加肺部感染、栓塞等并发症发生率。适度锻炼促进肌肉骨骼系统、呼吸系统等多系统功能恢复。化疗相关不良反应导致的营养不良需要积极的干预（参考 2016 ESPEN 指南：癌症患者的营养）。建议戒烟及避免石棉暴露的环境（参考 NCCN 临床实践：戒烟）。癌症治疗结束后可能还有其他问题需要处理，如患者复杂情绪变化。癌症患者的社会心理支持及信息需求日益增多，建议随访期评估患者心理状态及提供给患者专业的建议，促进患者的康复，回归家庭与社会。

（三）常见问题处理

对于复发转移，根据情况决定采用积极根治性治疗方式或按晚期肿瘤治疗原则处理。在晚期患者姑息治疗中采用滑石粉灌注胸膜固定术或胸腔积液引流缓解胸闷，WHO 三阶梯癌痛治疗控制胸痛，常规治疗无效的顽固性疼痛在权衡利弊的情况下，采用神经破坏疗法镇痛。因肿瘤压迫引起的疼痛，可采用姑息性放疗，亦可采用中医药改善症状和减轻患者放化疗相关毒性反应。

（四）积极预防

肿瘤患者康复、复查随访是癌症全程管理的延续。通过多学科整合团队的协作，帮助患者心理和生理的完全恢复，从而胜任家庭活动和社会工作是肿瘤后期治疗和康复的终极目标。未来基于大数据支持的人工智能化随访系统也将更好地解决肿瘤患者的多方位需求。

要点小结

- 胸膜间皮瘤发病率较低，发病机制及生物学行为研究不够透彻，随访应根据患者个体化原则进行，以便更好地解决肿瘤本身或肿瘤治疗引起的问题。

【典型病例】

胸膜间皮瘤整合性诊疗 1 例

（一）病例情况介绍

1. 基本情况　男，51 岁，职员。体检发现右侧胸膜结节，无不适主诉，于 2012 年 12 月就诊于外院，给予右胸膜间皮瘤切除 + 胸膜纤维板切除术，术后病理：送检右胸壁灰红组织一块，大小 8cm×5.5cm×2cm，表面见肿块，大小 4.5cm×3.5cm，结节状，灰白质中，肿块一侧连肺组织，大小 6cm×1.5cm×0.8cm，镜示肿瘤细胞成片状分布，细胞胞界不清，核大，核仁明显，可见大片坏死，免疫组化 TTF-1（－）、hbme-1（部分阳性）、VM（+），送检右侧胸膜纤维板组织 5cm×4cm×0.6cm，镜示为纤维脂肪组织，送检右上胸膜 3 块，大者 1.6cm×0.5cm×0.3cm，镜示纤维脂肪组织，病理示右胸壁恶性间皮瘤。术后 AP 方案化疗 4 个周期（培美曲塞 1000mg，第 1 天；顺铂 60mg，第 1 ～ 2 天）。2015 年 4 月无明显诱因出现乏力，稍感右侧胸痛，NRS 1 分，无胸闷气促，无寒战发热不适反应。外院复查胸部 CT 提示右侧胸膜多发结节，纵隔多发淋巴结肿大，考虑肿瘤复发。行 AP 方案化疗 4 个疗程，疗效 PR。2015 年 9 月复查 CT 提示右胸壁恶性间皮瘤术后，右上纵隔胸膜处多发软组织团块（5.2cm×3.5cm×4.6cm），考虑复发转移，右肺门处软组织结节（2.7cm×2.3cm），考虑转移。乙肝病史 10 余年，化疗后间断服用中药治疗。余既往史无特殊。吸烟史 400 支 / 年。

2. 入院查体　ECOG 评分 1 分。浅表淋巴结未及肿大，心肺听诊无特殊，腹软，肝脾肋下未及，双下肢无水肿。

3. 辅助检查　2015 年 9 月外院 CT 提示右胸壁恶性间皮瘤术后，右上纵隔胸膜处多发软组织团块，考虑复发转移，右肺门处软组织结节，考虑转移。

4. 入院诊断　胸膜间皮瘤术后复发；乙型病毒性肝炎。

（二）整合性诊治过程

1. 关于诊断及评估

（1）MDT 团队组成：胸部内科医师、胸部放疗科医师。

（2）讨论意见：患者胸膜间皮瘤术后复发，已行培美曲塞联合顺铂化疗 4 个周期，2 个周期化疗后评价 PR，4 个周期化疗后 SD，PFS 5 个月。经 MDT 讨论后建议行 PET/CT 检查，待检查结果提示后决定有无局部治疗指征。2015 年 9 月本院 PET/CT：①右胸壁恶性间皮瘤术后化疗后表现，右上纵隔胸膜处多发软组织团块，FDG 代谢活跃，考虑肿瘤复发和转移，病灶包绕第 3 肋头、累及第 3 胸椎；右肺门处软组织结节，FDG 代谢活跃，考虑转移。②右肺散在纤维灶。肝内多发小囊肿。前列腺钙化灶。双肾囊肿。

2. 关于治疗方案　2015 年 9 月 22 日起行胸膜局部复发病灶 TOMO 放疗：PTV DT5000cGy/25f，2015 年 10 月 28 日予缩野加量：PTV2 6000cGy/30f。

3. 关于后续随访　2017 年 5 月 3 日我院复查胸部 CT：右侧胸膜间皮瘤术后复发转移化疗后；对比前片（2016 年 11 月 13 日）：右下胸膜肿块，较前明显增大。PFS：20 个月。

4. 关于诊断及评估

（1）MDT 团队组成：胸部内科医师、胸部放疗科医师。

（2）讨论意见：目前胸膜间皮瘤可指导多线后续全身治疗的有效数据很少，FCT-GFPC-0701 MAPS Ⅲ期研究显示培美曲塞 / 卡铂方案中整合贝伐珠单抗维持治疗，一线治疗用于无法切除的恶性胸膜间皮瘤患者的效果优于培美曲塞 / 卡铂。若一线治疗进展后，尚无标准治疗方案，既往一线治疗时对培美曲塞反应良好，可再次试用培美曲塞。

5. 关于治疗方案　2017 年 5 月 16 日、2017 年 6 月 8 日给予培美曲塞 + 贝伐珠单抗治疗化疗，2 个周期化疗后复查 CT：右下胸膜肿块灶，较前稍增大。考虑患者对全身治疗反应欠佳，经 MDT 团队讨论后，决定予以胸膜复发处放疗。2017 年

7月予以胸膜复发肿瘤TOMO放射治疗，DT：60Gy/15f，放疗后疗效评价：PR。

6. *关于后续随访* 2017年12月23日本院PET/CT：右侧肾上腺结节，FDG代谢增高，考虑转移。右肺尖胸膜增厚伴FDG代谢增高，考虑肿瘤治疗后活性受抑制，建议随访。

7. *关于治疗方案* 患者仅右侧肾上腺出现转移，胸膜病灶稳定，考虑放疗。于2017年12月30日起照射右肾上腺病灶，TOMO设计，给予肿瘤剂量6000cGy/30f，每日1次，每周5天。

8. *关于后续随访* 2018年7月6日复查腹部CT：右下胸膜肿块较前相仿；右肾上腺占位，首先考虑转移，较前（2018年3月27日）增大。

9. *关于治疗方案* 因患者胸膜病灶稳定，仅右侧肾上腺放疗后增大，讨论后可行手术切除，于2018年7月23日全身麻醉下行腹腔镜手术，手术过程中探查发现：腹膜后肿瘤侵犯肾上腺、肾脏上极、下腔静脉、腹膜、肠管、肾脏、肾门等周围组织，遂行"腹腔镜下腹膜后肿瘤切除术+下腔静脉修补术"，术后病理：（腹膜后）肾上腺及其周围纤维、脂肪组织内见恶性肿瘤伴坏死，首先考虑转移。

10. *关于后续随访* 2019年5月患者出现腰痛，刀割性质，NRS评分7～8分，2019年5月本院PET/CT：恶性胸膜间皮瘤术后。右肺纵隔旁胸膜结节伴FDG代谢增高，考虑复发；双肺胸膜多处增厚伴钙化；右侧肾上腺（4.6cm）及腹膜后肿块（4.4cm），FDG代谢增高，考虑转移，病灶与肝脏和肾脏分界不清，病灶与下腔静脉及十二指肠水平部分界不清；左侧肾上腺增粗，FDG代谢增高，转移不除外，建议复查。右肺上叶胸膜轻度增厚，FDG代谢轻度增高，治疗后改变可能，请结合病史。PFS 10个月。

11. *关于治疗方案* 首先吗啡滴定镇痛治疗，2019年5月22日至2019年6月4日起行胸膜、腹膜后、右肾上腺复发灶TOMO放疗，计划4140cGy/23f，实际照射900cGy/5f。放疗后出现黑便，便血，认为腹膜后病灶近十二指肠，可能引起消化道出血，遂于患者2019年6月4日19：00在DSA室行介入治疗。胃镜示十二指肠水平部见巨大溃疡状新生物，中央凹陷被坏死苔，局部见血痂附着。腹部增强CT示右侧肾上腺区术后，术区软组织肿块，较前增大，周围肝脏受累。后腹膜肿块，较前片增大，累及十二指肠并伴穿孔形成可能。肝门区淋巴结肿大。下腔静脉内可疑充盈缺损，请结合其他检查。外科会诊后认为不适合姑息手术及胃肠改道术。予以内科止血、输血。后情况稳定回当地医院对症支持治疗。

（三）本例以整合医学处理的体会

本例患者经过手术、化疗、放疗多模式多线治疗，总生存时间有6年余。可以看出手术、化疗、放疗在恶性胸膜间皮瘤中的宏观切除、局部控制、降低远处复发率中都有着各自的作用，整合治疗方案是治疗恶性胸膜间皮瘤的主要选择。仅极少部分患者可通过根治性手术等治疗措施达到治愈。对手术而言，术前必须仔细评估，明确有无手术指征进行选择。化疗的建议是既可单独用于身体无法手术的恶性胸膜间皮瘤患者，也可作为整合治疗的一部分，包括术前术后辅助、一线化疗。放疗的原则是可用作姑息治疗以缓解疼痛、支气管或食管梗阻，放疗给予最适合的时机应由多学科团队讨论决定。从这例患者中可以体现每一种治疗手段在疾病进展中治疗的不同价值。所以包括手术及放化疗在内的多模式整合治疗，在改善患者生存期方面显示一定的优势。

近年来，靶向治疗及免疫治疗在恶性胸膜间皮瘤中进行过一系列临床试验，包括与化疗等联合治疗的试验也在总结中。在将来，靶向及免疫治疗组成的多模式整合治疗有可能成为恶性胸膜间皮瘤患者整合治疗方案的选择之一。

（苏文娟　虞永峰　韩　颖　牟　迪　刘洁薇　朱玲玲　翟小倩　郑　斌　郭善娴　李　娟　王文娴）

参考文献

Baas P，Fennell D，Kerr KM，et al，2015. Malignant pleural mesothelioma：ESMO Clinical Practice Guidelines for diagnosis，treatment and follow-up. Ann Oncol，26 Suppl 5：v31-v319.

Cui A，Jin XG，Zhai K，et al，2014. Diagnostic values of soluble mesothelin-related peptides for malignant pleural mesothelioma: updated meta-analysis. BMJ open, 4（2）: e004145.

Doi H, Kuribayashi K, Kitajima K, et al, 2020. Development of a Novel Prognostic Risk Classification System for Malignant Pleural Mesothelioma. Clinical Lung Cancer, 21（1）: 66-74, e2.

Galateau-Salle F, Churg A, Roggli V, et al, 2016. The 2015 World Health Organization Classification of Tumors of the Pleura: Advances since the 2004 Classification. J Thorac Oncol, 11（2）: 142-154.

Kao SCH, Klebe S, Henderson DW, et al, 2011. Low calretinin expression and high neutrophil-to-lymphocyte ratio are poor prognostic factors in patients with malignant mesothelioma undergoing extrapleural pneumonectomy. J Thora Oncol, 6（11）: 1923-1929.

Kindler HL, Ismaila N, Armato SG 3rd, et al, 2018. Treatment of Malignant Pleural Mesothelioma: American Society of Clinical Oncology ClinicalPractice Guideline. J Clin Oncol, 36（13）: 1343-1373.

National Comprehensive Cancer Network. NCCN Clinical Practice Guidelines in Oncology: Adult Cancer Pain. Version 3, 2019.

National Comprehensive Cancer Network. NCCN Clinical Practice Guidelines in Oncology: Malignant Pleural Mesothelioma. Version 1, 2020.

National Comprehensive Cancer Network. NCCN Clinical Practice Guidelines in Oncology: Cacer-Associated Venous Thromboembolic Disease. Version. 1, 2019.

Woolhouse I, Bishop L, Darlison L, et al, 2018. British Thoracic Society Guideline for the investigation and management of malignant pleural mesothelioma. Thorax, 73（Suppl 1）: i1-i30.

第五节 肺癌临床诊疗中的整合医学思考

近几年肺癌的诊疗有了明显的进步，新的诊疗技术如机器人手术系统使外科更加微创化，质子重离子技术应用使肺癌的放疗出现了革命性的变化，靶向药物和免疫药物的出现使晚期肺癌的生存期显著延长。但是，当前肺癌的诊疗仍有很多问题有待于解决。肺癌的整体五年生存期进展仍然缓慢。

对于早期肺癌，近几年如火如荼开展的低剂量螺旋CT筛查可以降低总体病死率，但假阳性是当前存在的重要问题。国内目前早期结节发现率越来越高，手术比例也水涨船高，这与广泛采用CT进行筛查有密切关系，在一定程度上提高了早期肺癌的诊断水平，但是，如何把握尺度是一个重要的社会问题和经济学问题。除了采用CT等筛查手段进行早期肺癌筛查外，整合液体活检标志物进行筛查是当前探索的热点，但到目前为止，没有一个敏感度和特异度比较好的标志物在临床应用。

对于早期肺癌，除了传统的手术治疗外，肺部的立体定向放疗已开始成为一个重要的方向，放疗早期是针对无法进行完整手术的患者而进行的尝试，后期逐步推广至可手术患者并在临床中开始应用。但是，到目前为止，立体定向放疗仍然只是一个处于临床研究探索的治疗方式。能否成为临床标准仍需大规模临床研究进行验证。

早期肺癌术后辅助治疗也是一个长期存在争议的话题。尽管NCCN相关指南推荐对于部分ⅠB期患者，如低分化、楔形切除等需要进行术后辅助化疗，但到目前为止，依据的研究多数为回顾性研究和早期的前瞻性临床研究的亚组分析，而国内研究的结果不支持术后辅助化疗。未来，还需要在这一方向上积累更多的证据，推动这部分患者的精准治疗。

局部晚期肺癌发生率占所有肺癌的20%～30%，历来是各学科的“必争之地”。长期以来，这部分患者的生存时间一直没有明显延长，究其原因存在各学科的“各自为政”的局面。对于不可手术的局部晚期肺癌患者，指南推荐的是同步放化疗，而国内真正接受同步放化疗的患者比例仅20%～30%。PACIFIC研究显示，免疫巩固治疗能给局部晚期肺癌带来显著的生存获益，已经成为当前的标准治疗。对于可手术的非小细胞肺癌患者，术后如果存在淋巴结转移，且*EGFR*突变，国内指南推荐进行术后的靶向治疗。然而，对于局部晚期肺癌，尽管是有各种指南指导手术治疗及放化疗等标准治疗，但规范治疗的比例并不高。如何整合当前的肿瘤治疗模式，合理进行手术、放疗、化疗、靶向药物治疗、免疫治疗，以效益最大化发挥各种治疗模式的作用，是今后的重要方向。因为，对于局部晚期肺癌来讲，20%～30%的患者有根治性的可能，如果进行了不合理的治疗，则会失去根治性治疗的机会。

晚期肺癌方面，在单纯化疗的时代，5年生存率一直低于5%，近几年随着检测技术的不断提高，靶向药物治疗成为存在驱动基因突变患者的标准治疗，显著延长了患者的生存时间，提高了生活质量。免疫治疗的受益人群主要是无 *EGFR/ALK* 基因变异的患者，多项研究显示，免疫治疗可以使部分患者的 5 年生存率达到 16% 左右，较传统治疗提高了 3 倍以上的生存时间。这无疑对晚期肺癌是一个重要的进步。然而，对于晚期肺癌，仍然存在着很多问题。对于靶向药物的治疗，单药是标准，但是，通常耐药时间在 1 年左右，耐药后的治疗一直困扰着临床。与靶向药物有明确的治疗靶点不同，免疫治疗与肿瘤微环境密切相关。因此，目前仍然没有特别理想的预测标志物。因此，其有效率一直不高。如何提高免疫治疗的精准程度，避免盲目治疗是今后的一个重要研究方向。晚期患者通常存在着多个部位的转移。放疗通常在这部分患者中能够显示出较好的局部控制，以及缓解症状的作用，但是，放疗的治疗模式如何进行，对于寡转移的患者是否进行局部积极的治疗，免疫治疗过程中如何发挥放化疗的作用都有待于进一步明确。这些都需要进一步整合多学科的力量进行综合考虑。

小细胞肺癌一直是肺癌诊疗的痛点，近 30 年来一直没有显著的进步，这与小细胞肺癌有独特的生物学行为有关系。目前，除早期患者建议手术外，对于局限期小细胞肺癌则推荐放化疗，晚期小细胞肺癌进行姑息化疗。然而总体的生存时间不容乐观。近期，两项免疫治疗的临床研究显示，化疗联合免疫治疗能够显著提高患者的生存时间。然而，生存时间提高仅 2 个月左右。而小细胞肺癌的总体生存期的提高，还要在进一步提高局限期小细胞肺癌的治疗疗效，防止复发和转移方面做更多努力。未来，需要应用整合医学的理念进一步整合各种治疗模式，同时发挥基础研究的作用，寻找小细胞肺癌真正的驱动机制，创新的诊疗手段。

另外，新技术新方法不断推陈出新，如人工智能技术近 2 年开始在临床中应用，并在肺癌早期筛查和识别，肿瘤复发转移预测、晚期肺癌疗效预测等方面显现出了一定的应用前景。未来需要进一步整合新技术和传统治疗手段，发挥各种治疗模式的作用和价值。

2010 年，《新英格兰医学杂志》发表的 Temel 等的关于早期姑息治疗在晚期非小细胞肺癌中的价值的论文，被美国临床肿瘤学会（ASCO）评为当年肿瘤治疗领域的十大进展之一。这项来自麻省理工医院单中心的研究显示，加入积极的姑息治疗使晚期肺癌生存时间平均延长了近 3 个月。其疗效甚至超过了很多新药。其后，多项研究均证实了姑息治疗在肺癌等肿瘤中的重要价值。姑息治疗对于提高患者生活质量，延长患者生存时间起到重要作用，姑息治疗应该作为标准治疗贯穿整个肺癌诊疗的全过程。早期手术患者、晚期肺癌患者都要纳入姑息治疗的范围。

近年来肺癌的治疗手段越来越多，已经从单一的外科治疗过渡到外科手术协同化疗、放疗、靶向治疗、免疫治疗的整合治疗时代。如何做好各种治疗手段的“排兵布阵”，正确合理整合好各种治疗模式，关注各种治疗模式的综合治疗，做好全程管理，最大化地发挥各种治疗手段的作用，对于提高患者的总体生存率具有重要的作用。

（宋正波　虞永峰　姚亚仙　王文娴）

第5章
乳腺肿瘤

第一节　乳腺癌

第二节　乳腺导管内乳头状瘤

第三节　乳腺良性分叶状肿瘤

第四节　乳腺纤维腺瘤

第五节　乳腺癌临床诊疗中的整合医学思考

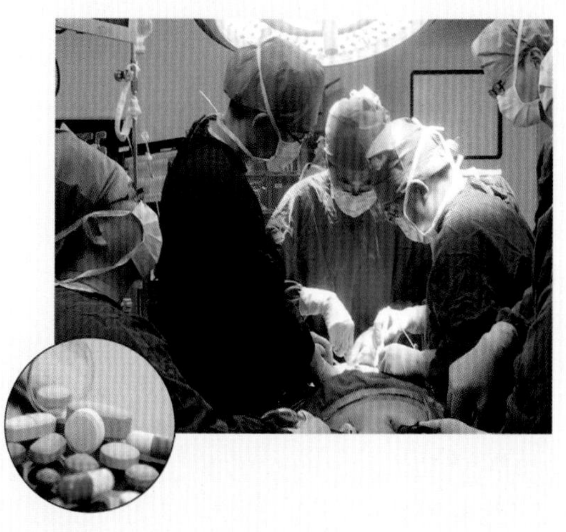

第一节 乳腺癌

• 发病情况及诊治研究现状概述

乳腺癌（breast carcinoma）多起源于导管上皮，少数来自乳腺小叶终末导管的上皮，是女性最常见的恶性肿瘤。2018年全球乳腺癌的发病率和病死率居女性恶性肿瘤的第一位，年发病数为210万，占女性恶性肿瘤的24.2%；年死亡数为63万，占女性恶性肿瘤死亡的15%。我国女性乳腺癌发病率也居女性恶性肿瘤的第一位，且在逐年增高，2015年我国女性乳腺癌发病率为45.29/10万，病死率位于女性恶性肿瘤病死率的第五位。

乳腺癌的治疗采用以手术、化疗、放疗、内分泌治疗等的整合治疗。对早期乳腺癌患者，手术治疗是首选。乳腺癌的外科治疗历史悠久，手术方式虽有各种变化但对患者的生存时间并无明显改善。近10年来乳腺癌患者5年生存率开始有所改善，得益于早期发现、早期诊断及术后整合辅助治疗的不断完善。如何进行科学、合理、规范和个体化的多学科整合治疗，仍是值得深入研究的临床问题。同时，医务人员应重视卫生宣教及普查。根据乳腺癌是全身性疾病的概念，应重视对乳腺癌生物学行为的研究，并不断完善整合辅助治疗，以进一步改善患者的生存率。

• 相关诊疗规范、指南和共识

- 中国抗癌协会乳腺癌诊治指南与规范（2019年版），中国抗癌协会乳腺癌专业委员会（CACA-CBCS）
- 2019 CSCO乳腺癌诊疗指南，中国临床肿瘤学会
- NCCN肿瘤临床实践指南：乳腺癌（2020.V3），美国国家综合癌症网络（NCCN）
- 2018 JBCS临床实践指南：乳腺癌外科治疗，日本乳腺癌学会（JBCS）
- 2018 JBCS临床实践指南：乳腺癌的筛查和诊断，日本乳腺癌学会（JBCS）
- 2018 JBCS临床实践指南：乳腺癌放射治疗，日本乳腺癌学会（JBCS）
- 中国晚期乳腺癌临床诊疗专家共识（2018版），中国抗癌协会乳腺癌专业委员会（CACA-CBCS）
- 中国乳腺癌新辅助治疗专家共识（2019年版），中国乳腺癌新辅助治疗专家组
- 2019 ESMO乳腺癌临床实践指南：早期乳腺癌的诊断、治疗和随访，欧洲肿瘤内科学会
- 乳腺癌术后乳房重建中国专家共识（2019版），中华医学会外科学分会乳腺外科学组

【全面检查】

（一）病史特点及临床表现

1. 20岁前本病少见，20岁后发病率逐渐上升，45～55岁为高发年龄段。与西方国家相比，我国乳腺癌的高发年龄更年轻。月经初潮年龄早、绝经年龄晚、不孕及初次足月产的年龄与乳腺癌发病均有关。一级亲属中有乳腺癌病史者，发病危险性是普通人群的2～3倍。另外，营养过剩、肥胖、脂肪饮食，可加强或延长雌激素对乳腺上皮细胞的刺激，从而增加发病机会。

2. 早期乳腺癌表现为患侧乳房出现无痛、单发的小肿块，常是患者无意中发现。肿块质硬，表面不光滑，与周围组织分界不清，在乳房内不易被推动。随着肿瘤增大，可引起乳房局部隆起。若累及Cooper韧带，可使其缩短而致肿瘤表面皮肤凹陷，即所谓“酒窝征”。邻近乳头或乳晕的癌肿因侵入乳管使之缩短，可把乳头牵向癌肿一侧，进而可使乳头扁平、回缩、凹陷。皮下淋巴管被癌细胞堵塞，引起淋巴回流障碍，出现真皮水肿，皮肤呈“橘皮样”改变。乳腺癌发展至晚期，可侵入胸筋膜、胸肌，以致癌块固定于胸壁而不易推动。若癌细胞侵入大片皮肤，可出现多数小结节，甚至彼此融合。有时皮肤可溃破而形成溃疡，这种溃疡常有恶臭，容易出血。

乳腺癌淋巴转移最初多见于腋窝。肿大淋巴结质硬、无痛、可被推动；以后数目增多，并融合成团，甚至与皮肤或深部组织黏着。乳腺癌转移至肺、骨、肝时，可出现相应的症状。例如，肺转移可出现胸痛、气急，骨转移可出现局部疼痛，肝转移可出现肝大、黄疸等。

某些类型乳腺癌的临床表现与一般乳腺癌不同。值得提出的是炎性乳腺癌（inflammatory breast carcinoma）和乳头湿疹样乳腺癌（Paget’s carcinoma of the breast）。炎性乳腺癌并不多见，特点是发展迅速、预后差。局部皮肤可呈炎症样表现，开始时比较局限，不久即扩展到乳房大部分皮肤，皮肤发红、水肿、增厚、粗糙、表面温度升高。乳头湿疹样乳腺癌少见，恶性程度低，发展慢。乳头有瘙痒、烧灼感，以后出现乳头和乳晕的皮肤变粗糙、糜烂如湿疹样，进而形成溃疡，有时覆盖黄褐色鳞屑样痂皮。部分病例于乳晕区可扪及肿块。较晚发生腋淋巴结转移。

（二）辅助检查

1. *乳腺X线摄影*（mammography） 是常用的影像学检查方法，广泛用于乳腺癌的普查。乳腺癌的X线表现为密度增高的肿块影，边界不规则，或呈“毛刺”征。有时可见钙化点，颗粒细小、密集。

2. *超声检查* 乳腺癌超声表现为乳腺组织内出现异常回声，形态不规则，无包膜回声，边缘不光滑，呈蟹足样，内部多为低回声，分布不均匀，内部可有强回声钙化斑块。多普勒探测时，肿块周边及内部可有高速低阻的动脉血流。部分患者在同侧腋窝探查到的肿大淋巴结，是乳腺X线摄片的有效补充。

3. MRI 是乳腺X线摄片和超声的重要补充，对微小病灶、多中心、多病灶的发现及评价病变范围有优势。乳腺癌表现为高、中、低混杂信号，病变多呈不均匀强化或边缘强化，增强扫描后信号强度趋向快速明显增高且快速廓清。

4. *活组织病理学检查* 常用的活检方法有空芯针穿刺活检术（stereotaetic core needle biopsy，SCNB）、真空辅助旋切活检系统（vacuum assisted biopsy system，VAB）、细针针吸细胞学（fine needle aspiration cytology，FNAC），前两者病理诊断准确率高，可达90%～97%；FNAC的确诊率为70%～90%。

对疑为乳腺癌患者，上述方法不能明确，可将肿块连同周围乳腺组织一并切除，做术中冷冻快速病理组织学或常规病理学检查，一般不宜做切取活检。

乳头溢液未扪及肿块者，可做乳腺导管内视镜检查，乳头溢液涂片细胞学检查。乳头糜烂疑为湿疹样乳腺癌时，可做乳头糜烂部刮片、印片细胞学检查，乳头区切取活检术。

（三）病理学检查

1. *标本类型及其固定*

（1）标本类型：如穿刺活检标本、保乳手术标本、乳腺肿块切除标本、全乳切除术标本（包括单纯切除标本及改良根治术标本）、前哨淋巴结活检（sentinel lymph node biopsy，SLNB）标本等。

（2）标本固定：标本应及时、充分固定，采用10%中性缓冲福尔马林固定液，应立即固定（手术切除标本也尽可能半小时内），固定液应超过标本体积的10倍以上，固定时间6～72h，固定温度为正常室温。

2. 取材及大体描述应该规范　取材时，应核对基本信息，如姓名、送检科室、床位号、住院号、标本类型等。

（1）保乳标本的病理学检查取材规范：保乳标本切缘取材主要包括两种方法：垂直切缘放射状取材（radial sections perpendicular to the margin）和切缘离断取材（shave sections of the margin）。两种切缘取材方法各有优缺点。多数指南和共识中将“墨染切缘处无肿瘤”定义为“阴性切缘”，而“阳性切缘”是指墨染切缘处有DCIS或浸润性癌侵犯。

垂直切缘放射状取材（图5-1-1）：根据手术医生对保乳标本做出的方位标记，垂直于基底将标本平行切成多个薄片，观察每个切面的情况。描述肿瘤大小、所在位置及肿瘤距各切缘的距离，取材时将大体离肿瘤较近处的切缘与肿瘤一起全部取材，离肿瘤较远处的切缘则仅抽样取材。镜下观察时应准确测量切缘与肿瘤的距离。垂直切缘放射状取材的优点是能准确测量病变与切缘的距离，缺点是工作量较大。

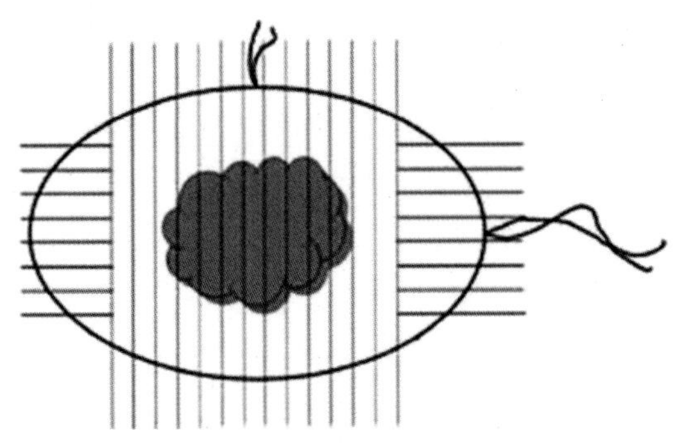

图5-1-1　垂直切缘放射状取材

（2）切缘离断取材（图5-1-2）：将6处切缘组织离断，离断的切缘组织充分取材，镜下观察切缘的累及情况。切缘离断取材的优点是取材量相对较少，能通过较少的切片对所有的切缘情况进行镜下观察，缺点是不能准确测量病变与切缘的距离。

（3）其他同常规病理学检查。

3. 乳腺癌术后病理学诊断报告的基本原则

（1）乳腺浸润性癌的病理学诊断报告应尽可能包括与患者治疗和预后相关的所有内容，如浸润性癌的大小、组织学类型、组织学分级、有无并存的DCIS、有无脉管侵犯、切缘和淋巴结情况等。若为治疗后乳腺癌标本，则应对原发灶和淋巴结的治疗后反应进行病理学评估。

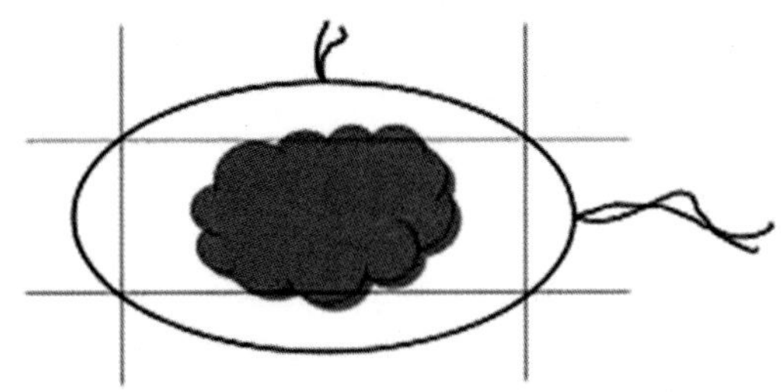

图5-1-2　切缘离断取材

（2）应对所有乳腺浸润性癌病例进行雌激素受体（estrogen receptor，ER）、孕激素受体（progesterone receptor，PR）、人表皮生长因子受体2（human epidermal growth factor receptor 2，HER2）及Ki-67免疫组织化学染色，HER2（2+）病例应进一步行原位杂交检测。

（3）应准确报告组织病理学类型，如黏液癌、小管癌和浸润性微乳头状癌等。

（4）DCIS的病理学诊断应报告级别（低、中或高级别）、有无坏死（粉刺样坏死或点状坏死）、手术切缘情况及是否存在微浸润等。

（5）报告癌旁良性病变的名称或类型。

4. 基因检测　多基因检测工具（Oncotype DX 21基因检测，MammaPrint 70基因检测等）有助于指导辅助化疗的决策，但推荐使用具备相应资质的检测工具，并期待基于中国人群的检测数据和预后、预测价值。

5. 病理学诊断报告书的内容和规范

（1）一般项目

1）病理号（检索号）。

2）患者姓名、出生年月（年龄）、性别、床位号及住院号。

3）手术日期、病理学检查取材日期。

（2）手术标本情况

1）左、右侧。

2）标本类型。

3）巨检：包括肿瘤大小或范围、质地、边界及颜色等。

（3）组织病理学诊断内容

1）原发灶组织学类型，包括乳腺癌的组织学类型及癌周乳腺组织存在的其他病变。

2）肿瘤大小：乳腺癌分期中涉及的肿瘤大小是指浸润性癌的大小。

3）肿瘤累及范围及手术切缘：应准确地报告肿瘤累及的范围及手术切缘情况。肿瘤累及范围包括乳头、乳晕、皮肤、脉管和胸肌等。

4）淋巴结状态：报告送检各组淋巴结的总数和转移数。

5）免疫组化检测内容：应对所有浸润性乳腺癌进行 ER、PR、Ki-67、HER2 的检测，并对癌细胞中阳性染色细胞所占的百分比进行报告。

要点小结

◆ 乳腺癌治疗前基本诊断手段主要包括影像学检查和活组织病理学检测，用于乳腺癌的定性和分期诊断。

◆ 组织病理学检测是诊断乳腺癌的金标准。它为明确乳腺癌的组织学类型、组织学分级、分子分型、全面评估乳腺癌分期和判断患者预后、制订有针对性的个体化治疗方案提供必要的组织病理学依据。

◆ 多数指南和共识中将“墨染切缘处无肿瘤”定义为“阴性切缘”，而“阳性切缘”是指墨染切缘处有 DCIS 或浸润性癌侵犯。

【整合评估】

（一）评估主体

乳腺癌 MDT 团队组成包括乳腺外科、肿瘤内科、放射治疗科、诊断科室（病理科、放射科、超声科、核医学科等）、护理部、心理学专家等。

人员组成及资质：

1. 医学领域成员（核心成员） 乳腺外科医师 2 名、肿瘤内科医师 1 名、放射诊断医师 1 名、组织病理学医师 1 名、其他专业医师若干名（根据 MDT 需要加入），所有参与 MDT 讨论的医师应具有副高级以上职称，有独立诊断和治疗能力，并有一定的学识和学术水平。

2. 相关领域成员（扩张成员） 临床护师 1～2 名和协调员 1～2 名。所有 MDT 参与人员应进行相应职能分配，包括牵头人、讨论专家和协调员等。

（二）分期评估

乳腺癌分期评估见表 5-1-1。

表 5-1-1 乳腺癌分期标准

分期	标准
T	
Tx	原发肿瘤不能评估
T0	原发肿瘤无证据
Tis（DCIS）	导管原位癌（DCIS）
Tis（Paget）	乳头 Paget 病与浸润性癌和（或）乳腺实质导管原位癌无关
T1	肿瘤长径≤ 20mm
T1mi	T ≤ 1mm
T1a	T ＞ 1mm，≤ 5mm
T1b	T ＞ 5mm，≤ 10mm
T1c	T ＞ 10mm，≤ 20mm
T2	肿瘤长径＞ 2mm，≤ 5mm
T3	肿瘤长径＞ 5mm
T4	肿瘤大小不计，但侵及皮肤（溃疡或肉眼可见的结节）或胸壁（肋骨、肋间肌、前锯肌），炎性乳腺癌亦属之
T4a	肿瘤侵犯胸壁
T4b	溃疡和（或）同侧肉眼可见的卫星结节和（或）皮肤水肿（包括橘皮样变），但不符合炎性乳腺癌的标准
T4c	同时有 T4a 和 T4b
T4d	炎性乳腺癌

续表

分期	标准
cN	
cNx	无法评估区域淋巴结
cN0	无区域淋巴结转移（影像学或临床检查）
cN1	同侧腋窝可移动的Ⅰ、Ⅱ组淋巴结
cN1mi	微小转移（约 200 个细胞，＞ 0.2mm，≤ 2mm）
cN2	同侧腋窝固定的Ⅰ、Ⅱ组淋巴结，或同侧内乳淋巴结转移，而无腋窝淋巴结转移
cN2a	同侧腋窝Ⅰ、Ⅱ组淋巴结相互融合或与周围组织粘连
cN2b	同侧内乳淋巴结转移，而无腋窝淋巴结转移
cN3	同侧锁骨上下（腋窝Ⅲ组）淋巴结转移，有 / 无腋窝Ⅰ、Ⅱ组淋巴结转移
cN3a	同侧锁骨下淋巴结转移
cN3b	同侧内乳及腋窝淋巴结转移
cN3c	同侧锁骨上淋巴结转移
pN	
pNx	无法评估局部淋巴结
pN0	无局部淋巴结转移或仅有 ITCs 孤立癌细胞
pN0(i+)	仅 ITCs（恶性细胞簇≤ 0.2mm）
pN0(mol+)	RT-PCR 阳性，无 ITCs 发现
pN1	微小转移，1 ～ 3 个腋窝淋巴结转移；和（或）临床检查内乳淋巴结阴性，但前哨淋巴结活检显示为转移或大体转移
pN1mi	微小转移（约 200 个细胞，＞ 0.2mm，≤ 2mm）
pN1a	1 ～ 3 个腋窝淋巴结转移
pN1b	同侧前哨淋巴结转移（ITCs）
pN1c	pN1a 和 pN1b
pN2	4 ～ 9 个腋窝淋巴结转移；同侧内乳淋巴结阳性，但腋窝淋巴结影像学检查阴性
pN2a	4 ～ 9 个腋窝淋巴结转移（至少一个大于 2.0mm）
pN2b	临床检查发现内乳淋巴结（无论镜下证实），腋窝淋巴结病理阴性
pN3	≥ 10 个腋窝淋巴结转移；锁骨下（腋窝Ⅲ组）淋巴结；≥ 1 个Ⅰ、Ⅱ组腋窝淋巴结转移，同侧内乳淋巴结影像学阳性；≥ 3 个腋窝淋巴结转移，临床检查内乳淋巴结阴性，但前哨淋巴结活检显示为转移或大体转移；同侧锁骨上淋巴结转移
pN3a	≥ 10 个腋窝淋巴结转移（至少一个大于 2.0mm）；或同侧锁骨下（腋窝Ⅲ组）淋巴结转移
pN3b	pN1a 或 pN2a 合并 cN2b；pN2a + pN1b
pN3c	同侧锁骨上淋巴结转移
M	无远处转移
M0 M0(i+)	无临床或影像学证据显示存在远处转移，镜下或通过分子技术在血液、骨髓或其他无转移症状 / 体征的非区域淋巴结组织中发现≤ 0.2mm 的肿瘤沉积
M1	临床及影像学检查（cM）和（或）经组织学证实＞ 0.2mm（pM）的远处转移

乳腺癌 TNM 分期见表 5-1-2。

表 5-1-2　乳腺癌 TNM 分期

	N0	N1mi	N1	N2	N3	M1
Tis	0					
T0	—	ⅠB	ⅡA	ⅢA	ⅢC	Ⅳ
T1	ⅠA	ⅠB	ⅡA	ⅢA	ⅢC	Ⅳ
T2	ⅡA		ⅡB	ⅢA	ⅢC	Ⅳ
T3	ⅡB		ⅢA	ⅢA	ⅢC	Ⅳ
T4	ⅢB		ⅢB	ⅢB	ⅢC	Ⅳ

（三）病理学评估

1. 术语和定义

（1）乳腺癌：来源于乳腺导管上皮的恶性肿瘤。

（2）乳腺癌的癌前病变：导管原位癌，小叶瘤变。

2. 病理组织学诊断分类、分级、分期和分子分型方案

（1）病理组织学分类：推荐使用乳房肿瘤 WHO 分类。

1）非浸润性癌：包括乳头湿疹样乳腺癌（伴

发浸润性癌者，不在此列）。此型属早期，预后较好。

2）非特殊型浸润性癌：通常被认为是非特殊性导管癌，是浸润性乳腺癌中最大的一组。

3）浸润性癌特殊亚型：包括浸润性小叶癌、小管癌、筛状癌、伴髓样特征的癌、化生性癌、伴大汗腺分化的癌、涎腺/皮肤附属器型肿瘤、腺样囊腺癌、黏液表皮样癌、多形态癌、黏液性癌和伴印戒细胞分化的癌、伴神经内分泌特征的癌、浸润性乳头状癌、浸润性微乳头状癌、炎症型癌等。

4）其他罕见类型及变异型。

（2）病理组织学分级：根据是否有腺管形成、细胞核的形态及核分裂象进行分级，建议采用改良的 Scarff-Bloom-Richardson 分级系统。

依据：腺管形成的比例、细胞的多形性和核分裂象计数。

1）腺管形成：明显腺管（＞75%）为1分，中度分化腺管（10%～75%）为2分，细胞呈实性片块或条索状生长（腺管＜10%）为3分。

2）细胞多形性：细胞核大小、形状及染色质一致为1分；细胞核中度不规则为2分；细胞核明显多形性为3分。

3）核分裂象（×400）：（0～9）/10HPF 为1分，（10～19）/10HPF 为2分，＞20/10HPF 为3分。

各标准的3项指标所确定的分数相加，3～5分为Ⅰ级（分化好），6～7分为Ⅱ级（中等分化），8～9分为Ⅲ级（分化差）。

（3）乳腺癌分期：推荐美国癌症联合委员会（AJCC）制订的分期。

（4）乳腺癌分子分型：根据 ER、PR、CerbB-2、Ki-67 状态将乳腺癌分为以下几个类型（表 5-1-3）。

表 5-1-3　乳腺癌的分子分型

分子分型	标志物	备注
Luminal A 型	Luminal A 样 ER/PR 阳性，且 PR 高表达；HER2 阴性；Ki-67 增殖指数低	ER、PR 表达及 Ki-67 增殖指数的判定值建议采用报告阳性细胞的百分比。Ki-67 增殖指数的判定值在不同病理实验中心可能不同，可采用 20%～30% 作为判断 Ki-67 高低的界值；同时，以 20% 作为 PR 表达高低的判定界值，可进一步区分 Luminal A 样和 Luminal B 样（HER2 阴性）
Luminal B 型	Luminal B 样（HER2 阴性），ER/PR 阳性，HER2 阴性，且 Ki-67 增殖指数高，或 PR 低表达	上述不满足 Luminal A 样条件的 Luminal 样肿瘤均可作为 Luminal B 样亚型
	Luminal B 样（HER2 阳性），ER/PR 阳性，HER2 阳性（蛋白过表达或基因扩增），任何状态的 Ki-67	
ERBB2+ 型	HER2 阳性，HER2 阳性（蛋白过表达或基因扩增），ER 阴性和 PR 阴性	
Basal-like 型	三阴性（非特殊型浸润性导管癌），ER 阴性，PR 阴性，HER2 阴性	三阴性乳腺癌和 Basal-like 型乳腺癌之间的吻合度约 80%，但是三阴性乳腺癌也包含一些特殊类型乳腺癌如髓样癌（典型性）和腺样囊性癌

要点小结

◆ 乳腺癌的评估要通过 MDT 团队合作完成，有助于实现最佳的个体化整合治疗。

◆ 乳腺癌的分期主要依据 AJCC 的 TNM 分期。

◆ 乳腺癌分子分型对乳腺癌治疗有指导意义。

【整合决策】

乳腺癌的治疗采用的是以手术、化疗、放疗、靶向治疗和内分泌治疗等的整合治疗策略。

（一）外科治疗

对早期乳腺癌患者，手术治疗是首选。全身情况差、主要脏器有严重疾病、年老体弱不能耐受手术者属手术禁忌。手术方式主要包括保留乳房的乳腺癌切除术、乳腺癌改良根治术、乳腺癌根治术、乳腺癌扩大根治术、全乳房切除术和前哨淋巴结活检术等。

1. 保留乳房的乳腺癌切除术　手术目的为完整切除肿块。适合于临床Ⅰ期、Ⅱ期的乳腺癌患者，且乳房有适当体积，术后能保持外观效果者。多中心或多灶性病灶、无法获得切缘阴性者禁忌施行该手术。原发灶切除范围应包括肿瘤及部分周边组织。确保标本边缘阴性。术后必须辅以放疗等。

2. 乳腺癌改良根治术　有两种术式，一是保留胸大肌，切除胸小肌（Patey 术式）；二是保留胸大肌、胸小肌（Auchin closs 术式）。根据大量病例观察，认为Ⅰ、Ⅱ期乳腺癌应用根治术及改良根治术的生存率无明显差异，且该术式保留了胸肌，术后外观效果较好，是目前常用的手术方式。

3. 乳腺癌根治术和乳腺癌扩大根治术　乳腺癌根治术应包括整个乳房、胸大肌、胸小肌、腋窝Ⅰ、Ⅱ、Ⅲ组淋巴结。扩大根治术还需同时切除胸廓内动、静脉及其周围的淋巴结（即胸骨旁淋巴结）。此两种术式现已较少使用。

4. 全乳房切除术　手术范围必须切除整个乳房，包括腋尾部。其中保留皮肤的全乳切除术（skin-sparing mastectomy，SSM）和保留乳头乳晕的全乳切除术（nipple-sparing mastectomy，NSM）是应用越来越广泛的两种术式。NSM 联合即刻的乳房重建可以达到更好的美容效果，但需要在经验丰富的多学科团队下选择合适的患者进行。

5. 前哨淋巴结活检术　对临床腋淋巴结阴性的乳腺癌患者，应先行前哨淋巴结活检术。前哨淋巴结是指接受乳腺癌病灶引流的第一枚（站）淋巴结，可采用示踪剂显示后切除活检。根据前哨淋巴结的病理结果预测腋淋巴结是否有肿瘤转移，对前哨淋巴结阴性的乳腺癌患者可不做腋淋巴结清扫。

6. 乳腺癌术后乳房重建术　是利用患者自体组织或者乳房假体来修复或重建因乳腺癌术后所引起的胸壁畸形和乳房缺损，重建了患者的形体美，提高了患者的生活质量。按照乳房重建时机的不同可分为即刻乳房重建和延期乳房重建。乳房重建的方式主要有两大类：乳房假体和自体组织乳房重建。乳房重建方式的选择应该根据患者病情和意愿、双侧乳房及各供区情况等因素综合决定。

手术方式的选择应结合患者本人意愿，根据病理分型、疾病分期及辅助治疗的条件，经 MDT 团队讨论整合决策。

要点小结

- 外科手术是乳腺癌的主要治疗手段之一。前哨淋巴结活检、乳房重建等已成为乳腺癌外科进展的重要部分。
- 应该根据患者的病例分析、分期、辅助治疗的条件并结合患者意愿选择合适的手术方式。
- 临床上常用的手术方式是保留乳房的乳腺癌切除术和乳腺癌改良根治术。

（二）内科治疗

1. 化学药物治疗　大量的临床研究已证明，乳腺癌术后辅助化疗，可以提高无病生存和总生存率。乳腺癌是实体瘤中应用化疗最有效的肿瘤之一，化疗在整个治疗中占有重要地位。

浸润性乳腺癌伴腋淋巴结转移者是应用辅助化疗的指征。对腋淋巴结阴性者是否应用辅助化疗尚有不同意见。一般认为腋淋巴结阴性而有高危复发因素者，诸如原发肿瘤直径大于 2cm，组织学分类差，雌、孕激素受体阴性，癌基因表皮生长因子受体 2（HER2）有过度表达者，需要术后辅助化疗。

根据病情可在术后尽早开始用药。有资料表明，蒽环类联合紫杉类化疗药物效果更佳，所以对肿瘤分化差、分期晚的病例可应用 TAC 方案（多西紫杉醇、多柔比星、环磷酰胺）。剂量为多西紫杉醇（T）75mg/m^2，静脉注射，第 1 天；多柔比星（A）50mg/m^2，静脉注射第 1 天；环磷酰胺（C）500mg/m^2，静脉注射第 1 天，每 21 天重复给药，共 6 个周期；AC→T 方案：多柔比星 60mg/m^2 和环磷酰胺 600 mg/m^2，均为静脉注射，第 1 天，每 21 天重复给药，共 4 个周期，再序贯紫杉醇 175mg/m^2 或多西紫杉醇 100mg/m^2，静脉注射，第 1 天，每 21 天重复给药，共 4 个周期。另外还有 CEF 方案（环磷酰胺、表柔比星、氟尿嘧啶）和 CMF 方案（环磷酰胺、甲氨蝶呤、氟尿嘧啶）等。化疗前患者应无明显骨髓抑制，白细胞＞4×10^9/L，血红蛋白＞80g/L，血小板＞50×10^9/L。化疗期间应定期检查肝、肾功能，每次化疗前要查白细胞计数，如白细胞计数＜3×10^9/L，应治疗后再化疗。应用多柔比星者要注意心脏毒性。

新辅助化疗是指乳腺癌的术前化疗，目的在于缩小肿瘤，降低乳腺癌分期，提高保乳机会，以及获得体内药敏反应的相关信息，从而指导后续治疗以期改善患者预后，而并非所有需要行辅助化疗的乳腺癌患者都适合推荐行新辅助化疗。

2. *内分泌治疗*　乳腺癌细胞雌激素受体（ER）含量高者，称激素依赖性肿瘤，这些病例对内分泌治疗有效。而 ER 含量低者，称激素非依赖性肿瘤，这些病例对内分泌治疗反应差。因此，对手术切除标本做病理学检查外，还应测定雌激素受体和孕激素受体（PR）。可帮助选择辅助治疗方案，激素受体阳性的病例需要应用内分泌治疗。对判断预后也有一定作用。三苯氧胺系非甾体激素的抗雌激素药物，其结构式与雌激素相似，可在靶器官内与雌二醇争夺 ER，三苯氧胺、ER 复合物能影响 DNA 基因转录，从而抑制肿瘤细胞生长。临床应用表明，该药可降低乳腺癌术后复发及转移，可减少对侧乳腺癌的发生率，对 ER、PgR 阳性的女性效果尤为明显。该药安全有效，副作用有潮热、恶心、呕吐、静脉血栓形成、眼部副作用、阴道干燥或分泌物多。芳香化酶抑制剂有阿那曲唑、来曲唑、依西美坦等，有资料证明，对绝经后患者其效果优于三苯氧胺，这类药物能抑制肾上腺分泌的雄激素转变为雌激素过程中的芳香化环节，从而降低雌二醇，达到治疗乳腺癌的目的。但服用芳香化酶抑制剂患者骨相关事件的发生率较服用三苯氧胺者增加。

目前，临床出现了很多新的内分泌治疗药物，如雌激素受体下调剂（氟维司群）、CDK4/6 抑制剂等。

3. *抗 HER2 靶向治疗*　抗 HER2 靶向治疗对 HER2 过度表达的乳腺癌患者有一定效果，资料显示用于辅助治疗可降低乳腺癌复发率，用于新辅助治疗可以提高乳腺癌的 PCR 率。目前临床上可以用到的抗 HER2 靶向药物有曲妥珠单抗、帕妥珠单抗（与曲妥珠单抗联用）、拉帕替尼、吡咯替尼、TDM1 等。

要点小结

◆ *乳腺癌的全身辅助治疗包括常规化疗、内分泌治疗和抗 HER2 靶向治疗等。*

（三）放射治疗

放射治疗（radiotherapy）是乳腺癌局部治疗的手段之一。在保留乳房的乳腺癌切除手术后，放疗是一重要组成部分。单纯乳房切除术后可根据患者年龄、疾病分期分类等情况，决定是否应用放疗。

放疗指征：

（1）乳腺癌保乳手术后。

（2）原发肿瘤最大径≥ 5 cm，或肿瘤侵及乳房皮肤、胸壁。

（3）腋窝淋巴结转移≥ 4 枚。

（4）淋巴结转移 1 ～ 3 枚的 T1 ～ T2 期，现有证据支持术后放疗可降低局部复发率、任何部位的复发及乳腺癌相关死亡，然而对低危亚组需权衡放疗获益和风险。

（5）T1 ～ T2 期乳腺单纯切除联合 SLNB，如 SLN 阳性，在不考虑后续腋窝淋巴结清扫时，推荐术后放疗；如不考虑放疗，则推荐进一步腋窝淋巴结清扫。

（四）其他治疗

1. *中医药治疗*　有助于改善手术后并发症，减轻放化疗的不良反应，提高患者的生活质量，可以作为乳腺癌治疗重要的辅助手段。

2. *支持治疗*　目的在于缓解症状、减轻痛苦、改善生活质量、处理治疗相关不良反应、提高抗肿瘤治疗的依从性。所有乳腺癌患者都应全程接受支持治疗的症状筛查、评估和治疗，既包括疼痛、恶心、呕吐等常见躯体症状，也应包括睡眠障碍、焦虑抑郁等心理问题。同时，应对癌症生存者加强相关的康复指导与随访。

（五）全程管理及整合治疗

乳腺癌的治疗已从外科手术为主的时代过渡到外科手术、化疗、放疗、靶向治疗和内分泌治疗等整合治疗时代，其治疗方式也由过去的“粗犷式”向“精准化”发展。对乳腺癌生物学行为的深入认识，新的治疗靶点的发现及药物的研发，为整合治疗模式的发展，为乳腺癌治疗水平的提高带来了新的希望。

【康复随访及复发预防】

（一）总体目标

随访的主要目的是更早发现肿瘤复发或对侧原发癌，并及时干预处理，以提高患者的总生存，改善生活质量。目前尚无高级别循证医学证据来支持何种随访策略最佳。随访应按照患者个体化和肿瘤分期的原则，为患者制订个体化、人性化的随访方案。

（二）综合调理

1. 建立完善的患者健康档案。
2. MDT 团队协作开展持续性管理。
3. 加强患者健康教育。

（三）严密随访

乳腺癌术后随访的主要目的是早期发现肿瘤的复发转移。主要检查方法是超声、钼靶、CT、骨扫描等。PET/CT 检查可作为术后随访的一个选择，不推荐作为常规随访手段。

1. 随访频率　乳腺癌患者的随访需要根据复发的风险来决定随访的频率，参照建议如下所述。

（1）术后 2 年内，一般每 3 个月随访 1 次。

（2）术后 3 ～ 5 年，每 6 个月随访 1 次。

（3）术后 5 年以上，每年随访 1 次，直至终身。

如有异常情况，应当及时就诊而不拘泥于固定时间。

2. 随访检查项目　包括体格检查及辅助检查，具体内容见表 5-1-4。

表 5-1-4　辅助检查项目

常规检查项目	检查时间
肝脏、乳腺区域及淋巴引流区超声	根据术后随访频率
血常规、肝肾功能、血脂等实验室检查	根据术后随访频率
乳腺 X 线摄片及胸部 CT	每 12 个月检查 1 次；如有异常发现，可短期内复查
骨扫描	如出现相关提示症状需排除骨转移者，酌情选择
乳腺 MRI	接受保乳手术患者可选，或其他影像学检查的补充时

续表

常规检查项目	检查时间
妇科检查及妇科超声，如果：服用他莫昔芬，子宫、卵巢未手术切除	每 3 ～ 6 个月检查 1 次
骨密度检测，如果：绝经后或服用第三代芳香化酶抑制剂	基线检查后每年 1 次

（四）常见问题处理

1. 患侧肢体功能的康复　患侧上肢功能锻炼对于恢复患者肩关节功能和预防及减轻水肿至关重要，但必须严格遵守循序渐进的顺序，不可随意提前，以免影响伤口的愈合。

循序渐进方法：①术后 1 ～ 2 天，练习握拳、伸指、屈腕；②术后 3 ～ 4 天，前臂伸屈运动；③术后 5 ～ 7 天，患侧的手摸对侧肩、同侧耳（可用健肢托患肢）；④术后 8 ～ 10 天，练习肩关节抬高、伸直、屈曲至 90°；⑤术后 10 天后，肩关节进行爬墙及器械锻炼，一般应在 1 ～ 2 个月使患侧肩关节功能达到术前或对侧同样的状态。

功能锻炼的达标要求是 2 周内患侧上臂能伸直、抬高绕过头顶摸到对侧耳朵。达标后仍需继续进行功能锻炼。

2. 上肢淋巴水肿的预防

（1）预防感染：保持患侧皮肤清洁；不宜在患肢手臂进行有创性的操作，如抽血、输液等；洗涤时戴宽松手套，避免长时间接触有刺激性的洗涤液；避免蚊虫叮咬；衣着、佩戴首饰或手表时一定要宽松。

（2）避免高温环境：避免烫伤；患侧手臂不要热敷，避免高温环境。

（3）避免负重：术后 2 ～ 4 周避免上肢负重，一般不超过 500g。4 周后，需缓慢、逐渐增加肌肉及肌耐力的活动，但仍需避免提、拉、推过重的物品；避免从事重体力劳动或较剧烈的体育活动。

（4）避免上肢近端受压：避免紧身衣、测量血压、患侧卧位。

（5）注意睡姿，保证睡眠质量：平卧位患侧肢体垫高，手臂呈一直线，手掌高度要超过心脏平面；健侧卧位，患肢放于体侧或枕头垫高超过心脏水平。良好的睡眠能够帮助患者放松心情，兴奋迷走神经，激活淋巴系统，预防并改善淋巴水肿。

（6）其他：尽快恢复手臂功能，不要忽视轻微的手指、手背、上肢的肿胀；乘坐飞机或长途旅行时戴弹力袖套；在医生指导下进行适当的体育锻炼，避免过度疲劳。

3. *上肢淋巴水肿的治疗* 包括保守治疗和手术治疗。保守治疗是指整合消肿疗法，包括人工淋巴引流、压力绷带治疗、皮肤护理等。手术治疗包括淋巴结移植、淋巴管吻合等，疗效尚有待大规模研究证实。若患侧手臂出现红、肿、热、痛等症状，或者水肿突然加重等应考虑淋巴管炎可能，应及时检查血常规并抗感染治疗。

4. *并发疾病* 乳腺癌治疗及随访期间应注意对患者心脑血管事件风险和骨折风险进行管理。应当充分评估心脏基础疾病，治疗期间及治疗后随访期间如发现心脏症状体征、心肌酶谱异常或心脏超声异常，应当及时停药并复查，如持续存在异常则需即刻停止使用导致心脏损害的药物并及时给予治疗，并需要多学科专家共同参与诊疗。注意定期对血脂进行检测。应当对所有绝经后及使用第三代芳香化酶抑制剂的患者宣教骨折事件的预防，并进行生活方式干预。骨折风险评估为中高危患者，除改善生活方式外，还应及时给予适当的药物（补充钙剂、维生素D及使用双膦酸盐制剂等），并密切监测骨密度。

5. *生育及生育功能保留* 虽然目前没有证据显示生育会降低乳腺癌患者的预后，但在选择是否生育，以及何时生育时必须充分考虑患者疾病复发的风险和治疗对后代的影响，与患者也要有充分的沟通。以下情况可考虑生育。

（1）乳腺原位癌患者手术和放疗结束后。

（2）淋巴结阴性的乳腺浸润性癌患者手术后2年。

（3）淋巴结阳性的乳腺浸润性癌患者手术后5年。

（4）需要辅助内分泌治疗的患者，在受孕前3个月停止内分泌治疗（如戈舍瑞林、亮丙瑞林、他莫昔芬等），直至生育后哺乳结束，再继续内分泌治疗。

在全身治疗前也应当考虑实施生育功能保留的方法，目前较为广泛使用的方法包括胚胎冻存、冻卵、低温保存卵巢组织。使用促性腺激素释放激素类似物用于化疗期间卵巢功能保护的疗效尚待大规模临床研究证实。

（五）积极预防

三级预防指的是采取积极措施改善患者生活质量，促进患者康复，包括心理、生理和社会的恢复。随着保留乳房的乳腺癌切除术和乳房重建手术的增加，尽可能恢复乳房的外形，从而提高癌症患者的生活和生存质量，并帮助他们回归社会。

要点小结

- 随访的主要目的，是尽早发现肿瘤复发并及时干预处理，以提高患者总生存、改善生活质量。
- 随访应按照患者个体化和肿瘤分期的原则进行。

乳腺癌是我国女性最常见的恶性肿瘤，早期诊断和治疗可以有效提高治疗效果和改善患者生存。在乳腺癌诊疗方面有如下展望。

（1）组织制订统一规范的乳腺癌筛查和早诊早治技术指南，提高筛查质量和实现早诊早治。

（2）加强全国性的乳腺癌治疗临床大数据收集，分析平台的建设，完善临床标本库的建立，加强多中心临床医疗数据的交流与共建共享。

（3）进一步推进和规范MDT模式，发挥多学科诊疗优势，精准为患者制订个体化整合治疗方案。

（4）积极开展新药研发，优化药物组合。积极组织和参与国际国内多中心临床试验，在全国有条件的医疗中心更多地开展前瞻性多中心的随机对照研究，持续推进新的治疗药物和新的治疗方案的产生。

（5）随着基础研究、转化研究与临床研究的不断深入，精准和规范的基因检测技术、生物学标志物的临床应用，乳腺癌的整合诊疗将会取得更大的突破。

【典型病例】

右侧乳腺癌的整合诊治 1 例

（一）病例情况介绍

1. 基本情况　女，45 岁。因右乳无痛性肿块 2 周就诊。

2. 入院查体　右乳外上象限乳晕边缘触及一大小约 3.0cm×3.0cm 的肿块，质硬，表面不光滑，边界欠清，活动度差。右侧腋窝未扪及肿大淋巴结。

3. 辅助检查　乳腺 X 线摄片示右乳肿块，2.7cm×2.5cm，边界不规则，为毛刺状的高密度影，其内见砂粒样钙化。乳房彩超示右乳房腺体内可探及一异常回声，约 2.6cm×2.5cm，位于外上象限乳晕旁，边界不清，外形不规则，边缘呈蟹足状，无包膜，以低回声为主，回声欠均匀，加彩后其内及周边见少许血流信号。右侧腋窝见数个异常回声，最大约 0.6cm×0.5cm。肝胆胰脾肾彩超、肺部 CT、骨扫描及头颅 MRI 未见全身转移的证据。

4. 入院诊断及鉴别诊断

（1）初步诊断：右乳腺癌，cT2N0M0，ⅡA 期。依据：患者中年女性，以右乳无痛性肿块为主要表现。查体：肿块质硬，表面不光滑，边界欠清，活动度差；右侧腋窝未扪及肿大淋巴结。乳腺 X 线摄片示肿块边界不规则，为毛刺状高密度影，其内见砂粒样钙化；乳腺彩超示右乳房腺体内探及一异常回声，边界不清，外形不规则，边缘呈蟹足状，无包膜，加彩后其内及周边见少许血流信号。右侧腋窝见数个异常回声，最大约 0.6cm×0.5cm。故诊断，确诊有待病理明确。

（2）鉴别诊断

①乳腺纤维腺瘤：常见于青年女性；肿块光滑，边界清楚，活动度好，不伴有淋巴结肿大；钼靶常为边界清晰的肿块影；彩超常为边界清楚、形态规则的异常回声。此例患者临床体征与此不符，确诊有待病理学检查。

②乳腺囊性增生病：乳房肿块呈周期性的胀痛和增大，与增厚腺体无明确边界，一般无局限性肿块。此例患者病史及体征与此不符，确诊有待病理学检查。

（二）整合性诊治过程

1. 关于诊断及评估

（1）MDT 团队组成：乳腺外科，肿瘤内科，病理科，影像科医师。

（2）讨论意见：患者中年女性，以右乳无痛性肿块为主要表现。查体：肿块质硬，表面不光滑，边界欠清，活动度差。结合乳腺 X 线摄片和乳腺彩超检查，临床考虑乳腺癌可能，需要进一步完善右乳包块核心穿刺明确诊断，同时完善骨、肺、肝、脑相关检查了解是否有全身转移的情况。

2. 关于治疗方案

（1）MDT 团队组成：乳腺外科，肿瘤内科，病理科，影像科医师。

（2）讨论意见：入院后行右乳包块空芯针穿刺活检术，术后病理检查：右乳浸润性癌，非特殊类型，ER（80%），Ki-67（30%），PR（50%），CerBb-2（2+）。影像学检查未见全身转移证据。乳腺癌诊断明确，需要行 FISH 检测判断 *HER2* 基因是否扩增。患者完善相关术前检查后行右乳癌改良根治术（术中前哨淋巴结活检见癌转移）。术后病理检查：右乳浸润性癌，非特殊类型，Ⅱ级 6 分，ER（90%），PR（60%），Ki-67（30%），CerBb-2（2+）；FISH 检测：*HER2* 基因扩增；腋窝淋巴结转移 4/15。

术后治疗：

1）包含曲妥珠单抗和帕妥珠单抗的辅助化疗（EC-THP 3 周方案）。

本例患者术后病检标本行 FISH 检测提示 *HER2* 基因扩增，且存在淋巴结转移，NCCN 指南推荐包含抗 HER2 靶向治疗的辅助化疗。此例患者术后予以 EC（表柔比星 90mg/m^2，环磷酰胺 500mg/m^2，第 1 天）4 个周期后再序贯予以 THP（多西紫杉醇 100mg/m^2；曲妥珠单抗初始剂量 8mg/kg，维持剂量 6mg/kg；帕妥珠单抗初始剂量 840mg，维持剂量 420mg）4 个周期。之后抗 HER2 靶向治疗继续使用满 1 年。

2）放射治疗：患者腋窝淋巴结转移≥ 4 个应进行放疗，应对局部和区域淋巴结复发高危患者进行放疗。

3）内分泌治疗：患者ER、PR阳性，需行内分泌治疗。患者45岁，尚未绝经，复发风险高，优选促性腺激素释放激素类似物联合他莫昔芬或者芳香化酶抑制剂；患者经济困难的，予以他莫昔芬20mg/d，治疗周期为5年，可在服用他莫昔芬2～3年确认绝经后改用芳香化酶抑制剂治疗。

3. 关于后续随访

（1）MDT团队组成：乳腺外科，肿瘤内科，影像科医师。

（2）讨论意见：术后2年内每3个月随访1次，2～5年每6个月随访1次，5年后每年随访1次。

（邢　雷　任国胜）

参考文献

徐如君，王炜，2019.《乳腺癌HER2检测指南（2019版）》中更新部分的解读与探讨．浙江医学，（14）：1461-1463，1476.

杨文涛，步宏，2015. 乳腺癌雌、孕激素受体免疫组织化学检测指南．中华病理学杂志，44（4）：237-239.

郑荣寿，孙可欣，张思维，等，2019. 2015年中国恶性肿瘤流行情况分析．中华肿瘤杂志，41（1）：19-28.

中国抗癌协会乳腺癌专业委员会（CBCS），中国医师协会外科医师分会乳腺外科医师专委会（CSBS），2018. 乳腺肿瘤整形与乳房重建专家共识（2018年版）. 中国癌症杂志，28（6）：439-480.

中国抗癌协会乳腺癌专业委员会，2019. 中国抗癌协会乳腺癌诊治指南与规范（2019年版）. 中国癌症杂志，29（8）：609-679.

中国乳腺癌新辅助治疗专家组，2019. 中国乳腺癌新辅助治疗专家共识（2019年版）. 中国癌症杂志，29（5）：390-400.

Blair HA，2018. Pyrotinib：First Global Approval. Drugs，78（16）：1751-1755.

Bray F，Ferlay J，Soerjomataram I，et al，2018. Global cancer statistics 2018：GLOBOCAN estimates of incidence and mortality worldwide for 36 cancers in 185 countries. CA Cancer J Clin，68（6）：394-424.

Buchholz TA，Somerfield MR，Griggs JJ，et al，2014. Margins for breast-conserving surgery with whole-breast irradiation in stage I and Ⅱ invasive breast cancer：American Society of Clinical Oncology endorsement of the Society of Surgical Oncology/American Society for Radiation Oncology consensus guideline. J Clin Oncol，32（14）：1502-1506.

Early Breast Cancer Trialists' Collaborative Group（EBCTCG）Long-term outcomes for neoadjuvant versus adjuvant chemotherapy in early breast cancer：meta-analysis of individual patient data from ten randomised trials. Lancet Oncol，19（1）：27-39.

Escriva-de-Romani S，Arumi M，Bellet M，2018. HER2-positive breast cancer：Current and new therapeutic strategies. Breast，39：80-88.

Gianni L，Pienkowski T，Im YH，et al，2016. 5-year analysis of neoadjuvant pertuzumab and trastuzumab in patients with locally advanced，inflammatory，or early-stage HER2-positive breast cancer（NeoSphere）：a multicentre，open-label，phase 2 randomised trial. Lancet Oncol，17（6）：791-800.

Giuliano AE，Edge SB，Hortobagyi GN，2018. Eighth Edition of the AJCC Cancer Staging Manual：Breast Cancer. Ann Surg Oncol，25（7）：1783-1785.

National Comprehensive Cancer Network. NCCN Clinical Practice Guidelines in Oncology：Breast cancer，Version 3，2020.

Piccart-Gebhart M，Holmes E，Baselga J，et al，2016. Adjuvant Lapatinib and Trastuzumab for Early Human Epidermal Growth Factor Receptor 2-Positive Breast Cancer：Results From the Randomized Phase Ⅲ Adjuvant Lapatinib and/or Trastuzumab Treatment Optimization Trial. J Clin Oncol，34（10）：1034-1042.

第二节 乳腺导管内乳头状瘤

• 发病情况及诊治研究现状概述

乳腺导管内乳头状瘤（intraductal papilloma，IP）是发生于乳腺导管上皮的良性肿瘤，占乳腺肿瘤的 1% ～ 1.5%。根据病灶分布情况，将其分为中央型乳头状瘤和周围型乳头状瘤，前者是指在乳管开口到壶腹以下的大导管（主乳管或一、二、三级乳管）发生的乳头状瘤，又称大导管内乳头状瘤、孤立性导管内乳头状瘤等；后者是指在终末导管小叶单位发生的多发性导管内乳头状瘤。乳腺导管内乳头状瘤多见于经产妇，35 ～ 50 岁居多，75% 的病例发生在大乳管近乳头的壶腹部。治疗以开放手术为主，也有乳腺导管内镜引导下微创手术的报道。

【全面检查】

（一）病史特点

中央型乳头状瘤常见于 40 ～ 50 岁经产妇，主要症状为自发性，间歇性乳头溢液（浆液性，血性或混合性），量少，有时在更换内衣时发现少许暗红色血迹，一般无特殊不适感。有时可伴有乳头乳晕区胀痛，或可伴乳晕下或乳晕附近小包块，如积血积液排出，则疼痛缓解，小包块可变小或消失，该症状可反复出现。少数患者可因乳房包块而就诊，以乳腺纤维腺瘤或囊肿手术活检时发现。

周围型乳头状瘤，多无明显临床症状。肿块和乳头溢血溢液很少见。乳腺 X 线摄影（钼靶摄影）片难以发现病灶，有时可见乳腺周围区微小钙化灶，显著的结节状导管或多发性边界清楚的小肿块。微小钙化灶可见于外周型乳头状瘤或附近的非乳头状的导管内增生性病变。乳腺彩超检查对早期周围型乳腺状瘤也难以发现。

（二）体检发现

约 2/3 的患者无法扪及包块，在压迫乳头乳晕区周围某处时，可见血性液体从乳头某一对应的乳孔溢出。约 1/3 的患者可在乳晕区周围扪及小包块，大小 0.5 ～ 2cm，圆形或椭圆形，质地韧实，表面光滑，活动度好，压迫该肿块可从乳头溢出液体，腋窝淋巴结不肿大。

（三）影像学检查

1. *超声检查* 导管内乳头状瘤在病变早期超声难以发现，或仅见乳晕区导管扩张。病程较长者，导管扩张明显，可发现在导管内壁有实性的乳头状物向腔内突起。扩张的乳腺导管大多表现为囊状扩张，内壁连续性好，无中断或被侵蚀的征象，乳头状物一般为低回声或中强回声，形态上规则，边界较清晰，多普勒超声示瘤体较小时内部一般无血流信号，较大时可探及点状或棒状血流信号。脉冲多普勒常为低速低阻型。

2. 乳腺 X 线摄影（钼靶摄影） 在大乳管内此类肿瘤难以显影。个别较大的肿瘤，钼靶片上显示形态规则的圆形肿瘤影，边界较清晰，平片结合导管造影可提高诊断率。

3. MRI 检查 乳腺大导管内乳头状瘤多发生于乳晕下大导管区，表现为体积较小，边界清晰的圆形或椭圆形结节，典型征象在 T_1WI 表现呈高信号影的扩张导管和低或等信号结节，T_2WI 表现为在乳晕下区孤立的扩张导管，可延伸至一个或多个象限。大导管可见相对低信号充盈缺损，乳头状瘤通常表现为囊内结节状，结节型或导管扩张型。DWI 多数表现为等高信号，ADC 值较低，类似于恶性肿瘤，增强扫描后结节常明显强化，强化均匀或不均匀，时间信号强度曲线呈流出型或平台型，也可表现为上升型，无明显特征性。

（四）乳腺导管内镜检查

有以上典型临床特征时，诊断较容易。不典型的患者可施行乳腺导管内镜检查协助诊断。乳腺导管内镜的临床适应证为任何原因和性质的乳头溢液。中央型乳头状瘤在内镜下主要表现为导管内红色，淡红色或红、白、黄色相间的实质性占位，如草莓状或桑葚状，其表面光滑或为小颗粒状，而周围管壁光滑有弹性肿瘤还可在管内稍向前后移动，提示该瘤有蒂与导管内壁相连。目前的乳腺导管内镜不能直接观察到周围型导管乳头状瘤的病变，但可以从一些镜下的间接表现推测其存在。其镜下表现为末梢导管口见血性分泌物至上游流下，但需结合其他影像学检查确定有无乳腺癌的可能。

（五）病理学检查

导管内乳头状瘤病检标本可通过乳腺导管内镜定位下的微创活检、粗针穿刺活检，真空辅助微创旋切系统活检，手术切除等方式获得。对于乳腺导管内镜活检的组织量超过 1mm^3 的活检标本可经福尔马林固定后，送病理科医师进行组织学分析，活检钳一般可获得足够病理学诊断组织量的标本，小于 1mm^3 的活检标本置于玻片上，经涂片后送细胞学检查。细胞刷刷取获得的组织量一般较少，多用于细胞学诊断。

要点小结

- 乳头溢血是导管内乳头状瘤的典型临床表现，也可表现为乳房肿块或无明显临床症状。
- 常用的辅助检查为彩超和乳腺导管内镜检查等。
- 病理学检查手段有粗针穿刺活检，真空辅助微创旋切系统活检，手术切除等，需根据患者具体情况决定。

【整合评估】

（一）评估主体

必要时可组织评估团队。导管内乳头状瘤 MDT 的学科组成包括乳腺外科、诊断科室（病理科、放射科、超声科等）、护理部等。

人员组成及资质：

1. 医学领域成员（核心成员） 乳腺外科医师 1 名、超声科医师 1 名、组织病理学医师 1 名，所有参与 MDT 讨论的医师应具有副高级以上职称，有独立诊断和治疗能力，并有一定学识和学术水平。

2. 相关领域成员（扩张成员） 临床护师 1 名。

（二）病理学评估

乳头状瘤的肿瘤组织位于扩张的导管内，是一种具有纤维血管轴心的良性病变，乳头表面被覆导管上皮和肌上皮细胞。根据肿瘤在导管的发生部位可分为中央型乳头状瘤和周围型乳头状瘤两大类。中央型导管内乳头状瘤通常位于乳晕区大导管内，大多数为单发肿瘤，少数病变可同时累及几支大导管；大体上为边界清晰的肿块，呈桑葚状或菜花状，表面光滑或可见小颗粒，部分有蒂；可伴有炎症、坏死、大汗腺化生等形态学上的变化。周围型导管内乳头状瘤起源自中小导管和终末导管小叶单位内，常为多发，累及多个导管，形态上与中央型导管内乳头状瘤相似，但通常伴有不典型增生、导管原位癌甚至浸润性癌。

（三）精确诊断

导管内乳头状瘤通常以血性或浆液性乳头溢液为首发症状，少数可触及肿块，本病主要需与导管内乳头状癌相鉴别，通常可结合超声、X线摄影（钼靶摄影）、MRI乳腺导管镜等辅助检查做出整合判断。但有时诊断仍比较困难，需行病理学检查才能确诊。

要点小结

- 乳头溢血是导管内乳头状瘤的典型临床表现，其诊断可通过病史、查体及辅助检查等做整合判断，确诊需行病理学检查。

【整合决策】

导管内乳头状瘤少数有恶变的可能，部分肿瘤临床上难以与乳头状癌相鉴别，一般主张早期手术切除。①局部切除术：适用于位于主乳管的中央型乳头状瘤，自溢液乳管用钝针头插入引导或向乳管内注入亚甲蓝标记。位于主乳管的中央型乳头状瘤可采用乳晕旁弧形切口，行病变段的局部切除术。②区段切除术：适用于二级乳管以下的多发性乳头状瘤、周围型乳头状瘤和非典型乳头状瘤，手术范围包括含乳头状瘤的全部腺段组织，手术切除范围较彻底，少有复发。

要点小结

- 导管内乳头状瘤一般主张早期手术切除。
- 术前对病灶准确定位是手术顺利切除的基础。
- 手术切除标本应常规行术中冷冻切片检查，若不能鉴别良恶性时，应先行区段切除术，待石蜡切片检查后再根据结果行进一步处理。

【康复随访及复发预防】

定期规范随访，减少复发，提高患者生活质量。

【典型病例】

右乳腺导管内乳头状瘤的整合性诊治1例

1. 病例情况介绍

（1）基本情况：女性，45岁，昆明市人。因右乳头血性溢液4个月入院。

（2）入院查体：生命体征未见异常。双乳对称，乳头无凹陷，按压右乳，乳头少量陈旧血性液体溢出。右乳腺皮肤无异常，未扪及肿块。双侧腋窝及锁骨上淋巴结未及肿大。其余检查未见异常。

（3）辅助检查：B超，右乳腺头后方大导管扩张，管腔内可见长径3mm大小的占位病变，Bi-RADS 4a类，考虑导管内乳头状瘤可能。双乳X线摄影（钼靶摄影）片及MRI均未发现异常。

（4）入院诊断：右乳腺导管内乳头状瘤可能。

2. 整合性诊治过程

（1）治疗方案：B超引导下，右乳腺病变导丝定位后，行乳晕弧形切口病灶切除术，术后病理学检查：右乳腺导管内乳头状瘤。

（2）后续随访：术后10天。伤口甲级愈合，乳腺外形无影响，患者十分满意。建议3个月至6个月复查乳腺B超。

3. 案例处理体会　该例患者因持续4个月的右乳头血性溢液入院，最终术后病理学检查：右乳腺导管内乳头状瘤。对于乳头溢液，如果为固定的1～2个乳孔溢液，性状为血性，排除局部创伤所致的一过性血性溢液，应该积极手术。因为文献报道，该病发生恶变的风险相对较高，国内报道导管内乳头状瘤的癌变率为5%～12%，国外报道癌变率为15%～33%。

（李　凡　任国胜）

第三节　乳腺良性分叶状肿瘤

• 发病情况及诊治研究现状概述

乳腺良性分叶状肿瘤是乳腺分叶状肿瘤中的一种，是一种由双层上皮构成的裂隙和周周间质成分混合形成的病变。发病的年龄跨度很大，常见于35～50岁女性，发病率较低。虽然属于良性肿瘤，但术后容易复发。

【全面检查】

（一）病史特点

乳腺良性分叶状肿瘤可发生于任何年龄，通常认为本病的高发年龄为35～50岁，介于乳腺纤维腺瘤和浸润性乳腺癌的高发年龄之间，青春期前和青春期罕见。常为单侧单发，多灶性和双侧发病者少见，男性发病罕见。良性分叶状肿瘤常表现为乳房无痛性肿块，起病隐匿，病程较长，肿块一般体积较大，生长缓慢，部分患者肿块短期内（数月）可迅速增大，部分患者有纤维腺瘤切除后复发的病史。

（二）体检发现

肿块常呈椭圆形或分叶状，质地实硬，边界清晰，可活动，不同患者肿瘤大小差距很大，平均4～5cm，少数可达10cm，甚至更大。较大肿块挤压皮肤，可致其表面皮肤变薄且有光泽感，并可伴有浅静脉曲张，少数可形成缺血性溃疡。但肿块一般不与表皮粘连，乳头虽有可能受累，但很少发生乳头内陷或偏向一侧。

（三）影像学检查

1. *超声检查*　多数肿瘤较大，伴或不伴有明显分叶，边缘圆钝，无毛刺。肿块边界清晰，周边可见完整的由邻近受压的乳腺间质形成的假包膜，声像图上表现为清晰的带状回声。内部常呈不均质的低回声，可见散在的裂隙状无回声，后方回声因肿瘤内纤维成分的多少而不同，钙化非常少见。彩色多普勒血流显像在肿瘤边缘或内部分隔处常可见少许条状血流信号。需要注意的是肿块体积较小时，乳腺良性分叶状肿瘤与纤维腺瘤鉴别比较困难，从声像图上两者无法区分；而肿块体积较大时，部分良性叶状肿瘤和恶性叶状肿瘤也难以鉴别，若肿块发生液化坏死及囊性变、腋窝淋巴结转移等则考虑恶性可能。

2. *乳腺X线摄影（钼靶摄影）检查*　乳腺良性分叶状肿瘤一般表现为边缘清晰的圆形或椭圆形高密度影，密度均匀，特征性表现为有明显分叶的较大的高密度肿块影，其周边可出现低密度的裂隙样改变或囊变区，偶有粗大钙化。但对良恶性分叶状肿瘤鉴别困难。

（四）病理学检查

需要根据患者具体病情及经济能力进行合理

选择取材方法，包括粗针穿刺活检，真空辅助微创旋切系统活检，手术切除等。具体步骤同乳腺纤维腺瘤的病理取材。

要点小结

- 乳腺良性分叶状肿瘤常见于35～50岁的女性，多为无痛性包块，生长速度较快。
- 通过临床表现、超声、钼靶等检查与乳腺纤维腺瘤及恶性分叶状肿瘤常难以鉴别，诊断主要依赖病理学检查。
- 病理学检查手段有粗针穿刺活检，真空辅助微创旋切系统活检，手术切除等，需根据患者具体情况决定。需要注意的是，病理学在鉴别良性叶状肿瘤和纤维腺瘤上也有一定难度。

【整合评估】

（一）评估主体

必要时可组织评估团队。乳腺良性分叶状肿瘤 MDT 的学科组成包括乳腺外科、诊断科室（病理科、放射科、超声科等）、护理部等。

人员组成及资质：

1. 医学领域成员（核心成员） 乳腺外科医师1名、放射诊断医师1名、超声科医师1名、组织病理学医师1名，所有参与 MDT 讨论的医师应具有副高级以上职称，有独立诊断和治疗能力，并有一定学识和学术水平。

2. 相关领域成员（扩张成员） 临床护师1名。

（二）病理学评估

乳腺良性分叶状肿瘤大体上表现为圆形、椭圆形或分叶状的质韧肿块，边界清晰。切面常呈灰白或褐色，较大的肿块可见特征性的裂隙样结构，内部还可能有出血和坏死。它是一种由乳腺纤维结缔组织（间质）和上皮组织组成的呈分叶状结构的纤维上皮性肿瘤，典型的分叶状结构表现为细长的裂隙或被上皮所覆盖的间质呈指状突起，决定分叶状肿瘤病理学诊断及分类的是间质成分。良性分叶状肿瘤间质成分轻度增多，不伴或仅伴有轻中度细胞非典型增生，膨胀性生长，核分裂象少见（＜4个/10HP），无间质过度增殖。

（三）精确诊断

乳腺良性分叶状肿瘤与纤维腺瘤及恶性分叶状肿瘤，无论是在临床表现还是在超声、钼靶等辅助检查上表现都十分相似，缺乏特征性，术前通常难以准确诊断。若患者年龄相对较大，肿瘤体积较大且短期内增长明显，但肿瘤边界比较清晰时，可考虑分叶状肿瘤，但对良恶性的鉴别意义不大。因此，对于符合上述表现的乳腺肿块，应考虑切除活检，以获得病理学的诊断。

要点小结

- 乳腺良性分叶状肿瘤通过病史、体检及辅助检查获得初步诊断，确诊需行组织病理学检查。

【整合决策】

乳腺良性分叶状肿瘤属良性肿瘤，属局限性病变，但术前难以与恶性分叶状肿瘤相鉴别。外科手术治疗是最基本的治疗方式，一般选择局部广泛切除术。获得足够宽度的阴性切缘是手术成功的关键，局部复发主要取决于手术切缘。一般认为，首次手术切缘应保证至少距离肿瘤边缘1cm，而对于局部切除术后复发病灶需再次进行局部广泛切除，阴性切缘应该更宽，但目前尚无统一标准。如果局部切除范围不充分，则需考虑行全乳切除术。

要点小结

- 乳腺良性分叶状肿瘤一般采用局部广泛切除术，阴性切缘是手术成功的关键。
- 首次手术切缘宽度应超过1cm，局部切除术后复发病灶阴性切缘应该更宽。
- 手术切除标本均应常规送病理科做病理学检查。

【康复随访及复发预防】

（一）总体目标

定期规范随访，减少复发，提高患者生活质量。

（二）严密随访

由于乳腺良性分叶状肿瘤的局部复发率可高达10%～20%，术后应定期规范随访，包括临床体检和影像学检查。术后5年内，建议每6个月随访1次，以后每年随访1次。

（李　凡　任国胜）

参考文献

邵志敏，沈镇宙，徐兵河，2018. 乳腺肿瘤学（2版）. 上海：复旦大学出版社.

吴凯南，2016. 实用乳腺肿瘤学. 北京：科学出版社.

Amin AL，Purdy AC，Mattingly JD，et al，2013. Benign breast disease. Surg Clin North Am，93（2）：299-308.

Brennan M，Houssami N，French J，2005. Management of benign breast conditions. Part 2--breast lumps and lesions. Aust Fam Physician，34（4）：253-255.

Ganesh V，Drost L，Lee J，et al，2018. A retrospective review of phyllodes tumours of the breast：A single institution experience. Breast，38：52-57.

Kiran S，Jeong YJ，Nelson ME，et al，2018. Are we overtreating intraductal papillomas? J Surg Res，231：387-394.

Ko D，Kang E，Park SY，et al，2017. The Management Strategy of Benign Solitary Intraductal Papilloma on Breast Core Biopsy. Clin Breast Cancer，17（5）：367-372.

Krings G，Bean GR，Chen YY，2017. Fibroepithelial lesions；The WHO spectrum. Semin Diagn Pathol，34（5）：438-452.

Pareja F，Corben AD，Brennan SB，et al，2016. Breast intraductal papillomas without atypia in radiologic-pathologic concordant core-needle biopsies：Rate of upgrade to carcinoma at excision. Cancer，122（18）：2819-2827.

Racz JM，Carter JM，Degnim AC，2017. Challenging Atypical Breast Lesions Including Flat Epithelial Atypia，Radial Scar，and Intraductal Papilloma. Ann Surg Oncol，24（10）：2842-2847.

Rakha EA，Aleskandarany MA，Lee AH，et al，2016. An approach to the diagnosis of spindle cell lesions of the breast. Histopathology，68（1）：33-44.

Shaik AN，Ruterbusch JJ，Abdulfatah E，et al，2018. Breast fibroadenomas are not associated with increased breast cancer risk in an African American contemporary cohort of women with benign breast disease. Breast Cancer Res，20（1）：91.

Tan BY，Acs G，Apple SK，et al，2016. Phyllodes tumours of the breast：a consensus review. Histopathology，68（1）：5-21.

Tan BY，Tan PH，2018. A Diagnostic approach to fibroepithelial breast lesions. Surg Pathol Clin，11（1）：17-42.

Zhang Y，Kleer CG，2016. Phyllodes tumor of the breast：histopathologic features，differential diagnosis，and molecular/genetic updates. Arch Pathol Lab Med，140（7）：665-671.

第四节 乳腺纤维腺瘤

• 发病情况及诊治研究现状概述

乳腺纤维腺瘤（fibroadenoma）是一种结缔组织和上皮组织同时增生，形成境界清楚的良性肿瘤，多发生于 20 ～ 40 岁女性，60% 以上患者不足 30 岁。发病率在乳腺良性肿瘤中居首位，约占乳腺良性肿瘤的 3/4。乳腺纤维腺瘤为良性肿瘤，但少数有恶变的可能性，而且这种恶变的危险性随累积性增加。其治疗的总体策略是以手术切除为主。近年来微创技术在纤维腺瘤治疗中的应用开辟了治疗的新思路。各类药物治疗和激素治疗效果多不可靠，不宜盲目采用。

【全面检查】

（一）病史特点

本病常见于青年女性。高发年龄是 20 ～ 25 岁，其次为 15 ～ 20 岁和 25 ～ 30 岁。患者无意中发现乳房包块，多无疼痛、压痛，有弹性感，表面光滑，易于推动。包块可位于乳腺各部位，以外上象限为多，大多单发，有 10% ～ 25% 在一侧或双侧乳腺多发，可同时多发也可异时性多发。肿瘤增长速度很缓慢，数年或 10 余年无变化，月经周期对肿瘤生长多无影响，有的在月经期有轻微胀痛感，妊娠期和哺乳期略增大，不伴腋窝淋巴结肿大。乳腺纤维腺瘤很少在老年人中发生。如在老年患者中被诊断出来时，则很可能是从较年轻的时候就出现了，但未被发现。在老年患者中，纤维腺瘤可能会发生更年期变化如钙化或玻璃化纤维腺瘤。

乳腺纤维腺瘤临床分型：①普通型，是最常见类型，瘤体直径在 3cm 以内。②青春型，有 5% ～ 10% 的乳腺纤维腺瘤发生于十几岁的青少年，其特点为发生于青少年，生长较快，大小达到正常乳房的 2 ～ 4 倍。③巨纤维腺瘤，是指肿块大于 5cm 的纤维腺瘤。多发生在 15 ～ 18 岁青春期，或者 40 ～ 45 岁绝经前期的女性，肿块可达 20cm，甚至占据整个乳房，肿瘤可呈分叶状改变。

（二）体检发现

乳腺纤维腺瘤的特征取决于其两个主要组织成分——腺泡上皮和结缔组织之间的关系。包块形态多呈圆形或卵圆形，边界清楚，表面光滑，质地韧实，活动度大，无触痛，与表皮或胸肌无粘连。个别发生青春期纤维腺瘤。可占据全乳房，乳腺表皮紧张发亮，发红，静脉扩大曲张，但与表皮无粘连无触痛，可推动，腋窝淋巴结无肿大。

（三）影像学检查

1. *彩超检查* 彩超能显示乳腺各层次软组织结构及肿块的形态、大小和密度。纤维腺瘤多为椭圆形或轻微的分叶，较小时可呈圆形。边界光滑完整，有时边缘为很薄的较强回声包膜，较光滑。内部多为等回声或稍低回声分布均匀，少数纤维腺瘤内可见无回声区，粗颗粒状或棒状钙化等。部分纤维腺瘤内有横向的条状较强回声，后方有回声增强现象，横轴长度大于前后轴长度。大多声像图存在双侧边阴影。探头压迫时，部分纤维腺瘤会改变其形状。体积较小的纤维腺瘤多无血流或少许血流，为点状或棒状。体积较大的内部血流信号可较丰富，内部血流多为低速低阻型。

2. 乳腺 X 线摄影（钼靶摄影）检查　乳腺纤维腺瘤一般表现为边缘光滑的圆形或椭圆形阴影，密度均匀，有的在瘤体周围见一层薄的透亮晕，无血管增多现象。而在致密型乳腺中，由于此肿瘤与乳腺组织密度相似，可能在钼靶片上显示不清，有的肿瘤发生钙化，可为片状或轮廓不规则的粗颗粒状钙化灶，与乳腺癌的细沙粒样钙化差别明显。

3. MRI 检查　纤维腺瘤 MRI 表现与其组织成分有关。在平扫 T_1WI 上，肿瘤多表现为圆形，椭圆形或分叶状肿块，边界清晰，形态规则，边缘光滑。T_2WI 上根据肿瘤类细胞纤维成分及水的含量不同，可表现为不同的信号强度，纤维成分含量多则成等信号，而水及细胞含量多者呈高信号。大多数纤维腺瘤内因胶原纤维分隔在，T_2WI 上表现为低或中等信号，为纤维腺瘤较为特征性的表现。钙化区表现为低信号，通常年轻女性的乳腺纤维腺瘤因细胞成分较多呈高信号，而老年女性的纤维腺瘤因纤维成分较多成等或稍高信号。纤维腺瘤在 DWI 上呈高信号，ADC 值常高于乳腺癌。时间 - 信号强度曲线：60% ～ 83% 乳腺纤维腺瘤动态增强曲线为持续上升型及表现为缓慢渐进，均匀强化，或由中心向外围扩散的离心性强化。11.5% ～ 35% 表现为平台型，廓清型较少见，约占 2%。

（四）病理学检查

乳腺纤维腺瘤病检标本可通过多种方法获取，包括粗针穿刺活检，真空辅助微创旋切系统活检，手术切除等。需要根据患者具体病情及经济能力等综合考虑，选择合适的取材方法。穿刺或切除后的乳腺组织应立即固定（＜ 1h），应选择足够的磷酸缓冲液配制的 4% 中性甲醛固定液。对于切除标本，应将其每隔 5mm 切开，宜用纱布或滤纸将相邻的组织片分隔开，以保障固定液的充分渗透和固定。固定时间为 6 ～ 72h，真空辅助微创旋切系统活检和粗针穿刺活检标本，不宜行术中病理学诊断。

要点小结

- 乳腺纤维腺瘤常见于青年女性，多为无痛性包块，生长缓慢。
- 常用的辅助检查为彩超。
- 病理学检查手段有粗针穿刺活检，真空辅助微创旋切系统活检，手术切除等，需根据患者具体情况决定。

【整合评估】

（一）评估主体

必要时可组织评估团队。乳腺纤维腺瘤 MDT 的学科组成包括乳腺外科、诊断科室（病理科、放射科、超声科等）、护理部等。

人员组成及资质：

1. 医学领域成员（核心成员）　乳腺外科医师 1 名、超声科医师 1 名、组织病理学医师 1 名，所有参与 MDT 讨论的医师应具有副高级以上职称，有独立诊断和治疗能力，并有一定学识和学术水平。

2. 相关领域成员（扩张成员）　临床护师 1 名。

（二）病理学评估

乳腺纤维腺瘤是一种间质和上皮双向分化的肿瘤。病理学上可分为管内型和管周型两大类。管周型中增生的间质细胞围绕，但不挤压导管。管内型中增生的间质细胞将导管挤压成裂隙样。可出现非典型性的奇异多核细胞，但这些细胞的出现并不影响病变的临床经过。间质可呈玻璃样变或钙化，罕见情况下可发生骨化，少数病例的间质还可出现平滑肌分化和脂肪分化。纤维腺瘤中的上皮成分也可增生，可出现各种分化。还可出现硬化性乳腺病，肌上皮增生等各种改变，纤维腺瘤可发生梗死，常见于妊娠期或泌乳期。

（三）精确诊断

青少年女性，无意中或体检中发现乳房无痛性肿块 1 ～ 3cm，圆形或卵圆形，与周围无粘连，活动度大，触诊有滑脱感；生长缓慢，与月经周期无关，结合影像学检查结果，大多数乳腺纤维腺瘤基本可以诊断。但以下几种疾病，需要加以鉴别。

（1）乳腺囊性增生症：此病为乳腺增生与复旧不全。主要表现为在乳腺上可触及多个不平滑的小结节，多为育龄女性，通常双乳多发，有时呈索条状结节，边界不清，多有轻微乳腺周期性疼痛和（或）经前期压痛。

（2）导管内乳头状瘤：可单发，也可多发，多有血性溢液。病灶较小，无明显肿块，通常是彩超检查发现，此瘤可恶变。

（3）乳腺脂肪瘤：少见，为圆形或卵圆形，与周围无粘连，活动度大，触诊有滑脱感的质软肿块。彩超易于鉴别。

（4）叶状囊肉瘤：多见于育龄女性，发展较快，肿瘤呈分叶状，部分坚硬如石，部分区域呈囊性感。瘤体常巨大，有时溃破。MRI 或病理学检查能鉴别。

要点小结

- 乳腺纤维腺瘤的诊断可通过病史、触诊及辅助检查综合判断，确诊需行病理学检查。

【整合决策】

乳腺纤维腺瘤虽属良性肿瘤，但少数有恶变的可能。故临床一般认为如诊断纤维腺瘤，原则上均应手术治疗，各类药物治疗效果多不可靠。

（1）开放手术：乳房切口设计应遵循美学和功能等原则。根据患者肿块的位置，是否哺乳，以及是否可能再次行乳腺切除手术等综合考虑切口位置，可采用放射状切口、弧形切口、乳晕旁切口、乳腺下方弧形切口等。因纤维腺瘤有时包膜并不完全，故不宜做肿瘤摘除术，应做包括肿瘤及其周围至少 0.5cm 正常组织在内的局部切除术或行乳腺区域切除术。

（2）乳腺微创旋切术：美国 FDA 已批准微创旋切系统用于 40 岁以下良性乳腺肿瘤的微创手术切除治疗。该手术的优点是切口微小，在超声引导下可完整切除一个或多个肿瘤，而无明显瘢痕，特别适用于对美学要求较高的患者。其主要并发症为术后血肿，2 ～ 4 周可逐渐吸收。少数患者可出现肿瘤复发和遗漏，特别是直径大于 2cm 的肿瘤。

需注意：手术切除标本均应常规送病理科做病理学检查。不应盲目自信，肉眼诊断为乳腺纤维腺瘤而不送检，否则可能出现误诊、漏诊乳腺癌。

要点小结

- 乳腺纤维腺瘤可采用开放手术或乳腺微创旋切术治疗。
- 手术应遵循“肉眼不见肿瘤的原则”，即切除相应的乳腺组织。
- 手术切除标本均应常规送病理科做病理学检查。

【康复随访及复发预防】

（一）总体目标

定期规范随访，减少复发，提高患者生活质量。

乳腺纤维腺瘤属于乳腺的良性肿瘤，发生癌变的概率非常低。由于乳腺纤维腺瘤是由乳腺纤维组织和腺管两种成分组成，极少数乳腺纤维腺瘤可肉瘤变，有文献报道，肉瘤变时间不明，发生率为 0.07% ～ 0.21%。纤维腺瘤内因腺管常被纤维间质挤压，腺上皮成分较少，癌变率较低。但文献有起源于纤维腺瘤的浸润性或非浸润性癌的报道，国内报道纤维腺瘤癌变率为 0.04%（1954 ～ 1990 年）～ 0.13%（1991 ～ 1995 年），国外报道为 0.12%。所以，患者不必过于担忧。有的可以根据医师建议，随访观察，甚至有研究认为，一小部分纤维腺瘤可以不经治疗而自行缩小或消失。如果达到手术指征，乳腺纤维腺瘤完整切除术后甚少复发，绝大多数都可以一次性治愈。

（二）严密随访

由于乳腺纤维腺瘤有自然消失的可能，对于肿瘤直径＜2cm，年龄在25岁以下者允许观察一定时限。对于未行手术治疗的患者，建议每6～12个月随访1次。乳腺纤维腺瘤完整切除后甚少复发，建议每年随访1次。

【典型案例】

右乳腺巨大纤维腺瘤整合诊疗1例

（一）病例情况介绍

1. 基本情况　女，29岁，昆明市人。因右乳腺肿块4年，妊娠期迅速增大10个月入院。

2. 入院查体　生命体征未见异常。双乳不对称，右乳腺明显大于左侧乳腺。乳头无凹陷，双乳有少量乳汁样液体。右乳腺表面静脉曲张明显，21cm×20cm范围的皮肤色素呈紫红色，皮温不高，右乳腺中央区扪及21cm×20cm×16cm大小质实肿块，边界清晰，活动度可。左侧乳腺未见异常。双侧腋窝及锁骨上淋巴结未见肿大。其余检查未见异常。

3. 辅助检查　B超：右乳腺巨大肿块，Bi-RADS 3类，考虑巨纤维腺瘤可能。

4. 入院诊断　右乳腺巨纤维腺瘤。

（二）整合性诊治过程

1. 关于诊断及评估　穿刺病理学检查示右乳腺纤维腺瘤。

2. 关于治疗方案　行右乳腺肿瘤切除术，术后病理学检查示右乳腺纤维腺瘤。

（三）关于后续随访

术后10天。伤口甲级愈合，乳腺外形恢复至与对侧相似，患者十分满意。建议患者3～6个月复查乳腺B超。

案例处理体会：该例患者在本次就诊前4年已经发现右乳腺纤维腺瘤，当时B超显示2.5cm大小，已经具备手术指征，但患者尝试非手术治疗手段（中医中药，具体不详），肿瘤逐步增大，10个月前达到4.5cm。由于妊娠，未考虑手术，妊娠期内迅速增大直至21cm，分娩后未哺乳，立即就诊。由这例患者的病情演变过程可以看出，乳腺纤维腺瘤最主要的治疗是手术，一旦达到指南推荐的适应证，应该积极手术。尽管有少数临床经验认为中医药治疗可能会控制进展，甚至消失，但缺乏前瞻性临床研究证实，需慎重选择保守治疗。短期尝试未果，应积极调整治疗策略。有备孕需求者，建议妊娠前手术，避免妊娠、哺乳等特殊的内分泌环境，肿瘤生长加速，且哺乳期乳腺不宜进行手术及有创性检查，因为可能形成乳瘘。

（李　凡　任国胜）

第五节　乳腺癌临床诊疗中的整合医学思考

乳腺癌的临床诊疗经历了普外科、专科化及多学科综合治疗的发展历程。近年来，通过手术、化疗、内分泌治疗、分子靶向治疗及放射治疗等综合治疗，乳腺癌患者的生存和预后得到了极大的改善，但由于乳腺癌是一种全身性疾病，发病机制及预后因素复杂，传统单学科已经无法满足乳腺癌临床诊疗的需求，整合医学是现代医学发展的必然方向和必由之路。对最先进的理论知识和临床各专科最有效的实践经验进行系统整合，建立符合现代医学发展的整合医学理念，并在长期的临床实践中不断完善临床诊疗方案，才能进一步提高乳腺癌的疗效，改善患者生存和生活质量，使乳腺癌患者得到最大的临床获益。

乳腺癌的综合诊治通常涉及乳腺外科、肿瘤内科、超声科、放射治疗科、放射科及病理科等多学科合作，既往由于患者就诊科室不同，乳腺癌存在临床诊疗不统一、欠规范的现象。整合思想指导下的MDT是指临床多学科团队，针对某一疾病进行的临床讨论会，从而制订出治疗方案，为乳腺癌的诊疗带来了新的机遇。进一步规范临床工作中多学科联合诊疗模式，整合多学科诊疗优势，全面分析患者特征数据和疗效数据，比较多种干预措施的有效性，为患者制订个体化治疗方案。

近年来我国乳腺癌的诊治也面临越来越多的挑战，主要包括：①早期乳腺癌的诊治已经迈向精准化、个体化之路，不同分子分型及基因分型的乳腺癌诊治方案迥异，常需要多学科参与；②晚期乳腺癌患者，多合并肺转移、骨转移、脑转移等远处转移，且容易产生耐药，需要相关学科联合，共同参与患者的诊疗方案制订；③乳腺癌患者不仅要求生存时间的延长，也希望获得较高的生活质量；④乳腺癌的治疗是一个相对漫长的过程，部分患者存在一定的心理问题。因此我们不仅要注重对躯体疾病的治疗，还要关注患者的心理。建立乳腺癌整合医学体系，以患者为中心，有机整合临床各专科的医疗资源，有利于为患者制订最有效的临床诊疗方案。

整合医学作为一个全新模式，已成为乳腺癌诊疗的新趋势。整合医学不仅指导多学科协作，还同时深入推进基础研究与临床研究的开展，乳腺癌的整合诊疗将会取得更大的突破。

总之，对于乳腺癌而言，只有对最有效的临床诊疗方案进行系统整合，只有建立符合现代医学发展的综合治疗理念，并在不断的临床实践中循序渐进地完善，乳腺癌的诊疗才能有更大的发展潜力和进步空间。

（李　凡　任国胜）